杭州全书

杭州文献集成

第44册 杭州医药文献集成·医方（下）

王国平 总主编
白亚辉 主编

杭州国际城市学研究中心浙江省城市治理研究中心出版项目

浙江古籍出版社

杭州全书编纂指导委员会

主　任：　王国平

副主任：　朱　华　　刘　颖　　王　敏　　卢春强　　张建庭
　　　　　朱金坤　　董建平　　顾树森　　马时雍　　郭东风
　　　　　王金定　　庞学铨　　鲍洪俊

委　员：　（以姓氏笔画为序）
　　　　　马　云　　王　姝　　王水福　　王建沂　　刘建设
　　　　　江山舞　　阮重晖　　何　俊　　应雪林　　陈　波
　　　　　陈　跃　　陈如根　　陈震山　　卓　超　　金　翔
　　　　　郑　迪　　於卫国　　郑翰献　　赵　敏　　胡征宇
　　　　　姜永柱　　聂忠海　　翁文杰　　高小辉　　高国飞
　　　　　盛世豪　　章登峰　　屠冬冬　　董毓民　　谢建华
　　　　　楼建忠

杭州全书编辑委员会

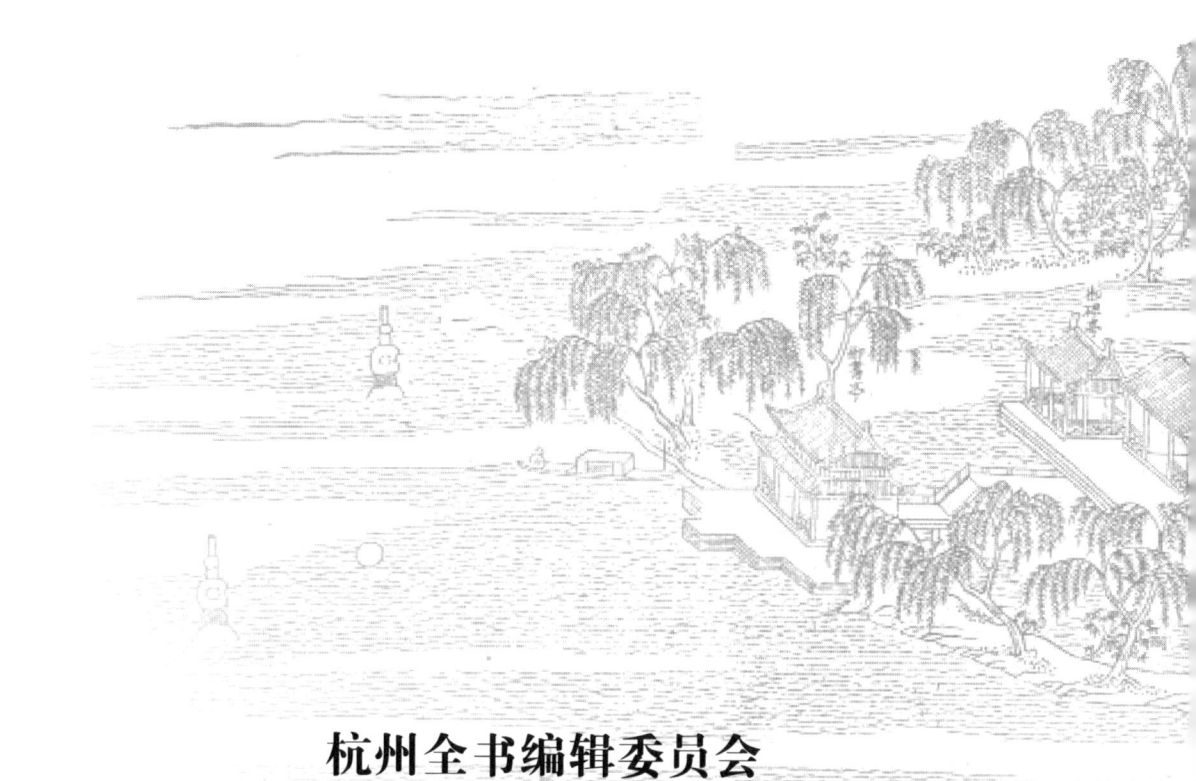

总主编： 王国平

编　委： （以姓氏笔画为序）

丁少华	马东峰	王剑文	毛新利	方永斌
朱霞清	江山舞	阮重晖	孙德荣	杜红心
张文波	张炳火	陈　波	陈　跃	邵　臻
杭天鹏	郁廷栋	卓　军	尚佐文	赵丽萍
胡红文	胡征宇	皇甫佳群	俞　晖	翁文杰
梁　旭	程晓东	蓝　杰	蔡　峻	潘沧桑

杭州全书总序

城市是有生命的。每座城市，都有自己的成长史，有自己的个性和记忆。人类历史上，出现过不计其数的城市，大大小小，各具姿态。其中许多名城极一时之辉煌，但随着世易时移，渐入衰微，不复当年雄姿；有的甚至早已结束生命，只留下一片废墟供人凭吊。但有些名城，长盛不衰，有如千年古树，在古老的根系与树干上，生长的是一轮又一轮茂盛的枝叶和花果，绽放着恒久的美丽。杭州，无疑就是这样一座保持着恒久美丽的文化名城。

这是一座古老而常新的城市。杭州有8000年文化史、5000年文明史。在几千年历史长河中，杭州文化始终延绵不绝，光芒四射。8000年前，跨湖桥人凭着一叶小木舟、一双勤劳手，创造了辉煌的"跨湖桥文化"，浙江文明史因此上推了1000年；5000年前，良渚人在"美丽洲"繁衍生息，耕耘治玉，修建了"中华第一城"，创造了灿烂的"良渚文化"，被誉为"东方文明的曙光"。而隋开皇年间置杭州、依凤凰山建造州城，为杭州的繁荣奠定了基础。此后，从唐代"灯火家家市，笙歌处处楼"的东南名郡，吴越国时期"富庶盛于东南"的国都，北宋时即被誉为"上有天堂，下有苏杭"的"东南第一州"，南宋时全国的政治、经济、科教、文化中心，元代马可·波罗眼中的"世界上最美丽华贵之天城"，明代产品"备极精工"的全国纺织业中心，清代接待康熙、乾隆几度"南巡"的旅游胜地、人文渊薮，民国时期文化名人的集中诞生地,直到新中国成立后的湖山新貌,尤其是近年来为世人称羡不已的"最具幸福感城市"——杭州,不管在哪个历史阶段,都让世人感受到她的分量和魅力。

这是一座勾留人心的风景之城。"淡妆浓抹总相宜"的"西湖天下景","壮观天下无"的钱江潮,"至今千里赖通波"的京杭大运河(杭州段),蕴含着"梵、隐、俗、闲、野"的西溪烟水,三秋桂子,十里荷花,杭州的一山一水、一草一木,都美不胜收,令人惊艳。今天的杭州,西湖成功申遗,中国最佳旅游城市、东方休闲之都、国际花园城市等一顶顶"桂冠"相继获得,杭州正成为世人向往之"人间天堂""品质之城"。

这是一座积淀深厚的人文之城。8000年来,杭州"代有才人出",文化名人灿若繁星,让每一段杭州历史都不缺少光华,而且辉映了整个华夏文明的星空;星罗棋布的文物古迹,为杭州文化添彩,也为中华文明增重。今天的杭州,文化春风扑面而来,经济"硬实力"与文化"软实力"相得益彰,文化事业与文化产业齐头并进,传统文化与现代文明完美融合,杭州不仅是"投资者的天堂",更是"文化人的天堂"。

杭州,有太多的故事值得叙说,有太多的人物值得追忆,有太多的思考需要沉淀,有太多的梦想需要延续。面对这样一座历久弥新的城市,我们有传承文化基因、保护文化遗产、弘扬人文精神、探索发展路径的责任。今天,我们组织开展杭州学研究,其目的和意义也在于此。

杭州学是研究、发掘、整理和保护杭州传统文化和本土特色文化的综合性学科,包括西湖学、西溪学、运河(河道)学、钱塘江学、良渚学、湘湖(白马湖)学等重点分支学科。开展杭州学研究必须坚持"八个结合":一是坚持规划、建设、管理、经营、研究相结合,研究先行;二是坚持理事会、研究院、研究会、博物馆、出版社、全书、专业相结合,形成"1+6"的研究框架;三是坚持城市学、杭州学、西湖学、西溪学、运河(河道）学、钱塘江学、良渚学、湘湖（白马湖）学相结合，形成"1+1+6"的研究格局；四是坚持全书、丛书、文献集成、研究报告、通史、辞典相结合，形成"1+5"的研究体系；五是坚持党政、企业、专家、媒体、市民相结合，形成"五位一体"的研究主体；六是坚持打好杭州牌、浙江牌、中华牌、国际牌相结合，形成"四牌共打"的运作方式；七是坚持权威性、学术性、普及性相结合，形成"专家叫好、百姓叫座"的研究效果；八是坚持有章办事、有人办事、有钱办事、有房办事相结合，形成良好的研究保障体系。

《杭州全书》是杭州学研究成果的载体，包括丛书、文献集成、研究报告、通史、辞典五大组成部分，定位各有侧重：丛书定位为通俗读物，突出"俗"字，做到有特色、有卖点、有市场；文献集成定位为史料集，突出"全"字，做到应收尽收；研究报告定位为论文集，突出"专"字，围绕重大工程实施、通史编纂、世界遗产申报等收集相关论文；通史定位为史书，突出"信"字，体现系统性、学术性、规律性、权威性；辞典定位为工具书，突出"简"字，做到简明扼要、准确权威、便于查询。我们希望通过编纂出版《杭州全书》，全方位、多角度地展示杭州的前世今生，发挥其"存史、释义、资政、育人"作用；希望人们能从《杭州全书》中各取所需，追寻、印证、借鉴、取资，让杭州不仅拥有辉煌的过去、璀璨的今天，还将拥有更加美好的明天！

是为序。

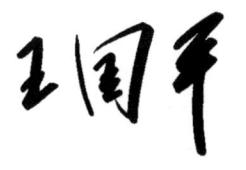

王国平

2012年10月

《杭州医药文献集成》收书说明

杭州医药文献资源丰富,但大部分名作都已经出版过,有的甚至还出版过不止一次。此次整理杭州医药文献,根据情况,将拟收著作分为医方、本草、疾病三个类型,共计5册。收录标准主要从两个角度考虑:一是著作本身的重要性,二是此前虽有整理但还有进一步提升空间的著作。以下分别说明。

1.《太平惠民和剂局方》

《太平惠民和剂局方》简称《局方》,是我国历史上第一部由政府编制的成药药典,由宋代官办药局收集名医秘方编成。《局方》收录中成药处方788首,其中许多成药至今仍在广泛使用。此书流传较广,影响较大,是宋代以来的著名方书。全书共10卷,附指南总论3卷。分伤风、伤寒、一切气、痰饮、诸虚等14门,载方788首。所收方剂均是汉族民间常用的有效中药方剂,记述了其主治、配伍及具体修制法,是一部流传较广、影响较大的临床方书。

本书的整理本较多,影响最大的是人民卫生出版社1985年10月的刘景源点校本;此后有中国中医药出版社1996年10月校注本,中国中医药出版社2020年"中医必读经典读本丛书"本。本次整理,以元版宗文书堂郑天泽刊本为底本。

2.《续名医类案》

本书是清代名医魏之琇继明江瓘《名医类案》之后的一部中医医案巨著。魏之琇,杭州人。本书成书于1770年。魏氏在《名医类案》的基础上补辑清初以前历代名医治案,其中包括大量的当代各家医案。全书分类清楚、选案广泛,尤以急性传染病治案为多,体现了人们对传染病的认识也逐渐加深。现存清刻本多种。1957年人民卫生出版社出排印本,但质量不高,印制不精,主要流传的还是人民卫生出版社影印的信述堂重刊本(1885)。本书有重新整理的必要。

3.《本草汇言》

倪朱谟,明末时期医药学家。杭州人。通医学,毕生搜集历代本草书籍,详加辨误及考订,天启四年(1624)撰成《本草汇言》。全书20卷。前19卷载药608味

1

（不计附品），分列于草、木、服器、金石、石、土、谷、果、菜、虫、禽、兽、鳞、介、人15部之下；第20卷为药学理论。《本草汇言》最大的价值是记载了明代后期浙江一带上百名医药家的药物论说，同时还摘录了大量的明代医方资料。这些都是不见于其他本草书的新资料。书中采访所得的诸家药论和用药经验，大大地丰富了中医临床用药和药性理论的内容。本书与李时珍的《本草纲目》、陈月朋的《本草蒙筌》、仲淳的《本草经疏》，并称四大本草名著。

本书的整理本，有中医古籍出版社2005年出版的"明代本草名著校注丛书"、上海科学技术出版社2005年出版的"中医古籍孤本精选"、2014年湖南科技出版社出版的"中医古籍珍本集成"。此次整理以清康熙初期《本草汇言》增补本为底本。

4.《本草纲目拾遗》

本书为清代医学家赵学敏编著的中医药学著作，成书于乾隆三十年（1765），时距《本草纲目》刊行已近两百年。其书以拾《本草纲目》之遗为目的，共十卷。载药911种，其中《本草纲目》未收载的有716种。本书对研究《本草纲目》及明代以来药物学的发展，起到了重要的参考作用。作为清代最重要的本草著作，受到海内外学者的重视。本书现存版本包括：清同治三年甲子（1864）刻本、清同治十年辛未（1871）钱塘张氏吉心堂刊本、光绪十一年乙酉（1885）合肥张氏味古斋重校刊本，以及民国间上海锦章书局石印本。新中国成立后，本书亦多次刊行，包括1955年商务印书馆据清光绪张氏刻本所排铅印本、1955年国光书局铅印本、1957年人民卫生出版社据合肥张氏本影印和1984年人民卫生出版社简体字排印本、1998年闫冰校注"明清中医临证小丛书"本、2017年中医古籍出版社"100种珍本古医籍校注集成本"等。此次整理，是以中国中医研究院图书馆藏清同治十年（1871）张氏吉心堂刊本为底本，撰写者与刊刻者均为杭州人，充分体现了杭州医药文化的博大。

5.《本草乘雅半偈》

明卢之颐撰。卢之颐，钱塘人。其书初名《乘雅》，撰成于顺治四年（1647）。四数为"乘"，因各药分核、参、衍、断4项解说，故名"乘雅"。书成逢明末兵乱而散失，作者追忆旧作，仅将核、参两项补其残缺，衍、断则难以复原，只得原书之半，乃名"半偈"。本书共载药365种。书中亦常夹引作者之父卢复及明代缪仲淳、王绍隆、李时珍诸家药论。作者常以儒理、佛理推演药理，每从药名、法象、生态等入手阐释药物性能，对后世有较大影响。

本书有清顺治四年（1647）月枢阁初印本和顺治十五年（1658）月枢阁增补本，及《四库全书》抄本、曹炳章抄本，1986年8月人民卫生出版社冷方南、王齐南校点本,2016年中国中医药出版社刘更生校注本。本次整理以清代初年月枢阁刻本为底本。

6.《简明医彀》

本书为明代的一本综合性医书。著者孙志宏,明代医家。字克容,别号台石。全书8卷,卷1为《要言一十六则》,重点论述养生、察病、辨证、制方法则、药物炮制等,为全书之总括。卷2—3论及六淫及七情九气致病和病证。卷4—8则分述虚损、诸痛等内科杂病及五官、儿科、妇科、外科诸病证。每种病证首述《内经》要旨,次论先贤格言,又次为病源、证候、治法及脉理;临床方治部分,分列主方、成方或简效方。

本书现存崇祯三年(1630)刻本。1984年,人民卫生出版社出版余瀛鳌点校本。此为本书目前唯一可靠的整理本。但原书为繁体竖排,普通读者不易读,且出版时日甚久,今已经难以觅得。现以崇祯刻本重新整理。

7.《温热经纬》

《温热经纬》,五卷。清代著名温病学家王士雄撰,成书于清咸丰二年(1852)。王士雄(1808—1868),字孟英,浙江海宁盐官镇人。生于杭州,迁金华,晚年避居嘉兴濮院镇。本书是王士雄的代表作。全书共5卷,以轩岐、仲景之文为经,叶、薛诸家之辨为纬,最末精选温病验方113首。该书反映了王氏在温病论治方面的精深造诣和独特见解。

本书的刻本达30多种,新中国成立后的点校本也有数种,其中重要的有1996年中国中医药出版社达美君校注本、1997年辽宁科学技术出版社图娅点校本、2007年中医古籍出版社中医经典文库本。本次整理,用清咸丰二年(1852)刻本为底本,这是现存时间最早的版本,错误较少。

8.《罗太无先生口授三法》

《罗太无先生口授三法》共一卷,约成书于元泰定四年(1327),为元代医家罗知悌口授,其弟子朱震亨(号丹溪)述录而成。罗太无(1238—1327),宋末元初医家,名知悌,字子敬(一说字敬夫),号太无,钱塘(今浙江杭州)人。罗知悌为朱丹溪授业恩师,其上承刘完素、张从正、李杲三家之学,下开丹溪学派之先河,在医学传承上起到了重要的作用。罗氏存世医著较少,目前仅知有本书。《罗太无先生口授三法》一书未曾刊刻,以抄本传于世。整理本仅有2015年中国中医药出版社出版的"中国古医籍整理丛书"本。本书流传不广,且字数不多,有重加整理的必要。

本册目录

续名医类案(下) ……………………………………………………… (599)

续名医类案(下)

目 录

卷十六 ……………………………………………………（613）

 痰 ………………………………………………………（613）

 饮 ………………………………………………………（622）

 吞酸嘈杂 ………………………………………………（626）

 头 ………………………………………………………（628）

 眉发须 …………………………………………………（633）

 面 ………………………………………………………（634）

卷十七 ……………………………………………………（637）

 目 ………………………………………………………（637）

 耳 ………………………………………………………（646）

 鼻 ………………………………………………………（649）

 口 ………………………………………………………（652）

 唇 ………………………………………………………（655）

 齿 ………………………………………………………（656）

 脱颔 ……………………………………………………（660）

卷十八 ……………………………………………………（661）

 舌 ………………………………………………………（661）

 咽喉 ……………………………………………………（663）

 瘖 ………………………………………………………（674）

 心胃痛 …………………………………………………（676）

 胁痛 ……………………………………………………（683）

卷十九 ……………………………………………………（691）

 腹痛 ……………………………………………………（691）

腰　痛	(695)
前　阴	(700)
鹤膝风	(705)
脚　气	(707)
足跟肿痛	(713)
卷二十	(715)
遗　精	(715)
淋　浊	(717)
疝	(725)
小便秘	(731)
小便不禁附频数遗沥。	(734)
大便不通	(735)
二便不通	(736)
卷二十一	(743)
惊　悸	(743)
颠　狂	(747)
痫	(751)
哭　笑	(753)
不　眠	(755)
跌　扑	(757)
鲠　刺	(761)
卷二十二	(765)
蛊	(765)
诸　虫	(766)
蛔　证	(773)
中　毒	(773)
丹石毒	(779)
邪　祟	(782)
奇　疾	(785)
飞　尸即鬼疰。	(788)
诈　病	(789)

针灸刺砭 …………………………………………………… (790)

卷二十三 ……………………………………………………… (795)
　　经　水 ……………………………………………………… (795)
　　热入血室 …………………………………………………… (804)
　　崩　漏 ……………………………………………………… (806)
　　带　下 ……………………………………………………… (811)
　　交　肠 ……………………………………………………… (813)
　　求　子 ……………………………………………………… (815)

卷二十四 ……………………………………………………… (819)
　　妊　娠 ……………………………………………………… (819)
　　胎　动 ……………………………………………………… (820)
　　子　悬 ……………………………………………………… (821)
　　子　肿 ……………………………………………………… (823)
　　转　胞 ……………………………………………………… (823)
　　胎　坠 ……………………………………………………… (825)
　　胎　死 ……………………………………………………… (827)
　　异　胎 ……………………………………………………… (828)
　　鬼　胎 ……………………………………………………… (830)
　　伤　寒 ……………………………………………………… (831)
　　感　寒 ……………………………………………………… (831)
　　伤　暑 ……………………………………………………… (831)
　　喘　逆 ……………………………………………………… (832)
　　咳　嗽 ……………………………………………………… (832)
　　烦　热 ……………………………………………………… (833)
　　呕　吐 ……………………………………………………… (833)
　　泄　泻 ……………………………………………………… (836)
　　秘　结 ……………………………………………………… (837)
　　疟　疾 ……………………………………………………… (838)
　　下　痢 ……………………………………………………… (838)
　　疟　痢 ……………………………………………………… (840)
　　内　伤 ……………………………………………………… (841)

虚　损 …………………………………………………………………… (842)

悲　伤 …………………………………………………………………… (842)

心腹痛 …………………………………………………………………… (843)

瘖附咽痛。………………………………………………………………… (843)

乳　痛 …………………………………………………………………… (844)

恶　阻 …………………………………………………………………… (844)

下　血 …………………………………………………………………… (845)

子　痫与痉病略同。…………………………………………………………… (847)

卷二十五产后 …………………………………………………………… (849)

产　难 …………………………………………………………………… (849)

胞衣不下 ………………………………………………………………… (853)

隐　疾 …………………………………………………………………… (854)

瘀　滞 …………………………………………………………………… (855)

癥　瘕 …………………………………………………………………… (858)

血　崩 …………………………………………………………………… (858)

血　迷 …………………………………………………………………… (861)

血　虚 …………………………………………………………………… (862)

肉线出 …………………………………………………………………… (863)

恶露多 …………………………………………………………………… (863)

感　症 …………………………………………………………………… (864)

感　暑 …………………………………………………………………… (866)

火　热 …………………………………………………………………… (867)

恶　寒 …………………………………………………………………… (869)

喘 ………………………………………………………………………… (869)

咳　嗽 …………………………………………………………………… (870)

呕附霍乱。………………………………………………………………… (870)

泄　泻 …………………………………………………………………… (871)

小便不禁 ………………………………………………………………… (871)

大便秘结 ………………………………………………………………… (872)

疟 ………………………………………………………………………… (873)

下　痢 …………………………………………………………………… (873)

孕产痘 ··· (874)
　　类　风 ··· (876)
　　痉 ··· (877)
　　痛痹 ··· (878)
　　头　痛 ··· (880)
　　瘖 ··· (880)
　　病　乳 ··· (880)
　　腰胁痛 ··· (882)
　　腹　痛 ··· (882)
　　浮　肿 ··· (883)
　　虚　汗 ··· (884)
　　虚　损 ··· (885)
　　惊　悸 ··· (886)
　　颠　狂 ··· (887)
　　见　鬼 ··· (888)

卷二十六痘证 ·· (889)
　　诸家痘疮方论 ·· (889)
　　小儿痘 ·· (895)
　　痘 ··· (901)
　　报　痘 ·· (904)
　　黑　痘 ·· (907)
　　白　痘 ·· (907)
　　娇红痘 ·· (908)

卷二十七 ··· (911)
　　顺　证 ·· (911)
　　气　虚 ·· (911)
　　枭　毒 ·· (912)
　　毒　壅 附秽浊。 ··· (913)
　　血　热 ·· (914)
　　诸　热 ·· (915)
　　汗 ··· (916)

605

中　暑 ……………………………………………………………（916）
渴 ………………………………………………………………（916）
痛 ………………………………………………………………（917）
痒 ………………………………………………………………（918）
疥　癣 …………………………………………………………（919）
疔 ………………………………………………………………（919）
水　泡 附脓泡。…………………………………………………（920）
夹　斑 …………………………………………………………（920）
夹　疹 …………………………………………………………（921）
夹　丹 附夹疮。…………………………………………………（921）
失　血 …………………………………………………………（922）
伤　食 …………………………………………………………（923）
寒战咬牙 ………………………………………………………（923）
寒　折 …………………………………………………………（924）
厥　逆 …………………………………………………………（925）
昏　冒 …………………………………………………………（925）
惊　搐 …………………………………………………………（926）
烦　躁 以下皆徐仲光所治。…………………………………………（926）
谵　妄 …………………………………………………………（927）
喘　急 下亦徐仲光所言。……………………………………………（927）
咳　嗽 …………………………………………………………（928）
呕吐哕 下皆徐仲光所言。……………………………………………（929）
吐泻及蛔 ………………………………………………………（930）
泄　泻 …………………………………………………………（931）
痢 ………………………………………………………………（933）
便　秘 徐仲光治。………………………………………………（933）
疫　疠 徐仲光治。………………………………………………（934）
目 ………………………………………………………………（935）
唇　口 …………………………………………………………（936）
口　疳 …………………………………………………………（937）
咽　痛 …………………………………………………………（937）
瘖 ………………………………………………………………（938）

发　核	(938)
腹　痛	(938)
腰　痛	(939)
手　足	(941)
脓　期	(941)
靥　期 附痂后。	(943)
伏　陷 附倒靥。	(946)
痘　毒	(947)
肿　胀	(948)
倦怠欲卧	(949)
羸　瘦	(950)

卷二十八 小儿科 ……………………………… (951)

瘄　疹	(951)
初　生	(959)
牙　疳	(963)
脐　风	(964)
赤　丹 即游风。	(964)
胎　毒	(965)
乳　病	(966)
变　蒸	(967)
喉舌滞颐	(968)
瘖	(968)
伤　寒	(969)
感　症	(970)
伤　风	(971)
暑	(972)
伤　食	(972)

卷二十九 小儿科 ……………………………… (975)

受　惊	(975)
惊　风	(977)
慢　惊	(979)

607

风　痫 …………………………………………………………… (985)
发　热 …………………………………………………………… (986)
呕　吐 …………………………………………………………… (989)
泄　泻 …………………………………………………………… (990)
吐　泻 …………………………………………………………… (993)
疟 ………………………………………………………………… (994)
痢 ………………………………………………………………… (997)
疟　痢 …………………………………………………………… (999)

卷三十 ……………………………………………………………… (1001)

嗽 ………………………………………………………………… (1001)
喘 ………………………………………………………………… (1002)
哮 ………………………………………………………………… (1003)
虚　损 …………………………………………………………… (1004)
疳 ………………………………………………………………… (1005)
肿　胀 …………………………………………………………… (1010)
癖　积 …………………………………………………………… (1012)
虫 ………………………………………………………………… (1014)
吐　蛔 …………………………………………………………… (1015)
心腹痛 …………………………………………………………… (1016)
黄　疸 …………………………………………………………… (1016)
啼　哭 …………………………………………………………… (1017)
语迟行迟 ………………………………………………………… (1018)
胎　疾 …………………………………………………………… (1019)
魃　病 …………………………………………………………… (1019)
相　思 …………………………………………………………… (1020)
跌扑损伤 ………………………………………………………… (1020)
发　背 …………………………………………………………… (1021)
结　核 …………………………………………………………… (1021)
下　疳附钱缚阳。 ……………………………………………… (1022)
疝 ………………………………………………………………… (1022)
便　血 …………………………………………………………… (1023)

| 疔　疮 | (1023) |
| 疡　症 | (1024) |

卷三十一 外科 (1027)

痈　疽	(1027)
脑　疽	(1032)
鬓　疽	(1034)
颐　疽	(1035)
项　痈	(1036)
肩　痈	(1036)
臂　痈	(1038)
乳痈乳岩	(1040)
胸　痈	(1044)
胁　痈	(1045)
腋　痈	(1047)
胃脘痈	(1047)

卷三十二 外科 (1049)

发　背	(1049)
肺痈肺痿	(1063)
腹　痈	(1068)
腰　疽	(1070)

卷三十三 外科 (1073)

肠　痈	(1073)
肠风脏毒	(1074)
痔 附脱肛。	(1076)
漏　疮	(1080)
臀　痈	(1081)
囊　痈	(1083)
悬　痈	(1085)
疝　癖	(1087)
腿　痈	(1090)
臁　疮 附烂腿。	(1092)

脱 疽 …………………………………………………………（1094）

多骨疽 …………………………………………………………（1095）

附骨疽 …………………………………………………………（1096）

卷三十四 外科 …………………………………………………（1099）

时 毒 …………………………………………………………（1099）

疔 …………………………………………………………（1101）

疣 附瘿。………………………………………………………（1104）

结 核 …………………………………………………………（1107）

瘰 疬 …………………………………………………………（1109）

流 注 …………………………………………………………（1117）

卷三十五 外科 …………………………………………………（1123）

脓 疥 …………………………………………………………（1123）

癣 …………………………………………………………（1125）

疙 瘩 …………………………………………………………（1126）

血风隐疹 ……………………………………………………（1128）

瘙 痒 …………………………………………………………（1129）

疮 疖 …………………………………………………………（1132）

疡 症 …………………………………………………………（1135）

疡症便秘 ……………………………………………………（1135）

肾脏风 ………………………………………………………（1136）

疠 风 …………………………………………………………（1137）

下 疳 此症与梅疮无甚差别。………………………………（1140）

梅 疮 …………………………………………………………（1142）

卷三十六 …………………………………………………………（1147）

白癜风 附紫癜风。……………………………………………（1147）

斑 疮 …………………………………………………………（1148）

天泡疮 ………………………………………………………（1149）

瘀血腹痛 ……………………………………………………（1150）

脾伤腹痛 附血虚胁胀,血瘀胁胀。…………………………（1150）

血虚烦躁 附亡血出汗,亡血昏愦。…………………………（1151）

湿痰作痛 附肝火作痛,血虚作痛。…………………………（1152）

骨伤作痛附气虚血滞,气虚不溃。 …………………………………………… (1152)
气虚壅肿附瘀血肿痛,筋伤壅肿。 …………………………………………… (1153)
肺火衄血附肝火出血,胃火作呕。 …………………………………………… (1154)
阴虚作喘附阴虚发热,气血虚热。 …………………………………………… (1154)
阳气脱陷附胆经血少,肾经虚怯。 …………………………………………… (1155)
痛伤胃呕附气遏肉死。 ……………………………………………………… (1155)
凉药遏经 ……………………………………………………………………… (1156)
杖　伤分症三十条。 ………………………………………………………… (1157)
金　疮 ………………………………………………………………………… (1162)
汤火伤 ………………………………………………………………………… (1165)
竹木刺伤 ……………………………………………………………………… (1166)
虫兽伤 ………………………………………………………………………… (1166)
破伤风 ………………………………………………………………………… (1169)

附《柳州遗稿》序 ……………………………………………………………… (1171)

附《先友记》一则 ……………………………………………………………… (1173)

《续名医类案》书后 …………………………………………………………… (1175)

卷十六

痰

洞虚子曰：痰之为病，成偏头风，成雷头风，成太阳头痛，眩晕如坐舟车，精神恍惚。或口眼眴动，或眉棱耳轮俱痒，或颔腮四肢游风肿硬，似疼非疼。或浑身燥痒，搔之则阴疹随生，皮烘热，色如锦斑。或齿颊似痒似痛而无定所，满口牙浮，痛痒不一。或嗳气吞酸，鼻闻焦臭，喉间豆腥气，心烦鼻塞，咽嗌不利，咯之不出，咽之不下。或喷嚏而出，或因举动而吐，其痰如墨，又如破絮，或如桃胶，或如蚬肉。或心下停冰铁闭，滞窒妨闷，嗳噫连声，状如胶气。或寝梦如刑戮，刀兵剑戟。或梦入人家，四壁围绕，暂得一窦，百计得出，则不知何所。或梦在烧人地上，四面烟火，枯骨焦气扑鼻，无路可出。或因触发忿怒，悲啼两泪而瘥。或时郊行，忽见天边两月交辉，或见金光数道，回头无有。或足膝酸软，或骨节、脚、腰肾疼痛，呼吸难任。或四肢肌骨间，痛如击戳，乍起乍止，并无常所，或不时手臂麻疼，状如风湿，或如芒刺在背着肤，或如毛虫所螫，或四肢不举，或手足重滞，或眼如姜蜇，胶粘痒涩，开阖甚难。或阴晴交变之时，胸痞气结，闭而不发，则齿痒咽痛，口糜舌烂，及其奋然而发，则喷嚏连声，初则唾稠粘，次则清水如注。或眼前黑暗，脑后风声，耳内蝉鸣，筋眴肉惕。治之者，或曰腠理不密，风府受邪。或曰上盛下虚，或曰虚，或曰寒，或曰发邪。惟洞虚子备此苦疾，乃能治疗。病势之来，则胸腹间如有二气交纽，噎塞烦郁，有如烟火上冲，头面烘热，眼花耳鸣，痰涎涕泪，并从肺胃间涌起，凛然毛竖，喷嚏千百。然后遍身烦躁，则去衣冻体，稍止片时。或春秋乍凉之时，多加衣衾，亦得暂缓。或顿饮冰水而定，或痛饮一醉而宁，终不能逐去病根。乃得神秘沉香丸，屡获大效，愈人万数。但不欲轻传匪人，故以诗隐括之。诗曰：甑里看翻甲带金，于今头戴草堂深。相逢二八求斤正，硝煅青礞倍若沉。十七两中沉半两，水丸梧子意须斟。驱除怪病安心志，水泻双身却不任。大黄蒸八两，黄芩八两，青礞石一两硝煅如金色,沉香半两。

孙兆治彩白铺刘员外,患伤寒六七日,昼夜不得眠,方眠即起,方起即倒,未尝少息,时复身上冷,出汗。孙诊之,尺寸脉皆沉,关中亦沉,重诊之,鼓击于指上,此寒痰积聚于胸中也。遂用陈皮、半夏、干姜三物各一两为饮,生姜半两槌碎,以水两碗,煎七分去渣,分二服。服药经时遂睡,经一昼夜不苏。既觉,下痰一块,如鸡子大,其病遂愈。凡痰皆有冷汗,其症明矣。

张子和治一妇人,心脐上结硬如斗,按之若石。人皆作痞治,针灸毒药,祷祈无数,如捕风然。一日,张见之曰:此寒痰也。诊其两手,寸关皆沉,非寒痰而何?以瓜蒂散吐之,连吐六七升,其块立消过半。俟数日后,再吐之,其涎沫类鸡黄,腥臭特殊,约二三升。凡如此者三,以人参调中汤、五苓散,调服以平矣。

朱丹溪治白云许先生,始因饮食作痰成脾疼,后累因触冒风雪,腿骨作疼。众皆以脾疼骨疼为寒,杂进黄牙等药,杂治十余年间,艾灸数万计,或似有效。及至病再作,反觉加重。至五十一岁时,又冒雪乘船,而病愈加,至坐则不能起,扶起亦不能行,两胯骨不能开合。若脾疼作时,则两胯骨痛处似觉稍轻。若饮食甘美,脾疼不作,则胯骨痛增重。诸老袖手,计无所出。朱谓此初因中脘有宿食积痰,杂以冲冒寒湿,抑遏经络,血气津液不行,痰饮注入骨节,往来如潮。其涌而上则为脾疼,降而下则为胯痛,非涌泄之法,不足以治之。时七月二十四日,遂以甘遂末一钱,入猪腰子内,煨以食之,连泻七行,至次日两足便能行步。至八月初三日,呕吐大作,不能起床,颗粒不食,但时烦躁,气弱不能言语。诸老皆归罪于七月之泻,而又知累年之热补俱误,皆不敢用药。朱尝记《金匮》云:病人无寒热,而短气不足以息者,此实也。其病多年郁结,一旦以刀圭之剂泄之,走动猖狂之热,未有制御之药,所以如此。仍以吐剂达其上焦,以次第治及其中下二焦。于初三日用瓜蒂吐不透,初六日用栀子又吐不透。初九日用附子三枚和浆与之,始得大吐,呕哕终日,前后所吐共得膏痰沫液一大水桶。初十日遂以朴硝、滑石、黄芩、石膏、连翘等凉药,㕮咀一斤,蒸浓汁,放井水中,极冷饮之。十一、十二、十三、十四日,每日食上件药一盏,十五日腹微满,大小便皆秘闷。朱欲用大承气下之,诸老皆以为不可。十六日,六脉皆歇止。朱诊其脉,独歇止于卯酉二时,其余时刻,平和如旧。朱曰:卯酉为手足阴阳之应,卯时属大肠,酉时属胃,此大肠与胃有积滞不行,当速泻之。争论不已。至十八日,遂作紫雪半斤。十九日,紫雪成。每用一匙头,以新汲井水化下。至二十日,天未明,已服紫雪五两,神思少安,腹满亦减,璞按:观于此案,丹溪之大智神勇,卓识定力,色色可臻绝顶。若少一游移,大事去矣。景岳辈每疵议丹溪之学,不知遇此大症能措手否?遂收起紫雪不与。二十一日,大为小便闭作痛所苦,遂饮以萝卜汁半茶盏,随手痛止,小便立通。

二十二日,小腹满痛不可扪摸,神思不佳,遂以大黄、牵牛作丸,服至三百丸。至二十三日巳时,大小便并通,如烂鱼肠三碗许,臭恶可畏,是日神思少安,诊其脉不歇止矣。二十四日,腹大绞痛,殆不能胜者,约一时许,腰胯沉重且坠,两时不出声,不能言,泻下秽物如柏油条者一尺许,肚中如烧,片时方定。至二十五日,神思渐安,夜间得睡。二十六日,渐出声言语。自初二日至此,并颗粒不曾入口,语言并不出声,至二十七日,方啜半盏稀粥者四次,似有生意,至次月初四日方平安。其脉自呕吐至病安日,皆平常弦大之脉,唯有中间数日歇止少异耳。至次年四月复行倒仓法,方步履如初。

徐东皋治匡掌科夫人,年三十余,病胃脘连胸胁痛,日轻夜重,两寸关脉弦滑有力。诸医以为积滞凝寒,用发散及攻下药,继用铁刷散、四磨饮等方,俱不效。后至汤水皆吐而不纳,经月不食,痛且益甚,徐谓其为痰郁明矣,但痛久弱甚,不敢行吐法奈何?偶一医谓:五灵脂、没药,素用有效。众皆哂之。曰:此药用之久矣,多矣。徐谓:再用亦无妨,何哂之有?彼用酒调服,病者到口便吐,随吐绿痰两碗许,痛即止,遂纳饮食。此盖痰在上,下之亦不去,必得吐法而后愈。经曰有故无陨,此之谓也欤。《全书》。

孟望湖,淮安人,耳中闻人声,悉是祖考谈其家,扰挠不休。邀刘春斋医治,诊之曰:暴病谓之胃火,怪病谓之痰。用滚痰丸下之而痊。《续金陵琐事》。

一男子吐痰,胸膈不利,饮食少思。服海石、栝楼之类不应。曰:此脾气虚弱,不能消导而为痰,当健脾为主。彼不信,又服驱逐之剂,其痰如涌,四肢浮肿,小腹肿胀,小便涩滞。曰:此复损脾肾所致也。先用《金匮》加减肾气丸、补中益气汤治之,诸症渐减。又用八味丸兼前汤而愈。

一男子素吐痰,遇怒,其痰益甚,胸膈痞满,此肝木制脾土也。用六君子汤加木香治而愈。

一妇人吐痰头晕,带下青黄,用四七汤送白丸子,小柴胡加白术、茯苓,治之而安。

旧僚钱可久素善饮,面赤痰盛,大便不实,薛以为胃痰壅滞,用二陈、苓、芩、连、山栀、枳实、干姜、泽泻、升麻,一剂吐痰甚多,大便始实。此后日以黄连三钱,泡汤饮之而安。

一妇咳嗽,其痰上壅,日去五六碗,作气虚水泛为痰,用六味丸料及四君子各一剂而愈。

陈三农治一人,痰出盈盆不止,脉豁大无力。此内伤不足之症,用人参、附子各五钱,干姜、荜茇、槟榔、枳壳,一剂而愈。

一人满口痰珠,至舌尖则成大泡,绵绵不绝,此火热在胃,大寒在肺也。肺与胃息息相通,断无胃热而肺反寒之理矣。且试观其用药,殆胃热轻而肺寒重耳。用参附汤保定肺气,后砂仁益元散泻胃火而安。

一人痰涎壅盛,汗出不止。此脾虚不能摄痰,而肺失所养,切不可作痰治,只补脾胃为主。用参、术、煨姜各二钱,半夏一钱,煎服愈。

陆养愚治董浔阳夫人,禀气怯弱,性情沉郁,年三十得一病,晚间发热,天明始止,饮食渐减,烦躁不安。初服补血养阴,年余转羸瘦。又服参、芪补气,不效。医谓脉已歇止,恐不能久。诊之右手果然,左手但微弱而数。询其月事,则先期而少,曰:先期是血热,应左手之数,少是血虚,应左脉之微,脉症相应。右手歇止,此必郁痰伏在气分,故脉结不至,非死脉也。第发热必有所起之处。令询之,则曰右胁一团热起,渐延遍身。再问热起处,必有结而成形者,按之果有柔块如碗状。曰:不足忧也,攻去其块,诸症自愈矣。为制一方,香附一斤醋制,与巴豆一两同炒,至巴豆黑色去之,醋打面糊为丸梧子大,米饮下五十丸,日三服。又用四物汤加山栀、贝母、白蔻仁、木香、姜、枣煎,日一剂。半月块消,肌肉渐长,一月精神爽健矣。

陆肖愚治李安吾正室不育,乃纳妾则俱孕,生子出痘,正者死,而妾者生,悲愁弥月,遂胸胁胀痛,每卧必令人于背上捶之良久,方得就枕片时,卧不能仰,仰则气涌而喘,食减肌消,月事数月不行。脉之,寸沉而数,关沉而滑,尺沉而弱。脉与病应,此郁火成痰之症也。用调气养荣汤加白芥子,倍霞天曲,数剂,胸胁少舒,可仰卧矣。第大便五日不行,小腹胀急,与滚痰丸二钱。又虑元气不足,改用补气养荣汤二剂,大便去燥矢数枚,后出皆痰积,胀痛减。后与补药间服月余而安。

吴逊斋体肥,素有酒积,胃脘作疼,近又肢节疼,而下体更甚。或以为风,用史国公酒疗之,时作时止。改用虎潜、河车等丸,则疼处且肿。脉之,六部皆缓滑,而关稍带弦。此湿痰流注关节而痛,非风亦非虚也。治法宜先用丸剂,清中宫之积痰,继用煎剂,疏筋络之壅滞,则肢节之痛除,而胃脘之疼亦愈矣。依法服之果然。丸方:霞天曲、山楂、橘红、白术、茯苓、枳实、神曲、竹沥,打糊为丸,食远白汤送下。煎方:苍术、苡仁、半夏、南星、白芥子、威灵仙、秦艽、炙甘草、青木香,煎成入酒一小杯,半饱时服。

潘元石怒后纵饮,遂患吐逆,饮食半留半出,甚则呕物如褐色,胸胁胀痛彻背。或以翻胃治之,反潮热烦躁。又以肺痈治之,饮食减而呕,服益甚。或见吐出之物,谓肺烂矣。诊之,见其肌肉未消,声音不改,两寸滑数,左关弦,右关滑,两尺寸平,曰:此非坏也,第为郁怒所致耳。怒则血菀于上,与痰胶结,浊阴不降,而胱胀生焉。法当涌之,用常山五钱,红花五钱,酒二碗煎一碗,令通口服之。一涌而出,初见褐色痰块，后多紫黑，约有盆余，胸膈顿宽，背亦不痛，不作呕矣。再以清气养荣汤，调理而愈。

陆祖愚治沈振宇妾，患郁痰郁火症，医咸谓不起矣。诊之，形容枯槁，咳咯涎沫，六脉沉滞，隐隐似有似无，重按至骨，或有力，或无根，或迟或数，已饮食不进，似胃气将绝者。但自能坐起，声音响亮，知为痰涎壅膈，血气凝塞，故脉亦不流通耳。用二陈加蔻仁、苏子、黄连、白芥子、贝母、石菖蒲等味一剂，未效。再诊，闻病人喜闻爆竹、硝黄之气，遂于前方加姜汁、竹沥，每剂入牛黄半分调服，症脉渐起，再与加减。六日后进苏合丸一丸，能饮粥。再与六君子加减，调理月余而安。

李江州因下第归，饮食不思，精神倦困。医谓远归久旷，投以补剂，胸膈痞塞，大便艰难，不寐。又与养血安神，烦躁而小腹胀满。诊之，见其面容昏滞，六脉沉滑，乃以枳实、黄连、栝楼、陈皮、贝母、槟榔、元明粉，兼服润字丸三钱，半日未应。又以前丸二钱催之，良久腹中鸣，转下矢气，去稠粘臭秽，五色错杂，约半桶，顿快。继以前汤丸少少与之，两三日间，粪微黄。改用参、术、归、芍，健脾养血，调理而安。

费表嫂患胸之下、脐之上温温作痛，可揉可按，凡温中、消导、清火，历试不效。诊之，六脉沉弦而滑，以痰治之，数剂而痛止。精神未复，而劳于女工，且患血崩，食入不化，迁移数日，胸腹肿胀，其热如火，汤药难投，致呻吟不绝，人事不省。脉之，寸关沉伏不见，而尺尚沉滑有神，曰：以沉痰之为祟也，元气虽弱，痰结不得不通。徐灵胎谓人虚症实，不必顾忌，但急去其实，则精神自复，此类是也。用滚痰丸徐徐投之，至半夜胸前隐隐有声，五更下稠痰盆许，神气顿苏，胸膈少利。再以养荣合二陈，调理半月而愈。

张宇清少时体羸多病，专主温补，病愈而火症时发。乃滋水制火，其疾如失，六味之力也。迨壮年肥盛，湿痰酝酿于中，仍滋阴不彻。六旬外痰症陡发，复以六味加二母、归、芍、麦冬，服后痰涎壅塞，四肢厥冷，口开眼合，人事昏沉。诊之，六脉洪滑而数，遂用加味导痰汤，继之苏合丸，两剂才觉精神清。问用何药？以前方告。乃怒曰：我生平最忌燥剂，岂可服此！今后断不可用。乃郎心知父之非，每日以地黄汤一剂与验过，暗以导痰之药以进，病愈后洞悉前情，不胜歉仄。

孙文垣治李古愚，每食后即大便，腹皮稍胀急，胸膈饱闷，服参、术则痞闷愈甚，小水清长。脉之，左寸涩，右寸滑，按之如黄豆大且鼓指，关尺皆弦小，左手迢迢有神。据脉乃积痰郁于肺而莫能出，以致大便之气不固也。当效丹溪治乃叔用吐法，吐去上焦痰积，大便自实矣。先用苦梗、萝卜子各三钱，白豆仁、橘红、山栀仁各一钱，川芎五分，生姜三片，葱三根，水煎服之取吐。服半时许吐出清痰，恶心未已，乃痰积胶固，未易出也。又用萝卜一合擂浆水，加蜂蜜，与半碗饮之，始吐胶痰二碗许。平日每小水则大便并行,吐后小水始能单去。连三四次,胸腹觉舒。初亦以吐为惧,至是豁然称快。大便五日一行,再以二陈加白术、旋覆花、麦芽,调理全愈。

李士材治章给谏,暑月心中大痛。医与香薷饮,痛转增而寸口弦急,此痰食交结也。服砂仁、二陈二剂,痛虽略减,而困苦烦闷。更以胃苓汤加半夏二钱、大黄三钱,下黑矢数枚,痛减三四。仍以前汤用大黄四钱,下胶痰十余碗始安。

徐主政劳且怒后,神气昏倦,汗出如浴,语言错乱,危困之极,脉大而滑且软,此气虚有痰也。用补中益气汤料,并四剂为一剂,用参至一两,加熟附子一钱,熟半夏三钱,四日稍苏。更以六君加姜汁一钟,服数日,兼进八味丸,两月而安。

王郡侯患痰嗽,辄服清气化痰丸,渐至气促不能食。李曰:高年脾土不足,故有是症。若服前丸,则脾土益弱矣。投以六君子汤加煨姜三钱,益智仁一钱五分,十剂而痰清。更以前方炼蜜为丸,约服一斤,饮食乃进。

朱文学遍体如虫螫,口舌糜烂,朝起必见二鬼,执盘食以献。向李泣曰:某年未三十,高堂有垂白之亲,二鬼旦暮相侵,必无生理。诊其寸脉乍大乍小,意其为鬼祟,细察两关弦滑且大,遂断以痰。投滚痰丸三钱,虽微有所下,而病患如旧。更以小胃丹二钱与之,复下痰积及水十余碗,遍体之痛减半,至未明早鬼亦不见矣。更以人参三钱,术二钱,煎汤服小胃丹三钱,大泻十余行,约二十碗许,病若失矣。乃以六君子为丸,服四斤而愈。

张路玉治一燕人,体肥痰盛,善肉善饮,患痰鸣喘嗽数年,食伤恒发,发则六脉迟滑,时见歇止,声如拽锯,遍地皆痰。每岁或一二发,或三五发,深秋初冬尤甚,遂用倒仓法,此亦可用滚痰丸治之,倒仓法未可轻试也。自言肢体皆轻,症遂愈。二年后因不禁牛肉复发,然其势较前不过十一,是亦不慎口腹所致耳。

郭邑侯夫人,素有败痰失道,左右两胁俱有结块,大如覆杯,发则咳嗽喘逆,腹胁掣痛,六脉至促,按之少力。用六君子汤加胆星、枳实、香附、沉香二剂,服之大吐稠痰结垢一二升。因呕势太甚,促往诊之。至则呕吐已宁,脉息调匀,不必更药矣。

黄履素曰:立斋治痰,每言肾虚水泛为痰,法当补肾。予壬申秋咳嗽多痰,自知因于色,遵先生法,恪服六味丸,更不治,痰嗽月余竟愈。时师治痰,最忌用熟地,以为腻膈,是乌知个中妙理哉!

龚子才治周藩海甥阳生,患痰嗽喘热,左足肿痛,日轻夜重,每年发一二次,已三十年,遍治勿效。诊之,左微数,右弦数,此血虚有湿痰也。以四物汤加苍术、黄檗、木瓜、槟榔、木通、泽泻,空心服,以治下元;茯苓补心汤卧时服,以治上焦。各三服而愈。后以神仙飞步丸空心服,清气化痰丸临卧服,各一料全愈。

张三锡治一中年妇,每夜发热,天明方止,症兼恶心不食,肢倦,且云体素肥,今渐消瘦。因忆古人有言，昔肥而今瘦者，痰也。痰滞中宫，阻碍升降，宜乎不食，且作恶心痞闷。血无所滋，因而不足，故夜热，乃以二陈治痰，参补其中气，枳实、麦芽宽中，香附、炒栀子清火，柴胡退热，凡二十剂，间服橘半枳术丸，一月愈。后进人参汤，体渐复旧。

一人素肥盛，半年渐瘦，两膝与背互痛，两尺沉滑。古人有言，昔肥今瘦者，痰也。遂以加减豁痰汤，连进数服。一日食后偶作恶心，乃以瓜蒂散一钱投之，吐稠痰半升而愈。

朱丹溪治一人，项强痛不可忍，不可以回顾，作痰客太阳经之症治之，用二陈汤加酒芩、羌活、红花，服后二日而愈。

张路玉治吴别驾夫人，患痞眩呕逆。向因下体畏寒，肢体麻木，久服八味、参、附不彻。六脉弦滑，按之则濡，此中焦素蕴痰湿，阳气不能周于四末之象。得桂、附辛热之力，有时虽可暂开，究非真阳之虚，且有地黄之滞，所以痞晕漫无止期。遂与《局方》七气加沉香，一服豁然，再剂神爽食进而安。

薛立斋治一儒者，脾肾素虚而有痰。或用导之之法，痰甚作渴，头晕烦热。谓中气虚弱而变症，用补中益气汤而愈。后劳役发热，此气虚不能上升也，用前汤加蔓荆子而愈。后又劳神，畏见风，四肢逆冷，口淡痰多，此脾气虚寒真病，以六君子加炮姜、肉桂而愈。

一男子素肾气虚而咳痰，亦用导痰之法，虚症悉具，痰涎上涌，小便频数。谓足三阴虚而复损也，朝用补养脾气汤，培养脾肺之虚气，夕用六味丸加五味子，收敛耗散之精而愈。

大尹陈克明导痰后痰益多，大便不实，喜极热饮食，手足逆冷。谓命门火衰而脾肺虚寒，不能摄涎归源，用六味丸而愈。

进士张禹功饮食停滞，胸满吐痰。或用药导之，痰涎上涌，眩晕热渴，大便秘结，喜冷饮食，手足发热。谓肾水虚弱，津液难降，败液为痰，用六味丸而愈。

儒者杨文魁，素唾痰，诸药不应。服牛黄清心丸，吐痰甚多，或头晕，或热从胁起。左脉洪大有力，右脉浮大而无力，薛曰：此三阴亏损，火不能归源。用补中益气加麦冬、五味，及加减八味丸，补其化源而愈。雄按：三阴亏损，补中益气汤何得浪施？

秋官张碧崖，面赤作渴，痰甚头晕。此肾虚水泛为痰，用地黄丸而愈。

仪制贺朝卿，吞酸胸满，痰盛作泻，饮食少思。用清气化痰等药，前症益甚，两膝渐肿，寒热往来。谓脾胃虚，湿热下注，用补中益气倍参、术，加茯苓、半夏、炮姜而愈。

考功杨林庵，呕吐痰涎，胸腹胀痛，饮食少思，左关脉弦长，按之微弱。此木克土,用六君子加柴胡、山栀、木香而愈。

二守陈子忠,饮食少思,吐痰口干,常服二陈、枳实、黄连之类,脾胃受伤,乃问于薛。薛述东垣先生云:脾胃之症,实则枳实、黄连泻之,虚则白术、陈皮补之。彼遂以二味等分为丸常服,由是多食而不伤,过时而不饥。

赵以德云:予近治一男子,肩井后肿痛,身热且嗽,其肿按之不坚。此乃酒痰流结者,遂用南星、半夏、栝楼根、芩、连、竹沥作煎饮,烧葱根敷肿处,另用芥子、白矾作小丸,就煎药吞二十丸。服后痰随嗽出,半日约去三四碗,病即愈。同上。

罗成之既得丹溪之学,归隐崇明。三沙张太尉士诚,患痰疾气怔忡,诸名医治疗不效。迎成之诊之,主以倒仓法,张卒用其方,诸病悉除,赐劳甚厚。《医史》。同上。

陆养愚治孙景阳室,年近五旬,向患痰火,发则头空眩晕,饮食减少,旋发旋愈,盖有年矣。近发转甚,将及月余。诊之,六脉洪滑而数,按之无力,肢冷面赤,肌肉黄瘦,不时眩晕,甚则昏不知人,水谷不进。其似不可攻,然其脉来有神,当弃症凭脉。乃用枳实、栝楼、胆星、贝母、芩、连、橘红、牙皂,入姜汁、竹沥服之,吐痰数碗,四肢渐温。再用川牛黄五分,配以蜡丸,顿服三丸,徐徐频饮竹沥催之,腹响后服润字丸三钱,便垢秽若干,病顿减。后以清火消痰、健脾养血,调理而安。

吴淑止室,躯体壮盛,自来有痰,初出口时稀白澄清,唾地良久反极稠腻,过劳即眩晕昏冒,近则两三日一发,始则叫号,既而昏愦,角弓反张,食顷乃苏,四肢厥冷,胸腹满硬,六脉如细而且涩。以为寒痰凝滞中焦,用二陈导痰汤,半夏与四五钱,服后一夜不安,痰壅愈甚,口舌燥渴。因想脉症不同,此当弃脉从症,改用贝母、芩、连、桔梗、花粉、前胡、胆星、栝楼、竹沥、姜汁煎汤,吞润字丸五分,数服后,胸膈柔软,昏晕已除。大便数日不行,用滚痰丸三钱不应,又以润字丸三四钱催之,始得更衣,症减半。两日后遂晡热,唇红面赤,干唾无痰,胸膈不畅,竟似弱症,乃清晨服丸药,生地、麦冬、银柴胡、黄连、知母、鳖甲、秋石、归、芍、杜仲,食后服煎药,半、贝母、黄连、楂、橘、枳、术、前胡、花粉、白蔻仁。如是出入增损,养血顺气,清火消痰,两月全愈。

薛立斋治一男子,素耽厚味,胸满痰盛。此膏粱之人,内多积热,与法制清气化痰丸而愈。彼以为验,修合馈送,脾胃虚者无不受害。

一妇人元气素弱,痰气时作,或咽间不利,或胸痞等症。以为郁结伤脾,以加味归脾汤治之而愈。后遇大怒,前症仍作,惑于众言,以为痰饮,妄用祛痰之剂,吐泻数次,变诸异症,口噤不省。薛以为脾胃复伤,日用六君子一剂,米饮浓煎,常服匙许。至四日渐进粥食,乃服前药,间以归脾和其胃,调养两月余,诸症悉愈。

傅青主治一老人,患痰涌喉间,气不得出入其间,具棺待殁。先生诊之曰:不死。令捣蒜灌之，吐痰数升而苏。刘绍攽《九畴古文》。

王肯堂曰：予初喜唾痰，愈唾愈多，已而戒之，喉间梗梗不可耐，辄呷白矾汤数口，咯入口中，用舌搅研令碎，因之而漱之百余，津液满口。即从鼻中吸气，咽下以意送至丹田，默存少顷，咽间清泰。如未清再漱再咽，以化尽为度。方咯出时，其味甚咸，漱久则甘。世人乃谓瘀浊之物，无澄而复清之理，何其谬哉。吾尝渡河，见舟人掬浊水而入之瓮，糁入矾末数分，即时澄清，此可悟治痰之法也。

丹阳贺鲁庵，年七十余，膈间有不快，饮食少思。初无大害，就医京口，投以越鞠丸，清气化痰丸，胸次少宽。日日吞之，遂不辍口，年余困顿不堪。俶舟来访，问脉于王，则大肉已脱，两手脉如游丝，太溪绝不至矣。见王有难色，因曰：吾亦自问必死，但膈满太甚，大便秘结不通，殊以为苦，但得少宽，即瞑目无憾也。因求王疏方，以至亲难辞，教用人参、白术之类，大剂进之，少竟如厕，下积痰升余，胸膈少宽矣。更数日而殁。盖此二方乃时师常用之物，本欲舒郁，适增其痞，本欲清痰，适速其毙，岂可恃哉！

薛立斋治一人，胃弱痰盛，口舌生疮。彼食滚痰丸愈盛，反泻不止，恶食倦怠。此胃气受伤也，以香砂六君子汤，数剂少可。再以补中益气汤加茯苓、半夏，二十余剂而愈。夫胃气不足，饮食不化，亦能为痰，补中益气，乃治痰之法也。苟虚症而用峻利之剂，鲜不危矣。

施沛然治莫进士公谟，患痰嗽，日吐痰数盂，形体瘦削。金曰火症，纯用柔剂。诊之曰：此肝木乘脾也。脉浮而关弦，面黄而鼻青，补之则瘥，泻之则剧。用六君子加炒芍、姜汁制连二剂。不信，仍用山栀、黄檗之类，更教以猪首佐饔飧。施曰：三日大泻，绝粒奈何？经曰阴剂柔胜积凝，为洞泄寒中之属，则真火微而荣卫至。三日后大泻脉脱，鼻息如冰，口不能言。彼医曰：脉脱矣，大势其在今日乎！急投附子，或可救也。曰：无庸。昨栀、柏，而今附子、乌附，何冰炭反掌耶？寒凉过剂，脾气大伤，食复滞之，按之则楚。先取山楂作液少服，旋进独参汤。

沈明生治玉峰李嘏侯之恙也，病萌于己亥夏风鹤之惊，至九月间夜读，忽觉神思昏沉，中心若坠，嗣后怔忡不已。一友见其素禀清弱，勤于铅椠，虚症昭然，劝令服参，越两月困惫转加，眩晕特甚。则以参少力薄，故益至五钱一剂，约三四两，后见病日深，辍参勿服。历叩医家，或以为阴火亢盛，当成劳瘵者。或谓其冬得春脉，当其时不能再见者。或断之终至癫痫者。医更药杂，岁将暮矣。延诊曰：从前所议皆不误也。所以不即愈者，未治痰也。今当专事豁痰，徐议其虚可耳。遂用二陈汤加钩藤、菖蒲等味，渐进煎剂。书一案云：思虑伤神，痰乘包络，以致虚灵之宰不获自持，时觉心绕千丝，时觉腹无一物，独处则万绪纷纭，临事则五色眩瞀，痰上逆也。

621

痰为火扰，夜卧难宁，痰助阳明，多食不饱，流于精道则梦失，见之脉候则滑弦。治宜先标后本，驱其壅闭，俾神明之官，仍安厥位。继以补血养心，庶滋润之品，不致泥膈，而余疴不治自愈矣。归芍宁神至宝丹一料送服，入春全愈。

钱国宾治无锡刘元女，咳嗽吐痰，气短经闭，骨瘦如柴，但不夜热。以新婚不相顾，病益剧。刘延诊以决死生。六脉结滞，或五七至中一止，十余至中一止，两更实实。凡劳症脉当芤细、弦牢、短促，今见痰脉，非劳脉也。以导痰汤，枳实、半夏、胆星、苍术、茯苓、陈皮、白芥子各一钱，甘草三分，加熟大黄二钱，二三剂，下痰少许。身体困极，以参汤调理渐安，令服八珍汤而愈。

刘云密曰：愚于戊戌岁冬深，终之气主气寒水，既与司天相合，而客湿土，又与在泉相合，更加于主气寒水之上，其病于阳气甚矣。气乃肺主之，故肺易受寒邪。既病于主气之肺阳，阳气益不得施化，而水中之阳化更微，致湿淫滋患。故湿痰生聚于胃而不行，是湿痰愈覆其阳，则肺生郁热，遂口舌为燥，而肺所治之上焦亦俱不爽，且移于所合之大肠而化风矣。治之者宜麻黄、杏仁辈以散寒，炒干姜、制白术以除湿。第所郁之火，骤以姜、术投之，适益其势耳。乃散寒以麻、杏，而除湿暂用二陈，加南星乃入蛤粉于中，以镇阴僭而散阳郁，其痰渐化而热亦行。徐以干姜、白术辈理中，乃得全愈。

饮

孙兆治俞伯道，忽患微热，心中满，头有汗不能解。众医以为湿病用表药，有谓食在膈者，治之皆不效。召孙至，曰：用半夏茯苓汤遂瘥。众问故，曰：头有汗，心下满，非湿症，乃水结胸膈也。水既去，其病乃愈。且如湿气心下满，自当遍身汗。若有食心满，头岂得有汗？若言是表，身又不疼不恶寒，表证何在？故凡水结胸膈胁，头必有汗耳。雄按：此案已列卷一伤寒门。

张子和曰：有一妇人年三十余，病滑泄经年。皆云虚中有积，以无忧散，五七日一服，至二十服不效。又服缠积丹、软金丹丸，诸药皆不效。其人服药愈速，病势愈甚，饮食日减。人或谓曰：此休息痢也，宜灸中脘，及左右穴也。下气海及膀胱穴，以三里引之，每年当冬至日、夏至日灸之，前后计万余壮。忽门外或者曰：此病我屡识，盖伤饮之故。即日桃花正开，俟其落时，以长棘针刺之，得数十萼，勿犯人手，以白面和作饼子，文武火烧令熟，嚼烂以米饮汤下之。病人如言，服之不一二时，泻如倾。前后六七日，计数十行，昏困无所知觉，惟索冷水徐徐而饮。至六七日少省后，食日进，神日昌，气血日和，不数年生二子。

子和治郭敬之留饮,面目浮肿,不能食,脚肿连肾囊痛,先以苦剂涌之,后以舟车丸、浚川散泻之,病去如拾遗。又一田叟姓杨,其病呕酸臭水十余年,本留饮,诸医皆以燥剂燥之,中脘脐胁以火艾燔针刺之,疮未尝合。张以苦剂越之,其涎如胶,乃出二三升,谈笑而愈。

李七老病涌水症,面黄而喘,两足皆肿,按之陷而复起,行则濯濯有声,常欲饮水,不能睡卧。张令上涌去痰而汗之,次以舟车丸、浚川散下之,以益肾散复下之,以分阴阳利水道之剂调之,水尽瘥。

一妇从少年时,因大哭罢,饮冰困卧,水停心下,渐发痛闷,咸以为冷积,治以温热之剂,及禁食冷物,一闻茶气,病辄内作。如此数年,燎灸烧艾,疮孔数千。十余年后,小大便秘闷,两目如昏,积水转甚,流于两胁,世谓水癖,或谓支饮,砒、漆、棱、莪攻磨之药,竟施之矣。食日衰,积日茂,上至鸠尾,旁至两胁及脐下。但发之时,按之如水声,心腹结硬,手不可近者,月发五次,甚则欲死,已二十余年。张诊其脉,寸口独沉而迟,此胸中有痰。先以瓜蒂散涌痰五七升,不数日再越痰水及斗,又数日上涌数升。凡三涌三下,汗如水者亦三,其积皆去。以流湿饮调之,月余大瘥。

中丞常子正苦痰饮,每食饱或阴晴节变,率十日一发,头痛背寒,呕吐酸汁,即数日伏枕不食,服药罔效。宣和初为顺昌司录,于太守蔡达道席上,得吴仙丹方服之,遂不再作。每遇饮食过多,腹觉满胀,服五七十丸便已。少顷,小便作茱萸气,酒饮皆随小水而去,前后痰药甚众,无及此者。用茱萸汤泡七次,茯苓等分为末,炼蜜丸梧子大,每热水下五十丸,其效如神。《朱氏集验方》、《本草纲目》。

陆养愚治施南石,二十九岁,患晡热,至天明方退,夜热尤甚,咳嗽无痰,咳则痛引胸胁,热甚则咳亦甚,咳甚则痛亦甚。初服芎苏散,喘急殊甚,易以前胡、杏仁、桑皮、苏子辈亦不效。后以阴虚治之,二冬、二母服数月,饮食渐减,肌肉羸瘦。或谓劳瘵已成,不可疗矣。最后一医诊得脉弦数,左关尤甚,此肝火也。用柴胡、青皮、黄连、赤芍、山栀、白芥子数剂亦无验。于是苦于药饵,不延医。三月诊之,六脉沉数而滑,右关尺更有力,其胁痛,若从右而应乎左。因思仲景云:饮在胁下,咳则引痛,谓之悬饮。今咳痛明是其症,第十枣汤非常用之方,且病人狼狈已极,亦必不肯服。乃以润字丸料加入甘遂和丸,令一二分一服,日二服,每日加一分,加至五分一服。使便出稠痰碗许,中有一块,半硬半软如鸡子大,胁痛如失,热嗽减之十之六七。又用人参、白术、归、芍、茯苓、贝母、甘草作煎剂,与丸药间服,丸药仍减一分,直待便中无痰始止丸药,用前煎药日一帖,调月余全安。雄按:体虚病实,深得缓攻之法,追衰其半,又合寓攻于通补之道。

陈三农治一妇,患眩晕腰痛,过寅卯二时,则日夜昏迷,不省人事,身如在浮云中,脉细数弦滑。细为湿,数为热,弦为饮。湿热痰饮,留滞胸膈,随气升降,上涌则为眩晕,下坠则为腰痛,痰饮沃心包,致窍不通,故昏不省人事。至巳午时,心火助其湿热,鼓击痰涎,故昏痴益甚也。此必痛饮所致,叩之果然。遂以稀涎散涌酸臭痰数升,仍以舟车丸泄如漏屋水者五六次,诸症均愈。

一贵妇患溢饮,遍身虚肿,用金沸草散一剂,汗出肿减。继以泽泻汤加枳实、旋覆花、前胡,四剂而安。

一妇患时疫,饮水过多,胸膈坚痞,咳逆倚息,短气不卧,汤饮入而吐出,诸药罔效。作停饮治,以五苓散一剂愈。

一妇患霍乱,饮阴阳水,左腹坚硬痛极,作留饮治,以半夏、旋覆花各三钱,泽泻、青皮、枳实、白术、干姜各一钱,吴茱萸二分,一剂愈。

李士材治秦景明,素有痰饮,每岁必四五发,发即呕吐不能食。此病久结成窠囊,非大涌之弗愈也。须先进补中益气,十日后以瓜蒂频投。投涌如赤豆沙者数升,已而复得水晶色者升许。如是者,七补之,七涌之,百日而窠囊始尽。专服六君子、八味丸,经年不辍。

吴孚先治西商王某,气体甚厚,病留饮,得利反快,心下积坚满,鼻色鲜明,脉沉,此留饮欲去而不能尽去也。用甘遂、甘草、半夏、白芍,加白蜜五匙顿服,前症悉痊。或问:甘遂与甘草,其性相反,用之无害而反奏效,何也?曰:正取其性之相反,使自相攻击,以成疏瀹决排之功。西人赋性厚,尤当用之。

张景岳尊人,早年善饮,后及四旬,遂得痰饮之疾,呕酸胀满,饮食日减,眩晕不支,惊惕恍惚,痰疟等症相继迭出,百方治痰无效。因慕张子和吐法之妙,遵而用之。初用独圣散、茶调散及虀汁之类,一吐稍效,再吐再效,自此屡用不止,虽诸症渐退,而元气勿复也。如此年余,渐觉纯熟,忽悟其理,遂全不用药,但于五鼓睡醒时,仰卧用嗳提气,气有不充,则咽气为嗳,随咽随提,痰涎必随气至,虽最深之痰,无不可取。其最后出者,形色臭味紫气,酸恶不堪言状。每吐后或至唇咽肿痛,但以凉水一二口漱咽解之。吐毕早膳,用屏五味,用薄粥一二碗,以养胃气。自四旬后绝不用酒,行吐法四十余年,自六旬外,则一月或半月必行一次。凡吐后神气必倍旺,阳道必勃然,一切内伤外感无不尽却。盖道用督,此则用任,所用不同,所归一也。不惟却病,而且延年。后至八旬外,犹能登山,及灯下抄录古书,无病而卒。

叶天士曰:按张子和《儒门事亲》云,凡人之病,自外而入,由内而起,皆邪气也。邪气加诸身,速攻之可也。及其闻攻则不悦,闻补则乐之。至于无邪无积之人,始可议补。有邪有积而议补者,如鲧湮洪水之徒也。故立汗、吐、下三法以去病。病在表者汗之,在上者吐之,在下者下之,以病去为先,病去之后,以谷肉果菜补之,非药补也。景岳言子和吐法之妙,不知汗、下之法更妙。然以法惟在上者吐之,非一概可吐也。又有补论一篇,甚言误补之害。惟庸医治病,纯讲补其虚,不敢治其实,世人皆以为平稳而自误。景岳但见其吐法,不见其补论一篇乎。子和之学,亦宗河间与东垣、丹溪,并传大用寒凉攻击以治病,毫不用补,以补之适足为害也。景岳重子和而毁河间、丹溪,岂子和另有温补之书,抑不敢议其非欤?

张三锡治一人,肩背与膝相引而痛,寸脉弦,知痰饮为患也。投小胃丹一服,吐痰半升。间日再进一服,泻痰小有如胶者一升许,病良已。

张子和治一人,病留饮者数十年不愈。诊之,左寸脉三部皆微而小,右手脉三部皆滑而大。微小为寒,滑大为燥。以瓜蒂散涌其寒痰数升,汗出如沃。次以导水禹功去肠中燥垢亦数升,其人半愈。然后以痰剂流其余蕴,以降火之剂开其胃口,不逾月愈。

朱丹溪治一人,素耽于酒,患遍身关节肿痛,此愈彼剧,胸膈不宽。此酒湿症,痰饮在胃,流注经络,即流饮症也。用二陈汤加酒芩、苍术、羌活、威灵仙、泽泻,倍葛根而愈。

许叔微自患饮澼三十年。始因少年夜坐写文,左向伏几,是以饮食多坠左边,中夜必饮酒数杯,又向左卧。壮时不觉,三五年后,觉酒从左下有声,胁痛食减嘈杂,饮酒半盏即止。十数日必呕酸水数升,暑月止右边有汗,左边绝无。遍访名医及海上方,间或中病愈,得月余复作。其补如天雄、附子、矾石,利如牵牛、甘遂、大戟,备尝之矣。自揣必有澼囊,如水之有科臼,不盈科不行,但清者可行,而浊者停滞,无路以决之,故积至五七日必呕而去。脾土恶湿,而水则不流,莫若燥脾以去湿,崇土以填科臼。乃制苍术丸,服三月而疾除。苍术一斤,去皮,切片末之,用白芝麻半两,水盏研滤取汁,大枣十五枚,烂煮去皮核,以麻汁匀研成稀膏,搜和入白熟杵,丸如桐子大,干之。每日空腹温汤吞下五十丸,加至百丸。忌桃、李、雀、鸽、初服时必膈微燥,且以茅术制之,觉燥甚即进山栀散一服,久之则不燥也。山栀散用山栀一味,干之为末,沸汤点服。

马元仪治沈表侄,因悲哀劳役,面色枯白,形体憔悴,右胁有块,凝结作痛,痛则呕,手足厥逆,饮食不思,大便时溏时结,吐出痰饮,动辄盈盆,或一日一发,或间日一发,苦楚万状。诊其脉,左三部弦而劲急,右三部虚微无力。方用附子理中加桂汤,稍安。越三日又发,与前方不应,乃倍加附子,甚安。后复发,前方又不应。因思仲景伤寒治法,有用真武汤一法,原以真火飞越,水气上逆,故用此以复阳收阴,坐镇少阴北方之位。究其功用,全在行水醒脾之妙。今因劳郁所伤,中气损甚,由是所胜之木乘脾,所不胜之水侮之而逆。木横则痞结作呕,水逆则痰饮泛溢。若非真武,何以摄元阳而镇阴邪耶?遂用此方倍加分两,多用人参,连进三十余剂,呕渐已,痰渐少。令早服八味丸,晚服附桂理中丸调理,诸症悉愈。惟结块不除,则以久积阴寒难解,恐成痼疾也。用真武汤甚合法,而多加人参未免又沿俗。盖参性腻滞,最不宜于饮症也。此症元气复后,即宜间用攻剂,以尽根株,徒事温补,安能望结块之去耶?

缪仲淳治丹阳葛文学字十内人,因作家劳郁患饮,每每发呕吐不已,肠如欲出,所吐俱清水,动以盆桶计,日夜不止,不思饮食。就医金坛,诸医以健脾行气,理郁清痰药投之,愈剧,困顿待毙,计无复之矣。缪视脉审病,知为饮无疑,乃用姜制半夏四两,广皮四两,茯苓四两,猪苓二两,泽泻米泔浸炒二两,旋覆花三两,厚朴姜汁炒一两五钱,白术二两,枳实面炒一两,川连一两,木香五钱,加人参一两三钱。一剂吐止,再剂霍然,随啖粥糜,脾气渐复。至今每病作,检方服之即平。此丸方也,用稀米糊加姜汁和丸如绿豆大,每服五钱,淡姜汤下。如作煎剂,取二十倍中一倍,加白蔻仁末、木香汁、姜汁和服。因寒湿者,加苍术二两,木香五钱,白豆蔻五钱。因郁者加紫苏四钱,去苍术。

云间康孟修患寒热不食,久之势甚危,以治寒热剂投不应。遍检方书,与王宇泰议投五饮丸立瘥。盖饮症原有作寒热之条,故治饮,病自退矣。《广笔记》。

吴桥治汪钱,始壮辄患呕逆,胸膈痛,诸医悉以膈治,骨立而羸,久之随绝,而汗如流,水浆不能入口。诊其脉,即浮濡不任按,无他端,曰:此停饮尔。误以膈治,病者心悸则气涩于胸中,血从气行,气阻则血亦阻矣。此二缶撞钟惑也。第先屏二缶,然后治之,瘀血当下。病者怃然为间,曰:敬如公言,遂修行气一剂饮之,饮未毕而痛止,徐下黑粪,瘀血毕,病乃平。《太函集》。

程氏有少妇,病小腹痛,吐痰多呕清水,发热泄泻,肌削而屏饔飧,六脉沉细弦数。曰:此积饮也,法当发其积,而病可除。第病久而屡,伐无太过,剂以和中去湿。小腹大痛而昏,既则呕吐盈盆,沉沉皆绿水。众异曰:何为有此?桥曰:吾固以为湿也。盖地下湿则生苔,其缘同,寻无恙。同上。

罗练年近壮,病中脘疼痛,连背胁及心间,吐清水,久之痛甚,如剸刃,人事昏昏。族医技穷,谓六脉绝矣。桥后至则曰:停饮也。痛甚故脉伏,非绝也。遂以温补之剂投之,一服而脉见,再服而愈。《太函集》。

徐灵胎曰:凡病必有邪,如人病汤水下咽,少顷即倾囊涌出者,此乃胃中积水寒饮,故食入即拒。法当扶阳涤饮,驱开寒邪,然后补其中气。亦必兼涤饮之药,不可竟用参、术补住寒饮。若无邪而现症若此,乃胃绝之征,亦不必治矣。洞庭一金姓者患呕吐症,其先人与叶氏甚相契,叶氏竭力治之年余,而病者几殆,因求治于余,余曰:蓄饮也,世无知者。为制一方,其病立已。其人因受业于余。

吞酸嘈杂

潘垲曰:余昔年脾胃受病,每日申未时饭,至二鼓食消方寝,夜半睡醒,嗳气吞酸,糟粕乘气浮上,起坐摩娑久之复寝,漫服枳术平胃散,或分消,或疏导,久不效。自思年六旬外,恐脾胃弱,不能运化,却去晚餐,凡粘硬果物及湿热酒面,一切不入口,不知何以致此?因读东垣脾胃泻论,乃知阳气下陷,阴火上冲,脾胃不实故耳。得一方曰:补脾胃泻阴火升阳汤,药品主佐在本方,并服药时日,所宜所忌,切中病情。又读调理脾胃治验,谓不可用淡渗之剂,抑遏阳气,反助阴邪,必加升阳风药,以羌、独活、升麻、防风、炙甘草根,截入煎药,水煎服。乃依方服之,片时后阳气缕缕而上,不数日阴火渐伏,脾胃实而愈。

高鼓峰治杭人沈孟嘉妻,患吞酸膈痛屡年矣,肌肉枯削,几于绝粒。诊之,六脉细数,此木乘脾土也。先投六君子汤加炮姜十余剂,觉吞酸减半。继用补中益气汤加半夏、炮姜,十余剂而吞酸尽去,膈痛亦除。次用归脾汤倍木香,加炮姜,吞八味而全愈。

薛立斋治一妇人,饮食后或腹闷,或吞酸,自服枳术丸,饮食日少,胸膈痞满,腿肉酸痛,畏见风寒。或用养胃汤,腿痛浮肿益甚,月经不行。此郁结所伤,脾虚湿热下注。清晨四君子汤、芎、归、二陈,午后以前汤送越鞠丸,诸症渐见愈。又用归脾、八珍二汤兼服,两月余而经行。

一妇人胸满少食,或腹胀吞酸,或经候不调,此中气虚不能施行化也。用补中益气加砂仁、香附、炮姜,而进饮食。更以六君,芎、归、贝母、桔梗,而经自调。

一妇人饮食少思,胸中嘈杂,头晕吐痰。此中气虚而有热,用六君子汤加黑山栀、桔梗而愈。后因劳碌,头晕发热,吐痰不食,用补中益气加半夏、茯苓、天麻而痊。

一妇人中脘嘈杂,口中辛辣,或咳嗽吐痰发喘,面色或白或赤。此脾气虚而肺中伏火也,用六君子加山栀、桔梗、柴胡,及炒黑片芩、苓,治之寻愈。

一妇人嘈杂吞酸,饮食少思,大便不实。此脾气虚寒而下陷,用补中益气汤加茯苓、半夏、炮姜渐愈,又常服人参理中丸而安。

一妇人饮食后嘈杂吞酸。此热郁为痰,用六君子汤送越鞠丸渐愈,又用加味归脾汤而痊。后因怒,两胁胀痛,中脘作酸,用四君子汤送左金丸渐安,仍用六君汤送下越鞠丸而瘥。

朱丹溪治一人,因湿热病,呕吐酸水如醋,用二陈汤加姜炒芩、连、苍术、白术、栀子、藿香、香附、砂仁而愈。

陈三农治一妇,每食止碗许,稍加,非大便泄泻即嗳腐吞酸,腹胀痞闷。此脾虚寒不能化也,用六君子加茱、连、藿香、香附、砂仁、神曲、煨姜而愈。

薛立斋治一妇人,饮食少,每碗许稍加,非大便不实,必吞酸嗳腐。或以为胃火,用二陈、黄连、枳实,加内热作呕。曰:末传寒中,故嗳气吞酸,胀满痞闷。不信,仍用火治,虚症并至,月经不止。始信,以六君子加炮姜、木香,数剂元气渐复,饮食渐进。又以补中益气,饮食渐进,加炮姜、木香、茯苓、半夏,数剂全愈。后因饮食劳倦,兼之怒气,饮食顿少,元气顿怯,用前药便加发热,诚似实火,脉洪大,按之而虚,两尺如无。此命门火衰,用补中益气加姜、桂,及八味丸,兼服两月余,诸症悉愈。此症若因中气虚弱者,用人参理中汤,或六君子加木香、炮姜。不应,用左金丸,或越鞠丸。虚寒者加附子,或附子理中汤,无有不愈。

一男子虚弱恶食,虽热食亦少,作胀吞酸,日消瘦,服参、苓等药,及灸脾腧等穴不应,用八味丸治之而愈。此真气不足,不能生土,虚火上炎之症也。

一妇人年二十余,饮食每每因怒气吞酸嗳腐,或兼腿根燉疼,服越鞠丸等药不应。此脾气虚,湿气下注而然,以六君子汤、香附、砂仁、藿香、炮姜,数剂少愈,更以六君汤数剂而愈。

一男子瘰疬已愈,患吞酸,服参、术药不应。彼谓余毒,薛治以附子理中丸而愈。

张景岳曰:予向在都中治一搢绅,病吞酸,告以为寒,彼执为热,坚持造酒之说,以相问难,莫能与辨,竟为芩、连之属所毙。此见理不真而固执,以致酿成大害者。选。

头

徐灵胎曰:头风一症,往往本热而标寒。清火之药,固能愈风火轻症。或有寒邪犯脑,及风寒外来,则温散之法固不可略,而外提之法,尤当博考也。

凡属形体之疾,皆当兼外治。不明外治之法,服药虽中病,仅得医术之半耳。

又曰:头风之疾,轻者易愈。其重者,风毒上攻,络血横逆,重则厥冒,久则伤目,必重剂并外治诸法,方能有效。

有人三代不寿,问彭祖。祖观其寝处,果有穴洞当其脑户,令塞之,遂得寿。盖隙风入耳吹脑,则阳气散。头者诸阳所最,以主生也。《延寿书》。

窦材治一人,起居如常,但时发头痛。此宿食在胃脘也,服丁香丸十粒而愈。阳明食积头痛。

张子和治南卿陈君,将赴秋试,头痛偏肿连一目,状若半壶,其脉洪大。张出视《内经》,面肿者风,此风乘阳明经也。阳明气血俱多,风肿宜汗,乃与通圣散,入生姜、葱根、豆豉同煎一大盏，服之微汗。次日以草茎入鼻中，大出血立消。阳明风热头痛。

王定国病风头痛，至都梁求明医杨介老治之，连进三丸，即时病失。恳求其方，则用香白芷一味，洗晒为末，炼蜜丸弹子大，每嚼一丸，二茶清或荆芥汤化下，遂名都梁丸。其药治头风眩晕，女人胎前产后头痛，及血风头痛皆效。《百一选方》。按：此方惟阳明风热宜之，余不可服。

张大复曰：偏头风之苦，病者不能自言，方亦多岐而罕效。戊申予忽病此，正闷郁时，周叔明以饼法见寄，未服也。五月五日顾民服贻二饼，贴太阳上，一夕良已。法用南星、半夏、白芷，三味等末，烂捣生姜、葱头为饼，不服、不攻、不熏，视诸方更简便也。《笔谈》。按：此方风痰用之。

姚应凤治严州施盛宇，三载患头痛不可忍。姚曰：法当取首中骨，今八月，时收敛，难猝治。期以明岁春，乃割额探去其骨，出瘀血数升顿愈。《钱塘县志》。此症似与脑中石蟹略同。雄按：未免涉诞。

龚子才治杜侍御，患头痛如刀劈，不敢移动，惧风怕语言，耳鸣，目中溜火，六脉紧数有力。与酒浸九蒸九晒大黄为末，三钱，茶调服，一剂而愈。此亦阳明血热为病，病在至高之地，故大黄必用如是制法。

孙文垣治蔡乐川内人，患头痛如刀破，发根少动则痛连满头，痛倒不省人事，逾半时乃苏。通身亦作疼，胸膈饱闷，饮汤水停膈间不下。先一日，因怒吐水数次，蛔虫三条。今或恶风，或恶热，口渴或不渴，而大便秘，脉则六部皆滑大有力，此痰厥头痛也。先以藿香正气散止其吐，继以牛黄黑虎丹清其人事，头仍痛甚。又以天麻、藁本各三钱，半夏二钱，陈皮、白芷、薄荷、麻黄、生姜、葱白煎服，得少汗而头痛少止。至晚再服之，更痛止大半，人事未全清。此盖中州痰盛，非下不可，乃用半夏五钱，巴霜一分，面糊为丸，每服三十丸，生姜汤下。下午大便行三次，皆稠黏痰积也。饮食少进，余症差可，惟遍身疼未尽去，改用二陈汤加前胡、石膏、藁本、薄荷、枳壳、黄芩、石菖蒲，调理而安。木盛土衰。

朱丹溪治一人，因浴冷水，发热头痛脉紧。此有寒湿也，宜温药汗之，苍术、麻黄、干葛、甘草、陈皮、川芎。二剂得汗后，知病退，又与下补药，陈皮、川芎、干葛、白术、苍术、人参、木通、甘草，四剂，姜水煎服。湿热。

一妇人头痛发热而渴，白术、陈皮、川芎、干葛、木通、甘草，水煎温服。阳明病。

娄全善治一老妇人，头病，岁久不已。因视其手足，有血络皆紫黑，遂用三棱针尽刺出其血，如墨汁者数盏。后视其受病之经，刺灸之，而得全愈。即经所谓大痹为恶，及头痛久痹不去身，视其血络，尽出其血是也。三阳风热。

李时珍治一人，病气郁偏头痛，用蓖麻子同乳香、食盐捣贴，一夜痛止。治标妙法。

李士材治蒋少宰,头痛如破,昏重不宁。风药血药,痰血久治无功。脉之,尺微寸滑,肾虚水泛为痰也。地黄四钱,山药、丹皮、泽泻各一钱,茯苓三钱,沉香八分,日服四剂,两日辄减六七。更以七味丸、人参汤送,五日其痛若失。近日上盛之病最多,观此可悟一切少阴病。

吴孚先治一人患头病,痛不可禁,脉短而涩。吴曰:头为诸阳之首,若外邪所乘,脉当浮紧而弦,今反短涩,短则阳脱于上,涩则阴衰于下,更加手足厥冷,名为真头痛,与真心痛无异,法在不治。为猛进参、附,或冀挽回万一。如法治之果愈。

李成章官六安卫千户,善针灸,或病头痛不可忍,虽震雷不闻。李诊之曰:此虫唼脑也。合杀虫诸药为末吹鼻中,二三日虫即从眼、耳、口、鼻出,即愈。《明史》。雄按:此症虽奇,实有是病,婺人多患之,彼处呼为天白蚁,亦因风热所生也。

一人素病黄,忽苦头痛不已,发散降火历试无效。诊得脉大而缓,且一身尽痛,又兼鼻塞,乃湿家头痛也。投瓜蒂散一匕内鼻中,黄水去一大杯而愈。

张三锡屡见苦头痛,百法不效。询之,曾生过杨梅疮。用土茯苓四两,白藓皮、苦参、金银花各三钱,黄檗一钱,皂角子三十粒,苡仁、木通、防风各二钱。气虚加参、芪,血虚加四物,大获其验,身痛亦效。《治法汇》。湿毒。

一人头痛,脉滑而数,乃痰火上攻也。二陈、荆芥、羌活、酒芩不应,加石膏二剂稍可,终未尽除。前方加熟大黄三钱,食远煎服,病去如脱。同上。阳明痰火。

一人苦头痛,众作外感治。诊得右手寸口脉大四倍于左,两尺洪盛,乃内伤气血头痛也。外兼自汗倦怠,以补中益气汤加炒黄檗,一剂知,二剂已。气虚。

一人头痛而面色青黑,身体羸瘦,左手寸关俱不应指,两尺独洪盛,因作阴虚治,用滋阴四物加黄檗、知母、元参,二服减半,十日痊。血虚。

一妇苦头痛,误为外感治,发散消导,愈投愈甚。诊之,气口急大而数,按之即濡,右脉而虚大。询之,先不热,服药后始热,曰:风寒必先发热在一二日间,岂有先不热而后热者?此气虚头痛也。观其气短不足以息,余皆可知。今发散过度,复耗其气,又复下之,复损其血,气血两伤,宜乎虚火独炽而身反热也。非大补讵能挽回,遂以补中益气汤大剂,加熟附子一片为向导。雄按:此药未尝无疵。服下即熟睡,觉而痛止,第人事不清,复加筋惕肉眲,振振不宁。彼归咎于补剂,曰虚极所致,复更一医,用柴胡表药,致一身之火游行于外,变为斑烂,彼益信为伤寒矣。化斑承气日进,遂不救。同上。

一人头痛,身形拘急,恶寒,便秘,恶心,作食郁治不应。诊得气口脉和平,独尺数而细,且行步艰难,乃脚气欲动也,从脚气治而愈。同上。

一人头痛,作外感治不应。左脉平和,气口独盛,症兼饱闷恶心,乃食郁也,消导而愈。同上，阳明病。

一人牙与头角互痛，乃少阳、阳明二经病盛之故。清胃散对小柴胡去半夏、人参，加薄荷、石膏，二剂瘳。同上。

一老妪头痛连额，发散降火备用不效。面上皆出小红泡，有微水，不甚溃。一月后痛悉移于右，左眼胞上红肿，且懒于言动，饮食不甜，用辛凉愈甚。六脉濡弱如珠丝，初按少弦，因作气虚治，六君倍黄芪，加蔓荆子，三服后渐安。心跳不眠愈急，乃以调中益气汤加茯神、元参、枣仁、柏子仁，连进数服顿愈。同上。

东垣常病头痛，发时两颊青黄，眩晕，目不欲开，懒言，身体沉重，兀兀欲吐。洁古曰：此厥阴、太阴合病，名曰风痰。以《局方》玉壶丸治之，灸侠溪即愈。是知方者体也，法者用也，徒执体而不知用者弊，体用不失，可谓上工矣。《医说续编》。

湖南押衙颜思退治头风掣痛，用蜡二斤，盐半斤，相和于锡罐中，熔令相入，捏作一兜鍪势，可合脑大小，搭头量至额，头痛立止。《经验方》。同上。

王叔权云：予年逾壮，寒夜观书，每觉脑冷，饮酒过量，脑亦痛甚，后因灸囟会穴而愈。有兵士患鼻衄不已，予教令灸此穴即愈。有人久患头风，亦令灸此穴即愈。但《铜人明堂经》只云主鼻塞不闻香臭等疾而已，故予书此，以补其治疗之缺。然以脑户不宜针观之，囟会亦不宜针。针经只云八岁以下不宜针，恐未尽也。

叔权母氏随叔权赴任，为江风所吹，身体、头动摇，如在舟车上，如是半年，乃大吐痰，遍服痰药，并灸头风诸穴方愈。

有士人患脑热疼，甚则自床下头以脑拄地，或得冷水稍得安，而疼终不已，服诸药不效，人教灸囟会而愈。热疼且可灸，况冷疼乎。凡脑痛脾泻，先宜灸囟会，而强间等穴，盖其次也。以上并《资生经》。

薛立斋治一儒者，酒色过度，头脑两胁作痛，以为胃虚而肝病，用六味地黄料加柴胡、当归，一剂顿安。

商仪部劳则头痛，作阳虚不能上升，以补中益气汤加蔓荆子而痊。

王肯堂治一人，寒月往返燕京，感受风寒，遂得头痛，数月不愈。一切头风药无所不服，厥痛愈甚，肢体瘦削。因思此症明是外邪，缘何不解？语云：治风先治血，血行风自灭。本因血虚而风寒入之，今又疏泄不已，乌能愈哉？又云：痛则不通，通则不痛。乃用当归生汗活血，木通通利关窍血脉。其人能酒，用酒一斗，入二药其中，浸三昼夜，重汤煮熟，乘热饮之，致醉则去枕而卧。然有火郁于上而痛者，宜酒合石膏之类治之。又方用芎、归、熟地、连翘各二钱，以薄荷二钱放碗内，将滚汤冲下，鼻吸其气，候温即服，服之立愈。然亦为血虚者设耳。

马元仪治一人患头痛，经年不愈，早则人事明了，自午至亥，神气昏愦不宁。作风治,治无效。诊之两脉俱沉且滑,此太阴、阳明痰厥头痛也。用礞石滚痰丸,间服导痰汤以荡涤之,次以六君子少加秦艽、全蝎,调理而安。

张树滋妹患头痛累月,诊之阳脉大,阴脉涩,曰:此阴衰于下,阳亢于上,上盛下虚之候也。法宜六味地黄丸加青铅五钱,俾清浊定位,斯不治痛而痛自止矣。所以然者,以阳气居上,体本虚也,而浊气干之则实;阴气居下,体本实也,而气反上逆则虚。头为清阳之位,而受浊阴之邪,阴阳混乱,天地否塞而成病矣。治之者不察其脉,概以头痛为风火,专行透解之剂,有不益虚其虚者乎。

朱某患头痛累月,苦不可忍,咸用散风清火之剂。诊其脉浮虚不鼓,语言懒怯,肢体恶寒,此劳倦伤中,清阳之气不升,浊阴之气不降也。故汗之反虚其表,清之益伤其中,其恶寒乃气虚不能上荣而外固也。况脉象浮虚,体倦语怯,尤为中气气弱之验。与补中益气汤,雄按:此汤升清则有之,如何能降浊?升清降浊加蔓荆,为使令至高巅。一剂知,二剂已。

一人头风畏冷,首裹重绵,三十年不愈,以荞麦粉二升,水调作二饼,更互合头上,微汗即愈。李楼《怪症奇方》。王带存曰:此方先装溪伯曾治族祖经验。

缪仲淳治梁溪一女子,头痛作呕,米饮不能下。曰:因于血热血虚,火上炎也。麦冬五钱,橘红、木瓜、茯苓各二钱,白芍三钱,枇杷叶三大片,苏子钱半,甘菊钱半,乌梅二个,竹沥一杯,芦根汁半碗,二剂呕止。头尚痛,加天麦冬二钱,头痛止。加土茯苓二两,小黑豆一撮,全愈。《广笔记》。

沈观颐中丞传自一道人头风神方,予仆妇患此,痛甚欲自缢,服二剂,数年不发。土茯苓四两,忌铁。金银花三钱,蔓荆子、防风、明天麻各一钱,元参八分,辛夷、川芎各五分,黑豆四十九粒,灯心二十茎,芽茶五钱,河水、井水各盅半,煎一盅服。《广笔记》。

《广笔记》治半边头风,属火症者,用之大黄末三分,黄芩末一钱,二味和生白酒一碗,顿热调匀服之即愈。

立斋治一妇人,脑左肿痛,左鼻出脓,年余不愈,时或掉眩,如坐舟车,正许叔微所谓肝虚风邪袭之而然也。以川芎一两,当归三钱,羌活、旋覆花、细辛、蔓荆子、防风、石膏、藁本、荆芥穗、半夏曲、干地黄、甘草各五钱,乃制一料,每服一两,姜水煎服而愈。

刘云密曰:一妇季冬受寒,至于中春,巅顶并左后脑痛。是原病手足太阳寒水,寒久郁化热上行,以病于手太阳,因风升之化不达,而病亦在左厥阴也。经谓过在巨阳、厥阴者诚然。诊者云:手太阳热甚于风,足厥阴热胜于湿,更谓脾肺亦有郁热。余止治手太阳而微兼肺,以手太阳之气化在肺,主气者也。心有微热,并治足厥阴,以风升之化达,而手太阳之气化乃畅,更微利小肠,以通血脉而和其气,并心经之热亦去,故不必多治他经也。按此亦治巅顶之一,因见寒者温治之未尽耳。酒片芩二分半,酒枯芩分半,蔓荆子二分半,防风分半,黄连二分半,柴胡三分,藁本三分,升麻二分,川芎二分,酒黄檗三分,当归三分,木通四分,牛膝三分,水煎一剂立愈。

嘉祐初仁宗寝疾,药未验。间召草泽医,始用针自脑后刺入,针方出,开眼曰:好惺惺,翼日圣体良已。自尔以穴目为之惺惺穴,经初无此名,或曰即风府也。《书谩录》宋·张舜民。

吴桥治方简妻病五年,食饘不尽一器,至夜则头岑岑递绝递苏,达旦乃定。桥至曰:食少久卧肌宜脧,今且腴,而脉不数,奚病为?或妇当娠大损血于头,审是,治二年可受胎,复产男而起矣。盖妇尝妊哭姑,发根有疣如豆大,出血数升,匿勿令人知,寻免男,弗育也。治不补气,专补血,累二年而举子,命之曰去病,遂如常。《太函集》。

眉发须

李林甫婿郑平为省郎,林甫见其髯发斑白,因曰:上明日当赐甘露羹,郑郎食之能乌发。翼日食之,一夕两髯如鬓。《琅琊代醉编》。

李卿换白发方云:刮生老姜皮一大升,于铛中以文武火煎之,不得令过沸。其铛惟得多油腻者尤佳,更不须洗刮,便以姜皮置铛中,密封固济,勿令过气。令一精细人守之,地色未分时,黎明也。便须煎之,缓缓不得火急,如其人稍疲即换人看火。一伏时即盛置于瓷钵中研极细。李方虽云一伏时,若火候勿至,日西即成药也。使时以簪脚蘸取如麻子大,先于白发下点药讫,然后拔之,再点以手指热捻之,令入肉,第四日当有黑者生,神效。

梅师治年少白发,拔去白者,以白蜜涂毛孔中,即生黑发。不生,取桐子捣汁涂上,必生黑者。

《千金》疗发黄,熊脂涂发梳之,散头入床底,伏地一食顷,即出便尽黑,不一升脂验。

薛立斋治一男子,因大怒发热,眉发顿落。盖发属肾而眉属肝,此肝肾素虚,为怒所激,阴火愈盛,销铄精血而然也。用六味丸料加柴胡、山栀、黄檗,数剂渐生,又二十余剂而完。

一男子染时疮,服换肌散之类,眉毛顿落,遍身作痒,或时赤晕,乃燥药损其阴血,阳气偏旺而然。朝用四物汤,倍熟地,加茯苓、白术、丹皮、山栀、甘草,夕用六味丸料加当归、黄芪治之,疮既愈,眉毛亦生。

一男子素不慎房劳,其发忽落,或发热恶寒,或吐痰头晕,或口干作渴,或小便如淋,两足发热,或冷至胫,属足三阴亏损而阴火内炽,朝用十全大补,夕用六味丸料,加炒黑黄檗、枸杞治之,诸症悉退,而发渐生。

一男子遍身瘙痒,服祛风辛燥之剂,眉发脱落,此前药复伤肝肾,精血虚而火内炽所致。朝用八珍汤加麦冬、五味,夕用六味丸料加当归、黄芪治之,风热退而眉发生矣。

一儒者遍身作痒,破脓血淋漓,眉毛脱落,如疠风症。久服祛风等药,致元气亏损,用补中益气汤加茯苓而愈。后失调理,日晡热甚,用八珍汤加五味、麦冬,五十余剂而痊。

缪仲淳乌发明目丸:女贞子酒拌炒,九蒸九晒,净末一斤;甘菊花十二两;何首乌赤白各半,如法蒸晒,净末二斤;牛膝酒蒸一斤;桑叶一斤;生地酒洗净,二斤;甘枸杞一斤半;乳拌茯苓酥一斤;麦冬一斤半;槐角子十两;苍术蜜酒拌蒸晒,十二两;人参一斤,人乳拌烘干;山萸肉酒蒸十二两。乌饭子之黑者,取汁熬膏,每斤加炼蜜半斤,丸如梧子大。每服五钱,日三服,白汤送下。忌白莱菔、牛肉、牛乳、桃、李、蒜、雀、蛤。

缪仲淳定乌须方:何首乌勿去皮,黑豆同牛膝蒸制如常法,最后用人乳拌晒三四十次,赤、白各二斤;女贞实酒拌,九蒸九晒,二斤;旱莲草熬膏,十二两;乌饭子,即南竹子也,熬膏十二两;苍术米泔浸蒸晒三次,去皮切片,十二两;真川椒红去白膜,开口者,十二两;没石子十两。为细末,以旱莲草膏、乌饭子膏,同炼蜜为丸如梧子大。每五钱,空心饥时各一服,白汤下。

面

孙兆治樊楼店家刘三,一日满面皆黑色,有相者断云:不过月余死,既逾月且安。适孙入店与客饮酒,遂拜孙述说其病状。孙诊之曰:非病也,乃为臭气所熏,秽气蓄于面部不散,故有此色。问刘:汝一月前,闻甚一阵非常臭气,不能避耶?刘曰:一日登溷,其厕臭气不可闻,隐忍良久下厕,明日遂有此疾。孙曰:去至臭无过香,我家有南人将至售香,可用沉、檀二香各一两,碎劈焚于炉中,安帐内以熏,绢被盖定,勿令香气散。可端坐香边,瞑目静坐,候香气散方可出帐,明日引鉴照之。刘依其言,面色渐变,旬日如故。

楼全善曰：肾臭腐属水，脾臭香属土，厕臭者腐臭也，故闻之则入肾而面黑。沉香者，香臭也，故熏之则脾土胜肾水，面色还也。

苏子由面有疮。高安丐者赵生，谓子由曰：君好道而不得要，阳不降阴不升，故肉多而浮，面赤而疮。吾将教君碗水，以灌溉子骸，经旬诸疾可去。子由用其说，信然。惟恖不能久，故不能极其妙。《龙川志略》。

治面部生疮，或鼻脸赤风粉刺，用尽药不效者，惟有此药可治，神妙不可言。每以小许，临卧时洗面令净，如面油用之，近眼处勿涂，数日间疮处自平，赤亦消。如风刺粉刺，一夕见效敏捷。点方用生硫黄五分，香白芷五分，芫青七个去翅足，全蝎一个洗炒，栝楼五分，腻粉五分，蝉蜕五个，洗去泥。上为细末，麻油、黄蜡约度，如合面油，多少熬熔，取下离火，入诸药在内，每用少许涂面上。《医说续编》。

赵君猷抚干所传云：有二卿赵再可知湖州时，与一僧相厚，而僧患酒齄，鼻端生赤赘数枚，大者如橘，小者如梅李，下垂过口，言语饮食，皆所妨废，良自厌苦之。郡有一小兵事刀镊，人但闻其善取黡痣，不知其能治酒齄也。一旦自言于僧，请医此疾，即以药敷之，凡半月余，每日取恶物如脓血，自皮肤出者甚多，其赘后悉成痂落去，皮面莹然。遂以十千为谢，且语二卿备直斋阁，而求得其方，以传秀邦，治人良验。用黄丹五文；饼药五十文，著大罐子盛；硇砂三十文，研极细用；巴豆十个，去壳膜，纸裹压去其油。上件同入饼药罐子中，慢火熬三沸取下，续入研细生矿灰三钱。酒齄鼻，用鹅毛扫在红处，一日一次，上药以追出毒物，病退即止。雀子斑，用小竹棒儿挑药点患处，才觉微肿，即便洗去，恐力太猛。并《集成》。同上。

陈三农治邻妇，面上一热，即通身躁热，而汗随之，日夜六七次，百治不愈。细思之，经曰：面热者足阳明病。此脾阴不足，而胃火有余也。以山药为君，归、芍、地黄为臣，以补脾阴之不足，用石膏、生甘草以泻胃火，黄芪、麦冬、五味以固腠理，加竹叶以去烦热，二剂愈。

朱丹溪治一妇人，面颊两腮热肿，此膈壅之病也。干葛、桔梗各钱半，升麻一钱，苏叶钱半，薄荷一钱，炙甘草七分，姜一片，水煎食后服。

王莽遗孔休玉，休不受。莽曰：君面有疵，美玉可以灭瘢。休由不受。莽曰：君嫌其价重乎？遂槌碎进休，休方受之。

薛立斋治吴黄门之腮赤肿痛，此胃经风热上攻所致，以犀角升麻汤二剂而平。又姜大理患此，处前方，为人所惑，谓汤内白附子性温而不服，另用荆防败毒散愈甚。后虽用此汤，尚去白附子亦不应。后用前方三剂而愈。本草云：白附子味甘辛，气温无毒，主面上百病，及一切风疮，及风热之主药。《内经》曰：有是病，有是药。苟不用主病之药，病焉得而愈哉？

吴进士面患疮,已溃作渴,自服托里药及降火药不应。诊其脉浮而弱。丹溪云:溃疡作渴,属气血俱虚,况脉浮弱。投以参、芪各三钱,归、术、熟地各二钱,数服渴止。又以八珍汤加黄芪,数剂脉敛而愈。

韩氏子年十四,早丧天真,面红肿如风状,不时举作,或误用疬风药,内虚发热,口燥烦渴,此内伤不足,阴火上炎之类,赤游风症也。药宜滋其阴则火自退,用地黄汤加参、芪四十剂。又用此作丸,服斤许,不两月而痊。《痴疡机要》。

许学士治王检正,患鼻额间痛,或麻痹不仁,如是数年。忽一日连唇、口、颊车、发际皆痛,不开口,难言语,饮食亦妨,在额与颊上常如糊,手触之则痛作。足阳明经络受风毒传入,血凝滞而不行,故有此症。或者以排风、小续命、透髓丹之类与之,皆不效。乃制犀角升麻汤赠之,数日而愈。犀角、升麻、防风、羌活、川芎、白附、白芷、黄芩、甘草,上粗末,每服四钱水煎,日三四服。阳明经络环唇挟舌,起于鼻合頞中,循颊车上耳前,过客主人,循发际至额颅。今所患皆一经络也。

王横老母,年七十余,累患颊车痛,每多言伤气,不寐伤神则大发,上连头下至喉内及牙龈,皆如针刺火灸,手不可犯,乃至口不得开,言语饮食并废。自觉火光如闪电,寻常涎唾稠粘,如丝不断,每劳与饥则甚,得卧与食则稍安。知其虚也,始以清胃散、犀角地黄汤、人参白虎汤、羌活胜湿汤加黄芩、甘、桔皆不效。后改用参、芪、术、草、葛、归、升、柴、桔梗之类,稍佐黄芩、山栀、牛蒡、连翘,空腹进之。食远,远则服加减甘露饮,始渐安。然老人性多躁而不耐闲,劳与多言时有之,不能除去病根,然发亦稀少,即发亦不如往岁之剧矣。又从子语,因丧子郁结,复多饵鹿角胶诸种子药,或于食后临卧辄进之,以至成积于胃,遂患面痛如老母之症。服清胃散、甘露饮,重加石膏太过,而见虚症。又服参、芪等补药而复见火症。门人施生,以越鞠丸加山栀、连翘、贝母、橘红之属,开其郁结,而始安然如旧日矣。

卷十七

目

孙兆治国婆婆患眼冷泪，眼科官治二三年不效。上召孙，孙至曰：臣非眼科，但有药耳，容进方。用石决明一两，赤小豆两半，半夏五钱，生斑蝥二十一粒，炒、去头足，木贼五钱，为末，姜汁丸如桐子大。每服二十丸，姜汤下。方进，圣旨下眼科详定。奏曰：此方与眼科甚不相涉，斑蝥有毒，恐伤脏腑，不敢用，令再取圣旨。国婆婆闻之曰：眼科医官不惟不能，亦不愿使我治也。但合此药，总伤无怨。上闻之，孙自进药，服经十余日愈八分，二十日全愈。时眼科并降两官，孙赏钱三十万。雄按：眼科虽降官，其言未可为非。婆婆眼虽愈，其方未可为训，学者勿尽信书也。

窦材治家中女婢，忽二目失明，视之又无晕翳。细思此女年少精气未衰，何缘得此症？良由性急多怒，有伤肝脏，故经脉不调所致。遂与密蒙花散一料，如旧光明矣。

张子和治女僮，目忽暴盲不见物，此相火也。太阳、阳明血气俱盛，乃刺其鼻中、攒竹穴，与顶前五穴，大出血，目立明。

李民范目常赤，至戊子年火运，君火司天，其年病目者，往往暴盲，火运灾烈故也。李是年目大发，张以瓜蒂散涌之，赤立消。不数日又大发，其病之来也，先以左目内眦赤发牵睛，状如铺麻，左之右次锐眦发赤，左之右赤贯瞳子，再涌之，又退。凡五次，亦五次皆涌之，又刺其手中出血，及头上鼻中皆出血，上下中外皆夺，方能战退，然不敢观书及见日。张云：当候秋凉再攻则愈，火方旺而在皮肤，虽攻其里无益也。秋凉则热渐入里，方可擒也。惟宜暗处闭目，以养其神水。暗与静属水，明与动属火，所以不宜见日也。盖李因初愈后，曾冒暑出门，故痛连发不愈如此。涌泄之后，不可常攻，使服鼠粘子以退翳。方在别集中。

赵君玉目暴赤肿，点洗不退。偶思张语曰：凡病在上者，皆宜吐。乃以茶调散涌之，一涌赤肿消散。君玉叹曰：法之妙，其迅如此，乃知法不远人，人自远法耳。

王之一子十余岁，目赤多泪，众工无效。张曰：此儿病目，还当得之母腹中被惊。其父曰：妊娠时在临清被围。乃令服瓜蒂散加郁金，上涌而下泄，各去涎沫数升。人皆笑之，其母亦曰：儿腹中无病，何吐泻如此？至明日其目耀然爽明。其日又与头上出血，及眉上鼻中皆出血。吐时次用通经散二钱，舟车丸七十粒，自吐却少半。又以通经散一钱投之，明日又以舟车丸三十粒投之，下十八行，病更不作。

士人赵仲温赴试，病两目赤肿睛翳，不能识路，大痛不任，欲自寻死。一日与同侪释闷，坐于茗肆中，忽钩窗脱钩而下，正中温额上，发际裂三四寸，紫血流数升，血止目快，能通路而归。来日能辨屋脊，次见瓦沟，不数日复故。此不药不针，误出血而愈。夫出血者，乃发汗之一端也，亦偶合出血法耳。

一小儿名德孙，眼发赤，其母买铜绿欲洗儿目，煎熟，家人误与儿饮之，须臾大吐，吐讫立开。楼全善男，目珠至夜疼连眉棱骨及头半边肿痛，用黄连膏点之反甚，诸药不效。灸厥阴少阳，疼随止，半日又作。月余以夏枯草二两，香附二两，甘草四钱，为末，每服钱半，清茶调下，咽疼减半，四五服良愈。

一男子所患与前症皆同，但黑睛有白翳二点，诸药不效。亦以此药，与东垣选奇汤加四物及黄连煎间服，并灸厥阴少阳而安。

王海藏妻侄女，形肥，笄年时得目疾，每月或二月一发，发则红肿难开，如此者三年，服除风散热等剂，左目反有顽翳，从锐眦遮瞳人，右目亦有翳，从下而上。经云：从内走外者，少阳病；从下上者，阳明病。此少阳、阳明二经有积滞者也。脉短滑而实鼓，还则似短涩。洁古云：短为积滞，遏抑脏腑，宜下之。遂用温白丸减川芎、附子之二，多加龙胆草、黄连，如东垣五积法，从二丸加起，每日加一服，加至大利。然后减丸，又从二丸减起。忽一日，于利中下黑血块若干，如黑豆大而坚硬，从此渐瘥而翳尽去。以上三则，皆《医学纲目》。

卢州知录彭大办在临安，暴得眼赤后生翳，一僧用兰香子本名罗勒，又名香果，又名医子草。洗晒，每纳一粒入眦内，闭目少顷，连膜而出。一方为末点之。李时珍尝取子试之水中，亦胀大。盖此子得湿即胀，故能染惹眵泪浮膜耳。然目中不可著一尘，此子可纳三五颗，亦不妨碍，亦一异也。《本草纲目》。

张大复云：予目初眇，有教服三花五子丸者，或云缓甚，宁益于用乎？遂止。扬州张斗岳谓予：淮僧某者，久眇皙然，问之则服三花五子丸也。此古本所载耳，而修合之法稍异，则效不效应焉。比归，请以相与，予病且老，无事于方，然愿得之以济同病者。张信士通剑术，其言多不妄。《笔谈》。

张三丰真人治目疾碧云膏，腊月取羯羊胆十余枚，以蜜装满，纸套笼住悬檐下，待霜出，扫下点之神效。即二百味草花膏，另一制法。

兖州朱秀才，忽不见物，朝夕拜天，因梦神传方，用好焰硝一两，铜器熔化，入飞过黄丹二分，片脑二分，铜匙急抄入罐内收之，每点少许即愈。张三丰仙方。

宋丞相言：黄典史病外障翳，梦神传一方，用太阴玄精石，阴阳火煅，石决明各一两，蕤仁、黄连各二两，羊子肝七个，竹刀切晒。为末，粟饭丸梧子大，每卧时茶服二十丸，服至七日，烙顶心以助药力，一月而愈。《朱氏集验方》。

魏全家富，母忽然失明，王子贞卜之曰：明年三月一日，从东来衣青者，疗之必愈。至时候见一人，著青绸襦，遂邀，为重设饮食。其人曰：仆不解医，但解作犁耳。为主人作之，乃持斧就舍求犁辕，见桑曲枝临井上，遂斫下，其母两眼焕然见物。此曲枝桑盖井之所致。朝野金载。

王玺集要诗云：赤眼之余翳忽生，草中鹅不食为名，塞于鼻中频频换，三日之间复旧明。又倪惟德《原机启微》方，用鹅不食草本名石胡荽。晒干二钱，青黛、川芎各一钱，为细末，噙水一口，每以米许㗜入鼻内，泪出为度。一方去青黛。《本草纲目》。

《经验方》治目障翳，以熊胆少许，净水略调开，尽去筋膜尘土，入冰片一二片，或泪痒则加生姜汁些少，时以铜筯点之绝奇，赤眼可用。余家二老婢，俱以此效。熊胆善辟尘，试之法，净一器，尘其上，投胆一粒许，则凝尘豁然而开。同上。

朱丹溪治飞丝入目，红肿如眯，痛涩不开，鼻流清涕，用墨浓磨，以新笔涂入目中，闭目少时，以手张开，其丝自成一块，看在眼白上，却用绵轻轻拭去即愈。如未尽再治。又飞丝入目，用头垢点入目中即出，神效。又眯目病此，彦良记之，七十余更无眼疾。《延寿书》。

有人年八十余，眸子了然，夜读蝇头字，云别无服药，但自小不食畜兽肝。人以本草羊肝明目疑之，余曰：羊肝明目性也，以食百草故。他肝不然。畜兽临宰之时，怒气聚于肝，肝主血，不宜于明目矣。《延寿书》。

陈坡次女，痘后余毒上攻，遂成内障，遍试诸药，半月不验。后得老医一方，用蛇蜕一具，净洗焙燥，又花粉等分，细末之，以羊子肝破开，入药在内，麻皮缚定，用泔水煮熟切食之，凡旬余而愈。其后程甥亦用此效。《槎庵小乘》。

万密斋治孙抚军淮海，患目疾，因宦学政时，多阅卷而得，今每阅文案则眼珠胀痛，用八珍汤为主，人参、茯苓、炙甘草、酒洗当归、酒炒白芍、酒炒生地黄，去白术、以其燥也。川芎，以其窜也。加麦冬、五味子、柏子仁、枣仁、黄连减半，共十一味。孙曰：何不用菊花、蔓荆子？曰：凡目疾有外因、内因。由风热得之为外因，宜发散，所谓火郁则发之也；由久视伤血得之为内因，宜以养血为主，所谓目得血而能视也。服十数剂全愈。

孙文垣治吴小峰与弟小川，俱病目。专科治之益甚，其目始红肿，次加太阳痛，继以白星翳叠出。脉之，小峰濡缓而大，两目血缕入贯瞳人，薄暮则痛。虚。小川则洪大鼓指，黑珠有浮翳膜隐涩难开，大小便皆不利。实。故于小峰用补，先以清肝散与之。夏枯草五钱，香附四钱，甘草钱半，细茶五分，以撤其痛，治标。药两进而痛止。方法与前楼全善案同。继用人参、茯苓、熟地、杞子、桂心、牛膝、破故纸、白蒺藜、丹皮。治本则桂、纸、蒺藜当酌用。于小川用泻，内用泻肝汤及当归龙荟丸，外用象牙冰片末点之，凡点眼药研须极细。七日全愈。经云：实者正治，虚者从治。小川之症惟厥阴肝火炽盛，肝常有余，有余者泻之，正治也。小峰则下虚，又为怒所激，怒则火起于肝，肝为藏血之地，故血丝贯瞳人，而薄暮作痛。故先用清肝散以去其痛，再用甘温补下元之虚，俾火得归原，此从治也。若用苦寒降火之剂，恐血凝而痛加，且火激而愈炽矣。

侄孙眼红肿胀，或以苦寒治时疾之剂与之，眼愈肿，且增两太阳痛。再加石膏病不减，且遍身胀闷，寝食俱废。脉之弦大无力。乃用蔓荆子、桑白皮、柴胡、香附、夏枯草、甘草、芽茶，一帖痛定，两帖肿消，四帖全愈。

一女孩右目红肿，腹中饱乃能开，饥则不能开，此疳积寒证也。以夏枯草二钱，甘草、谷精各一钱，香附一钱五分，煎服，四帖而安。

孙氏妇年过四旬，眼赤肿，太阳痛，大便三日不行，经水四日未止，诸治不效，右目内眦突生一白泡，垂与鼻齐，大二寸余。专科见而却走，以为奇疾。时眩晕不能少动，动则呕吐益剧。孙脉之，两寸关俱滑大有力，两尺沉微，此中焦有痰，肝胆有火，为怒所触而然。经云：诸风掉眩皆属于肝；诸逆冲上，皆属于火。盖无痰不作晕也。却未然。其白泡乃火性急速，怒气加之，气乘于络，上而不下，故暴胀垂下也。古壮士一怒目眦裂，与此理同。治当抑肝木，镇痰火。先用姜汁益元丸，以压火止吐，再以二陈汤加酒连、酒芩、天麻、滑石、吴萸、竹茹、枳实，一帖吐止，稍能运动。仍以二陈汤加芩、连、菊、精草、夏枯草、香附、苡仁、吴茱萸，四剂赤肿消，白泡敛，经止而愈。俞东扶曰：此案见证甚怪，治法甚稳，因知医病只要明理，毋庸立异也。

吕东庄治吴绮厓弟，患左目痛连脑，医以头风治之不解。初时发寒热，后遂壮热不止。吕诊之曰：火伏于内，风燥泉涸，木乃折矣，非得汗不解也。或曰：汗须用发表药，独非风燥乎？且发汗药，须拥被闷卧乃得。身热，甚苦此，奈何？难得，妙。吕曰：庸医发汗，皆属强逼，故须拥被闷卧，然而汗不可得也。说破此辈伎俩，正是教人苦心。今药非此类，虽薄衾舒体，时雨自至，岂能阻遏哉？语欠圆活。乃用龙脑白术饮子，必逍遥无疑。夜分大汗淋漓，次日头目爽然矣。龙脑白术饮子，无从考核。有谓即赵氏加减逍遥散，未知是否？原注。雄按：议论超妙，而所用之方，仍是风剂，似与泉涸二字失照应矣。

吴孚先治一人目痛，取竹叶一片，刺鼻之迎香穴，出血而痊。鼻内迎香穴，乃手足阳明交经也。治法本张子和。

王宗苍目珠红赤，惊悸，肠鸣，色夭不泽，左手浮空，右关尺重按无力。吴曰：此肝肾交虚，不能制游行之火，非肺家实火也。朝服加味归脾汤，夕服八味丸，不一月白珠红退，脉渐冲和矣。

杨贲亨治一贵人，患内障。性暴躁，时时持镜自照，计日责效，数医不愈。召杨诊，曰：公目疾可自愈，第服药过多，毒已流入左股，旦夕间当发毒，窃为公忧之。既去，贵人日夕视左股，抚摩，惟恐其发也。久之目渐愈而毒不作。贵人以杨言不验，召诘之。对曰：医者意也。公性躁欲速，每持镜自照，心之所属，无时不在于目，则火上炎，目何由愈？故诡言令公凝神于足，则火自降，目自愈矣。雄按：此移情妙法，医能隅反，胜用逍遥、越曲诸方矣。兵行诡道，惟医亦然。贵人曰：良医也。厚礼而遣之。《筠斋漫录》。《江西通志》载此大略。

范武子尝患目痛，就张处度求方。处度因嘲之曰：古方宋阳里子少得其术，以授鲁东门伯，鲁东门伯以授左邱明及汉杜子夏、郑康成，魏高堂隆，晋左太冲，凡此诸贤并有目疾。相传此方云：一减思虑，二专内视，三简外观，四旦晚起，五夜早眠。熬以神火，下于气海，蕴于胸中，然后纳诸方寸。修之一时，近能数其目睫，远视尺棰之余。长服不已，洞见墙壁之外，非但明目，乃亦延年。同上。

黄履素曰：予少时神气不足，患目，每用目少过，辄酸涩无光者累日。博考方书，多云六味地黄丸可治目。予连服二三料，目疾转甚。改用别方补肾气血之药，始得少愈。后读《医学钩元》有目病不宜服六味丸辨，谓泽泻、茯苓渗水，山茱萸不宜于目，山萸味酸，肝开窍于目。经云肝病者毋多食酸。凡肝肾病皆不宜些三味，不惟目也。言之甚详。以予验之，此论良是。然从今思之，目病有属血虚，亦有属气虚者。予血固不足，气则尤虚。薛立斋治两目紧涩，不能瞻视，以为元气下陷，用补中益气汤，倍加参、芪而愈。予悔往时不多服前汤，而专事于补肾养血，致久不痊。迨四十后，以指麻多服前汤，原无意于治目，而目光渐充，始信往时之误。予幼时患风弦烂眼，甚受其累，百药罔效。遇一陈姓医士于长安邸，授予白末药，令敷于眼眦患处，随敷随愈，取效如神，不肯传方。予略访之云：有吐蛔在内。吐蛔者，小儿口中吐出蛔虫，收干候用。其中想更有制就芦甘石配之者，真奇方也。

张三锡治一人病目，久不能治，凉药尽试不应。诊之，两手微弱，命服八珍加麦冬，一月如旧，乃知饮食不运，肠胃枯涩，发落皮皱，噎膈淋闭等症，目昏耳聋，悉由气液血脉荣卫衰少，不能升降出入，虚火阻滞而然。故元府闭则小便淋浊，火炎上则目视昏花，有如隔帘视物之象也。丹溪、东垣治目昏，用参、芪补养气血，久靡不获效,以气血旺,则元府得利,升降清明也。

一人目赤,黑珠傍暗赤成疮,耳中痒,作肾脏风治,用四生散,每作三二服即愈,时称为圣散。《圣惠方》白附子、黄芪、独活、沙苑蒺藜也。

一人拳毛倒睫,用木鳖子一个,去壳为末,绵裹塞鼻中。左塞右,右塞左,一二夜其睫自分。《治法汇》。

陆肖愚治孙宪副夫人,因怒气,患两目赤痛,两太阳亦痛,治及半月,赤痛益剧,且肿大如桃,经行数日不止,大便数日不行,饮食不进,头眩吐逆。脉之,左弦右滑,上下俱阳分有余。曰:相火寄位于肝胆,怒气触之,其发如龙雷,不可逆折。病虽上剧而下缓,然实因下而逆于上也。用醋炒柴胡、青皮、吴茱萸、炒黄连、盐水炒黄檗、酒炒黄芩、白芍、丹皮、青黛、竹茹为煎剂,以抑青丸合龙荟丸,一日夜煎丸各二服,遂减大半。第大便未行,经血未止,煎剂仍前,以抑青丸合润字丸投之,便行极涩,进粥安睡,明日诸症俱愈,后以清气养荣汤调理之。

一老人年八十四,夜能细书。询之云:得一奇方,每年九月二十三日,桑叶洗目一次,永绝昏暗。宜五月五日、六月六日、立冬日采者佳。

倪新溪母陶氏,哭子丧,失明已十一年。忽一人踵门曰:吾能疗瞽。时其孙上成均,宗党会饯俱在。其人曰:诸君但少留此视之。发囊出针,针其目两眦,目顿能见物,抚其孙顶曰:吾久不睹,汝今成人矣。新溪德之,手百金谢,其人不受而去,众以为神。《云间杂志》。

九江有夫殴其妇,致双睛突出。适有兵过其门,令勿动,取手巾水湿盛睛旋转,使其系不乱,然后纳入,即以湿巾裹住,令三日勿开。其妇性急,闭二日,遂解巾,眼好如故。但遇风寒,常发痛。云:解早之故也。《奇疾方》,王带存抄辑。

晋顾含养嫂失明,尝药视膳,不冠不食。嫂目疾须用蚺蛇胆,含计尽不得。有一童子以一合授含,开乃蚺蛇胆也。童子出门化为青鸟而去,嫂目遂瘥。《晋书》。

王叔权云:即执中也。予游学会稽,早观书,辰牌方食,久之患目涩,倦游而归,同舍遗以盐精,数次揩目而疾除。盐精且尔,则青盐之治目固也。古方用青盐揩牙,因搁在手洗目,而目明。盐精乃盐仓地下之精英。《资生经》。

唐丞相李恭公扈从,在蜀中日患眼,或涩,或生翳膜,或即疼痛,或见黑花如豆大,累累数日不断,或见如飞虫翅羽,百方治之不效。僧智深云:相公此病,缘受风毒。夫五脏实则泻其子,虚则补其母。母能令子实,子能令母虚。肾是肝之母,今肾受风毒,故令肝虚。肝虚则目中恍惚,五脏亦然。脚气、消中、消渴、诸风等,皆由肾虚也,此僧深得经旨,虽未能畅发所以,终是唐人高手。诸说纷纷,徒乱人意耳。地黄丸悉主之。用生地黄、熟地黄各一斤,石斛、防风皆去芦,枳壳炒去穰,牛膝酒浸,杏仁去皮尖各四两。上为细末,不犯铁器,炼蜜丸如桐子大,空心以豆淋酒下五十丸。豆淋酒法:黑豆半升,净拣簸炒,令烟出,以酒三升浸之,不用黑豆。用此酒煮独活即是紫汤。《百乙方》

陆景渊之子患烂弦风眼,两眦皆痛,泪渍两颊,皆即成疮,百药不效。因理故书,得此方试点之。须臾药泪俱下,循疮中流出,其间有小虫,自此遂愈,甚妙。黄连一两,淡竹叶一两,柏树皮干用一两,而半湿用二两,上三味咀,以水二升,煎至五合。稍冷用滴目眦及洗烂处,日三四用。同上。

咒偷针眼已结赤肿,未成脓者神验。取患人衣衫角,以手紧捻定于所患眼大眦上揾之,每一揾即念一声移甚底,移橛眼。如此一气念七过,揾七遍讫。随身就手捻令紧,打一结,结定自然便退,直候眼安方解。切在志诚,不须令病人知咒语,或欲自移亦甚可。同上。

朱丹溪治一人病眼,至春夏便发,当作郁治,用黄芩酒浸,南星姜制,香附、苍术俱童便浸、连翘各二两,山栀炒一两,川芎童便浸一两半,陈皮酒浸、草龙胆酒蒸、卜子、青黛各半两,柴胡三钱,为末,神曲糊丸,服之旬月而愈。《治法》。

华川陈明远患瞖十龄,百药屡尝而不见效,自分为残人。松阳周汉卿视之曰:是医瞖虽在内,尚可治。用针从眦入睛背,卷其瞖下之。目欻然办五色,陈以为神。《续粹》。

赵良仁云:丹溪先生尝用参膏,治一老人目暴不明,昏暗如夜,正《灵枢》谓气脱者,目不明是也。余亦曾治一士人,患头风连左目壅痛。从戴人法,于百会、上星出血皆不效。遂在头偏左之足太阳所过第二行,与上星对平,按之甚痛处,出血立愈。由是而言,针之与药,必切中病所。药与邪对,然后可愈。前人之方,不过立规矩耳。《药要或问》。

缪仲淳从父病后眼花,服此立愈,盖肝肾二经虚也。真甘枸杞一斤,去蒂。真怀生地黄一斤,极肥大者,酒洗净。河水,砂锅内熬膏,以无味为度。去渣重汤煮,滴水成珠,便成膏也。每膏一斤入炼蜜六两,空心白汤化下。《广笔记》。

黄学谕潜白,患风泪眼,每出则流泪盈颊。缪仲淳疏一方寄之。谷精草为君,蒺藜和枸杞之属佐之,羊肝为丸,不终剂愈。同上。

薛立斋治一男子,眼赤痒痛,时或羞明下泪,耳内作痒,服诸药不效,气血日虚,饮食日减,而痒亦盛,此脾肾风热上攻也。以四生散白附子、黄芪、独活、沙苑蒺藜。酒调四服而愈。又一人头目晕眩,风肤瘙痒,搔破成疮,以八风散治之亦愈。

张石顽治澄和尚,患眼疾二年,服祛风清热药过多,致耳鸣嘈嘈不止,大便艰苦燥结,近左眼上有微瞖,见灯火则大如斗,见月光则小如萤。张曰:此水亏而阴火用事也。月乃阴精，肾水内涵，不能泛滥其光，故视之甚小。灯本燃膏之焰，专扰乎阴，不能胜其灼烁，故见之甚大。合脉参证，知为平日劳伤心脾，火土二脏过燥，并伤肾水真阴也，遂疏天王补心丹与之。他如徐中翰燕，及见日光则昏眯如蒙，见灯火则精彩倍常，此平昔恒劳心肾，上盛下虚所致。上盛则五志聚于心胞，暗侮其君，下虚则相火失职，不能司明察之令。得灯烛相助，故精彩胜常。此与婴儿胎寒夜啼，见火则止之义不殊。专事眼科者，能悉此义否？

立斋曰：世传眼眦初生小泡，视其背上，即有细红点如疮，以针刺破眼时即瘥，故名偷针，实解太阳经结热也。人每试之有验。

张子颜少卿，晚年常目光闪闪然，中有白衣人，如佛相者。子颜信之弥谨，乃不食肉，不饮酒，然体瘠而多病矣。一日求汪寿卿诊，卿一见大惊，不复言，但投以大丸数十，小丸千余粒。嘱曰：此十日内服之当尽，却以示报。既如约，视所见白衣人变黄，而光无所见矣。乃欲得肉食，欲思饮酒。又明日黄亦不见，竟气象异他日矣。乃诣寿卿以告，卿曰：吾固知之矣。公脾初受病，为肺所乘，心脾之母也。公既多疑，心气不固，自然有睹。吾以大丸实其脾，小丸补其心。肺为脾之子，既不能胜其母，而病自愈矣。《道山清话》未选入。

沈存中云：予为河北察访使时，病目赤四十余日，黑睛傍黯赤成疮，昼夜作楚，百治不效。郎官邱革相见，问予病目如此，曾耳中痒否？若耳中痒，即是肾家风。有四生散疗肾风，每作二三服即瘥。闾里号为圣散子。予传其方合服之，午后一服，临卧一服，目反大痛。至二更乃能眠，及觉目赤稍散，不复痛矣。更进三四服，遂平安如旧。是时孙和甫学士帅镇阳，闻予说，大喜曰：吾固知所以治目矣。向久病目，尝见吕吉甫参政曰：顷目病久不瘥，服透冰丹乃瘥。如其言修合一剂，试服了二三十服，目遂愈，乃知透冰丹亦疗肾风耳。未选入。

龚子才治一人，两目作痛，服降火祛风之药，两目如绯，热倦殊甚。用十全大补汤数剂，诸症悉退。后服补中益气汤兼六味丸而愈。复因劳后目涩体倦，仍取十全大补而痊。

一人目赤不明，服祛风散热药，反畏明重听，脉大而虚。此因劳心过度，饮食失节。以补中益气汤加茯神、枣仁、山药、五味顿愈。又劳役复甚，用十全大补兼前药而痊。

前日与欧阳叔弼、晁无咎、张文潜，同在戒坛。予病目昏，将以热水洗之。文潜曰：目忌点洗，目有病当存之，齿有病当劳之。雄按：此治目疾之妙法《莲华经》也。庸人自扰，宜乎昏矣，不可固也。又记鲁直语云：治目当如治民，治齿当如治军。治民当如曹参之治齐，治军当如商鞅之治秦。颇有理，故追录之。《东坡志林》。

相公崔公慎由廉察浙西，左目眦生赘如息肉，欲蔽瞳人闷极，诸医方无验。谭简见曰：此立可去，但能安神不挠，独断于中，则必效矣。崔公曰：如约，虽妻子必不使知。谭又曰：须用九日晴明亭午，于静处疗之。若其日果能遂心，无忧矣。是时月初也，至六七日间，忽阴雨甚，谭生极有忧色。至八九大开霁，问崔公饮酒多少。崔曰：量虽至小，亦可引满。谭大喜，是日于使宅北楼，请饮酒数杯，端坐无思，俄而谭以手微扪所患，曰：殊小事耳。初觉似拔之，虽痛亦可忍，又闻动剪刀声。乃白崔曰：此地稍暗，请移往中庭。坐既定，闻栟然有声。先是谭请好绵数两染缝，至是以绛绵拭病处，兼敷以药，遂不甚痛。请开眼看所赘肉，大如小子指，坚如干筋。遂命投之江中，后数日诏征入秉钧。因语录唐赵璘。

魏玉横曰：金封翁年近七旬，病晕厥，即类中风也。小愈后眼花，不良于步。或教以一味白蒺藜，水泛为丸，每早晚服四钱，既可祛风，又能明目，且价廉而工省。才服数日，觉口咽苦燥，再服，遂陡然失明。重以郁怒，晕厥复作，目闭不语，汗出如珠。延诊脉已散乱，姑以熟地二两，杞子一两，煎服。一时医至，不敢主方，欲就中加附子一钱，谓重剂纯阴宜少入阳药。余曰：此症外间多用参附汤，有致筋枯皮黑，人未死而半身先死者，以衰微之阴被劫也。雄按：此真阅历之言，余亦目击多人矣。今症属三阴亏竭，五志之火上炎，故卒然晕厥。且病人以误服白蒺藜之燥，失明而病作，宁可再服附子？医乃默然去。二味服下，神气渐苏。乃减半，入沙参、麦冬、沙苑蒺藜而愈。今常服之，两年许能辨瓷器花色矣。后复更医，不知何病而卒。

卢玉川年六旬外，久病胁痛，凡一切香窜古方，莫不遍尝。后一医与丸方，以葫芦巴为君，余多伐肝之品，服之胁痛果暂愈。既而一目失明，犹不谓药之误也。再服则两目俱损，胁痛转甚。延诊，以大剂生熟地、杞子、女贞、沙参、麦冬、蒌仁与之，一服即愈。始悟向药之非，然目中黑水神光，枯竭已久，不能复矣。

一人年二十左右，求诊。无他病，惟日入则两目无所见，此即谚语所谓雀盲是也。其脉惟左关大，左尺极微，语之曰：君得毋新婚乎？曰：然。与生地、杞子、牛膝、甘菊、沙参、麦冬、女贞，四剂而愈。因戒其房帏撙节，否则再发，成废人矣。

方懋春内人患暗，荆、防二味，为时师治暗所不可缺者，服四剂，不虑其芳香燥烈，竟致两目赤肿眵泪成障也。已逾月，渐次失明。诊之，两寸上溢且弦数。令前方加当归、白芍，数服而愈。其侄亦同此患，时已瞳人迸出，不及药矣。

消障救睛散：石斛钱半，生研，羚羊角一钱，草决明一钱，连翘钱半，白蒺藜一钱，龙胆草五分酒炒灰，甘菊八分，木贼草五分，汉防己一钱，茺蔚子一钱，水二盅，煎八分，食远服。王晋三曰：白睛胬肉，状若鱼胞，世人咸用外点钩割，殊非正治。余因制此方，以石蟹为君，性大寒而燥，去湿热，消胬肉，如鼓应桴，堪称仙品。佐以羚羊角之精灵,熄肝风散恶血;草决明疗青盲,去白膜;连翘泻客热,散结气,专泄大小眦之热;酒炒龙胆草退湿热之郁翳;白蒺藜散风破血;木贼、防己疗风胜湿;甘菊化风;茺蔚行血。诸药皆入肝经,仍能上行于肺,用之屡验。

尤在泾曰:目赤肿痛,人知降火,而不知活血,所以多不得力。只用四物汤内,地黄用生,芍药用赤,加蒸大黄、赤茯苓、薄荷叶,治之甚妙,此戴复庵法也。余谓目赤肿痛,人知活血,而不知治痰。脾胃壅滞,积热生痰,积痰生热,辗转相因。气冲头目昏痛不已者,须用半夏、石菖蒲、黄芩、枳实、茯苓、陈皮,微兼菊花、白蒺藜之属治之。

耳

许叔微治一男子,年二十岁,因疮毒后肾经热,右耳听事不明,每心中拂意,则觉重虚鸣、疼痛。地黄汤、生地、枳壳、羌活、桑白皮、磁石、甘草、防风、黄芩、木通。上为粗末,每服四钱,水煎,日二三服,不拘时候。《纲目》。

朱丹溪治冯官人左耳鸣,此因劳得之,法当补阴而镇坠之。黄芪、人参、当归、陈皮、茯苓、升麻、酒柏、防风、甘草、白芍,食前热饮,饮了去眠一觉。《纲目》。其方则似补气而升举之,非补阴镇坠也。

薛立斋治一人,耳内不时作痛,痛时欲死,痛止如故。六脉皆安,非疮也。语间忽作,度其有虫,令急取猫尿滴耳,果出一臭虫,遂不复痛。或用麻油滴之,则虫死难出。或用炒芝麻枕之,虫亦出,但不及猫尿之速也。取猫尿法,用生姜擦猫鼻,其尿自出。

赵养葵治一小儿患耳脓,医以药治之,经年累月不效,殊不知此肾疳也。用六味丸加桑螵蛸,服之愈。

吴孚先治张司马,素有火症,两耳肿痛。系少阳风热,劝延针灸科,刺听会、合谷、临泣寻愈。

柴屿青治汪谨堂夫人,两耳蝉鸣,昕夕不歇,服过人参、熟地四两,无少效。柴曰:肾开窍于耳,心亦寄窍于耳,治耳必责之肾固矣。但诊得两尺尚属有神,绝非肾虚,左寸亦平缓无疴,惟右寸关洪大,此肺胃两部风热所壅而致,遂不治病而治脉。雄按:鼻塞治心,耳聋治肺,非仅治脉也。用清解之剂,不数服而右耳已愈,再服数剂两耳全愈。因思耳、目、口、鼻虽于五脏各有分属,而内实相通,治病惟以切脉为凭。夫固有治在此而效在彼者,全在一心之圆机活法也。

李元淳尚书在河阳日,蚰蜒入耳,无计可为,脑闷有声,至以头击门柱,奏状危困,御医疗之不验。忽有人献方,用胡麻油作饼枕卧,须臾自出乃愈。《图经》、《本草纲目》。

《江湖记闻》云：有人壁虱入耳，头痛不可忍，百药不效。用稻秆灰煎水灌入，即死而出也。又莴草捣汁滴入，亦能出百虫入耳。《本草纲目》。

薛立斋治一妇人，耳内或耳后顶侧作痛，寒热口苦，月经不调。此肝胆经火兼伤脾胃，用四君加柴胡、升麻、黄芪、白芍而愈。后因劳役怒气，呕吐胁胀，用六君子汤加山栀、柴胡而安。

一妇人耳内外肿痛，胸胁不利，寒热往来，小便不调。此肝火伤血，先用龙胆泻肝汤四剂，诸症顿退。又用加味逍遥散而愈。又因怒复作，用小柴胡汤而痊。

一妇人经行后，因劳怒发寒热，耳作痛，以经行为血虚，用八珍汤加柴胡，怒气为肝火，用加味逍遥散，劳役为气伤，用补中益气汤加山栀而愈。

一妇人素郁怒，耳内作痛，肿焮寒热，面色青黄，经行则变赤，用加味归脾汤、加味逍遥散而愈。

一妇人怀抱素郁，因怒耳作肿痛，经行不止，发寒发热，面色青赤，肝脉弦数。此久郁伤脾，暴怒伤肝，先用加味小柴胡汤，随用加味逍遥散而痊。

一妇人因怒发热，每经行两耳出脓，两太阳作痛，胸胁乳房胀痛，或寒热往来，或小便频数，或小腹胀闷，皆属肝火血虚。先用栀子清肝散二剂，又用加味逍遥散数剂，诸症悉退，乃以补中益气而痊。

喻嘉言议王大司马耳鸣症曰：人之阳气走上窍，而下入于阴位，则有溺泄腹鸣之患。阴气走下窍，而上入于阳位，则有窒塞耳鸣之患。故人当五十以外，肾气渐衰于下，每每从上逆。肾开窍于耳，而以肝木为之子，是以谋虑郁怒之火一动，即疏泄母气，而阴气从之上逆，与聋病相去天渊。聋病者，窍中另有一膜遮闭，外气不得内入，故以开窍为主。方书所用菖蒲、麝香，及外填内攻等法，皆为此而设。耳鸣乃阴气冲至上窍，亦隔一膜，不能越出窍外，止于窍中，薄薄有声，如蛙鼓蝉鸣。外入之声，为内声所混，听之不清。若气稍不逆上，则听稍清。气全不逆上，则听全清矣。治此之法，以重用磁石为主，以其重能达下，性主下吸，又能制肝木之上吸也。用地黄、龟胶群阴之药辅之，更用五味、山萸之酸以收之。令阴气自旺于本宫，不上触于阳窍，然后清清朗朗，声入即通，无壅碍也。方书指为少阳胆、厥阴肝二经热多所致，然少阳之气，能步走上窍，皆络于巅顶，无触筋冲耳之理，不当与厥阴混同立说。通圣散一方，汗下兼用，乃治壮火之法，惟滚痰丸，少壮用之，多有效者。以黄芩、大黄、沉香之苦，最能下气，而礞石之重坠，与磁石之用相仿也。高年之人，肾水已竭，真火易露，故肾中之气，易出难收，况有厥阴之子，为之挹取乎。然则壮水之主，以制阳光，如盏中添油，灯焰自小，岂非良治哉？

一妇人耳内肿痛出水，寒热口苦，肿连颈项，饮食少思，此肝火甚也。用小柴胡汤加山栀、丹皮稍愈,又加味逍遥散渐愈。用八珍汤加柴胡、丹皮、山栀,调补肝脾全愈。

一妇人耳内肿痛,胸胁不利,寒热往来,小便不调,此肝经发热也。用龙胆泻肝汤四剂,诸症顿退,用加味逍遥散而愈。又因怒复作,用柴胡清肝散而痊。

一妇人耳内不时胀痛,内热口干,劳则头晕,吐痰,下带,此肝脾气虚也。朝用补中益气,夕用加味逍遥散而痊。

一寡妇耳内外作痛,不时寒热,脉上鱼际,此血虚之症。用小柴胡加生地,以抑其血而愈。又项间结核如贯珠,寒热晡热,用加味归脾汤、加味逍遥散,调补肝脾而愈。

一妇人耳内外或作痛,或赤肿,或寒热,月经旬日而止,潮热内热,自汗盗汗。此肝脾气血俱虚而有热,用归脾汤、六味丸而愈。

一妇人性急,或耳内作痛,或耳外赤肿,发热胁胀,日晡益甚。此怒气伤肝,气血俱虚,朝用加味逍遥散加黄檗、桔梗,夕用归脾汤送地黄丸而愈。

一孀妇耳内外作痛,或项侧结核,内热晡热,月经不调,吐痰少食,胸膈不利。此郁怒伤肝,朝用归脾汤,以解脾郁,生脾气,夕用加味逍遥散,以清肝火,生肝血而愈。

一女子耳下肿赤,寒热口苦,月经不调,小腹内结一块,此肝火气滞而血凝也。先用小柴胡加山栀、川芎、丹皮,又用柴胡清肝散而痊。

一妇人耳肿痛,发寒热,与荆防败毒散四剂,表证悉退。以散肿溃坚汤数剂,肿消大半。再以神效栝楼散,四剂而平。

一男子肝经风热,耳下肿痛发热,脉浮数,以薄荷丹治之愈。薄荷、皂角、连翘、三棱、首乌、蔓荆、豆豉、荆芥。

一男子每怒耳下肿,或胁作痛,以小柴胡汤加青皮、木香、红花、桃仁,四剂而愈。

一妇人耳鸣内热,经行不调,肢体倦怠,饮食无味,以肝脾虚热,用四君加柴胡、山栀、丹皮、甘草而愈。

一男子耳内出脓,或痛或痒,服聪耳益气汤不应,服防风通圣散愈甚,以补肾丸治之而愈。

魏玉横曰:朱余二女,中表姊妹也,年十六七。朱则耳痛,常发瘾疹,因感冒痛暴甚,耳门连顶皆肿,以养青汤加黄芩、羚羊、蒌仁,二剂而愈。余则耳痛常流脓水,因患瘄,医与荆防发之,遂出血不止,膈间嘈辣,前方去羚羊加知母、赤芍,二剂血止,数剂脓水干。二人脉皆关弦寸鼓,乃肾与肝胆之火也。

余某早失怙恃,困苦颠连,年十四,就西溪吴氏质库食力,值冬月查盘,提唱劳剧,忽右耳暴痛不可忍,如刺如锥。约一日夜内起一疱,迸出黄水,涓滴不绝,数日乃干,第水出则痛减,水干则痛除。自后过劳即发,其痛至欲求死。如是者,年必数次。偶问一医,彼见少年得此,谓由暴怒伤肝,瘀血为患,教服抵当丸,不知此属劳伤肝肾,龙雷之火上攻而然。幸合药时肆中无虻虫、水蛭,竟因循不服。后年二十余,右耳渐聋,病遂不作。盖此中经络枯绝,火亦不能透达也。雄按:余亦十四岁失怙,而废书服贾,虽困苦备尝,而尚不致有疾者,以母氏主持家事也。读此既感少境之与先生相类,又憾学术空疏,不能起老母之危疴,涕泪交流,为之淹卷。

叶天士治丁某。肾开窍于耳,心亦寄窍于耳,心肾两亏,肝阳亢逆,故阴精走泄,阳不行依,是以耳鸣时闭。但病在心肾,其原实由于郁,郁则肝阳独亢,胆火上炎。清晨服丸药,以补心肾,午服汤药,以清少阳,以胆经亦终于耳也。水煮熟地四两,麦冬一两半,龟板二两,牡蛎两半,白芍两半,北五味一两,建莲两半,磁石一两,茯神两半,沉香五钱,辰砂五钱为衣。煎方:夏枯草二钱,丹皮一钱,生地三钱,山栀一钱,女贞子三钱,赤茯钱半,生甘草四分。

徐灵胎曰:方极清和可喜。耳聋之法多端,大端不过清上镇下二条。此案方极稳当。至于外治之法,及虚寒等症,亦不可不知也。

鼻

张子和治常仲明,尝于炎暑时,风快处披露肌肤,为风所贼,三日鼻窒,虽坐于暖处少通,终不大解,使服通圣散,入生姜、葱根、豆豉同煎,三两服大发汗,鼻立通矣。此由伤风而得。

有人患鼻中有瘜肉,垂出鼻外,不闻香臭,用瓜蒂、细辛等分,为细末,以绵包如豆许塞鼻中,须臾鼻即通,瘜肉化为黄水,点滴至尽,三四日愈。又《圣惠方》用陈瓜蒂,以羊脂和敷上,日三次,效。《医学纲目》。

薛立斋治一男子,面白鼻流清涕,不闻香臭三年矣,此肺气虚也。用补中益气汤加山栀、麦冬而愈。

陈都宪夫人患鼻痔,烂通鼻孔,用鹿角一两,白矾一两瓦上煅过,人头发五钱灯火上烧过,为末,用花椒汤洗净,糁药痔上,三四次即愈。如不收口,瓦松烧灰存性,研末干糁之即收。

一人酒齄鼻红赤,用金花丸晚服,芩、连、栀、柏、大黄、桔梗、白葛粉,井水为丸。用六味地黄丸全料加当归二两,苦参四两,空心服,不两月而愈。

孙文垣治吴仪制尚卿,弱冠时病鼻塞,不能喷嚏四年,且衄,寒月更甚,口渴,咽喉边有痰核。脉之,右寸关洪滑,此肺经痰火症也。与前胡、秦艽、葛根、薄荷、石膏、天花粉、元参、贝母、山栀、甘草、白药子、桔梗、丹皮,四帖而衄止。夜与牛黄三清丸数粒噙之,鼻气即通利能嗅,噙未旬日全愈。

一妇人方妙龄,表虚易感风寒,致成鼻渊,流清涕不止,便觉头晕,两太阳常痛,且多喷嚏,脉之,两寸洪大,用秦艽、酒芩、桑白皮、马兜铃各八分,白芍一钱,滑石、石膏各二钱,枳壳、蔓荆子各五分,甘草三分,四帖而愈。

病鼻赤者,乃阳明胃经火上炎。一方只食盐一味,研细,每晨起撮少许擦齿,噙水荡漱,旋吐掌中,掬以洗面。行之月余,而鼻色复旧,且有益于齿。苏谈。

吴孚先治一人,患鼻渊十载,乃脾肺气虚下陷,须用补中益气汤,百剂方愈。不信,用白芷、防风、辛夷、川芎等味,病转甚。复求治,与前方百帖而痊。

丹溪治一中年人,右鼻管流浊且臭,脉弦小,右寸滑,左寸涩,灸上星、三里、合谷,次以酒芩二两,苍术、半夏各一两,辛夷、川芎、白芷、石膏、人参、葛根各五钱,分七帖服之全愈,乃痰郁火热之症也。《大还》。

一人鼻中流臭黄水,脑亦痛,名控脑痧,有虫食脑中。用丝瓜藤近根三五尺许,烧存性,为细末,酒调服即愈。又灸法,囟会、在鼻中直上,入发际二寸,再容豆是穴。通天,在囟会上一寸,两旁各一寸。灸七壮,随鼻左右灸。常见灸后去臭肉一块,从鼻中出,臭不可言而愈。

有人卒食,物从鼻中缩入脑中,介介痛不得出,以牛脂或羊脂,如指头大内鼻中,以鼻吸入。须臾脂消,物逐脂出也。《治法汇》。

孙文垣治从侄中叔,以暑月赴南雍,一日假出,索茶饮之,辄从左鼻逆流而出,入腹者十之三,治几一月,即粥饭亦多鼻出矣,服药渐加恶心,头晕肌削,四肢无力。诊毕,询医作何症,投何剂。曰:佥谓此疾,书所不载,治法无稽。或云胃火,或云诸逆上冲,皆属肝火。所用非黄连解毒,即三黄石膏,及诸苦寒之剂。自以多饮,火因酒动,理或为然,然竟无效。曰:治病贵辨经络之贯通,与脏腑之出入,岂拘拘徒守方书而已哉!经云:咽喉者,水谷之道路,气之所以上下者也。颃颡者,分气之所泄也。人之涕出不收者,颃颡不开也,此症亦类是耳。颃颡不开,故氧上而不下,会厌弱而不能掩其气喉。夫鼻干气喉相通,惟不掩故饮食逆从鼻窍而出。不见常人偶气逆,则饮食从喷嚏出乎?今右脉缓弱无力,气虚明矣。经云:形寒饮冷则伤肺。脾胃喜温而恶寒,因多服寒凉,所以恶心头晕肌削也。盖肺属金而主气,金气旺则收敛下降,气下降则饮食自不逆矣。六君子汤加辛夷、桑白皮、苡仁、沉香,一进而势缓,三进而止大半,七剂全安。

王执中母氏，久病鼻干，有冷气。问诸医者，医者亦不晓。但云疾病去自愈，既而病去亦不愈也。后因灸绝骨而渐愈。执中亦常患此，偶绝骨微疼而着艾，鼻干亦失去。初不知是灸绝骨之力，后阅《千金方》有此症，始知鼻干之去，因灸绝骨也。若鼻涕多，宜灸囟会、前顶。大人小儿之病，初无异焉。

许知可自停饮食已，必嚏，服枣膏丸而愈。《本事方》。

孙氏姑鼻不闻香臭有年矣，后因他病，友人缪仲淳为处方，每服用桑皮至七八钱，服久而鼻塞忽然通矣。

魏玉横曰：沈晋培年三十许，患鼻渊，黄浊如脓。时医以为风热上淫于脑，与薄荷、辛夷、川芎、苍耳、白芷、蔓荆古方，治之不效，反增左边头痛，所下涕亦惟左鼻孔多。就诊曰：此肝火上炎为患耳。与生熟地、杞子、沙参、麦冬，十余剂而愈。是症由伤风用力去涕而得者易愈。若因火盛而成，必由水亏而致。盖肝脉上络巅顶，督脉会脑为髓海，为龙火郁蒸，故脓浊腥秽，源源而下，有若渊然。久之，督脉之髓，亦随输泄，致成劳损者有之。医学自立斋以前，宋、元、明初诸公，未详肝肾之治。至国朝诸老，亦渐讲明，然多杂芪、术、桂、附，惟集灵膏一方最善，《治法汇》载之。但云吴中一医用之所向神效，是亦知其然而未知其所以然也。故守《兔园》一册，其覆𫗦多矣。

一瞽者徐姓，年三十来，鼻渊年余，医亦与辛散，服之觉反甚，遂坚守不药之戒，此古人心静自能消息病情，故不为庸所误。后遇予，教服集灵膏，十余帖而愈。

一费氏子，年二十余，亦患此症，时师与辛夷、苍耳、芎、芷、荆、薄之属，至百二十剂。后就诊于予，两手脉神气索然，告以不可治矣，果月余而殁。

《广笔记》曰：经云胆移热于脑，则为鼻渊。夫髓者，至精之物，为水之属。脑者，至阳之物，清气所居。今为浊气邪热所干，遂下臭浊之汁，是火能消物，脑有所伤也。治法先宜清肃上焦气道，继以镇坠心火，补养水源，此其大略耳。药多取夫辛凉者，辛为金而入肺，有清肃之义，故每用以引散上焦之邪，如薄荷、荆芥、甘菊、连翘、升麻、鼠粘子、天麻之属。镇坠心火，补养水源，如犀角、人参、天冬、麦冬、五味、朱砂、甘草、山药、生地、茯苓、丹皮之属，然须兼理肺肝。盖鼻乃肺窍，而为脑气宣通之路，又治乎上焦，而行清肃之令。胆为春升少阳之气，与厥阴为表里，而上属于脑。载人有云：胆与三焦寻火治。《内经》谓胆热由肝，义亦明矣。理肺用桑皮、鼠粘、桔梗、二冬、花粉、竹沥。清肝胆以柴胡、白芍、羚羊角、竹茹、枣仁、川芎。或者谓世人多用辛温辛热之药取效，此义何居？盖辛热甘温，多能宣通发散，故病之微者，亦能奏效。此从治劫法，非不易常经，明者察之。

口

张子和治相台监酒岳成之病疟，滑泄日夜不止，肠鸣而口疮，俗呼为心劳口疮，三年不愈。令以长流水同姜、枣煎，五苓散五七钱，空心使服之，以治其下，以宣黄连与白茯苓去皮，二味各等分为末，以白面糊为丸，食后温水下三五十丸，以治其上，百日而愈。作湿火治。

一男子病口疮数年，上至口，中至咽嗌，下至胃脘皆痛，不敢食热物。一涌一泄一汗，病去其九。次服黄连解毒汤，不旬日皆释。作实火治。

一男子年二十余，病口中气出臭如发厕，虽亲戚莫肯与对语。张曰：肺金本主腥，乃金为火所炼，火主焦臭，故如是也。久则成腐，腐者肾也，此热极则反兼水化也。病在上，宜涌之，先以茶调散涌之，去其七分。夜用舟车丸、浚川散下五行，比旦而断。呜呼！人有病口臭，而终其身者，世说以为肺系偏而与胃相通故臭，妄论也。

立斋治廷评曲汝为，口内如无皮状，或咽喉作痛，喜热饮食，此中气真寒而外虚热也，用加减八味丸而愈。虚寒。

一人胃弱痰盛，口舌生疮，服滚痰丸愈甚，反泻不止，恶食倦怠，此胃气被伤也。与香砂六君子汤，数剂少可。再以补中益气汤加半夏、茯苓而愈。

立斋治一男子口臭，牙龈赤烂，腿膝痿软，或用黄檗等药益甚，时或口咸，此肾经虚热，以六味丸悉愈。虚热。

孙文垣治汪东之，手谈过劳，口中生疮。凡进大苦大寒之剂，十余日疮益甚，延及于喉，药食难进。脉之，六部俱豁大无力。有专科欲敷口疳药，令以荆芥汤洗而引之，搅出稠涎二三碗倾于地。偶二鸡争啄之立毙，其毒如此，亦症之奇者。乃嘱其用药，只可吹入喉中，必俟喉全好，然后敷舌，舌好再敷口唇，毋得概敷。令毒无出路，反攻入喉，则误事矣。谓其父曰：此虚阳口疮也，非附子理中汤不可救。曰：疮乃热证，况上身已热，又天时酷暑，大热之剂，其敢进乎？曰：此阴盛格阳之症，误服寒凉激之，试探两足必冷，按之果然。遂与人参、白术各三钱，大附子、炮姜、炙甘草各一钱，水煎冷服。服后即酣睡达旦，次早能食粥半盏，足膝渐暖，药仍如旧。适散步午归，见举家号恸，曰：本热病误服热药，今舌肿大，塞满口中，不能言语，不可为矣。骇其骤变，再脉之，则六脉敛而有神，面色亦和，独舌胀大，心知为寒凉敷药所致也。乃诘之曰：今日可用敷药否？曰：已二次矣。令急取官桂研末五钱，以生姜自然汁调涂舌上，涂讫则涕泪流出，口内涎垂，舌顿消去，即令取粥与食，使压之，庶虚火不再升。盖舌满胀者,乃敷药寒凉,闭其毒气,毒无从出故耳。以桂调姜汁涂之,辛散之义也。

黄师文父病口疮,师文治之不愈,心讶之,乃密访诸婢,果其父尝昼同一婢子寝,明日疮作。师文即详其时节,明日即用其父所寝时,令其父净濯足,以其药贴脚心瘥。不外吴茱萸、生附子等药。《北窗灸輠》。

卢不远治李某,口舌生疮,几三年矣。脉浮细急数,按之空虚,而尺尤甚。用立斋虚火不归经法,以加减八味丸料,二剂即愈。

柴屿青治吴颖庵少廷尉甥闵,年三十,口舌生疮,下部泄泻,脉尺弱而无力,寸关豁大。此阴盛于下,逼阳于上。若用凉药清火,则有碍于脾;用燥药治脾,则有碍于舌。惟有引火归原之法,竟用附子理中汤冷饮,送八味丸三钱,两服顿愈。

光禄卿李瀛少夫人患口疮,医屡投清火寒凉之剂无效,更兼泄泻,饮食少思。始求治,按其右关微弱,知系胃虚谷少,复为寒凉损伤,致脾胃虚衰之火,被逼上炎,则为口疮,元藏虚寒,则为泄泻也。惟补其火散其寒,则火得所助,接引而退舍矣。方用人参、白术、附子、炮姜、炙甘草。李君畏不敢与服,逡巡数日,势益困勉。用前方连进数剂即安。盖口疮非止一端,有上焦实热,中焦虚寒,下焦阴火,各经传变所致,必须分别治之,不可执也。

陆养愚治姚明水,天禀素弱,脾肾两虚,幸能节养,兼服温补之剂,中年颇健啖,因无子置妾,遂患口疮,齿痛。初以凉膈散数钱,服之即愈。自后常发常服,至半年许满口腐烂,饮食不进。脉之,两寸浮数而微,关尺浮弱而涩。谓形虽有余,精仍不足,当严守禁忌,服滋补药,凉剂不可再投矣。用八物汤倍地黄,以峻补肾水,加桂、附各一分,引火归原,经谓折之不去,求其属以衰之是也。煎就凉服十剂,其患如失。

薛立斋治儒者刘允功,形体魁伟,冬日饮水,自喜壮实。薛曰:此阴虚也。不信。一日口舌生疮,或用寒凉之剂,肢体倦怠,发热恶寒,乃与六味地黄、补中益气而愈。

王肯堂治常熟严养翁相公,春秋高而求助于厚味补药,以致胃火久而益炽。服清胃散不效,加山栀、芩、连而益甚。以为凉之非也,疑其当补。闻王善用人参,因延诊而决之。才及门则口中秽气达于四室,向之欲哕,此正清胃散症也。独其热甚,当用从治。而既失之,今且欲从而不可矣,当求其属而衰之。用天冬、麦冬、生地、熟地、石斛、升麻、犀角、兰香之类,大剂投之,数日而臭已止矣。经云:诸病寒之而热者,取之阴,所谓求其属也。火衰于戌,故峻补其阴而热自已。后因不屏肉食,胃火复作,大便不利,目瞀耳鸣,不能自忍。杂进寒凉,时或利之,遂致不起。嗟乎!

苟知其热，凉之而已，则涂之人，皆可以为卢扁，何事医乎？《郁岗斋笔尘》。

邑侯许少微患口糜，王谓非干姜不能愈。许犹疑之，后竟从王言而愈。从子懋錞亦患此，甚危急，热甚惟欲饮冷水，王用人参、白术、干姜各二钱，茯苓、甘草各一钱，煎成冷服，数服乃已。噫！此岂可与拘方者道耶？

口疮无论新旧，遇夜卧时，将自己两睾丸，以手握紧，左右以手揉之三五十遍，每夜睡觉辄行之，愈于服药。苏谈。

立斋治一男子，口舌生疮，服凉药愈甚，治以理中汤而愈。又一男子，口舌生疮，饮食不甘，劳而愈甚，亦与前汤顿愈。

一男子口糜烂，服凉药愈甚，脉数而无力，以四物加酒炒栀、柏、元参，一剂顿退，四剂而痊。

一男子口舌生疮，脉浮而缓，饮补中益气汤加炮姜，更以桂末含之即愈。又一男子患之，劳而愈盛，以前药加附子三片，三剂即愈。丹溪云：口疮服凉药不愈者，此中焦气不足，虚火泛上无制，用理中汤，甚则加附子。

一妇人常口舌糜烂，颊赤唇干，眼涩作渴，脉数，按之则涩，此心肺壅热，伤于气血为患，名热劳症也。当多服滋阴养血药。彼欲速效，用败毒寒剂攻之，后变瘵症而殁。《妇人良方》云：妇人热劳者，由肺壅热，伤于气血，气血不调，脏腑壅滞，热毒内积，不得宣通之所致也。其候心神烦躁，颊赤头痛，眼涩唇干，四肢壮热，烦渴不止，口舌生疮，神思昏沉，嗜卧少寐，饮食无味，举体酸疼，或时心怔，或时盗汗。肌肤日渐消瘦，故名热劳也。

焦秀才病口苦，罗谦甫制龙胆泻肝汤，治之得效。经云：有病口苦，名曰胆瘅。乃肝主谋虑，胆主决断，为清净之府，肝取决于胆，胆或不决，为之恚怒，怒则气逆，胆汁上溢，故口苦，或热盛使然也。《宝鉴》。

罗谦甫治梁齐民，膏粱多饮，因劳心过度，肺金有伤，以致气出腥臭，涕唾稠粘，咽嗌不利，口舌干燥，以加减泻白散主之。《难经》云：心主五臭，入肺为腥臭，此其一也。因大饮大热之气所伤，从心火刑于肺金。以桑皮、地骨皮苦微寒，降肺中伏火，而补气为君；以黄芩、知母苦寒治气腥臭，清利肺气为臣。肺欲收，急食酸以收之，五味子酸温，以收肺气，麦冬甘寒，治涕唾稠粘，口苦干燥为佐；桔梗辛温，体轻浮，治痰逆，利咽膈为使。服数剂而愈。

尤在泾曰：王肯堂治许少薇口糜，谓非干姜不愈，卒如其言。又从子懋锆亦患此，势甚危急，欲饮冷水，与人参、白术、干姜各二钱，茯苓、甘草各一钱，煎成冷饮，日数服乃已。盖土湿则火敛，人多不能知此。所以然者，胃虚食少，肾水之气逆而乘之，则为寒中。脾胃虚衰之火，被迫上炎，作为口疮。其症饮食少思，大便不实，或手足逆冷，肚腹作痛是也。

唇

李大富而极鄙吝，唇生肉须一尺长，痛不可忍。或云用刀，或云用药。邻有金先生者，曰：我能治，须讲定谢金方医。众亲友讲以十两为谢。金用末药一匕，炉中烧烟熏之，即落去一寸。袖手索谢，李先付一两。五日已好，及讲完前约，乃坚不与矣。金笑曰：逆知其然也，明年必发，即百金不用药。后果发，遂死焉。扁鹊谓重财者，为六不治之一。见《续金陵琐事》。

晋魏咏之，生而兔缺，有善相者谓之曰：卿当富贵。年十八，闻荆州刺史殷仲堪帐下有名医能疗之，贫无行装，谓家人曰：残丑如此，用活何为？遂赍数斛米西上，以投仲堪。既至，造门自通，仲堪与语，嘉其盛意，召医视之。医曰：可割而补之，但须百日进粥，不得笑语。咏之曰：半生不语，而有半生，亦当疗之，况百日耶。仲堪于是处之别室，令医善疗之，遂闭口不语，惟食薄粥，百日而瘥。《槎庵小乘》。

薛立斋治一妇人，怀抱久郁，患茧唇。杂治消痰降火，虚症悉具，盗汗如雨。此气血虚而有热也，用当归六黄汤，内黄芩、连、柏，俱炒黑，二剂而盗汗顿止。仍用归脾汤、八珍散兼服，元气渐复。更以逍遥散加归脾汤间服，百余剂唇亦瘥。

一妇人唇裂内热二年矣，每作服寒凉之剂，时出血水，益增他症。此胃火伤血，而药伤元气也，用加味清胃散而愈。后因怒，唇口肿胀，寒热作呕。此属肝木乘脾土，用小柴胡加山栀、茯苓、桔梗，诸症顿愈。复以加味逍遥散，调补元气而愈。

一妇人生育多胎，月经不调，两足发热。至年余而身亦热，劳则足腿酸疼。又年余，唇肿裂痛。又半年，唇裂出血，形体瘦倦，饮食无味，月水不通，唇下肿如黑枣。此肝脾血虚火盛也，彼不信，用通经药而殁。

一妇人忿怒而唇肿，或用消毒之药，唇肿出血年余矣。此肝木克脾土而血伤也，须养脾胃，滋化源为主。彼执用前药，反进蚀，状如翻花瘤而殁。

一妇人怀抱久郁，或时胃口嘈辣，胸膈不利，月水不调，晡热食少，体倦唇肿，已年余矣。此脾经郁火伤血，用归脾汤加姜汁炒黄连、山栀，少佐吴茱萸，嘈辣顿去，饮食稍进。乃去黄连，加贝母、远志，胸膈通利，饮食如常。又用加味逍遥散、归脾汤间服百余剂，月水调而唇肿愈。

州守刘克新患茧唇，时出血水，内热口干，吐痰体瘦，肾虚之症悉具，用济阴地黄丸，年许而愈。

一儒者因劳役感暑，唇生疮，或用四物汤加知、柏之类而愈。后复作，彼仍用前药益甚,腹中阴冷,乃用补中益气汤加茯苓、半夏,治之而愈。

一男子素善怒,唇肿胀,服清胃等药,时出血水,形体骨立。用补中益气汤加半夏、茯苓、桔梗,月余唇肿渐消,元气渐复。又以四物加柴胡、炒栀、丹皮、升麻、甘草,数剂乃去栀,加参、术而愈。

一男子内热作渴,咳唾痰涎,大便干涩,自喜壮实。此脾肾阴亏,阳旺之症,当壮水之主。不信,自服二陈、芩、连之类,次年下唇渐肿,小便赤涩。执守前药,唇出血,大便黑块,小便淋沥。再求治,曰:大便黑结,小便淋沥,肝肾败也,唇口肿白,脾气败也。辞不赴,竟殁。

齿

元亨在大圣中结道友登岳顶,至明皇馆故址,得断碑数行,仿佛有古文,洗涤之,得歌一首,曰:猪牙皂角及生姜,犀角升麻蜀地黄。木律旱莲槐角子,细辛荷叶要相当。青盐等分同烧煅,研细将来使最良。揩齿固牙髭鬓黑,谁知世上有仙方。荷叶下注云,蕲荷叶心子也。因录以归。朝之名卿巨公,皆依之修用,其效响应。《皇朝类苑》。

朱端章云:余被檄任淮西幕府时,牙疼大作,一刀镊入,以草药一捻,汤泡少时,以手蘸汤挹痛处即定。因求其方用之治人多效,乃皱面地菘草也。俗人讹为地葱,沈存中《笔谈》专辨地菘,其子名鹤虱,正此物也。钱季诚方用鹤虱一枚,擢置齿中。高监方,以鹤虱煎米醋漱口。或用防风、鹤虱煎水噙漱,及研草塞痛处,皆有效。《本草纲目》。

周密《志雅堂杂抄》治齿痛肿云:用黑豆以酒煮汁,漱之立愈。王修竹云:其阁中尝用验。

仙人郑思远常骑虎,故人许隐齿痛求治。郑曰:虎须及热插齿即愈。拔数茎与之。《医说》。

泽州李继之忽病牙痛,皱眉不语。栾景先见之曰:何不乐也?曰:牙痛。栾曰:曾记戴人云,阳明经热有余也,宜大下之。乃付舟车丸七十粒,服毕,遇数知交留饮,强饮热酒数杯,药为热酒所发,尽吐之,吐毕而痛止。李大笑曰:戴人神仙也。不三五日又痛,再服前药百余粒,大下数行乃愈。《儒门事亲》。

姚应凤视一人唇有红痣,无他病苦,乃谓之曰:此齿苽,三年必死。其人怒不应,三年齿溃,诣求救。谢曰:君天谴也,不能过期矣。果殁。《钱塘县志》。

龚子才治一人,齿浮作痛,耳面黧色,口干作渴,日晡则剧,此脾虚弱也。用补中益气汤、加减八味丸而痊。

一男子每足发热,牙即浮肿。此足三阴虚火,用加减八味丸而不复作。

李小园患满口牙齿疼痛,溃烂动摇,饮食不下,乃牙疳也,诸医不效。忽遇道人传一方,用川椒炒一钱五分,铜青一钱,硼砂一钱,三味为末,每少许擦患处,流涎立瘥。

易思兰治一人,患齿病,每有房劳,齿即俱长,痛不可忍,热汤凉水俱不得入。凡有恼怒,痛亦如之。十年前尚轻,十年后殊甚,每发必三五日,呻吟极楚,竟绝欲。服补肾丸、清胃饮俱不效。一日疾作,七日不饮食。诊其脉,上二部俱得本体,惟二尺洪数有力,此肾经火邪太盛也。以滋肾饮饵之,且漱且咽下二盏,随觉丹田热气升上,自咽而出。复进二盏,其痛顿止,齿即可叩,永不再作。其方:黄檗三钱,青盐一钱,升麻一钱,水五碗煎汤,频漱之咽下。其人问曰:吾病齿二十年,试药不下百余,皆未效,君用三味而奏功,何也?曰:齿属肾,诸痛属火,今诊得脉洪数有力,愈按愈坚。盖沉濡而滑者,肾脉也;洪数有力者,心脉也。肾脉不沉濡而洪数,是所不胜者,侮其所胜。乃妻入乘夫,肾经中已有火邪矣。如遇房劳,则相火一动,邪火上冲,故齿长而痛也。又肾者肝之母,肝者肾之子,肝主怒,怒气一发,则子益母气,木来生火,而火愈炽矣,齿岂不长而痛乎?其用清胃饮者,以牙龈属阳明胃也。此惟胃脉洪数者为宜,今胃脉平和,是胃无恙,用清胃饮何益也?非惟无益,且寒凉伤胃,反饮食不进矣。又肾主骨,齿乃骨余,肾经火盛,致令齿长。复用补阴丸治之,中有干姜等热药,以火济火,其痛愈甚。故用黄檗为君,以滋肾水,泄肾火,青盐为之引,升麻升出肾经火邪。药一入口,便觉丹田火热上升,自咽而出。肾脏一清,齿自安矣,何必清胃补肾哉。

俞东扶曰:此案医理讲得最精,由于脉象认得的真,而更运以巧思,斯发无不中矣。清胃散之庸,诚不足责。即泛用滋阴药,亦难应手。只此三味,诠解甚明,信乎缺一味不可,多一味不必也。余乡有患齿痛数年,诸药不效者,叶天士用山萸肉、五味子、女贞子、旱莲草各三钱,牛膝、青盐各一钱而全愈。此取酸咸下降,引肾经之火归宿肾经,可与易公方并垂不朽。雄按:谢再华室患上龈右痛,匝月益剧,四昼夜不能合目,浑身肉颤足冷,面红舌赤无津。余视之,患处不肿,脉软无神,气冲觉冷,乃肝火为患也。以盐汤送下滋肾丸三钱,一睡而愈。

吕东庄治许开甕,病齿上龈从耳根痛起,便苦楚不可耐。医用平胃降火药,日增剧。诊之,关滞而尺衰,授方以熟地为君,杜仲为臣,女贞子、甘草、黄檗、山药、山萸为佐。其尊人青臣,举以问医曰:此方何如?医曰:大谬,不可服。问其谬状,曰:

齿病为阳明之火，与肾何干？而俱用补肾药耶？青臣曰：果尔，则吾知此方之妙矣，乃更邀往视。吕曰：病见于上，而治当从下起，此有步骤，不可责速效也。仍用前药数剂，继用人参、白术、茯神、甘草、白芍、枣仁、远志、当归、黄芪、丹皮，数剂痛已减而未去也。诊其两尺已应，右关以上皆平和，惟左关尚郁塞。口：今当为君立除之，遂用补中益气汤和龙胆草即愈。后小发，复加减前方愈之。因嘱之曰：此虽小疾，而其根在下，当谨调摄，毋使频发也。

孙文垣治昆池内人，患牙痛，一晚晕厥三次，次日两腮红肿，痛不可支，且洒淅恶寒，寝食以废。与清胃汤加石膏为君，白芷为臣，连翘为佐，北细辛为使，服之痛如失。外以明矾为末，大五倍子一枚，入矾满之，炭火炙，以矾红炙为末，不时擦牙，痛处立止。此方多效。

孙蠖斋因食鸡嚼骨，迸碎其齿，出血至晕。自后遇鸡鸣时，辄痛不可忍，余时则否。凡燕会遇鸡汤羹则痛发，即不染指，痛亦然。如是数年，其家禁不畜鸡。亲旧欲招之者，必先戒厨人弗用也。后有人教食黄鼠狼，家人乃设法捕得一头，烹而进之。孙以其物异，心恶之，强饮汤数呷，尔后遇鸡辄啖如常，了无所苦矣。新案。

文潞公方，治牙齿风热上攻肿痛。独活、地黄各三钱为末，每服三钱，水一盏煎，和滓温服，卧时再用。本草。

薛立斋治毛宗伯齿痛，胃脉无力，用补中益气加生地、丹皮，治之而愈。

杨考功齿动作渴，属脾胃虚弱，阴火炽甚，用补中益气加炒黑黄檗，四剂，又服加减八味丸，诸症顿愈。

王侍御齿摇龈露，喜冷饮食，此胃经湿热。先用承气汤以退其火，又用清胃散以调理而齿固，继用六味丸以补肾而痊。

一男子晡热内热，牙痛龈溃，常取小虫，此足三阴虚火，足阳明经湿热。先用桃仁承气汤二剂，又用六味丸而愈。

茯苓、石膏、龙骨各一两，寒水石二两半，白芷半两，石燕子大者一枚，小者一双，末之，早晚揩牙。繁峙王文汉卿得此方于鳞抚折守，折守得于国初洛阳帅李成。折年逾九十，牙齿都不疏豁，亦无风虫。王公今九十，食肉尚能齿决之。信此方之神也。《续夷坚志》。

薛立斋治一妇人，因怒齿痛，寒热作呕，用清胃等药益甚，此肝火伤胃，寒药复伤故也。用六君子加白芍、柴胡、山栀而愈。

一妇人发热齿痛，日晡益甚，月水不调。此脾经血虚，用逍遥散加升麻寻愈。后因怒复痛，仍以前药加川芎而痊。

一妇人胃中嘈辣，甚则热痛，后患齿动，此胃中痰火也。用二陈加芩、连，下越鞠丸而瘳。

一妇人因怒牙痛,寒热。此肝火侮脾土,用小柴胡加芎、归、苓、术、山栀而疼痛止,用加味逍遥散而寒热退。

一妇人每产后,齿龈动摇皆痛,逾月乃止,此气血虚动也。后复怀妊临月,与十全大补汤二剂,令产后煎服,其齿不动如故。

廷尉张中梁齿动摇,用安肾丸。考功杨仲玉齿动,用补中益气汤。侍御王济川齿摇龈露,用承气汤。文选郑伯兴齿脑痛,用羌活附子汤。颜金宪齿痛,用凉膈散。郭职方过饮,用清胃散。党吏部风热,用犀角升麻汤。朱工部血气虚,用十全大补汤。沈大尹头脑齿痛头重,手足厥冷,此风寒入脑,用麻黄附子细辛汤。并愈。

一男子齿痛,脉数实而便秘,用防风通圣散即愈。

一男子齿痛,胃脉数而有力,以清胃散加石膏、荆、防,二剂而痊。

一男子齿痛甚,胃脉数实,以承气汤一剂即止。

一男子齿痛,脉浮无力,以补中益气汤加黄连、生地、石膏,治之不复作。

一老人齿痛,午后即发,至晚尤甚,胃脉数而实,以凉膈散加荆、防、石膏。

王教授云:有老妇人旧患牙疼,人教将两手大指交叉,以大指头尽处为穴,灸七壮,永不疼。恐是外关穴也,穴本手少阳,去腕后二寸陷中。泉州一梢子妻,旧亦苦牙疼,人为灸手外踝穴近前些子,遂永不疼。但不知《千金》所谓足外踝耶?手外踝耶?识者当辨之。《百乙方》。

辛帅旧患伤寒方愈,食青梅已而牙疼甚,有道人为之灸屈手大指本节后陷中,灸三壮。初灸觉病牙痒,再灸觉牙有声,三壮疼止,今二十年矣。恐阳溪穴也。铜人云:此穴治齿痛,手阳明脉入齿缝中,左疼灸右,右疼灸左,效。同上。

昔率为乐清主簿者,蛀牙疼不可忍,号呼之声,彻于四邻,用药不效。有丐者献一方,用之即安。以汉椒为末,及巴豆一粒,同研成膏,饭为丸如绿豆大,以绵裹安在蛀牙孔处立效。同上。

马敏叔说:一村媪苦牙痛,百药不效。用丝瓜儿,俗呼为磨萝,烧灰存性,为细末,擦痛处立止。同上。

香白芷,太平州道地者,不拘多少;朱砂一分。白芷并另研。上为细末,入朱砂拌匀,炼蜜如樱桃大。每用一丸,擦痛立止。庐州郭医传云:渠亲曾累取效,尽胜他药。此药乃濠梁一村妇人,以医治帅母夫人者。仓卒不用朱砂及蜜亦可,其功只在香白芷耳。赵从简府判,所用只白芷、细辛二味等分,亦每作效。同上。

李莫安抚女子退齿,逾年不生,甚以为挠,因过平江会李亮卿语之。李云:予有一方,已经试验,用之一月齿遂生。用雌乌鸡、雄乌鸡粪、以二鸡各畜之。旧鞋底。麻底尤佳。上三物等分，烧灰存性，研细入麝香少许，同研敷于齿龈。同上。

立斋治党吏部，颊腮肿焮至牙龈，右关脉数，此胃经风热上攻也，以犀角升麻汤治之而消。

郭职方齿肿，焮至颊腮，素善饮，治以清胃散，数剂而愈。一男子患齿痛，服清胃散不应，服凉膈散而愈盛，予用补胃丸治之而愈。

固齿方：取老鼠头骨、牙，同盐煅存性，研细以擦动牙，即坚固不摇。

来天培治一妇人，五旬患齿痛连脑，两颊赤肿，恶寒发热，脉细而涩，此肝脾郁结为患。治以逍遥散加熟地、石膏、荆穗、杞子，一剂而肿痛减，再剂而诸症释然。

脱　颔

罗太无治一人，伸颈而颊车蹉，但开不能合，以酒饮之令大醉，睡中吹皂角末搐其鼻，嚏透即自正矣。《医学纲目》。

龚子才治一人，因怒气大叫，下颔脱落，任掇不上，众莫措手。令以乌梅槌饼，塞于两腮至牙尽头控处，张口流涎，须臾随手掇上。

张三锡治一妇人，错下颔。古谓脱金钩，两手脉弱，用八珍汤加升、柴遂全愈。先用手法拿上，正骨科当知。

雄按：余治一人，以大剂熟地、柏、杞、龙眼肉而愈。

卷十八

舌

张子和治南邻朱老翁，年六十余岁，身热，数日不已，舌根肿起，和舌尖亦肿，肿至满口，比原舌大二倍。一外科以燔针刺其舌两旁下廉泉穴，病势转凶，将至颠蹶。张曰：血实者宜决之。以针磨令锋极尖，轻砭之，日砭八九次，血出约一二盏。如此者三次，渐而血少痛减肿消。夫舌者，心之外候也，心主血，故血出则愈。又曰：诸痛痒疮疡，皆属心火，燔针艾火，是何义也？

元顺帝之长公主驸马刚噶勒藏庆王，因坠马得一奇疾，两眼黑睛俱无，而舌出至胸，诸医罔知所措。广惠司卿聂济尔，乃伊啰勒琨人也，尝识此症，遂剪去之。顷间复生一舌，亦剪之。又于真舌两边各去一指许，却涂以药而愈。《辍耕录》。

宋度宗欲赏花，一夜忽舌肿满口，蔡御医用蒲黄、干姜末等分，干掺而愈。盖舌乃心之外候，而手厥阴相火，乃心之臣使。蒲黄活血凉血，得干姜，是阴阳相济也。芝隐方本《本草纲目》。

《仙传外科》云：有人偶含刀在口，割舌已垂未断，一人用鸡子白皮袋之，掺止血药于舌根，以蜡化蜜调冲，和膏敷鸡子皮上。三日接住，乃去皮，只用蜜蜡勤敷，七日全安。若无速效，以金创药参治之。用鸡子白皮，但取其软而薄，护舌而透药也。《本草纲目》。

凌汉章治一男子，病后舌吐。凌兄亦知医，谓曰：此病后近女色太早也。舌者心之苗，肾水竭，不能制心火，病在阴虚，其穴在左股太阳，是当以阴攻阳。凌曰：然。如其穴针之，舌吐如故。凌曰：此知泻而不知补也。补数剂，舌渐复故。《明史》。

何首庸治前锋赖将军，舌本肿，出不能缩。何曰：心气亟热也，倘久则饮食不下死矣。炙饮器灼之，肿消，再投以汤剂立愈。《云南通志》。

龚子才治一人舌肿，舒出口外。舌者心之苗，又脾之经络连舌本，散舌下，其热当责诸心脾二经，经所谓热胜则肿也。用萆麻子去壳，纸裹捶出油透纸，作烧捻烟熏之，内服清利心脾之剂而愈。不外益元合导赤。

一人舌青黑有刺，乃热剧也。欲以舌贴土壁上稍可。良由思虑过度，怒气所得。为制一方，名清心散，服之即效。赤茯苓、枣仁、麦冬、胡麻仁、黄连各一钱，远志五分，木通、连翘各八分，甘草三分，清水煎。

一膏粱之人患舌肿，敷服皆消肿之药，舌肿势急。与刺舌尖及两旁，出紫血杯许，肿消。二更服犀角地黄汤二剂，翌早复肿胀。仍刺去紫血杯许，亦消一二。仍服前汤，良久舌大肿，又刺去黑血二杯许，肿渐消。忽寒热作呕，头痛作晕，脉浮洪而数，此邪虽去而元气愈伤。与补中益气倍参、芪、归、术，四剂而安，又数剂而愈。

郑秋官过饮，舌本强肿，语言不清。此脾虚湿热，用补中益气加神曲、麦芽、干葛、泽泻而愈。

柴屿青治满少司农讳兆惠，内阁侍读，同在军机处值宿，患重舌肿痛。问曰：曾服通经散泻火，而病不除，何也？答曰：火有诸经，岂可混治诛伐无过？幸汝年少，未至大害。诊其右关洪实，胃火特甚。时已薄暮，清胃散一服，而次早霍然。

薛立斋治一妇人，善怒，舌痛烦热。或用降火化痰药，前症益甚，两胁作胀。又服流气饮，肚腹亦胀，经行不止。此肝虚不能藏血，脾虚不能摄血，而前药复伤也。用加味归脾汤加五味子而愈。

学士吴北川，过饮痰壅，舌本强硬，服降火化痰药，痰气益甚，肢体不遂。薛作脾虚湿热治之而愈。

二守韩宗器，不慎起居，舌胀如菌，痰涌便秘，服芩、连、二陈之类，脉浮而数，欲针出血。薛谓此足三阴亏损之症，且有形而不痛者，阳之类也。法当峻补其阴，毋损其血，况虚浮之脉乎？遂朝补脾肺，夕滋肾肝而愈。后因大劳，面目俱赤，遍身瘙痒。时已仲冬，曰：大热而甚，寒之不寒，是无水也。乃用制火壮水之剂而愈。

摇城金允文，舌胀吐痰，反服降火化痰，针刺出血，便秘痰甚。诊之，左尺关洪数，右寸关弦数，用滋肾水、生肝血、益脾胃之剂，诸症少愈。因近火，头面赤，身痒，六脉弦数。薛谓：此水竭火升之象，难免于春二月矣。于次年清明日果卒。

大尹王汝邻，两足发热，吐痰如涌，左尺数而无力。此足三阴虚，彼反服四物、二陈、知、柏之类，喉舌作痛。又服清热败毒之剂，其舌如赤桃，脉洪数而无力。此脾肺弱，肾经亏甚，虚火上炎，水泛而为痰也。当滋化源以生肾水，遂用补中益气汤、六味地黄丸而愈。

李莫安抚内子，夜半忽不能言，烛之乃舌下生一舌。急取《外台》一方，用新真蒲黄，罗细末敷之。如此五七次即愈，须吐去再敷。《百乙方》。

有人自行被颠，穿断舌心，血出不止。以米醋，用鸡翎刷所断处，其血即止。仍用真蒲、杏仁去皮尖、硼砂少许，研为细末，炼蜜调药，稀稠得所，噙化而安。《得效方》。

冯楚瞻治李工部，一日忽发热，牙床肿烂，舌起大泡，白胎甚厚，疼痛难忍。或用清解之药，口舌肿烂益甚，数夜不寐，精神恍惚，狼狈不堪。其脉两关尺甚微，惟两寸稍洪耳。曰：龙雷之火，亦能焚草木，岂必实热，方使口舌生疮乎？盖脾元中气衰弱，不能按纳下焦，阴火得以上乘，奔溃肿烂。若一清胃，中气愈衰，阴火愈炽。急为温中下二焦，使火有所接引而退舍矣。乃用白术八钱，炮姜三钱，温中为君；炒麦冬三钱，清上为臣；牛膝三钱，五味一钱，下降敛纳为佐；附子一钱五分，直暖丹田为使。如是数剂，精神渐复，肿者消而溃者愈矣。未选入。

一人无故舌缩，不能言，用芥菜子研末，醋调敷颈项下，即能言。服清脾降火等汤，再用紫雪冰片散，吹之而安。

钱国宾治板桥李氏仆刘二，与租房之妇私，年余不收其租。一日，主人算账无抵，刘二坐逼，妇恨将刘舌咬下二寸。延视，根肿满，汤水不下。制金疮药，用败龟板烧烟带黑色一两，血竭一钱，冰片三分，共末掺上，血痛俱止，肿尚未消。其人昏昏不省，梦关帝示以半红半白鸡豆大药一粒，用无根水吞，汝即生矣。惊觉难言，讨笔书。众人方知自是其肿渐消，可灌饮汤，至于薄粥。其舌长完，比前大小一样，日服参芪归术汤愈。

蒋仲芳治一同学，年二十余，患腮肿。医以清凉散火之剂，不一夜舌忽肿塞口，命在须臾，叩门求救。诊其脉微细而数，大便四五日不行矣。微数虽属虚火，而便结又已属实。乃用百草霜吹舌上，内用酒蒸大黄五钱，肉桂一钱，引火下行，一剂而愈。

咽　　喉

李王公主患喉痛数日，肿痛，饮食不下。才召到医官，言须针刀开口，方得溃破。公主闻用针刀，哭不肯治，痛逼水谷不入。忽有一草泽医曰：某不使刀针，只用笔头蘸药痈上，霎时便溃。公主喜，遂令召之。方两次上药，遂溃出脓血一盏余，便觉痛减，两日疮无事。今传其方：医云乃以针系笔心中，轻轻画破肿处，乃溃散耳。《名医录》。此与旧案苑九思法同。凡喉病当用针者，此法甚妙，故首录之。

元祐五年，自春至秋，祁黄二郡人患急喉痹，十死八九，速者半日、一日而死。黄州推官潘昌言，得黑龙膏方，救活数千人。其方治九种喉痹，用大皂角四十梃，切，水三斗，浸一夜，煎至一斗半，入人参末半两，甘草末一两，煎至五升去渣，入无灰酒一升，釜煤二匙，煎如饧，入瓶封埋地中一夜。每用温酒化下一匙，或扫入喉内。取恶涎尽为度，后嚼甘草数片。《本草纲目》。

孙兆治文潞公，一日喉肿，翰林咽喉科治之，经三日愈甚。上召孙治之，孙曰：须得相公判笔一管，去笔头，水沾笔点入喉便愈。孙随手便刺，相公昏仆，不省人事，左右皆惊愕流汗。孙曰：非我不救相公。须臾更呕出脓升余，旬余乃平复如故。见上，上喜曰：孙兆良医，甚有手段。即前草泽医针法。

孙押班治都知潘元从喉闭，孙以药半钱吹入喉中，少顷吐出脓血立愈。潘诣孙谢曰：大急之患，非公不能救，救人之急，非药不能疗。赠金百两，愿求方，以济非常之急。孙曰：用猪牙皂角、白矾、黄连各等分，置新瓦上焙干为末。即授以方，不受所赠。《万病回春》。其方已见旧案。

窦材治一人患喉痹，痰气上攻，咽喉肿塞，灸天突五十壮，即可进粥，服姜附汤一剂即愈。此治肺也。

一人患喉痹，颐颔粗肿，粥药不下，四肢逆冷，六脉沉细，急灸关元穴二百壮，四肢方暖，六脉渐生。但咽喉尚肿，仍令服黄药子散，吐出稠痰一合乃愈。此治肾也。

一人患喉痹，六脉细，为灸关元二百壮，六脉渐生。一医曰：此乃热证，复以火攻，是抱薪救火也。遂进凉药一剂，六脉复沉，咽中更肿。医计穷，用尖刀于肿处刺之，出血一杯而愈。盖此症忌用凉药，痰见寒则凝，故用刀出其肺血，而肿亦随消也。

张子和治一妇人，病咽喉肿塞，浆粥不下，数日肿不退。药既难下，针亦无效。以当归、荆芥、甘草，煎使热漱之，以冷水拔其两手。不及五六日，痛减肿消，饮食如故。咽喉之病甚急，不可妄下针药。

楼全善治一男子喉痹，于大溪疑即太溪。穴，刺出黑血半盏而愈。由是言之，喉痹以恶血不散故也。凡治此疾，暴者必先发散。发散不愈，次取痰。不愈，又次取污血也。

薛立斋治一妇人，咽间作痛，旬余突肿如赤杨梅状，两月后始溃而不敛，遍身筋骨亦痛，诸药不应。此时行杨梅疮也。先以土萆薢汤，数剂而敛。更以四物汤，倍加土茯苓、黄芪，二十余剂，诸症悉愈。

薛立斋治甫田史侍卫，患喉痹，以防风通圣投之，肿不能咽。此症须针乃可，奈牙关已闭，遂刺少商穴出血，口即开。更以胆矾吹患处，吐痰一二碗许，仍投前药而愈。常见患此病者，畏针不刺多毙。此笔头藏针之法，为至妙也。少商穴在手大指内侧，去爪甲角韭叶许。

薛立斋治于县尹喉痹，肿痛寒热。此手少阴心火，足少阴相火，二经为病，其症最恶,惟刺患处,出血为上。因彼畏针,先以凉膈散服之,药从鼻出,急乃愿刺,则牙关已紧,不可刺,遂刺少商二穴,以手勒去黑血,口即开。乃刺喉间,治以前药,及金锁匙吹之,顿退。又以人参败毒散加芩、连、元参、牛蒡,四剂而平。经曰:火郁发之。发谓发汗,出血乃发汗之一端也。凉膈散:连翘、大黄、芒硝、甘草、黄芩、薄荷、栀子。

廷评张汝翰患喉痛,日晡益甚。此气血虚而有热,用八珍汤而愈。后每入房,发热头痛,用补中益气汤加麦冬、五味,及六味丸常服,后不复作。

一儒者,三场毕,忽咽喉肿闭,不省人事,喘促痰涌,汗出如水,肢体痿软,脉浮大而数,此饮食劳役无度,虚火上炎。用补中益气加肉桂,一剂顿苏。上盛下虚者,此方未可轻用。

李通判咽喉肿痛,口舌生疮,此上焦风热。先用荆防败毒散二剂,喉痰渐愈。又以元参升麻汤,口舌遂愈。

孙文垣治侄妇,下午喉肿,近来痰多晕厥,一日二三发,头痛面赤。素未生育,左脉弦大,右寸关滑大有力。以荆芥、薄荷、甘草、桔梗、元参、僵蚕、柴胡、枳壳、竹茹、贝母水煎,连进二剂,其夜得睡。惟背胀怔忡,痰犹不清,面多热,用黄芩、枳壳、甘草、桑白皮、地骨皮、天花粉、元参、前胡、半夏曲、橘红、山栀,调养而安。

张景岳治王蓬雀,年出三旬,患喉痹十余日,头面浮大,喉头粗极,气急声哑,咽肿口疮,痛楚之甚。一婢倚背,坐而不卧者累日矣。察其脉,则细数弱微之甚。问其言,则声微似不能振者。所服皆芩、连、栀、柏之类。此盖伤阴而起,复为寒凉所逼,致寒甚于下,格阳于上,水饮难入,而尤畏烦热。张曰:危哉,少迟半日,必不救矣。遂与镇阴煎,以凉水顿冷,徐徐使咽之,一服头颈肿痛尽消。继用五福饮之类,数剂而起。

来宅妇年近三旬,因患虚损,更兼喉癣疼痛,多医罔效,脉数而无力,大便溏泻。所服皆清火退热之剂,而喉愈痛。知其本非实火,多用寒凉,肚腹复不实,亦格阳之类也。以理阴煎及大补元煎之类,出入间用,不半月而喉痛减,不半年而疾全愈。

景岳在燕都,尝见一女子,年及笄,于仲秋时,无病而喉窍紧涩,息难出入,不半日紧涩愈甚。诊其脉,无火也。问其喉,无肿无痛也。面清目瞪,不能语,其声之细如针,息之窘如线,伸颈挣命,不堪之状,甚可怜也。据证候绝非外症,能以左归合生脉投之,尚可生。心疑之,不得其解。意谓风邪闭塞喉窍,非辛温不解散,遂以二陈汤加生姜,噫!下愚之俗工也。毫忽无效。意欲用独参汤,以救其肺。叶天士曰:若肺气竭绝,必自汗气喘。此是闭塞关窍不通而死,用人参则愈闭其气,焉得不死?景岳立言,害人不浅。然见其势危若此,恐滋谤怨,终亦未敢下手。他医见之,亦束手而已,此辈宁可效耶?竟一日夜而殁。后又一人亦如此而毙。若此二人者，至今莫识其所以病此，终身之疑窦，殊自愧也。然意其必肺气竭绝而然，倘再值此，恐非独参汤决不能救。笔之以俟后之君子。

按：丹溪云，咽喉肿痛，有阴虚阳气飞越，痰结在上，脉必浮大，重取必涩，去死为近，宜人参一味浓煎，细细饮之。如作实症治之，祸如反掌。观此，丹溪之学，何可薄哉？传忠录之言，九原有知，宜滋愧矣。

叶天士曰：锁喉风，杜撰立名也。病有闭症、脱症。闭症者，气道闭塞，关窍不通而死；脱症者，大汗大吐大泻，虚脱而死。闭症当以开通关窍为急，脱症当以补虚收敛为要。即如此女之病，乃闭症也。夫女子善怀，性执抑郁者多。年已及笄，未免有难出诸口者。愤懑抑郁，肝气不得疏泄，决非一日。交秋令则肝气愈敛，或食生冷，或受寒凉，郁遏肝气。肝性促急，触而暴发，上干心肺之窍，口不能言，无肿无痛，见面色之青者，知其为肝病也。经云：暴病暴死，皆属于火。火郁于内，不能外达，故似寒证。关窍闭塞，经络不通，脉道不行，多见沉滞无火之脉。此时治法，惟用紫金丹，以淡姜汤磨灌，则关隘必开，因内有麝香通窍也，开口之后，然后用二陈加石菖蒲、郁金、枳壳、香附之类降之。视为脱症用参，此雪上加霜耳。凡治难明之症，必有至理焉，故不得不为之细辨。景岳自恃绝世聪明，毁谤前贤，今遇此等症，束手无策，毫无见识，而竟以独参汤议补，何得谓之明理乎？余在新场镇闵介申家，彼一仆妇，在闵若舟家为乳母，年满归家，适届中秋往彼候安，因食梨藕生冷，一时喉间锁定，不能出声，不知痛痒，手足冰冷，面色白而青，脉息沉伏，药不能进，余以前法治之而安。盖因郁怒，又食生冷而起也。又裁衣费姓之女，年已二十外未嫁，忽然仆倒，手足冰，面色青，无痰声，不开口，脉息伏，亦用紫金丹，开口进药而愈。如此症者甚多，凡遇不开口，无痛楚，忽然而起者，先以开导关隘为第一著。语言得出，可以得生。若认为虚，妄用人参，无有不死者。附太乙紫金丹方：山慈姑、川文蛤各二两，红芽大戟、白檀香、苏合油各一两五钱，千金紫霜一两，飞净明雄黄、琥珀各五钱，冰片、麝香各三钱。上十一味，各研极细末，再合研匀，浓糯米饮杵丸如绿豆大，外以飞净辰砂为衣。此方治湿瘟疫疠之邪，弥漫熏蒸，神明昏乱，及霍乱吐泻，痧胀腹痛，水土不服，岚瘴中恶等症，兼解诸毒。薛一瓢云：比苏合丸而无热，较至宝丹而不凉，兼太乙丹之解毒，备二方之开闭，洵仙品也。雄按：今世上所行太乙丹，药品庞杂燥热，惟风餐露宿，藜藿寒湿为病者，服之颇宜。若一概施之，误人匪浅。

杨乘六治房氏子，年近三十，病咳嗽，午后稍安。医作伤风，连进芎、苏、十神等剂，咽喉肿，痰涎上涌。更医则以为喉痹也，猛用芩、连苦寒之剂，热益甚，喉益闭，气喘如锯，不寐不食，危症悉具。脉之，轻按满指，两尺更觉有力，面油红，甚舌枯黑，其唇焦燥生皮，其气自脐下冲上。此肾水不足，六味症也，乃不壮水之主，以制阳光，反用风燥以劫其阴，煽其火，致痰涌咽闭，复用苦寒以伤之，病剧而危，又何怪乎？遂与都气饮，一剂喘息定而熟睡，醒则肿痛，痰涎已减，饮食渐加。继用六味合生脉，归脾加白芍间服，月余咳嗽亦愈。

吴氏妇两目赤肿，上连太阳，下及肩胛，杂用荆、防、辛、芷之属，赤障如膜，目痛转盛，口燥唇干，喉中如烟火上冲，窒塞不通利。重以苦寒之剂，生冷之物，遂至咽喉肿闭，点水难吞，势甚急。脉之，两尺浮而软，两寸洪而旺，两关紧而细，舌见紫色，上加微黄而胖。诊间闻一妪云：昨日尚吃大柿数枚，今水不能下咽，纵有仙丹，奈喉咙作坝何？得此数语，益悉肿闭之故。为想一进药之法，即令老妪取砖一块，投火煅热，夹布数层熨于气海，妙法可师。顷之觉满腹温和，试以米汤，可咽矣。遂与附子养荣汤，服后即睡至晚，肿闭如失。盖此本由肝脾虚火上冲，妄用发散，火得风而愈炽，重以苦寒生冷，致下焦益寒，火不能下归，壅逼于上而为肿闭，故温补一剂而愈。

冯楚瞻治何太学，咽喉口舌腐烂而不疼，胸膈胀闭，不寐不食。脉之，左寸关弦洪搏指，右寸关沉微欲脱。乃平时劳心恼怒，以致内伤身热。医误发散，乃见红点，认为麻疹，更用疏解清托，遂困倦益甚。颊内肿硬，疑为疹毒，更用清凉解毒，于是胀闷不堪，疼痛欲绝。盖劳伤发热，原系中气不足，误发散而荣气逆行，乃为斑点，复误清解，致阴火上浮，齿颊为肿。又谓疹毒，益进寒凉清解，脾胃愈虚，元气愈损，于是咽嗌腐溃成穴而不疼，如物失天日照临，易为腐坏，名为阴烂。非若阳火冲击，为肿为痛也。以熟地一两二钱，炒白术、麦冬二钱，五味八分，制附子一钱五分，二剂胀减睡安。改用人参三钱，枣仁二钱，熟地四钱，当归一钱五分，牛膝、麦冬各二钱，五味六分，肉桂八分，姜、枣煎，二剂神爽思食，咽喉始痛。此阳和已转，如冻解而水活，故知疼也。外用铜青三钱煅，人中白二钱，牛黄一分，冰片二分，麝香一分，研极细，少许吹之，涎痰涌出。再吹再流，不日而愈。

吴孚先治柯子宁，患咽喉齿痛，脉沉细，足冷，大便泄泻。此肾虚，龙火飞腾，欲用《金匮》肾气，彼疑火症，恐桂、附不合。或以石膏、连翘苦寒进之，其病尤甚。复求治，用前方一剂减，二剂痊。

凡咽喉初觉壅塞，一时无药，以纸绞探鼻中，或嗅皂角末，喷嚏数次，可散热毒。仍以李树近根，磨水涂喉外良愈。《蔽园杂记》。

金陵黄泥巷杨马军治咽喉拿法，以中指蘸药少许，于喉中用力一捻肿处，出血并痰涎，随即能下汤水，绝妙。即前用针刺之意，药恐伪也。《治法汇》。

陆养愚曰：郁仲开室人，壬子年忽患咽喉阻塞，汤水不入，六脉平和，身无寒热，但气逆喘满，昼夜不眠。雄按：此瘀血阻隔之证，其人必多郁怒。脉反平和者，气机窒滞，而流行自缓

667

也。苟不吐出，即为关格。亦有阻于咽而饮水即呛者。予与诸君俱作痰治，药到即吐，强咽一口，面色紫胀，气室睛突，躁乱靡宁，状如发狂，呕尽药汁则略可，投牛黄亦不纳。疑受暑，与新汲水亦如之，又与淡姜汤苏合丸，重捺内关，俱无一效。经七八日，或云脉不病而症如是，乃关格也。今药不下咽，虽灵丹亦无如之何矣。两日后，蓦然鼻闻鰕香，遂作汤与之，甫吞半戋，呕出紫血数块，胸膈顿宽，即饮米饮，渐进稀粥，守之数日，不药而愈。可谓奇症，书之以俟教。

薛立斋治一妇人，产后喉痛，服清热等剂益甚，此膀胱经血虚也。盖膀胱之脉，上行至喉而还。用八珍汤加丹皮、柴胡、酒炒黑黄檗，二剂而愈。

孙真人曰：咽中帖帖，如有炙肉，吐之不出，吞之不下，嚼生姜片五十日愈。以意逆之，当是寒伤经络，气血不和，浮于咽中。妇人血分受寒，多积冷气，故有此症。予用破棺丹噙化频咽之，曾治数人多效。盖喉者，候也，喉出天气。咽者，咽也，咽出地气。故喉为呼吸之咽，乃谷食之路。其或忧思内结，风冷外侵，痰气隔塞，逆于喉咙，妨碍饮食，久而成翻胃噎膈症者有之矣。《叶杏林女科》。

楼全善曰：洪武戊辰春，乡村病喉痹者甚众，盖前年终之气二火之邪也。予累用甘桔汤加黄连、半夏、僵蚕、牛蒡等剂发之。挟虚者加参、芪、归、芍辈。水浆不入者，先用解毒雄黄丸，醋磨化灌之，喉痰出，更用姜汁灌之。却用上项药，无不神效。若用胆矾等酸寒点过者，皆不治，盖邪郁不出故也。

陈自明治一男子，喉痹水浆难下，又一男子缠喉风，痰涎涌盛，与神仙追毒一粒并痊。方见虫门。

薛立斋治一男子，咽痛而脉数，以荆防败毒散加芩、连，二剂少愈。乃去芩、连，二剂而愈。

一男子咽喉肿闭，牙关紧急，针不能入，先刺少商二穴，出黑血，口即开。更针患处，饮清咽利膈散，一剂而愈。大抵吐痰针刺，皆有发散之意，故效。此症不用针刺，多致不救。

一妇人咽喉肿痛，大小便秘，以防风通圣散，一剂诸症悉退。又荆防败毒，服三剂而安。此症轻则荆防败毒吹喉散，重则金钥匙及刺患处出血最效，否则不救。针少商二穴亦可，不若刺患处之神速耳。

一男子咽喉肿痛，脉数而实，以凉膈散一剂而痛止。以荆防败毒散加牛蒡子，二剂而肿退。以荆防败毒散，又以甘、桔、荆、防、元参、牛蒡四剂而平。

一男子咽喉肿闭，痰涎涌甚，以胆矾吹咽中，吐痰碗许。更以清咽利膈饮，四剂而安。

一男子咽喉肿痛，药不能下，针患处，出紫血少愈。以破棺丹噙之，更以清咽清毒散服之而愈。

一男子咽喉干燥而痛，以四物汤加知、柏、元参，四剂少愈。更以人参固本丸，一剂不再服。

一男子咽痛，午后益甚，脉数无力，以四物加知、柏、荆、防，四剂而愈。仍以前药去荆、防，加元参、甘、桔，数剂全安。

一弱人咽痛，服凉药或遇劳愈甚。此中气虚热，以补中益气汤加芩、连，四剂而愈。乃去芩、连，又数剂不再发。常治午后痛，去芩、连，加知母、黄檗、元参亦效。

一男子乳蛾肿痛，脉浮数，尚未成脓，针去恶血，饮荆防败毒散，二剂而消。

一男子乳蛾肿痛，饮食不入，疮色白，其脓已成，针之脓出而安。

一男子嗌痛肿痛，脉浮数，更沉实，饮防风通圣散一剂，泻一次，势顿退。又荆防败毒散，二剂而消。

一男子咽喉肿痛，欲针之以泄其毒。畏针止服药，然药既熟，已不能下矣。始急针患处，出毒血，更以清咽消毒药而愈。

一患者其气已绝，心头尚温，急针患处，出黑血即苏。如鲍符卿、乔侍卫，素有此症，每患皆以出血即愈。大抵皆因火为患，其害甚速，须分缓急及脓成否。若肿闭及壅塞者，死在反掌之间，宜用金钥匙吹患处，吐出痰涎，气得通即苏。若吐后仍闭，乃是恶血或脓毒为患，须即针患，否则不救。前人云：治喉闭之火，与救火同，不容少待。又云：走马看喉闭，信夫！治喉之方固多，惟用针有回生之功。

一男子咽喉作痛，痰涎上壅，欲治以荆防败毒加连翘、山栀、元参、牛蒡。彼自服甘寒降火之药，反加发热，咽愈肿痛。急刺少商二穴，仍以前药加麻黄汗之，诸症并退。惟咽间一紫处仍痛，此欲作脓，以前药去麻黄，一剂脓溃而愈。凡喉痛之疾，治之早或势轻者，宜用荆防败毒散以散之。迟或势重者，须刺少商穴。瘀血已结，必刺患处，亦有刺少商者。咽虽利而未全消者，必成脓也，然去即安。若有大便秘结，虽轻针刺去血，必当以防风通圣散攻之。甘寒之剂非虚不宜用。

一病妇咽间如一核所鲠，咽吐不出，倦怠发热，先以四七汤治之而咽利，更以逍遥散。又一妇所患同前，兼胸膈不利，肚腹膨胀，饮食少思，睡卧不安，用分心气饮并愈。

秋官叶素阴虚，因怒忽喉肿寒热，头痛项强，目直，小便自出，此皆肝火之症。肝主筋膜，火主肿胀，火旺则血涸，筋挛则紧急，颈项如拔。阴挺痿痹，则小便自遗。遂刺患处出毒血，用四物、柴胡、山栀、元参、甘草而苏。再用六味丸料，以生肝血，滋肾水，诸症悉愈。

太守叶咽喉肿痛，痰涎不利，手足发热，喜冷饮食，用清咽利膈汤，二剂不应。

刺少商穴,喉少宽,痰从鼻出如胶,患处出紫血稍宽,五七日咳出秽脓而愈。

义士顾克明,咽喉作痛,至夜发热,此肝肾阴虚之热。用四物加酒炒黑黄檗、知母、麦冬、五味,治之而愈。后因劳,咽喉肿闭,刺患处出血,用桔梗汤吐痰而消。至仲夏,干咳声嘶,作渴发热,日晡作热,用滋肾丸,加减八味丸,间服三月余,喜其年富谨疾得愈。

通府李朝用咽喉肿,口舌生疮,此上焦风热。先用荆防败毒散二剂,喉痛渐愈。又以元参升麻汤,口舌遂愈。

地官黄北盘,喉痛作闷饮冷,大便不通,此上下表里实热。用防风通圣散,治之顿愈。

地官胡诚甫,咽喉作痛,此肾经膀胱虚热。四物加知、柏、元参,四剂少愈。更以人参固本丸,一剂不复发。

职方卢抑斋咽喉肿痛,两目矇昧,小便赤色,此膀胱湿热。用四苓散加知、柏、黄连、茵陈、防己,治之顿愈,又用六味地黄丸而痊。

儒者王文远咽喉肿痛,口舌生疮,劳则愈盛,此脾肺气虚,膀胱有热。以补中益气加元参、酒炒知柏稍愈。乃去知、柏,加山药、山萸乃痊。

一儒者脚发热则咽喉作痛,内热口干,痰涎上涌,此肾经亏损,火不归经。用补中益气加麦冬、五味,及加减八味丸而全愈。

一老人咽喉痛,小便数而赤,日晡尤甚,此膀胱阴虚。当滋化源,以补中益气加酒炒黑知、柏,四剂咽痛稍可。乃去知、柏,加山萸、山药、麦冬、五味顿愈。

一男子素善饮,咽喉作痛,内热作渴,小便不利,饮食如常,此膀胱积热。用四苓散加茵陈、大黄,四剂诸症渐退,又用清心莲子饮而安。

一星士劳而入房,喉痛渐闭,痰涎上涌,四肢乍热,此阴虚阳气飞扬。用补中益气加附子,煎灌而愈。

宪副姜时川,癸卯冬就诊,右寸浮数有力,口中有疮。曰:此火传于肺也,当薄滋味,慎起居。甲辰秋复就诊,尺脉数而无力。曰:此肺金不能生肾水,宜静养以滋化源。彼云:今耳内及喉间不时燥痛,肢体不时发热,若无根之火,殒无疑矣。谓刘古峡云:立斋谓我之病可疑。至乙巳孟春,古峡谓薛曰:姜公之病,已如尊料。遂同往视,喉果肿溃,脉愈洪大。或用泻火之药,反速其殁。

云间吴上舍,年逾五十,咽喉肿痛。或针出血,神思虽清,尺脉洪数而无伦次,按之微细如无。曰:有形而痛,阳之类也。当峻补其阴,今反伤阴血,必死。已而果殁。盖此症乃肾气亏损,无根之火为上患,惟加减八味丸料煎服,使火归源,庶几可救。

马元仪治任采之,咽痛三年不愈。诊其脉,虚中兼涩,此因劳郁伤中气。偏虚者,火偏盛也。火性上炎,必伤及肺。肺既不受脾中生生之气,反为壮火所熏灼,其津液亏损,不能下灌灵根可知。则下焦阴火,不能蛰藏,并可知矣。壮火虚火,两合为虐,故延久不愈。治法当先解郁热于上,次纳浮火于下,病虽久,可愈矣。用紫菀、干葛、杏仁、苏子、前胡、桔梗、甘草,两剂而脉已透。再用人参、石斛、炙草、半夏曲、橘红、黄连、肉桂等,四剂而咽痛顿除。再以人参七味丸,治之全愈。

沈氏妇体丰而多劳郁,时觉喉痒,如虫行皮中,经五六载不愈,两脉浮虚而沉涩,此阳明气血不荣,火动生风之候也。阳明之脉,起于鼻交頞中,下循鼻外,挟口环唇,循颊车上耳前。其支者,从大迎前下人迎,循喉咙入缺盆。今者血虚风炽,是诸脉不为血养,而为风所淫矣。风胜则干,风行则动。然治法不当治风,而当治血,盖血足而风自息也。用生地黄、制首乌、天冬为君,以滋阳明之血；秦艽、白蒺藜、甘菊为臣,以清阳明之风；佐以卢根汁、蔗浆甘寒气味,以滋燥养阴,调理二月而愈。

周子固治赵鹤皋妻,病咽干,水浆不能下,众医尽愕。周叩以平生所最嗜独濿鹨,即命烹饪进之。授以七箸,入口无所苦,已而食进,病如失。《丸灵山房集》。

李袭兴称武德中出镇潞州,许人甄权以新撰《明堂》示予,时有刺史成君绰,忽腮颔肿大如升,喉中闭塞,水粒不下,三日矣。予屈权救之,针其右手次指之端,如食顷,气息即通,明日饮啖如故。《千金翼》。按:《铜人》云:少商穴在手大指端内侧,去爪甲角如韭叶。今成君绰腮颔肿大如升,甄权针之立愈,病状少异,功效实同。李云刺指端,《铜人》云大指端,未知孰是。果针少商,当在大指端也。姑两存之,以俟识者。《资生经》。

郑惟康主簿,尝苦喉闭,虽水亦不能下咽,灸三里穴而愈。《医说续编》。

吴内翰《备急方》云:余常苦咽喉肿痛,用白僵蚕直者,不拘多少,炒为末,以生姜自然汁,调服一钱匕,甚效。葛彦恢提举闽中,曾患喉痹,五八主簿用此方,治之即安。一方调下二钱未通,半时许,再服立通,吐出顽痰。别将大黄一块,慢火炮热,打扑尽灰,如一米厚切片,以两指大一片,口含汁咽之,一食顷再换一片。或患人语不得,及自咽不下,即扶起靠斜仰坐,令人呷药在口,以笔管注入鼻中,男左女右。药讫随即扶令正坐,须臾吐痰涎,不即扶起,恐自鼻中出也。吐了含咽大黄如前。《百乙方》。

治急喉闭口开不得者,有以黄蜡纸裹巴豆一个,如患人鼻孔大小,中切破,急以塞鼻,气冲入喉中自破,已觉通利即除去。濠守王亚夫方:巴豆去壳拍碎,以棉裹,随左右纳鼻中,即吐出恶物。后鼻中生小疮,亦无害。同上。

治喉痛至危困,以手用力拔顶心发亦通。无发者,撮顶心皮。刘大夫得此方未试。忽一卒苦喉痛,不能言,亟去其巾,乃患酒秃,即以意令人用力撮顶心皮,遂安。《是斋方》。

缪仲淳治缠喉风，即喉痹也。试通有验方：明矾三钱，巴豆去壳七粒，溶矾入巴豆，烧至矾枯，去巴豆研细，吹入喉中，流出热涎即开。《广笔记》。

马铭鞠治倪仲昭，患喉癣。邑中治喉者遍矣，渐渐腐去，饮食用粉面之烂者，必仰口而咽，每泣数行下。马曰：此非风火之毒也。若少年曾患霉疮乎？曰：未也。父母曾患霉疮乎？曰：然，愈三年而得我。乃谓此必误服升药之故。凡患此疮者，中寒凉轻粉之毒，毒发于将瘳，升药之毒，毒发于愈后。所生子女，毒深者，且延及于孙若甥。倘不以治结毒之法治之，必死。以甘桔汤为君，少入山豆根、龙胆草、射干，每剂用土茯苓半斤，浓煎送下牛黄二分，半月而痊，竟不用吹药。既而云：父母病时，果服丸药而瘳，后曾口碎，非升药而何？今医家恬然用之，不晓其中毒之深，故特明其说。《广笔记》。

薛立斋治杜举人，喉咽肿痛，口舌生疮，先以清咽消毒散二服，更以元参升麻汤而愈。

一男子年三十余，口舌常破，如无皮状，咽喉作痛，服清咽利膈散愈，以理中汤用之而愈。

一妇人肥甚，暑热咽喉痛肿甚，痰涎上壅，语声不出，甚危，用针刺毒血，次以金锁钥，吐去稠痰五六碗。以清咽利膈汤，一服肿痛少。减去硝、黄，又服而安。《外科正宗》。

萧万舆治王氏妇，喜啖辛辣，季夏病胃，咽痛，脉洪滑微数，以甘桔汤加芩、连、栝楼、元参，两剂即痊。

都阃连擎天之内，季秋患肺经风热，咽痛，脉浮洪有力，以金沸草汤加牛蒡，倍甘草，一剂而痊。

庠友郑能仁，孟冬患风痰上壅，咽痛，初治数剂增剧。察其六脉浮弦无力，以补中益气汤加胆星、肉桂，两剂而愈，痰壅如失。

王氏少妇，季春患肝经郁火上升，咽痛，治不瘥。以逍遥散加牛蒡、桔梗、黄芩、香附，二剂而痊。

王洪绪治一壮年，新婚百日，妻归宁，匝月方回，值酷暑，房后多扇取凉，五鼓时喉痛气逆，寒热交作。问之则曰：日前喉间略有微痛，今则胀痛肿盛。视其小舌，肿如胖人拇指，知为心肾虚火，并欲后经风，风火两闭之候。若用发表，虚上加虚；若投寒凉，风火被遏。乃以前胡、苏子、连翘、元参、赤芍、浙贝、甘、桔，煎服立愈。同上。

无锡村氏妇，年可三旬，五月望日下午，腹饥，正取面食举筋，忽喉痛难咽。一医以射干、赤芍、翘、芩、花粉、牛蒡煎服，即痰涌声齁。询知骤起，因服凉药增剧，此阴寒无疑也。但痰塞满口，难以进药，即取鹅翎蘸桐油厘许，入喉一卷，随出痰升许，以肉桂、炮姜、生甘草各五分入碗内，以滚水冲浸，仍顿汤中，以匙抄咽一口，病者即云好了。连呷三四口，即起说饥。问饭可吃否？曰：食粥最宜。同上。

蒋仲芳治一友，始而牙痛，既而咽肿。医投凉药痛转甚。诊其脉沉细，大便一日二三次，曰：浮火上升也，其足必冷。察之果然。以《金匮》肾气料，作汤与之，服完即睡，觉来病如失。

刘云密治一女子，年五旬，素因血虚生热，血化风，患遍身疙瘩，经年未痊，久之，少阳相火并于阳明，而患喉痹。其势暴盛，喉中陡似瘙痒作嗽，气上而呛，血泡累累，上腭一泡大如鸡卵，口塞不能合，气壅上更急。少顷，泡尽破，血射如注，其口皮尽脱，喉皆溃烂，红肿异常，痛不可忍，且满口痰涎，如羹如糊。盖热壅于上，而大伤寒气也。用养阴退阳，活血祛风，兼以止痛之剂。缘汤难吞，为末，或吹或点，诸症渐退。然溃处肌未生，痛未止，因皮破致时时作嗽，而血随出，乃于吹口药中，入白芨磨浆，合丸如芡实，日夜噙化遂愈。

叶天士治杨某之病。阴气走泄为虚，秽浊上受则实。咽喉肿痹，上窍蒙闭，日暮昏烦，阴伤火炽，肌肤柔白，气分不足，医治虽宜凉解清上，但不可犯及中下。连翘、郁金、马勃、牛蒡、竹叶心、黑山栀、杏仁、橘红。

艾某上焦之病，都是气分，气窒则上下不通，而中宫遂胀，热气蒸灼，喉舌疳蚀。清气之中，必佐解毒。银花二钱，川贝三钱，马兜铃五分，连翘心一钱半，川通草一钱，白金汁一杯，活水芦根汁半杯。

王某咽喉痛痹，发时如有物阻隔，甚至痛连心下，每晚加剧，是阴液日枯，肝脏厥阳化火风上灼。法以柔剂，用甘以缓其急耳。细生地、天冬、阿胶、生鸡子黄、元参心、糯稻根须。

徐灵胎曰：此症喉中，必有细癗生成，不但气分窒痹也，非糁药无功。又曰：凡病属于经络脏腑者，皆煎丸之所能治。一属形体及九窍，则属有形之病。实有邪气凝结之处，药入胃中，不过气到耳，安能去凝结之邪？故煎丸之功，不过居其半耳。若欲速效，必用外治之法，可以应手而愈。博考方书，广求秘法，自能得之。外治之法，上古所鲜闻，因其用针灸之术，通神入妙，何必外治？此则外治之最者也。后世针法不传，于是乎以药代针，而多外治之法。若针灸既废，而外治之法亦不讲，则天下之病，即使用药的当，只能愈其半耳。其外症之必须外治者，竟无愈理，此亦医道之一大关也，后之学者须知之。

裴兆期治一人，咽喉痛，不能饮食，时作时止者半岁，吹喉消痰降火药咸罔效。裴诊之，两寸洪大而虚，尺部虚而无力，两足喜暖畏寒，口喜冷饮，甫下咽旋越去，此下真寒上假热也。治当从其性而伏之,用八味丸料加炒黑干姜,水煎,入青盐少许为向导,冷而与之,三剂而愈。锡类散,治烂喉疹。象牙屑焙、廉珠各三分,飞,青黛六分,梅花冰片三厘,壁钱二十个,勿用木板上者。西牛黄、人手指甲男病用女,女病用男。各五厘。共研极细末,吹患处。兼治乳蛾、牙疳、舌腐等症。

莱菔菜于初冬摊瓦屋上,或挂树上,任其风吹日晒雨洗霜凌,直至立春前一日收下。悬挂檐下有风无日处,久久愈佳。一切喉症,煎浓汤服立愈。兼治痢疾。

《广笔记》治火上升,有痰留滞喉间,如有核,且法宜降气清火。用苏子研二钱,橘红三钱,贝母三钱,天花粉三钱,茯苓三钱,麦冬五钱,白芍酒炒三钱,黑连翘一钱五分,黄檗蜜炙一钱五分,五味子一钱,打碎水煎,加竹沥服之。

瘖

盛用敬诊道士顾本初病失音。医以厥阴伤寒治之。盛至曰:内伤外感,无可为者,某日当汗,某日死。既而果然。人问其故?曰:肺属金主声,肺散则失音,且面黧黑,肾气竭也。某日属火,火乘金位,真阳既夺,不死何待?《吴江县志》。

孙文垣治徐检庵,以正月内食新蒜炒肉,又冒风寒,因咳嗽喉痛声哑。此原有痰火,又为外邪所束,不得发越所至,当润肺化痰调气,以祛其本,兼散邪解表,以治其标,庶痛可除而声可复矣。先与栝楼仁、橘红、桔梗、甘草、薄荷、桑皮、地骨皮、葛根、前胡,四帖,复以滚痰丸同七制化痰丸两帖,夜服,诸症除而声音亮矣。此釜底抽薪法也。

张路玉治一西客,触寒来苏,忽然喘逆声瘖,咽喉肿痛。察其形体丰盛,饮啖如常。切其脉象浮软,按之益劲。此必寒包热邪,伤犯肺络也。遂以麻杏甘石汤加半夏、细辛,加大剂葳蕤,二服喘止声出。但呼吸尚有微瘖,更与二陈加枳、桔、葳蕤,二服调理而安。

王惟一数年前虽有血症,而年壮力强,四月间,忽患咳嗽,服发散药后,痰中见血数口。继服滋阴药过多,遂声飒而哑,时觉胸中气塞,迁延月余。诊之脉虽沉涩,按之有力,举之应指,且体肥色润,绝非阴虚之候。盖此之声哑,是金实不鸣,非金破不鸣之比,因与导痰汤加人中黄、泽泻,专一涤痰为务。四剂后,痰中见紫血数块,其声渐出,而飒未除。更以秋石兼人中黄、枣肉,丸服经月,而声音清朗,始终未尝用清理肺气,调养荣血也。

张飞畴治郭代工,午日少食角黍,倦怠作泻,曾用清克不效。因圊跌仆,即昏迷不省。数日后邀诊之,六脉虚微欲脱,右臂不能转动,声瘖无闻。时有用大黄之剂者,急止之曰:此脾肺虚惫,安能任此？惟粥饮参汤,庶为合宜,所谓浆粥入则虚者活。依言调之,泻止神宁,声音渐出而苏。能食后,亦惟用独参汤调理,不药而愈。

殳珪字廷肃治一妇人,妊八月卧不语,众医敛手。珪曰:此《内经》所谓胎瘖也,十月当不药而愈。《嘉善县志》。

万历时京口名医何继充,世业也。方成童犹在家塾,适镇江道有幼子忽噤口不能言,召其父诊视,值父远出,召者不及待,令继充往。遂诊曰:公子无病,勿药也。但多令妇人以气呵入口中耳,遂更迭呵之,半晌后果能言。人问故,曰:顷衙内多妇人,而公子貌甚美秀,妇人爱其美也,提抱之时,必多吸其口,令少阳之气乍夺,第令呵以还之耳。其匪夷所思类若此。《张氏卮言》。

陆肖愚治范麓令郎,厚味奉养,而酒量极高,性尤偏嗜,沉酣多怒。初患吐血,服犀角地黄等汤,月余不愈,更增溺血咳嗽。一日忽声哑,然肌肉如故,饮食不减,群作瘵治,无一效。脉之,左关洪大而弦,右关滑大而数,乃有余之火症,非不足之瘵症也。因厚味生痰,醇酒助火,火炎痰涌,瘀于胸中,所以声哑。其血之上行者,怒则伤肝,肝脉挟舌本而络阴器,龙雷之火一动,血随之而上逆下泄矣。法宜清热降气,化痰导血归原,十日可愈。若认为瘵,而以地黄、二冬投之则左矣。用真霞天曲、山楂,理胃家湿痰为君;杏仁、橘红,利肺窍;桃仁、郁金,行肝滞为臣;山栀、生甘草,清上焦为佐;滑石、车前,清下焦为使。又用茅根煎汤煎药,数剂而血止声清,不十日诸症如失。

薛立斋治一膏粱之人,素不慎起居,忽失音不语,神思昏愦,痰涎上涌,此肾经虚寒气厥,不能上接清阳之气故也。须用地黄饮子,否则后必喑舌。经曰:少阴气至则喑舌,少阳气至则喑颊。不信,仍用风药,后果喑舌,急用前汤而安。

> 雄按:今冬蒋敬堂室患头偏左痛,筋掣泛恶,数日后不言不食不便,小便间日一行,唇焦舌黑,医投牛黄丸、紫雪丹、犀角、竹沥等药,渐不识人。乃兄周雨禾延余视之,面色青黄,舌色黑腻,脉来迟软,予地黄饮子五剂,而一语出识人,八剂而更衣,十余剂而起矣。其人春夏两次堕胎,秋间又病忧劳,盖荣阴大虚,而内风陡动也。

一妇人忽然不语半年矣,诸药不应,两尺浮数,先用六味丸料加肉桂,数剂稍愈。乃以地黄饮子,三十余剂而痊。男子多此症,亦用此方治之。

一妇人因怒仆地,痰涌不语,灌牛黄清心丸稍苏,用神仙解语丹加山栀、柴胡、桔梗渐愈,又用六君加枳壳而痊。神仙解语丹:白附子、石菖蒲、远志、天麻、全蝎、羌活、南星、木香。惟木香半两,余皆一两,辰砂为衣。

贵溪湖山夏公明道二郡行县,访虞文靖公伯生于山中,道临川章伯明之医云:

其子尝忽不能言,而无他苦,群医环视莫究其端,难于用药。伯明视之曰:此热证也。徐解之自愈。又其仆人得寒热,一医以常用之药。伯明视之曰:此热极也,治之莫及矣,昇还其家。仆起拜辞,登舆而去,行未至家,果及夕而毙。归日稿。

魏玉横曰:严铁桥天姿英迈人也,豪于诗酒,自前夏忽患失音,咳嗽时作,守不药之戒。至八月初,余偶过斋头,谈次,有小青衣,持药瓯至。余曰:君谓不药,今乃药乎?第医作何治?所用何药?出方验之,乃前胡、桔梗、杏仁、苏子等伤风剂也。曰:君病岂宜服此?世安有伤风百日者乎?肝肾久病,相火刑金,惟集灵、左归、六味为对症耳。幸勿误。再就二人诊,则皆劝服六味,后服至三四十剂,忽发肛痔,痔发而音复。盖肺脏之病,传大肠腑也,是为佳兆。惟痔痛盛剧,宛转床笫月余,亦以服药太迟,且六味不宜依古方也。病愈数年,豪饮如故,后登贤书。明年远馆于闽,患疟疾,既数月,始得归,已成损症,遂不起。自失音至是,凡十年,年三十七,惜哉!

宋辉章翁年六十余,素有豪饮,咳嗽失音,医作伤风治转剧。余与生熟地、麦冬、沙参、栝楼仁、杞子,服二十余剂,亦发肛痔,而咳嗽失音皆愈。后数年,以事入都,于山左遇大水,上至腹,行水中数里。初病愈,其痔遇劳则发,否亦时有脓水。至是痔忽顿愈,而咳嗽失音复作。抵都治疗不瘳,归而延诊,其脉弦涩而数。语之曰:初病以发痔而愈,脏传腑也为顺,今痔愈而病发;则腑传脏矣为逆。逾数月而终。

徐灵胎曰:久嗽失音,必由药误。麦冬、五味,此失音之灵丹也,服之久无不失音者。若至全失,即使其人力如虎而走如马,半年之后,无有不死。若风寒痰火,偶尔失音者,即不治亦愈。但更加以麦冬、五味,则弄假成真矣。

心胃痛

喻嘉言治陆子坚,从来无病,因外感之余,益以饥饱内伤,遂至胸膈不快,胃中隐隐作痛,有时得食则已,有时得食转加,大便甚艰,小水不畅,右关之脉,乍弦乍迟,不得调适,有似痼疾。用药得当,驱之无难;若岁久日增,必为大患。人身胃中之脉,从头而走于足者也。胃中之气,一从小肠而达于膀胱,一从小肠而达于大肠者也。夫下行之气,浊气也。以失调之故,而令浊气乱于胸中,干其清道,因是窒塞不舒。其始本于病时胃中津液为邪火所烁,至今津液未充,火势内蕴,易于上燎,所以得食以压其火则安。然邪火炽则正气消,若食饮稍过,则气不能运转其食而痛亦增,是火不除则气不复,气不复则胃中清浊混乱,不肯下行,而痛终不免也。论症洞如观火。病属胃之下脘,而所以然之故,全在胃之中脘。盖中者,上下四旁之枢机。中脘之气，旺盛有余，必驱下脘之气入于大小肠，从前后二阴而出。惟其不足，所以反受下脘之浊气而棿括也。夫至人之息以踵，呼之于根，吸之于蒂者也。以浊气上干之故，吸入之气艰于归根。且以痛之故，而令周身之气，凝滞不行，亦非细故也。为订降火生津下气止痛一方，以为常用之药。尚有进者，在先收摄肾气，不使外出，然后浊气之源清，而膀胱得吸引上中二焦之气以下行，想明哲之所务矣。

_{喻君实有发前人所未发之本领，独欠于峻养肝肾一著。然此案末行，已骎骎乎得之矣。}

张子和治一将军，病心痛不可忍。张曰：此非心痛也，乃胃脘当心痛也。_{二语为此症点睛，然予更有一转语曰：非胃脘痛也，乃肝木上乘于胃也。}《内经》曰：岁木太过，风气流行，民病胃脘当心而痛。风木为病，非肝而何？乃与神祐丸一百余粒，病不减。或问曰：此胃脘有寒也，宜温补？将军数知张明了，复求药，乃复与神祐丸二百余粒，作一服，大下六七行，立愈矣。_{治法则非今人所宜。}

一妇病数年不愈，一医用人言半分，茶末一分，白汤调下，吐瘀血一块而愈。_{李楼奇方，若非神手，未许轻用。}

王执中久患心脾疼，服醒脾药反胀。用蓬莪，面裹煨熟，研末，以水与酒煎服立愈。盖此药能破气中之血也。_{《本草纲目》、王执中《资生经》。}

一妇人年三十，病心气痛，用小红花为末，热酒服二钱立效。又法，男用酒水各半煎，女用醋水各半煎。_{摘元方本《本草纲目》。}

李时珍治荆穆王妃胡氏，因食荞麦面著怒，病胃脘当心痛，不可忍。医用吐下行气化滞诸药，皆入口即吐，不能奏功，大便三日不通。因思《雷公炮炙论》云：心痛欲死，速觅延胡。乃以延胡索末三钱，温酒调下，即纳饮食，少顷大便行三五次，积滞俱下，胃脘心痛豁然遂止。

友人言，于武昌见一老僧患胃脘痛，痛发濒死，其徒亦患之。师死遗命必剖视吾心，务去其疾。果于心间得细骨一条，长七八寸，形如簪，其徒以插瓶中，供师前，已数年矣。有贵客来寓庵中，偶杀鹅喉未断，其童取瓶中骨挑鹅喉，凡染鹅血处即化矣。徒因悟此理，饮鹅血数日，胃疾竟除。

薛立斋治一妇人，久患心痛，饮食少思，诸药到口即吐。薛以为脾土虚弱，用白术一味，同黄土炒去土，每服一两，以米泔煎浓，徐服少许，数日后自能大饮，用三斤余而安。_{雄按：脾弱何至作痛？此盖停饮为患也。蔡按：停饮之说诚然，此与许学士神术丸意同。但饮之微者可用，若饮已盛，则反益其痛，以术能闭气也。黄锦芳论之甚详，宜参观之。}

上舍陈履学长子室，素怯弱，产后患疔疮，年余不愈，因执丧旬月，每欲眩仆。一日感气，忽患心脾高肿作疼，手不可按，而呕吐不止，六脉微细。或见其形实，误诸痛不可补气,乃用青皮、木香、五味、吴茱萸等药愈甚。继复患疟,且堕胎。又投理气行血之药,病虽去,元气转脱,病家无识,举世皆然。再投参、芪补剂不应矣。六脉如丝欲绝,迎薛至,诊之曰:形虽实而虚极,反用理气之剂,损其真气故也。连投参、芪、归、芍、术、附、姜、桂,二剂,间用八味丸,五日寝食渐甘,六脉全复。此症若心脾疼痛时,即服此等药,疟亦不作矣。

龚子才治一人,心胃刺痛,手足稍冷,出汗,指甲青,百药不效。以当归二钱,煎汤,用水磨沉香、木香、乌药、枳壳,调服乃止。

一教谕年五十一,因酒食过饱,胃脘作痛,每食后,其气自两肩下及胸次至胃口,痛不可忍,令人将手重按痛处,移时忽响动一声,痛遂止。如是八年,肌瘦如柴。诊之,六脉微数,气口稍大有力。以神祐丸一服下之,其痛如失,后以参苓白术散调理复原。

程沙随在泰兴时,有一乳娘,因食冷肉,心脾胀痛不忍。钱受之以陈茱萸五六十丸,水一盏,煎取汁去渣,入官局平胃散三钱,再煎热服,一服痛止,再服无他。云高宗尝以此赐近臣、愈疾甚多,真奇方也。《槎庵小乘》。

孙文垣治张二尹近川,始以内伤外感,服发散消导多剂,致胃脘当心而痛。诊之,六脉皆弦而弱,法当补而敛之。白芍五钱,炙甘草三钱,桂枝一钱五分,香附一钱,大枣三枚,饴糖一合,小建中加香附。煎服,一剂而瘳。

族弟应章胃脘当心而痛,手不可近,疑有瘀血使然。延胡索、五灵脂、丹皮、滑石、川芎、当归、甘草、桃仁、桔梗、香附,临服加韭菜汁一小酒杯,其夜痛止则睡,饮食亦进。惟大便下坠,逼迫不安,此瘀血已动,欲下行也。前剂去韭汁,一帖全安。

吴鹤洲如夫人,病胃脘痛。医者认为虫者,认为火者,又有认为痰、为气、为食、为虚、为寒者,百治不效。孙诊之,两手大而无力,皆六至。曰:肝脾相胜之症耳。胃脘何以云脾?以白芍为君,恶热而痛加黄檗,此法则万全矣。白芍四钱,一半生一半炒,伐肝补脾为君;甘草二钱,一半炙一半生,缓肝养脾为臣;山楂为佐;黑山栀、五灵脂各一钱,止痛为使。三帖而愈。

吴仰元患胃脘痛则彻于背,以手重按之少止,痛时冷汗如雨,脉涩。孙曰:此气虚而痛也。脉涩乃血虚,此独言气虚。以小建中汤加御米壳而愈。仍是肝病。

李士材治宋敬夫,心腹大痛,伛偻不能抑,自服行气和血药罔效。其脉左滑而急,其气不能以息,偶一咳,攒眉欲绝,为疝无疑。以生姜饮粥,用小茴香、川楝子、青木香、吴茱萸、木通、延胡索、归身、青皮,一服而痛减,五日而安。《医通》。

李长蘅吴门舟次,忽发胃脘痛,用顺气化食之药勿效。李诊之曰:脉沉而迟,客寒犯胃也。以参苏饮加草豆蔻三钱,煎熟,加生姜自然汁半碗,一服而减,两服而痊。

一人将应试，八月初五心口痛甚，致不能饮食。李诊之，寸口涩而软。与大剂归脾汤加人参三钱，官桂一钱。彼云痛而骤补，实所不敢，得毋与场期碍乎？李曰：第能信而服之，可以无碍。若投破气之药，其碍也必矣。遂服之不逾时而痛减，更进一剂，连饮独参汤，场事获竣。

高鼓峰治一妇人胃痛，勺水不入，寒热往来。或从火治，用芩、连、栀、柏，或从寒治，用姜、桂、茱萸，辗转月余，形体羸瘦，六脉弦数，几于毙矣。高曰：此肝痛也，非胃脘也。其病起于郁结生火，阴血受伤，肝肾枯干，燥迫成痛，色欲之人，尤多此病。医复投以苦寒辛热之剂，胃脘重伤，其能瘳乎？急以滋肾生肝饮与之，一昼夜尽三大剂，五鼓熟寐，次日痛定。再用加味归脾汤加麦冬、五味，十余剂而愈。

> 按：此病外间多用四磨、五香、六郁、逍遥，新病亦效，久服则杀人矣。又用肉桂亦效，以木得桂而枯也。屡发屡服，则肝血燥竭，少壮者多成劳，衰弱者多发厥而死，不可不知。

吕东庄治吴维师内，患胃脘痛，叫号几绝，体中忽热忽寒，止觉有气逆左胁而上，呕吐酸水，饮食俱出。或疑停滞，或疑感邪，或疑寒凝，或疑痰积。脉之弦数，重按则濡，盖火郁肝血燥耳。与以当归、白芍、地黄、柴胡、枣仁、山药、山萸、丹皮、山栀、茯苓、泽泻顿安。惟胃口犹觉稍劣，用加味归脾及滋肝补肾丸而愈。

> 高吕二案，持论略同，而俱用滋水生肝饮。子早年亦尝用此，却不甚应，乃自创一方，名一贯煎，用北沙参、麦冬、地黄、当归、杞子、川楝，六味出入加减，投之应如桴鼓。口苦燥者，加酒连尤捷。可统治胁痛、吞酸、吐酸、疝瘕一切肝病。

薛立斋治一妇人，心腹作痛，久而不愈，此肝火伤脾气也。用炒山栀一两，生姜五片，煎服而痛止。更以二陈加山栀、桔梗，乃不发。

孙文垣治周芦汀乃眷，患胃脘痛，呕吐不食者四月，昼夜号呼不绝，脉则两手俱滑数。故作实治。曰：当以清热为先。乃先与末子药二钱，令服之，不一饭顷，痛止而睡，家人色喜。曰：未也，此火暂息也。其中痰积甚固，不乘时下之，势必再作。因与总管丸三钱，服下腹中微痛。再服二钱，又睡至天明乃寤，腹痛亦止，大便下痰积甚多。次日以二陈汤加枳实、姜黄、香附、山栀、黄连与之，服后胃痛全止。惟小腹略胀，盖痰积未尽也。再与总管丸三钱，天明又行一次，痰之下如前，胃脘之痛遂不发。

薛立斋治陈湖陆小材母，久患心腹疼痛，每作必胸满呕吐，手足俱冷，面赤唇麻，咽干舌燥，寒热不时，月余竟夕不安，其脉洪大。众以痰火治之，屡止屡作。迨乙巳春，发烦而甚，仍用前药反剧。此寒凉损真之故，内真寒而外假热也。且脉息洪弦而有怪状,乃脾气亏损,肝木乘之而然。当温补胃气,遂用补中益气汤加半夏、茯苓、吴茱萸、木香,一服熟寐彻晓,洪脉顿敛,怪脉顿除,诸症释然。

陆养愚治陆前川,素患肠风便燥,冬天喜食盆柿,致胃脘当心而痛。医以温中下气药,疗其心痛,痛未减而肠红如注;以寒凉润燥之剂,疗其血,便未通而心痛如刺。脉之,上部沉弱而迟,下部洪滑而数,此胃中冷而肠中热也。大肠属金,原喜清而恶热,喜润而恶燥,况素有肠风燥急之症,因心痛而投以辛温香燥之剂,能不剧乎？脾胃原喜温而恶寒,湿润之品,能不甚乎？今大便不行已数日矣,乃用润字丸三钱,以沉香三分衣其外,浓煎姜汤,送下二钱。半日许又送一钱,至夜半大便行,极坚,而不甚痛,血减平日十六七。少顷又便一次,微痛而血亦少。清晨又便溏一次,微见血而竟不痛矣。惟心痛未舒,与脏连丸,亦用沉香为衣,姜汤送下,以清下焦之热而润其燥。又以附子理中料为散,饴糖拌吞之,使恋膈而不速下,不终剂而两症并痊矣。

王肯堂治韩敬堂,患胸膈痛,脉洪大而涩,用山栀、赤芍、通草、麦芽、香附、归、芎,煎加姜汁、竹沥、韭汁、童便之类,饮之而止。一日劳倦忍饥,痛大发,亟邀王至,入房。问曰:晨起痛甚不能待公,服家兄药,下咽如刀割,其痛不可忍,此何意也？曰:得非二陈、平胃、紫苏之属乎？曰:然。曰:是则何怪乎其增病也。夫劳饿而发,饱逸而止,如其虚也。饮以十全大补汤,一剂而胸痛止。

张三锡治一妇,苦胃脘痛,每发辄大吐,多方不应,以盐汤探吐,出积痰碗许,痛良已。后常作恶心,知胃中有痰也。以橘、半、枳实加木香、川芎、白螺壳、南星、海粉、神曲,糊为丸,白汤下钱半,未及一半,病去如脱。

一老妪急胃痛,已六日,诸辛燥药历试无验。诊得左关弦急,而右寸更甚。其痛一来即不可当,少选方定,口干面时赤,知肝气有余而成火也。乃以越鞠加吴茱萸、炒黄连、姜汁、炒栀子,二剂顿愈。

一妇胃脘痛,凡一月,右关寸俱弦而滑,乃饮食不节所致。投滚痰丸一服,下痰及宿食三碗许。节食数日,调理而愈。

一妪胃痛久,诸药不应。六脉微小,按之痛稍定,知中气虚而火郁为患也。投理中汤,一服随愈。

一中年人因郁悒,心下作痛,一块不移,日渐羸瘦,与桃仁承气汤一服,下黑物并痰碗许,永不再发。

一人中脘大痛,脉弦而滑,右为甚,乃食郁也。二陈、平胃加山楂、草豆蔻、木香、砂仁,一服顿愈。

一人中脘至小腹痛不可忍,已十三日,香燥历试,且不得卧,卧则痛顶胸上,每痛急则脉不见。询之，因人房后过食肉食而致，遂以为阴证，而投姜、附。因思其饮食自倍，中气损矣。况在房室之后、宿物不能运化，又加燥剂太多，消耗津液，致成燥矢郁滞不通，所以不得卧而痛也。古云：胃不和则卧不安。遂以枳实导滞丸三钱，去黑矢碗许，小腹痛减矣。又与黄连、枳实、栝楼、麦芽、厚朴、山楂、莱菔子，二服痛复移于小腹。乃更与润肠丸二服，更衣痛除。第软倦不支，投补中益气汤，调理半月而愈。

王叔权曰：荆妇旧侍疾，累日不食，因得心脾痛。发则攻心腹，后心痛亦应之，至不可忍，则与儿女别。以药饮之，疼反甚。若灸，则遍身不胜灸矣。不免令儿女各以火针微刺之，不拘心腹，须臾痛定，即欲起矣。神哉！

王叔权旧患心脾痛，发则痛不可忍，急用瓦片置炭火中，烧令通红，取出投米醋中洒出，以纸二三重裹之，置于痛处，稍止，冷即再易。耆旧所传也。后阅《千金》一有云：凡心腹冷痛，熬盐一升熨，或熬蚕沙烧砖石蒸熨，取其温里暖中，或蒸土亦大佳，始知予家所用，盖出《千金方》也。他日心疼甚，急灸中脘数壮，觉小腹两边有冷气自下而上，至灸处即散，此灸之功也。《本事方》载王思和论心忪，非心忪也。胃之大络，名曰虚里，络胸膈及两乳间。虚而有痰，则动更甚，须臾发一阵，是其症也。审若是，又灸虚里矣，但不若中脘为要穴云。

《左传》巫臣以夏姬之故怨子反，曰：余必使汝疲于奔命以死。于是子反一岁七奔命，遂遇心疾而卒，则又因用心而成疾矣。平居当养其心，使之和平，疾自不作。其次则当服镇心丹之类，以补养之可也。若疾将作而针灸，抑亦可以为次矣。《资生经》。

一妇人患胸中痞急，不得喘息，按之则痛，脉数且涩，此胸痹也。因与小陷胸汤，二剂而愈。

一人年二十三岁，膈有一点相引痛，吸气皮觉急，此有污血也。滑石一两，桃仁五钱，黄连五钱，枳壳一两，甘草炙二钱，为末，每一钱半，以萝卜自然汁煎熟饮之，一日五六服即愈。

缪仲淳治高存之夫人，患心口痛，一日忽大发，胸中有一物上升冲心，三妇人用力捺之不下，叫号欲绝。存之曾预求救，缪立此方，是日急煎服之，冲上者立堕下，腹中作痛不升矣。再服，腹中痛亦消。二日后，以病起洗浴，又忽作呕，头痛如劈。存之曰：此即前症也，煎前药服之立安。白芍酒炒三钱，炙草五分，吴茱萸汤泡三次、八分，茯苓二钱，延胡索醋煮一钱，苏子炒研一钱五分，橘红盐水泡一钱二分。复加半夏姜汁炒一钱，旋覆花一钱，木通七分，竹茹一钱。《广笔记》。

李季虬曰：予妇今春忽患心痛连下腹，如有物上下撞，痛不可忍。急以手重按之,痛稍定,按者稍松,即叫号。仲淳曰:此必血虚也。脉之,果然。急投以白芍五钱,炙草七分,橘红三钱,炒盐五分,二剂稍定已。又以牛黄苏合丸,疏其滞,嗳气数次痛徐解。子问故?仲淳曰:白芍、甘草,治血虚之圣药也。因久郁气逆,故减甘草之半,仲景甲己化土之论详矣。诸医不解尔,炒盐者何?曰:心虚以炒盐补之,即水火既济之意也。予惧俗师概以食积痰火,疗心腹之痛,故疏其详如左。同上。

　　　　二案均是治肝之法,前案兼涤饮,此案养肝,兼以降逆,非纯补虚也。

昔年予过曲河,适王宇泰夫人,病心口痛甚,日夜不眠,手摸之如火。予问用何药?曰:以大剂参、归补之稍定,今尚未除也。璆按:心胃痛惟阴维虚损一症,可用参、归、其余多是停痰积饮,与肝火犯胃之症。此案叙症既未详悉,又不云脉象如何,殊属含混。曰:得无有火或气乎?宇泰曰:下陈皮及凉药少许,即胀闷欲死。非主人精医,未有不误者。予又存此公案,以告世之不识虚实,而轻执方者。同上。

刘云密治一女子,值暑月夜间甚凉,患心痛,从右肋下起,至心前岐骨陷处并两乳下俱痛,复连背痛,腰及两膊俱骨缝胀疼。惟右肋并心疼独甚,时作恶心且呕。疑夜眠受凉,寒邪郁遏,气不流畅所致,用散寒行气药不效。又疑寒滞中有郁火,加散郁之品,亦不效。服加味煮黄丸乃顿愈。姜黄三钱半,雄黄三分,乳香三分去油,净巴豆霜八分,其为细末,醋糊为丸如黍米大。虚者七丸,实者十一丸,姜汤送下。经云:邪气甚则实。此妇体素虚弱,而受寒邪甚则为实。惟此辛热之剂,可以导之。前所用药,虽亦散而不能及病也。其用姜黄、乳香,亦有深意,盖寒伤血故耳。此时珍所谓配合得宜,则罔不奏功。

金铃子散:川楝子去核一两,延胡索一两,为末,每服三钱,温酒调服。水煎服亦可。王晋三曰:此方一泄气分之热,一行血分之滞。《雷公炮炙论》曰:心痛欲死,速觅延胡。洁古复以金铃治热厥心痛,经言诸痛皆属于心,而热厥属于肝逆,金铃子非但泄肝,功专导去小肠膀胱之热,引心包相火下行。延胡和一身上下诸痛,方虽小,制配合宜,却有应手取愈之功,勿以淡而忽之。

肝胃久痛,诸药不效,或腹有癥瘕,此方皆验,名梅花丸。孕妇慎用。绿萼梅蕊三两,滑石七两,丹皮四两,制香附二两,甘松、蓬莪术各五钱,茯苓三钱五分,人参、嫩黄芪、砂仁、益智各三钱,远志肉二钱五分,山药、木香各一钱五分,桔梗一钱,甘草七分。凡十六味,共研细末,炼白蜜十二两,捣丸如龙眼大,白蜡封固。每服一丸,开水调下。此方传自维扬沈月枝封翁。幕于姑苏时,患心腹久痛,诸药罔效,得此而愈。遂配合施送,服者多愈。但用药甚奇,其分两之多寡亦难测识。

雪羹大荸荠四个,海蛇漂去石灰矾性一两,水二钟,煎八分。王晋三曰:羹,食物之味调和也;雪,喻其淡而无奇,有清凉内浸之妙。荸荠味甘,海蛰味咸,性皆寒而滑利。凡肝经热厥,少腹攻冲作痛,诸药不效者,用以泄热止痛,捷如影响。

胁　痛

窦材治一妇人脾气虚,致积气留于胁下,两肋常如流水,多服草神丹而愈。原批:脾虚致积,当用温行;水流胁下,当行温化。

王海藏治一妇人,先病恶寒,手足冷,全不发热,脉八至,两肋微痛。治者从少阳治之。阳在内伏于骨髓,阴在外致使发寒,治当不从内外,从乎中治也。宜以小柴胡调之,倍加姜、枣。

许学士云:沈存中良方,顷在建阳,医者王琪言:诸气惟膀胱胁下痛最难治,惟神祐丸能治之。熙宁中,予病项骨痛,诸医皆作风治之,数月不瘥,乃流入于背脊,又两臂牵痛甚苦。忆琪语有证,乃令服之,一服而瘥。再发,又一服立效。方用木香、胡椒各二钱五分,巴豆十枚去皮心膜研,干蝎七枚。上四味共为末,汤浸,蒸饼为丸如麻子大,用朱砂为衣。每服五丸,视诸经痛,用引送下。心膈痛,柿蒂灯心汤下;腹痛,柿蒂煨姜汤下;血痛,炒姜醋汤下;肾气胁下痛,茴香酒下;大便不通,蜜汤调槟榔末一钱下;气噎,木香汤下;宿食不消,茶酒任下。

朱丹溪治一妇人,脾疼带胁痛,口微干,问已多年。时尚秋,用二陈汤加川芎、干葛、青皮、木通,下芦荟丸二十粒。

张宅张郎气痛,起自右胁,时作时止,脉沉而弦,小便时有赤色,吞酸,喜呕出食,此湿痰在脾肺间,而肝气乘之。小柴胡汤去黄芩加川芎、白术、木通、白芍、滑石、生姜,煎汤下保和丸三十五粒。

一妇人气晕,两胁胸背皆痛,口干,用青皮、半夏各一钱,白术、黄芩、川芎各三钱,木通二钱五分,陈皮、桔梗各二钱,甘草炙半钱。上分六帖,煎热服。又胁下有食积一条扛起,加吴茱萸、炒黄连。

孙文垣治徐三泉子,每午发热,直至天明,夜热更甚,右胁胀痛,咳嗽则疼痛,坐卧俱疼。医以疟治罔效,已二十余日。后医谓虚,投以参、术,痛益增。诊之,左弦大,右滑大搏指。经云:左右者,阴阳之道路也。据脉肝胆之火,为痰所凝,必勉强作文,过思不决,木火之性,不得通达,郁而为痛。夜甚者,肝邪也。初治当通调肝气,一剂可瘳。误以为疟,躁动其火,补以参、术,闭塞其气。经云:体若燔炭,汗出而散。今汗不出,舌苔已沉香色,热郁极矣。不急救,立见凶危。以仲景小陷胸汤为主。大栝楼一两,黄连三钱,半夏曲二钱,前胡、青皮各一钱,水煎服。夜服当归龙荟丸，微下之。医犹争曰：病久食不进，精神狼狈若此，宁可下乎？曰：病属有余，有余者泻之。已误于补，岂容再误哉？服后夜半痛止热退，两帖全安。

虚山内人胸胁胀痛，五更嘈杂，则痛更甚，左寸关脉洪滑。孙谓此肝胆有郁火，胃中有胶痰，乃有余之病。经云：木郁则达之。又云：通则不痛。与以当归龙荟丸一钱五分，琇按：既云木郁达之，却不用达之之药，而用逆折之法，火虽暂泄，而木之本性亦伤矣。此亦劫剂之类也。大便行一次，痛随止。惟声不开，却是何故？以陈皮、柴胡、贝母、茯苓、甘草、白芍、酒芩、香附、杏仁、桔梗，调之而安。

学士徐检老体丰厚，善饮，致有肠风，计下血不下数桶，因而委顿。己卯冬，右胁极疼痛，上至耳后，夜分尤甚，左右不能转动，动则痛甚，饮食减，面色青，汗出如雨，湿透衣被，故不敢合睫而睡。族医皆投以香附、青皮及辛散之剂，痛愈甚，汗愈多，面愈青。逆予诊之，两寸短弱，左关弦而搏指，右关沉滑，六脉皆近七至。予曰：据病在少阳经，必始于怒，木火之性上而不下，故上冲耳后而皆痛也。夜痛甚者，盖夜属肝气用事。《内经》云：司疏泄者肝也。邪在肝胆，故合目汗即大出。中焦原有湿痰，此语凡案必阑入，而前后并不照应。法当调肝清热，解毒为主，毒字鹘突之至。兼利小便。语亦无因。不可遽止汗，使邪无出路。逆其木火之性，不惟痛加，且将发肿毒，而害非浅矣。《内经》云：膏粱之变，足生大疔。当预防之。亦非此症真谛。公曰：何为敛剂而谓不宜？予曰：当归六黄汤内有地黄、当归、芪，皆滞痰闭气之味，桔梗亦非所宜。经曰下虚者及怒气上升者，皆不可用，故当慎也。且将发肿以下，皆有心穿插。因以柴胡、黄连为君，白芍、甘草、天花粉为臣，以前胡、连翘为佐，龙胆草为使。服后汗虽仍旧，痛即减三之一，不妨睡矣。仍用前药，病又减半。第三日又服，左右转动如常，饮食亦加。予未至，公已先迎姑苏盛氏。盛公幼时窗友也，家世授医。公初不急予，日引领期盛到，可刈枯铲朽也。盛至诊毕，遂诘曾用何剂？公予剂示盛，盛大叫称谬。谓当隆冬之候，汗多如此，阳气大泄，何以柴胡为君？喉中痰既未清，又何不用桔梗、当归六黄汤？前贤已试之药，置而不用，是舍纪律而务野战也。即以六黄汤加桔梗以进。据此孙君真是神仙。公雅信盛，仍倾心以从，速煎服之，未逾时而旧病随作，色色加恶，四字枝甚。左右复不能转动，自戌至子丑，若不能支持者。语之曰：服孙君药虽未全可，亦已去泰甚。彼曾言二药不可用，何为轻犯而受此苦？宜取孙君药煎饮，饮下即伏枕，鼾睡达旦始寤。抑或未必。命使速予至，而叩予曰：人言隆冬汗出，不当用柴胡，而公用为君，何旨？予曰：胆与肝为表里，肝胆之火郁而不发，故痛。痛极而汗，汗出而痛减者，是火从汗出，盖汗乃邪出之门也，予故曰汗不可敛。本草云柴胡泻肝胆火，而以黄连佐之。《内经》云木郁则达，火郁则发，言当顺其性而利导之，势则易克。古人治火之法，轻则正治，重则从其性而升之者，以此,盖医贵变通,如阴虚火动而汗出者,内无余邪,故以六黄汤敛而降之,常治法也。今内有余邪未出,遽敛降之,邪无从出,势必成毒,故变常而从治者,使邪有出路。木火之性不逆,则毒不成,而痛可减也。公曰:善哉,孙君之剂,奇正相生,不下孙武子兵法,何轻以无纪律议之?愿投而奏凯也。予曰:公数日后疮疡大发,两块且有兴块作痛,此毒出之征,公于时无恐。改用柴胡、白芍、甘草、丹参、苦参、茯苓、瞿麦、车前、黄檗、连翘、金银花,三日而痛全减,汗全收,左右不难转动矣。逾日,公谓肌肤痒甚,蕾蕾然似瘾疹,岂疮出欤?欲以药治之。予曰:可。再三日,两胯果然发兴块,如棋子大者数枚,且痛。予已制蜡矾丸以待,至是授服之,疮果遍身大发,两腿为甚,一月余而瘳,公始信予防毒之言不谬,披悃交欢,且作序识胜,何胜云有?期与终身不替云。

是案孙君生平得意笔也,然治法非奇,行文颇谬,盈篇猥语,满纸伎心,本不入选,顾集中收彼案微,悉加节略,独于此仍其原本,以见一斑。第亦偶然,非有心吹索前人之短也。

刘默生治诸葛子立,胁痛连腰脊,不能转侧,服六味加杜仲、续断不效。或者以为不能转侧,必因闪挫,与推气散转剧。刘诊之曰:脉得弦细乏力,虚寒可知。与生料八味丸加茴香,四剂而安。《医通》。

李士材治一妇人,受暑胁痛,皮黄发泡,用清肝破气之剂不效。用大栝楼一个,捣烂,加粉草、红花少许,药入而痛止。《病机沙篆》。

薛立斋治一妇人,性急,吐血发热,两胁胀痛,日晡益甚,此怒气伤肝,气血俱虚也。朝用逍遥散,倍加炒黑山栀、黄檗、贝母、桔梗、麦冬,夕以归脾汤、地黄丸而愈。

龚子材治一妇人,口苦胁胀,此肝火也。用小柴胡加黄连、栀子少愈,以四君子汤加当归、白芍、柴胡,调理脾胃而瘥。

吴孚先治蒋氏妇,善怒,两胁作痛,历所医用补脾伐肝不应。脉之,左关细涩,右脉无疴。此肝胜则克脾,脾败则自困,补尚嫌缓,何以伐为?乃与四物汤加阿胶、玉竹、枣仁、枸杞,令服三十剂,胀减七八,丸服全瘳。

柴屿青治侍卫范讳弘宾太夫人,吐痰胁痛,饮食无味。告以肝病一二十年矣,率服平肝之药,凡香附、郁金等,各服过数斤,此二味为治肝病要药,然用之气病则可矣,用之血病,则与干将莫邪无异也。慎之。今为我理肝气可也。柴曰:肝脉已虚,理无再用伐肝,况肾肝同治,乙癸同源,自应以滋肾养肝为主。先服加味逍遥散二剂,即以八仙长寿丸进。太夫人曰:熟地腻膈,恐勿堪用。柴曰:此方熟地直走肾家,断无腻膈,且风以散之,必需雨以润之。服后果验,调理数月而康。

按:二地腻膈之说,不知始自何人。二地腻膈之说,何尝无之,此与参、芪助热,同一至理。乃好用参、芪者，必引甘温除大热之语，以为参、芪不热，及试之阴虚之人，而其弊立见。盖参、芪所去之热，乃脾肺虚乏之热，非肝肾亏损之热也。今玉横又以为二地不腻，不知二地之不腻，乃脾肺火燥之体，非脾肺虚寒之人也。矫枉者必过其正，然哉！文田按：王氏驳正魏说，真可谓平允通达。致令数百年人皆畏之如虎，俾举世阴虚火盛之病，至死而不敢一尝。迨已濒危，始进三数钱许，已无及矣，哀哉！

朱丹溪治杨淳三哥，旧有肾疾，上引乳边及右胁痛，多痰，有时膈上痞塞，大便必秘，平时少汗，脉弦甚，与保和、温中各二十丸，研桃仁、郁李仁，吞之而愈。《纲目》。

陈三农治一人，右胁痛引背，口干舌燥，上身发热，腰以下俱冷，右关尺不起。此血虚气无所附，宜用温药行动其气，使气有所归，水升火自降矣。用干姜、肉桂各五分，当归一钱，吴茱萸半分，盐水煎服，上身热退，下体温暖，阳气渐回。但食难消化，些元气未复耳。理脾为主，养血次之，胃气一转，诸病自愈。用参、苓、归、术各一钱，姜、桂各五分，神曲六分，陈皮四分，炙甘草三分，渐愈。

一人遇劳与饥则胁痛，用八珍加牛膝、木瓜、山药、石斛、苡仁、枣仁、柏子仁、桃仁，数服顿愈。一人同此，医投平肝药，痛甚而殒。谨录之，以为世戒。

一人痛引腰胁，脉弦数有力，知肝火郁结也，投龙荟丸五十粒，顿愈。《大还》。

立斋治一男子，脾胃不和。服香燥行气之剂，饮食少思，两胁胀闷；服行气破血之剂，致饮食不入，右胁胀痛，喜手按之。虚症可知。曰：乃肝木克脾土，而脾土不能生肺金也。用滋化源之药四剂，诸症顿退。又曰：火令在迩，当再补脾土，以养肺金。不信，后复作，吐脓而殁。

王肯堂治云中泰文山，掌教平湖，因劳患两胁满痛，清晨并饥时尤甚。书来求方，知其肝虚，当母子兼补。令用黄芩、白术、当归、熟地、川芎、山萸、山药、柏子仁之类，佐以防风、细辛各少许，姜、枣煎服，不数剂而愈。王客长安时，闻魏昆溟吏部之变，因投谒忍饥，归而胁痛，无他苦也。粗工以青皮、枳壳之类杂投之，遂致纠缠不痊，可不监哉！

朱丹溪治寿四郎，右胁痛，小便赤少，脉少弦不数。此内有久积痰饮，因为外感风寒所遏，不能宣散，所以作痛。以龙荟丸三十五粒，细嚼姜皮，以热汤下，服后胁痛已安，小便尚赤少。再与白术三钱，陈皮、白芍各二钱，木通一钱半，条芩一钱，甘草五分，姜三片，煎热饮之。

方提领年五十六，因饮酒后受怒气，于左胁下与脐平作痛，自此以后渐成小块，或起或不起，起则痛，痛止则伏，面黄口干无力，食少，吃物便嗳，服行气药转恶风寒。脉之，左大于右，弦涩而长，大率左手重取则全弦。此热散太多，以致胃气大伤,阴血下衰。且与和胃汤,以补胃气,滋养阴血,并下保和丸,助其运化。俟胃稍实,阴血稍充,却用消块和胃。人参三钱,白术钱半,陈皮一钱,白芍、归身各五分,干葛三分,红花豆大,炙草二钱,作一帖,下保和丸二十五粒龙荟丸十五。

  琇按:此症全属肝伤,木反克土,其块隐现不常,乃虚气也。时师多以香燥辛热治之,促人年寿。余治此不下数十人,悉用一气汤加川楝、米仁、蒌仁等,不过三五剂,其病如失。若立斋多用加味逍遥散,鼓峰、云峰辈,多用滋水生肝饮,皆不及余法之善。

  薛立斋治昆庠马进伯母,左胛连胁作痛。遣人索治,意此郁怒伤肝脾,用六君加桔梗、枳壳、柴胡、升麻。彼别用苍术药,益甚,始请治。其脉右关弦长,按之软弱,左关弦洪,按之涩滞,乃脾土不及,肝木太过,因饮食之毒,七情之火也。遂用前药数剂,脉症悉退。再加芎、归全愈。此等症,误用败毒行气破血导痰,以致不起者多矣。

  一治男子因怒,胁下作痛,以小柴胡加四物,加青皮、桔梗、枳壳,治之而愈。

  内翰李蒲汀太夫人,左胁内作痛,牵引胸前。此肝气不和,尚未成疮,用小柴胡汤加青皮、枳壳,四剂少可。再加芎、归,治之愈。

  张景岳治一姻家,年力正壮,素饮酒,常失饥伤饱,偶饭后胁肋大痛,自服行气化滞等药,复用吐法,尽出饮食,吐后逆气上升,胁痛虽止而上壅胸膈,胀痛更甚,且加呕吐。张用行气破滞等,愚哉!呕痛渐止,而左乳胸胁之下,结聚一块,胀实拒按,脐腹膈间不能下达,每戌亥子丑之时,胀不可当。因呕吐既已,可以用下,凡大黄、芒硝、三棱、巴豆等,及萝卜子、朴硝及大蒜罨等法,毫不应,愈攻愈胀,势所必然。因疑其脾气受伤,用补尤觉不便,庸极。汤水不入者二十余日,无计可施。只得用手揉按其处,觉肋下一点,按著痛连胸腹。细为揣摩,正在章门穴。章门为脾之募,为脏之会,且乳下肋间正属虚里大络,乃胃气所出大路,而气实通于章门。因悟其日轻夜重,本非有形之积,而按此连彼,则病在气分无疑。犹属盲猜。乃用神术散,令日服三四次,兼用艾火灸章门十四壮,以逐散其结滞之胃气,到底未知为肝病。不三日胀果渐平,食乃渐进,始得保全。幸矣。此其症治俱奇,诚所难测哉。

  琇按:张君生平于薛氏诸书,似未曾寓目,至胁痛由于肝脉为病,至死不知,良可哀也。此症之愈,全在一灸,与呃逆病诸治不效,灸虚里立止正同。

  黄古潭治一人,六月途行受热过劳,性且躁暴,忽左胁痛,皮肤上一片红如碗大,发水泡疮三五点,脉七至而弦,夜重于昼。医作肝经郁火治,以黄连、青皮、香附、川芎、柴胡之类,进一服,其夜痛极且增热。次早视之,皮肤上红大如盘,水泡疮又加至三十余粒,医教以水调白矾末敷,仍以前药加青黛、龙胆草进之,夜痛更甚,

687

胁中如钩摘之状。次早视之，红已半身，水泡增之百数，乃载以询黄，为订一方。以大栝楼一枚，重一二两者，连皮捣烂，加粉甘草二钱，红花五分，雄按：玉横之一贯煎，当是从此案悟出，而更加周到，可谓青出于蓝矣。进药少顷即得睡，比觉已不痛矣。盖病势已急，而时医执寻常泻肝正治之剂，又多苦寒，益资其燥，故病转增剧。发水泡疮于外者，肝郁既久，不得发越，仍侮所不胜，故皮肤为之溃也。栝楼味甘寒，经云泄其肝者缓其中，且其为物柔而滑润，于郁不逆，甘缓润下，又如油之洗物，未尝不洁，此其所以奏功之捷也欤。同上。

阐发栝楼之功，此案为最，然犹未尽其蕴。

吴桥治陈泉，中年两胁极痛楚，冷汗淋漓，伏枕惛惛，呕逆绝勺饮者六日矣。桥诊之曰：无伤，此蓄血尔。家人曰：固也，昔者呕血数升，即有蓄且尽矣。曰：蓄未尽尔，尽则当瘥。日暮乃投补中行血一剂，饮之仅内其半，中夜尸寝，家人升屋而号。桥曰：再予之半，阳当回，故寝以需来复，复则败血行矣，第具人参汤待之。鸡鸣而苏，大汗大吐大下，下则垂垂满器，如腐肝败臀，乃进参汤，大汗渐止。又七日乃复。初或问蓄血而腹不鼓，何也？且昔呕血数升，其后何蓄之多也？曰：病得之怒而伤肝，或以蹶而蓄血伤肝，则血不纳，蓄血则道不通，犹之沟浍塞流，则新故皆壅矣，故多也。《太函集》。

汪云程年近七旬，患胸胁痛，转侧滋甚，寒热交作，喘咳烦躁，再信不能伏枕。医下之，病益深。桥诊之，六脉浮滑大而搏指，曰：病得之过饮，且下，故火上炎。以清凉一服而愈。《太函集》。

魏玉横曰：范康侯年弱冠，患胁痛，已六七年，更医既屡，转益羸瘠，食少而气馁，言懒而神疲，稍远行则心下怦怦然，遇劳则膈间如裂。就予诊，告以初时但腹胁痛，医与逍遥散，暂愈再发，再复不应矣。医投四磨饮，亦暂愈再发，再投亦不应矣。又更医用五香散、越鞠丸，则愈而即发，自是腹中忽有块。再更医以为痞积，进青皮、厚朴、五灵脂、延胡索之类，块益多，时隐时现，上下左右，约六七枚，如拳如掌，往来牵痛。近有老医谓为虚也，用当归、白芍、香附、郁金之类，服了无进退。予曰：似君之疾，遍宇内矣，误治而毙者，可胜道哉。盖古来方书，于此症殊无肯綮，无怪乎世之梦梦也。原其误人之始，只肝无补法四字，遂使千万生灵，含冤泉壤。或以疏散成劳，香燥成膈，或以攻伐成鼓，或以辛热成痈，其于变症，笔难尽述。幸子青年，禀赋厚而未婚，故仅若此，否则不可言矣。今据脉已细数弦涩，脏气已亏，幸不数，且无咳嗽夜热，犹可为也。第服余剂，只可希远效，而不可求近功耳。与生熟地、沙参、麦冬、杞子、枣仁等剂略安。至数十剂，块渐减。遂以方为丸，服数年益就痊可。今已娶，第能樽节，庶无后患也。盖此症惟两仪膏最妙，然有力者始能用之。

方某年三十余，因析居阋墙，胁痛，左胁下有块如槃，按之坚硬，食下则胀，痛甚不能侧卧，百治莫应，枯瘁如柴矣。偶于药肆，遇人谓之曰：此病惟淳佑桥魏某能治。因就诊。脉之弦且急，曰：肝举症也。肝叶左三右四，血足则润而下垂。今怒火伤阴，其叶燥硬，故举而不下也。经曰，肝病则迫胃逆咽。故左叶张，则支腋而不可侧卧；右叶张，则侵脘而不能容食。昧者不知，投以香散，则如火上添油耳。与生熟地、沙参、麦冬、蒌仁、米仁、杞子、川楝，十余剂，其病如失。

詹渭丰母年六十余，九月间疟后自汗，余已愈之。至十一月，胁痛大作，医以加味黑逍遥散治之，未为误也。服一剂，至夜分忽晕厥欲脱。盖柴胡、白术，皆非阴虚火盛之人所宜进也。黎明急余治，脉之，两关俱伏，两尺极微，足冷过膝，面如纸灰。云初起左胁痛，服药后忽移于右，遂发厥，厥虽止而痛剧，不可转侧，痛处不可按。察其舌，燥硬如干荔，已危矣。姑与生熟地、杞子各五钱，沙参、麦冬各三钱，服下痛略减。前方加倍，再入米仁五钱，蒌仁二钱，其痛乃复归左胁，能转动矣。仍服前方数剂而愈。余常治数贫人，感症后不能进饮食，宛如百合病，脉之或弦或涩，按其胁或左或右，或有块无块，皆曰痛甚。检其方，诸燥药外，有服柴胡至二三两者。察其舌，或中干，或枯燥，或紫赤，是皆诛伐太过，伤其肝肾之害也。悉以前方，相其伤之轻重，为剂之大小，数服而愈。又赵氏子年十六，金氏女年十七，其家皆素封，病胁痛，服逍遥散皆五十余剂，病益困。以前方去熟地与之，皆不服，乃更从香燥而殁。盖地黄、杞子，举世咸畏之如虎，缘本草谓地黄腻而杞子热也，其杀人亦多矣。言医药者可不慎哉。

陈理堂母六旬外，久病胁痛，每发必伏枕经旬。医所与皆香附、郁金、青皮、木香、小茴、延胡索、五灵脂、龙胆草之类，或配六郁，或偕左金而已。近发则腰背胀痛，呕逆便秘，口燥不眠，脉则两寸搏指，两关弦而乏韵，此将成关格之候。投以滋水养肺金之剂，或入川楝，或入川连，只一二剂即愈。诚以多服，以杜其渐。然性甚畏药，愈即止矣，关格之患，其将来乎。

此与膈症门胡氏妇病同。

黄锦芳治刘尚卿，右胁痛，咳嗽头痛，肝脉微起，右脉沉滑，而脾部有一小珠，嗽必努力，痰则清稀，上有白沫，挑起如藕丝不断。用附子二钱，茯苓二钱，半夏二钱，故纸三分，木香五分，牛膝一钱，嘱其勿食腻滞等物，俾水行痰消，气平而痛自止。病者问痰病自何而来？黄曰：痰病甚多，五脏各有见症。在脾名湿痰，其候脉缓，面黄，肢体沉重，嗜卧不厌，腹胀食滞，其痰滑而易出，宜二陈、六君之类治之；在肺名气痰，又名燥痰，其候脉涩面白，气上喘，洒淅恶寒，悲愁不乐，其痰涩而难出，宜利膈清肺饮加减治之；在肝名风痰，脉弦面青，肢胁满闷，便溺闭涩，时有躁怒，其痰青而多泡,宜十味导痰汤、千缗汤加减治之;在心名热痰,脉洪面赤,烦热心痛,口干唇燥,时多喜笑,其痰坚而成块,宜凉膈散加苓、半治之;在肾名寒痰,脉沉面黑,小便急痛,足寒而逆,心多恐怖,其痰有黑点而多稀,宜桂苓丸、八味丸加减治之。至论其本,则痰之化在脾,而痰之本在肾。如火不生土者,即火不制水,阳不胜阴者,必水反侮土,是阴中之火衰也。火盛金燥,则精不守舍,津液枯槁,则金水相残,是阴中之水衰也。寒痰湿痰,本脾家病,然必由于肾水之亏。木郁风生,本肝家病,然必由于肾水之亏。火盛克金,其痰在肺,然必由于肾火之炽。今此症痰虽在胁、在胃、在脾,实因肾火衰微而起,故用附子迅补真火以强土,苓、半以除脾湿,木香以疏滞气,牛膝引左气下行归肾,故纸引右气下行归肾,气归则痰清矣。果数剂而愈。

卷十九

腹痛

周汉卿治永康人腹疾，伛偻行，卿解衣视之，气冲起腹间者二，其大如臂，刺其一砉然鸣，又刺其一亦如之，加以按摩疾遂愈。《明史》。

薛立斋治一妇人，小腹胀满，小水不利，或胸乳作痛，或胁肋作胀，或气逆心吻。薛以为肝火而血滞伤脾，用四物、柴胡、青皮、延胡索、木香而愈。

一妇人久患腹痛，去瘀血方止，已而腹大痛，诸药不纳。薛以脾胃之气虚寒，用参、术、炮姜，丸如黍，每日数粒，津咽下，后以二味浓煎，渐呷而愈。

通府赵孟威云：其妹小腹痛，服附子理中汤，附子服过八十余粒。此乃沉寒痼冷之甚，不多有者。又壬午仲冬，金台一男子患腹痛，误服干姜理中丸，即时口鼻出血，烦躁发狂，入井而死。二条俱见薛公案。

龚子才治一妇人，脐腹疼痛，不省人事，只一剂立止。人不知者，云是心气痛，误矣。方用白芍药、五灵脂、木通去皮，三味等分，每服五钱，水醋各半，煎至七分，去渣温服。此瘕痛也。

李北川仲夏患腹痛吐泻，两手足扪之则热，按之则冷。外假热，内真寒之证。其脉轻诊则浮大，重诊则微细。外假热，内真寒之脉。此阴寒之证也，急服附子理中汤，不应，仍服至四剂而愈。

汪石山治大坑方细形瘦，年三十余，忽病腹痛，磊块起落如波浪然，昼轻夜重。病在血分可知。医用木香磨服，及服六君子汤，皆不验。诊其脉浮缓弦小，重按似涩，曰：此血病也，前药作气治谬矣。彼谓血则有形，发时有块磊痛，减则消而无迹，非气而何？此难亦不可少。盖不知有形者，血积也，无形者，血滞也。滞视积略轻耳，安得作气论邪？若然，则前药胡为不验？遂用四物汤加三棱、蓬术、乳香、没药，服之其痛遂脱然。《本传》。

孙文垣治严印老长媳患腹痛,有小块累累然,腹觉冷甚,两寸关皆滑数,两尺沉微。此脾气弱而饮食不消,又当秋令湿淫之候,不利亦泻,宜预防之。与白术、苍术、茯苓、甘草、白蔻仁、木香、半夏、陈皮、泽泻煎服,其夜果泻一度,次早又泻一度,小腹仍痛且里急后重。盖其禀赋素虚,当补中兼消兼利。白芍药三钱,桂心一钱,甘草、人参、茯苓、泽泻、陈皮、白术各八分,升麻、葛根各六分,服后脉皆软弱不滑,累块亦消。改以人参、黄芪、白芍各二钱,炙甘草、陈皮、泽泻、葛根、柴胡、茯苓各一钱,调理而安。

张道南内人以饮食忤于气,因腹痛,不饮食五日矣,两寸关弦尺滑。孙曰:此上焦气虚,下有郁滞。以姜黄、青皮为君,山楂、槟榔、当归、杏仁、乌药、枳壳为臣,柴胡、木香为佐,吴萸为使,此症气虚轻而郁滞重,故治法如此。否则,未通其郁,先伤其气。可,若何即调理善后之方,亦仍以通郁滞为重。不然,用小建中汤何尝有此等加减法耶?服后,气稍顺。然后用葱二斤,煎汤浴洗腰腹,即将熟葱擦摩,使气通透。郁滞外治法。洗毕即安卧少顷,其夜大便通,先下皆黑硬结块,后皆清水。此积滞行而正气虚也,以建中汤加山楂、茯苓、泽泻、柴胡、香附、姜连,调理而痊。

李士材治一妇人,郁怒之余,胸腹胀痛,先服消痰顺气化食之剂不效,更以人参补之亦不效。诊之,六脉弦而数。此内有郁热,为寒凉饮食壅之而痛,用黄连三钱,栀子一钱五分,橘红、白豆蔻各二钱,钩藤、木香各八分,官桂二钱,加姜汁半钟,三剂痛止,四剂复加干姜、人参而霍然。

焦太史当脐切痛,作食气疗之无效。李诊之曰:当脐者,少阴肾之部位也。况脉沉而弱,与气食何干?非徒无益,反害真元。以八味丸料煎饮,不十日而痊。

胡京卿少腹作痛,连于两胁,服疏肝之剂,一月以来,日甚一日。李诊之,左关尺俱沉迟,治以理中汤加吴茱萸。

柴屿青治广抚讳苏昌,将赴沈阳京兆任时,伊嫂腹疼吐酸,日夜转侧呼号。已治木,求一诊以决之。其脉微紧,受寒所致,并非危症,何用惊惶若此?苏云:昨服药稍定。以方就政,并属定方。柴见前方系附子理中汤,颇合是症,遂不另立。

王海藏治姬提领,因疾服凉剂,数日遂病脐腹下大痛,几至于死,与姜、附等剂虽稍苏,痛不已。随于本方内倍白芍,服之愈。《纲目》。

陆肖愚治尤少溪,年近六十,性急多怒,因食冷粽四枚,遂患腹痛,并胁亦痛。医用平胃散加枳实、黄连不效。彼亦知其家润字丸方,以五钱分三服,令一日内服之,大便已泻,而痛乃未止。谓通则不痛,今通而仍痛,药力浅而积未尽也。再以五钱,令一日服之,大便数十行皆清水,而痛反增剧,号叫不已,饮食不进,面色青紫,势危极。陆脉之,弦细沉弱,右关弦而有力,曰:虚中有实,消则元气即脱,补则腹痛尚剧。因用理中汤料五钱，配枳实五钱，一日二剂，始下坚积缶许，是夜痛大减。明日减枳实之半，又二剂而腹痛全愈。第胁间尚微痛，去枳实加青皮、吴茱萸，数剂而痊。后以调气养荣汤理之。

张三锡治一人，腹痛而泻，口干，面时赤，乃食积也，与木香槟榔丸，一服去硬物愈。

一酒客每日腹痛泻黄沫，知积热也，投芩、连、厚朴、炒栀子、木通、泽泻、赤苓，二剂少可。复以酒蒸大黄为丸，酒下二钱，凡三服，遂不发。

一妇人小腹块痛，医作阴治，投热剂不应。又有作燥矢治者，硝黄润肠丸等药，屡用不减。询之，七日前作寒起遂腹痛。左三部皆弦小无力，右寸关俱弦滑，必起于外感内伤。挟气下早，故食滞不下，每疼则下黄水，止作无时。下伤气液，故作渴。遂以炒白芍药、茯苓保脾，木香、青皮疏气，炒山楂清块中之火，当归润燥，陈皮、甘草和中。小水不利，加泽泻、升麻、车前，二剂黄水虽少，痛块不减。用葱豉熨法，复投二剂，二便大去而安。

陈良甫治家提干内人，病心腹胀痛，众投木香、槟榔、大腹、白芍、姜、桂之类，病益甚。诊之，六脉弦紧而和，不似病脉，但诊之两手如火，以此知其热也。众问治法。曰：大凡心腹刺痛，不可便作虚冷治之。或曰：非冷而何？热即生风，冷即生气是也。曰：不然，《难经》云虚则痒，实则痛。又仲景曰：腹痛者，桂枝加芍药汤；痛甚者，桂枝加大黄汤。家云：荆布素来质弱。曰：有可辨处，遇痛时使一婢按之，若痛止是虚寒证也。若按之转甚，手不可近，叫唤异常，此实热无可疑者，当用大柴胡汤治之。众皆不许，乃与责状而投之，八服愈。《良方》。

朱丹溪治一妇，上腹大痛，连及两肋，以香附末汤调而安。

罗谦甫治副使覃郎中，年四十九岁，至正丙寅春病脐腹冷痛，完谷不化，足胻寒而逆，皮肤不仁，精神困弱。诊其脉沉细而微，遂投以大热甘辛之剂，及灸气海百壮，三里二穴各三七壮，阳辅各二七壮。三日后，以葱熨灸，疮皆不发。复灸前穴，依前壮数，亦不发。十日后，疮亦更不作脓，疮口皆干。癸丑岁，予随朝承应，冬屯于卓多地面，学针于窦子声先生。因论穴，窦曰：凡用针者，气不至而不效，灸之亦不发。大抵本气空虚，不能作脓，失其所养故也。雄按：此是名言，更加不慎，邪气加之，病必不退。异日因语针科呼教授，亦以为然。戊辰春，副使除益州府判，到任未几，时患风疾，半身麻木，自汗恶风，妄喜笑，又多健忘，语言微涩，医以续命汤复发其汗，津液重竭，其症愈甚。因求医，还家日久，神气昏愦，形容羸瘦，饮食无味，便溺遗矢，扶而后起。屡易医药，皆不能效。因思《内经》云：阳气者，若天与日，失其所则折寿而不彰。今因此病，而知子声先生之言矣。或曰：副使肥甘足于口，轻暖足于体，使令足于前，所言无不如意，君言失其所养何也？予曰：汝言所以养之，正所以害之。务快于心，精神耗散，血气空虚，因致此疾。《灵枢》云：人年十岁，五脏始定，血气始通，其气在下，故好走；二十岁，血气始盛，肌肉方长，故好趋；三十岁，五脏大定，肌肉坚，血气盛满，故好步；四十岁，五脏六腑、十二经脉，皆大盛以平定，腠理始疏，华容颓落，发颇斑白，平盛不摇，故好坐；五十岁，肝气始衰，肝叶始薄，胆汁始减，目始不明；六十岁，心气始衰，苦忧悲，血气懈惰，故好卧；七十岁，脾气始衰，皮肤已枯，八十岁，肺气衰，魂魄散离，故言善误；九十岁，肾气焦，脏枯经脉空虚；百岁，五脏俱虚，神气皆去，形骸独居而终矣。盖精神有限，嗜欲无穷，轻丧性命，一失难复，其覃氏之谓欤。

朱丹溪治一人，痛当脐，绵绵不已，脉弦伏无力，因作挟阴治，理中加肉桂八分，附子三分，煎冷服，随愈。

薛立斋治罗给事，小腹急痛，大便欲去不去。此脾肾气虚而下陷也，用补中益气送八味丸，二剂而愈。此等症候，因利药致损元气，肢体肿胀而死者，不可枚举。

副郎李孟卿，常患腹痛，每治以补中益汤加山栀即愈。一日，因怒腹痛，脉弦紧，以前汤吞左金丸二十粒而愈。

一妇人心腹痛，诸药不应，用炒黑山栀、桔梗治之而愈。

傅青主治一妇，妒恶夫有所昵，忽患腹痛，辗转地上不可忍。其夫求治，先生令持敝瓦釜置妇床前，捣千杵，服之立止。此移易性情之法，不问药饵。张子和之后，此术不传久矣。刘绍文《九畴古文》。

一妇人少腹痛，百药不效。一医用杉木节、童便煎服，下血而愈。《医学纲目》。

汪讱庵尝病腹中啾唧，经两月，有友人见招，饮以芦稷烧酒，一醉而积痾畅然。芦稷最能和中，煎汤温服，治霍乱如神。

《华佗传》有人病腹中半切痛，十余日中，须眉堕落。佗曰：是脾半腐，可刳腹养活也。使饮药令卧，或即麻沸散也。破腹就视，脾果半腐坏。以刀断之，刮去恶肉，以膏敷之，饮之以药，百日平复。雄按：此事果实，法亦不传，似可不选。

赵从先治保义郎顿公，苦冷疾，时方盛暑，俾就屋开三天窗，于日光下射处，使顿仰卧，操艾遍铺腹上，约数斤，移时日光透脐腹不可忍，俄而腹中雷鸣下泻，口鼻间皆浓艾气乃止。明日复为之，如是一月，疾良已。乃令满百二十日，宿痾如洗，壮健如少年时。赵曰：此孙真人秘诀也。世人但知灼艾，而不知点穴，又不审虚实，徒受痛楚，损耗气力。日者太阳真火，艾既遍腹，徐徐照射，入腹之功极大，五六七月最佳。若秋冬间当以厚艾铺腹，蒙以棉衣，以熨斗盛炭火慢熨之，以闻浓艾气为度，亦其次也。

缪仲淳治高存之长郎患腹痛。问曰：按之痛更甚否？曰：按之则痛缓。曰：此虚症也。即以人参等药饮之，数剂不愈，但药入口则痛止。其痛每以卯时发，得药即安。至午痛复发，又进再煎而安。近晚再发，又进三剂而安睡，则不复发矣。如是者月余，存之疑之，更他医药则痛愈甚，药入痛不止矣。以是服缪方不疑，一年后渐愈，服药六百剂全瘳。雄按：治法已善，而六百剂始瘳者，方未尽善也。人参三钱，白芍三钱，甘草一钱，麦冬三钱，当归二钱，橘红一钱五分，木瓜一钱。又重定方加苁蓉二钱，黄檗一钱五分，鳖甲二钱，枸杞三钱。又以饮食少，时恶心，去当归、黄檗，加牛膝三钱，秦艽一钱五分，枣仁三钱，石斛二钱，延胡索一钱。《广笔记》。

包海亭夫人患腹痛连少腹，上连心，日夜靡间，百药不效。诊其脉两寸关俱伏，独两尺实大，按之愈甚。询知其起于暴怒，风木郁于地中。投以芎藭上、柴胡中、升麻下，下咽嗳气数十声，痛立已，已而作喘。曰：是升之大骤也。以四磨汤与之遂平。同上。

蒋仲芳治吴氏母，年六十余，患腹痛，日泻四五行，已三四年，遍治不效。诊之，两尺沉紧，曰：内有沉积也。用熟大黄三钱，入本病药中，煎服一帖而痛如失。沈抄本。

示吉曰：毛方来忽患真寒证，腹痛自汗，四肢厥冷，诸医束手，予用回阳汤急救而痊。吴石虹曰：症暂愈，后必下脓血则危矣。数日后，果下痢如鱼脑，全无臭气，投参、附不应。忽思三物桃花汤，仲景法也，为丸与之，三四服愈。沈效兄抄本。

徐灵胎曰：腹痛久者，必有积滞，必用消积丸药，以渐除之。但用煎方，不足以愈久病也。

腰 痛

陶弘景曰：相传有人患腰脚弱，往栗树下食数升，便能起行。此是补肾之义，然应生啖。若服饵，则宜蒸暴之。按苏子由诗曰：老去自添腰脚病，山翁服栗旧传方，客来为说晨兴晚，三咽徐收白玉浆。此深得食栗之诀也。《本草纲目》。

窦材治一老人，腰脚痛不能行步，令灸关元三百壮，更服金液丹，强健如前。璜按：窦氏之法，惟沉寒痼冷者宜之，有此痼疾，即有此蛮治，亦未可尽废，时误用，则受祸最最烈矣。

张仲文传神仙灸法疗腰重，痛不可转侧，起坐艰难，及冷痹脚筋牵急，不可屈伸。灸曲䐐两纹头，左右脚四处，各三壮，每灸一脚，二火齐下，艾炷才烧至肉，初觉痛，便用二人两边齐吹至火灭。午时著灸，至人定以来，脏腑自动一二行，或转动如雷声，其疾立愈。此法神效，卒不可量也。《纲目》。

张子和治赵进道，病腰痛岁余不除。诊其两手脉沉实有加，以通经散下五七行，次以杜仲去粗皮，细切炒断丝，为细末，每服三钱，猪腰子一枚，薄批五六片，先以椒、姜淹去腥水，掺药在内，裹以荷叶，外以湿纸数重封，以文武火烧熟，临卧细嚼，温酒送下。每旦以无比山药丸一服，遂数日而愈。琇按：此子和用补药法也，其精切简当，视后世之用补者何如。

张子和女僮，冬间自途来，面赤如火，至澺阳病腰胯大痛，里急后重，痛则见鬼神。张曰：此少阳经也，在身侧为相火。使服舟车丸、通经散，泻至数盆，病犹未瘥。人皆怪之，以为有祟。张大怒曰：驴鬼也。复令服调胃承气汤二两，加牵牛头末二两同煎，服之大下数十行，约一二缸，方舍其杖策。但发渴，恣其饮水、西瓜、梨、柿等。张曰：凡治火，莫若冰水，天地之至阴也。约饮水一二桶，犹觉微痛。乃刺其阳陵穴，以伸其滞，足少阳胆经之穴也，自是方宁。女僮自言，此病每一岁须泻五七次，今年不曾泻，故如是也。常仲明悟其言，以身有湿病，故一岁亦泻十余行，病始已。此可与智者言，难与愚者论也。凡泄泻症极多。

一人六十余，病腰尻脊胯俱痛，数载不愈，昼静夜躁，大痛往来，痛作必令人以手捶击，至五更鸡鸣则渐减，向曙则痛止。左右及病者皆作鬼神阴谴，百方祷祝无验。淹延岁月，肉瘦皮枯，饮食减少，暴怒日增，惟候一死。张诊其两手脉沉滞坚劲，力如张絙，谓之曰：病虽瘦，难于食，然腰尻脊胯皆痛者，必大便坚燥。其左右曰：有五七日，或八九日见燥粪一块，如小弹丸，结硬不可言。曾令人剜取之，僵下一两块。浑身躁痒，皮肤皱揭，枯涩如麸片。既得病之虚实，随用大承气汤，以姜、枣煎之，加牵牛头末二钱。不敢言是泻剂，盖病者闻暖则悦，闻寒则惧，说补则从，说泻则逆，此弊非一日也。雄按：可谓洞明世事，练达人情，而况一齐人传之，众楚人咻之乎。及煎服，使稍热咽之，从少累多，累至三日，天且晚，脏腑下泄四五行，约半盆。以灯视之，皆燥粪痹块及瘀血杂脏，秽不可近。须臾痛减九分，昏睡如常人。至明日将夕，始觉饥而索粥。温良与之，又困睡一二日，其病尽去。次令饮食调养，日服导饮丸、甘露散滑利便溺之药，四十余日乃复。盖虚结与闭，虽久犹可解而决去。腰脊胯痛者，足少阳胆经之所过也。《难经》曰：诸痛为实。又痛随利减，不利则痛何由去？故凡燥症，皆三阳病也。病者既痊，寿乃八十岁。

卫德新因之析津，冬月饮寒冒冷，病腰常直，不能屈伸，两足沉重，难于行步，途中以床舁，程程问医，皆云肾虚。用苁蓉、巴戟、附子、鹿茸，大便反秘，潮热上周，将经岁矣，乃乞拯。张曰：此十日之效耳。卫曰：一月亦非迟。张曰：足太阳经血多，病则腰似折，腘如结，腨如裂。太阳所致，为屈伸不利，况腰者肾之府也。身中之大关节，今既强直而不利，宜咸以软之，顿服则和柔矣。《难经》曰：强力入房，则肾伤而髓枯,枯则高骨乃坏而不用。与此正同。今君之症,太阳为寒所遏,血坠下滞腰间也。原缺五字。必有积血,非肾虚也。节次以药之,下可数百行,去血一二斗。次以九曲玲珑灶蒸之,汗出三五次而愈。初蒸时至五日,问曰:腹中鸣否?曰:末也。至六日觉鸣,七日而起,已能揖人。张曰:病有热者勿蒸,蒸则损人目也。

饶之城中某病肾虚腰痛,沙随先生以其尊人所传宋谊叔方,用杜仲酒浸透炙干,捣罗为末,无灰酒调下。如方制之,三服而愈。《槎庵小乘》。

薛立斋治一妇人,腰痛三年矣,每痛必头晕目紧。薛以为肝脾气虚,用补肝散而愈。三年后,因劳役患头晕兼恶心,用补中益气汤加茯苓、半夏、蔓荆子而愈。

一妇人苦腰痛,数年不愈。薛用白术一味,大剂服,不三日而痊。乃胃气虚之症,故用白术也。

一妇人先腰胯作痛,后两腿亦痛。薛以为足三阴虚寒,外邪所伤,用小续命汤及独活寄生汤,或作或止。所用饮食极热,腹中方快。薛曰:邪气去而元气虚寒也。诊其脉果沉细,用养肾散渐愈,又用十补丸而痊。

一妇人所患同前,但发热作渴,喜冷饮食,脉洪数,按之迟涩。薛以为血虚有热,用羚羊角散去槟榔,加白术、茯苓数剂,更用加味逍遥散而痊。

一妇人患前症,时或膝腿作痛,脉浮数,按之迟缓。此元气虚而风湿所乘,用独活寄生汤顿愈,又用八珍汤而安。

一妇人因怒患前症,寒热往来,口苦不食,晡热内热。薛以为肝火血虚,先用小柴胡、山栀顿愈,又用加味逍遥散瘳。

一妇人患前症,寒热头痛,殊类伤寒。此寒邪之症,用槟榔败毒而安。又用补中益气汤,调理而愈。

龚子才治一人,跌后腰痛,用定痛等药不效,气血日衰,面耳黧色。龚曰:腰为肾之府,虽曰闪伤,实肾经虚弱所致也。遂用杜仲、补骨脂、五味子、山楂、苁蓉、山药,空心服,又以六君、当归、白术、神曲各二钱,食远服,不月而瘥。

张路玉曾治沈云步媳,常有腰痛带下之疾,或时劳动,则日晡便有微热。诊其两尺皆弦,而右寸关虚,虚濡少力,此手足太阴气衰,敷化之令不及也。合用异功散加当归、丹皮,调补胃中荣气,兼杜仲以壮关节,泽泻以利州都,则腰痛带下受其益矣。

江苏总藩张公,严冬腰腹重痛,甲夜延诊,候脉得沉,沉滑而驶,遂与导痰兼五苓之制,一剂而腹痛止,三啜而腰胯驰纵自如,未尝用腰痛之药。沉为热在里,滑为痰,故消导分利而愈。

卢不远治陈孟柕父,六月中受寒,尚淹淹未甚也。至次年二月,忽小腹与腰急痛,即令人紧挽外肾,稍松便欲死,与羌活、黄檗、茯苓、肉桂等剂,令刮委中,痛止而足软。至五月天热,身发紫瘢,有汗至足乃愈,此乃肠腑病也。经曰:小肠病者,腰脊控睾而痛。以羌活入小肠,故痛随愈。其足软未瘳者,原以寒邪郁火,故需夏时,则火力全而血脉之邪始去,所以瘢出足汗,百骸畅美,寒净而火遂融通也。

吴孚先治尹瑞之腰痛异常,从目内眦进药而愈。或问之,曰:是乃精明穴也,在目内眦红肉中,其脉行足太阳经于腰背,下应足少阴通于心腹。腰背之痛,从精明进药,良有奇验。古来神圣,有从耳进药者,病愈而耳聋,针之则愈矣。

苏颂治一女子,忽得小腹中痛,月经初来,便觉腰间切痛连脊间,如刀刺锥刺,痛不可忍。众医不别,谓是鬼祟,妄服诸药,终无所益,其疾转增。审察前状相当,即用积雪草药,夏五月正放花时,即采曝干,捣节为糁。每服二方寸,和好醋二小合,平旦空腹顿服之,每旦一服,以知为度。天宝单行方,《本草纲目》。

张三锡治一人,瘦弱,性复嗜酒,致腰及两胫痛不可忍,作肾虚治不应。诊之,左脉濡细而数,乃血虚受热也,遂以四物汤加生地、知、柏、牛膝、肉桂少许,二剂知,十剂已。

一人因太劳,又过饮酒,致湿热乘入客于经络,腰痛,夜更甚,不得俯仰,脉濡而弱,先与拈痛去参、术,二剂稍愈。遂改用四物汤加杜仲、牛膝、独活、肉桂顿瘳。

一人脉症同上,服拈痛渐减。一人改用附、桂,遂攻出一痈,出脓,大补始消。

一人肥盛而肢节痛,腰更甚,脉沉濡而滑,知湿痰也。与二陈汤加南星、二术、二活、秦艽、防风,十剂愈。

一人因坠马后腰痛不止,日轻夜重,瘀血谛矣。与四物去地黄,加肉桂、桃仁泥、苏木,四服,大便下黑而痊。

王叔权曰:舍弟腰疼,出入甚艰,余用火针,微微频刺肾腧,则行履如故。初不灸也,屡有人腰背伛偻,来觅点灸。予意其是筋病使然,为点阳陵泉,令归灸即愈。筋会阳陵泉也。然则腰疼,又不可专泥肾腧,不灸其他穴也。

陈三农治一士,精神倦怠,腰膝异痛不可忍。或谓肾主腰膝,乃用桂、附之剂,延两月,觉四肢痿软,腰膝寒冷,遂恣服热药,了无疑惧。诊伏于下,及重按之,振指有力,此阳盛格阴,乃火热过极,反见胜己之化。以黄檗三钱,胆草二钱,芩、连、栀子各一钱五分,加生姜七片为之向导,乘热顿饮,移时便觉腰间畅快,三剂而痛若失。

立斋治一妇人,患腰痛,脚弱弛长,不能动履,以人参败毒散加苍术、黄檗、泽泻而愈。

一人体厚,腰间常冷,与肾著汤加星、半夏、术,三服而愈。

朱鹤山老年久患腰痛，用茯苓三钱，枸杞三钱，生地二钱，麦冬五钱，人参二钱，陈皮三钱，白术三钱，河水二钟，煎八分，日服一剂。强健再生子，八十未艾。《广笔记》。

缪仲淳治钱晋吾文学，腰痛甚。诊之，气郁兼有瘀血停滞，投以牛膝五钱，当归二钱五分，炙甘草一钱，苏梗一钱，五加皮一钱，橘红二钱，制香附二钱，续断二钱，水二钟，煎八分，饥时加童便一大杯服，二剂全愈。同上。

缪之外祖李思塘，少年患腰痛，至不能坐立，诸医以补肾药疗之不效。朱远斋者，湖明医也，用润字号丸药下之，去黑粪数升。盖湿痰乘虚流入肾中作苦，痰去方以补药滋肾，不逾月起。惜其方传者不真。同上。

李季虬曰：先安人因女亡，忽患腰痛，转侧艰苦，至不能张口授食，投以鹿角胶不愈，以湿痰疗之亦不效。遍走使延仲淳。曰：此非肾虚也，如肾虚不能至今日矣。用白芍药、制香附各三钱，橘红、白芷、肉桂各二钱，炙甘草一钱，乳香、没药各七分半，灯心同研细，临服下之，一剂腰脱然，觉遍体疼。仲淳曰：愈矣。再煎滓服立起。予骇问故，仲淳曰：此在《素问》木郁则达之，顾诸君不识耳。《广笔记》。

薛治一男子，年四十余，患腰痛，服流气饮、寄生汤不应，热手熨之少可。盖脉沉弦，肾虚所致，以补肾丸愈之。

张景岳治董翁，年六旬，资禀素壮，因嗜火酒，致湿热聚于太阳，膀胱。忽病腰痛不可忍，至求自尽。诊六脉皆甚洪滑，且小水不通，而膀胱胀急，遂以大分清饮倍加黄檗、龙胆草，一剂小便顿下，腰痛如失。

刘宏辟曰：一女病腰痛，医以杜仲、补骨脂等治之不效。诊其脉浮细缓涩，知为风寒入于血脉耳。与当归四逆汤，剂尽痛瘥。同年周六谦患腰痛，牵及两胯，每酉、戌、亥三时则发，余时则否，脉沉而涩，予以此汤少加附子，二剂而愈。次日前医来，深诋此汤之谬，复进杜仲等药，腰痛如故。怪而问之，曰：或又服他药耶？已以实对。令其再服四逆汤一帖愈。

钱国宾治榆林张参戎，体厚力大，素善骑射，壮时纵欲，水败火亏，腰胯如折，其脉寸关浮大，两尺若有若无，不可以揣，非人扶不起，已三年，筋骨皆冷，以六味丸加河车膏、龟鹿胶、参、归、桂、附，补其真元肾命，年余方能步，又五年卒。

魏玉横曰：陆茂才父，年七十，素有肝病，偶于春分日玉皇山顶烧香。玉皇之高，为湖上众山之最，晨而往，晡而归，足力可云健矣。至夜忽腰大痛，不可转侧。或以为劳伤兼感冒，宜先表散，与羌活、秦艽等，一剂痛益剧。脉之弦硬，三五不调，二便俱秘，面黯囊缩，日夜不得眠。曰：此肝肾大伤，疏泄太过，症频危矣，岂可再投风药？以养青汤加牛膝、当归，痛略减，二便仍秘，且呕恶发呃。地气不得下行，而反上攻也。前方重用熟地,外以田螺、独蒜捣烂系脐下,二便既行,呕呃遂止。痛忽移入少腹,控引睾丸,前方杞子至二两,再入白芍、甘草,数剂渐瘥。乃畏药停数日,觉复甚,又与数剂而安。

裴兆期治一人腰痛,用杜仲、山萸、当归、续断之类,久而弥甚。就质于裴,裴细审之,其人饮食减少,时发恶心呕吐,乃胃中湿痰之候也。且其痛卧重而行轻,每卧欲起,则腰胯重坠不能转侧,必将身徐徐摆动,始克强起而行,迨行久反渐觉舒和。此盖湿痰乘气静而陷于腰胯之间,故作痛;乘气动而流散于腰胯之外,故渐舒和。若肾虚则卧而逸,痛必当轻;行而劳,痛必当重。何以如是之相反耶?初与小胃丹五十粒,连下宿水四五行。继以二陈汤去甘草,加苍术、泽泻、砂仁,三剂痛顿减。随与苍术为君之大补脾丸,服未旬余,痛即如失。

前　阴

朱丹溪治吴江王氏子,年三十岁,忽阴挺长肿而痛,脉数而沉实,用朴硝荆芥汤浸洗,又用三一承气汤大下之,愈。《本草纲目》。

姚蒙字以正,巡抚邹来学尝使视脉,蒙既叙病源,因曰:公根器别有一窍出汗水。来学大惊曰:此隐疾何由知?蒙曰:以脉得之。左关滑而缓,肝第四叶有漏洞下相通。来学改容谢。雄按:左关候肝是矣,何以滑缓主漏洞而断其在某叶?此皆史乘夸美之词,何必选耶?

薛立斋治一妇人,阴中肿闷,小便涩滞,两胁作痛,内热晡热,月经不调,时或寒热。此因肝脾郁怒,元气下陷,湿热壅滞。朝用归脾汤加柴胡、升麻解郁结,补脾气,升元气;夕用加味逍遥清肝火,生肝血,除湿热。各数剂,诸症悉愈。又用四君、芍、归、丹皮调补肝脾,而经水如期。

一妇人阴中寒冷、小便黄涩,内热外寒,口苦胁胀。此因肝经湿热,用龙胆汤祛利湿热,用加味逍遥散调补气血而安。

一妇人所患同前,更寒热呕吐,两眼肿痛,先用小柴胡加山栀,一剂寒热呕吐顿止。次用龙胆泻肝汤,一剂肿痛顿消。

一妇人阴中寒冷,小便寒清,腹中亦冷,饮食少思,大便不实,下元虚寒,治以八味丸,月余饮食渐加,大便渐实,又月余诸症悉愈。

一妇人阴肿下坠,闷痛出水,胸腹不利,小便频数,内热晡热,口苦耳鸣。此肝脾火症,用小柴胡、车前、胆草、苓、术、升麻,二剂少愈。又用加味逍遥散加升麻,数帖渐愈。乃以加味归脾加升麻、柴胡,并补中益气汤加山栀,数剂顿愈。仍用加味逍遥散、加味归脾，二药调理全愈。

一妇人患前症热痛，或用寒凉败毒药，饮食不入，时欲作呕，小便重坠。此脾胃复损，元气下陷，先用补中益气加炮姜，二剂重坠顿愈。又加茯苓、半夏，二十余剂而愈。乃以归脾汤少加柴胡、升麻，并用六味地黄丸而康。

孙文垣治一妇，当暑月小便不利而痛，玉户肿，又便血发热，左脉弦数，右寸短弱。此肺气不足，肝火大炽。盖肝为血海，又主疏泄二便，玉户为肝经所络之地，治当疏决肝经壅滞，脾气畅则新血得以归经，热解则小水可以通，而肿亦可消矣。以滑石三钱，桃仁、当归、白芍各一钱，柴胡、黄连、人参各八分，川芎六分，甘草、桂枝、白芷各三分，四剂而瘳。

马凤林内子有隐疾，每月汛行，子户傍辄生一肿毒，胀而不痛。过三五日以银簪烧红针破，出白脓盏许而消，不必膏药，亦无疤痕。初用针刺，近则以指掐之，脓即出，但汛行即发，上下左右无定所，第不离子户。于今八年，内外科历治不效，且致不孕。孙曰：此中焦湿痰，随经水下流，壅于子户也。经下而痰凝，则化为脓。本来非毒，故不痛。怪病之谓痰。用白螺蛳壳火煅存性为君，南星、半夏为臣，柴胡、甘草为佐，曲糊为丸，令早晚服之，未终剂而汛行不肿，次年俞东扶曰：孙公颖悟，殊不可及。原非毒，故不痛。亦格致名言。即孕。

一妇有隐疾，其夫二造门而不言，继至欲言而面赪。孙开喻之，乃俯首曰：言之无任主臣，先生长春谅无哂。山妻子户中突生一物，初长可三寸，今则五寸许矣，状如坚筋，色赤，大可拱把，胀而且痛，不便起止，憎寒壮热，寝食俱减，赧于言，欲求自尽，逡巡百日矣。孙曰：乃阴挺症也。厥阴肝经之脉，女子下系庭孔，湿热则阴挺，犹木有湿热而生蕈也。毕竟纵不热，则挺收为是。与以龙胆泻肝汤及猬皮散，当归、黄芩、牡蛎、猬皮、赤芍为末，每用二钱，空心服，米饮汤调下。去后数月来报云：前症果瘥，兹为汛期一月不至，敢问？曰：此有身也。彼疑疾甫愈，未必能孕。谓曰：前恙乃肝经有余之症，肝为血海，女子血盛则孕胎。据血盛当先期，今汛逾期，实孕耳，非病也。后果足月生子。

尚某言：昔在粤东，与郡司李某交善，后李没，某妻售濠畔街宅，与尚仍分院而居，两家往来如亲串然。一日李妻私语尚夫人，有女及笄而病，病者甚异，欲求尚诊之而难于言。夫人告尚曰：与李君夙交好，言之何伤？李妻乃言女初患腹痛，久之溲溺甚艰，溲内有物能游泳，或二或三，似有鳞鬣者。取视之，乃比目鱼半体也，身微黑，止有一目，其背白，置水中果如所云。试诊之，乃肝气久郁所致，投以琉肝之剂而愈。李河南人。《居易录》。

一寡妇患阴中痒，不可告人，渐至委顿。此妇平日虔奉大士，忽有尼僧来，与药一包,曰:以此洗之。数洗而愈。其药乃蛇床子、吴茱萸、苦参也。《采兰杂志》。

何首乌本名夜交藤,因何首乌服而得名。何首乌者,顺州南河县人,祖能嗣,本名田儿,生而阉弱,年五十八无妻,醉卧野中,见田中藤两本异生,苗蔓相交,久久而解,解合三四。田儿心异之,掘根持问乡人,无能识者。遂曝干捣末,酒服七日而思人道,百日而旧病皆愈,十年而生数男,后改名能嗣。又与子庭服,皆寿一百六十。首乌服药一百三十岁,唐元和七年,曾文象遇茅山老人,遂传其事。李翱因著《方录》云:此偶遇灵异之品,故其效如此,亦理之所有。何廉昉郡伯精于医理,尝言亲见数人获成形首乌服之,果有乌须延年之效。又曾在河南购得潞参重十二两,在陕中购得当归重斤余者,其效皆异寻常。又曾亲至西陵山中采沙参,其大如儿臂,剥之外边黑皮,其中洁白如玉,嚼食一茎,甘芳鲜脆,头目便觉清泰。此皆生于深山穷谷之中,得天地之灵气,故其效非寻常可及。特无缘者,不能遇耳。《甘泉蒐残录》。

富家子唐靖,疮发于阴,至烂人道。周守真曰:病得之欲泄而不可泄也。治法宜内服龙胆泻肝汤,外以甘草末糁之。《延寿书》。

有人阴冷,渐渐入内,阴囊肿满,昼夜痛闷不已,用上好川椒为末,帛包裹囊。如不觉热,炒热更烘。内煎大蓟汤汁服妙。阴冷两丸如冰,出汗,两脚痿弱,宜补肝汤。《千金方》。

王节斋曰:男子阳痿不起,古方多云命门火衰,祖气虚弱,固有之矣。然亦有郁火盛而致痿者,经云壮火食气。譬如人在夏暑而倦怠,遇冬寒而坚强。予尝亲见肾经郁火而有此症,令服黄檗、知母清肾火之药而效。故须审察,不可遍认为火衰。

薛立斋治一妇人,吐痰发热,遍身作痛,小便频数,阴中作痒,日晡热甚。曰:此脾肝气血虚,气滞而兼湿热也。用加味逍遥散加车前子而愈。

马元仪治尤悔侄,患阴茎作痛,痛甚而愦,遂昏迷不醒,几阅月。诊其两脉浮虚而涩。浮为气虚,涩为精伤,故令作痛。阴阳两虚之候,得之忧思劳郁而伤中也。经云润宗筋者,又阳气,精则养神,柔则养筋。今悒郁劳倦,气血两伤,故令作痛。以当归补血汤加人参、炙甘草调养气血,桂心、秦艽、红花宣通血脉,一剂而痛止。复诊两脉沉微,连进大剂参、附,诸症已平。惟彻夜不寐,用归脾汤调理而安。

有人阴肿,医以赤土涂之,令服八味丸而愈。一儿阴肿,医亦以赤土涂之愈。若久病而阴肿,病已不可救,宜速灸水分穴,盖水分能分水谷。水谷不分,故阴肿,他处亦肿也,尤宜急服禹余粮云。《既效方》。

陈良甫家婢患阴蚀,就疡医家疗不瘥。蚀处作两疮,深半寸。良甫于《涓子方》中捡得甘草汤方,仍以自处蚺蛇胆散,不经七日疮乃平复,甚效。凡救十八人,手下即活。遇斯疾者,请流布而传之。

葛氏云：比见人患茎头肿攻下，疮欲断者，以猪肉汤渍洗之，并用黄连、黄檗末涂之。又方，蜜煎甘草末涂之。《千金方》。

立斋治一妇人，阴内脓水淋漓，或痒或痛，状似虫行。诊之，少阴脉滑。此阴中有疮也，名曰䘌。由神思烦郁，胃气虚弱，气血凝滞所致。与升麻、白芷、黄连、木通、当归、川芎、白术、茯苓、柴胡煎服，用拓肿汤熏洗，更搽蒲黄、水银，两月余而愈。或有胞络虚，风邪乘阴，血气相搏，令气否塞，致阴肿痛。当以菖蒲治之，更以枳实炒热，帛裹熨之，冷则再炒。或有子脏虚，冷气下冲，致阴脱出，谓之下脱，或因产弩力而脱者，以当归散治之。久不愈者，以补中益气汤倍加升麻、柴胡升举之。

蕲阁老子阴茎肿痛，服五苓散等药不应。诊其脉左关弦数，此肝经湿热而成。以小柴胡汤送芦荟丸，一服势去三四，再服顿愈。

一妇人阴器肿痛，小水涩滞，遇晚寒热交作，此肝经湿热为患。徐灵胎曰：此湿热轻病。以龙胆泻肝汤，二服小水通利。又以四物汤兼小柴胡，加花粉、木通、山栀，服之而愈。《外科正宗》。以下共选六案采入。

一妇人无故发热月余，忽阴中突出一物，如鸡冠一片，此肝郁脾虚所致。以补中益气汤加青皮、栀、芩、柴胡、甘草，外以白芷、苍术、紫苏煎汤，每日熏洗，十余日其患渐小。乃用前汤倍参、术，月余而安。徐灵胎曰：所用诸方，皆浮泛不切，全无法度。虽有小益，总非切病之治。此风自立斋开之后，遂不可挽回矣。此医术之一变也。

一妇人阴中作痒，遇夜五心烦热，作渴不寐，此思虑太过，致心肾不交。以四物汤加龙胆草、山栀、知母、黄连，以银杏散纳入阴中，三日其痒渐止。又朝以八味丸，午用归脾汤加银柴胡、茵陈，月余而愈。

一妇人阴器半边肿痛，身发寒热，口干便秘，脉实有力，以内疏黄连汤一剂，大便通利，口干乃止。惟肿痛尤甚，此湿毒结聚，欲为脓也，以四物汤加角刺、泽泻，二剂脓熟胀痛。又以透脓散一服，出臭脓钟许，痛止。以八珍汤加丹皮、泽泻，十余剂而安。

一妇人肝经风湿，下流阴器，浮肿痒甚，至抓出血不痛，以消风散加苦参、胆草、泽泻、木通、山栀，外以蛇床子汤熏洗，擦搽银杏散，十余剂痒止肿消而愈。

一妇人孀居十余载，阴器作痒生虫，含忍不言。后阴器蚀烂，已蚀内脏，尩羸发热作渴，脉洪而数。询其痒痛日久，阴器黑腐，小水不禁，内脏已坏，不可用药。彼苦求治。曰：痒者虫也，痛者损也。先用鲫鱼数枚，以香料糁炙鱼熟，以丝绵薄裹，纳入阴中。夹之良久，取出红虫，长者一寸，短者五六分，细如丝线，约二十余条，置温汤中，摇摆片时方死。彼家欢悦，以为可治。曰：再取再有，生化无穷。强投养血诸药，终竟不应而死。

钱国宾曰：浙湖戴氏生女五岁，胎生双阴，溺从上出，下户亦流，其母病延诊，以私语言及。余曰：此女天生双阴也。不闻《楞严经》云？五种不男之人，即此类也。长大经行，生子如常，以上窍为正。彼此勿疑，抚养待配。

阴宽，肥皂子浸去黑皮，用其白肉，加白芨、五倍子、蛇床子、石榴皮、甘松、三奈、龙骨，煎浓汤，日日熏洗。宽而冷者，加石硫黄煎。

阴挺，飞矾六两，桃仁一两，五味子、雄黄各五钱，铜绿四钱，末之炼蜜丸，每丸重四钱，即以方内雄黄为衣，坐入玉门即愈，甚者不过二次。

雄按：余癸卯秋，视康侯副转之疾，脉滑数而右歇左促，且肝部间有雀啄，气口又兼解索，面色熏黄，头汗自出，呼吸粗促，似不接续，坐卧无须臾之宁，便溺涩滞，浑浊极臭，心下坚硬拒按，形如覆碗，舌色边紫黄，殊不甚燥，口浊甜腻，不能饮食，合眼即气升欲喘，烦躁不能自持，胸中懊憹欲死。此湿热误补，气机阻塞，津液为之凝滞而成痰饮也。宜用温胆汤加薤白、蒌仁，通其胸中之阳；合小陷胸，为治饮痞之妙法；参以栀、豉，泄其久郁之热，以除懊憹；佐以兰草，涤其陈腐之气而醒脾胃。连投二剂，各恙皆减，脉亦略和。病者欲速，连服大黄丸二次，承气汤半帖。予闻急止之曰：进补固非，妄攻亦误。此症湿蒸为热，灼液成痰，以上下分消为是，不比热邪传腑，可一荡而愈也。越日下部渐肿，此犯攻痞太速之戒也。以前法加黄芩，合泻心意，再配雪羹，投之痞渐消，痰渐吐，而自腹至足，以及肾囊肿势日加。拟用河间桂苓甘露饮意，或主崇土胜湿之说。余力持不可，乃复进前日药一剂，次日痰中见血甚多。此湿热熏蒸，自气及营也。以知、柏、生地、犀角、鳖甲、白芍、苡仁、贝母、石斛、茅根、麦冬、滑石、栀子、藕汁、童便，投之而止。逾数日又吐，且肢冷自汗，心馁畏脱，合家皇皇，或议投归脾。余坚执前议，仍投前药二剂，血果止。余思血之复吐，由于气分之邪扰及营分。今欲清气道之邪，必先去其邪所依附之痰，因投滚痰丸三钱，得下泄一次，病者云四十日来未有之通畅也。连投数日，始解胶痰黑矢多遍，而小便亦渐清长，寝食渐安。惟下部之肿如故，或议用实脾行水之法。余曰：谛审脉症，病不在脾，况善饥便燥，口浊溺多，方患其转消症，亟投甘润之不遑，恶可渗利伤阴、补燥劫液耶？肿势之来，良由湿热所酿之痰饮。即误补而痞塞中焦，复妄攻以流窜坠络，所谓不能一荡而蠲，势必旁趋四射者也。会又咳痰带血，而精神饮食如常，与甘露饮加藕汁、童便，四剂而止，咳嗽亦安。于是专治其下部之肿以固本，加知、柏、贝母、花粉、旋覆花、橘络、丝瓜筋、羚羊角、楝实、葱须、大豆卷、黄芩、薏苡仁、竹沥，出入为剂，二三帖肿处痒甚，搔之水出如汗，而作葱气。六七日后，两腿反干瘦燥痛，肾囊亦随之而消矣。盖寒湿则伤阳，热湿则伤阴，血流皆阴也。大用甘润，尚且肿消，后干痛咽燥，设投燥脾利水，当何如哉？善后之法，宜滋养血液，少佐竹沥，以搜络中未净之痰，庶免为异日之累。如法服之，竟无消渴之变而愈。

鹤膝风

朱丹溪治一丈人，年七十岁，患脚膝病稍肿，此血虚而挟湿热也。用生地、归头、白芍、苍术、炒柏、川芎、桂、木通，水煎，食前热服。

一男子年近三十，滋味素厚，性多焦怒。秋间髀枢左右一点发痛，延及膝骭，昼静夜剧，痛处恶寒，或渴或不渴，或痞或不痞，医多用风药兼补血。次年春，其膝渐渐肿痛愈甚，食减形羸。至春末膝肿如桃，不可屈伸。诊其脉，左弦大颇实，寸涩甚，右皆数大。知其小便必数而短，遂作饮食痰积在太阴经治之。炒柏一两，生甘草梢、犀角屑、苍术、盐各三钱，川芎二钱，陈皮、牛膝、木通、白芷、白芍各五钱，遇暄热加条芩三钱，为细末，每三钱重，与生姜自然汁同研细，以水荡起。煎令沸，带热食前饮之，一昼夜四次。与至半月后，数脉渐减，痛渐轻。去犀角，加牛膝、败龟板半两，当归半两，如前服。又与半月，肿渐减，食渐进，不恶寒。惟脚膝酸软，未能久立久行，去苍术、黄芩，时当夏热，加炒柏至一两半，依本方内加牛膝，春夏用茎叶，冬用根梗，取汁用之效尤速。须断酒肉、湿面、胡椒。当仲夏加生地半两，冬加茱萸、桂枝。

镇江外科史姓者，曾治一人鹤膝风，以虾蟆用碗锋略破腹有缝，不可穿缚，置患处跳动移时，受毒辄死。如前再易一枚，不过三枚愈。《戒庵漫笔》李诩。

孙文垣治程绍溪，中年患鹤膝风，两腿及腿肚内外，臁肉尽削，两膝肿大，乃酒后纵欲所致。且四肢脓疥淫湿腌臜，自分必死。家人以病久医药破家，不复求治。孙以邻人之亲往诊，左寸关浮数，右寸短弱，两尺脉沉微。曰：此气虚血热之候，法当大补，壮其筋骨，犹可冀生，第非百日不见功。盖补血无速效，必渐而濡之，关节通利，骨正筋柔，腿肉自生。初以龟板、苡仁各三钱，苍耳子、五加皮、头二蚕沙、节节香各一钱，当归、人参、黄芪、苍术、杜仲、黄檗各八分，红花八分，十剂而疮疥渐稀，精神稍长。再以苡仁、五加皮、龟板各二钱，节节香、苍耳子、地黄、丹参、苍术、黄檗、首乌各一钱，人参、当归各八分，红花、木通各五分，三十剂可倚杖而行，腿肉渐生，疮疥尽愈，膝肿消去其六。后以虎潜丸加鹿角胶、首乌、狗脊、节节香、牛膝，用龟胶为丸，服三月，腿肉复完而愈。

薛立斋治韩廷仪，先患风症，用疏风化痰养血之药而痊。其腿膝骨肉内发热作痛,服十味固本丸、天麻丸益甚,两尺脉数而无力。谓此肾水虚,不能生肝木,虚火内动而作,非风邪所致也。不信,又服羌活愈风丹之类,四肢痿软,遍身麻木,痰涎上涌,神思不清。曰:此皆脾气亏损,不能荣养周身,又不能摄涎归源。先用六君子、芎、归、木香,数剂,以助五脏生化之气,以荣养周身,而诸症渐愈。乃朝以补中益气汤培养脾肺,夕以六味丸滋补肝肾,如此三月而安。

一妇人久郁怒,膝肿胸胁不利,内热寒热,经候不调,遍身酸痛,此胃气亏损。先用补中益气汤加半夏、茯苓,三十余剂胃气渐醒。又用大风汤与归脾汤,膝肿渐消。用加味逍遥散、大风汤全消。又用八珍汤加丹皮,调理而安。

一妇人患前症,肿痛寒热,先用大风一剂,又用加味逍遥散四剂,月余肿痛渐退。惑于速效,另服劫风败毒,虚症蜂起。仍由用大防风为主,佐以十全大补而消。又服大补汤,两月而全愈。

一妇人患前症,两拗中腿股筋牵作痛,内热寒热,此肝火气滞之症。先用加味小柴胡汤,四剂后,以加味逍遥散为主,佐以大防风汤而消。又患痢后两膝肿痛,寒热往来,用十全大补汤为主,佐以防风汤而消。

一妇人患前症,虽溃而肿不消,朝寒暮热,饮食不思,经水三四月一至,此肝脾气血俱虚也。用补中益气、加味归脾二汤各三十余剂,肿渐消而寒热止。又佐以大防风,月余而能步履,再月余经行如期。又服六味丸、八珍汤,三月而愈。

一男子腿筋弛长月余,两膝肿痛,此阴虚湿热所乘也。用六味丸为主,佐以八珍汤加牛膝、杜仲,间以补中益气汤,三月余而消。

通府刘国威,先筋挛骨痛,右膝漫肿,用化痰消毒之剂,肿痛益甚,食少体倦。加祛风消毒等药,寒热作呕,大便不实。用二陈除湿之类,肿起色赤,内痛如锥。诊其脉滑而无力,此脓已成,元气虚而不能溃也。用十全大补汤四剂,佐以大防风汤一剂而溃,又百余剂而愈。

一男子腿痛膝肿,脉浮,按之弦紧,此肝肾虚弱也。用大防风汤二剂已退。彼惑于附子有毒,乃服治疡之药,日渐消瘦,虚症渐至,复求治。曰:倦怠消瘦,脾肾衰而不能营运也;小便不禁,膀胱虚而不能约制也;燥热虚痞,胃气弱而不能化也;恍惚健忘,精神衰而昏乱也。恶症蜂集,辞之,后果殁。

一男子患腿痛,膝微肿,轻诊则浮,按之弦紧,此鹤膝风也。与大防风汤二剂,已退二三。彼谓附子有毒,乃服败毒药,日渐消瘦。复求治,薛谓今饮食不为肌肤,水谷不能运化精微,灌溉脏腑周身百脉,神将何依?夫气短而促,真气损也,怠惰嗜卧,脾气虚也;小便不禁,膀胱不藏也;时有躁热,心下虚痞,胃气不能上荣也;恍惚健忘,神明乱也。不治,后果然。此症多患于不足之人,故以加减小续命、大防风二汤有效。若服攻毒药必误。

一妇人膝肿痛,遇寒痛益甚,月余不愈,诸药不应,脉弦紧,此寒邪深伏于内也。用大防风汤及火龙膏治之而消。大抵此症,虽云肿有浅深,感有轻重,其所受皆因真气虚弱,邪气得以深袭。若真气壮实,邪气焉能为患也?故附骨痈疽及鹤膝风症,虚者多患之。前人用附子者,以补温肾气,而又能行药势散寒邪也。亦有体虚之人,秋夏露卧,为冷气所袭,寒热伏结,多成此症。不能转动,乍寒乍热而无汗,按之痛应骨者是也。若经久下消,极阴生阳,寒化为热而溃也。若被贼风所伤,患处不甚热,而洒淅恶寒,不时汗出,熨之痛止,须大防风汤及火龙膏治之。若失治,为弯弓曲偏枯,硬如石,谓之石疽。若热暖积日不溃,肉色紫赤,皮肉俱烂,名缓疽。其始末皆宜服前汤,欲其驱散寒邪以补虚托里也。

一人患鹤膝风五年,敷药三日即愈。王心涵传乳香、没药各一钱五分,地骨皮三钱,无名异五钱,麝香一分,各为末,车前草捣汁入老酒少许,调敷患处。《广笔记》。

立斋治一男子左膝肿大,三月不溃。谓体虚之人,风邪袭于骨节,使气滞而不行,故膝愈大而腿愈细,名曰鹤膝风,遂以大防风汤三十余剂而消。张上舍亦患此,伏枕半载,流脓三月。彼云:初服大防风汤去附子一钱,服三十余剂少愈,乃去附子五钱。服至三十余剂将愈,乃去附子。更以三十余剂而愈。盖桂、附当用而不用,则无力也。

王汝道膝腿肿,筋骨痛,服十宣散不应。脉沉细,以五积散二剂而痛止。更以十宣散去桔梗,加牛膝、杜仲,三十余剂脓溃而愈。此寒气之肿,八风之变也。

脚 气

苏颂曰:火气脚气,最为急症。有人患此,以袋盛赤小豆,朝夕践踏辗转之,久久遂愈。《本草纲目》:今人多误为相思子,其实即食豆赤黯而紧小者耳。其红大者不入药。

窦材治一人患脚痛,两胻骨连腰,日夜痛不可忍,为灸涌泉穴五十壮,服金液丹,五日全愈。

一女子患脚气,忽手足遍身拘挛疼痛,六脉沉大,乃胃气盛也。服宣风丸三十粒,泄去而愈。

张文定尝苦脚疾,无药可疗。一日游相国寺,有卖药者,得绿豆两粒,服之遂愈。《琅琊代醉编》。

刘敬叔云:荥阳郑醉之,字道子,为尚书左仆射,女脚患挛癖,就王仆医。仆阳请水浇之,余浇庭中枯树既生,女脚亦瘥。《樵书初编》。

鄱阳周顺治一士人脚弱病，方书罗列，积药如山，而疾益甚。令屏去，但用杉木为桶濯足，及令排樟脑两股间，以脚栩系足定，月余而安，健如故。南方多此疾，不可不知。《遁斋闲览》。

叶天士治一妇人，血少气多，大便后脚痛而麻，用当归、白芍、白术、青皮、地黄、川芎、甘草、桃仁煎服。

薛立斋治一妇，两臁赤痛，寒热口苦，呕吐，懒饮食，面色青黄。此肝木乘脾土，用小柴胡汤加山栀、升麻、茯苓，二剂顿愈。又用六君子汤加柴胡、山栀即愈。

一妇人饮食劳役，两臁兼腿疼痛，或时寒热。薛以为脾虚湿下陷，用补中益气汤加山楂、茯苓、半夏治之而痊。后复作，用六君汤加柴胡、山栀全愈。

一妇人经行后，寒热晡热，两腿作痛，此肝经血虚也，用加味逍遥散加山栀治之而愈。后因劳，日晡内热，或用四物、黄檗、知母之类，前症益甚，更加食少作泄。薛以为元气下陷，前药复伤，先用六君子汤加补骨脂二剂，调补脾胃而泻止食进。又用补中益气汤升举元气而痊。

一妇人年三十有七，早孀居，两腿骨作痛，晡热体倦，月经不调，或发寒热，数年矣。一日颈项两侧结核，两胁胀痛。此系肝经郁火而成也，先用小柴胡汤合四物，数剂肝症顿愈。又用加味逍遥散加泽兰、乳香、没药，三十剂血症渐痊。再用加味逍遥散，药年余而安。

一孀妇两腿作痛，或用除湿化痰等药，遍身作痛而无定处。薛曰：此血症也。不信，仍服流气饮之类而殁。

一放出宫人，年四十余，臀腿肉股作痛，晡热口干，月经不调。此系肝经血少，不能养经络而然也，宜用加味逍遥散加泽兰叶，五十余剂诸症稍变。又以归脾汤兼服，二百余剂而痊。

一放出宫人，臀腿肿痛，内热晡热，恶寒体倦，咳嗽胸痞，月经过期而少。彼以为气毒流注，服清热理气之剂益甚。薛曰：此乃肝经瘀血停留所致。盖肝经上贯膈，布胁肋循喉咙，下循腘内臁，绕阴器抵少腹。主治之法，当补其所不胜，而制其所胜而已。补者脾，制者肝也。经曰虚则补之，实则泻之，此定法也。彼不信，仍服前药，遂致不起。

薛立斋治一儒者，两足发热，脚跟作痛，用六味丸及四物汤加麦冬、五味、玄参，治之而愈。后因劳役，发热恶寒，作渴烦躁，用当归补血汤而安。

一妇人下体肿痛，用人参败毒散加苍术、黄檗、威灵仙，痛减。又以四物汤加苍术、黄檗、防风、红花、泽泻而安。

一人足热口干，吐痰头晕，服四物汤加黄连、黄檗，饮食即减，痰热益甚。用十全大补汤加麦冬、五味、山药、山萸而愈。

吴孚先治褚仁甫,病足肿,虚弱无力,颇能食。医与二妙散加米仁、木瓜、牛膝、防风之类,愈服愈惫。此脾虚湿热下陷,法当补脾升举,误用下行之剂,故愈下陷也。凡诊是症,须审右寸不数,并能食否?如数又不能食,则是痿症,宜清肺热,不可不知。即痿不可作痹治是也。

张路玉治褚廷嘉,患脚气痼疾,恒服肾气丸不彻。六七年来宿患,恳除之,乃汇取术附、桂附、芪附、参附等法,兼采八风散中菊花,鳖甲汤中鳖甲、贝齿、羚羊、犀角,风引汤中独活、防己,竹沥汤中姜汁、竹沥为丸,共襄祛风逐湿之功,服后必蒸蒸汗出,不终剂而数年之症顿愈。

沈汝楫子,夏月两膝胫至脚痛极,僵挺不能屈者十余日,或用敷治之法不效。其脉软大而数,令拭去敷药,与当归拈痛汤二剂,汗出而愈。

陆养愚治邵完吾,左臀尖肿痛,引至膝腘,行动不便,坐卧亦艰,治疗半年无效,肌肉尽削。诊之,沉弱似缓,按之迟迟,两尺沉数,曰:此由元气虚弱,寒湿乘之,胃气不升,阴火伏匿于下,当壮元升阳,导湿清热,则痛自止。用补中益气汤加苍术、黄檗、猪苓、泽泻,桂、附少许,十剂其痛顿释。后去桂、附,五苓倍人参、归身,月余肌肉渐生。

张三锡治一人,素有脚气,每发则引腰痛,不可俯仰。其人雄饮,明是湿热,脉濡而数,投拈痛汤,八帖渐减。遂以捉虎丹酒下二丸,空心服。凡三服,腿腕出黑汗,不再发。

陈三农治一人,热从脚起入腹,视其形体实,作湿郁热成之疾治之,以潜行散加牛膝、防己,丸服之而即愈。

一妇积劳,病两足如火烧,即恶寒壮热,头痛眩晕,齿痛齿浮,安卧片时少减,日二三发。此气血俱虚,虚火妄动所致,以十全大补汤加五味,四剂而愈。

朱丹溪治一妇人,脚疼怕冷,夜剧日轻,用生地、白芍、归尾各五钱,炒黄檗、黄芩、白术五分,四帖,水煎带热服。

一妇人脚叉骨痛,用苍术、白术、陈皮、白芍各三钱,木通二钱,甘草五分,二服,送大补丸五十粒。

儒者章立之,左股作痛,用清热渗湿之药,色赤肿胀,痛连腰胁,腿足无力。此足三阴虚,用补中益气、六味地黄,两月余元气渐复,诸症渐退。喜其慎疾,年许而痊。

府庠钟之英两腿生疮,色黯,如钱似癣者三四,痒痛相循,脓水淋漓,晡热内热,口干面黧。此肾虚之症,用加味六味丸,数日而愈。此症若用祛风散毒之剂,以致误人多矣。

一男子素遗精，脚跟作痛，口干作渴，大便干燥，午后热甚，用补中益气加白芍、元参及六味丸而愈。

周都宪两腿作痛，形体清癯，肝脉弦数。都属有余之症，用龙胆泻肝汤治之愈。

一妇人两腿作痛，不能伸展，脉弦紧，按之则涩，先以五积散二剂，痛少止，又一剂而止。更以神应养真而能屈伸。

一男子腿痛，每痛则痰盛，或作嘈杂，脉滑而数，以二陈汤加升麻、二术、泽泻、羌活、南星，治之而安。

一男子素有脚气，胁下作痛，发热，头晕呕吐，腿痹不仁，服消毒护心等药不应。左关脉紧，右关脉弦，此亦是脚气也，以半夏杜经汤治之而愈。

一男子脚软肿痛，发热饮冷，大小便秘，右关脉数，乃是阳明经湿热流注也。以大黄左经汤治之而愈。

一男子臁胫兼踝脚皆焮痛，治以加味败毒而愈。

一男子两腿肿痛，脉滑而缓，此湿痰所致也。先以五苓散加苍术、黄檗，二剂少愈。更以二陈、二术、槟榔、紫苏、羌活、独活、牛膝、黄檗而瘥。夫湿痰之症，必先以行气利湿健中为主。若气和则痰自消，而湿亦无所容矣。

一妇人两腿作痛，脉涩而数。此血虚兼湿热，先以苍术、黄檗、知母、龙胆草、茯苓、防风、防己、羌活，数剂肿痛渐愈。又以四物汤加二术、黄檗、牛膝、木瓜，月余而愈。

一妇人脚胫肿痛，发寒热，脉浮数。此三阳经湿热下注为患，尚在表，用加味败毒散治之不应，乃瘀血凝结，药不能及也。于患处砭去瘀血，乃用前药二剂顿退，以当归拈痛汤四剂而愈。杨大受云：脚气是为壅疾，治法宜宣通之，使气不能成壅也。壅既成而甚者，砭去恶血，而去其重热。经云蓄则肿热，砭泄之后，以药治之。

一妇人两腿痛，遇寒则筋挛，脉弦而紧。此寒邪之症，以五积散对四物汤，数剂痛止。更以四物汤加木瓜、牛膝、枳壳，数月余而愈。

一男子腿肿筋挛，不能动履，以交加散二剂而愈。

一妇人患腿痛，不能伸屈，遇风寒痛益甚，诸药不应，甚苦，先用活络丹一丸顿退，又服而瘥。次年复痛，仍服一丸顿退大半。更以独活寄生汤，四剂而愈。

一男子素有脚气，又患附骨疽作痛，服活络丹一丸，二症并瘥。上舍俞鲁用素有疝不能愈，因患腿痛，亦用一丸，不惟腿患有效，而疝亦得愈矣。夫病深伏在内，非此药莫能通达。但近代始有此药引风入骨，如油入面之说，故后人多不肯服。大抵有是病，宜用是药，岂可泥于此乎？

一男素有腿痛，饮酒过伤，痛益甚，倦怠脉弱，以六君子汤加山楂、神曲、苍术、芎、归、升、柴而愈。

一老人素善饮，腿常疼痛，脉洪而缓，先以当归拈痛饮，候湿热少退，后用六君子汤加苍术、黄檗、泽泻，治之而痊。

一男子每饮食稍过，胸膈痞闷，或吞酸，两腿作痛，用导引丸，二服顿愈。更以六君子汤加神曲、麦芽、苍术，二十余剂遂不复作。河间云：若饮食自倍，脾胃乃伤，则胃气不能施行，脾气不能自布，故下流乘其肝胃之虚，以致足肿。加之房事不节，阳虚阴盛，遂成脚气。亦有内伤饮食，脾胃之气有亏，不能上升，则下注为脚气者，宜用东垣开结导引丸，开导引水，运化脾气。如脾虚湿气壅遏，通致面目发肿，或痛者，宜用导滞通经汤，以疏导之。

一妇人患腿兼足胫弯挛痛，服发散药愈甚，尺脉弦紧，此肝肾虚弱，风湿内侵也。以独活寄生汤治之，痛止，更以神应养真丹而弗挛矣。

王执中旧有脚气疾，遇春则足稍肿，夏中尤甚，至冬渐消。偶夏间依《素问注》所说，三里穴之所在，以温针微刺之，翌日肿消，其神效有如此者。缪刺且尔，况于灸乎？有此疾者，不可不知。《千金》谓脚气宜针、灸、药三者并用。史载之谓不许其灸。《指迷方》云：若觉闷热，不得灸之。

凡灸脚气，三里、绝骨为要，而以爱护为第一。王旧有此疾，不履湿则数岁不作，若履湿则频作。自后尝忌履湿，凡有水湿，不敢着鞋践之，或立润地亦不敢久，须频移足而后无患，此亦爱护之第二义也。有达官久患脚气，多服八味丸愈。亦以脚气冲心，惟此药能治。

有人旧患脚弱，且瘦削，后灸三里、绝骨，而脚如故。益知王君针灸图所谓绝骨治脚疾神效，信然也。同官以脚肿灸承山一穴，疮即干，一穴数月不愈，不晓所谓，亦将摄失宜耶？是未可知也。

王执中母氏常久病，夏中脚忽肿，旧传夏不理足，不敢着艾。邅以针置火中令热，于三里穴刺之微见血，凡数次其肿如去。执中素患脚痛肿，见此奇效，亦以火针刺之，翌日肿亦消，后常灸。凡治此当先三里，而后之阳跷等穴也。

王执中患脚气，趾缝烂，每以茶末掺之愈。他日复肿而烂，用茶末不效，渐肿至脚背上。以为脚气使然，窃忧之，策仗而后敢行。偶卖药僧者见之云：可取床荐下尘掺之。如其言而愈。此物不值一钱，而能愈可忧之疾，其可忽哉。

一人筋动于足大趾，渐渐上来至大腿，近腰结了。奉养且厚，因酒食作此，是热伤血。四物汤加酒黄芩、红花、苍术、南星愈。宜是丹溪。

忠州太守陈逢厚传云：渠前知坊州回署中取凉食瓜，至秋忽然右腰腿痛，连及膝胫，曲折不能适，经月右脚艰于举动，凡治腰脚药服之无效。儿子云安刊曹偶在商然助教处，得养肾散方服之，才一服，移刻举身麻痹，不数刻间，脚遂屈伸，再一服即康宁。又坊州监酒某，年几四十，虚损，两脚不能行步，试与此药，初进二钱，大腿麻木，遂能起立。再服二钱，大小趾蹰皆麻，迤逦可能行，三服驰走如旧。太室居士得此方，乾道己丑岁在鄂州都幕府曰：宋判院审言久病，脚膝缓弱，不能行步。传之数日来谢，此疾经年，无药不服，得方次日即合，二服见效，五服良愈，今有力能拜起矣。后数日又云：因浴遍身去薄皮如糊，肌骨遂莹，其效如神。其方用全蝎半两，天麻三钱，苍术一两去黑皮，草乌头二钱去皮、脚，生用，黑附子二钱炮，去皮脐，上为细末，拌匀。如肾气，豆淋酒调一大钱，豆用黑大豆，能除去脚筋骨疼痛，其效如神。药气所至，麻痹少时，须臾疾随药气顿愈。

金山长老于张显学甘露寺斋会上说此方，渠旧患脚气，曾于天台一僧处传方，用木瓜、蒸艾，服之渐安。从来往金山，日日登陟，脚更轻快。又一堂众处得此方，合服颇觉轻健胜前。方云：破故纸，炒；舶上茴香，酒浸一宿，炒；葫芦巴，炒；牛膝酒浸一宿；肉苁蓉，酒浸一宿；川续断，拣净生用；杜仲，去粗皮，姜汁制一昼夜，炒令丝断黄色用，各四两，同为细末。上用艾四两，去枝梗称，以大木瓜四个，切作合子，去尽瓤，以艾实之，用麻线扎定，蒸三次，烂研，和药为丸如梧桐子大。每服五七十丸，温酒盐汤食后服。

申屠府判传，脚气流注，四肢手指肿痛，不可屈伸，四物汤去地黄，加附子，入姜煎服如常法，遇疾作时，服之必愈。

是斋云：脚气上攻，流注四肢，结成肿核不散，赤热焮痛，及治一切肿痛，用甘遂为细末，以水调敷肿处，又浓煎甘草一服，服之其肿痛即散。二物本相反，须两人买，各处安顿，切不可相和。清流厅子韩咏苦此，一服病去七八，再服而愈。云得之牛马牙人，医者之意，正取其相反。故以甘遂敷其外，而以甘草引于内，所以取效，如磁石引针之义也。并《集成》。

立斋治余举人第及，年二十，腿膝肿痛，不能伸屈，服托里药反甚，以人参败毒散加槟榔、木瓜、柴胡、紫苏、苍术、黄檗而愈。

黄锦芳治李某脚气，痛不可以着手，烧热异常，且阴囊燥裂，痒不可当，左手脉极弦极数，右手稍逊，饮食如故，但不时悬饥，夜则烦躁不宁，二便不甚疏通。此内火发动，而外为风邪所郁也。不可用辛燥追风逐湿之药，宜大泻肝胆，则脚痛自定。用泻青汤投之，取其内有胆草等泻厥阴之火，防风除外受之风，大黄除肠胃内闭之热，一服而减，再服便通而愈。令服六味丸，滋阴以善其后。

雷作楫脏体素寒，兼又嗜酒，以致少阴真火藉酒上游，而脚底反无火护，一遇寒袭，即不能点地。乾隆甲申春，因脚筋掣痛，或令服老贯草，致脚痛不能动。黄视之，其脚冷而暖，要用热手紧按方定，饮食不入，时吐冷涎，取姜汁炒半夏，重加桂、附、仙茅、乳香、没药、杜仲、续断等药，大剂煎服而愈。

王洪绪治鹤膝方，用新鲜白芷，酒煎成膏，每日以陈酒送服，再取三钱涂患处，至消乃止。或内服阳和汤，外以白芥子为粉，酒酿调涂亦自消。

足跟肿痛

薛立斋治通府黄廷用，饮食起居失宜，两足发热，口吐痰，自用二陈、四物并甚，两尺数而无力，此肾虚之症也。不信，仍服前药，足跟热痒。以为疮毒，又服导湿之剂，赤肿大热；外用敷药，破而出水，久而不愈。及用追毒丹，疮实如桃，始信薛言，滋其化源，半载得瘥。

一男子素不慎起居，内热引饮食，作渴体倦，两足热，后足跟作痛。或用消热除湿之剂，更加发肿。又服败毒之药，焮赤痛甚。恪用祛毒消热，溃烈翻张，状如赤榴，热痛如锥，内热晡热。此因足三阴亏损，朝用十全大补，夕用加减八味丸，外敷当归膏，两月余而愈。其服消毒等药而殁者，不能枚举。

薛立斋治一妇人，素血虚，因大劳，两足发热晡热，月经过期。或用四物、芩、连，饮食少思，胸痞吐痰。用二陈、枳实、黄连，大便不实，吐痰无度，足跟作痛。曰：足热晡热，月经过期，肝脾血虚也；胸痞吐痰，饮食不思，脾胃气虚也。盖胃为五脏之根本，胃气一虚，诸虚悉至。先用补中益气加茯苓、半夏，脾胃渐健，乃佐以六味丸，不两月而痊。

一妇人劳则足跟热痛，作阴血虚，用八珍汤而痊。后遍身瘙痒，服风药发热抽搐，肝脉洪数。此肝家血虚，火盛生风，以天竺黄、胆星为丸，用四物、麦冬、五味、芩、连、炙草、山栀、柴胡煎送而愈。

一妇人两足发热，足跟作痛，日晡热甚。此肝肾血虚，用逍遥散、六味丸，五十余剂诸症愈。

朱丹溪治一人，足跟痛，有血热，用四物汤加黄檗、知母、牛膝之类。《治法汇》。

一膏粱之人，两脚发热，作渴，左尺脉数而无力。谓此足三阴亏损，防患疽。不信，反服清热化痰之药，更加晡热头晕。又服四物、知、柏、日晡热甚，饮食渐少而发疽。乃用补中益气、六味地黄，百余而愈。其不信，以致不起者多矣。

一治脚汗，用杨花着鞋中，或加绵絮入在内尤佳。《百乙方》。

治远行脚肿痛方，用之可行千里，轻便甚妙。防风、细辛、乌药等，各为细末，掺在鞋内,如着草鞋,即以水微湿过,然后掺药。一法以蚯蚓涂肿处,高搁起脚,一夕即愈。《医说续编》。

立斋治杨锦衣,脚跟生疮如豆大,痛甚,状似伤寒。谓猎人被兔咬脚跟成疮,淫蚀为终身之疾。若人脚跟患疮,亦终不愈,因名兔啮也。遂以还少丹治之少可。次因纳宠作痛,反服攻毒药,致血气愈弱,腿膝痿软而死。盖足跟乃二跷发源之处,肾经所由之地,若其疮口不合,则跷气不能发生,肾气由此而泄,必将为终身之疾。况彼疮先得于虚,复不知戒,虽大补气血,犹恐不及,况服攻毒悍药,以戕贼之乎。

王大国治南昌司理胡慎三,左足患痛,直穿脚底。医已数易,日甚一日,病楚几绝。国至,命急去敷药,止服汤剂。司理曰:汤剂岂能生肌耶？国曰:愿限半月全愈。服至三四日,疮口渐合。司理大喜,才二十日,肌肉已满。《江西通志》。

柴屿青治李学士向山长男孝廉,忽患两足涌泉穴中,俱有隐隐一青圈,旋即破口出水,疼痛异常。延医治之,俱不识其症。诊之,两尺极微弱。症属少阴不足所致,遂定十全大补汤。乃以年少畏服,力劝之,服二十剂而愈。

卷二十

遗　精

孙文垣治一人，色欲过度，梦遗精滑。先服清相火之剂不效，继用固涩之剂亦无功。求孙治，与以玉华白丹，浓煎人参汤送二钱，雄按：此丹必须脉象微弱，别无实火症者，始可暂用。两服后稍固。兼进六味地黄丸加莲须、芡实、远志、五味子，凡一月而愈。玉华白丹：钟乳粉、白石脂、阳起石、左顾牡蛎。

李妓两寸短涩，两尺洪滑，关弦。孙诊之，问经可行否？曰：仅行一日，亦点滴耳。曰：此脉在良家主梦遗，若不宜有也。曰：良然。即御客时抑或遗，遗则冷汗淫淫，体倦不能支。不与药。或问故，曰：金木相胜，心神无主，法在不治。或谓人尚无恙，何便至此？曰：弦为春令，当金之时，犹然猖獗。设在卯月木旺火相，则肺金枯萎，水之上源竭矣。且肾脉洪滑，雄按：洪为火是矣，滑则未必为阴亏。审为是脉，不过血热耳。如果阴亏血而欲火内炽，尺脉必然洪数，加以关弦，必死于春夏矣。妓以欲胜，阴血既亏，淫火愈炽，阴虚则病，阴绝则死。今已咳嗽，其死见矣，乌可治乎？次年二月果死。

薛立斋治朱工部，劳则遗精，齿牙即痛，用补中益气加半夏、茯苓、白芍，雄按：劳则遗精，火浮齿动，补中益气，何可投乎？虽佐滋阴，未足为训。并六味地黄丸，更以十全大补加麦冬、五味子而痊。

一男子白浊梦遗，兼脚跟着痛，口干作渴，大便闭涩，午后热甚，用补中益气汤加白芍、元参，并加减八味丸而愈。

龚子才治陈桂林秀才，患夜梦遗精，每月一二次，或三五次，遗后神思昏沉，身体困倦。诊之，六脉微涩无力。此阴虚火动之症，以辰砂既济丸加紫河车、龙骨，服之数月奏效。奈数患不能谨守，因口占俚语一章以戒之。曰：培养精神贵节房，更祛尘虑要周防。食惟半饱宜清淡，酒止三分勿过伤。药饵随时应勉进，功名有分不须忙。几行俚语君能味，便是长生不老方。

715

黄履素曰：余年三十外，曾患遗精，龟头时有精微微流出，昼夜常然。初时惊惧特甚，人身中几许精血，而堪此涓涓不绝乎。医之高明者谓为无害，但毋服涩药。雄按：惟火症，故不可涩。虚寒精滑，涩之何害？医者先须审证，不可偏守一法也。缘病以服附子得之，知是火证，但凉补而勿热补，用六味丸加沙菀蒺藜、菟丝子及炒黄檗少许等药。将此病付之度外，莫置诸怀，如常调理，凡两年始全愈。龙骨、牡蛎等药，从未入口，盖人身中惟气血周流斯快畅，岂可涩之使滞？虽得暂效，为害实深，患者审之。予初有惧心，及两年间应酬如常，绝无倦态。岂此精与交媾之元精不同，故无大害耶。

张路玉治韩慕庐季子，素禀清癯，宿有精滑不禁之恙。诊之，脉微弦而数，尺中略有不续之状。此不但肾气不充，抑且气秘不调，致不能司封藏之令。与六味丸去泽泻，加鳔胶、五味，略兼沉香，于补中寓宣。法虽如此，但久滑窍疏，难期速效耳。

李士材治一人，考试劳神，患精滑，小便后及梦寐间俱有遗失。自服金樱膏，经月不验。李诊之曰：气虚而神动，非远志丸不可。服十日减半，一月全愈。

王叔权曰：有士人年少觅灸，梦遗，为点肾腧穴，令其灸而愈。不拘老少，皆肾虚也。古人云：百病皆生于心。又曰：百病皆生于肾。心劳生百病，人皆知之。肾虚亦生百病，人或未知也。盖天一生水，地二生火，肾水不上升，则心火不下降，兹病所由生也。人不可不养心，不可不爱护肾也。《资生经》。

平江谭医云：夫遗泄，寻常只治心肾，未有别治。以《素问》、仲景考之，当治脾，服之屡效。用厚朴二两，姜汁制，羊胫一两，炭火煅过通红，取出研细如粉。上二味，白水面糊为丸如梧桐子大。每服百丸至三百丸，米汤下。《集成》。同上。雄按：中焦有湿热者宜之，与松石猪肚丸同功，非可概治一切之遗也。

陆祖愚治一人，因作文夜深，倚几而卧，卧即梦遗，明早吐血数口，数日后复吐。自此，或间日，或连日，或数日，或吐血，或梦遗。或与六味地黄汤几百帖，即加减亦不出滋阴清火而已，数月不愈。口干微咳，恶风恶寒，懒于动作，大便溏，小便短赤。脉之，豁大无力，沉按则驶，曰：此症非得之房室，乃思虑太过，损其心血。心血虚则无以养其神，而心神飞越，因有梦交之事，神不守舍，则志亦不固，而肾精为之下遗。肾虚则火益无制，逼血妄行而吐，上刑肺金而咳。其畏风寒而懒动作者，火为元之贼，火旺则元气自虚也。其肌肉削而大便溏者，思虑损其心血，即是伤其脾阴也。与归脾汤二十剂，吐遂减半。又二十剂，诸症俱痊，百剂而精神加倍矣。

缪仲淳治娄东王官寿，患遗精，闻妇人声即泄，瘠甚欲死，医告术穷。缪之门人以远志为君，莲须、石莲子为臣，龙齿、茯神、沙菀蒺藜、牡蛎为佐使，丸服稍止。然终不断，缪于前方加鳔胶一味，不终剂而愈。

赵景之太史未第时，因肄业劳心太过，患梦遗症已三四年矣，不数日一发，发过则虚火上炎，头面烘热，手足冷逆，终夜不寐，补心肾及涩精药无不用过。壬申春偶因感冒来邀诊视，谈及前症之苦，为疏丸方，以黄檗为君，佐以地黄、枸杞、莲须、鳔胶、萸肉、五味、车前、天麦冬之类，不终剂而瘳。初景之疑黄檗大寒不欲用，谓尊恙之所以久而不愈者，政未用此药耳。五脏苦欲补泻，云肾欲坚，急食苦以坚之，黄檗是也。肾得坚，则心经虽有火而精自固，何梦遗之有哉？向徒用补益收涩而未及此，故难取效。

立斋治王上舍，遗精，劳苦愈甚，坳中结核，服清心莲子饮、连翘消毒散不应。以八珍汤加山药、萸肉、远志，十余剂渐愈。更以茯苓丸治之，遂不复作。叶巡检患此，云诸药不应，卢丹谷与八味丸治之而愈。

徐灵胎曰：遗精治法，不外乎填精镇心，本无神妙方法。俗医往往用温热及粘腻等物，必至伤人。盖此症总有伏邪为患，如火如痰，如湿如风。必须搜剔余邪，兼以调和脏气，委曲施治，方无变症。一味安神填肾，犹多未尽之理也。

淋　浊

沈朗仲治王雨泉，壮年气弱，溺后精水淋漓不断，服六味丸不应，易八味丸反加涩痛。两尺脉数而气口虚大，此土虚不能堤水也。与补中益气加麦冬、五味，十剂而痊。《张氏医通》。

薛立斋治一妇人，善怒，或小腹痞闷，或寒热往来，或小便频数，时下白淫，药久不愈，面青口苦。薛以其积愤而不能发散所致，用龙胆泻肝汤而愈。用加味逍遥散、八珍汤间服而安。

龚子才治一男子，茎中痛，出白津，小便闭，时作痒，用小柴胡加山栀、泽泻、木通、炒连、胆草、茯苓，二剂顿愈，又兼六味地黄而痊。

司厅陈石镜，久患白浊，发热体倦，用补中益气加炮姜，四剂白浊稍止。再用六味地黄丸兼服，诸症悉愈。

少宰汪涵斋，患头晕白浊，用补中益气汤加茯苓、半夏，愈而复患腰痛。用山药、山萸、五味、萆薢、远志顿愈。又因劳心，盗汗白浊，以归脾汤加五味而愈。后不时眩晕，用八味丸全愈。

孙文垣治一人，禀质素强，纵饮无度，忽小便毕有白精数点，自以为有余之疾，不治。经三月以来，虽不小便，时有精出，觉头目眩晕。此上病多由下之证验也。雄按：据服证治验，则此头晕亦非下虚使然。医者以固精涩脱之剂治之，两月略不见功。诊之，六脉滑大。此因酒味湿热下注精脏，遂以白术、茯苓、橘红、甘草、干葛、白豆蔻，加黄檗少许,两剂即效,不十日全安。

潘见所患白浊,精淫淫下,治三年不效。孙诊之,两寸短弱,两关滑,两尺洪滑。曰:疾易愈,第待来年春仲,一剂可瘳。问故,曰:《素问》云必先岁气,毋伐天和。今所患为湿痰下流症也,而脉洪大见于尺部,为阳乘于阴,法当从阴引阳。今冬令令闭藏之候,冬之闭藏,实为来春发生根本,天人一理。若强升提之,是逆天时而泄元气也。雄按:此治内伤之经旨也,而薛氏不拘何症,动辄补中益气。虽明知其为阴虚阳浮,亦不轻割爱。连篇屡牍,垂训后人,余恐受其害者,不仅当时求治之人也。后医者接踵,竟无效。至春分逆孙,以白螺蛳壳火煅四两消痰。为君;牡蛎二两固涩。为臣;半夏、消痰。葛根、升阳明之清气。柴胡、升少阳之清气。苦参燥湿。各一两为佐;黄檗坚骨。一两为使。面糊为丸,名端本丸。令早晚服之,不终剂而愈。

李士材治李郡侯,白浊,服五苓散数剂无功。诊之,两尺大而涩,是龙火虚火,精瘀窍道。用牛膝、茯苓、黄檗、麦冬、山药、远志、细生甘草,十剂而安。

吴光禄闭精行房,患白浊,茎中痛如刀割,自服泻火疏利之剂不效,改服补肾之剂又不效。李诊之曰:精久蓄已足为害,况劳心之余,水火不交,坎离频用也。有语病。用萆薢分清饮加茯神、远志、肉桂、黄连,四剂即效。兼服补中益气一二剂而愈。

陆祖愚治韩舜臣,年近三旬,夏月远归,连宵多事,卧当风凉,致成疟疾,间日一发。自以为虚而投参、附,凡用参二三钱及五钱者数十剂。一医用参一两,附三钱,又八剂。服参约及二斤,其病寒轻而热重,偶于静坐时觉阳道微湿,以纸拭视,如浆糊一点,白而光亮,讶为滑精渗漏。若此,无怪大剂补养无效,决死无疑。及诊视,正当悲哀之后,面赤如妆,六脉洪滑而数,曰:脉候无事,不必张皇。令将溺器涤净,次早诊之,脉略和而仍滑大。令倾溺器中,有白腻稠粘约半碗许。乃曰:当此短夜,去已如许之多,则从朝至暮,自当加倍。此是白浊,非滑精也。雄按:此症误投温补,设无白浊,以为去路,则早殆矣。试思少壮之时,每交感输泄之精,能有几何?病者始大悟。乃用萆薢分清饮:川萆薢、石菖蒲、益智、乌药、茯苓、甘草,四剂其症减半。又以二陈汤加升麻、柴胡、苍术、白术,十余剂浊净而疟亦止。夫奇经之脉,督行于背脊,任行于腹外,冲行于腹中。溺出于前,自膀胱而来;精出于后,自夹脊肾脏而来。男浊女带,自胃家傍冲而下。盖冲为血海,其脉起于脐中。丹溪曰:胃中浊液下流,渗入膀胱。曾询患浊者,小水或浑或清,其浊或随泄溺而下,或不时淋沥,可见与膀胱竟不相干。又见患此症者,经年累月,饮食照常,起居如故,非胃家湿热而何?此君加之以劳顿醉饱,阴虚贪凉而得,故得补益甚。丹溪曰:二陈汤加升麻,能使大便润而小便长。前后二方,昔贤所验,第后人未知用耳。

雄按:精与溺原分二道,所云良是。至谓浊不由膀胱而出,自谓傍冲而下,然则汤饮入胃，独不可傍冲而下乎？不知带浊之病，多由肝火炽盛，上蒸胃而乘肺。肺主气，气弱不能散布为津液，反因火性迫速而下输，膀胱之州都本从气化，又肝疏泄，反禀其令而行，遂至淫淫不绝。使但胃气湿热，无肝火为难，则上为痰而下为泻耳。古今医案于带、浊二门，独罕存者，亦以未得其旨而施治无验也。至单由湿热而成，一味凉燥，虽药肆工人，亦能辨此。观其父肖愚一案，治吴南邱之子，亦疟且浊，以二妙散取效，即其症也。

立斋治光禄柴黼庵，因劳赤白浊如注，用归脾汤而愈。司厅张检斋，小腹不时作痛，茎出白淫，用小柴胡、山栀、龙胆草、山茱、芎、归而愈。

马元仪治陈晋臣，患浊症，累月不止。后因房劳，痛益甚，浊愈频。有语以煎苏叶汤澡洗者，从之，遂致精滑倾盆，躁扰不宁，发热烦渴。两手脉沉而微，尺脉沉而数，此阴精大伤，真阳无偶将脱。不乘此时，阴气尚存一线，以急救其阳而通其阴，直至阴尽而欲回阳，罕克有济矣。或曰：既有阳无阴，补阴犹恐不及，尚堪纯阳之药，重竭其阴乎？曰：真阳以水为宅，水足则凝然不动，水竭则不安其位，甚而飞扬屑越，孰能把握之哉？此时阴未回而阳已绝矣。宜急摄虚阳，先归窟宅，然后补阴以配阳，此必然之次序也。煎大剂白通汤与服，便得浓睡，诸症渐已。次服人参七味汤，使阴阳两平而愈。

萧万舆治一健卒，年甫三旬，素善饮，喜啖辛香，病浊窍痛，以二陈汤加芩、连、胆草、赤芍、车前，二剂即止。如实症，本不难治，若概施补，必变生他症。

漳岸林震伯，素善饮，因修途劳顿，饥饱失时，复冒暍，病白浊，经年不瘳。察前治，非辛热即凉泻，或滋补壅塞。遂至小腹胀闷，或气喘拒食，六脉滑数无力。此中宫虚热，津液下陷，膀胱气化不能分泌。以归脾汤去木香，加炒山栀、半夏、车前、黄连，七剂而浊止便清，神思清爽矣。

施笠泽治公谟病小便黄，医欲用淡渗之剂。施曰：《灵枢》不云乎？中气不足，溲便为之变。但当服异功散加黄檗一二分可也。医曰：黄檗一二分，遂足清利小便耶？曰：子不观之漉酒者乎？浊醪数斗，投以黄檗少许，旋澄清彻底，岂一溲不足当之？众皆大噱，用之果验。

蒋仲芳治梁敬州，年六十余，浊三年矣，淡渗、寒凉、温补俱不效。诊之，六脉俱微，惟左寸带数。此因心火不降，致脾胃之气不升，浊物因而下渗，法当养心升补，若用本病药无益也。用丹参、茯神、远志、枣仁、山萸、山药、黄芪、白术、升麻、柴胡、甘草、陈皮、姜、枣，煎服三剂，其浊倍至。询其体健否？曰：如故。曰：若便所出，尽为津液，其体必惫甚。今浊增而体健，知浊物积于其中，为药所迫而出耳。清者既升，浊者自降，再服二剂，而病如失矣。投之果然。使无定见，再易一方，宁能愈乎？

张子和治酒监房善良之子，年十三，病沙石淋，已九年矣。初因疮疹，余毒不出，作便血。或告之，令服太白散稍止。后又因积热未退，变成淋闷，每发则见鬼神，号则惊邻。张曰：诸医作肾与小肠病者，非也。《灵枢》言足厥阴肝经之病，遗溺闭癃。闭谓小便不行，癃谓淋沥也。此乙木之病也。本为所抑，火来乘之，故热在脬中，下焦为之约，结成沙石，如汤瓶煎炼日久，熬成汤碱。今夫羊豕之脬，吹气令满，常不能透，岂真有沙石，而能漏者邪？以此知前人所说，服五石散而致者，恐未尽然。经曰：木郁则达之。先以瓜蒂散越之，次以八正散加汤、碱等分，顿啜之，其沙石自化而下。

张氏儿，年十四，病约一年半矣。得之麦秋，发则小肠大痛，至握其阴跳跃旋转，号呼不已，小溲数日不能下，下则成沙石，大便秘涩，肛门脱出一二寸，诸医莫能治。张曰：今日治今日效，时日在辰巳间矣。以调胃承气，仅一两，加牵牛末三钱，汲河水煎之，令作三五度咽之。又服苦末丸如芥子许六十粒，日加晡，上涌下泻，一时齐出，有脓有血。既定，令饮新汲水一大盏，小溲已利一二次矣。是夜凡饮新水二三十遍，病去九分，止哭一次。明日困卧如醉，自晨至暮，猛然起走索食，歌笑自得，顿失所苦。继与太白散、八正散等，调一日大瘥。此下焦约也、不吐不下，则下焦何以开？不令饮水，则小瘦何以利？大抵源清则流清者是也。又刘氏子年六岁、病沙石淋，张以苦剂三涌之，以益肾散三下之，立愈。

一人年二十三岁，病膏淋三年矣。医不能效，多作虚损，补以温燥，灼以针艾，无少减。张曰：惑蛊之疾也，亦曰白淫。实由少腹寓热，非虚也，可以涌以泄。其人以时暑，惮其法峻，不决者三日。浮屠一僧曰：予以有暑病，近觉头痛。张曰：亦可涌，愿与君同之，毋畏也。于是涌痰三升，色如黑矾汁，内有死血并黄绿水。又泻积秽数行，寻觉病去。方其来时，面无人色，及治毕，次日面如醉。虑其暑月路远，又处数方，使归以自备云。

一男子病淋，张令顿食咸鱼，少顷大渴，又令恣意饮水，然后以药治，淋立通。淋者无水，故涩也。

一妇人患淋久，诸药不效。其夫夜告予，予按既效方治诸淋，用剪金花十余叶煎汤，遂令服之。明早来云，病减八分矣，再服而愈。剪金花，一名禁宫花，一名金盏银台，一名王不留行。王执中《资生经》、《本草纲目》。

叶朝议亲人患血淋，流下小便在盆内凝如蒟蒻，久而有变如鼠形，但无足耳，百治不效。一村医用牛膝根煎汁，日饮五服，名地髓汤，虽未即愈，而血色渐淡，久乃复旧。后十年病沙石胀痛，用川牛膝一两，水二盏，煎一盏温服。一妇患此十年，服之得效。土牛膝亦可，入麝香、乳香尤良。《本草纲目》。

薛立斋治一妇人，患小便淋沥，内热体倦，以为肝火血少，脾气虚弱，用八珍、逍遥二散，兼服月余，而小便利，又用八珍汤而气血复。

一妇人素善小便淋沥不利，月经不调半载矣。或两胁脉闷，或小腹作痛，或寒热往来，或胸乳作痛，或咽喉噎塞，或两脚筋牵，或肢节结核，面色青黄不泽，形气日瘦，左关弦洪，右关弦数。此郁怒伤肝脾，血虚气滞为患。朝用加味归脾汤，以补脾气，解脾郁，祛肝火；夕用滋肾丸、生肝散，滋肾水以生肝血，抑肝火，舒筋膜。兼服月余而愈。

一妇人小便淋涩，小腹胀闷，胸满喘急，诸药不应。以为转筋之症，用八味丸一服，小便如涌而安。

孙文垣治祝芝冈，酒后近日每行三峰采战，对景忘情之法，致成血淋。自仲夏至岁杪未愈，便下或红或紫，中有块如筋膜状，或如苏木汁，间有小黑子。三五日一发，或劳心力，或久坐立亦发，百治不瘥。诊之，其色白而青，肌肉削甚，脉左寸沉弱，关尺弦细，右寸略滑，此必肺经有浊痰，肝经有瘀血。良由酒后竭力纵欲，淫火交煽，精欲出而强忍之，致凝滞经络，流于溺道，瘀血阻塞而成此症也。三五日一至者，盈科满溢故耳。先与丹参加茅根浓煎服，其小便解后，以瓦器盛之，少顷即成金色黄沙。乃用肾气丸加琥珀、海金沙、黄檗，以杜牛膝连叶捣汁熬膏为丸调理。外以川芎三钱，当归七钱，杜牛膝煎服。临发时以滑石、甘草梢、桃仁、海金沙、麝香为末，以韭菜汁调服。去其凝精败血，则新血始得归源，而病根可除矣。三月全愈。

族侄善饮好内，病血淋，与滑石、甘草梢、海金沙、琥珀、山栀、青蒿、茅根，煎膏为丸梧子大，每空心及食前，灯心汤送下三钱，不终剂而愈。后数年服补下元药过多，血淋又作，小便痛极亦不能出，必蹲便乃得出，所出皆血块，每行必一二碗许，已半月，诸通利清热之剂不应。脉洪数，以五灵脂、蒲黄、甘草梢各二钱，水煎空心服，二帖痛减半。改用瞿麦、山栀、甘草各二钱，茅根、杜牛膝连叶、车前草各三钱，生地、柴胡、木通、黄檗各一钱，四帖痛全减，血止。惟小便了而不了，以人参、葛根、青蒿、白术、茯苓、甘草、白芍、升麻、黄檗、知母而瘥。

康侯云：治暑气在内，小便血淋，用白虎汤加麦冬煎，屡取其效。此亦有理。《志雅堂杂抄》周密。

李时珍治一男子，病血淋，痛胀祈死。李以藕汁、发灰，每服一钱，服三日而血止痛除。《本草纲目》。

深师疗淋，用葛上亭长折断腹，腹中有白子如小米，取三二分安白版上阴干，二三日收之。若有人患十年淋，服三枚，八九年以还服二枚。服时以水如枣许着小杯中，用爪研之，当扁扁见于水中，仰面吞之，勿令近牙齿间。药虽微，下喉自觉至下焦淋所。有顷药作，大烦急不可堪，饮干麦饭汁，则药热止也。若无干麦饭，但水亦可耳。老小服三分之一。当下淋疾如浓血连连而去者，或如指头，或青或黄，不拘男女皆愈。若药不快，淋不下，以意节度更增服之。此虫五六月为亭长，头赤身黑，七月为斑蝥，九月为地胆，随时变耳。同上。

李士材治严邑宰患淋，经年痛如刀锥。凡清火疏利之剂，计三百帖，病势日甚。脉之，两尺数而无力，是虚火也。绿泥痛无补法，愈疏通则愈虚，愈虚则虚火愈炽。遂以八味地黄料加车前、沉香、人参，服八剂痛减一二，而频数犹故。前医复云淋症作痛，定是实火，若多温补，恐数日后，必将闷绝不可救矣。彼疑而问李，李曰：若不宜温补，服药后病势必增。今既减矣，复何疑乎？朝服补中益气汤，晚服八味丸，逾月而疾去其九。便倍用参、芪，十四日霍然矣。

杜司寇夫人淋沥两载，靡药不尝，卒无少效。诊之，两尺沉数，谓有瘀血停留，法当攻下。因年高不敢轻投，但于补养气血之中加琥珀、牛膝。此等缓剂，须以数十剂收功。而夫人躁急求效，辄欲更端，遂致痼疾。

冯楚瞻治李参领，年将六旬，患淋两载。有时频利且速，有时点滴难通，急痛如割，肥液如脂如膏，或成条紫血，日夜不堪，时欲自尽。询所服，有一医立通利、止涩二方，便频则用止涩，秘塞则用通利。此辈伎俩，原只如此。乃服通利，则频数无度矣；服止涩，则结滞难通矣。按其脉，两寸甚洪，余皆无力，独肝肾更甚，曰：肝主疏泄，肾主闭藏，今肝肾俱病，各废乃职，利则益虚其虚，涩则愈增其滞，惟调补肝肾自愈。用八味加麦冬二钱，升麻八分，红花四分，重用人参煎服，使清者升，浊者降，瘀者化。中气既足，肝肾既调，开阖自然得所矣。后以生脉饮送八味丸，服于空心，以归脾加减，服于午后，全安。

一少年劳心色欲过度，患小便淋沥胀疼，且二便牵痛，其脉两寸沉微，左关甚弱，右关滑，两尺弦涩。乃心肺之气不足，而下陷于肝肾，肝肾之气又不足，所以不能疏泄闭藏。中气既虚，则清阳不升，中宫郁滞，蒸为湿热，渗入膀胱，乃似淋非淋，二便牵痛，如大瘕泄也。令早服六味丸加黄檗、制附子，使寒热互为向导，以去湿热，疏通郁结，以扶其元气。晚用补中益气去陈皮、柴胡，加茯苓、防风，酒炒其渣，临晚煎服探吐，遂愈。

张路玉治内阁文湛持，夏月热淋。医用香薷饮、益元散，五日不应，淋涩转甚，反加心烦不寐。诊之，见其唇赤齿燥，多汗喘促，不时引饮，脉见左手虚数。知为热伤元气之候。与生脉散，频进代茶，至夜稍安。明日复苦溲便涩数，然其脉已和，仍用前方，不时煎服，调理五日而瘳。

太史沈韩倬患膏淋，小便频数，昼夜百余度。昼则滴沥不通，时如欲解，痛如火烧。夜虽频进，而所解倍常，溲中如脂如涕者甚多。服清热利水药半月余，其势转剧，面色萎黄，饮食兼退。脉得弦细而数，两尺按之益坚，而右关涩大少力。此肾水素弱，加以劳心思虑，肝木乘脾所致。法当先实中土，使能堤水则阴火不致下溜，清阳得以上升，气化通而瘀涩瘳矣。或曰：邪火亢极，又用参、芪补之，得毋助长之患乎？抑知阴火乘虚下陷，非开提清阳不应。譬之水注，塞其上孔，倾之涓滴不出，所谓病在下取之上。若清热利水，气愈陷，精愈脱而溺愈不通矣。遂与补中益气汤，用人参三钱，服二剂痛虽减，而病者求速效，或进四苓散加知母、门冬、沙参、花粉，甫一剂，彻夜痛楚。于是专服前方，兼六味丸，用紫河车熬膏代蜜调理，服至五十剂，参尽斤余而安。俞东扶曰：治淋如文垣诸案，经也。此案之治法，权也。经权合宜，皆审脉以为辨。审得明白，病自显然。推之望、闻、问、切，素称四诊，可见四件都要细审也。

陕客亢仁轩，年壮色苍，体丰善啖，患胞痹十余年，泊吴求治。其脉软大而涩涩不调，不时蹲踞于地，以手揉其茎囊，则溲从谷道点滴而渗。必以热汤沃之，始得稍通，寐则有时而遗。其最苦者，中有结块如橘核，外裹红丝，内包黄水，杂于脂腻之中。此因恣饮不禁，酒湿乘虚袭入髓窍而为患。因令坚戒烟草、火酒、湿面、椒、蒜、糟、醋、鸡、豚、炙爆等味，与半夏、茯苓、猪苓、泽泻、萆薢、犀角、竹茹作汤，四剂不愈，则以不遵禁忌之故。乃令坚守勿犯，方与调治，仍用前药四剂，势减二三。次与肾沥汤加萆薢数服，水道遂通，溲亦不痛。但食不甘美，后以补中益气加车前、木通调之而安。肥盛多湿，故先与清胃豁痰，而后理肾调脾。

侍卫金汉光，年逾花甲，初夏误饮新酒致病，前则淋沥涩痛，后则四痔肿突，此阴虚热陷膀胱也。先与导赤散，次进补中益气，势渐向安。惟孔中涩痛未除，或令进益元散三服，遂致遗溺不能自主，授剂不应。直至新秋脉渐软弱，因采肾沥之义，以羖羊肾制补骨脂，羊脬制菟丝子，浓煎桑根皮汁制螵蛸，连进三日，得终夜安寝，涓滴靡遗矣。

闵少江年高体丰，患胞痹十三年，历治罔效。凡遇劳心嗔恚，或饮食失宜，则小便频数滴沥，涩痛不已。夜略交睫，即渗漉而遗，觉则阻塞如前。服人参、鹿茸、紫河车无算，然皆无碍。独犯丹皮、白术即胀痛不禁。香燥之药，误投杀人，世罕知也。张诊之曰：病名胞痹，俗名尿梗病。惟见于《内经》。由膏粱积热于上，作强伤精于下，湿热乘虚聚于膀胱。《素问》云：胞痹者，少腹膀胱按之内痛，若沃以汤，涩于小便，上为清涕。详其文，则知膀胱虚滞，不能上吸肺气，肺气不清，不能下通水道，所以涩滞不利。得汤热之助，则小便涩滞微通。其气循经蒸发，肺气暂开，则清涕得以上泄也。因与肾沥汤方服之，其效颇捷。原其寝则遗溺，知肝虚火扰，疏泄失宜，所以服丹皮疏肝之药则胀者，不胜其气之窜，以击动阴火也。服白术亦胀者，不胜其味之浊,以壅滞湿热也。服人参、鹿茸、河车无碍者,虚能受热,但补而不切于治也。更拟加减桑螵蛸散,用羊肾汤泛丸,庶有合于病情。然八秩之年,犹恃体丰,不远房室,药虽中窍,难保其不复也。与前陕客案症治略同。俞东扶曰:窭则淋涩,痹则溺遗,原与不禁有别,故以胞痹症治。其论药病不合处,理精义确。后来叶氏处方,最讲此旨。再观其治黄元吉、亢仁轩案,病情同而治法不同,用药俱有妙解。能细细参之,庶不犯枳、朴、归、芩,到手便摄之诮。

黄元吉年六十余,因丧明蓄妾,患小便淋涩。春间因颠仆昏愦,遗溺,此后遂不时遗溺,或发或止。至一阳后,其症大剧,昼则苦于不通,非坐于热汤,则涓滴不出,夜则苦于不禁。其脉或时虚大,或时细数,而左关独弦。此肾气大亏,而为下脱之兆也。乃与地黄饮子,数服溺涩少可,遗亦少间。后与八味丸去丹皮、泽泻,加鹿茸、五味、巴戟、远志,调理而安。

新安富室,有男子淋溺不止者,渐萎黄,诸医束手,孙卓三治之亦弗效。偶隐几坐,以手戏弄水灌后,孔塞则前窍止,开则可通。脑后一穴,为灸火至三炷愈。《江西通志》。

王肯堂治外兄贺晋卿,因有不如意事,又当劳役之后,忽小腹急痛欲溺,溺中有白物如脓,并血而下,茎中急痛不可忍,正如滞下后重之状,日夜十数行,更数医不效,乃作污血治。令以牛膝四两,酒浸一宿,长流水十碗,煎至八碗,再入桃仁一两去皮,炒红花二钱五分,当归一两五钱,木通一两,生甘草二钱五分,苎麻根二茎,同煎至二碗去渣,入琥珀末二钱,麝香少许,分作四服,一日夜饮尽,势减大半。按《素问·奇病论》云:病有癃者,一日数十溲,此不足也。今瘀血虽散,宜用地黄丸加菟丝、杜仲、益智、牛膝之属,补阴之不足,以杜复至。因循未修治,遂不得全愈。或闭或通,一夜数十起,溺讫痛甚,竟服前丸及以补肾之药入煎剂,调理而安。

从兄尔祝得淋疾,日数十溲,略带黄,服五苓散稍愈。因腹中未快,多服利药,三五日后忽见血星,医以八珍散治之不应。询其便后时有物如脓,小劳即发。诊得六脉俱沉细,右尤甚,此中气不足也。便后脓血,精内败也。经云:中气不足,则溲便为之变。宜补中益气汤加顺气之药,以滋其阳,六味地黄丸疏内败之精,以补其阴。雄按:补中益气升阳之剂而曰滋,六味渗涩互用,而曰疏败精,不无语病。更加五味子敛耗散,牛膝通脉络,数剂而安。

萧万舆治郑友患淋,经年屡治罔效。曰:淋症有虚实寒热之殊,今君年未三旬,元气充实,因修途劳役,饮食不调,复喜火酒,脾受湿气,时当炎令,丁火司权,丙火协应,故心移热于小肠,五火因而内灼,上则肺燥口渴,下则肾燥淋结。前服八正、五淋,只专治淋,而未知清水上源,滋益肺金,故不效。以二陈、小柴胡,加龙胆草、知母、木通、麦冬。雄按:此法谓之清湿火则可,何尝润上下之燥哉?一剂减,数剂全瘳。

朱司马六间,年五旬,艰嗣不慎酒色,饮食起居失宜,面目青黑,怒则晕,大便秘塞脱血,小便淋血如割,屡服清火通淋之剂反增剧。脉沉迟,两尺兼涩。此肾水枯竭,不能滋生肝血,遂致虚火上炎,移热二肠,迫血下行,因而隧道枯涩,妨碍升降,故每欲便,疼塞难堪。须用甘温之品,滋益化源,补养肝木,使阴血盛则津液充,而淋秘自解矣。以补中益气汤去柴胡,倍人参,加牛膝,少加肉桂,及加减八味丸入人参、苁蓉、远志,服月余渐愈。

张云汀年近四十,因暑热往来道途,多饮火酒,遂成癃闭。广陵医者,多与清热渗利之剂,黄连服至三两不能愈。旋里后诊之,右尺洪大,左尺不应指,口燥渴,知其三阴已伤,与六味地黄汤,殊未效。更医仍用车前、赤茯、琥珀、木通、瞿麦、萹蓄、五苓、六一之类,遂致一夜必便百余次,溺惟点滴,少腹急痛而胀,窘迫楚甚,面渐黧黑。此复伤少厥二阴,致疏泄秘密俱失其职,而太阴、太阳之升降气化亦紊也。令朝服补中益气,暮服六味地黄,雄按:究治少厥二阴乎?抑治太阴、太阳耶?拘守二方,颟顸了事,未可为训也。每方各三十剂乃痊。

徐灵胎曰:治淋之法,有通有塞,要当分别。有瘀血停积塞住溺管者,宜先通;无瘀积而虚滑者,宜峻补。不但煎丸各别,并外治之法亦复多端,宜博识而详考之。

《广笔记》治疝气痛,用六味地黄丸古方,加北五味三两,肉桂二两,枸杞子四两,车前子米汁浸蒸三两,将糯米一斗炊饭,乘热下白酒药,并前药料和匀,如常制白酒法,三两日后浆来,用上好烧酒五十斤,连酒浆并糟入大瓮内,泥封固。一月开,去糟滤清,酒味甘香,空心或饥时随量饮之,饮多不渴。

张飞畴治田孟先,久患膏淋,溲中有块如橘核状,外裹血膜,中包黄水。乃醉后入房,酒湿流入肾脏所致。遍服利水固精药不应。潦暑中忽然憎寒发热,喘促闷乱,腰背烦疼,脉见浮濡沉细,是淋久阴伤,暑气袭虚之证。先与生料六味加川萆薢作汤,下消暑丸,次用前汤送木车猪苓丸,八服诸症霍然。又孝廉蔡允恭,严冬患浊,小腹结硬,大发寒热,巅痛自汗,脉得左大右涩,两尺紧细,乃风痰毒邪入犯厥阴之经。与当归四逆汤煎服,覆汗而热除。即以前方去通草、姜、枣,加蝎梢陵鲤甲麝脐丸,服之令作汗,数日便消痛止。但浊犹未净,或令嚼生银杏而愈。世人言银杏涩精,殊不知其专涤败浊也。

疝

杜壬治三十七太尉,忽患小肠气痛,诸医不效,每一发几死。上召杜至,进药数服无验。太尉曰:我命不久,致良医不能治。上召杜问所以,杜对曰:臣用古方,皆不获愈,今自撰一方,容进上。遂合药以进,一服十愈八九,再服全愈。因名方曰救命通心散。川乌头一两,用青盐一钱,酒一盏浸一宿,去皮尖焙干;川楝子一两,用巴豆二十一粒,同炒候黑色,去巴豆;茴香半两;石燕一对;土狗五枚;芥子一钱六分。为末,每服三钱,入羊石子内;湿纸煨香熟。夜半时用好酒半升,入盐,细嚼石子,以酒徐徐咽下,不得作声,其病遂去。曹五家。今《纲目》秘此方。

辛稼轩初自北方还朝,官建康,忽得疝疾,重坠大如杯。有道人教以取叶珠,即薏苡仁。用东方壁土炒黄色,然后小火煮燥,入砂盆内研成膏,每用无灰酒调下二钱即消。程沙随病此,稼轩用之大效。《宦游纪闻》。

张子和治疹寇镇一夫,病痎疟发渴,痛饮蜜浆,剧伤冰水。医者莫知泻去其湿,反杂进姜、附,雄按:粗工每蹈此弊。湿为燥热,所至三焦闭溢,水道不行,阴道不兴,阴囊肿坠,大于升斗。张先以导水百余丸,少顷以猪肾散投之,是夜泻青赤水一斗,遂失痛之所在。又颖尾一夫病疝气,赤肿大痛,数日不止,诸药如水投石,张以导水一百五十丸,令三次咽之,次以通经散三钱,空腹淡酒调下,五更下脏腑壅积之物数行,痛肿皆去,不三日平复如故。

李审言因劳役饮水,坐湿地,乃湿气下行,流入胗内,囊大肿痛不可忍,以川楝子等药不效。求治于张,曰:可服泄水丸。审言惑之。又数日,痛不可堪,竟从张,先以舟车丸、浚川散,下青绿沫十余行,痛止。次服茴香丸、五苓以调之,三日而肿退,至老更不作。夫疝者,乃肝病也。下青沫者,肝之色也。

王敏之病寒疝,脐下结聚如黄瓜,每发绕脐急痛不能忍,以舟车丸、猪肾散,下四五行,觉药绕病三五次而下,其泻皆水也。猪肾、甘遂皆苦寒,经言以寒治寒,万举万全。但下后忌饮冷水及寒物,宜食干物,以寒疝本是水故也。即日病减八分,食进一倍。又数日,以舟车丸百余粒,通经散四五钱服之。利下后三四日,又服舟车丸七八十粒,猪肾散三钱,乃健步如常矣。

一僧病疝,发作冷气上贯齿,下贯肾,紧如绳挽,两睾时肿而冷,两手脉细而弱,断之曰:秋脉也。此因金气在上,下伐肝木,木畏金,抑而不伸,故病如是。肝气磐礴,不能下荣于睾丸,故其寒实非寒也。木受金制,传之胃土,胃为阳明,故上贯齿痛,非齿之病。肝木者,心火之母也,母既不伸,子亦屈伏,故下冷而水化乘之。经曰:木郁则达之,土郁则泄之。令涌泄四次,果觉气和,睾丸痒而暖,此气已入睾中也。以茴香木茂之药,使常服之,一月而愈。

霍秀才之子,年十三,睾丸一旁肿胀。张见之曰:此因惊恐得之。惊之为病,上行则为呕血,下则肾伤而为水肿。以琥珀通经散,一泻而消散。

朱丹溪治郑子敬,因吃酒后饮水与水果,偏肾大,时作蛙声,或作痛,炒枳实一两,茴香盐炒、炒栀子各三钱,研煎,下保和丸。

昌世官膀胱气下坠如蛙声,臭橘子核炒十枚,桃仁二十枚,萝卜自然汁,研下保和丸七十丸。

浞兄年三十,左肾核肿痛。此饮食中湿,坠下成热。以橘核即臭橘。五枚,桃仁五枚,细研,顺流水一盏,煎沸热,下保和丸。

龚子才治一船家,小肠疝气肿痛不可忍,又病两眼肿痛,眵泪隐涩,两寸脉洪数,两尺脉微,此上盛下虚之症。用凉药治眼,则疝痛愈增,用热药治疝,则眼痛愈盛,百治不效。与木香金铃丸,空心服,以治下焦之虚寒;以退血散,卧时服,以治上焦之风热。各三服均愈。

赵雪山因劳后五更起早感寒,疝气痛不可忍,憎寒战栗,六脉微而无力,以五积散加吴茱萸、小茴香,又与蟠葱散,俱不效。后以艾灸之,将患人两脚掌相对,以带子绑住,两中趾合缝处,以艾炷麦粒大灸七壮,灸完痛止,神效。

子才亲家周少峰,患疝气偏坠,肿痛不可忍。遇秀才传一方,用黄土水和作干泥,拍作大饼,于火上烘热,熨痛处,冷则再易,立愈。

万密斋治朱氏子,病卵肿,逾年不消,成癞疝矣。问万,万曰:足厥阴肝经之脉环阴器,肝之病为怒。小儿性急多哭者,常有此病,一名气卵。常见人病此者,不废生育,与寿无干。曰:有治法否?曰:有,但勿求速效可也。用川楝肉、小茴香、青皮、山萸、木香、当归、川芎、海藻,三棱、莪术二味用黑牵牛同炒,去牵牛不用,共为末,神曲为丸,温酒下,更灸脐旁穴,而肿消矣。

喻嘉言治胡翁,常苦脾气不旺,迩年少腹有疝,形如鹊卵。数发后,其形渐大而长,从少腹坠入睾囊甚易,返位甚难。下体稍受寒即发,发时必俟块中冷气渐转暖热,始得缩入,不然则胀于隘口不能入也。近来益大,如卧酒瓶于胯中,半在少腹,半在睾囊,坚紧如石。其气进入前后腰脐各道筋中,同时俱胀,上攻入胃则大吐,上攻巅顶则战栗畏寒。喻诊之,知为地气上攻,亟以大剂参、附、姜、桂投之,一剂而愈。以后但发,悉用桂、附速效。若服十全大补,则不应,以半阳半阴之药,勿克胜病也。凡阴邪为害,不发则已,其发必暴。试观天气下降则清明,地气上升则晦塞。医遇直中阴经之病,尚不知所措手,况杂症乎。第姜、桂性热,屡服则虑其僭上,旧病未除,新病必起。乃先以姜、桂、附子为小丸,曝令干透,然后以参、术厚为外廓,俾喉胃间知有参、术,不知有姜、桂、附子。及达积块之所,猛烈始露。庶几坚者削,而窠囊可尽空也。

孙文垣侄患偏坠,脐腹腰腧俱胀痛,左关脉弦大鼓指。小茴香、甘草、苍术、益智仁、防风各五分,荔核、橘核、山楂、柴胡各一钱,山栀、青皮各七分,服后其痛如旧,脉且转数。雄按:疝因湿热,误投温燥,每有此变。故虽苍术、益智,亦当慎用也。恐作囊痈,急为解毒,栝楼五钱,当归、甘草节、金银花各一钱,连翘、柴胡、青皮各七分,煎服痛定肿消。因食鸡、鱼,脐腹复胀痛,发热不眠,脉复弦,以山楂、栝楼各二钱,金银花、连翘各八分,甘草节、黄连、当归各五分,青皮七分,二帖愈。

李士材治尹文辉,嗜火酒,能饮五斤,五月间入闽中,溪水骤涨,涉水至七里,觉腹痛甚。半月后,右丸肿大渐如斗,闽中医者皆与肝经之剂及温热之品,半载无功。归就诊,李曰:嗜火酒,则湿热满中;涉大水,则湿热外束。今病在右,正是脾肺之湿下注睾丸。以胃苓汤加栀子、枳壳、黄檗、茴香,十剂略减。即以为丸服,至十八斤全安。

骆元宾十年患疝,形容枯槁。李视之,左胁有形,其大如箕,以热手按之,沥沥有声,甚至上攻于心,闷绝良久,以热醋熏灸方醒。李曰:此经之所谓厥也。用当归四逆汤,一月积形衰小。更以八味丸间服半载余,积块尽消,不复患矣。

卢不远治汤某,常病腹痛,痛则绕脐有形,甚则欲死。皆谓生气独绝于内,虑不起。诊之,关脉近尺有滑象,久痛气羸,颇乏精彩,因用枸杞为君,白芍、茯苓、肉桂、吴萸佐之,六剂痛止。服瑞竹堂方四制枸杞丸,一料竟愈。此脐疝也,疝当引阴,原无斯症。然疝者,有形之痛,而有所止之处,故字从山,不必定引阴也。疝本厥阴肝疾,其状若死,亦厥阴证,故用温补肝肾药,生气自复,不致内绝而瘳。

冯楚瞻治王刑部,疝痛甚危。脉之,左三部弦洪而数,乃阴甚不足也。右关尺洪大,重按有力,此膏粱酒湿太过,房劳真水消亡,木失所养,筋无所荣,湿热内攻,阴寒外遏,所以为疼为痛,不可忍也。以熟地二两,山萸、山药各二钱,滋其肝肾;丹皮三钱,茯苓二钱,泽泻一钱五分,渗其湿热;橘核三钱,疏其木郁;制附一钱五分,盐酒炒黄檗一钱二分,使寒热互为向导。由是外寒散,内热除,真水生,雷火息而瘳。

张建东秘传治一切疝气神方:于洗浴毕,湿身坐门槛上,两囊著水,印一湿卵,即于湿卵患左灸左,患右灸右,俱患则左右俱灸,须避四眼。又一法:午月午日午时灸尤妙。或小儿不须洗浴,但用灰布门槛上,令儿坐之,亦就所印灸即愈。沈序皇尊闻录。

王叔权曰:舍弟少戏举重,得偏坠之疾。有客人为当关元两旁相去各三寸青脉上,灸七壮即愈。王彦宾患小肠气,灸之亦愈。《资生经》、《医说续编》。

顷关一男子病卒疝,暴病不任,倒于街衢,人莫能动,呼张救之。张引经证之,邪气客于足厥阴之络,令人卒疝,故病阴丸痛也。急泻大敦二穴,其痛立已。夫大敦穴者,乃足厥阴之二穴也。

郑亨老病疝，灸之得效。其法以净草一条，茅及麦秆尤妙，度病人两口角为一则折断，如此三折，则折成三角如厶字样。以一角安脐中心，两角在脐之下，两傍尖尽处是穴。若患在左即灸右，在右则灸左，两边俱患，即两穴皆灸。艾炷如麦粒大，灸十四壮或二十一壮则安也。《医说续编》。

夺命丹，治远年近日小肠疝气，偏坠搐疼，脐下撮痛，以致闷乱，及外肾肿硬，日渐滋长，阴间湿痒，抓搔成疮，悉治之。吴茱萸一斤，去枝梗，四两酒浸，四两醋浸，四两汤浸，四两童便浸，各浸一宿，同焙干用；泽泻二两去灰土。上研为细末，老酒煮一夜，面糊为丸如梧桐子大，雄按：此方似可兼治寒湿痛泻、霍乱转筋。每一服五十丸，空心食前，或盐汤或醇酒送下，神效不可尽述。冯仲柔云：顷年某仓使家传，将前方令药局中合卖，绍熙壬子冬，予亲曾得效。时苦奔豚寒气攻冲，小肠疝气，腹内引痛，神思闷乱四日，只一服，脏腑微动，痛若失去遂安。一方名星斗丸，汤浸者用盐水浸；泽泻用四两，切作粗片，酒浸一宿。《是斋方》。同上。

一人病后饮水，患左丸痛甚，灸大敦，适摩腰膏内用乌附子、麝香，将以摩其囊上，抵横骨端，灸后温帛覆之，痛即止，一宿肿亦消矣。《药要或问》。同上。

薛立斋治一妇人，小腹痞闷，小便不利，内热体倦，懒食，用八珍汤加柴胡、山栀、龙胆草，不数服即全愈。《良方·疝附瘕门》。

王肯堂曰：张仲景治寒疝腹中痛，及胁痛里急者，当归生姜羊肉汤主之。《本草衍义》称其无不应验，岂非补肝之效乎？余每治病甚，气上冲心危急者，以八味丸投之立应，又补肾之明验也。

罗谦甫治漆匠韩提控，疝气每发，痛不可忍，则于榻两傍各置一枕，往来伏之以受，如是三年不已，与丁香楝石丸三剂良愈。盖男子七疝痛不可忍者，妇人瘕聚带下，皆任脉所主阴经也，乃肝肾受病，治法同归于一。当归、附子、川楝子、茴香各一两，上锉碎，以好酒三升煮，酒尽为度，焙干作细末。每药末一两，入丁香、木香各五分，全蝎十三个，元胡索五钱，同为细末，拌匀，酒糊为丸桐子大。每服三十丸至百丸，温酒空心送下。凡疝气带下，皆属于风。全蝎治风之圣药也，川楝、茴香皆入小腹经，当归、元胡索和血止痛，疝以寒邪积于小肠之间，故以附子佐之，丁香、木香为引导也。

王海藏云：杨驸马时患风气冲心，风气即疝气也。罗谦甫云：疝气带下皆属于风。饮食吐逆，遍身枯瘦，日服紫菀丸五丸，至二十日泻出肉块如虾蟆五六枚，白脓二升愈。方见于风门。

李灵患肥气病，肝积谓之肥气，与疝同类。日服前丸五丸，经一年泻出肉鳖二枚愈。

马元仪治陈子芳，患痰喘发热，胸满身痛，左边睾丸不时逆上，痛不可忍。诊之,肝脉弦急,肺脉独大,关尺虚小,此肝肺受邪之候也。肝为木脏,其化风,其生火,风火合邪于本位,则为热为痛。乘于肺金,则为痰为喘。以柴胡疏肝散治之,表证稍安。欲速愈,别用沙参二两煎服,如若相安,继转增剧。再急诊,寸脉鼓数,关脉急疾,左丸引右丸痛甚。曰:关脉急疾,木火自旺也,寸脉鼓数,火刑肺金也。肺为娇脏,体燥气肃,火邪入之,则气化失常,金益困而木益张也。法宜滋达肺金,兼疏肝木。以栝楼实五钱润燥,紫菀三钱宣通,半夏曲、贝母清痰,枳壳、桔梗开郁,杏仁、苏子定喘,柴胡以达之,秦艽以舒之,一剂减,再剂安,调补而愈。

琇按:用沙参原无大谬,第单用且重至二两,又无甘润之佐,则清降之力薄而速,反致木火厥张云耳。

立斋治一男子,年逾四十,阴囊肿痛,以热手熨之少缓,服五苓等散不应,尺脉迟软。此下虚,寒邪所袭而然,名曰寒疝,非疮毒也。以蟠葱散治之,少可。更以葫芦巴丸服之而平。

杜举人名京,年逾三十,阴囊湿痒,茎出白物如脓,举则急痛,此肝疝也,用龙胆泻肝汤而愈。有阴茎肿,或缩或挺或痒,亦以此药治之。

施笠泽治钱元一患疝气冲痛,盖有年矣,每抑郁则大作,呕吐痰涎,不进饮食。己未春,病且浃旬。诊得左关弦急而鼓,右关尺俱浮大而无力。此命门火衰,不能生木土,肝木乘旺,复来侮脾。用葫芦巴、元胡索等疏肝之剂,以治其标,随用八味丸,益火之原,以清阴翳,间进参、术补脾之药,以治其本,渐安。数载沉疴,不三月而愈。朱氏选。

钱国宾云:黄州客陈思云,负货行至德州仕馆。其人素有疝气,忽然阴子渐大如斗,半月卧床不起。偶有道人化斋,彼甚嗔怪。道人曰:尔病尚得我医,如何发怒?遂请进见,坐问根由,与芡实大红药丸,用无根凉水送下,供之而出。去约三日后再来看汝。陈服药腹中微响,若周身气行之状。至三日消已大半,道人又至,仍与前药二丸,三日一次,服尽阴子如故。谢银一两不受,讨紫花布道袍一件而去。陈求丸方,曰:此药汝不能合,用紫金锭,亦可以消斗大之阴子也。余与同寓亲见其治,九日而消斗大之阴子,真仙丹也。

蒋仲芳一日治二疝,一人升上作病,一人坠下作痛,俱闷痛欲绝。升上者,与故纸三两,炒黑丑一两,生硫黄七钱,俱为末,盐酒打面糊为丸,盐酒送下。坠下者,与补中益气汤加杜仲、故纸、肉桂、炮姜、香附、川芎。二人骇曰:疝气同也,何方不同若是?曰:姑且试之。至明日而皆愈。

潘惟秋间患疝气症,服肉桂、小茴香、荔核之类不应。自用生姜泡砂糖汤服,一二日稍愈,遂止饮砂糖汤而愈。沈初兄抄本。

吴桥治胡有濡父旦,递以疝作逆桥,桥以其人习饮醇,第以凉剂而清湿热遂愈。一日疝作,适桥他出,乃逆方生,家人出桥旧方示之,生按方而治不效。顷之则小溲浸短,小腹浸坚,复逆文学先生至,注黄金二镒,内文学箧中,文学力任之治。再信而病益进,短者枯,坚者石矣。既而桥至,则病人递出错言。桥心异之,此神乱也。既诊曰:殆矣。有濡曰:家大人疝递作,赖公一再剂而瘳,乃今两君子亦仿故方,何卒不效?桥曰:此刻舟也。今病得之内,当在阴,两君复以阴药投之,嫌于无阳也。既以阴剂阴,阳失其健而不能运,则壅阕矣。家人侦其故,则与女竖私焉。桥辞归,且中夜死。文学肷箧归金而去。《太函集》。

魏玉横曰:汪氏甥素有疝症,发则囊如盛二升粟,憎寒壮热,或与小茴香、青皮、木香、葫芦巴等服之,囊肿赤而痛甚,势将成痈。次日仍与前药。诊之,脉数大无伦,面赤黳,亟用熟地二两,杞子一两,川楝一枚,一剂而愈。后与人哄,巅顶著棒,闷绝而苏。次日,阴囊肿大如疝发时,于是巅痛甚则囊痛减,囊痛甚则巅痛减,寒热往来,专科递治无效。盖厥阴肝脉,下络篡上行巅,故上下相连,而其痛则互为消长也。与前方数剂,上下皆愈。凡疝治之失宜,过服香辛燥烈之剂,遂成劳损者伙矣。

鲍二官六七岁时,忽腹痛发热,夜则痛热尤甚。或谓风寒,发散之不效。又谓生冷,消导之不效。诊之,面洁白,微有青气。按其虚里,则筑筑然跳动。问其痛,云在少腹。验其囊,则两睾丸无有。曰:此疝痛也。与生地、甘杞、沙参、麦冬、川楝、米仁,二剂全愈。凡疝症虽有寒、湿、痰、气之殊,余所愈多以此方,捷如桴鼓。盖症虽不一,而病属厥阴则一也。要之,肝木为病,大抵燥火多而寒湿绝少也。余钺儿十岁时,忽蹲地以拳柱其腹,宛转不能语,察其面青,知疝发也。亟以杞子一两,川楝一枚,煎服,下咽立愈。

小便秘

朱丹溪治一人,因服分利之药太过,遂致秘塞,点滴不出,谓其胃气陷于下焦,用补中益气汤一服而通。因前多用利药损其肾,遂致通后遗溺,一夜不止,急补其肾然后已。凡医之治是症者,未有不用泄利之剂,谁能顾其肾气之虚哉?《医说续编》。

盛用敬治文学姚汝明,内伤新愈,又病食伤。他医皆用下药,病益甚,小便闭,中满,腹坚如石。三阴受伤所致。盛诊之,曰:此不可用分理药也。理当作利。宜以参、芪运其气,升、柴提其气,气升则水自下矣。加以益肾之剂,数服霍然。《吴江志》。

钟大延治徐大理,病小便秘,肿胀,面赤发喘。众医皆从热证治,愈甚。大延诊之,曰:是无火也。急煮附子汤,一服而愈。雄按:亦须以脉参之。

钱塘有人小便常秘，百方通之不效。有一道人钱宗元视之，反下缩小便药，俄尔遂通。人皆怪之，以问宗元。曰：以其秘故，医者骤通之，则小便大至，水道愈溢，而小便愈不得通矣。今吾缩之，使水道稍宽，此所以得流也。此一治殊为特见。《北窗炙輠》。

黄氏小便不通，陈雁麓用芒硝一钱，研细，龙眼肉包之，细嚼咽下，立愈。《续金陵琐事》。

竹镇有人病溺不下，求于乩仙，判云：牛膝、车前子，三钱共五钱，同锉为粗末，将来白水煎。空心服之果愈。《居易录》。

龚子才治一人，小便不通，服凉药过多，胀满几死，以附子理中汤加琥珀末，调服立通。

一人小便不通，已经七八日，遍身手足肿满，诸药罔效。以紫苏煎汤入大盆内，令病人坐上熏蒸，冷则添滚汤，外用盐炒热，熨脐上及遍身肿处，良久便通肿消而愈。

李士材治王郡守，痰火喘盛，咳正甚时，忽然小便不通，自服车前、木通、茯苓、泽泻等药，小腹胀闷，点滴不出。李曰：右寸数大，是金燥不能生水之故，惟用紫菀五钱，麦冬三钱，五味十粒，人参二钱，一剂而小便涌出如泉。若淡渗之药愈多，则反致燥急之苦，不可不察也。

先兄念山，以谪官郁怒之余，又当盛夏，小便不通，气高而喘。以自知医，服胃苓汤四帖，不效。李曰：六脉见结，此气滞也。但用枳壳八钱，生姜五片，急火煎服，一剂稍通，四剂霍然矣。

俞孝廉修府志劳神，忽然如丧神守，小便不通。李诊之曰：寸微而尺鼓，是水涸而神伤也。用地黄、知母各二钱，人参、丹参各三钱，茯苓一钱五分，黄檗一钱，二剂减，十剂乃全安。

冯楚瞻治王氏女，年十三，小便不通，甚危。初二三岁时，乳母恐其溺床，切戒之，由是瘆瘆刻刻在心。二三岁时事安能记忆？雄按：此真俗名尿梗病也。往往起于幼时，习惯自然，不可谓二三岁时，不能记忆也。数年以来，日中七八次，夜中七八次，习以为常，渐有淋状，近来益甚。或以导赤利水之剂投之，初服稍应，久则增剧，点滴不通。脉之，六部洪数，久按无神，知为过于矜持，勉强忍小便，心肾久虚，又服利水之剂，真阴益槁，脏涸津枯，气何能化？以八味汤加五味、麦冬，取秋降白露生之意也。每剂纳熟地二两，连进两服，使重浊以滋之，为小便张本。再以其渣探吐之，上窍既开，下气自通，数服而愈。一月后症复发，其家照前方令服，亦令探吐，不惟不效，反胀闷难堪。张曰：前者气伤未甚，故以滋腴之药济之足矣。今当盛夏，气伤已甚，虽有滋水良药，若无中气运行,岂能济乎？今六脉洪大而空,中枯已极,二剂滋润,断不可少。然必继以助中气之药,则中焦气得升降,前药始能运行。令连服加减八味汤二剂,果胀闷益甚。乃以人参一两、附子三钱,浓煎温服,自胸次以至小腹漉漉有声,小便行数次而愈。

张隐庵治一书吏患癃闭,诸治无效,以补中益气汤投之,一剂而愈。或问曰：此症人皆以通利治之不效,今以升提治而效,其故何也？曰：君不见夫水注子乎？闭其上而倒悬之,点滴不能下矣,去其上之闭,而水自通流,非其验耶？

薛立斋治一妇人,患小便淋沥不通,面青胁胀,诸药不应。此肝经滞而血伤,用山栀、川芎,煎服而愈。

一妇人小便不利,小腹并水道秘闷,或时腹胁胀痛。此肝火,用加味逍遥散加龙胆草,四剂稍愈。乃去胆草,佐以八珍散加炒黑山栀,兼服而愈。

郑奠一曰：木瓜乃酸涩之品,世用治水肿胀误矣。时有大寮舟过金陵,爱其芬馥购数百颗置之舟中,举舟人皆病溺不得出。医用通利药罔效,迎余视之,闻四面皆木瓜香,笑谓诸人曰：撤去此物,溺即出矣,不必用药也。于是尽投江中倾之,溺皆如旧。《本草备要》。

汪讱庵曰：家母舅童时病溺塞,服通淋药罔效。老医黄五聚视之曰：此乃外皮窍小,故溺时艰难,非淋症也。以牛骨为楔,塞于皮端,窍渐展开,不药而愈。使重服通利药,得不更变他症乎？乃知医理非一端也。同上。

一人燥热伤下焦,至小便不利,当养阴,当归、地黄、知母、黄檗、牛膝、茯苓、生甘草、白术、陈皮之类。治法。

绍兴刘驻泊汝翼云：魏郐知明州时,宅库之妻患腹胀,小便不通,垂殆。随行御医某人治此药,令服遂愈。栝楼不拘多少,焙干,碾为细末,每服三钱重,热酒调下。不能饮者,米饮调下。频进数服,以通为度。《是斋方》。

吴孚先治曹庶常,小便不通,多服分利之药,遗尿一夜不止,既而仍复秘塞,点滴不行。此利药太过,肾气亏极,急用补中益气汤,送肾气丸,遂痊。

黄履素曰：予家有仆妇,患小便不通之症,时师药以丸节汤,腹渐满而终不通,几殆矣。有草泽医人,以白萝卜子炒香,白汤吞下数钱,小便立通。此予亲见之者。

孙文垣治倪二南内人,小水不禁,一日二十余。脉之,右寸洪而有力,左寸虚,右尺沉微,此心肾不交也。以当归、远志之类,五日而安。后凡遇辛苦则发,以此服之立效。

薛立斋治一妇人,小便自遗,有时不利,日晡益甚。此肝热阴挺不能约制,用六味丸料加白术酒炒黑,黄檗七分,知母五分,数剂诸症悉愈。若误用分利之剂,愈损真阴，必致不起矣。

一老妇患前症，恶寒体倦，四肢逆冷。薛以为阳气虚寒，用补中益气加附子三剂不应，遂以参附汤四剂稍应，仍以前药而安。附子计用四枚，人参斤许。

小便不通，由于气闭。若用泽泻、木通、车前、茯苓之类，反不效。宜用归身一两，川芎五钱，柴胡二钱五分，升麻二钱五分，一服即通。年老人可以加参。

小便不禁_{附频数遗沥。}

李士材治张方伯夫人，患饮食不进，小便不禁。李曰：六脉沉迟，水泉不藏，是无火也。投以八味丸料，兼进六君子加益智仁、肉桂，二剂减，数剂瘳。

俞文学忧愤经旬，忽然小便不禁，医皆以固脬补肾之剂投之，凡一月转甚。李诊之，曰：六脉举之则软，按之则坚，此肝肾之阴有伏热也。用丹皮、茯苓各二钱，甘草梢六分，黄连一钱，煎成，调黄鸡汤与服，六剂而安矣。适有吴门医者曰：既愈当大补之。数日后仍复不禁，再求治。李曰：肝家素有郁热，得滋补而转炽。遂以龙胆泻肝汤加黄鸡汤服之，四剂即止。更以四君子加黄连、山栀，一月而痊。

张三锡治一人，病风狂，服甘遂等利药太过，小水不禁，服桑螵蛸散，未终一料而安。真桑螵蛸同桑皮炒、远志、菖蒲、龙骨、人参、茯苓、当归、龟板醋炙，已上各一两，为末，以参汤调下二钱。

薛立斋治一妇人，患小便频数，日晡热甚。此肝脾血虚气滞而兼湿热也，用加味逍遥散加车前子而愈。

一妇人患前症，发热烦躁，面目赤色，脉洪大而虚。此血虚发躁，用当归补血汤，数剂而痊。

一妇人久患前症，泥属于火，杂用寒凉之剂，虚症悉具。曰：此脾胃亏损，而诸经病也，当补中气为主。遂以六君、补中二汤兼服，两月余而愈。

刘大参年逾六旬，形气瘦弱，小便不禁，或烦数，内热口干，或咳痰喘晕。此肺肾气虚，用六味丸、益气汤以滋化源。彼不信，反服补阴降火涩精之剂，阴囊作痛，或小便不利。仍服前药不两月而愈。

王执中壮年寓学，忽有遗沥之患。因阅方书，见有用五倍子末酒调服者，服之愈。药若相投，岂在多品？而亦无事于灸也。《资生经》。

大便不通

徐灵胎曰：便闭之症，总以肠中血枯而有伏火者为多，开肺顺气等法，偶或有之，非尽然也。

安康郡太守苦风秘，陈为处二仁丸：杏仁去皮尖，面炒；黄麻仁，另研；枳壳去穰，面炒为末；诃子炒去核，为末。上用炼蜜为丸梧子大，每服二三十丸，温水下。未利，增之乃愈。

薛立斋治一老妇，大便欲去而难去，又不坚实，腹内或如故，或作胀，两关尺脉浮大。薛以为肠胃气虚血弱，每服十全大补汤加肉苁蓉，去后始快。若间二三日不服，腹内仍胀，大便仍难。

一妇人大便秘涩，诸药不应，苦不可言，令饮人乳而安。

张子和曰：顷有老人，年八十岁，脏腑涩滞，数日不便，每临后时，头目昏眩，鼻塞腰痛，积渐食减，纵得食，便结燥如弹。一日，友人命食血脏葵羹、油瀹菠薐菜，遂顿食之，日日不乏，前后皆利，食进神清。年九十岁，无疾而终。《图经》云：菠薐寒，利肠胃，芝麻油炒而食之，利大便。葵宽肠，利小便。年老之人，大小便不利最为急切。此亦偶得泻法耳。

子和表兄病大便燥滞，无他症，常不敢饱食，饱则大便极难，结实如铁石。或三五日一如圊，目前星飞，鼻中血出，肛门连广肠痛，痛则发昏，服药则病转剧。巴豆、芫花、甘遂之类皆用之，过多则困，泻止则复燥。如此数年，遂畏药，性暴急不服，但卧病待尽。两手脉息俱滑实有力，以大承气汤下之，继服神功丸、麻仁丸等药，使食菠薐菜及猪羊血作羹，百余日充肥，亲知骇之。粗工不知燥分四种：燥于外则皮肤皱揭，燥于中则精血枯涸，燥于上则咽鼻焦干，燥于下则便溺结秘。夫燥之为病，是阳明之化也，水液衰少，故如此。然可下之，当择之。巴豆可以下寒，甘遂、芫花可以下湿，大黄、朴硝可以下食。《内经》曰：辛以润之，咸以软之。《周礼》曰：以滑养窍。

龚子才治一男子，年六十七，因怒，左边上中下三块，时动而胀痛，揉之则散去，心痞作嘈，食则胃口觉滞，夜卧不宁，小便涩，大便八日不通。一医以大承气汤，一医以化滞丸，一用猪胆导法，一用蜜导，俱不效。诊之，六脉弦数有力，此血不足，气有余，积滞壅实。大黄末三钱，皮硝五钱，热烧酒调服，下黑粪如石数十枚。如前再进，下粪弹盆许遂安。后以四物汤加桃仁、红花、酒蒸大黄、黄连、栀子、三棱、莪术、枳壳、青皮、木通、甘草，十数剂而愈。

李时珍治一宗室,年几六十,平生苦肠结病,旬日一行,甚于生产,服养血润燥药,则泥膈不快,服硝、黄通利药,则若罔知,如此三十余年矣。诊其人体肥,膏粱而多忧郁,日吐酸痰碗余乃宽,又多火病。此乃三焦之气壅滞,有升无降,津液皆化为痰饮,不能下滋肠腑,非血燥比也。润剂留滞,硝、黄徒入血分,不能通气,俱为痰阻,故无效也。乃用牵牛末、皂角膏丸与服,即便通利。自是但觉肠结,一服就顺,亦不妨食,且复精爽。盖牵牛能走气分,通三焦,气顺则痰逐饮消,上下通快矣。《本草纲目》。

外甥柳乔,素多酒色,病下极胀痛,二便不通,不能坐卧,立哭呻吟者昼夜。医用通利药不效,遣人叩李。李思此乃湿热之邪在精道,壅胀隧路,病在二阴之间,故前阻小便,后阻大便,病不在大肠膀胱也。乃用楝实、茴香、穿山甲诸药,入牵牛加倍,水煎服,一服而减,三服而平。同上。

张景岳治一壮年,素好火酒,适夏月醉则露卧,不畏风寒,此其食性脏气,皆有大过人者,因致热结三焦,二便俱闭。先以大承气汤,用大黄五七钱如石投水。又用神佑丸及导法,俱不能通,且前后俱闭,危益甚。遂仍以大承气汤加生黄二两,芒硝三钱,又加牙皂二钱煎服,黄昏进药,四鼓始通,大便通而后小便渐利。此所谓盘根错节,有非斧斤不可者。若优柔不断,鲜不害矣。

朱翰林太夫人,年近七旬,偶因一跌,即致寒热。医与滋阴清火,势转甚。诊之,六脉无力,虽头面上身有热而口不渴,且足冷过股,曰:此阴虚受邪,非跌之为,实阴证也。遂以理阴煎加人参、柴胡,二剂而热退,日进粥二三碗。已而大便半月不通,腹且渐胀,咸以燥结为火,欲复用凉剂,张不可,谓若再用清火,其原必败,不可为矣。经曰肾恶燥,急食辛以润之,正此谓也。乃以前药更加姜、附,倍用人参、当归,数剂而便通,腹胀退,日就瘥。此实风秘之类,未可归功姜、附。

琇按:此症乃阴虚阳越,亦类中之轻者。一跌而病,良有以也。不知阴证二字,何以插入。其生平见解,大可知矣。

李士材治蒋少宰,服五加皮酒,遂患大便秘结。四日以来,腹中胀闷,服大黄一钱,通后复结。李曰:肾气衰少,津液不充,误行疏利,疏字不妥。是助其火矣。以八味丸料,煎成加人乳一钟,白蜜五钱,二剂后即通,十日而愈。

顾文学素有风痰,大便秘。治风须治血,乃大法也。用十全大补汤加秦艽、麻仁、杏仁、防风、煨皂角仁,半月而效,三月以后永不再发。此亦风秘之候。

二便不通

冯楚瞻治崔姓人,六脉沉微,身热,四肢厥冷,发狂谵语,连夜不寐,口渴浩饮,二便俱秘。绝似阳明热证,而断为阴伏逼阳,乃舍症从脉之治。此阴伏于内,逼阳于外,因津液不行,故小便秘而口干渴,非实热也。因谷食久虚,故大便虚秘不通,非燥结也。若不急为敛纳,则真阴真阳并竭矣。乃用熟地、麦冬以壮金水,炒白术以托住中气,牛膝、五味以下趋藏敛,制附子以引火归原,另重煎人参冲服,不三剂狂定神清,思食而愈。

  琇按:此亦阴虚阳越之病,甚则为类中,其治法亦大醇而小疵耳。至云阴伏于内,逼阳于外,亦与景岳案中谓为阴证同一模糊也。此二案不入类中门者,以世俗惟以二便为急,且风秘一条,人不讲也。

  胡念庵治陈盐商,年七十六矣,春时患中风脱症,重剂参、附,二百余帖获痊。至十月,大便秘结不行,日登厕数十次,冷汗大出,面青肢厥,医用滋补剂入生大黄三钱。胡深以为不可,戒之曰:老年脱后,幸参、附救全,不能安养,过于思虑,以致津液枯竭,传送失宜,何事性急,以速其变。若一投大黄,往而不返,恐难收功矣。姑忍二三日,势当自解。病者怪其迟缓,口出怨咨之辞。次日不得已用人参二两,苁蓉一两,当归五钱,松、柏仁各五钱,附子三钱,升麻四钱,煎服,外用绿矾一斤,入围桶,以滚水冲入,扶坐其上,一刻利下而通。《医林纲目》。

  琇按:伤寒疟利之后,患秘结者,皆由攻下散表失宜所致。究其由,则皆血燥为病。至若风秘一条,其病本由燥火生风,医者昧于风字,动用风药,死者已矣。其存者亦必贻后患,然此尚其轻者也。

  张路玉治杨松龄,夏月感冒,服发散十余剂,二便俱闭。一医用硝、黄下之,少腹左畔遂胀起如墩,不赤不热,有时晔晔作声。疡医以敷药治其外,以解毒利水药治其内,药未进而躁扰不宁。诊之,六脉紧细而驶,此过汗津液大伤,又与苦寒攻里,致阴邪内结膀胱不化,溺积不通。法在不救,幸胃气有权,形神未槁,尚能少进粥糜,姑许以治。因与《济生》肾气大剂,煎成入有嘴壶,托起其项,徐徐仰灌升许。顷令转侧,以鹅翎探吐,即时溲便如注,少腹顿平。更与十全大补,调理而安。此症前后患者四五人,或小便淋沥,或遗溺不止,或形羸气脱,皆力辞不治。

  琇按:此由感症混表混攻而成秘结,收入此门,以备参酌。

  孙文垣治温南溪内人,居常大便秘结,面赤不思饮食,头时眩晕。诊之,右关尺滑大有力,此痰火症也。用栝楼四钱为君,滑石三钱,枳实二钱,半夏一钱半为臣,萝卜子、姜黄各一钱为佐,两帖愈矣。又教以或遇大便秘结,每服当归龙荟丸加牛胆南星一钱立应。

  一人大小便秘,数日不通,用商陆捣烂,敷脐上立通。《本草纲目》。

  一人大便秘久,用乌桕木方停一寸,劈破,以水煎取半盏,服之立愈。

陆养愚治沈望亭，年近古稀，常患胁痛，用行气药及当归龙荟丸即愈。后患便秘，服润肠丸，便虽通而饮食减，胸膈不舒，有时温温作痛，若数日不服，又秘结矣。或以高年血不足所致，投以四物汤数剂，并小便亦不通，三日胀急殊甚，蜜导熨脐，百计不解。脉之，沉迟而弱。询其平日，大便有欲解之状，及解又润而不燥。曰：此非血秘，乃气虚不能传送所致也。用补中益气汤，少以木香、白豆蔻佐之，二剂两便俱通。此后常服一剂，不惟无秘结之患，且饮食倍增，胁痛亦不作矣。

陆祖愚治邱彦昭，禀赋薄弱，常有梦遗症，爱食燥炒饭，大便二三日一度。忽受风寒，仍吃燥饭，且日进四餐，旬日间饮食如旧，而大便竟不行。后复寒热头痛，身热不止，间日一作，延及二十余日。左手浮弦，气口沉实而滑，知其风邪饮食俱未消散。遂用葛根、柴胡、山楂、厚朴、栝楼仁、黄芩、陈皮、半夏之类，头疼止，寒热轻。忽发黄，前方去半夏、陈皮、厚朴，加茵陈、花粉、木香、枳实、黄连，二帖黄退。转而为斑色纯红，前方去茵陈、木通，加犀角、升麻，煎送润字丸二钱五分，良久去燥矢七八块，斑消身微凉。然胸口尚不可按，前方去犀角、升麻，倍黄连、枳实，六剂便不行而小腹微满。或谓病已月余，可以议下，弗之听，仍用润字丸二钱五分，姜汤服。少顷去大便七八块，而胸中如故，令以前方日服一剂，间二日投润字丸二钱。病至七十余日，服润字丸计五两，胸膈犹未清。然病久肌肉削尽，况常有遗症，不宜再行消导矣。枳实二钱，山楂二钱，人参六分，附子四分，连进三剂，遂大便日行一次。人参渐加，枳实渐减，数剂后食进病起。服参至半斤，始得复元。

丹溪治一妇人脾疼，后患二便不通。此是痰隔中焦，气聚上焦。二陈加木通，先服后吐，渣再煎，烧皂角灰为末，粥清下。一尼体厚，病吐逆，忽小便不利，头汗出，立毙。

薛立斋治儒者王录之，素痰甚，导吐之后，大便燥结，头晕眼花等症，尺脉浮大，按之则涩。此肾气虚而兼血虚也。四物送六味，四剂诸症悉退，仍用前丸月余而康。

金宪高如斋，素唾痰，服下痰药，痰去甚多，大便秘结，小便频数，头晕眼花，尺脉浮大，按之如无。谓肾家不能纳气归源，前药复耗金水，用加减八味料，煎服而愈。

陈三农治中州王太学，素多酒食，病下极胀痛，二便不通，坐卧不能，沉吟七日矣，百般通利不应。此湿热之邪遏塞二阴，壅胀隧路，故前后不通，病不在大肠膀胱也。乃用韭菜子，以山甲、茴香、楝实各一钱五分，入牵牛头末三钱水煎，一服即减，三服即愈。乃知牵牛能达右肾命门，走精隧。故东垣天真丹，以牵牛盐水炒黑，入佐沉香、官桂、杜仲、破故纸，治下焦阳虚也。

陈良甫曰：一男子病风淫末疾，或用快药利之，患肺痿咯脓血，至大便不通而死。惜哉。

易思兰治一儒官，仲秋末患便秘症。初因小便时秘，服五苓散、八正散、益元散俱不效。一医诊得二尺俱无脉，作下元阴虚水涸，用八味丸治之，日一服，三日大便亦秘，口渴咽干，烦满不睡。用脾约丸、润肠丸，小便日数十次，惟点滴而已，大便连闭十日，腹满难禁。众议急用三一承气汤下之，服后微利随闭，又加小腹绕脐满痛。复用舟车丸、遇仙丹，每空心一服，日利三五次，里急后重，粪皆赤白。如此半月，日夜呻吟，惟饮清米饮及茶盂许。九月终，易诊之，两寸沉伏有力，两关洪缓无力，两尺不见。易曰：关尺无恙，病在膈上，此思虑劳神气秘病也。以越鞠汤投之，香附醋炒一钱，苏梗、连翘、山栀、川芎各六分，苍术、黄芩各八分，神曲一钱，桔梗四分，枳壳五分，甘草三分，服一盂嗳气连出，再一盂大小便若倾，所下皆沉积之物，浑身稠汗。因进姜汤一盂，就榻熟睡，睡觉觅粥。次早复诊，六脉无恙，调理气血数日全愈。易自注曰：人身之病，上下表里，虽有不同，不过一气为之流通耳。气之通塞，均于脉息辨之。今两尺皆无，众以为如树之无根，不知今年己卯燥金司天，君火在泉，己土运于中，正是南面以象君位。君火不行，两尺不相应，今两尺隐然不见，正为得卯年之令。若尺脉盛于寸，则为尺寸反矣。经曰：尺寸反者死。岂八味丸所能治乎？然而里急后重，赤白相杂，痛则欲解，有似乎滞下，但滞下之脉，见于两关，今关脉不浮不紧不数，其非滞下明矣。既非滞下，而用承气、舟车、遇仙等药，则元气大伤，而病愈增矣。其病源在上焦气秘，而下焦不通也。心脉居上，两寸之脉当浮，今不浮而沉，下手脉沉，便知是气。气郁不行，则升降失职，是以下窍秘结，二便不顺，吸门不开，幽门不通，正此谓也。譬如注水之器，闭其上窍，则下窍不通，水安从出？用香附之辛，以快滞气；苏梗通表里之窍；连翘辛香升上，以散六经之郁火；苍术、神曲，健脾导气，散中结于四肢；炙甘草以和中；少加桔梗，引黄芩、枳壳荡涤大肠之积；山栀去三焦屈曲之火，而利小肠；川芎畅达肝木，使上窍一通，则下窍随开。表气一顺，则里气自畅，是以周身汗出，二便俱利，正所谓一通百通也。气秘者，病之本；便闭者，病之标。专治其本，故见效速也。

吴孚先治曹庶常，小便不通，多服分利之药，遗尿一夜不止，既而仍复秘塞，点滴不行。此利药太过，肾气亏极，急用补中益气汤，送肾气丸遂痊。

孙文垣治袁洪溪，以冲暑往来，经略政事，致发热燥渴，因过食冰浸瓜果，遂成泄泻，小水短少。医与胃苓汤加利药，泻止，而小水失其常度，脐下胀急，立溺则点滴不出，卧则流溢不竭，以频取夜壶，致通宵不寐。治半月，精神削，寝食废。诊之，两寸短弱，关缓大，两尺洪大。此余暑未清，素善饮，湿热流于下部也。以益元散三钱,煎香薷汤服之,略无进退,脉亦如昨。再思之,此盖尿窍不对也。膀胱者,脬之室也,脬中湿热下坠,立便则窍不对,小水因不得出,卧则脬下坠而渗出膀胱,犹以窍不对,涓涓流溢,不能畅达,故了而不了也,治惟提补上中二焦元气,急用三一承气汤下之。服后微利随秘,又加小腹绕脐满痛,复用舟车丸、遇仙丹,每空心一服,日利三五次,里急后重,下皆赤白。如此半月,日夜呻吟,惟进米饮及茶盂许。诊得两寸沉伏有力,两关洪缓无力,两尺不见。曰:关尺无恙,病在膈上,此思虑劳神,气秘病也。以越鞠汤投之,服一盂嗳气连出,再一盂大小便若倾,所下皆沉积之物,浑身稠汗。因进姜汤一盂,熟睡。睡觉,粥进二盏。复诊脉平,调理气血而愈。

立斋诊职方陈莪斋,年逾六旬,先因大便不通,服内疏等剂后,饮食少思,胸腹作胀,两胁作痛,形体倦怠,两尺浮大,左关短涩,右关弦涩。时五月,此乃命门火衰,不能生脾土,而肺金又克肝木。决其金旺之际不起,后果然。

万密斋治汪玉虹,大便不通,服通幽汤、润肠丸俱不效。诊其脉微气弱,乃内伤症也;气口脉浮大而软,此气不运而血不润,气血两虚故也。宜亟补之。曰:其如腹胀何?曰:无虑,但服补中益气汤,倍加当归,五日而愈。

许学士治一人母,年八十四,忽尔腹痛头疼,恶心不食。召医数十,议皆用补脾进食、治风清利头目等药,数日难愈,全不入食。其家忧惶,许辨说前药皆误矣。此症正是老人风秘,脏腑壅滞,聚于胸中,则腹胀恶心,不思饮食。又上至于巅,则头痛,神不清也。若脏腑流畅,诸疾悉去矣。乃用紫苏子、大麻子各半合,洗净研细,取汁一盏,分二次煮粥,两啜而气滞通,先下结粪如胡椒者十余枚,后渐得通利,不用药而愈矣。

文潞公在北门曰:盛夏间苦大腑不调。公随行医官李琬,本衢州市户,公不独终始涵容之,又教以医事。公病泄利,琬以言动摇之,又求速效,以赤石脂、龙骨、干姜等药馈公。公服之屡日不大便,其势甚苦。初虞世共城来见,公未坐定,语及此事,公又不喜服大黄药。虞世告曰:比燥粪在直肠,药所不及,请以蜜兑导之。公以为然,时七月中苦热,虞世冒汗为公作蜜兑,是夕三用,下结粪四五十枚,大如胡桃,色黑如橡栗。公二三日间,饮食已如故。《良方》。

攒宫有一老人患风秘,八九日不通,有木匠授以此方,只一服见效。用不蛀皂角,当中取一寸许,去黑皮,以沸汤半盏泡,上用盏盖定,候温服之。先备少粥,通后即食。《是斋方》。

缪仲淳治唐震山,年七十余,便燥结,胸中作闷。曰:此血液枯槁之候。用大肉苁蓉三两,白酒浸洗,去鳞甲,切片,白汤三碗,煎一碗,顿时饮尽,大便通,胸中快然。偶一医问疾曰:此劫药也,当调补脾胃为主。易以白术、厚朴、茯苓、陈皮,病如故。唐翁曰：误矣。仍饮前药立解。高存之闻而叩其故。缪曰：肉苁蓉峻补精血，骤用反动大便，药性载甚明也。《广笔记》。

张选卿治大便不通屡验方：朱砂研如飞面五钱，真芦荟研细七钱，滴好酒少许，和丸。每服一钱二分，好酒吞下。朝服暮通，暮服朝通，须天晴时修合为妙。同上。

刘云密治一老人，因冒雨感寒，未经发汗，至春初内热烦躁，胸膈紧满，十日不大便，用清解二剂，入口即吐其半。加熟大黄利之，下咽即吐去殆尽。盖因痰热凝结胸膈，是以治血分者，反拒而不受也。因用牵牛大黄丸，缓缓服之，而大便通后，乃服清热化痰药，十余剂而渐安。则较濒湖所说老妇肠结症，又进一解矣。

吴桥治张邦达，谢邑归，年逾艾矣，其貌壮硕如昔，偶以信宿梦遗，早呼旨酒，进人参膏二匕，既而大便稍实，无他恙也。张所善者巴深，以为误饮而酿内热，不急下，且虞有他。既饮大黄汤，不为动，犹以为热甚，至于再三，腹胀膨脐，骎骎石矣，旬日尸寝，不食不言。桥诊之，脉隐隐将绝。桥曰：肾司启闭，主二溲，脾居中制之，必关脾而后转运，胀者故中枵而下涩，误以悍剂伐之，脉有死征，不可为矣。众曰：否。即中气匮乏，遇下且如建瓴，何不为动？桥曰：公等信知脾虚，不任寒凉，不知脾毙，则寒凉无所用矣。诸子跪曰：诚得一剂藉手，庶毋慭于人子之心。曰：进独参汤当下，其下亦薄，于治无裨。既得剂则肠鸣而溲，腹胀亏三之一。张乃张目问状，人人以为更生。诸子问曰：大黄不行，而人参行何说？桥曰：否，中权废矣，即前茅安所受命哉！补中而建招摇，摧坚者始为之用，此亦人参用大黄，非自用而能下之也。顾病少间而脉不归，终于不治。深者复至，将攘为己功，大诟诸子曰：尔曹以不治治家大人，无人子礼。兹更一下而起，复何待乎？桥故避深，度复争之无益。适诸子问可否？乃徐应曰：等死尔。下则死疾，不下则死迟，公等自裁，桥何敢与？深诟愈急，卒复下之，不旋踵死矣。《太函集》。

王生病发热头痛腹胀甚，医为之解散，热退而痛如故，且不得前后溲。又以大黄通之，大便稍行，小溲赤涩，胀痛特甚。仍以为热结，将复下之。桥诊曰：病得之劳且内，复食冷尔。内则损肾，劳倦食冷则损脾。肾主大小溲，肾损则不能转，故作湿热而为满。藉令亟下，则将亡阴，胀满有加矣，危之道也。王俯首叩枕曰：诚如公言，三者皆见。遂投人参五苓散，一服得前溲，再乃大通，痛亦寻减。病者求通后溲急。桥曰：公六脉沉微且数，必假信宿，脾气始回。脾得主，湿热则将自行。毋欲速，明日大溲自下。调理月余而愈。同上。

卷二十一

惊 悸

张子和治卫德新之妻,旅中宿于楼上,夜值盗劫人烧舍,惊堕床下,自后每闻有响,则惊倒不知人,家人辈蹑足而行,莫敢冒触有声,岁余不瘥。诸医作心病治之,人参、珍珠及定志丸皆无效。张见而断之曰:惊者为阳从外入也,恐者为阴从内出也。惊者谓自不知故也,恐者自知也。足少阳胆经属肝木,胆者敢也,惊怕则胆伤矣。乃命二侍女执其两手,按高椅之上,当面前置一小几。张曰:娘子当视此,一木猛击之,其妇大惊。张曰:我以木击几,何以惊乎?伺少定击之,惊又缓。又斯须连击三五次,又以杖击门,又遣人画背后之窗,徐徐惊定而笑,曰:是何治法?张曰:《内经》云,惊者平之。平者,常也。平常见之,必无惊。是夜使人击门窗,自夕达曙。夫惊者神上越,从下击几,使其下视,所以收神也。一二日虽闻雷亦不惊。德新素不喜张,至是终身压服,如有人言张不知医者,执戈以逐之。雄按:分惊恐为外入、内出,可谓一言破的。古人皆云心主惊,而不知情志字皆从心,惟惊字从马,以马无胆故善惊。惊则伤胆,尤为卓识。其论治岂常人所能测识哉?余尝谓亘古以来,善治病者,莫如戴人,不仅以汗、吐、下三法见长也。

卜氏子年二十八岁,病身弱四肢无力,面色苍黄,左胁下身侧上下如臂状,每发则痛无时,食不减,大便如常,小便微黄,已二三载矣。诸医计穷,求张治之。视其部分,乃足厥阴肝经,兼足少阳胆经也。曰:甲胆乙肝,故青。其色黄者,脾也。诊胆脉小,此因惊也。惊则胆受邪,腹中当有惊涎绿水。病人曰:昔曾屯军被火,自是而疾作。乃夜以舟车一百五十丸、浚川散四五钱加生姜自然汁,平旦果下绿水四五行。或问大加生姜何也?曰:辛能克木也。下后觉微痛,命再下之,比前药三之一,又下绿水三四行,痛止思食,反有力。张谓卜曰:汝妻亦当病。卜曰:太医未见吾妻,何以知之?曰:尔感此惊几年矣?卜曰:当被火,我正在草堂中熟寐,人惊唤我,睡中惊不能言,火已塞门,我父拽出我火中,今已五年矣。张曰:汝胆伏火惊,甲乙乘脾土，是少阳相火乘脾。脾中有热，故能食而杀谷。热虽能化谷，其精气不完，汝必无子。盖败经反损妇人，汝妻必手足热，四肢无力，经血不时。卜曰：吾妻实如此，亦已五年矣。他日，门人因观《内经》，言先泻所不胜，次泻所胜之论。其法何如？以问张，张曰：且如胆木乘脾土，此土不胜木也。不胜之气，寻救于子。己土能生庚金，庚为大肠，味辛者为金，故大加生姜以伐木。然不开脾土，无由行也。遂用舟车丸，先通其闭塞之路，是先泻其所不胜，后用姜汁调浚川散大下之，次泻其所胜也。大抵阳干克阳干，腑克腑，脏克脏。雄按：的是通人见解，昔贤皆谓惊入心，治法不镇心安神，病焉能愈哉？后学虽不能用此法，亦当读其书，师其意，其则不远也。无如曲高和寡，温补风行，专尚补虚，不知治病，医道日晦，谁之过欤？

张路玉治吴昭如室，年壮体丰，而素有呕血腹胀，脾约便难之恙。两遭回禄，忧恚频，仍近于失血之后，忽然神气愤乱，口噤目睁。诊其气口数盛而促，人迎弦大而芤，形神不能自主，似有撮空之状。或谓症犯条款，疑不出五日当毙。张谓不然，若是撮空，必然手势散漫，今拈着衣被，尽力拉摘，定为挟惊挟怒无疑。爪者，筋之余，非惊怒而何？况脉来见促，当是痰气中结，殊非代脉之比。询其病因，惊怒俱有。遂用钩藤一两，煎成入竹沥半盏，姜汁五匙，连夜制服，服后即安寝，六脉亦稍平，但促未退。仍用前方减半，调牛黄一分，其夕大解三度，去结屎五六十枚，腹胀顿减，脉静人安，数日平复如常。雄按：辨证明晰可师，立方轻重可法。

老僧悟庵心悸善恐，遍服补心养血之药不应，天王补心丹服过数斤，惊悸转增，面目四肢微有浮肿之状，求张治。察其形肥白不坚，诊其脉濡弱而滑，此气虚，痰饮浸渍于膈上也。以导痰汤稍加参、桂通其阳气，数服而悸恐悉除。更以六君子加桂，水泛作丸，调补中气而安。雄按：此证最多，世皆误治。

吴孚先治王兵宪，患惊悸，时或烦躁，夜更靡宁，右关虚弱，左寸尤甚，与加味归脾二十剂而全愈。

龚子才治一童子，因用心过度，少寐惊悸，怔忡恶寒，先用补中益气汤加茯苓、枣仁、远志，恶寒渐止。又用加味归脾汤，惊悸稍安，再用养心汤而安。

杜某治林学士子，居常喜食海蛤，饮食之顷，未尝不设，至十八年，忽面色顿青，形体瘦削，夜多惊悸，皆谓劳瘵之疾，百疗不瘳。杜脉之曰：非病。何以知之？虽瘦削面青，精神不减。问学院子，秀才好食甚物？曰：多食南海中味。杜曰：但多服生津液药，病当自愈。如是经两月，面色渐有红润意，夜亦无惊悸。林问所以然，杜曰：王冰《素问》云，盐发渴，乃胜血之症。海味如盐，既多食，使心血渐衰，则夜惊悸。今既去咸，用生津之药，人且少壮，津血易生，故疾去而安矣。

薛立斋治一妇人，劳则心跳怔忡，寒热往来，用归脾汤为主，佐以八珍汤，诸症悉愈。又用加味逍遥散、宁志丸而安。后复作，服归脾、宁志药即愈。

一妇人患惊悸怔忡，日晡发热，月经过期，饮食少思，用八珍汤加远志、山药、枣仁，三十余剂渐愈，佐以归脾全愈。后因劳发热，食少体倦，用补中益气汤。又因怒，适月经去血不止，前症复作，先以加味逍遥散，热退经止，又用养心汤治之而痊。

一妇人惊悸怔忡，自汗盗汗，饮食不甘，怠惰嗜卧，用归脾汤而愈。至年余，怀抱郁结，患前症兼衄血、便血，仍用前汤而愈。

许绅者京师人，嘉靖初，供事御药房，受知于世宗，累迁太医院使，历加工部尚书，领院事二十年。官婢杨金英等谋逆，以帛缢帝，气已绝，绅急调峻药下之，辰时下药，未时忽作声，去紫血数升，遂能言，又数剂而愈。帝德绅，加太子太保，礼部尚书，赐赉盛厚。未几，绅得疾，曰：吾不起矣。曩者宫变，吾自分不效必杀身，因此惊悸，非药石能疗也。已而果卒，赐谥恭僖，官其一子，恤典有加。明太医官最显者，止绅一人。《明史》、《金陵琐事》亦载此则。其药乃大黄、桃仁、红花等。

马元仪治一人，患心悸症，肢体倦怠，或以阴虚治之不效。诊其脉浮虚无力，盖得之焦劳思虑伤心也。《内经》云：心痹者，脉不通，烦则心下鼓。又《原病式》云：水衰火旺，心胸躁动。据此则是阴虚矣，且后面二句又无发明，又何必勉强阑入？脉不通者，正以焦劳太过，心脏之脉郁而不通也。郁则伤血而动君火，故悸动不宁也。心之下脾位，脾受心病，郁而生涎，精液不生，清阳不布，故四肢无气以动而倦怠也。法宜大补心脾，乃与归脾汤二十剂，即以此方作丸，服之全愈。

章氏妇因失恃于归，劳心悒郁，形志倍伤，遂心悸恍惚，身体如在舟车云雾中，或与降气理痰之剂不应。诊之，两脉虚微，尺脉倍弱，曰：忧劳过度则脾损，脾虚必盗母气以自救，故心虚而悸。心藏神，为十二官之主，虚则无所听命而恍惚不安也。宜大培土气，则脾自复，不仰给于心，而心亦安，神亦守矣。与人参附子理中汤，一剂而安，四剂神气大复，脉和而愈。

仲氏女因惊恐即发热，神昏，语言错妄。脉之，右结涩，左浮弦。此虽因惊恐而得，实先因悒郁所伤也。凡郁则肺金必亏，肝脉因之寡畏而妄行，肾水因之失养而不足，加以惊恐则肾益伤而肝愈扰。其发热者，风木内甚也。神昏者，火热上腾也。宜舒通肺气以制肝生肾，用栝楼仁、紫菀、枳壳、桔梗、杏仁、苏子、秦艽、胆星，三剂，右脉透，神气清。加生首乌、黄连，二剂热退。再以生地三钱，首乌五钱，远志一钱，牛膝、知母、胆星各一钱，贝母、橘红、茯神各一钱，甘草五分而愈。盖金气治，则木受制而水得所养，一举而三善备矣。若泥惊恐所致，而用金石脑麝之品，不几延寇入室乎？

高逢辰表侄，尝游惠山，暮归遇一巨人醉卧寺门，惊悸不解，自是便溺，日五六十次。李氏云：心、小肠，受盛腑也。因惊而心火散，心虚肾冷而然，其伤心、肠之验欤。《医说续编》。

按：经云惊则心无所倚，恐则伤肾，是为水火不交，二脏俱病。脏既受病，腑欲专为，其可得乎？此受盛职废，运化无权，而渗泄不禁矣。原注。

长山徐妪遘惊痰，初发手足颤掉，褪去衣裳裸而奔，或歌或哭，或牵曳如舞木偶。粗工见之吐舌走，以为鬼魅所惑。周汉卿独刺其十指端出血，已而安。《续文萃》。

缪仲淳治顾太学叔夏内人，舟中为火所惊，身热羸弱，几成劳瘵症。医误投参、芪，势危甚。以清肌安神之剂与之，戒以勿求速效，凡十数剂而安。麦冬、青蒿子、银柴胡、桑白皮、蜜炙枇杷叶各二钱，炙鳖甲、苡仁各三钱，五味、白芍、生地各一钱。

施沛然治吕孝廉沈仆，患惊悸三月，闻响则甚，遇夜则恐，恐甚则上屋逾垣，旋食旋饥，日啖饭无算。或谓心偏失神，用补心汤益甚。脉之，右关洪数无伦，两尺浮大，按之极濡。病得于酒且内，肾水枯竭，客热犯胃。经云：肾主恐。又曰：胃热亦令人恐。又曰：消谷则令人饥。又曰：足阳明病，闻木音则惕然而惊，甚则逾垣上屋。此病在胃与肾脾。心属火，是脾之母，补心则胃益实，火盛则水益涸，故药之而病反甚也。但病本在肾，而标在胃也。先治其标，用泻黄散，后治其本，用肾气丸。一病而寒热并用，补泻兼施。第服泻黄散三日，当不饥矣，服肾气丸十日，当不恐矣。已而果然。

一儒者苦学久困场屋，得痰吐衄盈盆，尫羸骨立，夜卧交睫，即梦斗败争负恐怖之状，不可形容。如是十载，每劳则发，用正心安神不效。一日读脏气法时论，乃知人魂藏于肝，肝又藏血。作文既苦，衄血又伤，则魂失养，故交睫若此。知非峻补不奏功，乃以酒溶鹿角胶，空腹饮之，五日而睡卧安，半月而肌肉生，一月而神气复，始能出户。来氏撰。

张景岳治一强壮少年，遭酷吏之恐，病似胀非胀，似热非热，绝食而困。众谓痰火，宜清中焦。诊之曰：此恐惧内伤，少阳气索而病及心肾大亏之证也。遂加温补，兼治心脾，一月而起。愈后虽气健如初，而阳寂不举。告之曰：根蒂若斯，肾伤已极，非少壮所宜之兆，速宜培养心肾，庶免他虞。彼反以恐吓为疑，全不之信，未及半载，竟复病而殁。惜哉！

一妇人产后惊悸，闻声辄死，非用力抱持，则虚烦欲死，如是累月。仲淳曰：此心、脾、肝三经俱虚也。用人参、枣仁、茯神、远志、芍药、石斛、甘草、麦冬、五味、丹砂为丸，以龙眼汤吞服，弥月而愈。

卢不远治沈君鱼，终日畏死，龟卜筮数无不叩，名医之门无不造。一日就诊，卢为之立方用药,导谕千万言,略觉释然。次日侵晨,又就诊,以卜当十日死,卢留宿斋中,大壮其胆,指菁山叩问谷禅师授参究法,参百日,念头始定而全安矣。戊午过东瀛吴对亭大参山房,言及先时恐惧状,盖君鱼善虑,虑出于肝,非思之比。思则志气凝定,而虑则运动展转,久之伤肝,肝血不足,则善恐矣。情志何物？非世间草木所能变易其性,惟参禅一着,内忘思虑,外息境缘,研究性命之源,不为生死所感,是君鱼对症之大药也。君鱼病良已,能了知此药物否？

颠　狂

孙兆治相国寺僧充患颠疾,经半年,过服名医药不效。僧俗兄潘氏家富,召孙疗之。孙曰：今夜睡着,明后日便愈也。潘曰：且告投药,报恩不忘。孙曰：有咸物,但命师吃,待渴却来道。至夜僧果渴,孙至遂求温酒一角,调药一服与之。有顷再索酒,与之半角,其僧遂睡两昼夜乃觉,人事如故。潘谢孙,问治法,曰：众人能安神矣,而不能使神昏得睡。此乃灵苑方中朱砂枣仁乳香散也,人不能用耳。辰砂一两,光明有墙壁者；枣仁半两,微炒；乳香半两,光莹者。右量所患人饮酒几何,先令恣饮沉醉,但勿令吐,至静室中,以前药都作一服,温酒调下,作一盏调之,令顿服。如饮酒素少人,但随量取酒服药讫,便安置床枕令卧。病浅者半日至一日,病深者三两日。令家人潜伺之,鼻息匀调,但勿唤觉,待其自醒即神魂定。万一惊寤,不可复治。正肃吴公少时心病,服此一剂,五日方寤遂瘥。《医药纲目》。

浙江一妇人颠狂不止,医以瓜蒂半两为末,每一钱重,井花水调满一盏投之,随得大吐,吐后熟睡,勿令惊动,自此无恙。同上。

窦材治一人得风狂,已五年,时发时止,百法不效。窦为灌睡圣散三钱,先灸巨阙三十壮,醒时再服。又灸心腧五十壮,服镇心丹一料。但病患已久,须大发一回方愈。后果大发,一日全好。又一妇人产后得此症,亦如前灸,服姜附汤而愈。

张子和治一叟,年六十,值徭役烦扰而暴发狂,口鼻觉如虫行,两手爬搔,数年不已,两手脉皆洪大如絙绳。足阳明经起于鼻,交额之中,旁纳太阳,下循鼻柱,交人中,环唇,下交承浆,故其病如是。夫徭役烦扰,便属火化,火乘阳明经,故发狂。经言阳明之病,登高而歌,弃衣而走,骂詈不避亲疏。又况肝主谋,胆主决,徭役迫遽,则财不足支,肝屡谋而胆不能决,屈无所伸,怒无所泄,心火磐礴,遂乘阳明。然胃本属土,而肝属木,胆属相火,火随木气而入胃,故暴发狂。乃命置燠室中,涌而汗出,如此三次。《内经》曰木郁则达之,火郁则发之,良谓此也。又以调胃承气汤半斤,用水五升,煎半沸,分作三服,大下二十行,血水与瘀血相杂而下数升乃康。

以通圣散调治，其后大下，则是土郁夺之也。

一男子落马发狂，起则目瞪，狂言不识亲疏，弃衣而走，骂言杂出，气力加倍，三人不能执缚。烧符作醮，问鬼跳巫，殊不知顾，丹砂、牛黄、犀、珠、脑、麝，资财散去，室中萧然。张以车轮埋之地中，约高二丈许，上安中等车轮，其辋上凿一穴，如作足盆之状，缚病人于其上，使之伏卧，以软裀衬之，令一人于下，坐机一枚，以棒搅之，转千百遭，病人吐出青黄痰沫一二斗许，绕车轮数匝。其病人曰：我不能任，可解我下。从其言而解之，索凉水，与之冰水饮数升，狂乃罢矣。奇思幻想，得未曾有。张公真妙人也。

范纯佑女丧夫发狂，闭之室中，夜断窗棂，登跳树上食桃花几尽。及旦家人接下，自是遂愈。按此亦惊恐伤肝，痰挟败血，遂致发狂。偶得桃花利痰饮、散滞血之功，与张仲景治积热发狂，用承气汤，蓄血发狂，用桃仁承气汤之意相同。苏鹗杜阳编本《本草纲目》。

一妇人颠狂十年，至人授以真郁金七两，明矾三两为末，薄糊为丸梧子大，每服五十丸，白汤下。初服心胸间觉有物脱去，神气洒然。再服而苏。此惊忧，痰血结聚心窍所致。郁金入心去恶血，明矾化顽痰故也。《本草纲目》。

龚子材治一人颠狂乱打，走叫上屋，用瓜蒂散吐出臭痰数升，又以承气汤下之而愈。

一人气心风，即是痰迷心窍发狂，用真花蕊石煅黄，酒淬一次，为细末，每服一钱，黄酒下。

一妇人发狂，弃衣而走，逾屋上垣，不识亲疏，狂言妄语，人拿不住，诸医束手。龚令家人将凉水乱泼，不计其数，须臾倒仆。脉之，六部俱弦数有力，此热极生风也。用防风通圣散加生地黄、黄连、桃仁、红花、丹皮，三剂而安。后复服祛风至宝丹而全愈。

凌汉章治金华富家妇，少寡得狂疾，至裸形野立。凌视曰：是谓丧心，吾针其心，心正必知耻，蔽之帐中，慰以好言，释其丑，可不发。乃令二人坚持，用凉水喷而针之果愈。《明史》。雄按：固是正论，恐难效法。

孙文垣治吴某，以绩学劳心，有星士决其发解，适以疟作，不能终场，遂抑郁而成颠狂，或悲或歌，或鼓掌或顿足，甚则骂詈不避亲疏。诊之，面白而青，两寸短涩，左关弦，右关滑，两尺平。此心肺之神不足，志愿高而不遂，郁结不舒，津液生痰而不生血，又攻痰克伐太过，心神不得养，故昏乱无所摄持。经云：主不明，则十二经危。按此则宜补养，收敛精神，兼之清痰，可万全也。用枣仁、人参、茯苓、甘草、丹参、当归以补心安神，黄连、竹茹以清肝胆之火，元参佐之，外以龙齿、珍珠、羚羊角、牛黄、胆星、天麻、青黛、辰砂、全蝎、冰片、黄连、甘草膏为丸,金箔为衣,调理而愈。

张路玉治黄文学,谵妄颠仆,数月来,或六七日一发,或一日二三发,发则大吐涎水血沫,或一日半日而苏,状同痫症。昼夜恒见亡婢仆妇二鬼缠绵,或时昏愦不省,或时妄言妄见,精气不时下脱,不能收摄。服二冬、二地、连、金樱、石莲之属,反作泻不食。诊之,寸盛尺微,前大后小,按之忽无,举之忽有,知为神气浮散之候。因与六君子加龙齿、菖蒲、远志,送养正丹,间续而进。前后共六七服,是后谵妄颠仆,绝不复发,邪祟亦不复见。惟梦泄为平时痼疾,更与平补镇心丹,两月而愈。此与前孙案症治大同。

一妇人狂言叫骂,歌笑不常,似祟凭依,一边眼与口角吊起。或作狂治,或作心风治,皆不效。乃是旧有头风之病,风痰使然。用芎辛散加防风,服之顿愈。

妇科郑青山,因治病不顺,沉思彻夜,兼受他医讽言,心甚怀愤。天明,病者霍然,愤喜交集,病家设酌酬之,而讽者已遁,愤无从泄,忽然大叫发狂,即是观之,业医者亦可怜哉。有志之士,慎勿为此。彼云:不可不知医者非圣人之言也。同道治之罔效。一日,目科王道来往候,索已服未服等方视之,一并毁弃。曰:此神不守舍之虚症,岂豁痰理气清火药所克效哉?遂令觅上好人参二两,一味煎汤服之顿安,三啜而病如失。更与归脾汤调理而愈。《医通》。

李士材治张少椿女,以丧子悲伤,忽雷雨交作,大恐,苦无所避。旦日或泣或笑,或自语或骂詈,如见鬼祟。诊其心脉浮滑,余皆沉细。此气血两亏,忧恐伤心,心伤则热,热积生风也。以滚痰丸,用桔梗、延胡索、陈皮、杏仁煎汤送下,出痰积甚多而愈。《医通》。雄按:此脉沉细,恐是血气郁滞。如果两亏,何以可用此药奏功?

龚子材治一女子,年二十岁,未婚,患每见男子咬住不放,后昏倒,阴户流出冷精,顷间即醒。其厥阴肝脉弦出寸口,乃阴盛思男子不可得也。令其父母用棍痛责,使之思痛而失欲也。后服抑青丸而愈。雄按:治法凛然,胜于药石。

韩贻丰治永和一少年,患风狂,百治不效。其父兄缚送求治,为针百会二十针。升堂公坐,呼少年前来,命去其缚,予杖者再,杖毕而醒,问以前事,茫然不知也。《神针心法》。雄按:此系祟附之证。

一妇因夫病垂危,心患之,乃夫病愈,妇即病风狂,昼夜不思眠食,白日裸身狂走,或登高阜,或上窑房,莫能禁也。乞韩治,将至其家,其妇正在袒裼狂跳中,忽自觅衣覆体,敛容屏息,若有所俟者。邻媪讶之,初不解其何意。俄而韩至,令之跪则跪,因跪而受针。时韩为本邑宰。为针其百会一穴,鬼眼二穴,各二十一针。针毕即叩头谢曰:吾今不敢为祟矣,愿乞饶命,吾去矣。言毕而醒。雄按:此二条皆临以邑宰之威,而又善针法,祟身退避,故虽抱有为之才,必居可为之地,而后易建大功也。

柴屿青治少京兆传嘉言夫人，忽患颠症，诊知胸有郁结，投以逍遥散加郁金、香附，两剂而痴象顿愈。惟神气尚呆不语，即用前方为散，服三两，用灵苑方服之而瘥。灵苑方见孙兆案。

王海藏治许氏，阳厥狂怒，骂詈不避亲疏，或哭或歌，六脉举按无力，身表如冰石，发则叫呼声高。洁古云：夺其食即已。因不与之食，乃以大承气汤，下得脏腑积秽数升，狂稍宁。数日复发，复下，如此五七次，行大便数斗，疾缓身温，脉生良愈，此易老夺食之法也。《大还》、《纲目》亦收。

一人病颠，脉洪且搏指，承气汤数下而安。《病机沙篆》。

陈良甫治一女人，眼见鬼物，言语失常，循衣直视。众医多用心药治之，无效。乃投养正丹二帖，煎乳香汤送下，以三生饮佐之立愈。又一男子亦常病此症，亦用此药收效。养正丹与《百乙方》抱胆丸无异，抱胆丸内无硫黄有乳香也。自合方见效。《良方》。

王执中治一士，妄语无常，且欲打人，病数日矣。意其心疾，为灸百会，百会治心疾故也。又疑是鬼邪，用秦承祖灸鬼邪法，并两手大拇指，用软帛绳急缚定，当肉甲相接处，灸七壮，四处皆着火而后愈。更有二贵人子，亦有此患，有医生亦为灸此穴而愈。

张子和治一狂人，阴不胜阳，则脉流薄厥，阳并乃狂。《难经》曰：阳极则狂，阴极则颠。阳为腑，阴为脏，非阳热而阴寒也。热并于阳则狂，狂则生寒，并于阴则颠，颠则死。《内经》曰足阳明有实则狂，故登高而歌，弃衣而走，无所不为，是热之极也。以调胃承气汤，下数十行，三五日复上涌一二升，三五日又复下之。凡五六十日，下百余行，吐亦七八度。如吐时，暖室置火，以助其热汗，数汗方平。《医说续编》。

《广笔记》风颠病神方：好犀角四两锉末，每用一两，加清水十碗，入砂锅内熬至一碗，滤净再加水十碗，熬至二酒杯，以淡竹叶四两，水六碗，煎二碗去渣，加犀角汁同服，尽四剂即愈。

汪石山治一人，县差拿犯人，以铁索锁犯，行至中途投河而死，犯家告所差人，索骗威逼致死，所差脱罪，未免费财，忧愤成病，如醉如痴，谬言妄语，无复知识。诊之曰：此以费财而忧，必得喜乃愈，药岂能治哉？令其熔锡作银数锭，置其侧，病者见之果喜，握视不置，后病遂愈。此以喜胜忧也。

刘宏壁治一富室女，正梳洗间，忽见二妇相拘，方奔逸，复挤至，遂大叫，叫后乃大哭，哭已即发狂，寒热相继，目眩不眠。以为鬼祟，召巫符咒而益困。因诊之，肺脉直上鱼际，肝亦双弦。知所见者，本身之魂魄也。盖肺藏魂，肝藏魄，因用小柴胡汤去甘草之恋,加羚羊鱼、龙骨、牡蛎,清肺肝,镇惊怯,一服而安。

凡患痴颠,或羊头风,总因心窍有痰所致。取橄榄十斤,敲破入砂锅内,煮数滚去核,入臼捣烂,仍入原汤煎之,至无味去渣,以汁共归一锅,煎成浓膏,用白矾八钱,研末入膏匀和,每日早晚以开水冲服三钱。或初起轻者,取橄咬破一头,蘸矾末食之亦效。

痫

黄锦芳曰:古人论虚痫之症,昼发责之阳跷虚损,用十补汤加益智仁;夜发责之阴跷虚损,用六味丸加鹿角胶,或用紫河车、当归、人参。盖阳跷之脉,同阳维护背之阳。其脉起于足根中,上合三阳,从足太阳膀胱经足外踝下五寸陷中申脉穴,从肩入颈,纠属目内眦,而合太阳,主持肌肉以上之表,通贯六腑,而使左右机关敏速不滞。曰阳跷者,谓其所起、所循、所入、所止皆在阳之经也。是病则见跌仆倒地,身软作声而痫,及或脉缓而伸为疭。卫气不行于阴为不瞑,脉则两寸浮细而紧,治当补其左右之阳。阴跷之脉,同阴维护腹之里,其脉亦起于跟中,由足少阴肾别脉然骨穴,上行内踝,从股入胸腹,上至咽喉精明穴,合于太阳。阳跷与阴跷,并荣于目,主持肌肉以下之踝,通贯五脏,而使左右机关敏速不滞。曰阴跷者,谓其所起、所行、所循、所入、所至皆属阴之经也。是病则或语言颠倒,举止错误,及筋急而缩为瘛,脉则两尺沉细而紧,治当补其左右之阴。余治冯旭先病痫,昼夜俱发,外感全无,左右尺寸皆弹指,应作二跷俱损治之。用黄芪二钱,人参一钱,当归二钱,地黄二钱,紫河车四钱,益智仁一钱,白术一钱,山药一钱,服之而愈。若阳跷而兼阳维虚损,则于补中益气汤加桂枝、益智。阴跷而兼阴维虚损,则于六味丸加鹿胶、鹿茸、人参、故纸、当归、河车、紫石英。此外,若非两跷虚损之症,而挟火、挟痰、挟气、挟寒,则当随症随脉活泼施治,不可株守二方以误人也。

补心宁志丸,治痫症。天竺黄,另研如面,五钱;泥香,另研如面,三钱;天冬去心,酒洗蒸,二两;白芍酒炒,三两;白茯神去心,四两;远志肉,甘草汁浸蒸,二两;麦冬二两;炙甘草六钱;旋覆花一两五钱;真苏子,研,一两;香附醋浸,晒干,童便拌,瓦上炒,三两;半夏姜汁拌,以明矾末少许同浸,二两;皂角策去黑皮,酥炒去子,取末二两和匀,怀山药粉糊丸如豌豆大,朱砂一两为衣。每服三钱,用竹沥点汤下。《广笔记》。

窦材治一人,病痫三年余,灸中脘五十壮即愈。又一妇病痫已十年,灸中脘五十壮愈。凡人有此疾,惟灸法取效最速,药不及也。

张子和云：一妇病风痫，自六七岁因惊风得之。后每三二年间一二作，至五七年五七作。逮三十岁至四十岁，则日作，甚至一日十余作，遂昏痴健忘，求死而已。值岁大饥，采百草而食，于水滨见草若葱壮，采归煮熟食之。至五更，忽觉心中不安，吐痰如胶，连日不止，约一二斗，汗出如洗，甚昏困。三日后遂轻健，病去食进，百脉皆和。以所食葱访之，乃憨葱苗也，即本草藜芦是也。

龚子才治王大参子，年十八岁，患痫，每发即仆地吐涎，不省人事，少顷复苏，或一月一发，或两月发四五次，已七年，遍医不效。诊之，六脉滑数，人迎紧盛，此气血虚而有寒痰壅并也。以追风祛痰丸加人参、当归、黄连各一两，与安神丸二药兼服，未及半年而瘥。后有数人，俱如此治而愈。

冯楚瞻治金氏子，年十四，患痫病。群医针灸不效，继之消痰镇坠，其发更且频。诊脉洪弦有力，而二尺俱弱，此阴亏之极，孤阳不敛，火性上炎，僵仆诸候乃发，理所然也。消痰镇坠，不更耗阴分乎？乃令空心淡盐汤，吞加味八味丸四五钱，以使真阳藏纳。然阳无阴敛，何能久藏？火无水制，难免浮越。随以重浊大料壮水之剂，继之以助其封蛰之势，则水火得其所矣。下午乃服调补气血、养心清肺和肝之膏滋一丸。如是调理两月，精神倍长，痫症不治而愈。加味八味丸方：大熟地一斤，用八两清水煎汁去渣，将八两入汁内煮烂捣烂；入淮山药四两，炒黄；牡丹皮四两，焙；白茯苓三两，人乳拌透，晒干焙；山萸肉四两，酒拌蒸，晒干焙；泽泻二两，淡盐水拌，晒干炒；五味子二两，铜刀逐个切开，蜜酒拌蒸，晒干焙燥；牛膝三两，淡盐酒拌炒；肉桂去粗皮，一两五钱；制附子一两五钱。用熟地膏加炼蜜为丸晒干，每早空心淡盐汤送服四钱，随服煎剂，使阳藏而阴以秘也。煎方：大熟地一两，丹参一钱五分，麦冬三钱，生白芍二钱，茯苓一钱五分，远志用甘草水煮透一钱二分，牛膝三钱，五味子六分，灯心十根，莲子十粒，煎八分温服，于八味丸后。凡滋阴药，最忌热服，热则走阳分，不能养阴，冷则直入肠中，又不能渗行经脉也。膏滋丸方：酸枣仁炒熟，捣碎，四两；归身酒炒，四两；熟地八两；钗石斛二两；白芍蜜水炒，三两；麦冬黄米拌炒，去米，三两；牛膝三两；远志肉，甘草浓汁煮透，二两。先用建莲一斤，煎取浓汁三十余碗去渣，入前药煎取头汁，去渣熬膏。用人参三两，白茯苓四两，各研极细末，入前膏内收成大丸，每枚重四钱，下午食远白汤化下一丸。

杨乘六治翁姓病痫症，每日至子时，必僵仆，手足劲硬，两目直视，不能出声，其状若死，必至午后方苏，苏则言动依然，饮食如故，别无他病。如是者三年，略无虚日，遍治不瘥。杨视其气色晦滞，口眼呆瞪，面若失神，上下眼胞黑晕，舌红如无皮。脉则右关虚大而滑，右寸若有散意。曰：此非痫症也，乃痰厥也，必因惊而得。盖心为君主，惊则心胞气散，君火受伤，致脾土不生，中州亏损不能摄水，因而生痰，夫痰随气升降者也。天地之气升于子,而降于午,人身亦然。当子时一阳生,其气上升,痰亦与之俱升,逢虚则入,迷于包络之中,故不省人事,僵仆若死也。至午时一阴生,其气下降,痰亦随之同降,包络得清虚,而天君泰然,百体从令矣。询之,数年前,果受惊几死。今因惊致损,因损致痰,然镇惊消痰,皆无益也。惟有补其火,养其包络,俾其气不散,则痰不能侵扰而为害。且君火渐旺,则能生土以摄水,其痰不消而自消矣。养荣汤去远志、枣仁、五味、白芍,一剂是晚即不发。五日连服十剂,皆贴然安卧。至晚留方而别。因其病久而虚,故治法如此,否则益锢其痰矣。

薛立斋诊鸿胪王之室人,素有痫症,遇劳役怒气则发,良久自省。一日,因饮食劳役失宜,发而半日方省,不能言语。或以为风中于脏,用祛风化痰顺气之剂及牛黄清心丸,病益甚。六脉浮大,两寸虚而不及本部,不进饮食,曰:此脾胃之气伤也。若风中于脏,祸在反掌。彼不信,仍用风药,后果卒。

刘宏壁治一女,年方及笄,忽染怪病,医莫能识。邀视,牙关紧闭,手足抽搐,目睛上瞪,昼夜两发。非痫而何?苏后腹内搅痛,欲吐不得,冷汗淋漓。皆肝木为祟。察其邪不在表里,而在上下,上部有热,下部有寒,胸胃互异,寒热交战。投以黄连汤,势渐杀。再数剂,辄颂更生。盖连以治热,姜以治寒,桂枝、半夏祛风化痰,参、枣、甘草辅心和中,使正气建立,邪气分散,如心应手矣。

琇按:痫症多由肝病,兼挟痰火。方中姜、夏以豁痰,连、桂以平肝,甘草缓肝而和脾,参、枣补脾而壮肺,肺盛则木亦自平。刘用此获愈当矣。然目之为怪疾,而曰上热下寒,迨知其然而未知其所以然者也。阐发精透,医案中如此等方论不相关照者甚多,皆认证未真而适遇对症之方,因而获愈。故用方者,亦不知其所以获效之故也。

哭　笑

张子和次子,自出妻之后,日瘦,语如瓮中,此病在中也。常捻第三指失笑,此心火也。约半载,日饮冰雪,更服凉剂。张曰:恶雪则愈矣。其母惧其大寒,张骂曰:吾用药如鼓之应桴,尚恶寒凉药,宜乎世俗之谤我也。至五七日,厌水不饮,病日解矣。雄按:通才绝技,往往不信于家人,自古已然,亦可叹也。

邱汝诚一女子,恒笑不止。求诊,问生平所爱何衣,命着之,使母与对饮,故滴酒沾其裙,女大怒,病遂瘥。

先达李其性,归德府鹿邑人也,世为农家,癸卯获隽于乡,伊父以喜故,失声大笑。及春举进士,其笑弥甚。历十年,擢谏垣,遂成痼疾。初犹间发,后宵旦不能休。大谏甚忧之,从容与太医某相商,因得所授,命家人给乃父云:大谏已殁。乃父恸绝几殒,如是者十日,病渐瘳。佯而为邮语云:赵大夫治大谏,绝而复苏。李因不悲,而症永不作矣。盖医者,意也。喜则伤心,济以悲而乃和,技进乎道矣。

戴元礼治姑苏朱子明之妇,病长号数十声,暂止复如前。人以为厉所凭,莫能疗。戴曰:此郁病也。痰闭于上,火郁于下,故长号则气少舒,经云火郁发之是已。遂用重剂涌之,吐痰如胶者数升乃愈。《两浙名贤录》。析理甚精,治法亦高。此与上条皆善师子和者也。

吴孚先治宋小泉,发热自汗,肢体摇振,或时自利,呕哕间作,倏尔喜笑,倏尔悲哭,语言错乱,六脉沉涩微弱。此阴盛阳虚,四君子加炮姜、茯苓,一剂和,二剂已。此殆五精相并之症,非仅阴盛阳虚也。

管先正治一妇,妊娠四五个月,脏燥悲伤,遇昼则惨切泪下数次,象若神灵,如有所凭。医与巫皆无益。与仲景大枣汤,一投而愈。《医学纲目》。

孙文垣表嫂,孀居二十年矣,右瘫不能举动,不出户者三年,今则神情恍惚,口乱言,常悲泣。诘之,答曰:自亦不知为何故也。两寸脉短涩。以石菖蒲、远志、当归、茯苓、人参、黄芪、白术、附子、晚蚕沙、陈皮、甘草,服四帖稍愈,但悲泣如旧,夜更泣。因思仲景大枣小麦汤正与此对,两帖而瘳。方用大枣十二枚,小麦一合,大甘草炙三寸,水煎饮。此忧伤肺,肺脏寒,故多泣也。忧伤肺二语,本经文。第参、芪、术、附实温肺药,服之更泣。大枣、小麦、甘草实心脾药,服之而瘳,何也?喻嘉言谓为肺脏燥而然,似较脏腑寒有理。钱仲阳治小儿哭叫,谓为金木相系,亦有见解。

马元仪治吴氏妇,两寸浮数,余脉虚涩,时悲哀不能自禁,喉间窒塞,火升痰喘、此悒郁过多,肺金受病也。金病则火动痰生,火痰相搏,气凑于上,故喘促不宁,而气道不利。法当舒通肺郁,则火降痰清,而悲哀喘促诸症自已。用紫菀、干葛、枳壳、桔梗、半夏曲、橘红、杏仁、苏子,一剂而神气清,再剂而悲哀息。继以人参、白术、炙甘草补其心气,远志、茯神宁其神志,半夏曲、广皮导其痰涎,肉桂、黄连以交心肾,数剂而神复脉和,再以归脾汤调理而愈。

王执中母久病,忽泣涕不可禁,知是心病也,灸百会穴而愈。执中凡遇忧愁凄惨,亦必灸此。有疾者,不可不知也。

吴桥治胡有濡母,中年亲酒而疏谷,忽心乱恍惚,日夜啼泣,如不欲生。桥始诊之,曰:脉无他,但此病非岁月可已。假令用药,即积寒凉而他病生。但勿药,听其自愈。顾语不入,遍谒诸医,治逾年病益深。逆桥复诊,桥曰:脉稍损于前,然不为害,第勿药而听其自愈耳。母敬诺,每月延桥视之。桥持议如初,勿药逾年而愈。《太函集》。雄按:世之不察病情,妄投药饵以误人者,观此能无愧乎?

不　眠

张子和治一富家妇人,伤思过虑,二年不寐,无药可疗。其夫求张治之,张曰:两手脉俱缓,此脾受之,脾主思故也。乃与其夫约,以怒激之,多取其财,饮酒数日,不处一法而去。其妇大怒汗出,是夜困眠。如此者八九日不寤,自是食进脉平。雄按:此法人皆能之,然须问其是否愈人之病也。

王思中治周氏,患发热咳嗽,以阴虚内伤治愈剧,经月不得眠。王诊之曰:此谓悬饮,乃郁热所致,气不升降,则汤液停积,渐成饮囊。法当开郁行气。每剂用荷叶蒂七枚,一服而鼾睡,数日平复。《吴江县志》。饮囊一症,喻氏、徐氏皆论之极详,皆不出方。徐氏但云须用轻清通透之单方治之。今用荷叶蒂,即此义也。

张涟水,名康忠,尝治董尚书,噎阳不眠,用百部一两,半夏一两,董即得美睡,酬之百金。董既睡,梦为役夫,牵船行赤日中,甚疲劳,忽见凉树美荫甚乐,大喜而寤。人谓张君二味药,即得百金,董公百金,乃得役夫一息。识小录徐树丕。雄按:此亦饮证也。

孙文垣治潘景宇内人,后半夜不眠,肝火浮入包络。两太阳及眉棱骨痛,肝火上逆支络。面黄肌瘦,大便溏,稍劳则体热,四肢无力,皆肝阳盛而脾阴虚。其脉左寸洪滑,肝脉上溢。自春至秋皆然。此由脾虚,肝心二经火盛然也。当云肝盛脾虚。先用四君子加酒连、柴胡、扁豆、泽泻、滑石调理,夜与钱仲阳安神丸,灯心汤下,服八日得睡,两太阳亦不痛。黄连之功居多。继用六君子加黄芪、秦艽、柴胡、泽泻、当归、白芍、黄檗全安。

卢不远治闻子将母,冬月心忽然如散而沉下,便不得睡,几三月矣。脉之,独左关弱,不能应指。以为肝虚,须补其母,当立春始安。用熟地为君,茯苓、枣仁、当归、人参、防风、远志佐之,防风、远志宜酌。服二十帖,至期愈。子将问:心散不寐,似属心经,何反以肝肾药见效,而立春始应?曰:此得之脉也。经曰肝不足则恐,恐则气下。虽情志无恐惧,而气象似之。据脉按证,肝虚无疑。因肝不足,故先其令而瘵作,补水生木,待时而元气乃复也,岂得以心散便属心经?是非心散,乃心见身中气散之象耳。则散者为病,见散者非病。设心自病,又安能自见其散哉?

李士材治张同初,善怒善郁,且应酬繁剧,膈中痛甚,夜不成寐。医用菖蒲、枳、朴、木香、豆蔻。殊不知此症属虚,虚则浊阴不降,神气失守,故痛且寤也。遂以归脾汤,倍用人参、当归,不十剂而胸次快然,安寝。《医通》。

张路玉治一少年,因恐虑,两月不卧,服安神补心药无算。与以温胆汤倍半夏、柴胡，一剂顿卧两昼夜，竟尔霍然。

一人遗精烦扰不得卧，与六味丸料加枣仁，数服而安，寝如常。

一人溃疡久不收敛，而不得卧，疡医不能疗。令与大剂十全大补而安。

陆养愚治沈翰撰虹台，年近五旬，体肥善酒而耽厚味，常露卧，秋末冬初，忽酒后烦躁不得寐。或以安神养血不效，惟服清痰清火稍应。后每易一方，间瘥数日，即复如故。惟大醉后，得吐始熟寐一二时。然日间则倦不能起，且饮食无味。延至仲夏，偶烦躁身痒，以热汤澡浴，是夜睡至天明。由是临卧必浴，即不能长睡，而或一二更安寝。若间日浴，即不寐。至立秋，浴亦不应，八月间竟全不睡矣。诊之，六脉沉涩，两寸尤甚。自言平日天气稍暖，即畏热多汗。自病后，但烦闭而不畏热，暑月竟无汗。因思《内经》每有论无方，独不寐一条，兼有其方。何今人不知用，及用亦无效也。经言不寐之因，则曰：卫气行于阳，不得入于阴。行于阳则阳气盛，不得入于阴则阴虚，故目不瞑。又曰：阳明逆，不得从其道，故不得卧。又曰：胃不和，则卧不得安。言治疗之法，调其虚实，以通其道，而去其邪。又曰：决渎壅塞，经络大通，阴阳得和。其方以千里水扬之万遍，炊以苇薪，用秫米、半夏煎饮。其汗病新发者，覆杯则卧，汗出则已。澡浴则睡，是外之经络胥通也。因用子和法，以独圣散，三日约通其涎饮盆许。是夜身虽困倦，然已得睡。禁其厚味酒醴，惟进稀粥。五日后，令密室中置沸汤数锅，使热气熏蒸，中设一桶，探汤澡浴之，拭干就寝。用麻黄、苏叶、干葛、防风、威灵仙、半夏各一两，照《内经》煎法，热服后覆之，汗微微而来，是夜睡始沉。又将息二日，再以此法大汗之，自此睡卧如常，身体轻快，精神清爽，六脉皆起且流利，而病去矣。

一人烦躁发热，肌体骨立，目不得瞑，已三年矣。医与清热养阴化痰安神之药，及千剂勿效，一宵不得安卧。诊之，肝脉独沉而数。此怒火久伏，而木郁宜达，用柴胡四钱，白芍二钱，丹皮、栀子各二钱五分，甘草五分，桂枝四分，药进熟寐至一昼夜。后用逍遥散加人参丸服而愈。木郁土中之症，非柴胡不能达，此症用之最为合宜。若立斋之随手滥用，则必有隐受其害者矣。

李季蚪庶母，因儿痘惊苦积劳，虚烦不得卧，心胆虚怯，触事惊悸，百药不效。家弟长文偶于友人处，闻兴化陈丹崖疗一女人甚奇，其症与母类。叩其方，乃温胆汤也，试之数剂而效。半夏七钱，竹茹、枳实各三钱，陈皮四钱半，茯苓、甘草各二钱二分半，分二剂，姜枣煎服，外加枣仁五钱，后因虚极加人参二钱。质之仲淳，曰：此必有痰而善饮者也。果然。《广笔记》。

顾太学叔夏内人，患阴虚火症，彻夜不眠者两月，饮食俱废，形体日削，中外疑其必无救矣。李为之诊视，决其必无大害，第要多需时日矣。用大剂人参、枣仁、茯神、远志、生地、当归、五味、麦冬,因虚甚气怯,佐以琥珀、辰砂、金银器之类,约百余剂而瘳。后友人询其故,李谓此病虽属虚,幸脏腑无损,心经虽有火,幸不至烁肺,多服补阴收敛之剂,则水火自然升降,所云壮水制阳光,正此谓耳。至于久病脉调,身不发热,岂有他虞哉。

钱国宾治陕西喻少川,久以开毡店居杭,体厚刚健,偏嗜炙爆,性躁动肝气,年逾五旬,终夜不寐者六年,用痰火气血之药多矣。早晨诊候,寸关洪浮有力,若坚实之象,惟两尺脉大。熟思之,以脉论,肥人当沉,今六脉洪浮有力;以症论,上身怕热,足反畏冷;以药论,清补俱已尽服。《难经》曰:人之安睡,神归心,魄归肝,意归脾,志藏肾,五脏各安其位而寝。且夜属阴主静,日属阳主动,阴阳和平,安然寤寐。此六年不睡,乃阳亢症也,当大泄其阳,使阴气渐复,则寐矣。用大承气汤加大黄二两,泄十余行,其人昏倦,睡数日方醒,进以粥食愈。

跌 扑

陆养愚治沈华南,原有湿热痰积,五旬时因乘马坠地,伤其左胁,痛不可忍,外科以膏散敷治之而愈。然每疾走,胁间一点微痛,少息半时痛止矣。周甲偶患滞下,小腹痛引左胁,手不可按,里急后重。或与香、连、槟榔,痢止而痛不止,发热便涩,后重尤剧,饮食全不思。脉之,沉弦有力,左关尤甚,曰:痛者积瘀也。治法云,瘀血秽腐下焦,令人不食。则饮食不消者,亦瘀也,当急下之,则痛随利减矣。用润字丸和桃仁泥合丸之,红花汤送下二钱,出稠痰碗许,而腹胁抽痛更甚,此瘀积动而未出故也。再投二钱,半日许,又出稠痰碗许,内有黑色如泥者一二块,痛仍不减,脉尚沉而坚。又投三钱,半日许,出泥色块并稠痰数碗,而痛顿觉减,腹胁即可按,渐思饮食,其脉亦和。后以达气养荣汤加人参,数剂而安。

陆肖愚治宁见源,年近古稀,偶登舟失足堕水,足大股挫伤作痛,左胁亦引痛,服药已愈三月矣。忽左股内髀枢作痛,或谓此乃肝经所络之地,高年肝血不足,虚而作痛,或谓湿痰流注,或谓肝经久郁,或谓昆仑气逆,遍治疼肿日甚,增寒作热。脉之,六部洪数,而左关带弦。因询其曾有所伤否?乃述前堕水之由。曰:此必瘀血未尽,留而成毒也。视痛处已有脓在内,令延外科,教以针破之,出脓血数碗,服大料参芪托里散,数十剂而痊。

一人因坠马腰痛不止,日轻夜重,瘀血谛矣,与四物去生地,加肉桂、桃仁泥、红花、苏木,四服,大便下黑血而痊。

湖广有胡氏子,五六岁时因升高为戏,坠地伤其头骨,稍长竟不能伸。朱守真者，同里也，一日相见，戏挈其头，有声戛然，置地溘然死矣，朱惧而逸。胡氏子一时复苏，头项复直。归家，家人惊喜，谋寻朱谢之。《说颐》。

张子和治张仲温，因登露台，高四尺许，下台伤肭，一足外踝肿起，热痛如火。一医欲以针刺肿出血，张急止之曰：肭已痛矣，更加针，二痛俱作，何以忍也？乃与神佑丸八九十丸，下二十余行，禁食热物，夜半肿处发痒，痛止行步如常。张曰：吾之此法，十治十愈，不诳后人。

一小儿七八岁，膝破，行则痛，数月矣。张曰：小病耳。以舟车丸、通经散，温酒调而下之。夜半涌泄齐行，上吐一碗，下泄半缶。既上床，其小儿谓母曰：膝髌痒不可任。来曰，使服乌金丸，壮其筋骨，一月疾愈而走矣。

德宗时有朝士坠马伤足，国医为针腿，针不出，有气如烟出，朝士困惫，将至不起，国医惶惧，有道士诣门云：某合治得。视针处责国医曰：公何容易，生死之穴，乃在分毫。人之血脉相通如江河，针灸在思其要津。公亦好手，但误中孔穴。乃令舁床就前，于左腿气满处下针曰：此针下，彼针跳出，当至檐板。言讫，遂针入寸余，旧穴之针，沸然跃出，果至檐板。气出之处，泯然而合，病者当时平愈。朝士与国医拜谢，以金帛赠贻，道士不受，啜茶一瓯而去。《逸史》。雄按：可为针家龟鉴。

石城尉戴尧臣，试马损大指，血出淋漓，用葱新折者，糠火煨热剥皮，其间有涕，便将罨损处。仍多煨，续续易热者。或捣烂敷之，而痛止，翌日洗面不见瘢痕。近宋惟官县尹，皆得此方，每有杀伤，气未绝，亟令用此，活人甚众。《本草纲目》。

龚子才治一男子，坠马，肠有瘀血，服药下之，遂发热盗汗，自汗，脉浮涩。此重剂过伤气血所致也，投以十全大补汤益甚，时或谵语。此药力未及而然，以前药加炮姜、附子五钱，服之即睡，觉来顿安，再剂而愈。

张三锡云：曾见人因踢门用力，遂小腹痛不止，汤药乱投，临死小腹肿青，方悟往日受病之因也。

孙文垣治一人，梅疮后，偶遭一跌，环跳脱出，不能复入科臼，疼痛殊甚，两足长短不齐。此盖瘀血流入科臼，占满故窍，致骨不得复入也。今但消去瘀血，以行气活血之药主之，佐以下行向导之剂，庶可复原。用陈年窖中砖瓦洗净煅过四两，生地、杜牛膝、骨碎补、丹参、赤芍各一两五钱，自然铜三两，蒲黄、车前子、苏木各一两，鹿角二两，元明粉五钱，各为末，以茅草根一斤，红花四两，煎膏拌晒前药，炼蜜为丸梧子大，每空心及食前酒送下八九十丸。初足长出二寸余，服药后只差半寸。设再制久服，必能全愈。惜素畏药，中道而止。

李克斋家一鹤飞来，驯熟不去，以为祥瑞。未几鹤折其胫，私心殊不喜，因问有能接其胫骨者乎？一人对曰：家藏接骨秘方，想人禽一理，或可接也。急命其修制之，方用土鳖新瓦焙干，半两钱醋淬七次，自然铜、乳香、没药、菜瓜子各等分，为细末，每服一分半，酒调灌之，鹤胫如故。但人上体伤，饭后服之；下体伤，空心服之。李公乃以其方传于人。《续金陵琐事》。

张三锡云：南京下浮桥梁回回丹药，每用二三厘，瓜仁捣泡酒下极验。远近患损伤者，竞觅之。要皆不外土鳖、自然铜，第制法精耳。

四川提督总兵官吴英说：昔得秘传治扑打跌损伤极效，虽重伤濒死，但一丝未绝，灌下立苏。往在福建为副将时，军中有二弁相斗，皆重伤，其一则死矣。吴闻驰往治之，惟心头气尚微暖，亟命以药灌入，觉胸间喀喀有声，不移时张目索食，翌日遂能行起。自后屡著神效云。其方以十一月采野菊花，连枝叶阴干。用时每野菊花一两，加童便，无灰酒各一碗，同煎热服。

又一方，未退胞毛小鸡一只，和骨生捣如泥，入五加皮，敷伤处，接骨如神。《居易录》。

冯楚瞻于五十岁，由栾城回都，适有乡人伐一大树，时风沙蔽目，骑至树仆，人骑俱为压倒，正在腰脊间，脊骨脱缝，疼如腰斩，胸骨扇动，腰肤青紫，下体俱冷，头汗如雨。因忆跌扑伤损门中，有一丝血入心即死之语，以酒冲童便服之，顿觉脐下极冷，气逆上奔。乃思急固阳气为主，以人参一两，炒白术六钱，制附子三钱，煎服，日二剂。有外科老医劝用破血行瘀之药，冯曰：伤在上者宜消瘀滞，伤在下者宜补血气，此正法也。遂早晚用八味丸治之，加牛膝、杜仲、五味各五钱，随进参、术、附子各一剂。缘右肾连脊受伤，肾经祖气无根，故不能寐，并不能言。一言一寐，即逆气上奔欲绝。冯仗药力之猛，得以接纳，药后必进干饼以压之，肠中如火，干饼多进，亦易消化，八日始便，并无点瘀。外以猪油熬化头发，入十全大补加减煎膏，以乳、没收之，遍贴伤处。七日后气逆少缓，半月后渐可寐言，月余始能凭几而坐，两月余始能扶杖，而脊骨突出半寸，终成痼疾。自是精力大衰，膝踝筋脉之间时疼痛。然幸知破格为治，得以全生。

李南公知长沙县，有斗者，甲强乙弱，各有青赤。南公召使前，自以指捏之，乙真甲伪也。诘之，果服。盖南方有榉树，以叶涂肤则青赤如殴伤者。剥其皮横置肤上，以火熨之，则加倍，伤者以水洗不落。南公曰：殴者血聚而硬，伪者不然，故知之。司马《涑水纪闻》。

华南岩刺蒲时，有哄者诉于州，一人流血被面，经重创，脑几裂，绝命悬旦夕。公见之恻然，时家有刀疮药，公即起入内自捣药，令舁至幕厅，委一谨厚厅子及幕官，曰：宜善视之，勿令伤风，此人死，汝辈责也。其家人亦不令前，乃略加审核呈状，收其仇家于狱，余皆释之。友人问其故。曰：凡人争斗，必无好气。此人不救而死，则偿命者一人，寡人之妻、孤人之子者几人，干证连系者几人，破家者几人。此人愈，特一斗殴罪耳。且人情欲狱胜，虽于骨肉，亦甘心无所恤，忿憾故也。未几，伤者果平复，而二家之讼遂息。刀疮药方：端午取韭菜捣汁，和石灰杵熟为饼，阴干，用以治诸伤，敷创处即止，虽骨破亦合，有奇效。

韩贻丰摄永宁篆，有部民被殴，死已逾夕，即单骑往验，则遍身重伤，僵挺，无生气矣。因念死者父母年老贫病，惟此子，死则二老必不能生。不得已因取针针其百会，亦冀万一，非谓其必活也。时天气甚寒，令村人各解衣轮熨尸身，又熬水令极热，探汤揉尸手足，无何得人气，体顿柔。针至十四针，忽喉中作响，口鼻微有气。诊其脉，脉忽动。乃喜曰：有救矣。至二十一针，则喉间大出声，手足能屈伸，口称遍体痛不可忍，则皆被殴处也。乃呼酒来，以药饮之，伤处糁之以药，痛处以针针之。责令凶首保护调养，如限内死，仍抵偿。后伤者全愈，求和息，乃杖凶者而遣之。

薛立斋治一男子，坠马伤头臂，令以葱捣烂炒热罨患处，以热手熨之，服末药降圣丹而愈。本草云：葱大治伤损。

一字散治一切打扑损伤，筋骨断折。宗子赵叔恭，名公寅，以善铁锤著名。其父宰嵊县，日因与族人聚饮超化寺，醉酒坠悬崖之下。亟视之，昏不醒人，手臂已折，舁归，得此二药，治之遂愈，其后运锤如故。叔恭尝知大宁监，云韩希道知府传：五灵脂、没药别研，川乌头、草乌头俱去皮脐，生用，各四两；地龙、乳香各半两，别研；麝香半钱，别研；白胶香一两。后四味加减些不妨。上为细末，每服一钱，温酒调下。丸如梧桐子大，加减自少至多，服之亦可。若腰以上损，食后服，腰以下损，食前服，觉麻为验。未麻加药，麻甚即减。《百乙方》。

福州长乐县一盗囚被笞捶，身无全肤，以情告狱吏，求买胡孙姜，烂研取汁，以酒煎或调服，留滓以敷疮。不数日，平服如故。同上。

濠梁灵泉寺僧传治打扑伤损，用半两古文钱，不拘多少，以铁贯之，用铁匣盛，以炭火煅通红，碗盛好酒、米醋各半升，铁钳开匣取钱，于酒醋中淬，再煅再淬，候苏落尽。如酒醋少，再添，候钱淬尽，澄去酒醋，以温水淘洗，如些三次，淘洗数多尤妙。火毒不尽，令人患哑。既净焙干，研极细，入乳香、没药、水蛭等分，同为细末。每服半字，或一字，生姜自然汁先调药，次用温酒浸。平服若不伤折，即时呕出。若伤折则药径下，缠缴如金丝，如弓上之筋，神验。初服忌酒三日。刘谅县传王丞相在东府时，施一接骨药云，用半两钱极有效验，恐即是此方也。同上。雄按：寺僧所用即一字散也。

打扑损肿痛不止，用生姜自然汁、米醋、牛皮胶同熬溶，入马屁勃末，不拘多少，搅匀如膏药，以纸花摊敷肿处，痛即止。以多敷为妙。绍兴倅厅二人用之得效。同上。

南台掾梁彦思使闽，而足不能履。医以风论，或以脚气治，经年不瘳。项彦章诊之，六脉仅微数，而他无所病。即探患处，乃骨出不入肯綮耳，施以按摩，即愈。《九灵山房集》。

南台治书迭里迷失公，足失履，而伤腕骨，掌反于后者，六阅月矣。众医不能治。公知抱一翁精按摩，曰：幸予治也。翁令壮士更相摩，从辰至申，而筋肉尽腐，遂引其掌以揉之，觉嚏嚏然有声，药以两月，其足如常时。同上。

鲠刺

张子和治一小儿，约五六岁，同队小儿以蜀黍楷相击，逆芒倒刺于咽中，数日不下粥药，肿大发。其家告张，张命取水，依道经咒法，以左手屈中指及无名指，作三山印，坐水盏于其上，右手掐印文，是金枪印，脚踏丁字，立望太阳或灯火，取气一口。次在净水盏中，咒曰：吾取老君东流顺，老君奉勅，摄去毒水。五托大帝尊，所到称吾者，各各现帝身，急急如律令。摄念七遍，吹在盏中，虚搅卓三次为定。其儿咽水下咽，曰：我可也。三五日肿散，乃知法亦有不可侮者。

《夷坚志》云：小儿误吞稻芒著咽喉中，不能出者，名曰谷贼，惟以鹅涎灌之即愈。盖鹅涎化谷相制耳。

一儿误吞一钱在咽中不下，诸医不能取，亦不能下。戴人熟思之，忽得一策，以净白表纸，令卷实如著，以刀纵横乱割其端，作鬐鬣之状。又别取一箸，缚针钩于其端，令不可脱，先下咽中轻提轻抑探之。觉钩入钱窍，然后以红卷纳之咽中，与钩尖相抵，觉钩尖入纸卷之端，不碍肌肉提之而出。此法奇而稳，然非子和灵心妙手，亦未必有济也。

方雪瓢偶在鲍渌饮处，谈及《名医类案》中以南硼砂治误吞金，及羊胫骨灰治法，皆神验。座客有言面筋灰治误吞铜钱甚异者，方默识之。归适邻家误吞铜钱，哽咽间不能上下，危急之际，方即以法教之。才下咽，钱自口中出，其巧值如斯，殆有鬼神使之耶？因附记之。其法以面筋置新瓦上烧作炭，研末，用滚汤调温服。钱未下咽者，即从口中出，已下咽者，必从便出。近又传方，以生大蒜塞鼻中，其钱立出，尤为简便，但未之试耳。

张子和曰：昔过株林，见一童子误吞铜铁之物，成疾而羸，足不胜身。会六七月，淫雨不止，无薪作食，过饥数日。一旦邻牛死，闻作葵羹粳饭，病人乘饥顿食之。

良久注泻如倾，觉肠中痛，遂下所吞之物。余因悟《内经》中，肝苦急，急食甘以缓之。牛肉、粳米、葵菜皆甘物也，故能宽缓肠胃。且肠中久空，又遇甘滑之物，此铜铁所以下也。如此时刻留心，触处灵通，技安得不精？此古人之所以不可及也。

近有稚子，戏以线锤置口中，误吞之，有胡僧唊以饧糖，唊之半斤，即于谷道中随秽而下。僧云：凡误吞五金者，皆可唊也。近峰闻略及《续医说》旧案，有僧用饧糖，出眼中箭头甚捷。

张景岳治王氏子，甫周岁，其母与一铁钉与之玩弄，吞入喉间。往视之，见其母倒提儿足，以冀其出，口鼻皆血。因晓之曰：此岂倒悬可出者乎？速令抱正，遂闻啼声。盖钉已下咽，不在喉矣。因阅本草铁畏朴硝，遂得一法。用磁石一钱，朴硝二钱，并研为末，令以熬熟猪油加蜜，和调药末与服。下午吞之，至三鼓时，解下一物，莹如莼菜，润滑无棱，药护其外。拨视之，则钉在其中矣，乃京中钉鞋所用蘑菇钉也。立方之意，以硝非磁石，则不能使药附钉，磁石非硝，则不能逐钉速出，非油则无以润，非蜜则未必滑，则著者著，逐者逐，润者润，同功合力，裹护而出矣。此景岳杰出之案也。使悉能如此用法周到，夫何间然。

按：《物理小识》亦载小儿误吞铁针，以乳香、荔枝、朴硝为末，以犬豕脂入盐和之，吞下自愈。若碎铁，则用皂荚、硇砂。雷学曰：铁遇神砂，和泥似粉。神砂应即硇砂也。硇砂大毒，何可轻用？

一吏部无子，妻极妒，妾方坐蓐，乃盘肠生。妻暗用细针刺于肠上，妾觉后肠时有刺痛难忍。稳婆私告于妾，妾与吏部言之。诸医束手。一全真曰：我能治之。用磁石一大块，从痛处引之至于脐，针从脐出，妾竟无恙。黄蛰南公谈。《续金陵琐事》。

刘浴德号壶隐，知医，洞庭叶雅南之细君，五七日前因事不顺意，意欲自毙，遂吞布针十余根。因请乩仙降笔云：吾碧云仙使也。始问曾吞针否？又曰：果则果矣，事则无事。仙方又书凡方可治，复问明书凡方。良久乃书问壶隐子。因造刘问方，刘教以栎炭末三钱，用井水调服可下。如未下，可再服之。乃曰：愚意欲饵瓷石，未审何如？刘曰：叵叵。叵叵，犹言不可、不可也。宜取磁石两大块，置肛门外，或庶几焉。如法治，针果出。《续金陵琐事》。

《百一选方》以净水盛新汲水一盏，捧之面东默念云：谨请太上东流顺水，急急如南方大帝律令勅。一气念七遍，即吹一口气入水中，如此七吹，以水饮患人，立下。或用此咒水，可以食针并竹刺。较子和案中咒颇简易。

诸骨鲠喉，用清水一碗，以手指向水面虚写天上金鸡叫，地下草鸡啼，两鸡并一鸡，九龙下海，喉咙化如沧海二十五字，口诵七七遍，饮之立愈。向又一法，以清水一碗，用手指向水虚写鸟飞龙下，鱼化丹邱八字，饮之立效。并《酉阳杂俎》。雄按：此皆祝由遗意。或于水面虚写水活鱼龙顺五字,饮之亦妙。

刘浣邻人马湘生儿数月,偶遗金网中圈子于案上,儿误吞之,哀泣不已。湘求救于医,医适出,湘司于门,坐立不定。或询其子何疾,惊惶如是。湘以前事告,或教以急买韭数茎,熟而不断,与蚕豆同咽之,不过二次,从大便出矣。此法方书所不载,故表之。《北壤纪言》。

李奎治一人误吞指爪,喉哽几殆,奎令剪人指爪,煅服之,立愈。疑其古方,奎曰:不然。此《内经》所谓衰之以其属者也。闻者叹服。《宁波府志》。

张子和治当涂郭祥正子,患咳嗽,肌骨如削。医多以为劳。张曰:是不足忧。就坐饮以药,忽大吐,使视涎沫中,当有物也。视之得鱼骨,宿疾皆愈。《新安志》。

一富家子,被鸡骨鲠,百方莫治,家人惊惶。忽一叟至,自云:我有巧术,但行手法取之,不劳药饵也。许以千缗厚谢。叟乃以丝绵裹白糖如梅大,令其咽下入喉间,留一半于外,时时以手牵掣。俾喉中作痒,忽然痰涎涌出,其骨粘于棉上,遂如约酬之。《续医说》。

张文垣治查良本内人,怒后偶食鱼头,骨鲠于喉中,即馒头粽肉等压之,骨虽下,随觉胸膈不快。又服销骨药二帖,已七日矣,胸膈胀痛殊甚,饮食悉从背下,恶寒发热。脉之,两手弦数。盖骨鲠之后,用硬物压之,伤其胃脘,必有瘀血停蓄膈间,将食管逼向后,故饮食觉从背下也。但销去瘀血,使管复原,胸膈之痛可瘳矣。以五灵脂为君,元胡索、山楂、桃仁、枳壳等为臣,赤芍、丹皮、香附、山栀为佐,柴胡、石菖蒲为使,临服入韭汁一酒杯,服后胸膈宽快,大便泻一次,痛减大半,饮食乃从右下。右边胸喉略痛,吞物甚艰,吐出痰皆血腥气,改以山栀、赤芍、归尾、桃仁、刘寄奴、五灵脂、丹皮、穿山甲,入韭汁服之,二帖全瘳。

张景岳曰:凡诸物鲠于喉中,或刺于骨,必得锋芒之逆,所以棘而不下。凡下而逆者,反而上之则顺矣。故治此者,当借饮食之势,涌而吐之,使之上出,则如拔刺之捷也。若芒刺既深,必欲推下,非惟理势有不能,亦且迟延,或食饮既消,无可推送,以致渐肿,为害非细。又曰:凡诸骨鲠,或以饧糖一大块,满口吞而咽之。或用韭菜煮略熟,勿切,吞下一束,即裹而下,亦妙。

高坡纂异载洪洞韩肃,即忠定公之父也,三岁时,误吞一钉,家人皆惊哭待尽。其祖以神医名,视之曰:无恙,必待三年,钉乃得出。人莫之信,遂定时日书壁间以俟。但每作腹痛,必绝而复苏,久渐黄瘦骨立。及期谓家人曰:儿将瘳,势必大作,虽绝勿惧,宜先煮粥食以俟之。既而腹果大痛,一叫而绝,良久吐出,钉脱尽刃。又复绝,逾时始苏,岁余获安,寿七十一卒。

金陵秣陵乡中一人,姓李,号守泉,符水绝妙,远近求无不立效。其法命鲠者坐自己佛堂中，佛前放一盂净水，令亲属往求烧符。用法讫，徐以小筴卜之云：已愈矣。其人归看净水中，所鲠之物在内，随愈。乃亲见者。《治法汇》。

景德镇湖田市张姿女名婆儿，因吃糍糕被噎而死，气尚未绝，须明日方敛，守尸悲哭。忽闻击户声，问谁人？曰：我是河里住人，陈曾二也。张曰：何故夜深相过？曰：知道婆儿不幸，但扶策起坐，将苕帚拍打背三下，糍便落腹，可活矣。张启门称谢，了无所见。试用其法，不食顷，女腹如雷鸣，即时安好。迨晓寻访陈曾二，盖七年前溺水而死者，鬼未受生，犹怀恻隐，存心如是，张乃命僧为荐拔之。《夷坚志》。

卷二十二

蛊

有人行蛊毒以病人。若欲知其姓名者,以败鼓皮烧作末,饮服方寸匕,须臾自呼蛊家姓名。可语之,令呼唤将去则愈。治之亦有方。《医学纲目》。

干宝外姊夫蒋士先,得疾下血,言中蛊。家人密以蘘荷置其席下,士先忽大笑曰:蛊我者,张小也。乃收小,小至,并令解之,士先获瘳。世以此物,为治蛊之良方。蘘,音穰。蘘荷草名,本草无。《本草通志略》:出闽楠。

《梅师方》云:凡中蛊毒,或下血如鹅肝,或吐血,或心腹切痛,如有物咬,不即治之,食人五脏,即死。欲知是蛊,但令病人吐水,沉者是,浮者非也。用败鼓皮烧灰,服方寸匕,须臾自呼蛊主姓名。《本草纲目》。

夷方有蛊毒之害,须袖中尝带当归,遇饮食讫,即咀嚼少许。若有毒则即时呕吐,无不安然矣。《漱石闲谈》。

生甘草五钱,煎汁半杯,温饮之,入咽即吐。初中蛊毒,入腹未久,其虫未生,得吐即出矣。如恐未尽,再煎五钱服之,加麻黄半盏更妙。

食不辍醋,蛊不入肚。又《肘后方》云:马兜铃藤能逐蛊从小便出。用至十两,水一斗,酒二升,煮三升,分三服。不瘥更服。上人呼为三百两银药。

大蜘蛛一个,研烂,生蜂蜜半盏和服。蛊畏蜘蛛,故用蜘蛛治蛊。而蜘蛛有毒,又用蜂蜜制之。此方独治金蚕蛊。

蛊毒在上,则服升麻吐之;在腹,服郁金下之。或合升麻、郁金服之,不吐即下。李侍郎泰初为雷郡推官,鞠狱得此方,活人甚多。《范石湖集》。

新州郡境有药,人呼为吉财,解诸毒及蛊,神用无比。昔人有尝至雷州,途中遇毒,而貌颇异,自谓即毙,得吉财数寸饮之,一吐而愈。俗云:昔有遇毒者,其奴吉财得是药,因以奴名名之。实草根也,类芍药。凡人遇毒,夜中潜取二三寸,或锉或

765

磨,少加甘草,诘旦煎饮之,得吐即愈。俗传将服是药,不欲显言,故曰潜取。或云:昔有里媪病蛊,其子为小胥,邑宰命以吉财饮之,暮乃具药。及旦,其母谓曰:吾梦人告我,若饮是,且死。亟去之,即仆于地。其子又告县尹,县尹固令饮之,果愈。岂中蛊者,亦有神若二坚哉。《投荒杂录》。

吉利,草类石斛,根类芍药。吴黄武中李俣以罪徙合浦,入境遇蛊,其奴吉利取此草解之,遂以为名。即前之吉财也。

常抚军安,己酉岁,秉钺西臬,谳案有为蛊毙命者,狱已定。因检卷阅之,缘养蛊妇女,觇富室贸易远归,知其必携财。倩邻媪诣其家,初作问候状,后乘机藏蛊于指,弹之立毙。事主疑而执之,送诸官,究得其实。据供,妇女初嫁时,已随附十九蛊,嫁后与伊夫又害六人,后增至二十五蛊矣。其所害六人,施察出确证者三,挖土得尸骸者二,其一即犯事之家。予怪之而未信,次日,提妇女复亲鞫之,历历不讳。因令呈所养蛊视之,出初一竹筒,空然无所有。女禀法堂听政之所,邪祟不敢入,必咒祭司户而后可。如是,则果现,乃蠕蠕赤蛊耳,遂令以足践踏之泥水。吏曰:却未灭,令妇女呼之蛊仍在筒中,依然如前数。于是访所以绝之法,用石函入蛊虫,封以印纸,投于江,蛊乃灭。盖蛊之为害甚毒,有谓刺猬能捕蛊虫,使无遗匿。殊不知蛊之为类不一,其最毒者,虽刀断石碎,火焚土埋,而蛊依然不灭,依附妇女,中人立死,死后财物为蛊搬运,以利养蛊者。每害一人,则增一蛊。或云:其人被害,魄即附而为蛊。《宦游笔记》。雄按:虽非医案,足广见闻。

陈自明云:两广山谷间有草曰胡蔓,又曰断肠,亦有感蛇毒致生恶菌,名为定年药。有淫妇与北人交好者,别时阴以药置饮食中,仍解之曰,子必某时来。若依期而至,彼复以药解之,若过期不往,必死,故谓之定年药。如服神仙追毒丸一粒,其病即瘥。五倍子三两,山茨菰二两,麝香三钱,千金子去油一两,红芽大戟一两半,各为末,用糯米煮浓饮为丸,分为四十粒。每服一粒,用井花水或薄荷汤磨服,利一二次,用粥止之。此丸能解一切毒,一名太乙丹紫金丹,一名神仙太乙丹,一名玉枢丹,又名神仙解毒万病丹。宜于端午重阳七夕合之,须洁净之所,尤忌一切冲犯。雄按:胡蔓又名野葛,又名雷公藤,浙东亦有之。土人用以杀菜虫,遂呼为虫药。余在婺每闻轻生者,服之辄死。狱讼频兴禁之不止,似比定年药之毒尤烈也。蛇蕈杀人亦速,恐虫药非此二物所造,然皆可以玉枢丹救之。

诸　虫

《贾谊新书》云:楚惠王食寒菹得蛭,恐监食当死,遂吞之,腹有疾而不能食。令尹曰:天道无亲,惟德是辅。王有仁德,病不为伤,王病果愈。王充《论衡》云:蛭乃食血之虫，楚王殆有积血之病，故食蛭而病愈也。陶弘景曰：楚王食寒菹见蛭，食之果能去结积，虽曰阴祐，亦是物性兼然。《本草纲目》。

唐时京盛医人吴元祯治一妇人，从夫南京还，曾误食一虫，常疑之，由是致疾，频治不减。请吴医之，吴揣知所患，乃择主人姨奶中谨密一人，预戒之曰，今以药探吐，以盆盂盛之，当吐时但言有一小虾蟆走去，然切不可令病人知之，是诳给也。奶仆如约，此疾顷除。《北梦琐言》。

元载不饮酒，人强之，辞以鼻闻酒气即醉，人谓可治。取针挑载鼻尖，出一小青虫。曰：此犹魔也，闻酒即畏之，去此无患。是日载酒一斗，五日倍之。《清赏录》。

孙兆治向大王宫中有一宫人，七太尉所宠也，忽患一疾，凡恶心则吐虫数条，后仍频作。七太尉甚悫之，累治不瘥，每用杀虫药，则吐虫愈多。诸医殆遍召。孙诊之，孙曰：六脉皆细，非虫脉也。今虽吐出，乃脏寒而虫不安，移居上膈，因而吐出。复用杀虫之药，为药所苦，不能自安，所以吐出愈多也。孙遂用药，不三五钱，皆一色丸子，虫遂不吐。明日再召孙至，六脉渐大，进前药其病不作。后求方，乃硫黄、附子各一两，并末，糯米糊为丸。每三十丸，米饮下。《纲目》。此张景岳治虫用温脏丸之蓝本也。但大寒大热，虫俱不安，亦未可执一。

窦材治一妇人，病腹胀，诸药不效。令解腹视之，其皮黄色，光如镜面，乃蛲瘕也。先炙牛肉一片，令食，后用生麻油调轻粉五分服之取下，下蛲虫一合，如线如须状，后服安虫散而愈。

张子和曰：汴梁诸匠氏，有木匠赵作头、铁匠杜作头，行次失路，迷至大宅乞宿，主人不纳，曰家中有人重病，不敢纳君。杜作头绐曰：此赵公乃汴梁太医之家，今蒙上司见召，迷路至此，盖病者当愈，而遇此公也。主人然而入，良久复出，将邀二人入室，与之食已，主人起请曰：烦太医看病何如？赵见而笑曰：一药可愈。二人窃议曰：来时所携熟药，寄他车上，此中实无奈何？杜曰：此甚易耳。潜出门得牛粪一块，作三十粒，下以温水。少顷病人觉胸中如虫行，一涌而出，状若小蜣螂一二升。以手探之，又约一升，顿觉病去。明日主人出谢曰：百岁老人，未尝见此神效之药也。礼钱二人遂归。此二子小人也。欲苟一时之宿，遂以秽物治人，亦偶得吐法耳。

周汉卿治武城人，病胃痛，奋掷乞死。汉卿纳药于鼻，俄喷赤虫寸许，口眼悉具，痛旋止。《明史》。

钟大延治一僧，嗜盐，每食斤许。众医虽知为虫，然服药辄痛闷欲绝。大延曰：是虫不受药也，当有以饵之。以盐笋干用药煮，仍加以盐，令服。越数日，果呕虫数斤许而愈。《宁波府志》。雄按：此则诱之以所好，治病皆宜如此，而治虫尤宜。

李明甫东阳人，善医，尤妙针法。义乌令病心痛垂死，明甫视之曰：有虫在肺下，药所不及，惟砭乃可，然非易也。谬谓于背上点穴，密取水以嘿之，令方惊而针已入。曰：虫已死矣。既而腹大痛，下黑水数升，虫亦去，遂愈。《两浙名贤录》

尹蓬头者，传称骑铁鹤仙，盖异人也。一贵人闺女弱病，形容俱变，医人束手，无药可愈。母钟爱不能舍，偶邀视之，曰：有瘵虫，尚可医。请用何药？曰：药力不能治，只消与我同宿一夜，便好也。母信其仙术，决无戏言，白之于父。父大怒云：胡说，岂有公侯家女，与一风道士同宿之理！后见女殊无生意，母又涕泣言之，恳切不已，从之。尹令纸糊一室，室不许留孔，设一榻，不用障。令女去其裈衣，用手摩足心极热如火，抵女阴户，东西而睡。戒女云：喉中有虫出，可急叫我。女不能合眼，而尹鼻息如雷。天将明，女报虫从口中飞出。尹四顾觅之不见，曰：从何处钻去？不能除根，定要害一人也。盖乳母不放心，因开一孔窥之，虫出女口，已入乳母之腹也。天明，父母视之，女之颜色已变，尹大笑而去。后数月，女方择婿，而乳母死矣。《续金陵琐事》。

冯益斋给谏每发言，腹中辄有声应之，此应声虫病也。遂告病卜居南京。杨守极用小蓝煎饮之，即吐出其虫。《续金陵琐事》。

郭茂倩嫂，金华君，产七日不食，始言头痛，头痛已又心痛作，即而目睛痛，如割如刺，更作更止，相去无瞬息间。每头痛甚，欲取大石压，良久渐定。心痛作，则以十指抓壁，血流满掌。痛定，目复痛，又以两手自刳取之。如是十日不已，众医无计。进黑龙丹半粒，疾少间。中夜再服下，瞑目寝如平昔。至平旦下一行约三升许，如蝗虫子，疾减半。巳刻又行如前，则霍然顿愈矣。《纲目》。

孙文垣治一妇人，心痛唇红，痛则大发热头痛，少顷出汗，脉大小不一。虫脉。曰：此虫痛之症，痛吐白沫可征也。凡心腹痛而唇红吐白沫者，多属虫症。槟榔、川椒各二钱，杏仁一钱五分，石菖蒲一钱，乌梅七个，太多。炮姜、草豆仁、陈皮各五分，山栀一钱，一剂痛减半，再服痛全愈。

闵蜃楼乃政，体肥性躁，患痛风，手不能栉沐，足不能步履，痛处略肿，呻吟喊叫。此风木生虫也。凡治七，越月不减。孙诊之曰：湿痰凝滞经络作痛，也猜错了。医作血虚，投以补剂，宜其不愈。乃用二陈汤加乌药叶、苍术、僵蚕、海桐皮、南星，服至六帖，遂不肯药。强之，曰：医以疗痛，今反加痛，吾何药焉？时巳申刻，知其骄蹇性成，亦不再强。改以芫花醋炒过三分，海金沙一钱，为末，白汤调下。仿更衣丸意。至晚泻一次，下稠痰半盏，足痛减大半，稍能动止。初更后忽腹中大痛，促进诊，行至后堂，家人出曰：病者卒矣。曰：此必痛厥，非竟死也。临症者不可不知。且视之，至则冷汗淋漓，兀坐溺器，面青息断。诊之，手冷如冰，六脉俱在，但沉伏耳。知为痛极使然，用姜汤灌之乃苏。徐语侍女适来腹中痛甚，火气迸出，肛门如焚，大响一声，不知泻下何物。视之,乃血鳅一条,长六寸余,鳞目悉具,尚能游动。众问如何,曰:此蛔物也,得下幸耳。但此剂实为行痰,初不如其有虫如是。盖芫花乃杀虫之品,故偶中,亦疾人之福也。次日,手足皆能动,仍以二陈汤加苡仁、红花、五加皮,四帖脱然。雄按:病变万端,病机百出,天下事莫难于医。

叶润斋年近四十,心膈嘈杂,好啖肉,尤好啖鸡,一日不可缺,缺即身浮力倦,神魂无措,必急得乃大嚼入腹,腹又大痛,痛极则吐酸水稠涎,然后稍定,少顷又思啖矣。其痛苦之态,喊叫之声,闻见酸鼻,而彼则甘心焉。或劝其勿啖肉,谓久病脾虚,肉入难化,故作楚也。曰:吾岂不知?盖痛甚苦尚能熬,若嘈杂则遍身淫淫苏苏,左右无可奈何,手足无所把捉,顷刻不能自存,有逾于死也。孙诊之,六脉大小不等,观其色,唇红面黄,曰:据色脉乃虫病也。先与雄黄丸一服,以腻粉五分,使君子末一钱,用鸡子打饼,五更空心饲之。方可录。辰下长蛲十条,内有二大者,长足有咫,自首贯尾皆红,下午又下小虫百余。自此不嗜肉,而嘈杂良愈。

龚子才治一妇,年四旬,心胃刺痛,时痛时止,虫痛。不思饮食,食即吐,手足厥冷,胸中痞闷,口干作渴,曰:此胃中有虫也。以二陈汤加槟榔、枳实、乌梅、花椒、黑姜、苦楝根皮、生姜,煎一服,下虫一大碗而愈。

孙一奎在吴下时,有吴生谭震者,博雅士也。一日偶谈及鼓胀,吴乃诘予曰:鼓有虫否乎?予卒不敢应,俯思久之,对曰:或有之。《本事方》云,脐腹四肢悉肿者为水,只腹胀而四肢不肿者为蛊。注曰,蛊即鼓胀也。由是参之,古人曾以鼓蛊同名矣。且蛊以三虫为首,岂无旨哉。盖鼓胀,即今云气虚中满是也。以其外坚中空,有似于鼓,故以名之。彼蛊症者,中实有物,积聚既久,理或有之。吴曰:子诚敏也。予堂嫂病鼓三载,腹大如箕,时或胀痛,四肢瘦削,三吴名剂,历尝不瘳。吴俗死者多用火葬,烧至腹忽响声如炮,人皆骇然。乃见虫从腹中爆出,高三丈许,烧所之天为昏,俄尔坠地。细视之,皆蛔也,不下千万数,大者长尺余,虫腹中复生小虫,多者十五六条。虫在人腹中,蕃息如此,曷不令人胀而死哉?惜诸书未有言及者。予后至淮阴,有王卿官者,其子年十六,新娶后腹胀大,按之有块,形如稍瓜,发热昼夜不退,已年半矣。医惟以发热消胀之剂投之,其胀愈甚,喉中、两耳俱疮。诊其脉滑数,望其唇则红,其腹则痛,又多嗜肥甘。腹痛而唇红好啖者,皆属虫。因思凡腹痛者,唇色必淡,不嗜饮食,今其若此,得非虫乎?遂与阿魏积气丸服之,下虫数十,大者数条,小者亦三四条。虫下则热渐减,腹渐消,三下而愈,益信前闻之不虚也。《景岳全书》。雄按:前条龚氏案,不思饮食,亦虫证也。病情变幻,莫执一端。

李士材治侯给谏,腹中嘈痛,按其左肱,手不可近。凡饮食到口,喉间若有一物接之者然。曰:脉大而数,腹痛呕涎,面色萎黄,此虚而有湿,湿热相兼,虫乃生焉。

当用人参汤送槟榔丸，以下虫积。虫若不去，虽服补汤，竟何益乎？病家畏谨之甚，不敢轻投，终莫能起。何不改用平善杀虫之剂？

张远公三年久嗽，服药无效，委命待尽。姑乞诊之，问曰：饥时胸中痛否？曰：大痛。视其上唇，白点如粞者十余处，此虫啮其肺也。用百部膏一味，加乌梅、槟榔与服，不十日而痛若失，咳顿止。令其家人从净桶中觅之，有寸白虫四十余条，自此永不复发。立斋案云：上唇白点，虫蚀上部，下唇白点，虫蚀下部。

王海藏云：有杨时者，因患风气冲心，饮食吐逆，遍身枯瘦。日服万病紫菀丸，至二十日，泻出肉块虾蟆五六枚，白脓二升愈。又赵侍郎，先食后吐，目无所见，耳无所闻，亦服万病紫菀丸，泻出青蛇五七条，下恶脓三四升方愈。紫菀丸，即厚朴丸加羌活、独活、防风是也。厚朴、蜀椒、川乌头、紫菀、吴茱萸、菖蒲、柴胡、桔梗、茯苓、官桂、皂角、干姜、人参、黄连、巴豆霜。雄按：必有的实证据，始可投之。

益昌伶人刘清啸，昵一娼，名曰花翠，年逾笄，病好食生米，否则终日不乐，至憔悴萎黄，不思饮食。惠民局监赵尹，用苍术，米泔水浸一夜，锉焙为末，蒸饼丸梧子大。每服五十丸，食前米饮下，日三服，两旬而愈。盖生米留滞肠胃，受湿则谷不磨，至生虫。苍术能去湿，温消谷也。杨氏藏经验。《本草纲目》。

戴元礼奉太祖命，往治燕王患瘕，见他医所用药良是，念何以不效？乃问王何嗜？曰：嗜生芹。元礼曰：得之矣。投一剂，夜暴下，皆细蝗也。《明史》。

葛可久治一人患腹痛。脉之，谓其家曰：腹有肉龟。视熟寐，吾针之，勿令患者知，知则龟藏矣。患者问故，家人诳曰：医云寒气凝结，多饮醇酒自散矣。患者喜引觥剧饮，沉酣而卧。家人亟报葛，以针刺其患处，病者惊寤，俾以药饵。须臾有物下，俨如龟形，厥首有穴。盖针所中也，病遂愈。黄日升《蓬窗类记》。雄按：俟寐而针，固是治法。至于一诊而知其为龟，一针而恰中龟首，未免神其说矣。

杭州府通判王某，河间人，病腹胀，服药不效。梦人语云：鬼蒺藜可治。王觅取煎饮，饮之痛不可忍，俄顷洞泄，迸出一虫，长丈余，寻愈。《览余漫抄》。

山野人好啮虱，在腹生虫，为虱症，用败梳、败篦各一枚，各破作两分，以一分烧研，以一分用水五升，煮取一升，调服即下出。

张路玉曰：近有女子咳逆腹痛，后忽喜呼叫，初是呀呷连声，渐至呻唔不已，变易不常，或如母鸡声，或如水哇鸣，或如舟人打号，每作数十声，日发十余次，忍之则胸中闷闷不安。此为叫虫，即应声虫之类也。复有一人，忽发热痞满，后常兀兀欲吐，吐中必有虫数枚，状如虾形，跳跃不已，诸治不应。或令服铜绿涌之，不过二三度遂绝，不复见矣。

黄履素曰：人阴毛中生虱，名八角子，贴伏毛根最痒恼。人相传此虫不医，延及头髦眉毛，其人当死。治法以生银杏捣烂，敷合毛上，隔宿其虫尽死。有少年曾患此，此法神效。有友为予言，生此虫者，运会将否之兆。予患此之后，抱病十余年，备尝苦楚，其言果验。

虫之类能入耳者，不独蚰蜒，凡虫皆然。有人患脑痛，为虫所食，或教以桃叶作枕，一夕虫自鼻出，形如瓮嘴，人莫能识其名。《脊斋闻觅》。

有人患脚疮，冬月顿然无事，夏月臭烂，痛不可言。遇一道人云：尔因行草上，惹蛇交遗沥，疮中有蛇儿，冬伏夏出故也。以生虾蟆捣敷之，日三换。凡三日，一小蛇自疮中出，以铁钳取之，其病遂愈。《摭青集说》、《医说》。

至顺辛未上埠一妇人，就山林中探笋归，觉手黏如饴，一时不暇洗盥，既剥笋壳，又以齿啮之，由是成症，产蛇而死，盖受蛇遗之毒也。静斋至止直记孔行素。

张子和治酒官杨仲臣，病必气痛。此人常好饮酒，初饮三二杯，必奔走跛懒两足三五十次，其酒稍散，方能复席。饮至前量，一醉必五七次，至明呕青黄水，数日后变鱼腥臭，六七日始安。张曰：宜涌。乃吐虫一条，赤黄色，长六七寸，口、目、鼻皆全，两目膜䁆，状如蛇类，以盐淹干示人。

张子和曰：予昔过夏邑西，有妇人病胀如鼓，饮食乍进乍退，寒热更作，而时呕吐，且三年矣。巫觋符咒，无所不至，惟俟一死。会十月农隙，田夫聚猎，一犬杀死，磔于大树根盘，遗腥在其上。病妇偶至树根，顿觉昏愦，眩晕不知人，枕于根侧，口中虫出，其状如蛇，口眼皆具，以舌舐其遗腥。其人惊见长蛇，两袖裹其手，按虫头极力出之，且两尺余，重几斤。剖而视之，以示诸人，其妇遂愈，虫亦无名。此正与华元化治法同，亦偶中吐法耳。

小校毕联元偃师人，忽得奇疾，左股痛不可忍，呻吟累日。有僧诣门乞食，问其所苦。曰：此肉鳗也，早治可活，今病深矣。因刺其膝，出小蛇十余条。僧持之，余逾数日，蛇复涌出，竟死焉。《三冈识略》。

陆肖愚治陈曙光，患饥，必食肉方解，否则遍腹淫走，身体如在空中。每食肉，初一脔必满心如箭攒作痛，至数脔方定。少则频饥，多则不能克化而作泻。医治半年，饥削骨立。脉之，六部皆弱，而浮沉大小迟数不等，面黄而带青纹，曰：此患虫也，可立拯之。令购使君子肉半斤，猪精肉半斤同煮，俟肉极熟，去使君子，入腻粉一钱，令连汁顿食之。初食亦如箭攒，食后半日不饥。至五更下盆许皆虫，有全者有半烂者，间有活动者，宿疾顿除。乃以参苓白术等调理，禁其一年勿食肉，遂全安。

浦南一人，少时每向溪边执蚌，三旬外患肠痛，痛时几不欲生，发必三四日。偶一僧过其门，闻其叫号，出药七丸，大如菜子，用白汤送下，少顷下虫二三十，作红白色，其形如蚌，旋愈。后二年死。《云间杂志》无名氏。

薛立斋治一男子，患腹痛，热则痛甚，诸药不应，半年后，腹加肿胀，面色萎黄。诊其脉不洪滑，非痈也。询之云：始于渴甚，俯饮涧水。意其误吞水蛭而然，令取河泥为丸，空心用水送下百丸，果下水蛭而愈。又一子因跌沟中，腹作痛，服积惊等药不应，亦依前症疗之。

一妇人于壁上取鸡翎卷耳，适蜈蚣生子在翎上，带入耳中，生小蜈蚣，穿脑内且痒，百药莫效。梦神人传一方，令炒鸡肉热置一器，内留一小孔，盖上，令病者以耳受之，鸡气熏入，蜈蚣悉攒鸡肉上，其病乃立愈。《广笔记》。

钱国宾治周氏子，业儒，年二十，脚常肿，生黄泡数十，水出即愈，及昏厥之症，不时常发。偶家宴，忽然仆地。延诊，按诸经脉不动，独肾濡数，或乱或静。因思濡生湿也，数主热也，乱主虫动也，静虫伏也，脚掌生疮属肾也，是肾经湿热生虫，虫气上攻昏厥。以雄黄丸：巴霜、郁金、大黄各五分，炼蜜为丸绿豆大，雄黄为衣。姜汤送十五丸，以姜汤再灌，虫化如胶黑汁，解于露地数堆。后用冷米汤补之，恐防再举，又食榧子一二升，遂不复发。

济宁店主女，年十八，劳病三载，体瘦神昏，疾日重矣。视其形神憔悴，眼露光芒，六脉杂乱。细问起居，女曰：腹中常隐隐痛，喜食糖果。及看面生白点，方知是虫也，非劳也。与雄黄丸十粒，槟榔汤送下。至午不动，又催五丸，腹中大响，下虫百余，形如土鳖，上有鱼鳞，下有黑嘴，四足能动。此女昏晕半日方醒，饮以薄粥，用人参、当归、槟榔、紫苏、赤茯苓各一钱，丁香五个，乌梅一个，数服除虫之根。又以调理方而别。钱案。

苕中唐国学子，年十八，骨立修长而乏肌肉，面白筋青，小腹近胁微痛，医莫知其证。脉乍长乍短，虫之候也。筋青暴露，肝之病也。小腹近胁，肝之地也。遂知肝内湿热生虫，薄蚀久矣。以煅存性肥皂一两，芦荟一钱，共研为细末，每日糖汤调下一钱。蚀虫受药，便于露地，日日一堆，虫化胶厚青苔，二十五日虫尽。服参、芪、归、术收功，两月身体大壮。同上。

蒋仲芳曰：姚轶指妇，年二十余，骨蒸潮热，干咳口干，百治无效。遇一方士曰：肺中有虫，今当盛夏，正可引出。即用童子鸡一只，去毛杂，煮熟贮漆盘中，以盘盖半开半闭，俟病者睡着，以半开处置病人鼻边，觉来即将盘盖盖紧。侵晨用水一大桶，置盘中，揭开视其鸡上，小虫有翅者二三百，即倾在长流水中。第二夜用鸡引之，又去虫七八十，虫尽而病愈，至今无恙。予意鸡喜食虫，故虫亦喜食鸡，正如蜈蚣与鸡相仇之意。煮熟者取其香，盛夏则虫四散，睡着不动，则虫闻香易出。付之长流水者，欲其去而水不来也。后试他人亦验，然其要处，不可令病人先知，恐虫亦知，而避去耳。

王宇泰曰：汪仲嘉谓余曰：公知王节斋所以死乎？曰：不知也。汪曰：节斋为四川参政时，得心腹痛疾，医疗之，百方不衰，日甚一日。闻峨眉有道者善医，然不可至也。节斋亲至山，摒舆从，徒步诣之。道者望见即惊，曰：病深矣。既坐，问公，于服饵有生用气血之物焙制未彻者乎？曰：有之，常服补阴丸，数十余年矣。中用龟甲，酒炙而入之。曰：是矣，宜亟归。屈其指曰：犹可将及家也。节斋遽投檝归，至吴闻辄便，下赤色小龟无数，是夕卒于舟中。王曰：本草称龟甲所主，大率破癥瘕，已疟痔阴蚀，漏下赤白，不言补心肾，服之反有害。《医暇卮言》程云来。雄按：龟、鳖甲等，但宜入煎剂。如入丸，须熬胶代蜜用，始无弊也。

蛔 证

孙文垣治马迪庵内人，原以饮食过伤，又为风寒外袭。或以内伤外感治之，致五更发热，盛于阳分。唇燥，胸中冲跳不已，手足皆冷，热厥。脉两寸俱滑数，寸盛是火上冲。曰：此奇痰症也。杜撰。以小陷胸汤加白芍、萝卜子、前胡、酒芩，二帖，次早大便行，下蛔虫八条，却不见有奇痰。胸中既不冲跳，但觉力怯。再诊之，两寸减半，尺脉稍起，以二陈汤加白芍、酒芩调理，后四帖加当归全愈。雄按：伏痰挟火上冲，而胸中跳动者，亦有其证。余尝治蒋左侯室人之病，以雪羹和竹沥调紫雪而瘳焉。证虽非奇痰，其论未可厚非。

琇按：此由发热过散，则扰动其火，上冲胸跳，蛔亦不安而动。辄以小陷胸汤投之，则黄连之苦寒能降火，蒌仁之甘寒能清火，枳实之峻削能攻下，病去厥止，蛔亦从而下行。其力怯，良由攻之猛耳，非真有奇痰为病也。孙君生平专以痰揣病，其不经处，类多如此。雄按：蛔因热动，以致胸跳，热降蛔下，则病自安。孙君之治，固为幸中；魏氏之评，亦有未当。

张景岳治王氏少妇，年未二旬，素喜瓜果生冷，常病心腹痛，每发必数日不食，后数年发必吐蛔。初吐尚少，既而日多，每吐必一二十条，每发必旬日不食。医者但知攻虫，旋去旋有，百药不瘳。察其脉症，因知其伤于生冷，致脾胃虚寒，阴湿气聚，故为之症。使不温胃养脾，以杜寒湿生化之源，虫去复生，终无济也。乃制温脏丸与之，药未完而病愈。后仍耽生冷果，旧病复作，与前药而安。原注：凡治虫之法，但察以别无疳热等症者，悉以温补脾胃为主。雄按：议论超卓，然因于热者较多也。

中 毒

唐崔铉镇渚宫，有富商船居，中夜暴亡，迨晓气犹未绝。邻房有武陵医工梁新闻之，乃与诊视，曰：此乃食毒也。三两日中，曾外食耶？仆夫曰：主翁少出访，亦不食于他人。梁曰：寻常嗜食何物？仆夫曰：好食竹鸡。曰：竹鸡吃半夏，必半夏毒也。命捣姜掠汁，折齿而灌，由是而苏。崔闻而异之，召至乃安慰称奖，资以仆马，劝入京，致书于朝士，声大振，仕至尚药奉御。有一朝士诣之，常曰：何不早见示，风疾已深，请速归，处置家事，委顺而已。朝士闻而慌，遽告退，策马而归。时有鄜州马医赵鄂者，新到京都，于通衢自榜姓名，云攻医术。此朝士下马告之，赵亦言疾危，与梁生之说同。谓曰：即有一法，请官人急吃消梨，不限多少，咀嚼不及，掠汁而饮，或希万一。此朝士又策马而归，以书筒质消梨，马上旋龁。行到家旬日，惟吃消梨，顿觉爽朗，其恙不作。却访赵生感谢，又诣奉御，且言得赵生所教。梁惊异，且曰：大国必有一人相继者。遂召赵生，资以仆马钱帛，广为延誉，官至太仆卿。《北梦琐言》见。见《筠斋漫录》。雄按：梨甘寒而清风热，即此可知治中风之肯綮矣。至崔之好贤慷慨，梁之服善颖悟，赵之学识精深，朝士之知恩感德，皆非今人所能及也。

绍兴十九年三月，有客自番禺至舟中，士人携一仆，仆病脚弱不能行。舟师悯之曰：吾有一药，治此病如神，饵之而瘥者，不可胜计，当以相与。既赛庙毕，饮胙颇醉，乃入山求得药，渍酒授病者，令天未明服之。如其言，药入口，即呻吟云：肠胃极痛，如刀割截。迟明而死。士人以咎，舟师恚，随即取昨日所余渍，自渍酒服之，不逾时亦死。盖山多断肠草，人食之辄死。而舟师所取药，为根蔓所缠结，醉不暇择，径投酒中，是以及于祸，则知草药，不可妄服也。《洗冤录》出中志，见《医说》。雄按：断肠草即胡蔓也。观此则蛊门定年药，未必即此物也。

黄启东治分巡检事戚公，过县，晨兴欲发，疾作不语，呼黄视之。黄曰：脉与证不应。乃询其左右云，夜烹食鸡。黄曰：此必食即就寝，有蜈蚣过其鼻口中毒耳，为处剂投之立苏。戚犹未信，乃更置烹鸡寝处，果有蜈蚣三枚，自榻顶下。《湖广通志》。雄按：虽未明载药治，不可为案，而医者勘病，于脉证不应处，不可不审问慎思也。且可使饮食之人，有所鉴戒。

盛启东明初为御医，晨值御药房，忽昏眩欲死，募人疗之莫能应。一草泽医人应之，一服而愈。帝问状，其人曰：盛空心入药房，猝中药毒，能和解诸药者，甘草也。帝问盛，果空心入，乃厚赐草泽医人。《明史》。雄按：御药房所贮，岂尽大毒之品？审如是，则药肆中人将何以处之？

凌汉章归安人，为诸生弃去，北游泰山，古庙前遇病人气垂绝，凌嗟叹久之。一道人忽曰：汝欲生之乎？曰：然。道人针其左股立苏。曰：此人毒气内攻，非死也，毒散自生耳。因授凌针术，治疾无不效。《明史》。雄按：虽未明言所中何毒，所针何穴，然毒散自生，理固有之，医者不可不知隅反也。

张鄞西言一巡按过山中，见水下有大木耳一丛，甚嫩好，以为天花菜，取归煮食之,尽一盘,即入卧房,明日巳牌时未起,书吏倒门而入,止见白骨一副,其人尽化为水,流满床下。至山中生木耳处,寻得一蛇,大如桶,杀之。《戒庵漫笔》李诩。

陆放翁《老学庵笔记》云:族子相,少服菟丝子,十数年,所服至多,饮食倍常,血气充盛,觉背肿赤焮,乃大疽也。适四月,金银花开,乃取花依《良方》所载法服之,计已数斤,背肿尽消。以是知非独金石之药,不可妄服,即菟丝亦能致疾也。

按:是人或过于酒色,或伤于郁怒,遂致此证,未必尽由服菟丝也。然药物亦多致偏胜之患。

辛未冬,德兴西南磨石窑,居民避兵其中,兵入来攻窑中,五百人悉为烟火熏死。内一李师,迷闷中摸索得一冻芦菔,嚼之汁,一咽而苏。更与其兄,兄亦活,五百人因此皆得命。芦菔细物,治人之功乃如此。中流失船,一壶千金,真不虚语。河中人赵才卿,又言炭烟熏人,往往致死。临卧削芦菔一片,著火中,即烟气不能毒人。如无芦菔时,预暴干为细末,以备急用亦可。《续夷坚志》。

嘉靖四十三年,陕西游僧武如香,挟妖术,至昌黎县民张柱家,见其妻美,设饭间,呼其全家同坐,将红散入饭内食之。少顷,举家昏迷,任其奸淫。复将魔法,吹入柱耳中,柱发狂惑,见举家妖鬼,尽行杀死,凡一十六人,并无血迹。官司执柱囚之,十余日,柱吐痰二碗许。问其故,乃知所杀者,皆其父母兄嫂妻子姊侄也。柱与如香皆论死,世宗命榜示天下。观此妖药,亦是莨菪之流耳。唐·安禄山诱奚契丹,饮以莨菪醉酒而坑之。《本草纲目》。

王思中治海盐彭氏,巨室也,其媳方婚而病,烦懑欲绝,诸医莫知所为。思中诊治,令尽去帷幔窗棂,并房中竹器,密求蟹炙脆,研入药中服之顿愈。《吴江县志》。此中漆毒之致也。雄按:此亦偶中而愈,未必竟是漆毒。

姚福庚己编云:太仓民家得三足鳖,命妇烹食毕,入卧少顷,形化为血水,止存发耳。邻人疑其妇谋害,讼之官。时知县黄延宣,鞠问不决,乃取三足鳖,令妇如前烹治,取死囚食之,入狱亦化如前人,遂辨其狱。按《尔雅》三足鳖名能,又《山海经》云:从水多三足鳖,食之无蛊,近亦有人误食而无恙者,何哉?《本草纲目》。

吉安朱氏有为子腹痛,人教以取楝树东南根煎汤者,其子初不肯服,其父挞之,既入口,少顷而绝。盖出土面之根能杀人,朱氏不考古之误也。今医家用桑白皮,本草云:出土者,亦能杀人,可不慎哉。《静斋至止直记》孔行素。

邱杰年十四,遭母丧,以熟菜有味,不尝于口。岁余,忽梦母曰:汝啖生菜,遇虾蟆毒,灵床前有三丸药,下蝌蚪子三升,无恙。《骏栗暇笔》。

姚应凤治一人妇,身痛,左臂似有系之者。应凤曰:君食肉中鼠毒,右臂生鼠。用刀决之,有小鼠坠地而逸。《钱塘县志》。

龚子才治一男子，倏然低头，往暗处藏身，不言，问亦不答，食俱背人窃啖，人见之则食不下。诸人以为中邪，用三牲祭之，其物经宿。乃妻食之，病亦如是，诸医莫知。必中鼠涎有大毒也。以吴茱萸塞入猫口，猫涎自出；将茱萸令夫妇服之，悉愈。

一药室家人正锉药，忽仆地不省人事，诸人以为中风痰厥。龚曰：此非病也，以药气熏蒸，中于药毒。令以甘草煎汤灌之，立醒。兴盛启东证治同。雄按：此所切者，必毒烈之药。况切药必低头而视，故毒能吸入，与盛证有真伪之殊。

一妇人以烧酒贮锡壶内，经旬取服，止饮一小杯，即醉闷不省人事，众莫能识其证。龚曰：此中铅毒也。令以陈壁土搅水澄清，入甘草煎汤灌之即醒。

吴孚先治一人，长夏无故四肢厥冷，神昏不语。或作阴证，或作厥热，或作中风，或作痰治，俱不效。吴诊之，消息再四，问前者曾食何物？其家人曰前日晚间曾食猪肺。乃恍然，令以忍冬花二两，煎汤灌之乃瘳。盖所食，乃瘟猪肺也。

有人好食豆腐，中毒不能治。更医，至中途遇作腐人家相争，因妻误将莱菔汤置锅中，腐便不成。医得其说，以莱菔汤下药而愈。《医说续编》。

唐·李宝臣为妓人置堇音靳，即乌头也。于夜，宝臣饮之即喑，三日死。又唐·武后置堇于食，贺兰氏服之暴死。同上。

刘立之治一老妇人，病腰痛，已历年，诸药不效。刘诊之云：病虽危殆，然一夕可安。主人讶焉，乃请其药，答曰：不须药，用铅粉二三十两，壮士五人，大铃五七枚足矣。于是主家悉备，刘命撤床幔帐，移置屋中，以米饮和粉置病妇腰周回，令其舒卧。壮士一人负铃绕床急走，使其声不绝，人倦即易之。至夜半夜，其妇稍能自起立，既而腰痛顿释。举家拜云：师神医也，愿闻其意。刘云：此病因服水银所致，水银滞腰窍间不能出，故疼不已。今用铅粉，粉乃水银所化，为金之母，取金音以母呼子，母子合德，出投粉中，则病愈矣。《医史》《医说续编》。雄按：治法神矣。何以知其服水银，竟不叙明，是曷故也？如其炼饵，当入丹石毒门，如其误服，不能病至历年。

明太祖制曰：医人王允坚卖药为生，锦衣卫监犯厨子王宗，自知罪不可逃，虑恐刃加于颈，令家人买毒药，允坚即时卖与，隐饮中，入外监门，力士杨受财放入。内监门力士郭观保验出，外监者慌忙，反说内监者易其药。朕谰之，观保曰：彼往卖药王允坚家买者。朕令王允坚拿至，乃黑药一丸。因授与王允坚，自吞服之，久毒不作，朕知易药矣。谓允坚曰：前坚此药何颜色？允坚曰：红丸。曰：几枚？对曰：三枚。噫，毒本三丸色赤，今止一丸，色且黑，何也？于是急遣人取至，黑赤色，随令王允坚吞服。本人持药在手，颜色为之变，其态忧惊，犹豫未吞，督之乃服。既服后，随谓之曰：此药以何料成？曰：砒霜、巴豆，饭黏为丸，朱砂为衣。曰：服后何时人丧？曰：半昼。语既，允坚泪堕。朕谓曰：尔所以凄凉者，畏死如此乎？曰：一子见军,一子在外,故悲焉。呜呼,其王允坚初卖毒药毒人,及其自服也,药方入腹,眷恋之状,畏死之情,一时发见。呜呼！愚哉至此而若此,亦何济哉？然终不以此药致本人之死,何故？若督令服此药而死,是药之也。解而后刑之,法也。随问允坚,此毒还可解乎？曰:可。何物可？曰:凉水、生豆汁、熟豆汤可。朕谓曰:此解不速,余何速解？曰:粪清插凉水。粪清用多少？曰:一鸡子。于是遣人取至,候毒作方与解之。少顷,允坚身不自宁,手摇上下摩腹,四顾张皇。朕谓曰:毒何尔患？曰:五脏不宁,心热气升。曰:此毒身死伤何经络？允坚对曰:五脏先坏,命绝矣,身墨黑。谓曰:几时可解？何时不解？曰:三时候不解。朕见毒作,令人与之解,本人痛利数番,其毒洁然,人复如初。明日枭首,以正其罪。呜呼,昔者古人制药,惟积阴骘以生人。今之货药者,惟务生理,不施阴骘,少有逆其意。沽名恐诈者有之,即时毒害者有之,图利而卖与人伤生者有之。噫！如此不才者,犯法遭刑,而杀身亡家,非止一人而已。京市货药者,往往不戒,蹈袭前非,将奈之何？此诰一出,所在货药之人,听朕言者,推己以及人,永为多福。不然,此刑此犯,有不可逃者。三编。

周栎园曰:癸未冬,亲串有从余游都门者,其人谨愿生平绝迹北里。突生天疱,不解所自。予忽悟其故,解之曰:君质弱,常服紫河车,京师四方杂集,患天疱疮者甚伙,所服药中,安知无天疱衣胞？此疮能延子孙,气味所冲,尚能中人,生子多无皮肤。衣胞尤为毒气所归,君之患必缘于此。众人皆以为然。夫忍于殇人之子以自裨。盖仁者尚不为,况未必有功,而适以滋害如此,可不知所戒。原注:江南皆以胞衣为人所食者,儿多不育,惟京都不甚论。书影。雄按:举此类推,则胞衣无毒者鲜矣。余临证几三十年矣,从未用过此药。或病家欲用,则以羊肾代之,温补有情,功较胜焉。附质大方,以为然否？

陈自明治二男子,剥自死牛,即日遍身患紫疱,不计其数,已而俱溃,各灌神仙毒丸一钱,一吐泻而苏,一药不下者死。方见蛊门。雄按:此丸解诸毒,杀诸虫,皆极神妙。

吴内翰《备急方》云:全椒医高照一子无赖,父笞之,遂服砒霜自毒,大渴,腹胀欲裂。余教令服此药,以水调,随所欲饮与之,不数碗即利而安。其方用白扁豆,晒干为细末,新汲水调下二三钱匕。

凡中毒及附子、乌头、河豚之类,一切药毒皆可治。用多年壁土,热汤泡搅之,令浊,少顷乘热去脚取饮。不省人事,灌之甚妙。

《北梦琐言》有人为野菌所毒而笑者,煎鱼椹汁服之即愈。或云枫树菌,食之令人多笑。

来安县李主簿弦云度云:白塔寨丁未春,有二卒一候兵,同食河豚,既醉,烧子并食之,遂皆中毒。人急以告巡检,二卒已困殆。仓卒无药用,或人之说,独以麻油灌之。油既多,大吐,毒物尽出,腹间顿宽,以此竟无恙。《集成》。

朱丹溪解中毒药方，用五倍子二两重，研细，用无灰酒温调服。毒在上即吐，在下即泻。《医说续编》。

一人吃水银僵死，微有喘息，肢体如冰。闻葛可久善治奇疾，往候之。可久视之曰：得白金二百两可治。病家谢以贫故，不能重酬。可久笑曰：欲得白金煮汤治耳。已而叩富者乃得之，且嘱之曰：以之煎热汤浴体，如手足动，当来告我。有顷，手足引动，往告之，复谓曰：眼动及能起坐，悉告我。一如其言，乃取川椒二斤，置溲桶中，坐病人其上。久之病脱出，其水银已入椒矣。盖银汤能动水银而不滞，川椒能来水银而聚之。吁！人谓可久之术良，惜乎不多传也。《酉阳杂俎》云：椒可以来水银，于此可征矣。《医说续编》。可与刘某治案同参。

缪仲淳曰：庄敛之平日素壮实，善啖。丁巳四月，忽患泄泻，凡药粥蔬菜入喉，觉如针刺，下咽即辣。因而满腹绞辣，随觉腹中有气，先从左升，次即右升，氤氲遍腹，即欲如厕，弹响大泄，粪门恍如火灼。一阵甫毕一阵继之，更番逾时，方得离厕。谛视所下，皆清水盈器，白脂上浮。所饮食俱不化而出，甚至梦中大便了不收摄。诸医或云停滞，或云受暑，或云中寒，百药杂投，竟如沃石，约月余大肉尽脱，束手待毙。余仲夏末偶过金坛，诊其脉洪大而数，知为火热所生病，为疏一方，用川楝三钱，白芍五钱，橘红二钱，车前、扁豆、茯苓、石斛各三钱，炙草一钱。嘱其煎成，将井水浸冷，加童便一杯始服。临别嘱其此方勿以示人，恐时师见之大笑不已也。若为躯命计，须坚信服之耳。彼却众医恪服，药方入喉，恍如饮薄荷汁，隐隐沁入心脾，腹中似别成一清凉世界。甫一剂，夜卧达旦，洞泻顿止。连服三剂，大便已实。前泄时凡饮食温者下咽，遂觉气升，即欲大解，一切俱以冷进为快，至是觉恶心畏冷，得温乃安。曰：此火退之征也。前方加人参二钱半，莲肉四十粒，红面一钱五分，黄芪三钱，升麻五分，黄连减半，五六剂后去升麻。又三十余剂，泻久止而脾气困顿，不知饥饱，且少饮茶汤，觉胀满，急胀如欲寸裂。曰：此大泻之后，下多亡阴也，法宜用补，倘用香燥，取快暂时，元气受伤，必成鼓胀，不可为矣。为疏丸方，用人参五两，白芍六两，炙甘草一两，五味六两，黄芪五两，萸肉五两，山药五两，熟地八两，牛膝六两，紫河车二具，蜜丸，空心饥时各一服，并日进前汤方，或时去黄连。凡三年，始知饥而嗜食，体亦渐丰矣。其病初平，劝其绝欲。因出妾，得尽发家人密谋，乃知向之暴泄，由中巴豆毒。本草中巴豆毒者，黄连冷水解之。余用大剂黄连冷服，正为对治。时师即信为火，用连、芩不过七八分，至钱许止矣，况一月之泻，敢用连至三钱乎。此余所以祝其勿出以示人之故也。《广笔记》。叙服巴豆之状如绘。凡尝过服此药者，询此证候，便可知其为中巴豆毒矣。黄连为解巴豆毒之要药，以其一寒一热，互相制伏也。雄按：初方最妙。若谓下多之阴，忌用香燥，亦是卓见。第不知饥饱伤在胃阴，以津液既为巴豆所伤，复经洞泻之夺。丸方太嫌腻滞,以致三年始愈,而更藉苦降之药收功也。

余治敛之,泄止后,恐其元气下陷,急宜升举,用升麻以提之,初不知其为中毒也。乃因用升麻太早,致浊气混于上焦,胸中时觉似辣非辣,似嘈非嘈,迷闷万状。有时滴酒入腹,或啖一切辛温者,更冤苦不胜。庄一生知其故,曰:此病在上焦,汤液入口即下注,恐未易奏功,宜以噙化丸治之。用贝母五钱,苦参一两,真龙脑、薄荷叶二钱,沉香四钱,人参五钱,为极细末,蜜丸弹子大,午食后临卧时各噙化一丸。甫四丸,胸中恍如有物推下,三年所苦,一朝若失。同上。

丹石毒

刘表在荆州,与王粲登障山,见一冈不生百草,粲曰:此必古冢,其人在世,服生矾石,热蒸出外,故草木焦枯。凿看,果矾石满墓堂。《客斋随笔》。

按:仲宣元识若此,何仲景预告以眉发脱落而不之信耶?事见旧按,第文太略。

洪容斋云:予仲兄文安公镇金陵,因秋暑减食,当涂医汤三益,教以服矾石圆,已而饮啖日进,遂加意服之。越十月而毒作,鼻衄血斗余。自是数日不止,竟至津液皆竭。迨于捐馆,偶见前语,使人追痛,因书之以戒来者。同上。

按:阴虚火盛之人,初服桂、附、姜、萸等燥热刚药,始则甚得其力,所谓劫治也。昧不知止,久而决裂,莫可挽回。余目击其毙者,数十人矣。此亦与初服矾石圆,而饮啖日进同也。

毛公弼守泗洲,泄痢久不愈,及罢官归,遂谒庞安常求治。安常诊之曰:此丹石毒作,非痢也。乃煮葵菜一釜,令公弼食之。且云:当有所下。明日,安常规之曰:毒未去,问食几何?曰:才进两盂。安常曰:某煮此药,铢两升合,自有制度,不尽不可。如是再煮,强令进之。已乃洞泄,烂斑五色。安常视之曰:此丹毒也,疾去矣。但年高人久痢,又乍去丹毒,脚当弱,不可复饵他药。因赠牛膝酒两瓶,饮尽遂强如初。《独醒杂言》曾达臣。雄按:葵菜善解毒,小儿食之稀痘。

虞都巡者,曾达臣先人同僚也,自言常服石燕。其法取雄者十枚,煅以火透红,则出而渍酒中,候冷复煅,既煅复渍,如是者无算。度干酒一升,乃取屑之,每早作以二钱匕,擦齿上,漱咽以酒。虞时年五十,服此药二年,肤发甚泽,才如三十许人,自谓服药之功。一日忽觉热气贯两目,睛突出,痛不堪忍而死。因人服金石药,鲜有不为其所毒者。同上。

临川周推官平生孱弱,多服丹砂、乌、附药,晚年发背疽。医悉归罪丹石,服解毒药不效。疡医老祝脉之，曰：此乃极症，正当多服伏火丹砂及三建汤。乃用小剂试之，复作大剂。三日后用膏敷贴，半月而疮平。凡服三建汤一百五十服。《齐东野语》见《本草纲目》。意其人必诐阴之体，故耐大热之剂。

张路玉治孙古修，误服伏火丹砂中毒。察其本元素亏，近因虚火上炎，舌下肿胀，延及两颐。医用苦寒清热太过，神思不宁。药中每服加丹砂五钱，甫进一剂，觉胸中有物触者数次。请政于医，复出丹砂视之，色黑而晦，丹炉中伏火砂也。医令易砂，更服四剂，日夜烦躁不宁，背时洒淅恶寒，头面烘热，大汗，胫膝逆冷如冰，忽忽气逆欲绝。张诊之，六脉涩数模糊。次验唇舌，俱色如汗泥，而肿厚湿滑。若系热极似阴，必无湿滑之理。若系寒犯三阴，必无反厚之理。惟酒食内蕴，徽酱色现则有之。审其二便调适，胸腹柔和，决无食停胃腑之理。以脉合症，洵为阴受热郁最急者。恐其喘汗欲脱，乃以生脉、六味合剂，以救肺肾。一服神稍安，汗稍敛。再进人事稍知，稀粥稍进，犹未言及伏火砂也。见其舌沿稍转微红，而气微足冷如故，前方入桂心五分，五味数粒。服后足稍温和，气稍接续，语稍有次，方详述伏火砂之误。前方减去地黄、桂心、五味，入枣仁、秋石、人中黄，专解丹砂之毒。三服舌转微红，虽未鲜洁，而伏毒渐解。缘两尺弦细，乃去人中黄，仍用地黄以填补下元。数日之间，或去人中黄用地黄，或去地黄而用人中黄，随脉证更迭出入。二味不兼用者，恐人中黄味甘恋膈，载地黄之腻，不能速达下元。下元虽亏，调补药中，宁用鹿茸、河车，而不入桂、附者，虑其鼓舞丹砂之余烈也。

罗谦甫曰：僧阎仲章服火炼丹砂二粒，项出小疮，肿痛不任，牙痒不能嚼物，服凉膈散半斤始缓。以饮酒辄发，药以寒凉之剂则缓，终身不愈。

何横泾好色，平居进热剂，偶与方灵谷对弈，呼小童取一厘散来，童误听为七厘也。何时拈子布算，不及观遽服之，是夕卒于书斋。后十余年，孙理庵借居其室，偶至书斋见一人仰卧榻上。问之，答曰：我何横泾也。孙大骇疾走，不十日卒。《云间杂志》无名氏。

秀州张生，本郡中虞候，其妻遇神人，自称皮场大王，授以痈疽异方一册，且诲以手法，遂用医著，俗呼张小娘子，又转以教厥夫。吴人韦县丞祖母，章子厚妾也，年七十疽发于背。邀治之，张先溃其疮，以盏贮所泄脓秽，澄滓视之，其凝处红如丹砂。谓丞曰：此服丹药毒所致也。丞怒曰：老人平生尚不服一暖药，况于丹乎，何妄言若是？病人闻之亟呼曰：其说是也，我少在汝家时，每相公饵服大丹，必使我辈伴服一粒，积久数多，故贮蓄毒根，今不可悔矣。张谢去，母竟以是终。李日华《六研斋笔记》。

陈良甫治一富室男子，鼻血不止，六脉洪数。究竟云服丹药太过，遂用黄连、黄芩、大黄为末，水煎服愈。调服亦可。良方。

无锡华氏，年六十，患背疮溃发，大如旋盘而色赤。想是平日多服金石药毒发所致，问之果然。因令浸晨饮羊血三五升，始用退热解毒生气血之剂，燴以生肌膏。半月后肌生脓少，予因归，令服此药百余帖方可全安。一月后复来招往，视其疮，皮肉已坚厚如常，但食少无力。因问前日之药服几何？曰：疮将平，遂止不服。脉之，沉微甚。因知其气血只可供给疮平而已，真气则已竭，不可治，即古人所谓死于疮结痂之后。果不出半月而死。此脓出后之虚，若因虚而发痈疽者亦然。《药要或问》。

张忠定公安道居南都，炼丹一炉，养火数十年，丹成不敢服。时张刍圣民守南都，羸瘠殊甚，闻有此丹，坚求饵之。安道云：不敢吝也。但此丹服火之久，不有大功，必有大毒，不可遽服。圣民求之甚力，乃以一粒如粟大以与之，且戒宜韬藏，慎勿轻饵。圣民得之即吞焉，不数日便血不止，五脏皆糜溃而下，竟死云。张邦基《墨庄漫录》。

士大夫服丹砂死者，前此固不一。余所目击林彦振，平日充实，饮啖兼人，居吴下每以强自夸。有医周公辅，言得宋道方炼丹砂秘术，可延年而无后害。道方，拱州良医也。彦振信之，服三年疽发于脑。始见发际如粟，越两日，项颔与胸背略平，十日死。方疾亟时，医使人以帛渍所渍脓血，濯之水中，澄其下，略有丹砂，盖积于中与毒俱出也。谢任伯平日闻人蓄伏火丹砂，不问其方，必求服，惟恐不尽，去岁亦发脑疽。有人与之语，见其疾将作，俄顷觉形神顿异，而任伯犹未之觉。既觉，如风雨，经夕死。十年间亲见此两人，可以为戒矣。《避暑录》叶梦得少蕴。

吴兴吴景渊刑部，服硫黄，人罕有知者。其后二十年，子橐为华亭市易官，发背而卒，乃知流毒传气，尚及其子，可不戒哉。《泊宅编》。

叶天士曰：新场镇有升绸缎铺，湖州沈里千之子，号赤文，年二十，读书作文，明敏过人，其父母甚爱之。将毕姻，令全鹿丸一料，少年四人分服之。自冬至春，忽患浑身作痛，有如痛风，渐渐腹中作痛，有形之块累累于肠，肌肉消瘦，饮食不进。延刘公原瞿治之，乃父一闻消导清火之药，畏惧不用，惟以参、术投之。七月初旬，余至叶坤生家，道经其门，乃父邀进问余，言小儿晚间大便去黑粪如拳大一块，目下遍身如火，欲饮井水，不知何故。余进诊视，脉息数大，身体骨立，渴喜冷饮。视其所下之块黑而坚硬，意为瘀血结成。适闵介申家有酒蒸大黄丸，用二钱，下黑块不计其数。用水浸之，胖如黑豆。询其所以，乃全鹿丸未化也，始知为药所误，不数日热极而死。同服三少年，一患喉痹而死，一患肛门毒而死，一患吐血咳嗽而死。此皆无病而喜服温补药之害也。录此以劝世人，不必好补而服药。

邪　祟

舒氏子为素衣女子所凭，掩捕不得，意绪恍惚如痴。家人具状请符于朱彦诚法师，朱读状大骇曰：必鳞介之精邪，毒入脾肝，里病深矣，非符水可疗，当躬往治之。乃假巨镬煎油二十斤，焚符檄拘之，乃大白鳖也。镬油正沸，自投其中，糜烂而死。朱戒其家俟油冷，以斧破鳖剖骨并肉，曝日中，须极干，入人参、茯苓、龙骨末成丸。托为补药，命病者晨夕饵之，勿使知之。如其言，丸尽病愈。《艳异编》。

宋人王纂，精针石。元嘉中县人张方女，日暮宿广陵庙门下，夜有物假作其婿来，女因被魅惑而病。纂为治之，下一针，有獭从女被内走出，病因而愈。刘叔《异苑》。

顾欢隐于会稽，素有道，有病风邪者，以问欢，欢曰：君家有书乎？曰：惟有孝经而已。欢曰：可取仲尼居，置病人枕边，恭敬之，当自瘥。如言果愈。问其故，曰：善禳恶，正胜邪，此病者所以瘥也。吴均齐《春秋北史》。雄按：顾伊人孝廉室，病鬼，诸医束手。木文和尚于病榻前焚香读中庸，三复而瘳。而世之号为儒者，反虔奉释经道典，岂不悖耶？

黄帝灸法，疗神邪鬼魅及颠狂病，语不择尊卑，灸上唇里面中央肉弦上一壮，如小麦大。又用钢刀将唇里面弦上割令其断，更佳也。

秦承祖灸孤鬼神邪及颠狂，诸般医治不瘥者，以并手两大拇指，用软丝绳急缚之，灸三壮，其炷著四处，半在甲上，半在肉上。四处尽一处不烧，其病不能得愈，神效不可量。小儿胎痫灸痫，一依此法灸一壮，炷如小麦大。

李士材治章氏女，在阁时，昏晕不知人，苏合丸灌醒后，狂言妄语，喃喃不休。左脉七至，大而无伦，右脉三至，微而难见，两手如出两人，此祟凭之脉也。线带系定二大拇指，以艾炷灸两甲界，鬼哭穴。至七壮，鬼即哀词求去。服调气平胃散加桃奴，数日而祟绝。

喻嘉言治杨季登次女病，多汗，食减肌削。诊时手间筋掣肉颤，身倦气怯，曰：此大惊大虚之候，宜从温补。于补剂中多加茯神、枣仁，十余剂全不应。因思症非外感也，非内伤也，非杂症也，虚汗振掉不宁，能受补药而病无增减，且闺中处子素无家难，其神情浑似丧败之余，此曷故也？忽悟曰：此必邪祟之病，而其父何以不言？往诊问其面色，曰：时赤时黄。因谓此症必有邪祟，吾有神药可以驱之。季登才曰：此女每夕睡去，口流白沫，战栗而绝，以姜汤安神药灌方苏，挑灯侍寝，防之亦不能止。因见用安神药甚当，兼恐婿家传闻，故不敢明告也。曰：何不早言？吾一剂可愈。乃以犀角、羚羊角、龙齿、虎威骨、牡蛎粉、角为霜、人参、黄芪等药，合末。以羊肉半斤，煎取浓汁三盏，尽调其末。令以一次服之，果得安寝，竟不再发，相传以为神异。盖以祟附于身,与人之神气交持,亦逼处不安,无隙可出。故用诸多灵物之遗形,引以羊肉之膻,俾邪祟转附骨角,移徒大便而出,仿上古遗精变气,祝由遗事而充其义耳。又熊去疾髫龄,患一奇症,食饮如常,但脉细神呆,气夺色夭。乃翁曰:此何病也?喻曰:病名殗殜,《左传》所谓近女室晦,即是此病。彼因近女,又遭室晦,故不可为。令郎受室晦而未近女,是可为也。即前方少加牛黄丸,服旬日而安。今壬午,去疾已举孝廉矣。

狐之迷人,先用口向女子阴户一展,其人即昏迷不省。或男子则向阳物一展,亦令昏迷。方用真桐油抹于阴户、阳物上,其狐即大呕而去,妙不可言,秘之。《本草纲目》。

朱丹溪治一妇人如痴,或作或辍,恍惚不省人事。一日略苏醒,诊视,忽闻床上有香气,继又无所知识。朱曰:气因血虚,亦从而虚,邪因虚入,理或有之。遂以秦承祖灸鬼法灸治,病者哀告曰:我自去,我自去,我自去。即愈。

徐秋夫疗鬼穴,凡有病着鬼邪,须针鬼穴,鬼去病除,其应如神。

一针石名鬼宫,人中是也,针入三分。二针名鬼信,少商是也,针入三分。三针名鬼节,隐白是也,针入三分。四针名鬼心,大陵是也,针入三分。五针名鬼路,行间是也,针入三分。六针名鬼枕,风府是也,针入三分。七针名鬼关,颊车是也,针入三分。八针名鬼门,承浆是也,针入三分。九针名鬼臂,间使是也,针入五分。十针名鬼额,正发际是也,针入二分。十一针名鬼会,正统是也,针入一分。十二针名鬼额,阳陵是也,针入三分。十三针名鬼身,异名舌缝是也,针入舌缝中间一分,出紫血。治身肿难言,心经邪热,微出血便效。

陈自明治一女子,为邪所交,腹作痞,与太乙丹一锭,服之随下恶物,其邪仍至。又服半锭,每夜更壤二三锭,使烟气盈屋,遂不再至。方见蛊门。雄按:太乙丹即紫金锭,非今世之太乙丹也。

金剑峰之子患妖症,吐舌数寸许,每以足居上,首居下,颠倒而行。剑峰偶送一道士出门,复入中堂,目见一妇人在户内,走入屏风中,乃碎屏风火之,魅不复见,而其子亦瘥。《云间杂志》。

蔡石户抱病三年,耳中日闻鬼啸。凡有所往,鬼必相随。初甚悚,久之习闻,殊不为怪,病愈鬼啸亦息。同上。

临海章安镇有蔡木匠者,一夕手持斧斤,自外道游东山,东山众所殡葬之处。蔡沉醉中,将谓抵家,扪其棺曰:是我榻也。寝其上,夜半酒醒,天且昏黑不可前,未免坐以待旦。忽闻一人高叫,棺中应云:唤我何事?彼云:某家女病损症,盖其后园葛大哥淫之耳。却请法师捉鬼,我与你同行一看如何?棺中云:我有客至,不可去。蔡明日诣主人曰:娘子之疾,我能愈之。主人惊喜,许以厚谢。因问屋后种葛否?

曰：然。蔡遍地翻掘，见内一根甚巨，且有血。煮啖，女子病即痊。《辍耕录》。雄按：此三则皆志怪耳，非医案也。

唐同州刺史孟诜云：妇人梦与鬼交者，鹿角末三指一撮，和清酒服，即出鬼精。又《古今录验》疗妖魅猫鬼，病人不肯言鬼方，鹿角屑捣散，以水服方寸匕，即言实也。本草。

王教授云：有妇人患赤白带淋，得予针灸经，初为灸气海穴未效，次日为灸带脉穴。有鬼附患身云：昨日灸亦好，只灸我未著；今灸著我，我今去矣，可为酒食祭我。其家如其言祭之，其病如失。此实事也。予初怪其事，因思晋景公膏肓之病，盖有二鬼焉，以其虚劳甚矣，鬼得乘虚而居之。今此妇人之疾，亦有鬼者，岂其用心而虚损，故有此疾，鬼亦乘虚而居之欤。灸既著穴，其鬼不得不去，虽不祭之可也。自此，有来觅灸者，必为按此穴，莫不应手酸痛，予知是正穴也。令归灸之，无有不愈。其穴在两胁季肋之下一寸八分。有此疾者，速宜灸之。妇人患此疾而丧生者甚多，切不可忽。若更灸百会尤佳。此疾多因用心使然故也。《资生经》。

何伯庸诊西山道者，素无疾病，寝不能兴。曰：六脉纯阴，为鬼所盗，当午刻死。竟如其言。又尝为刘某诊曰：尺脉有怪征，后嗣其有厄乎？是夕其孙果溺水厄。《云南志》。

钱国宾治土桥张林，巡司书役也。其妻劳怯已三年，服药无效，卧床不起矣。脉沉大至滑数，十至中一鼓，或隐或见，形色苍脱，所居暗室，曰：此非劳怯，乃阴邪之症，但不知名，非药可治。先当移房，再禳解之。更语其母，以好言相问，见何鬼祟？妇只不答。及移室，褥上有毛数茎，长寸半许，逆露狐交。即延道士及挂天师符印禳退，至夜多人围绕，邪来反更频烦。因迫问妇，曰：但觉冷风吹面，身即寒禁，胸如石压，则昏不知人矣。因再求救。为思久之，猛悟人交阳交也，狐交舌交也。密语其夫，少制毒药，无闻六耳，涂阴户四围，狐来果中毒而死。乃元狐，间生白毛，肥壮多肉，林乃剥其皮而剁之，其妇服药经年，乃可。

苏合香丸，治传尸骨蒸，殗殜肺痿，痊忤鬼气，卒心痛，霍乱吐痢，时气瘴疟，赤白暴利，瘀血月闭，痃癖疔肿，惊痫等疾。苏合香，白者良，研一两；安息香，无灰酒煮去砂，二两；暹罗犀角镑研，冰片研，各一两；麝香勿经火，另研一两；香附炒、木香、熏陆香另研、沉香另研极细、丁香、白术各一两。上十一味为末，逐一配匀，量加炼蜜和剂，分作五十丸，另以朱砂一两，水飞为衣，蜡护。临用剖开，井水、生姜汤、温酒皆可化下。原方尚有白檀香、荜茇、诃子，《局方》裁去之，因其太涩燥耳。徐灵胎曰：此辟邪驱秽之圣方，惟冰、麝太多，宜减大半。王晋三曰：苏合香能通十二经络、三百六十五窍，故君之以名。其方与安息相须，能内通脏腑。龙脑辛散轻浮，走窜经络，与麝香相须,能内入骨髓。犀角入心,沉香入肾,木香入脾,香附入肝,熏陆香入肺,复以丁香入胃者,以胃亦为一脏也。用白术健脾者,欲令诸香留顿于脾,使转输于各脏也。诸脏皆用辛香阳药以通之,独心经用朱砂寒以通之者,以心为火脏,不受辛热散气之品,当反佐之,以治其寒阻关窍,乃寒因寒用也。

徐灵胎曰:人之受邪也,必有受之之处,有以召之,则应者斯至矣。夫人精神完固,则外邪不敢侵。惟其所以御之之具有亏,则侮之者斯集。凡疾病有为鬼神所凭者,其愚鲁者以为鬼神实能祸人,其明理者以为病情如此,必无鬼神,二者皆非也。夫鬼神犹风寒暑湿之邪耳,卫气虚则受寒,荣气虚则受热,神气虚则受鬼。盖人之神属阳,阳衰则鬼凭之。《内经》有五脏之病,则见五色之鬼。《难经》云脱阳者见鬼,故经穴中有鬼床鬼室等穴。此诸穴者,皆赖神气以充塞之。若神气有亏,则鬼神得而凭之,犹之风寒之能伤人也。故治寒者壮其阳,治热者养其阴,治鬼者充其神而已。其或有因痰,因思,因惊者,则当求其本而治之。故明理之士,必事事穷其故,乃能无所惑而有据。否则执一端之见,而昧事理之实,均属瞆瞆矣。其外更有触犯鬼神之病,则祈祷可愈。至于冤谴之鬼,则有数端。有自作之孽,深仇不能解者,有祖宗贻累者,有过误害人者,其事皆凿凿可征。似儒者所不道,然见于经史。如公子彭生伯有之类甚多,目睹者亦不少,此则非药石祈祷所能免。

奇　疾

穆吏部深者,山东济南人,壬辰进士,罢官里居。忽患异疾,耳中闻车马之声,则疾大作。一日闻耳内议曰:今日且遨游郊坰。即有装驮驴马鳞次而出,其恙顿除。至晚复闻游者回,驮马尽返耳,则所苦如故,屡治不瘥。一日忽洒然若失。《敝帚轩语》。

一人卧于床,四肢不能动,只进得食,好大言说吃物,谓之失说物望病。治法如说食猪肉时,便云尔吃猪肉一顿,病者闻之即喜,遂置肉令病人见之,要却不与吃,乃失他物望也,当自睡,涎出自愈。《万病回春》。

有富家子年十七八,病遍体肌肉拆裂,召黄子厚治。子厚偕门生四五辈往诊视,各以所见陈论皆未当。子厚乃屏人诘病者曰:童幼时曾近女色,犯天真乎?曰:当十三四,曾近之。子厚曰:得其说矣。褚澄云:精未通而御女,则四体有不满之处,后来有难状之疾,在法为不可疗。后果恶汗淋漓,痛楚而死。其论抑或未然。

江南逆旅中一老妇,啖物不知饱,余德占以炊饼啖之,尽一竹箦,犹称饥不已,日饭一石米。郁沧浪抹擦。

醴泉主簿蔡绳，予友也，亦得饥疾，食稍迟，则顿仆闷绝。绳有美行，博学有文，为时文人，竟以饥死。无能知其绝者，每为哀伤。璿按：此恐即中消病也。

予尝至候潮门外观潮，见一人丐食者，一手掌倍大，五指各长尺余，但伸而不能屈，叹其赋形之奇。其人曰：予病也，曩业织缣，足以糊口。客夏病伤寒，当发汗时，此手在被外，独不汗，病愈而此手痛不已，渐痛渐长，以至于此。今手不能作，故乞食耳。同上。

邱汝诚治一女子，欠伸臂不下。邱命其母裸女上身，以单裙著之。曰：俟吾揭帘即去下裳。母如命，邱扬声而入，女羞缩臂，即复故。《挥尘新谈》。

陆道光治一儿染奇症，四肢坚不屈。光曰：此非药可疗。举伞覆之，绕床焚安息、沉、檀，儿即平复。少间又发，屑沉香饮之遂瘳。《平湖县志》。

高阳民家子方十余岁，忽臂上生宿瘤，痛痒不可忍，医皆不辨何症。一日忽自溃，中有圆卵坠出，寻化为石。刘工部霖以一金售之，治膈病如神。《池北偶谈》。

江宁有萧生者，食香蕈则死，又有王生者，饮茶则死，必二三日始苏。医无能识其故者，志于此，俟明医或知之。《居易录》。

桐城友人姚文燮，字经三，顺治己亥进士，诗画皆有名。年六十余，忽病不识字，即其姓名亦不自知。医不知为何症也，竟以是终。按《梦溪笔记》松滋令姜愚者，忽不识字者数年，后稍复旧，信奇疾也。同上。

刘进士祖向言颍州一少年，为邪所侵，疾入膏肓。家人谓不可活，置之路傍。忽一道士过之，自言善医，命取铁锤重数十斤，锤病者头面。父母泣谓病已至此，铁锤下，首立碎矣。道士笑曰：无伤也。锤下，病者若无所知，辄有一美妇人长二尺许，自口中跃出而灭。凡百锤，口出百妇人，大小形状如一，少年立愈，道士亦不复见。《池北偶谈》。

宋元嘉末有长广人，病瘥即能食，却不得卧，每饭辄觉其身增长，数日头遂出屋。时假究为刺史，令人度之，已长三丈。后复渐缩如旧乃死。《异苑》。

医书言瘦人骤肥，肥人骤瘦，皆不久。同年薛为学登进士时，体甚肥，及为御史，忽尔瘦削，未几公干郧阳，一夕而殁。闻殁时，身躯缩如十余岁小儿，此尤可异也。《览余漫抄》。雄按：此疾或因服丹石热药所致。

陶九成云：都下一儿患头痛不可忍，有回回医官，用刀割开，割上取一小蟹硬如石，尚能活动，顷焉方死，痛亦遄止。当求得蟹，至今藏之。《辍耕录》。

宋史载吕夏卿举进士，历知制诰，典滁州，年五十二得奇疾，身体缩小，卒时才如小儿。《菽园杂记》载御史薛为学，身体甚肥，忽尔瘦削，一疾而殁。殁时缩小如十余岁儿。自得语。雄按：梁应来云，葛秋生姑丈病瘵卒，身首渐小，名缩骨劳。余谓自古无此病名，不知何人创立,附识以质大雅。至窦材谓宜服丹附药,最属不经。

广陵有田妇患泄泻,下恶如油,邻童以纸捻蘸,捻与油无异,医不能疗。孙滋九先生闻而往视,令买补中益气汤十剂,天王补心丸四两,以煎剂下丸服讫而愈。众医问之,曰:人惊恐则气下,大肠胀损所致,此妇必受惊后得此疾也。问之果力作于场,见幼子匍匐赴火,惊而急救得免,遂得此疾。此方书所未载。《奇疾方》。

钱国宾治镇江钱青藜,中年无病,一日足跟偶响,听之有声,自觉怪异,数月渐响,至头竟如雷声。医者说症名不一,七年怀生死之忧矣。钱过京口甘露寺,寻苍耳草治毒,会于凉亭偶言此症,以骨雷告之。邀至家,候其脉五部皆和,独肾芤大,举之始见,按之似无,乃肾败也。自下响者,足少阴肾经之脉,起于小指之下,斜走足心,出然谷之下,循内踝后,别入跟中,以上腨内,出腘内廉上股,入后廉贯脊。且肾主骨,肾虚则髓空,髓空则鸣,所以骨响。白脚之头,即雷从地起,响于天上也。以六味丸加紫河车膏、虎骨膏、猪髓、枸杞、杜仲方示之,彼谢曰:公论破七年之谜,良方起终身之病矣。长揖而别。至次年冬,钱复之京口,问已全愈。

癸亥冬,山海关天行时疫,病者头痛发热,恶心口渴,神昏欲寐,四肢不举,其肉推之则一堆,平之则如故。医有作伤寒者,有作时气者,投以发散药,无不加重,死者数百。时督师阁部孙及赞画各伤一仆。至乙丑春,钱之关门谒太师,谈次问及,曰:此症天行时疫,名肉行也。人肉属土,土燥则崩,土湿则流,其邪感于血脉肌肉,不比伤寒所治也。古今医集不载,止于官邸便方见此异症一款。因人血枯,而感天时不正之气,当大补血。用首乌、枸杞、归、地等味,少加羌活风药,足以应病矣。若经发散,立死无疑。雄按:土湿则流,深中肯綮,何以不用治湿热之药?

湖州邬阿二,织丝人也。偶燃两膊红十余条,其红条头粗尾尖腹大,长尺许,阔尺许,此青蛇气异毒也。急治之,不然蛇形入腹而死。或生大小腿,如头向上攻入腹者亦死。以针挑破头尾,使其不走,流出恶血。又研明雄黄,唾调搽患处,内服清凉败毒散。防风、荆芥、白芷、羌活、黄连、黄芩、连翘、金银花、槐子、甘草、当归、生地各一钱,二三帖。雄按:此即世称蛇缠症之甚者。浙东人名曰缠身龙。

吴桥治吕廷充,年二十五,得奇疾,作则众窍气垄出,瞑而垂绝。家人为之闭口鼻,塞两耳,掘小溲,抵大溲,乃稍回,气蒸蒸出毛孔中,良久始定。逆桥治,桥曰:病得之内而受惊,阴阳两脱。桥不能往,第以大温补剂投之,持方药归,三月而愈。《太函集》。

金节年如廷始病潮热梦遗,面赤而咳血,医而少间,已而奇疾作,作则如束薪热涌泉,由胫及股,直达如贯梨。倾耳而听,辘辘有声。至则坚疆不仁,肤革如木石,喷嚏不得通,水浆不入。良久忽发一叹,身柔缓如常。以月计之,凡六七作。诸医敛手。桥视之,脉数而浮,不任按。病得之荒淫不节,以致阴虚火炎,此其甚也。为之正治,则以一杯而熄舆薪。无已,则从治之,主以甘温,佐以清凉可也。日一剂,皆有验,迄于旬日而新疾平。其父以故疾未除,则挟一方士自九华至,乃悉屏前药,曰:烹一鸭饷之,葅以人参,和以大枣。无何,火症复作,中膈膨胀。乃复逆桥诊之,则六脉浮取加弦,弦为木旺。盖以啖鸭而伤脾气,故肝木乘虚而克之,将变为中满矣。急以为温补剂治之,两月乃安。同上。

飞 尸 即鬼疰。

薛立斋治锦衣杨汞兴,举家避暑,有仆沉醉失避,既而神思昏昧,遍身青伤,令煎金银藤汤,灌之即愈。

一妇人忽昏愦,发谵语,自云为前谋赖某人银两,某神责我,将你起解到城隍理问。两脚踝膝肾处皆青肿,痛不可忍,口称苦楚。次日方苏,痛尚不止。用金银藤两余,水煎服即愈。

一妇人入古墓,患前症,以紫金锭灌之即苏。通政余子华太常汪用之,皆因往吊而卒死丧家。雄按:余治邵氏子、屠氏女,皆以送殡患此,并以苏合丸愈之。

谢士泰《删繁方》治尸疰,或见尸,或闻哭声者,取死人席弃路上者,一虎口长三寸,水三升,煮一升,服立效。按此即用死人枕之遗意也。《本草纲目》。

庚申予家一妇人,梦中见二苍头,一前一后,手中持一物,前者云:到也未?后应云:到也。击下爆然有声,遂魇,觉后心一点痛不可忍,昏闷一时许。予忽忆神精丹有此一症,取三粒,令服之,少顷已无病矣。云服药觉痛止神醒,今如常矣。日后相识,稍有邪气,与一二服,无不应验。方在《千金》中,乃治中风之要药。但近世少曾青磁石,为难合耳。《医学纲目》。

窦材治一妇人,因心气不足,夜夜有少年人附着其体。诊之,六脉皆无病。令灸上脘穴五十壮,至夜鬼来离床五尺不能近。服姜附汤、镇心丹,五日而愈。

一贵人妻为鬼所著,百法不效。有一法师,书天医符奏玉帝,亦不效。窦令服睡圣散三钱,灸巨阙穴五十壮,又灸石门穴三百壮。至二百壮,病人开眼如故,服姜附汤、镇心丹而愈。

一妇人病虚劳,真气将脱,为鬼所着,窦用大艾火灸关元,彼难忍痛。乃令服睡圣散三钱,复灸至一百五十壮而醒。又服又灸,至三百壮,鬼邪去,劳病亦瘥。

越民高十二歉岁无食,挈妻儿至德清,雇妻于秀州仓德李深家为乳媪。高得钱还越而死。李仆许八随直在秀,以官归德清。及再来之日,媪患恍惚谵语,作厥夫声,责骂故妻,不为资荐。李问何以得至此？曰:我随许仆船便,是以得来。李命巫遂,未至。谩烧苍术烟熏燎,鬼遽云:我怕烟气,不敢更留。遂无语,媪病亦瘥。今人冲恶者,必蓺术,盖邪鬼所畏也。《类编》出《医说》。

李行简外甥女适葛氏而寡,次嫁朱训,忽得疾如中风状。山人曹居白视之,曰:此邪病也。乃出针刺其足肿上二寸许,至一茶久,妇人醒曰:疾平矣。始言每疾作时,梦故夫引行山林中。今早梦如前,而故夫为棘刺刺足胫间,不可脱,惶惶宛转,乘间乃得归。曹笑曰:适所刺者,八邪穴也。《脞说》。

诈　病

张景岳向寓榆关客邸,一友忽黄昏叩门。张皇甚,问之,则所狎之妓,忽得急症,势在垂危,倘遭其厄,祸不可解。因求救,随往视之。见其口吐白沫,僵仆于地,口鼻四肢俱冷,气息如绝,状殊骇人。及诊之,则气口和平,与症不应。沉思久之,复诊脉如故,始悟其诈也。乃以仲景法试之,遂大声言曰:此病危矣,使非火攻,必不可活。非用如枣如栗之艾,亦不可活。又非灸人中、眉心、小腹数处,亦不可活。吾寓有艾,可速取来。然火灸尚迟,姑先与一药,倘能咽,咽后稍有声息,则生意已复,即不灸亦可。若口不咽,或咽后无声,速灸可也。即与一药,嘱其服后,即来报我。彼闻言已惊,惟恐大艾着体,药到即咽。少顷即哼声出,则徐动徐起矣。次日问其由,乃知为吃醋而然也。曲中奸狡,有如是者。

景岳在都时,有金吾蓄二妾,其一则燕姬也,有母随之。一日二妾相竞,燕姬理屈,若母助其跳踉,遂致气厥若死。乃令一婢抱持而坐,自暮达晨,绝无苏意。延治,初入室,见其肉厚色黑,面青目瞑,手撒息微。诊其脉则伏渺若脱,亦意其危也。而治法难施,温补则虑其气逆未散,开导则虑其脉绝难胜。踌躇间,乃请复诊,则以十指交叉抱腹,仰坦婢怀。因疑其前已撒手,今能反手,岂他人之所为乎？及诊之,似有嫌拒意,拽之不能动,乃出其不意猛拽之,则顿脱有声,力强且劲,此非欲脱,真病明矣。因思其脉若此,或以肉厚气滞,此北人禀赋多有之也。或以两腋紧夹,此奸人狡诈亦有之也。若其面青色微,则怒气使然,自不足怪。识见既定,因声言其危,使闻灸法,遂先投一剂,下咽即活。金吾因询其病真耶假耶？若假何以竟夕如是,且形症毕肖？若真何以药下即瘳,抑果药之元秘乎？曰:元秘乃在言耳,不过借药为名,但使彼惧,病即去矣。经曰忧可胜怒,正此谓也。然其狡诈,一至于此,使非再诊,亦几为所诳,可不审哉？

一士子为臣家所殴,遂卧病旬日,吐血盈盆。因喧传人命,连及多人,延医数辈,见其危剧之状,皆束手远避,防为所累也。最后张见之、察其色,则绝无窘苦之况。诊其脉,则皆和缓如常。始而疑,继而悟,乃潜语之曰:他可欺也,余不可欺也。此尔之血耶?家禽之血耶?其人愕然,浼予勿言。遂与调和,衔感而罢。

一邻妇以妒妾诟谇,与夫反目,因而病剧,咬牙瞪眼,僵厥不苏,若命在呼吸间者。其夫惊惶无措,其妾几遭不堪,求张救之。则脉非其病,遂用前法治之,愈后其夫感谢,而不知为其所愚也。若此二人,则又人事中之常态。使不有以鉴别,则此中变,而有以假病而延成真病者,有以小忿延成大祸者,故并记之,以资闻见。

针灸刺砭

九针形

镵针平半寸,长一寸六分,其头大末锐。其病热在头身,宜此。

圆针其身圆锋如卵形,长一寸六分。肉分气满,宜此。

鍉针锋如黍粟之锐,长三寸五分。脉气虚少,宜此。

锋针两三隅,长一寸六分。泻热出血,发泄痼病,宜此。

铍铦针一名铍针,末如剑锋,广二寸半,长四寸。破痈肿,出脓血。

圆利针尖如毫,且圆且利,中身微大,长一寸六分。调阴阳,去暴痹。

毫针法象毫,尖如蚊芒,长三寸六分。调经络,去病疾。

长针锋如刺,长十寸。痹深居骨,解腰脊节腠之间者,宜此。

燔针一名焠针,长四寸。风虚合于骨解皮肤之间者,宜此。

禁刺

病与相逆者,皆不可刺:大渴　大饱　大饥　新内　大怒　大劳　大醉　大惊　大风　大雨　大寒　大热　大虚　大困　大竭　浓云　色脉不顺　大患　危疾　漉漉之汗　浑浑之脉　身热甚　阴阳交争　五行刑制如心病遇癸日,余仿此。

望不补,晦不泻,弦不夺,朔不济。

禁针穴

脑户　囟会　神庭　络却　玉枕　角孙　颅囟　承泣　承灵　神道　灵台　膻中　水分　神阙　会阴　横骨　气冲　箕门　承筋　青灵　三阳络　手五里凡二十二穴。　合谷　三阴交二穴孕妇不宜针。　石门女子忌之,如针之,令无子。　云门　鸠尾　缺盆　客主人四穴不宜针深。

肩井此穴针深,令人闷倒,三里补之。

禁灸穴

承光　瘂门　风府　天柱　素髎　临泣　睛明　攒竹　迎香　禾髎　丝竹空　白环腧　颧髎　头维　下关　脊中　肩贞　心腧　天之牖　人迎　乳中　周荣　天府　中冲　阳关　阳池　隐白　漏谷　地五会　阴陵泉　条口　犊　阴市　伏兔　髀关　委中　殷门　申脉　承扶凡四十五穴。

伤寒灸之可否

《内经》云：脉之所见，邪之所在。脉沉者，邪气在内；脉浮者，邪气在表。世医只知脉之说，不知病症之禁忌。若表见寒证，身汗出，身常偎缩，栗而寒，不渴，欲覆厚衣，常恶寒，手足厥，皮肤干枯，其脉必沉细而迟。但有一二症，皆宜灸之，阳气下陷故也。若身热恶热，时见躁作，或面赤面黄，咽干嗌干口干，舌上黄赤，时渴咽嗌痛，皆热在外也。但有一二症，皆不可灸。其脉必浮数，或但数亦不可灸，灸之畜害立生。若有鼻不闻香臭，鼻流清涕，眼脸时痒，或欠或嚏，恶寒，其脉必沉，是脉症相应也。或轻手得弦紧者，是阴伏其阳也，虽面赤宜灸之，不可拘于面色赤而禁之也。刘纯。

辨伤寒五十九刺

五十九刺者，为头上五行，以克越诸阳之热也。大杼　膺腧　缺盆　背腧此八者，以泻胸中之热也。　气冲　三里　巨虚　上下廉此八者，以泻胃中之热也。　云门　髃骨　委中　髓空此八者，以泻四肢之热也。

针灸

用针八法

用针八法者：迎随一也，转针二也，手指三也，转针头四也，虚实五也，阴阳六也，提按七也，呼吸八也。补泻损益虚实，在此八法。

针用五门分主客

针用五门者，井荣腧经合也。春刺井，夏刺荣，秋刺经，冬刺合，季月刺腧，以有五门。一月亦同，一日亦有五门。同年宾客为邪气，主人乃正气。知者刺之，无不效也。

定针象木

针刺可曲可斜，可直可正。故定数以象木性之曲直也。

口藏比火

凡用针，先以针含口内令温，调补荣卫，以火性炎上，即升降旋转左右而下也。

常山阎氏曰：口温针暖，不惟滑利而少痛，亦借己之和气，与患人荣卫无寒温之争，便得相从。若不先温针暖，与血气相逆，寒温交争，而成疮者多矣。

灸刺分午前卯后离左酉南

午前卯后者,乃卯、辰、巳三时也。阳中之老阳,可灸刺万病之虚寒。离左酉南者,乃午未、申三时也。阳中之少阴,可灸刺万病之烦躁。重蒸之劳热而泻之,灸以吹之。灸时丈夫用室女,妇人用童男,吹之呵之,反作清凉之气也。呵吹者,灸之泻法也。

接气通经法

凡欲取偏枯久患荣卫诸疾,多是愈而复作者,始由气不接而其经不通流,虽有暂时之快,客气胜真,病当未愈也。当此乃令上接而下引。呼吸多少,经脉长短,各有定数。立法手三阳而九呼,过经四寸;手三阴接而七呼,过经五寸;足之三阳接而一十四呼,过经四寸;足之三阴接而一十二呼,过经五寸,重者倍之,吸亦同数。此接气通经,呼吸长短之法也。阎广明。

灸分阴阳上下多少

凡灸当先阳后阴,言从头面向左而渐下,次后从头向右而渐下,先上后下。《明堂》云:先灸于上,后灸于下,先灸于少,后灸于多,皆宜审之。王执中医科即叔权。

针灸须药

《千金》云:病有须针者,即针刺以补泻之。不宜针者,直尔灸之。然灸之大法,其孔穴与针无忌,即下白针,或温针讫,乃灸之,此为良医。其脚气一病,最宜针灸并施。若针而不灸,灸而不针,非良医也。针灸而药,药而不针灸,亦非良医也。但恨下里间知针者鲜尔。所以学者须解用针灸,温针白针皆须妙解。知针知药,固是良医,此言针灸与药之相须也。今人或但知针而不知灸,知灸而不知针,或惟用药而不知针灸者,皆犯孙真人所戒也。今世所谓医者,则但知有药而已,针灸则未尝过而问焉。人或告之,则曰:是外科也,业贵精,不贵杂也。否则曰:富贵之家,未必肯针灸也,皆自文其过耳。吾故详著《千金》之说,以示人云。

避人神说

《千金》云:欲行针灸,先知行年宜忌,及人神所在,不与禁忌相应即可,故男忌除,女忌破,男忌戊,女忌己。有日神忌,有每月忌,有十二时忌,有四季人神,有十二部人神,又有所谓血支血忌之类。凡医者,不能知此避忌,若逢病人厄,会男女气怯,下手至困,通神达士,岂拘此哉?若遇急卒暴患,不拘此法。许希亦云:若病卒暴,宜急灸疗,亦不拘此。一日之间,止忌一时是也。

又云:痈疽疔肿、喉痹客忤尤为急。凡作汤药不可避凶日,觉病须臾,即宜便治。又云:凡人卒暴得风,或中时气,凡百所苦,须臾灸疗,渐久后皆难愈。此论甚当。夫急难之际,命在须臾,若必待吉日而后治,已沦于鬼录矣。此所以不可拘避忌也。惟平居治病于未形,选天德月德等日,服药针灸可也。

论灸

灸有补泻,不可轻议。大率沉结寒冷之症,施之为宜。盖阴寒湿气凝留血脉,汤剂熨引,不能独治。方是时,惟火艾足以烁其势,岂非火能运行阳气,驱逐阴邪,其效有速于药石者?即老壮不同,强弱异禀,灼治之法,夫岂一端?故多有逾于数百壮,少或止于三五七九之数,要皆详审而行之。若夫阳病灸之,则为大逆。是以论伤寒者,谓微数之脉,既汗之后,脉浮,热甚,三者悉不可灸。惟少阴皆恶寒,吐利,脉不足,与夫脉从手足厥之类,三者为可灸焉。通明乎此,触类以往,又安有灸焫之妄也?故曰:不须灸而强与之灸者,令人火邪入腹,干错五脏,重其烦躁。须灸而不与之灸,使冷结重凝,久而弥固,气上冲心,无地消散,可不鉴哉!

论刺

其病挛痹,其治宜微针。形乐志苦,病生于脉,治以灸刺。明九针之用,经络补泻之法也。故荣卫异刺,以分血气之虚实。井荣异刺,以分五行之子母。募腧异刺,以分背腹之阴阳。春夏异刺,以分人气之浅深。大抵虚补实泻,无过不及之伤,以辅其平者,刺法之大要也。然有病势未深,可刺而即愈者,所谓病之始起,可刺而已。或痹不仁,肿痛,可灸刺而去之是也。有病传诸经,必上下俱刺者,所谓刺热刺疟,病甚,为五十九刺是也。然刺之为言,同于击刺之刺,以为利也,害在其中。黄帝谓徐人安静,手巧而心审谛者,可使行针艾。张机谓针能杀生人,不能起死人,凡以用之,不可不慎也。况九针异体,取病有殊,十二节异法,用有轻重。必明日月星辰,四时八正之在天;寒暑燥湿,经水盈虚之在地;肥瘠壮弱,虚实盛衰之在人。然后呼吸补泻,出入迎随,惟意之从,岂特知募腧部分,皮肉筋骸,饥饱劳逸而已哉?故曰:见微得过,用之不殆。雄按:方阅此篇,适闻陈汉题令媳,为关琴楚之女孙,患疾赴越,就陈某治之,针入而血流不止,须臾而逝,益见仲圣之言为不诬也。

论砭石

上古针法垂布于天下,制砭石有小大者,乃随病所宜。用石代针,一曰针石,二曰砭石,三曰镵石,其实一也。破坚决肉,砭射肿热者,则决之以砭石。良由邪气暴戾,则微针不能及。况又病有气血盛实,逆于肉里蓄结痈肿之类,非砭石则不能射之,此所谓血实宜决之。又形乐志乐,病生于内者,治之以砭石。东方之民,多病痈疡,其治宜砭石。砭石之来,始自于此。扁鹊有云:病在脉血者,治之以砭石。是故一切肿疾,悉宜镰割足小指下横纹间。肿在左则割左,在右则割右,血少出则瘥。以至疔肿、痈疡、丹毒、瘰疬、代指瘑病、气痛流肿之类,皆须出血者,急以砭石砭之。大抵砭石之用,其法必泻。若在冬时,人气闭塞,则用药而少针石。所谓少针石者,非痈疽之谓也。痈疽不得顷时回，苟缓于针石，则毒气内攻，腐坏筋骨，穿通脏腑矣。治石疗疮，则忌瓦砾砖石之类。治刀镰疗疮，则忌铁刀伤割。若是者，可以药治也。《素问》又曰：人病颈痈，或石治之，或针灸治之而皆已，此盖同病异治也。夫痈疽之气弱者，宜针开除去之，气盛血聚者，宜石而泻之。若然，则砭石九针之用，各有所利。善治血脉之变，痈疽之病者，当审轻重而制之。并《圣济总录》，自王执中下。

色诊

洛阳孙伯英，因诬狱，妻子被系，逃于故人。是夜，觉胃胁痛，托故人求药。故人曰：有名医张戴人在焉，当与公同往。时戴人酒未醒，强呼之，故人曰：吾有一亲人病，欲求诊。戴人隔窗望见伯英曰：此公伏大惊恐。故人曰：何以知之？戴人曰：面青脱色，胆受怖也。后会赦乃出，方告戴人。《儒门事亲》。

华佗传盐渎严昕与数人共候佗，适至，佗谓昕曰：君身中佳否？昕曰：自如常。佗曰：君有急病，见于面，莫多饮酒。坐毕归，行数里，昕卒头眩堕车，人扶将还载归家中，一宿死。《三国志》。

有士人病颜面青而光，其气哽哽，钱乙曰：肝乘肺，此逆候也。若秋得之可治，今春不可治。其家祈哀，强之与药。明日，曰：吾药再泻肝而不少却，三补肺而益虚，又加唇白，法当三日死。然安谷者过期，不安谷者不及期，今倘能粥，五日而绝。《宋史》。亦仿仓公传。

汪石山曰：伏经脉最难求，如积热之久，脉反沉细，而外症又寒，苟非兼望闻问切，何可得也？世俗讳言试医，医复讳情妄臆，而豪贵妇女，往往不得望闻，岂不大错？

卷二十三

经　水

徐灵胎曰：妇人之疾，与男子无异。惟经期胎产之疾不同，且多癥瘕之疾。其所以多癥瘕之故，亦以经带胎产之血易于凝滞，故较之男子为多。故古人名妇科谓之带下医，以其病总属于带下也。凡治妇人，先明冲任之脉。冲脉起于气街，在毛际两旁。并少阴之经，挟脐上行，至胸中而散。任脉起于中极之下，脐下四寸。以上毛际，循腹里上关元。又云：冲任皆起于胞中，上循背里，为经脉之海。此皆血之所从生，而胎之所由系也。明于冲任之故，则本原洞悉，而后其所生之病，千条万绪，可以知其所从起。更参合古人所用之方，而神明变化之，则每症必有传受，不概治以男子泛用之药，自能所治辄效矣。至如世俗相传之说，如产前宜凉，产后宜温等论。夫胎前宜凉，理或有之。若产后宜温，则脱血之后，阴气大伤，孤阳独炽，又瘀血未净，结为蕴热，乃反用姜、桂等药，我见时医以此杀人无数。观仲景于产后之疾，以石膏、白薇、竹茹等药治之，无不神效。或云产后瘀血，得寒则凝，得热则行，此大谬也。凡瘀血结凝，因热而凝者，得寒降而解；因寒而凝者，得热降而解。如桃仁承气汤，非寒散而何？未闻此汤能凝血也。盖产后瘀血，热结为多，热瘀成块，更益以热，则炼成干血，永无解散之日。其重者阴涸而即死，轻者或坚痞褥劳等疾。惟实见真属寒气所结之瘀，则宜用温散。故凡治病之法，不本于古圣，而反宗后人之邪说，皆足以害人。诸科皆然，不独妇科也。

裴兆期治一妇，头眩耳鸣，肉瞤筋惕，恍惚不得寐，乍作乍止半载矣。后乃阻经四月，小腹如怀孕状，医疑其妊而安之。忽一日，下紫黑血少许，始知为经闭。改用通经药数剂，腹不减，反增恶心呕哕，粥饮下咽，旋即越出，咽喉焦痛，舌黑无津，医不知何故。裴诊之，六脉弦细而滑，两关尤甚。曰：顽痰闭滞，血海壅瘀，月事乃阻耳。其脉细而滑者，痰脉也；头眩耳鸣恍惚者，痰证也；呕吐不食者，痰客中焦也；舌黑无津,咽喉焦痛者,痰生热也。经谓治病必求其本,今病本于痰,必以治痰为首务。遂投滚痰丸八十粒,不动。再投七十粒,小腹微痛。次日又服如数,小腹痛不可忍,将夜半下如猪肝者四五块,每块几盈尺,更下如破絮脂膜者无数,又累累若石榴子,红白攒缀,连络而下者,不啻二三斗,小腹顿平,痛亦如失。最异者吐痰碗许,俱如绿草汁色,口角流涎不断,如琴弦之坚。丹溪谓怪病是痰,十居八九,良然。时胸次未平,饮食少进,用橘红、茯苓各一钱,枳实、黄连、半夏曲各八分,水煎入姜汁二匙,竹沥半酒杯。二剂后,以六君子汤加减,更服加味润下丸,调理百余日而愈,逾年生一子。

沈尧封曰:《素问》云二阳之病发心脾,有不得隐曲,女子不月。其传为息贲者,死不治。二阳指阳明经言,不指脏腑言。二阳之病发心脾者,阳明为多血之经,血乃水谷之精气,藉心火煅炼而成。忧愁思虑伤心,困及其子,不嗜饮食,血无以资生,阳明病矣。经云,前阴总宗筋之所会,会于气冲,而阳明为之长。故阳明病则阳事衰,而不得隐曲也。太冲为血海,并阳明之经而行,故阳明病则冲脉衰,而女子不月也。又寇宗奭曰:童年情窦早开,积想在心,月水先闭。盖忧愁思虑则伤心,心伤则血耗竭,故经水闭也。火既受病,不能荣养其子,故不嗜食。脾既虚,则金气亏,故发嗽。嗽既作,则水气竭,故四肢干。木气不充,故多怒,发鬓焦,筋痿。五脏以次传遍,故不卒死,然终死也,比于诸证最为难治。按:此条亦从《金匮》虚字内分出,但所愿不遂,相火必炽,非补水无以制之。六味地黄丸汤补阴泻阳,固是妙法。然脾虚食减,尚嫌地黄腻膈,炒枯可也。不然,以女贞子易之。

雄按:此证最难治。六味碍脾,归脾助火,惟薛一瓢滋荣养液膏加小麦、大枣、远志,庶几合法。一瓢又有心脾双补丸,亦可酌用。滋荣养液膏方:女贞子、广陈皮、干桑叶、大熟地、旱莲草、白芍药、黑芝麻、枸杞子、甘菊花、当归身、黑稆豆、玉竹、南烛叶、白茯神、沙苑蒺藜、炙甘草。以上十六味,前十四味各四两,后二味各二两,天泉水,桑柴火熬膏,收入真阿胶三两,炼净白蜜三两,瓷瓶收贮。每日卯时挑服五六钱,开水送下。心脾双补丸方:人参、元参、五味子、远志肉、麦冬、茯神、酸枣仁、柏子仁、于潜术、川贝母、生甘草、苦桔梗、丹参、生地、川黄连、制香附。上为末,用桂圆肉熬膏代蜜,捣丸如弹子大,朱砂为衣。每晨嚼服一丸,开水送下。

沈尧封治一妇,热多寒少,谵语夜甚,经水来三日,病发而止。本家亦知热入血室,用小柴胡数帖病增,舌色黄燥,上下齿俱是干血。沈用生地、丹皮、麦冬等药不应,药入则干呕,脉象弱而不大。因思弱脉多火,胃液干燥,所以作呕。遂用白虎汤加生地、麦冬,二剂热退神清。惟二十余日不大便,与麻仁丸,三服得便而安。

一室女发热，经水来，医用表散药增剧，谵语夜甚。投小柴胡汤不应，夜起如狂。或疑蓄血，投凉血消瘀药，亦不应。左关脉弦硬鼓指，询知病从怒起，因用胆草、黄芩、山栀、丹皮、羚羊角、芦荟、甘草、归身等药，一剂知，四剂愈。

　　张仪表令爱发热，经水来，昏夜谵语，如见鬼状，投小柴胡汤增剧。询其病情云：醒时下体恶寒，即愦时亦尝牵被敛衣。因语此证，平素必患带下，且完姻未久，隐曲之事未免过当。复值经水过多，精血两亏，阴阳并竭。其恶寒发热，由阴阳相乘所致，非外感邪热深入也。投发散清热，证同亡阳。《伤寒论》云：亡阳则谵语。《内经》云：脱阳者，见鬼是也。用肾气丸，早晚各二钱，神气即清。随以苁蓉易桂、附，数剂全愈。

　　参香八珍膏丹，参去头尾，酒洗蒸熟，四制香附各四钱，熟地、炙黄芪、白芍酒炒、蒸熟白术、白归身酒炒、茯苓各三两，八味熬膏，每服三钱，开水调下。薛一瓢曰：此女方调理方之首选也。气味和平，功能相称，虚人可以久服。

　　青附金丹，治妇女癥瘕。青皮四两，用硝石五钱化水浸；香附四两，童便浸；郁金二两，用生矾五钱化水浸；丹参二两，姜汁浸。四味研细末，醋丸麻子大，晒干洒上阿胶水，摇令光泽。再用人参、当归、川芎各一两，白术、茯苓、制半夏各二两，陈皮、炙草各五钱，研极细末，以米饮泛在光泽小丸上，作外廓晒干。每服三钱，开水下。此薛一瓢方。缘虚弱人患癥瘕痃癖有形之病，不可任施攻下，故用此为缓消之计。其妙在以六君、芎、归为外廓，使药入胃，将不知有攻削之味，而胃气不伤。迨其渐化，则对症之药已至病所，俾病去而正不伤，诚女科要方也。

　　五香丸，治同上。五灵脂一斤，香附一斤，水浸一日，黑牵牛、白牵牛各取头末二两。上四味一半微火炒熟，一半生用，共研细末和匀，醋糊为丸莱菔子大。每服七八分，或一钱，临卧姜汤下。次早再一服，即愈。孕妇忌服，小儿减半。五灵脂破瘀生新，香附调气舒郁，牵牛开结行痰、逐饮、通水，合为消症散癖之方，不为不峻。然每服钱计，用治实证，尚为善药。即痰积、食积、气滞成症，蛊膈肿胀，实癎初起，审属痞聚在腹，有形攻痛之证皆可治之。虚人或以六君子加归、芎作煎剂送服亦可。

　　王氏云：一妇人有女年十五，请诊，言女年十四时，经水自下乃忽断，其母甚恐怖。师曰：此女为是夫人亲女非也。若亲女者，当相为说之。妇人因答言是自女尔。师曰：所以问者，无他。夫人年十四时，亦以经水下，所以女至此而断，是为避年，勿怪，后当自下。《东垣十书》。

　　张子和曰：一妇人年二十余岁，病经闭不行，寒热往来，咳嗽潮热。庸医禁切，无物可食。一日当暑出门，忽见卖凉粉者，冰水和饮，大为一食，顿觉神清骨健，数月经水自下。雄按：世人但知血寒则凝，而不知血热则结也。

滑伯仁治龙君泽室人，暑月中，病经事沉滞，寒热自汗，咳嗽有痰，体瘦，痒，脐腹刺痛，脉弦数，六至有余。曰：此二阳病也。《素问》云：二阳之病发心脾，女子得之则不月。二阳，阳明也，阳明为金，为燥化。今其所以不月者，因其所遭也。阳明本为燥金，适遭于暑，暑火也，以火烁金，则愈燥矣。血者水类，金为化源，宜月事沉滞不来也。他医方制归茸桂附丸以温经而未进。滑曰：夫血得寒则止，得温则行，热则搏，搏则燥，复加燥药，血益干，则病必甚。亟令却之，更以当归柴胡饮子，为清金泻火，流湿润燥。三五进而经事通，余病悉除。龙君曰：微生几为人所误也。

薛立斋诊一室女，年十七，病久不愈，天癸未通，发热咳嗽，饮食少思，欲用通经丸。薛曰：此盖因禀气不足，阴血未充故耳。但养气血，益津液，其经自行。彼惑于速效，仍用之。薛曰：非其治也。此乃慓悍之剂，大助阳火，阴血得之则妄行，脾胃得之则愈虚。后果经血妄行，饮食愈少，遂致不救。

一妇人素有胃火，或用凉胃散而安。后因劳役，燥渴内热，肌肉消瘦，月经不行。薛谓此胃火消铄阴血，用逍遥散加丹皮、炒栀以清胃热，用八珍汤加茯苓、远志以养脾血，而经自行矣。

一疠妇少寐，经水两月余一至，误服通经丸，辗转无寐，午前恶寒，午后发热。薛以为思虑亏损脾血，用归脾汤作丸，午前六君送下，午后以逍遥散送下，两月余得寐，半载经行如期，年余而疮愈。

龚子才治魏宪副妻，患逆经吐血不止，六脉微涩有力，此血虚火盛也。以四物去熟地，用生地共二两，加酒蒸大黄一钱钱刻本作两，疑误。同煎，入童便服之，服后血止而经通。

徐宪副妾，患经闭，人皆疑有孕。七八月来，渐觉黄瘦，腹中左右块如鼓，发热面赤，不思饮食。诊之，六脉微涩，此血枯气郁也。以四物汤加香附、丹皮、白术之类，白术何以加入？十数服；又加桃仁，红花，数服。下血块多许乃愈。

孙文垣治吴北海内人，每月经期之前，四肢累累发块，红紫胀痛，不思饮食，胃脘亦常痛，肝火上逆。经水多不及期而至，肝火下迫。脉之，两手皆驶。以症参观，肝脾二经郁火也。盖肝主怒，脾主思，多思多怒，隐而不发，郁滞于中，故临经累累发红，肿于四肢也。脾主四肢。以青皮、香附、柴胡、川芎、乌药、白芍、丹参、元胡索、郁金、酒炒黄连、栀子治之而愈。青皮、乌药宜酌用。

潘氏媳因经水不行，医投安胎之剂。越七日，经忽暴至，内有血块筋膜如手大者一二块，昏冒困惫，其脉右关洪滑，左寸洪数，两尺皆洪大，夜分咬牙乱语，状如热入血室。手心热，口噤，手足皆冷，心胸胀闷不快，面色青。孙曰：此浊痰流滞血海，以误服安胎之剂，益加其滞。由血去多，故神魂无定；痰迷心窍，故神昏乱语。急为调气开痰，安神养血可生也。即以温胆汤加石菖蒲、酒芩、天麻、枣仁、丹皮与服。其夜子丑时，咬牙乱语皆减半，仍与前药，每帖加竹茹五钱，临睡又与黑虎丹数粒，诸症悉愈。或问病每盛于夜半何也？曰：此心包络与胆经有痰热故也。专治此两经，痰既消，神魂自安矣。

程好吾子妇，腹中微疼，经行不畅，喉痛，四肢麻木作胀，不知饥饿。孙诊之，右脉洪大如豌豆，以川芎、香附、麦芽、山楂、乌梅、甘草、桔梗、酒芩、防风、荆芥、白术、茯苓，四剂而安。次月经水大行，十日不止，以黄芪、阿胶、蒲黄各一钱，白芍二钱，甘草三分，一帖而安。此后但觉浊气下坠，屁从子户中出，即阴吹病。以补中益气汤，用酒炒黄连调养而平。

胡氏女及笄后患吐血，每吐碗余，下午倦怠，夜分潮热，呕恶不食，便秘。时师谓阴虚火动，投滋阴之剂，反加饱闷，背心胀痛。脉之，两寸洪大，两尺弱。知其有瘀血凝滞，致新血不得归经，故满而倒溢也。先以龙荟丸通之，更以石膏、橘红、半夏、神曲、黄连、茜根、竹茹、枳壳各一钱，茯苓八分，甘草三分，服后大便行三次，吐止食进。后用二陈汤加滑石、丹参、丹皮、茜根、白芍、香附，二十帖经调而愈。此吐血亦经逆也，当与龚子才治魏宪副妾案参阅。雄按：今春余治朱生甫五令媳，患证与此略同。医皆作损治，广服滋阴之药，反咳嗽便溏，卧床已匝月矣。余用沙参、丹参、竹茹、石斛、滑石、茜根、海螵蛸、桃仁、丝瓜络、苇茎、茅根、蛤壳治之愈矣。

喻嘉言治杨季登长女及笄，经闭年余，发热食少，肌削多汗，而成劳怯。医见汗多，误谓虚也，投以参、术，其血愈锢。喻诊时，见汗出如蒸笼气水，谓曰：此症可疗处全在有汗。盖经血内闭，止有从皮毛透出一路，以汗亦血也。设无汗而血不流，则皮毛干槁而死矣。宜用极苦之药，以引其血入内，俾下通于冲脉，则热退经行，而汗自止，非补药所能效也。以龙荟丸日进三次，月余经止，汗热稍轻。前丸日进一次，又一月，大至，淋漓五日，症全瘳矣。

王肯堂治一妇，寡居郁结成疾，经事不行，体热如炙。忽吐血若泉涌，或用止血药不效。令以茜花根捣汁，浓磨沉香，服至五钱许。日以酽醋贮瓶内，火上炙热，气熏两鼻孔，血始得降下，吐血不复作，经事乃行。此亦逆经症。雄按：沉香岂可服至五钱？不若以童便、桃仁、醋制大黄下之。

吕东庄治曹远思内人，月水不至四月矣。腹痛不止，饮食少进，医作胎病治。吕曰：此郁血也。然气禀怯弱，当补而行之。用八珍汤三大剂，果下血块升许，腹痛犹未除也。以大剂养荣等药调理而痛除食进。与立斋一案略同。

黄履素曰：予媳申氏多郁怒，忽患不月，腹渐大，疑为妊也。医者视之，亦以为妊也。十余月弗产，诸症渐见，乃始疑之。医者亦以为蓄血之症，时有欲下者，众议以为体弱不能胜,止可暗消。于是久用行血调血之剂,而不敢用下血之药,竟勿效。厥后医药杂投,遂致不起。一日偶阅《震泽纪闻》载盛启东治宫妃一案,大为悔悼。案载江篁南《名医类案》血门。

南山妇人,年三十八,于九月二十三日月经行,比前过后十日,得草药以败血海,为下胎之谋,数服血下,因此腹痛,小腹下有块如碗大,不可按,汤熨则痛稍定,大小便抽痛,小便涩,大便略下少赤积垢,食不进,口略渴,发热。此胃气为草药所败,加以受伤之血,妄行而不得泄,所以为病。砂仁、甘草、川芎、黄芩各三分,滑石一钱五分,牛膝二钱,桃仁七粒,水酒煎服。

黄师文治子才婢子,得面热病,每一面热至赤且痒,闷绝。曰:此经候来时,尝为火所逼也。问之,曰:无之。已而思曰:昨者经候来,适为孺人粘衣服,伛偻曝日中,其昏如烈火炙,以孺人趣其物,不敢已,由是面遂热。黄曰:是也。以四物汤加防风获瘥。

孙文垣治一妇,经不行者三月,大便泻,腹胀嘈杂,吐酸水,时下白带,常恶心,自谓有孕。脉之曰:此脾经有湿热,心经有瘀血也。与二陈汤加白术、泽泻、猪苓、酒连、茱萸、滑石、麦芽、山楂,泻止胀宽,经行腰腹作痛。以川芎三钱,当归五钱,香附、丹参、桃仁各一钱服之,口中吐黑血甚多,且有如脓者。改用四物汤加丹皮、丹参、桃仁、红花、滑石调理而痊。

从孙妇程氏,年甫三旬,产五次,今则经闭不行者八年,肌肉则丰肥于昔,饮食又倍于昔,精采则艳美于昔,腹柔不坚,略无所谓病者。或用四物汤、元胡、丹皮之剂,千余服矣。至三棱、莪术、干漆、桃仁、苏木之类,遍尝不应。诊之,六脉缓大有力,曰:此脾湿生痰,脂满子宫,徒行血、活血、破血无益也。以平胃散加滑石、桃仁、黄连、姜黄、丹参、南星、半夏,作丸服之,半年而经行,次年生子,后又连生一子一女。雄按:此等证,如脉平和者,不必服药。

薛立斋治一妇人,性善怒,发热,经水非过期则不及,肢体倦怠,饮食少思,而颤振,此脾气不足,肝经血少而火盛也。午前以调中益气汤加茯苓、贝母送六味丸,午后以逍遥散送六味丸,两月余而愈。

一妇人年五十,内热晡热,经水两三月一至。此血虚有热,用逍遥散加山茱萸治之而愈。后有痰作渴,或小便不调,或头晕白带,用六味而安。

　　琇按:五十之年,经宜止矣。此不当在经水血虚之门,或五字乃四字之讹耳。

一妇人月经不调,晡热内热,饮食少思,肌体消瘦,小便频数。或用清热生血之剂,月经不行,四肢浮肿,小便淋沥,朝用《金匮》加减肾气丸,夕用归脾汤,渐愈。又用八珍汤，两月全愈。

　　陆养愚治董龙山夫人，胸膈不舒，大便不实，或时去血，或时去积，经期或先或后，或多或少，参差作痛，养血健脾俱不效。饮食既少，肌肉亦瘦，晚不能食，食则饱胀，不能安卧。脉之，沉弦而滑，右关尤甚，曰：沉为气滞，弦为留饮，滑为痰凝。经之不调，便之不实，腹之胀痛，皆痰积为之也。乃合清气化痰丸，二陈汤送下，数剂，大便去痰积若干，遂不胀不疼。改用六君子汤数剂，而大便坚。后以调气养荣汤间服，经调而孕。

　　施凤岗室人，素嗜五辛，三孕皆不育，年三十，即月事不行将及二载，胸腹作痛，行走无定，或数日一发，或一日二三发。服养血行血之药，身体时热，肌肤渐瘦。或谓补血不补气，无阳则独阴不生，用参、芪、白术、肉桂、芎、归数剂，痰中见血，便燥兼血。脉之，两手举按皆数，左关散而弦，右关数而实，两尺数而沉涩，曰：此血虚不待言，然脉症皆火象也。惟清其热，则血得所养，而经自行矣。或谓寒则凝，热则行，今以清火疗血闭何也？曰：寒凝热行者，盖谓无大病者言之也。经不云乎？二阳之病发心脾，有不得隐曲，女子不月，其传为风消，传为息贲者死。王太仆曰二阳，胃与大肠也。二经有热，心脾受之，以致消肌烁肉，上气喘逆。今病者素嗜辛辣，岂非肠胃有热乎？今已移之心脾，月久不行，肌肉消削，是传为风消。幸不喘咳，未至息贲耳。复投温热，是抱薪救火，经所谓赞其复翼其胜也。法当先清脾胃积热，使心气下降，绩以养血滋阴济之，则水泉通而流不绝也。用三黄汤加山栀、丹皮、生地、白芍，十剂痰红便血俱减。更以前方加芎、归，十剂而月事通矣。后以六味丸料加知、柏、紫河车一具，服之即孕。

　　陆祖愚治吴君采室，平日血虚有火，生一女已七岁，不再孕。忽经候两月不行，以为孕也。偶胸腹不快，投安胎养血之剂，反小肚作痛，经行如崩，去血多而痛不止，足膝逆冷，气短奄奄。或以为小产，用芎、归、元胡、姜、桂等，血不止而痛愈甚，咽喉燥痛，吞吐有妨。脉之，沉细而实，按之有力，用炒连、白芍、丹皮、花粉、当归、炒栀、楂肉、阿胶，煎令徐徐吞下。次早，喉腹之痛俱愈，足膝反温暖。后用归、芍、参、苓、地黄、丹皮、木香以行其滞而渐愈。

　　一妇经后凝血成块在左，泄泻不止，完谷不化，血块暴下如注，臭秽难堪。经候不调，脾胃因而下损。且经漏不止，前阴之气血已脱。泄泻不止，后阴之气血下陷。总是热证，而下焦久脱，亦化于寒矣。泻寒以热，泻湿以燥，宜大升大举，以助肝木生发升长。遂以柴胡、升麻各五分，炙草、陈皮、归身、黄芪各一钱，人参、神曲各钱半，白术二钱，黄芩少许，进二帖，水煎热服而愈。

　　一妇经水不调，未来先痛，行后又痛，用人参、炙草、川芎、肉桂、丹皮酒洗各五钱,白术、茯苓各一两半,当归酒洗、白芍酒炒、益母草酒洗蜜拌各一两,白芷、木香各三钱,糊丸。

一妇人经前作痛,且有白带,用十全大补汤加元胡索、益母草、木香而安。

张路玉治薛氏妇,每经行必先作泻二三日,其脉左关尺弦细如丝,右关上小驶而滑。服姜、桂、萸、附则大渴,泄泻转剧。服苓、泽、车前则目暗如盲。此肝血虚寒而脾胃有伏火也。俟经将行作泻时,朝用理中加黄连作汤,服五六剂,暮与加减八味丸加紫石英,作丸常服。不终剂而数年之疾顿除。

立斋治一妇人,晡热,肢体瘦倦,食少无味,月经不行,或鼻衄,或血崩,半载矣。或用顺气清热止血等剂,不应,更加寒热,且时欲作呕。此为郁怒亏损,脾胃虚火,错经妄行而然耳。遂朝用补中益气汤,夕用六味地黄丸各数帖,半载而痊。

一妇人素沉静,晡热内热,月经不调,后每一二月,或齿缝,或舌下,或咽间出血碗许,如此年余,服清热凉血,调理之药益甚。此肝脾气郁,血热上行。先用加味归脾汤,后用加味逍遥散,摄血归源,而经自调,前症顿愈。

陈自明治一妇人,月经过期不至,腹内作痛。服破血行气之剂不效。与神仙追毒丸一粒,服之而瘥。方见蛊门。

立斋治一妇人,因经水多,服涩药止之,致腹作痛,以失笑散二服而瘥。五灵脂、蒲黄俱炒,等分,每服二三钱,醋一合,熬成膏,入水一盏,煎七分,食前热服。又用加味逍遥散,数剂而经调。

一妇人经水不调,两月一至,或三月一至,四肢微肿,饮食少思,日晡发热,此脾土气血皆虚也。须先用壮脾胃、养气血之剂,饮食进,则浮肿自消,气血充,则经自调矣。彼以为缓,乃用峻剂,先通月经。果腹疼,泻不止,致遍身浮肿,饮食愈少,殁于木旺之月。

褚氏云:月水不通,久则血结于内生块,变为血瘕,亦作血症。血水相并,壅塞不通,脾胃虚弱,变为水肿。所以然者,脾候身之肌肉,象于土,土主克于水。水血既并,脾气衰弱,不能克消,致水气流溢,浸渍肌肉,故肿满也。观此,岂宜用克伐之剂?

有女人月事退出,皆作禽兽之形,欲来伤人。先将绵塞阴户,乃顿服没药末一两,白汤调下,即愈。《奇疾方》。

朱丹溪治一妇人,积痰经不行,夜则谵妄。以栝楼子一钱,黄连半钱,吴茱萸十粒,桃仁五个,红曲末些少,砂仁三钱,山楂一钱。上末之,以生姜研炊饼丸。《治法》。

一妇人阴虚,经脉久不通,小便短涩,身体疼痛。以四物汤加苍术、牛膝、陈皮、生甘草,又用苍莎丸加苍耳、酒芍为丸,煎前汤送下。同上。

一妇人两月经不行,腹痛发热。但行血凉血,经行自愈。用四物汤加黄芩、红花、桃仁、香附、元胡索之类。同上。

一妇人寡居,经事久不行,腹满少食,小腹时痛,形弱身热。当归酒浸、熟地姜炒、香附各一钱,白芍、川芎、陈皮各七分半,黄檗炒、知母炒、厚朴姜制、元胡索半钱,白术二钱,生甘草、大腹皮各三钱,红花豆酒浸,桃仁九个。上咬咀,水煎。同上。

陈良甫治罗姓女人,每遇经行时则脐与小腹下痛不可忍,服药无效。以桂枝桃仁汤愈。自后再发,一投而瘥。桂枝、白芍、生地黄各二钱,桃仁七枚去皮尖,甘草一钱,姜水煎。《大全良方》。

立斋治一妇人,性沉多虑,月经不行,胸满少食,或作胀,或吞酸,以为中气虚寒。用补中益气加砂仁、香附、煨姜,二剂胸膈和而饮食进。更以六君加芎、归、贝母、桔梗、生姜、大枣数剂,脾胃健而经自调矣。

一妇人因怒伤,不思饮食,发热倦怠,骨肉酸疼,羸瘦而黄,经水积渐不行,颈间结核,以逍遥散、八珍汤治之,少可。彼自误服水蛭等药,血气愈虚,遂致不起。良甫云:忧愁思虑则伤心,心伤则血逆竭,血逆竭则神色先散,而月水闭。火既受病,不能荣养其子,故不嗜食。子虚则金气亏,故咳。咳则水气绝,木气不充,故四肢干。又云:经候微少,渐渐不通,手足骨肉烦痛,日渐羸瘦潮热,其脉微数,此由气虚血弱,阳往乘之。少水不能灭盛火,故火逼水涸亡津液。当养血益阴,用柏子丸,泽兰汤为主,勿遽通之。

钱国实曰:吴江黄启元妻刘氏,生平洁净,自十七行经,每年一度,生二子一女。又武林陈氏媳,每季行经一次,七年方受一胎,生二子二女。皆尝诊治之,此妇禀赋之异,非按月而行之。

徐孟阳母叶氏,八九,经仍不断,体厚无病。然甚忧之,以问钱,钱曰:经云阴生于阳,阳之数七,故妇人七七经断无子。汝母禀厚之极,经出理之外矣。后寿至九九而终。雄按:余治许培之大母,年逾七秩,泛水仍行,亦血气充盈,而非病也。后寿亦逾大耋。

钱国宾云:余游兰溪,时逢端阳,友人宴于花园,谈及邑中篾匠孙二之妻,年三十生四子一女,自来无经。余以戏言,未信。适妇货篮至,客皆笑曰:此妇是也。余即问之,妇云:不知经为何物。夫妇人经候,经者常也;候者,候一月之阴阳也。若潮候应乎天时,真气相与流通,所以女子二七天癸至,月水如期。凡女人受孕经止者,平日所生气血,以养积而为经。血热则经早,血少则经迟。血盛则七七仍经,血衰则五七外经止。受孕则所生气血,皆以养胎。胎生血上为乳,乳止血下为经。元门采真,退经为乳两说,则经乳一耳。经本于肾,旺于冲任二脉。冲为血海,任为胞胎。此妇无经者,乃冲脉与人禀赋不同,任脉与人乳子则一样。《素问》曰:人之心偏,则作事不定。人之下眼眶窄,则胆小。五脏各有禀赋外候,以此理推自明。尝观书云:人之道根深厚者,其元关坚固,男子则不易输泄,女子则月事行。此皆久修苦炼之徒,功行未成,复生人道,而仗宿世修养之力,故禀赋之厚,不与常人同。此说最为有理。钱公反复说,究未指明其所以然,殊为可笑。

蒋仲芳治姚生妇,年二十五,其月事或半年,或三月方得一至,温补调治二载转剧。诊之,脉来微涩,外症口干唇燥,手足心热,曰:后期古法主寒,然其兼症热也。因热耗血,血少故后期耳。遂用大剂生地、当归为主,佐以条芩、山栀、白芍、川芎、丹皮、泽兰、知母、鳖甲,六剂后则经准,一月后而孕矣。雄按:古法难执,岂经迟一证为然乎?医者宜究心焉。

魏玉横曰:徐德滋女,年近二十,素有胁痛肝病,常时月事先期而至,近忽逾数日。脉之,两关躁疾,两寸上溢。察其面,有如疹者数十点,其色或青或紫。询其身亦有,至舌上亦有数点。绝类阳气热证,然并无头痛寒热,且能进饭二瓯。良由肝火内炽,上乘肺胃而然。与生地、杞子、麦冬、丹皮、山栀、当归、生芍、甘草、元参,令服一剂。次日晡后始至,见其偃卧,上半俯着床沿,呕血盆许。询之,则自已排血出如涌,既而心下若有一块上攻,故必偃伏,以床沿抵住稍可,否则上顶闷绝。脉之,若有若无。意其经水过期,乘肝火上逆而出,即俗之倒经是也。然其急暴如此,兼之地气上攻,其症危矣。非大剂纯阴,何以挽回?与熟地二两,杞子一两,令连进二服,服下即能仰卧,血止脉回。次日忽咳嗽无痰,此肺金燥而肝火未平也。前方减半,加麦冬、沙参、蒌仁、生地,八剂而愈。愈后面上之疹乃消,舌上之疹褪下如痘靥云。又顾卜周内人失血,奄奄垂毙,亦以前药数剂而愈。雄按:水、火、风,皆地气也。姜、附、白通,治地中水气上逆,以阳刚之品,扫除浊阴也。此症风动火升,故以纯阴之品镇息为治也。

范氏女,年及笄矣。忽病,夜卧小便自遗,晨起昏昏如醉,神气与人了不相当,晡后渐清爽,皮肤瘾疹,胸膈迷闷,食亦少,初起觉咽痛头晕,已十余日矣。诊之,脉弦小而数,此属血虚火盛。询其天癸云何,则自前月大行,去血甚多,至七日乃已。谓为肝木过盛,克脾侮胃乘肺而然。克脾则脾不摄血,故经水去多;侮胃则胃之络溢,故胀闷食减;乘肺则肺热,故瘾疹咽痛。又肝藏魂,肺藏魄,二脏不和,是以小便自遗而神气昏昧也。与生地、杞子、羚羊角、黑山栀、麦冬、蒌仁、黄连、丹皮、沙参、牛蒡之属,出入加减,六帖而安。后经水数月不行,则以前者去血过多也。仍用生地、杞子、当归、白芍、丹皮、麦冬,少加红花,八剂而月事下。

热入血室

孙文垣治李氏妇,胸胁大腹作痛,谵语如狂,寅、卯、辰三时稍轻,午后及夜痛甚。病在血分。原有痰火头疼牙疼之疾，又因经行三日后头痛发寒热，医以疟治。因大恶热，三四人交扇之，以两手浸冷水中，口含水而不咽，鼻有微衄，热在经络。又常自悲自哭，如狂。痛时欲奔窜，剧则咬人，蛔厥。小水直下不固，肝热。喉哽哽吞药不下。脉之，左弦数，右关洪滑，曰：此热入血室也。误服治疟刚燥之剂，扰动痰火，以致标本交作。其胸胁痛者，病属少阳也。剧则咬人者，虫行求食而不得，故常觉喉中哽哽然也。以小柴胡汤加桃仁、丹皮，而谵狂减。次日，与安蛔汤，痛止、饮食进而愈矣。

元素侄妇，春温后经水适止，余热不退，口中甚渴，胸胁痛而耳重听，少阳。脉左弦数，右滑大而数，小柴胡加石膏、知母、桔梗、枳壳、葛根、栝楼、半夏、神曲，服下热渴如旧。改用柴胡二钱，人参、甘草、天花粉、黄芩、小柴胡汤去半夏，加天花粉，以血家忌半夏也。白芍、红花、当归、丹皮、知母各八分，调理而瘳。此症无谵妄发狂，然以凉解不应，必用诸血药乃应，则仍是热入血室者矣。雄按：本方渴者去半夏加栝楼根，不但为血家所忌也。况此证并非血虚，而仍用行血之药乎？

缪仲淳治张璇浦内人，患热入血室，发狂欲杀人。医以伤寒治之，煎药未服。邀缪往，缪曰：误矣。覆其药，投一剂而安。先与童便，心主热，邪从血分上乘于心，故发狂。先与童便引热下行，最为元解。继与凉血行血安心神药，遂定。

朱氏妇经行一月不止，每黄昏先寒后热，遍身疼痛，胸膈胀闷，必得大喊叫嘶，用手探吐痰涎乃宽，且渴甚，此痰饮疟疾。今饮食不进，夜如见鬼者，乃热入血室也。用小柴胡加生地、丹皮、桃仁两帖，后以白术三钱，陈皮、麦芽各一钱，乌梅一个，姜三片，水煎服之，寒热止，诸症皆安。

陆养愚治臧尧山夫人，向有头风症，八月间患腹痛，日轻夜重，痛作昏愦，语言不伦，唇口燥裂而不欲汤饮，已十日。或投香燥行气益甚，身热如火，饥不能食。脉之，沉数而弦。询之，适经行时感冒，自发寒热，头大痛。平日服川芎茶调散，今服之，头痛稍止，而身热更甚，遂变为腹痛。再问经行如常否？谓比平素觉微快。曰：此必热入血室也。或谓此伤寒证乎？曰：岂必伤寒，而后热入血室哉？凡病未有无客热者，况初得之感冒，因头痛而以茶调散遏之，热无从泄，遇经行血室空虚，热乘虚而入，因以成瘀。血瘀下焦，饮食不进而作痛，亦势使然也。用小柴胡以清其势，丹皮、红花、桃仁以去瘀，人参、麦冬生津止渴。二剂神清，痛减能食。日服二剂，两日后送润字丸一钱，大便去硬血数枚，痛全愈。减桃仁、红花，加归、芍，调理而安。

薛立斋治一妇人，多怒，手背患疮出血，至夜发热妄语，服清心凉血药不应，乃热入血室而然也。遂以加味小柴胡汤二剂，血止而热亦清矣。

崩　漏

薛立斋治一妇人，性急，每怒非太阳耳项喉齿胸乳作痛，则胸满吞酸，吐泻少食，经行不止，此皆肝火之症。肝自病则外症见，土受克则内症作。先以四物加白术、茯苓、柴胡、栀子炒、龙胆清肺养血，次用四君加柴胡、白芍、神曲、吴茱萸、炒黄连以培土制肝，渐愈。惟月经不止，是血分有热，脾气尚虚，以逍遥散倍用白术、茯苓、陈皮，又以补中益气汤加酒芍，兼服而愈。

一妇人怀抱不舒，腹胀少寐，饮食素少，痰涎上涌，月经频数。薛曰：脾统血而主涎，此郁闷伤脾，不能摄血归源耳。用补中益气、济生归脾而愈。

一妇人血崩兼心痛，三年矣，诸药不应。每痛甚，虚症悉具，面色萎黄。薛曰：心主血，盖由去血过多，心无所养，以致作痛。宜用十全大补汤，参、术倍之，三十余剂稍愈，百余剂乃全愈。

大尹王天成之内，久患崩，自服四物凉血之剂，或作或辍。因怒发热，其血不止，服前药不应。乃主降火，更加胁腹大痛，手足俱冷。薛曰：此脾胃虚寒所致。先用附子理中汤，体热痛止。又用《济生》归脾、补中益气二汤，崩血渐愈。若泥痛无补法，则误矣。

锦衣杨永兴之内，患血崩，过服寒凉之剂，其症益甚，更加肚腹闷痞，饮食不入，发热烦躁，脉洪大而虚。薛曰：此脾经气血虚而发躁也。当急用八珍汤加炮姜以温补之，缓则不救。不信，仍服止血降火之剂，虚症蜂起，始信其言，缓不及治矣。

一妇人因怒崩血，久不已，面青黄而或赤，此肝木制脾土而血虚。用小柴胡合四物，清肝火生肝血，又用归脾、补中二汤，益脾气，生肝血而瘥。此症若因肝气风热而血不宁者，防风为丸，以兼症之药煎送。或肝经火动，而血不宁者，炒条芩为丸，以兼症之药送下。若瘀血为患，用五灵脂为末，烧铁器焠酒调服，无不效者。

周晖内人病血大崩，诸医皆危之。刘春斋用当归一两，荆芥一两，酒一钟，水一钟，煎服立止如神。《续金陵琐事》。

易思兰治一妇患崩，昼夜十余次，每次去血升许。用止血药愈甚。卧床月余，羸瘦食少，面青爪黑，气促痰喘。诊之，心脉平和，肝脉弦大，时一结，肺脉沉而大且有力，脾胃脉沉涩，两尺沉而无力，曰：此气郁病也。询之，果因午餐小婢忤意，发怒构疾。随以四神散与之，苏梗五分，甘草三分，抚芎三分，白芷五分，加当归二分，白术三分，神曲三分，香附一钱，乌药一钱，服药半盂，未及一时，顿觉神爽。易曰：未也，明日子时分，指甲变桃红色，方可救。至期，甲色过红。复诊之，左三部如前，肺脉微起,脾胃虽沉缓而不涩,二尺仍旧,谓其家曰:午时血当大崩,毋得惊惶,以骇病者。至期,果然下紫黑血块数枚,自此遂止。后用壮真五和丸,醋炒香附二两,乌药一两,汉防己五钱,归身二两,酒炒白芍二两,熟地四两,续断四两,甘草五钱,秦艽一两,藿香一两,白茯苓一两,山药二两,砂仁五钱,蜜丸,调理月余全愈,次年生子。或问曰:崩血症也,诸医用血药不效,公用气药而愈,何也?易曰:崩虽在血,其源在气。气有一息不运,则血有一息不行。欲治其血,先调其气。或曰:是固然矣。然尝见有调气而血不愈者,有不调气而治血亦愈者,何也?易曰:此所因不同也。有因血而病气者,有因气而病血者,能以脉症辨之,而气血之先后定矣。如人有禀来血弱者,有偶伤力失血者。假使血虚气必盛,阴虚火必炽。其症咳血,咯血,便血,作渴,日晡潮热,五心烦热,甚则咽喉肿痛,此因血而气病者也。治宜养阴降火,而以气药兼之。此症右肺主气,时值正秋肺气当令,脉宜浮短,今反沉大,失其令矣。大者火也,沉者气也。沉而且大,是血郁而不运也。肝木至秋当微弱,今反弦大而结。肝木结者,血积于内也。此病原因怒气伤肝,肝火郁结,血不归经而妄行,乃因气而病血也。惟其所因气,而所以治气为先也。夫血活则红,血凝则黑。爪甲黑者,血凝而不散也。今用药以行其气,至子时一阳初动,气行则血行,肝血一行,其血即活,斯黑变红矣。至午时一阴复生,肝乃乙木,乙木生于午,肝气得令,邪不能容,故积血于此时尽出,积出则气运血行,而病已矣。药不在多,贵得其宜。四神散虽数味常药,然以香附行气为之君,乌药助香附行气为之臣,苏梗通十二经之关窍,白芷化腐血生新血为佐,加当归引气入心而生新血,抚芎引气入肝,舒肝之郁而去旧纳新,神曲引气入脾,畅脾结而统新血,白术健脾胃而和中气为使。以行气为主,活血辅之,此活血先调气之法也。

吴孚先治俞氏妇,血淋念载,已成痼疾。因幼孙出痘危险,忽下血两昼夜不止,汗泻交作,晕数次,思虑恐惧,三阴并伤也。脉向弦大而革者,忽变而数疾欲脱,奄奄一息。用人参、黄芪各一两,制附、炮姜、枣仁各三钱,五味、龙骨各一钱。或疑附子太热,且谓何不用血药?曰:血脱补气,古人精义。谓有形之血,不能速生,几微之气,所当急固。又脾胃气血,俱喜温而恶寒,姜、附宜服也。二剂脉渐转,前方加归、芍等药,血症已除。然脉气不和,非三年调摄,未易复也。自后参、芪不辍,计服补剂六百余帖,膏丸数料而起,并宿疾亦瘳。

一妇半月前小产,继以血崩舌硬,心摇,汗出发润,日夜俱热,耳闭不闻,目视不见,身浮浮如在舟车,六脉细数欲脱。用人参二两,黄芪二两,白术一两,熟地二两,当归五钱,炮姜、制附、枣仁各三钱,龙骨一钱五分,一剂顿减,二剂精神爽慧。

陆养愚治玉笠云母,年四十九,经事已止半年,一日忽暴崩不止,昏晕厥逆。脉之，两手沉微如丝，急以八珍汤加附子、姜炭灌之，半时方醒。连进二大剂，乃止十之七八。至十剂后，方能止。后数月复崩，亦昏晕，或以犀角地黄汤加藕节、阿胶之属，不止。脉仍沉弱，以附子、干姜、鹿茸，俱烧存性，同釜底墨酒调服之即止。后以六味加四物料服之，约二斤，一年不作。次年八月间又暴至，昏晕更久，脉之如旧，仍以八物汤加附子，连进二剂，昏晕自晡至晚未苏，咸谓必死。诊之，决其必苏。盖气血暴脱，一时补力未能与胃气相迎耳。或投以牛黄丸，至半夜人事稍省，而血尚未止。明早陆诊后，仍锉八味汤，少加姜、附二剂。或适至，云昨夜之苏，乃牛黄丸之功，公实不知也。向日屡服参、附，致屡崩。今人事既省，断宜顺气行瘀去其病本，岂可复蹈前辙？曰：昨早投大补之药，即不服牛黄丸亦苏。此等脉症，急宜续投参、芪，少缓恐成不救，况可更以他药乎？或乃怫然而去。曰：读父书而坑赵卒，天下每多此人。陆令先服煎剂，随制存性附子等灰。午后人事更爽，进粥，晚投末药一服，夜间血少止。明日又汤散并投，血遂止。再服煎汤十剂而瘳。

立斋治一妇人，饮食因怒，忽患血崩，四肢逆冷，抽搐口噤如发痉然，吐痰如涌。灌以二陈、柴胡、山栀、枳壳，吐出酸味，神思稍醒，药止。次日进薄粥少许，但乳胁胀痛，此悉属肝火炽盛，致脾气不能运化。先用六君、柴胡、山栀、钩藤，诸症顿退，惟四肢不遂，血崩如初。或又为肝火未息，欲投清肝凉血之剂。此肝脾气血俱弱，先用补中益气汤，培其脾土，而血气归经。又用四物、参、术、柴胡养肝筋，而四肢便利。余见《异症名要》。

一妇人月经淋漓无期，作郁怒伤肝，脾虚火动，而血不归经。乃肝不能藏，脾不能摄也。当清肝火，补脾气，与归脾汤、逍遥散二药，四剂而愈。

一妇人因怒，经事淋沥，半月方竭。遇怒其经即至，甚则口噤筋挛，头痛痰喘，抽搦上视。作肝火炽盛，以小柴胡加钩藤、黄连、熟地、山栀而愈。

王执中治皮匠妻，患血崩两月，饮食不进，与镇灵丹服，少减而未断。因检得《耆域方》如圣散，用棕榈、乌梅、干姜各一两，令烧存性为末，每服二钱，食前乌梅汤调下，合一剂与服而疾平。患甚者，不过三服。《资生经》。

有巡捕之妻，年逾五十，因伤寒而血崩，与胶艾四物汤一服渐愈。后因劳复大作，与镇灵丹十五丸而止。或无此丹，烧鹿角存性为末，酒调服亦佳，屡验。同上。

陈良甫治一妇人崩漏暴下。诸医投姜、附、桂等药服之，愈甚。诊之，六脉紧数，遂用金华散兼《局方》龙脑鸡苏丸，数服即安。《本事》单用黄芩者，亦此意也。《良方》。

一亲戚妇人，年四十五，经年病崩漏不止，面黄肌瘦，发黄枯槁，语言声嘶，服诸药无效。诊之，六脉微濡。问服何药，云：凡是当归、川芎，涩血诸品丹药，服之皆不作效。遂合《清济方》伏龙肝散兼白矾丸，服之愈。同上。

缪仲淳治董清山夫人，患血崩。由于中年郁怒，百药不效，用大剂参、芪，令觅胎发百余丸，火煅入药服，久之渐愈。煅发用小砂罐，盐泥炼极熟，将发入罐中，封固阴干，以炭火围之，俟黑烟将尽即起。若青烟出，发枯不可用矣。非细心人不可任，盖火候不可过也。

王肯堂曰：徐朝奉传其内人有血崩症，服诸药不效。用香附炒为末，每服二钱，米饮调下，服后遂痊。未选入。

一亲戚黄卿内子凌夫人，忽苦血崩，百药不效。用五灵脂一味，不拘多少，炒令烟尽，研末，每服一钱，温酒调下，旋服遂安。

蒋仲芳治毛氏妇，经来淋沥不已，已经三月，凉血止血之药，服至五六十剂，罔效，而口干唇燥愈甚，脉来微涩。询其大便必泻，果然。即以四君子汤加熟附、炮姜、熟地、血余，二剂而止。盖寒客于中，火浮于上，脾虚而不摄血，故淋沥不已也。

聂久吾妇，年三十九，生子月内调养未善，次年春，其经两月余不行。一日忽暴至不止，一二饭久，即昏晕不省人事，急用十全大补汤，去桂倍加参、芪，又加熟附子、炒干姜各一钱，灌之苏省。后连服二大帖，遂止其七八。又十余日，共服二十余剂，乃得全止。次年春，崩又大作，比前尤甚，昏晕更久，又服前方三十余帖，尚未全安。后用鹿茸，炒烧存性研末，酒调二钱，服数次而血止。继服峻补丸药，幸年余不发。然病根未除，次年中秋，忽又暴至，前方连服二大帖，血流如水涌，吐冷痰，至日晡昏晕，初更而气绝，惟胸次微温。至三更，用灶心土研细，水调灌一二酒杯，冷痰少开，遂饮滚汤一盏，苏省渐安。岂初发时，服大补二剂，能令生意不绝耶？后又服峻补之剂而血止。因思三年之内，尝服峻补丸药矣，而其病仍大作者，何也？或谓补血太过，是以积而成崩。或谓不宜用桂、附等热药，推动其血，遂至于崩。此说极是，惜聂君未及明。抑知土虚不固，然后山崩。今既血崩，则是血大虚。且血气相依附，气虚甚则降令多，升令少，是以不能摄血，致血不归经而妄下，不惟大补血而尤当大补气也。前丸方虽峻补，不合搀入香附、益母、砂仁、元胡等损气之品，乃令病根不除，而屡作也。因纯用补气血药一料，而神气爽健，二料而病根除。次年遂孕，而生第八儿矣。既云血太虚，忽又转云气太虚，总为要用桂、附，故支离其词，可见所传之派不清。虽绝世聪明，无往而不误也。

魏玉横曰：刘氏媪，年七十，病血行如壮年月事，久之，淋漓不断两月余，耳鸣心跳，头晕目眩，恶食罕眠，奄奄就毙。医者不一，有与归脾、补中者，六味、四物者，十全、八珍者，诸治未为无见。然服归脾、补中，则上膈胀而面肿，似不宜于补气；服六味、四物，则少腹胀而足肿，似不宜于补血；服八珍、十全，则中脘胀而气急，似气血兼补又不宜。延诊,先告以不宜用补,以症皆缘补而增也。脉之,沉小而涩,两关尤甚,且无神,曰:此肝脾两伤之候也。以七旬之年,两月之病,非补何以能瘳?第余之补,异乎人之补,无虑也。与熟地二两,以一两炒炭,杞子一两,白芍炒、枣仁炒各五钱,酒连三分,四剂而淋漓止。去连四剂,而肿胀消,诸症亦愈。

姚氏妇早寡,年三十余,因月事暴至,遂崩漏不止,势甚猛。脉之,两寸上溢,两尺甚弱。据脉不可与补中益气,据症又不可不暂升提,以挽其下陷。先与熟地、杞子、白芍、枣仁,重剂服之,果不应。急以蓖麻仁十数粒,去壳研,入麝一分,捏作饼子,用绿云膏贴脐上,再服前药,血去渐缓。少顷再服药,觉血不行,即令揭去之,又服数剂全愈。

裴兆期治一富室妇,崩晕交作,已三逾日。诸医治法,不外阿胶、地黄、当归、白术、山药、人参及止崩晕之药,益剧。裴诊之,六脉小而坚,右关细滑有力。且多呃呃欲吐之状,心下按之硬满而痛,饮食不进,大便不通。此正与王节斋夫人崩晕证相类,受病在肠胃无疑。法当先行肠胃中积滞,使真气流行,脾得健运而统血,则崩自止,晕自宁矣。遂屏去诸药,先用导滞丸,一服不动,再一服大便始通,神少清而崩亦可止。改服开胃醒脾药,崩晕顿减。继服大补脾丸,甫半月,饮啖起居如故。若泥血病而专用血药,其与刻舟求剑者何以异?

张飞畴治郭孝闻室,暑月经行时,凉卧风中,先下淋漓,加以恼怒跌哭,遂崩脱不止,小腹中如线下垂,贯心掣痛,常发热头痛,遍体烦疼。服止血药不应,而进参、芪,忽昏愦不省,崩脱愈甚。深夜忽遽邀往,脉得弦大而芤,独左寸尤滑,知冲任二脉受病,明是风入胞门所致。久之风从木化,血愈伤而火愈炽,非旋覆花汤、金铃子散兼进,不能清其风热,降其逆气也。况此症多有火淫血室,湿结子户,及郁结伤脾,怒动肝火,及惊恐失跌,种种不同。若用通套升发补敛之药,乌能获效哉?遂如法治之而愈。

妇人崩中下血,多因温热伤脾胃而致。盖脾统血,伤则失守也。医不知其脾湿而化,与固脱之剂,血虽止而湿转郁矣。是以崩中之后,多成胀满黄病,医多不能识此。

沈尧封曰:崩症热多寒少,若血大至,色赤者是热非寒。倘色紫黑,出络而凝,其中有阳虚一症。经云:阳气者,卫外而为固也。荣行脉中,卫行脉外。脉外之阳虚,失于护卫,则脉中之荣血漏泄。既出经络,脉凝而不流,渐渐变紫变黑,然必须少腹恶寒,方可投温。

一妇血崩,日服人参、阿胶,血不止。用地榆二钱,生地四钱,生白芍三钱,川黄连五分,黄芩一钱五分,炒甘草八分,莲须一钱,丹皮一钱五分,黑栀子一钱,生牡蛎二钱,煎服即效。因其带多,偶以苦参易芩,血复至,用芩即止。去连,血又至,加连即止。又一妇患崩月余,发晕几脱,是方加参一钱,服之即定,十剂而安。

一妇患崩,年五旬,投人参、阿胶不效。一二日用黄连五分,甚不相安。一医云:是气病,用酒炒香附、归、芍、丹皮、黄芩、牡蛎、枣仁、黑荆芥各二钱,郁金一钱五分,橘皮一钱,上沉香磨冲三分,柴胡五分,棕榈炭八分,煎服一剂崩止。去柴胡、棕榈、荆芥,数剂食进。后加白术为散,服之作胀,减去即安。

一崩症少腹恶寒,用桂附八味丸收全效。

毛达可妇人,迈年骤然血海大崩不止,名曰倒经。用胶红饮神效。其方:陈阿胶,米粉拌炒成珠一两,全当归一两,红花八钱,冬瓜子五钱,以天泉水煎服,一剂即止。如犹发热,再以六安茶叶三钱,煎服一次,身热即退。后用六君子汤加归、芍调理而安。昔当中丞幕友王遇伯之母,年逾七旬,偶患此症,诸药不应。李廉访治运转,此方投之即愈。叶天士云:初崩宜通,久崩宜塞,即此义也。予每治老妪倒经,极多神应。后见少妇大崩不止,屡服大料补剂不效,血流反多,昏晕几危,予取此方,减去红花一半,投之立效。如法调理,康复如常。

带　下

朱丹溪治陶遵外姑,年七十,形瘦善嗽,患白带。食前姜汤吞大补丸五十丸,一二次,午膳后及卧睡时,各与小胃丹十五丸愈。

胡安人白带下,月经甚多,食少倦怠,面黄,经中血块,有如筋膜者。与参、术等补血气,调脾胃,后诸症皆除退。惟带不止,以樗皮丸主之。

薛立斋治一妇带下,四肢无力。薛曰:四肢者,土也。此脾胃虚弱,湿痰下注。以补中益气、《济生》归脾,二药治之而愈。雄按:湿痰何以不治?

孙文垣治吴涌澜母,年六十余,久患白带,历治不效,变为白崩。诊得右寸滑,左寸弱,两关濡,两尺软弱。据脉心肾俱不足,中焦有湿。古云崩中日久为淋带,漏下多时骨髓枯。今白物下多,气血日败,法当燥脾,兼补心肾。以既济丹补其心肾,以断下丸燥中宫之湿,则万全矣。果未终剂而愈。

一僧治蔡大尹内人崩中,赤白带下。用暮头回一把,酒水各半盏,童便半盏,新红花一捻,煎七分,卧时服,日近一服,久则三服愈。董炳《集验方》。

一妇人小腹痞胀,小便时下白带,小水淋沥。此肝经湿热下注,用龙胆泻肝汤而愈。

一女人赤带腰痛,以四君子加干姜、肉桂、地榆而愈。男子腰痛亦效。

一妇人赤白浊腰痛，四君子加当归、杜仲、续断、干姜、地榆而愈。

王海藏云：李知府妻梅氏，带下病七年，血崩不止，骨瘦着床，日服紫菀丸五丸、十丸、十五丸，服下脓血五升，黄水一升，肉块如鸡子状始愈。方见瘀血门。

王教授云：有来觅赤白带药者，予以震灵丹与之，震灵丹能活血温中故也。以其神效，故书于此。但有孕不可服。若灸带脉穴，尤奇。《资生经》。

一妇人白带兼病痛风，半夏、茯苓、川芎、陈皮、甘草、苍术米泔浸、黄檗酒洗晒干炒、南星、牛膝酒洗，煎服。同上。

萧万舆治龚氏妾，年三十，娩未百日，恣啖生冷，呕吐脐痛，病白带月余，行经冲任冒寒，发热烦渴，赤带频下，脉沉迟无力，此内真寒而外假热证也。用四物、二陈加炮姜、肉桂、木香，少佐升麻，丸服月余而愈。

一寡妇年三旬，时或憎寒发热，通宵不寐，时或白昼昏睡，喃喃独语，遇劳肢体厥冷，每用姜、葱解表，遂致热停脾胃，乘虚下注，而患赤带。脉沉伏，重按搏指，以为相火蕴结，外假寒而内真热也。用四物加黄连、龙胆、炒栀、知母、茯苓、木通，投八剂，诸症悉安。

来天培治一妇，年四旬外，苦于白带，朝夕常流不止，已十余日矣。外症头晕腰痛，诊其脉涩，此肝肾阴亏，气虚下陷所致。法宜以十剂中涩可去脱之剂治之，否则因循，虑成弱症矣。以六味饮去萸肉、泽泻，加牡蛎、龙骨、川续断、肉桂、杜仲、白芍、鹿角胶，不数剂而瘥。雄按：今秋许兰屿室患腰腹左痛，诸药罔瘳。黄某询其泛怠，进肾气汤多剂，痛益剧，痛甚则白带如注，犹曰虚寒已极，药不能胜，附、桂日增，痛无停晷。病家谓服此大补而无功，已绝望矣。陈雪舫荐余诊之，左关尺弦数无伦，形消舌赤，夜不成眠，与龟板、乌鲗、苁蓉、楝实、枸杞、黄檗、归身、白薇、竹茹、丝瓜络、蒲桃、干藕，一剂即安。数剂后，加熟地、阿胶补之，泛行而愈。

一闺女年十五岁，夏间患白带月余，更兼腹痛。诊之，六脉俱弦细而数，按之中指下时一沉，此属脾气下陷，肝脏湿热为患。用升麻、柴胡、苍术、白术、茯苓、半夏、广皮、甘草、黄檗、黄芩，二剂而霍然。

沈尧封曰：带下有主风冷入于脬络者，巢元方、孙思邈、严用和、杨仁斋、楼全善诸人是也。有主湿热者，刘河间、张洁古、张戴人、罗周彦诸人是也。有主脾虚、气虚者，赵养葵、薛立斋诸人是也。有主湿痰者，朱丹溪是也。有主脾虚、肾虚者，张景岳、冯兆张是也。又有主木郁地中者，方约之、缪仲淳是也。其所下之物，严主血不化而成，张主血积日久而成，刘主热极则津液日出。其治法有用大辛热者，有用大苦寒者，有用大攻伐者，有用大填补者。虽立论制方，各有意义，然其所下之物，究竟不知为何物。惟丹溪云：妇人带下，与男子梦遗同，显然指着女精言。千古疑窦，一言道破。但精滑一症，所因不同，惜其所制之方，囿于痰火二字中耳。由是言之，白带即同白浊，赤带即同赤浊，此皆滑腻如精者。至若状如米泔，或臭水不黏者，此乃脾家之物，气虚下陷。然高年亦有患此者，非精气之病，不可混治。

> 雄按：带下一症，湿热下注者为实，精液不守者为虚。体强气旺之人，不甚为害，惟干燥则病甚。盖荣津枯槁即是虚劳。凡泛怠而带盛者，内热逼液而不及化赤也。并带而枯燥全无者，则为干血劳之候矣。汇而观之，精也，液也，痰也，湿也，血也，皆可由任脉下行而为带。然有虚寒，有虚热、有实热三者之分，治遗精亦然，而虚寒证较少，故叶天士治带，必以黄檗为佐也。又任脉虚而带下不摄者，往往投滋补而不应，余以海螵蛸一味为粉，广鱼鳔煮烂，杵丸绿豆大，淡菜汤下，久服无不收功，真妙法也。

交　肠 交肠症男子亦有。

张路玉治詹石匠妻，产后五六日，恶露不行，腹胀喘满，大便从前阴而出。省其故，平日酷嗜烟酒。所产之儿，身软无骨，因而惊骇，遂患此症。以芎归汤加莪术、肉桂、炒黑山楂，一服恶露通，而二便如常。

陆圣祥之女，方四岁，新秋患血痢，而稀粪出于前阴。作冷热不调食积治，与五苓散，服香连丸，二剂而愈。

钱吉甫女，年十三，体肥痰盛。因邻家被盗，发热头痛，呕逆面青，六脉弦促，而便溺易位，此因惊而气乱，痰袭窍端所致也。与四七汤，下礞石滚痰丸，开通痰气而安。

喻嘉言治姜宜人得奇症。简《本草经疏》治交肠用五苓散之说，以为神秘，喻曰：交肠一症，大小二便易位而出，若交肠然。古用五苓治之，专为通前阴而设也。若此症闭在后阴，二便俱从前阴而出，拟之交肠，诚有似是而非者。况交肠乃暴病，骤然而气乱于中。此症乃久病，以渐而血枯于内，有毫厘千里之别。原夫疾之所始，始于忧思伤脾，脾伤则不能统血，而错出下行，有若崩漏，实名脱营，宜大补急固。乃误以凉血清火为治，脱出转多，于是手阳明之血，亦渐消亡。故血尽然后气乱，气乱然后水谷舍故趋新，并归一路，大肠枯槁，幽门骤闭，饮食至此无庸泌别，遂清浊并走前阴。势必大肠复通，令渣滓率由故道，斯为得耳。与五苓一方，有何干涉？况五苓之劫阴，又为亡血家所深戒乎。向诊时尝问病中多哭泣否？答曰：时时泣下。乃知脏燥者多泣，大肠方废而不用也，交肠云乎哉！今大肠之脉累累而现于指，可虞之时，其来春枣叶生乎，枣叶生而言果验。按：此仍是交肠症，惟与骤然气乱者不同耳。

愚拟治之之法，宜集灵膏，重用人参以补肺而润之。盖肺与大肠相表里而主气。又肺者，相传之官，治节出焉。肺得养，斯大肠之燥可清。又得枸杞、二冬以滋其失血之槁，然后故道可复，而清浊自分矣。

薛立斋治一产妇，小便出粪，名大小肠交，乃气血俱虚，失行故道。先用六君子汤二剂，又用五苓散二剂而痊。《妇人良方》作先用五苓散二剂而愈，又用补中益气汤而安。

沈明生治叶惟和室，月夜探亲，其母留之食，时春寒犹峭，归途即觉肌寒懔懔。次早复当窗梳栉，重感于邪，无热恶寒，胸膈膜闷。一医见其肌表无热，竟作食伤太阴主治，遽用大黄下之，不特不更衣，反致水道闭涩。尤可异者，白物腥秽如膏淋之状，从大肠来，绵绵不绝，渐至肌体萎弱，骨立难支。诊之，脉沉而涩，虚寒可知，计惟有温中益元之法。然虑大便尚结，小水未行，或有增满之患。遂先用五苓散倍加肉桂，一服而水道果通，再服而宿垢并下。嗣用附子理中汤三四剂，后白物渐止。更以十全大补，调理一月而安。夫白淫白沃，载在灵兰之典，皆指前窍中来，今乃转移于后，何也？盖此病始终是一寒证，初因食在胃脘之上，火衰不能熟腐，而反下之太早，则有形之物不能即降，而无形之寒抑遏于阑门之际，遂致清浊混淆，涓涓不息，似乎淋带，而实非淋带也。今先以五苓分利阴阳，而倍肉桂，使寒随溺泄，上下宣通。继以理中之剂，撤其余邪，鼓其阳气，令脾土湿燥，而浊流有制，宜其效如桴鼓也。夫始用行大便之药，大便不行，并致小便赤涩。今用利小便之药，小便即利，并致大便亦通，其得失为何如哉。

董魏如曰：膀胱有下口而无上口，下口则通乎宗筋，宗筋本为精道，而溺亦同出乎此，则宗筋虽一口，其内实精道溺道之两口也。故膀胱虽系于肠旁，而与肠不相通。乃论交肠症者，俱谓阑门不清，以致清浊混乱，故大小便易位而出。夫阑门为大小肠交接之门户，虽曰不清，而二便各有所出之道路，又焉能遽易其位而出？窃谓交肠一症，乃屎出前阴，溺出后孔之候。溺出后孔者，水气并入大肠，自阑门不能泌别清浊，可以阑门不清为论。若屎出前阴者，乃肠膀并破之候，非肠穿则屎从何窦而出？膀胱不破，则屎从何窦而入？要必肠穿膀破，而后屎溺得以易位而出。又必破损之处，其窦贴连，而后得出入不爽也。尝验诸兽之膀胱，皆附于大肠之募，与广肠下连。故肠膀一通，而便可易位，否则难乎其为交矣。余治交肠症四五人，皆得于险产之后，其为肠膀破损，不言可喻。余舆人朱姓者，年三十余，素患血疝，年发二三次，遇寒则发，服温降药随已。其发必攻痛腹肋，甚则攻胸，乃呕血三两口，此手足厥阴之候，习以为常。忽冬月遇寒陡发，囊肿如石，时届岁终，服药一二剂，归家度岁。正月初疝症愈，而囊痛竟成，不数日大溃，囊中流粪，大便不行，肚腹两角连串肿赤，复成肚角痈，三五日而溃，亦屎脓并出。一囊一腹连串洞穿者六，人虽赢瘦，而语言自若，饮食如常。夫睾囊之系，上连广肠，系损而及肠，膜破而屎出，此方书所已载也。若腹痛溃而屎出，是必大小二肠，先结痈而内溃，故复由外痈而出。否则腹痛虽穿，而肠不破，屎亦何从而出乎？此症之溃，在正月七日，至三月十七日始不食，十八日屎从口出，三日乃死。始知肠断即死，肠破未即死也。故交肠囊痈二证，多有愈者。

求　子

建平孝王妃、姬、侍皆丽无子，择良家未笄女入御，又无子。问尚书褚澄曰：求男有道乎？澄对曰：合男女必当其年。男虽十六而精通，必三十而娶，女虽十四而天癸至，必二十而嫁。皆欲阴阳完实后交合，则交而孕，孕而育，育而为子，坚壮强寿。今未笄之女，天癸始至，已近男色，阴气早泄，未完而伤，未实而动，是以交而不孕，孕而不育，育而子脆不寿，此王之所以无子也。然妇人有所产皆女者，有所产皆男者。大王诚能访求多男妇人，媒至宫府，有男之道也。王曰：善。未再期生六男。夫老阳遇少阴，老阴遇少阳，亦有子之道也。《褚氏遗书》。

朱丹溪曰：肥盛妇人不能孕育者，以其身中脂膜闭塞子宫，而致经事不行，可用导痰汤之类。瘦怯妇人不能孕育者，以子宫无血，精气不聚故也，可用四物汤养血养阴等药。余侄女形气俱实，以得子之迟，服神仙聚宝丹，背上发痈疽，症候甚危。予诊其脉散大而涩，急以加减四物汤百余帖，补其阴血。幸其质厚，易于收救。质之薄者，悔将何及。

龚子材治刘小亭，年四十无子，阳事痿弱，精如冰冷。求诊，两寸脉洪，两尺沉微无力，此真元衰惫，平素斫丧过度所致。以固本健阳丹加人参、附子、枸杞、覆盆子各二两，制一料，服尽，觉下元温暖。如前又制一料，服至半料而止，果孕生一子。后传之于刘柏亭、刘敏庵，服之俱得子。

汪石山治一妇人，形肥色淡紫，年几三十，艰于育子。脉之，两尺皆沉微，法当补血。以形言之，肥人气虚，亦当补气。遂令多服八物汤，仍以补阴丸加参、芪，空腹吞之，三月余有孕。复为诊之，两尺如旧。以理论之，孕不当有。昔人云：脉难尽凭，殆此类与。

薛立斋治儒者钱思习子室，年三十余无嗣，月经淋沥无期。夫妇异处几年矣，思习欲为娶妾，以谋诸薛。薛意此郁怒伤肝，脾虚火动，而血不归经，乃肝不能藏，脾不能摄也。当清肝火，补脾气，遂与加味归脾、逍遥二药四剂，送至其家，仍告其姑，曰服此病自愈，而当受胎，妾可无娶也。果病愈，次年生子。

后妃不妒忌，而百斯男。独中山靖王饮酒好内，生子百十二人。世称全鹿丸为周文王所定，常服之，故生子众多。岂中山靖王亦常服是丸者耶，何生子之多于文王也？《张氏丽言》。

冯楚瞻治金绍老，晨泻不已。就诊，按其脉，两寸关俱沉弱无力，两尺沉微更甚，曰：少年得此，不惟难愈，更恐嗣育之间，多女少男矣。适许某至，亦索诊，其脉亦然。各道连生数女而无子，令以八味去丹皮、泽泻，加补骨脂三两，菟丝子四两，五味子二两，早晚食前各服五钱，后各生子矣。《精要》云：久服令人肥健多子。信然。

吴孚先治蔡孝廉，年已五旬，苦乏嗣，遍求种子方备尝，十载无一验。诊得右尺神旺，真火本自不衰，惟左尺虚弱，乃真水干涸也。宜补阴配阳，与六味地黄丸加元武胶。越二年，果得一子。

万密斋曰：尝见男子阳痿者，多致无子，不可不虑也。惟其求嗣之急，易为庸医之惑。或以附子、蛇床、故纸为内补。或以蟾酥、阿芙蓉为外助。阳事未兴，内热已作，玉茎虽劲，顽木无用，以致终身无子，或有夭殁者。吾见此辈无辜，而受医药之害，遍访诸方，无越此者，出以示人，名曰壮阳丹。熟地黄四两，巴戟去心破故纸炒各二两，仙灵脾一两，桑螵蛸真者盐焙，阳起石煅，另研水飞，各半两。上六味合阴之数，研末炼蜜丸如桐子大。每三十丸，空心只一服，温酒下。不可恃此自恣也，戒之。雄按：用石药弊滋甚矣。

生地四两，熟地四两，天冬四两，麦冬四两，当归二两，枸杞一两，仙灵脾八两，制碎，绢袋盛，浸大罈酒内，隔汤煮，从卯至酉，取出埋地下七日，夫妇日共饮五六杯。妇人经水不准者，即准而受孕。此方刻邹南皋仁文书院《集验方》中。吴银台、徐光禄俱云往往得验，因复记而笔之。李日章《六砚斋笔记》。雄按：此集灵膏方也。

吴桥治胡翳卿。胡喜诙谐，故与桥习。胡以久不宜子，请壮阳方。桥诊曰：公寸脉洪，尺中沉涩，火炎而不降，水涸而不升，水火不交，是曰未济，法宜滋阴补肾，庶几相济相生。使复壮阳，则火益炎而水益涸，咳血呕血，将不可谋，殆矣。胡大笑曰：吾五十而善饭，不异丁年，何病？徒以阳痿滑精，愿得方药壮之。且吾服滋阴药，如奉漏卮无益。桥曰：技止此尔。胡后遇国人老而举子者，得壮阳方，至留都亟服之，咳而失音，已复咳血，久之肉削，大溲浸动，则遣使逆桥，桥谢不暇。病深请告归，即召桥，叹曰：不用公言至此矣。幸脉不数，声不喑，骨不蒸，血不咳，独大溲日三四行尔。桥曰：否，否，夫数者、喑者、蒸者、咳者，则阳火未息，犹可鼓而行之。今熄矣，即炉鞴无及也。无何而绝。

冯楚瞻曰：五脏之精华，轮归于肾，故经曰，五脏盛乃能泻，是五脏各有精，随所用而灌注于肾,岂止肾所藏而已哉?然精生于血,血少精何以生?夫心主血,故曰无子责乎心,发白责乎肾。是以重嗣育者,不独补肾,尤宜养心。不但养心,更宜调和五脏,使五脏精气常盛,而后肾家之充溢裕如也。设四脏燥槁不荣,将何物以输归于肾,而为嗣绪之本乎?余故制养心育脾,和肝清肺,滋肾,补荣益卫,膏滋丸与八味丸兼服。一补先天之不足,一助后天之发生,将见血气日长,螽斯衍庆,自可必也。方用嫩黄芪四两,蜜水拌炒,同人参补气以为君;当归身酒拌炒三两,养血宣血,调和荣分以为臣,酸枣仁炒熟捣碎五两,宁心益肝,兼养脾土以为臣;熟地六两,滋水润燥,与白术同用,则白术补脾气,熟地滋脾阴,亦以为臣;于潜白术,人乳拌透晒干炒黄四两,专补脾元以为臣;远志肉用甘草浓汁煮去辣水,二两,养心神生脾土,下济肾气,使真精藏固,用以为佐;麦冬同老米炒燥去米三两,保护肺金,以济白术之燥,用以为佐;白芍蜜酒拌炒二两四钱,甘寒入脾,酸敛入肝,既佐当归以和肝荣,复佐白术以养脾阴,用以为佐;杜仲酒拌炒三两,接引诸药深达至阴之所,川续断酒拌炒三两,熟地补肾精,杜仲补肾气,续断专调理于骨节筋络之间,用以为使;川牛膝酒拌蒸三两,焙干引诸药强壮下元,用以为使。莲子三斤,清水煮汁三十余碗,去渣入前药,煎取头二汁,去渣熬膏。以人参二两,茯苓、茯神各三两,研细末,和前膏为丸。临卧白汤送下四钱。

沈尧封曰:求子全赖气血充足,虚衰即无子,故薛立斋云,至要处,在审男女尺脉。若右尺脉细,或虚大无力,用八味丸;左尺洪大,按之无力,用六味丸;两尺俱微细,或浮大,用十补丸。此遵《内经》而察脉用方,可谓善矣。然此特言其本体虚,而不受胎者也。若本体不虚,而不受胎者,必有他病。缪仲淳主风冷乘袭子宫,朱丹溪主冲任伏热;张子和主胸中实痰;丹溪于肥盛妇人,主脂膜塞胞;陈良甫于二三十年全不产育者,胞中必有积血,主以荡胞汤。诸贤所论不同,要皆理之所有,宜察脉辨证施治。荡胞汤在《千金》为妇人求子第一方,孙真人郑重之。雄按:荡胞汤,虽有深意,其药太峻,未可轻用。

惟保胎神佑丸,善舒气郁,缓消积血,不但为保胎之良药,亦是调经易孕之仙丹。每日七丸,频服甚效。余历用有验,因附录之。白茯苓二两,于潜术米泔浸一日,黄土炒香一两,益母草净叶去梗一两,真没药瓦上焙干去油三钱。上为末,蜜丸桐子大,每服七丸,白滚水下。若胎动,一日可服三五次,不可多服一丸。至嘱。

卷二十四

妊　娠

王显字世荣，文昭皇后之怀世宗也。梦为日所逐，化为龙而绕后，后寤而惊悸，遂成心疾。文明太后敕召徐謇及王显等为后诊脉。徐謇言是微风入脏，宜进汤药及加针灸。显诊云：按三部非有心疾，将是怀孕生男之象。后果如言。

汪石山诊一妇，形长色紫，妊五月矣。求脉之以别男女，汪曰：脉右大于左。《脉诀》云，左大为男，右大为女。今脉右大，当是女耶。彼则喜曰：我男胎矣。往岁有妊时，尊甫先生诊之，亦谓右脉浮大，当是女孕，后生男。今妊又得是脉，可知为男矣。后果生男。汪曰：脉书但道其常，莫能尽其变，此医所以贵乎望闻问切也。

张子和诊一妇人，年四十余得孕。自以为年衰多病，故病复作。医亦不察，加燔针于两脐旁，又以毒药攻磨，转致腹痛食减形羸，已在床枕。张诊其脉曰：六脉皆平，惟右尺洪大有力，此孕脉也。兼择食，为孕无疑。左右皆笑之。不数月生一女，两目下各有燔针痕，几丧其明。凡治病妇，当先问孕，不可仓卒。

王胡之妻病脐下积块，择食，面黄肌瘦而不月。或谓之干血气，治之无效。张视之曰：孕也。其人不信，再三求治，乃与之平药，以应其意，妙！否则别求人治，或致误事。终不肯下毒药。凡攻病之药，皆曰毒药。后月到，果胎也。问何以别之，曰：尺脉洪大也。亦有尺脉微弱而孕者，见求子门汪石山案。《素问·阴阳别论》所谓阴抟阳别之脉。

昆山周知县景星家一妇，病腹中块痛，专科诊之曰：气积。投以流气破积之剂，又命人以汤饼轴戛之，不效。闻有巫峰神庙颇灵，往问之云：此胎气也，勿用药。信之，彼果生一男。

南京户都主事韩文光妻，病腹中作痛，按之若有物在脐左右者。适浙中一名医至京，请诊之云：是癥瘕。服三棱、蓬术之剂旬余，觉愈长，亦以其不效乃止。后数月生二男。此皆有命而然，可不慎哉。《客中闲集》。

程氏光治一有胎妇。儿啼腹中，皆不治。乃倾豆于地，令妇低头拾之，儿啼止。《江西通志》。

万密斋曰：儿啼腹中，此症临月将产妇人有之。师母钱氏，嘉靖戊子，有娠九个月，儿在腹中哭，钱大惊。令作男子拜而止之，过二十日，生师兄邦孝。师母以下似万门人语，邦孝似万之子。

李有怀妾高氏怀妊，二十七月举子，后亦长成。《云间杂志》。

朱丹溪曰：怀孕受物，乃一脏之虚。假如肝脏虚，其肝气止能养胎，无余用也。不能荣肝，肝虚，故爱酸物。《治法》。

邢氏亡其名，朱胜非妇偶小疾，命视之，曰：小疾尔，不药亦愈。然不宜孕，孕必死。其家以为狂言。后一一岁，朱妇得子，其家方有抱孙之喜。弥月妇疾作，急召之，坚不肯来，曰：去岁已言之，无可疗之理。越宿而妇卒，人共奇之。《钱塘县志》。

薛立斋治一妊妇，胎六月，体倦懒食，面黄晡热，而胎不长，因劳欲坠，此脾气不足也。用八珍汤倍参、术、茯苓，三十余剂，胃渐健，胎安而长矣。

一妊妇因怒，寒热往来，内热晡热，胁痛呕吐，胎至八月而不长，此因肝脾郁怒所致。用六君加柴胡、山栀、枳壳、紫苏、桔梗，病愈而胎亦长矣。

胎　动

薛立斋治鸿胪张淑人，痢疾后胎动，心神不安，肢体殊倦，用八珍散二十余剂渐愈。因劳加烦热头痛，以大剂补中益气汤加蔓荆子治之，热痛顿止。仍用前散，又五十余剂而安，其后生产甚易。

一妊妇八月，胎欲坠如产，卧久稍安，日晡益甚，此气血虚弱。用补中益气汤加茯苓、半夏随愈。更以八珍汤调理而安。

一妊妇小便作痛，其胎不安，气攻左右，或时逆上，小便不利，用小柴胡汤加青皮、山栀，清肝火而愈。后因怒，小腹胀满，小便不利，水道重坠，胎仍不安，此亦肝木炽盛所致。用龙胆泻肝汤一剂，诸症顿愈。乃以四君子加柴胡、升麻，以培脾土而安。

孙文垣治张溪亭子室，娠已七月，梦见亡过祖母挥拳在背打一下，即觉胎动不安，血已下，大小便皆急，腰与小腹胀痛者五日。诊之，两寸俱短弱，此上焦元气大虚，当骤补之。人参、阿胶、黄芪、白术各二钱，当归、白芍、条芩、杜仲各一钱，砂仁、香附各五分，苎根嫩皮三钱，葱白六钱，一剂而血止，再剂诸症悉除。四剂后减去葱白、苎根，调理旬日，足月产一女。

吴孚先治孙氏妊妇,六月作泻欲小产。诊之曰:此水胎也。四君子加炮姜、制附,十余剂而安。

陈三农治一孕妇,腰痛甚,如欲小产,用杜仲一两,姜汁拌炒续断一两,二味为丸,白汤送下遂安。

薛立斋治一妇人,胎下坠,或动,身体倦,饮食少思,此脾气虚弱。用补中益气汤,倍白术加苏梗,三十余剂而安。产后眩晕,胸满咳嗽,用四物加茯苓、半夏、桔梗而愈。

一妊妇内热晡热,或兼寒热,食饮少思,其胎或下坠,或上攻,此肝经血虚而火动耳。先用加味逍遥散数剂,次用六君子加柴胡、枳壳,各数剂而愈。

一妇人每受胎,三四月作痛欲坠,此为胎痛。用当归二钱、熟地黄三钱而愈。

张飞畴曰:古人用条芩安胎,惟形瘦血热,荣行过疾,胎常上逼者相宜。若形盛气衰,胎常下坠,非人参举之不安;形实气盛,胎常不运者,非香、砂耗之不安;血虚火旺,腹常急痛者,非归、芍养之不安;体肥痰盛,呕逆眩晕者,非二陈豁之不安。此皆治母气之偏盛也。若有外邪,仍宜表散伏邪。时气尤宜急下,惟忌芒硝,切不可犯。

雄按:条芩但宜于血热之人。若血虚有火者,余以竹茹、桑叶、丝瓜络为君,而辅以他药极有效。盖三物皆养血清热而息内风也。物之坚强莫如竹,皮肉之紧贴亦莫如竹,实为诸血证之要药,观其塞舟不漏可知矣。桑叶蚕食之以成丝,丝瓜络筋膜联络,质韧子坚,具包罗维系之形,且皆色青入肝,肝虚而胎系不牢者,胜于四物、阿胶多矣。

子　悬 _{此证即胎上逼也。附子满。}

严氏紫苏散,许叔微云:治怀胎近上胀满疼痛,谓之子悬。陈良甫曰:妊至四五月,君相二火养胎,热气逆上,胎凑心胸,腹满痞闷,用此加黄芩、山栀之类。一方无川芎,名七宝散。紫苏一两,腹皮、人参、川芎、橘皮、白芍、当归各三分,甘草一分,锉分三服,水一盏,生姜四片,葱白煎,去渣服。汪䎂庵曰:此方每服止用苏叶一钱,当归七分,腹皮以下皆五分,甘草二分,无葱白。

沈尧封治郁姓妇,怀妊九月,偶因劳动,遂觉腹痛,胎渐升至胸中,气塞不通,忽然狂叫咬人,数人扶持不住,即子悬之最重也。用旋覆代赭汤去参、枣,连灌两剂,胎堕得生。又一妇证亦如之,服前药胎堕而死。

又陆检修正室,子上撞心,江稳婆教磨代赭汁服,遂产两子。一子在上横于心下，一子撞着上子，故经一昼夜不止，撞心得不死，产下遂安。

陈良甫曰：一妇孕七个月远归，忽然胎上冲作痛，坐卧不安。两医治之无效，遂云胎已死矣。用蓖麻子研烂，和麝香贴脐中以下之，命在呼吸。陈诊之，两尺脉绝，他脉和平。陈问二医作何证治之，答云：死胎。陈问何以知之？曰：两尺沉绝，以此知之。陈曰：此说出何书？二医无以答。陈曰：此子悬也。若是胎死，却有辨处：面赤舌青，子死母活；面青舌赤吐沫，母死子活；唇舌俱青，母子俱死。今面不赤，舌不青，其子未死，是胎上逼。宜以紫苏饮连进，至十服，而胎近下矣。

雄按：戊申秋，荆人妊八月而患咳嗽碍眠，鼻衄如射，面浮指肿，诸药不应。余思素属阴虚，内火自盛，胎因火动，上凑心胸，肺受其冲，咳逆乃作。是不必治其嗽，仍当以子悬治之。用七宝散去参、芍、生姜，为其胸满而内热也；加生石膏以清阳明之火，熟地以摄根蒂之阴。投匕即安。今年冬亦以八月之妊，而悲哀劳瘁之余，胎气冲逆，眩晕嗽痰，脘胀便溏，舌黄口渴，予躅饮六神汤去胆星、茯苓，加枳实、苏叶、大腹皮以理气开郁，黄芩、栀子、竹茹以清热安胎，一剂知，二剂已。凡子悬证，因于痰滞者，余每用此法，无不应如桴鼓。

薛立斋治一妊妇，每因恚怒，其胎上逼，左关脉弦洪，乃肝火内动。用小柴胡加茯苓、枳壳、山栀而愈。但体倦不食，用六君子加枳壳、柴胡、山栀而瘥。

孙文垣治费少垣乃眷，妊已九月，痰多喘嗽，胎气上逆，眼撑不能起，两太阳微疼，此子悬症，兼痰火也。以大紫苏饮为主，才服一帖，即不上逆，胸膈顿宽。惟喘咳不止，与七制化痰丸而安。紫苏饮：紫苏、腹皮、川芎、白芍、陈皮、当归、生姜、人参、甘草、葱白。

陆祖愚治梅养中子妇，孕七月，其夫出外经商，患胎上冲心，不时昏晕。或与紫苏安胎饮，数剂不效。脉之，寸大于关，关大于尺，俱带弦数，此血虚极而火炎之故也。用清气养荣汤，磨沉香四分，牛黄二分，煎就徐徐灌之，不终剂而苏矣。

万密斋治徐太和之妻，娠八月，得子满病。或作子悬治不效。腹满转甚，胎坠下迫，玉门大张，胞形外露，但仰卧不能坐，其脉两手俱坚大搏指。谓曰：病无害，乃双胎也。胎肥气弱，不能束约，故下坠耳。用束胎利气主之，加人参一钱，升麻炒三分，服三剂，胎复上而安，后生一男一女。

杨乘六治我修侄妇，妊八月，一日胎忽上抢，塞至心口，喘满不思食，自汗，闷绝僵卧，口噤目直视，面色不赤，舌色不青，按其两手脉息尚有，急取丸子两许，滚水研化灌之。灌至两酒杯，胸口松动，口开睛转，手足运动而苏。问何药，乃尔神效？曰：八味丸也。又问此何病而用此丸？曰：此子悬也。由下元虚冷，中无火以养婴儿，故上凑以就心火之温，如入睡被中，足冷则上缩也。后用芪、术、芎、归煎送前丸,服至两月而产。沈尧封云:此是百中仅一,非实见虚寒脉证,热药不可尝试。

子　肿

一孕妇遍身皆肿,或以为白火疸,或以为鼓胀,治俱不效。产科郭大生曰:此名琉璃胎。至将产一月前,必饮食大进,产即肿消矣。后果然,彼盖阅历多故耳。然病之所以然,究未之知也。

一妇孕七月,先下体发肿,渐及面目。阅数日,忽子户内突出一水泡,皮薄而光亮,于是身体悉消矣。然起卧不便,困苦非常,后复皮破出水,恒不得干。偶一内亲自言昔尝患此,有医教用王不留行及明矾等药煎洗而痊。如言试之,苦于螫痛,如此月余,比前稍愈,而终不除。询产科亦罕知者,但云此似不妨,必所谓琉璃胎也,产时自消。后果然。雄按:此症恐是气虚挟水。

一孕妇遍身发肿,既产仍不消,只向里床卧,终日昏迷,不省人事,有时少醒,即又狂躁不宁。如此二十余日,绝口不食,诸医束手。偶有村妪闻而告曰:无忧。我儿媳亦曾如此,不饿死也。但用陈年白鲞,向病人前炙热,以米醋沃之,彼闻香自然饮食。如言果愈,肿亦遂消。

薛立斋治一妊妇,每胎至五月,肢体倦怠,饮食无味,先两腿肿渐至遍身,后及头面,此脾肺气虚。朝用补中益气汤,夕用六君加苏梗而愈。

元丰中,淮南陈景初,名医也,独有方论治妊妇子肿病。其方初谓之香附散,李伯时易名曰天仙藤散。王荆公居金陵,举家病,以诗赠景初曰:举族贫兼病,烦君药石功。到家何所有,一一问征鸿。因此见方得于李伯时家,传方录于临川张右丞宅。

立斋治一妇子肿,用紫苏饮,三服而愈。

转　胞

钟大延治一贵家孕妇,小便秘,肿痛,面赤发喘,众医莫效。大延诊之曰:是可弗药,乃胎压膀胱耳。令其周身运转而瘳。《宁波府志》。

孙卓,浮梁人,素精岐黄。正德间,邑令以宸濠之变,先舆送其夫人避中山,病前秘五日,腹大如鼓,仰面张目,息已微。急召孙,孙曰:此盛暑急驱,饮水过度,羞溺而转脬也。法以猪尿脬吹气贯满,令女婢投入冲之,而溺淋淋下遂起。《江西通志》。

孙文垣治一富家妇,大小便秘者三日。市师以巴豆丸二帖,大便泻而小便愈秘,胀闷脐突二寸余,前阴胀裂,不可坐卧,啼泣呻吟,欲求自尽。孙曰:此转脬病也。楮树东行根皮一寸,滑石三钱,元胡索、桃仁、当归、瞿麦各一钱,临服入韭菜汁半杯。服后食顷,小便稍行,玉户痛甚,非极用力努之则不能出。改用升麻、桔梗、枳壳、元胡索,煎成调元明粉二钱,乃提清降浊之意。服后大小便俱行,始不胀急。次日报云:每便时腹先痛,有淡血水,小便短。再以丹参、丹皮、当归、白芍、甘草、青皮、香附、元胡、茯苓、山栀、山楂,两帖而安。

孙君又有四卷七十七页一案,亦转脬病,治法大抵如前。惟多令患者横卧,界有力妇人,以患者两腿膝弯架肩上,将下体虚空提起,摇摆数回,则尿脬倒上,徐徐放下。患者去衣不及,小便箭射而出,热如汤,黑如墨,顷刻盈盆。按:转脬病,古人但令患者横卧榻上,高其下体,良久其尿自通,殊不费力。

黄履素曰:予窗友贺立庵方伯,常言其伯父贺岳精于医,曾治一孕妇将坐草,患小便不通,百药不效,愈饮愈饱,束手待毙。贺君诊之曰:此乃脾气虚弱,不能胜胞,故胞下压塞膀胱,以致水道不通,大健其脾则胞举,而小便自通。以白术二两土炒,加炒砂仁数钱,别加一二辅佐之药,服一剂小便立通。其神如此,予常记此言于怀中。王寅岁内人有妊,临月竟同此病,医疗无效,危甚。余以此法告医者,喜医虚心,如法治之立效,遂举长子寅锡。余若不闻此言,母子均殆矣。雄按:今夏钱希敏室人患此甚危,速余视之,脉甚滑数,睛赤口干,与车前子、滑石、血余、栝楼、知母、栀子、牛膝、紫草、沙苑,大剂投之。溺仍不行,竟产一男,既而胞下,溲满其中。盖儿已出胞,频饮汤水,尽贮于中心。余虽初不料其如此,然设非开泄导下,则胎不即下。而再加健脾燥补之药,则吉凶不可知矣,临证不亦难乎?

李时珍尝治数人,小便不通,及转脬危急者,令将葱管吹盐入茎内,极有捷效。又小儿不尿,乃胎热也,用大葱白切四片,乳汁半盏,同煎片时,分作四服即通。不小便者,服之即通。不饮乳者,服之即饮乳。若脐四旁有青黑色皮口撮者,不可救也。《本草纲目》。

薛立斋治司徒李杏冈仲子室,孕五月,小便不利,诸药不应。薛曰:非八味丸不能救。不信,别用分利之药,肚腹肿胀以致不起。

儒者王文远室,患小便不通,小腹肿胀,几至于殆。用八味丸一服,小便滴沥。再以前药一料加车前子,一剂即利,肚腹顿宽而安。

陆养愚治方思桂女,年十四,患大小便不通,已三日。村医与丸药数十粒,如芝麻大,服之大便立通而泻,小便仍秘。又二日胀闷,脐下突出,胀时抽痛,不能坐卧,啼泣呻吟,欲求自尽。脉之沉数,而两尺尤甚,曰:此转脬病也。时尚炎热,以六一散,井水调服之,小便稍行,行时阴中极痛,后仍点滴不畅,大便努责而无积,腹痛时作,痛则如刀刺。再诊,脉仍沉数,乃用升麻三分,柴、葛、甘、桔各一钱,以提清降浊。服后二便俱行,小便纯血,大便亦带血水,其家犹危之。曰:今无恙矣。向者丸

824

药必巴豆也，病本热郁，而以极热之药攻之，向之刺痛，今之溺血，皆巴毒使然也。以犀角地黄汤加黄连、山栀而愈。

万密斋治一娠妇，小便淋沥不通。医作转胞，治之不愈。乃用槟榔、赤芍二味研末，顺取长流水，煎汤调服效。此方治男妇一切血淋，及淋涩水道疼痛，用之无不神效。

马元仪治沈氏妾，妊娠八月，下利二十余日，利后患小便淋闭，渴而引饮，饮毕方去滴许，涩痛异常，已三昼夜。诊得肺脉独大，余脉虚涩，曰：下利经久，脾阴必耗，燥火自强。今见肺脉独大，是火据肺位，金被火制，气化不及州都，便溺何由而出？经曰病在下者治上，令上窍越，则下窍自行矣。且妊妇之体脉见虚涩，气血不能养胎可知。若再行趋下，不惟病不除，且有胎动之患。因与紫菀五钱，专理肺气下及膀胱；干葛一钱，升发胃气，敷布津液；火郁则气燥，以杏仁、苏子润之；燥胜则风生，以薄荷清之，加枳壳、桔梗开提三焦之气。一剂小便如泉，再剂利下亦止。

吴桥治赵氏妇，故孱弱，有身七月，病不得大小溲。医者递以四苓利之，卒不利，久则小腹前后胀急痛楚，躁乱昏愦，殆将不胜。桥诊之，则以补中益气汤加黄连为剂，一服小溲稍行。明日为汤液五斗，呼絜壶者口授之。扶病者坐临盘，递引汤沃病者腹。沃已，口授产妪举手捧其胎，大小溲即行，病愈矣。病得之食砒而吐未尽，其遗毒触胎。病者故内虚，胎气下堕而压脬矣。或曰：胎压脬而不得小溲，诚是也，大溲何为？桥曰：小溲塞则鼓膀胱，是将壅大肠，其气亦为不利故尔。闻者曰：善。《太函集》。

胎　坠

薛立斋治一妇人，堕胎昏愦，不时吐痰。自用养血化痰之剂，昏愦不省，自汗发搐，痰涎涌出。彼以为中风，欲用祛风化痰之剂。薛曰：此属脾气虚寒所致。遂用十全大补汤加炮姜，二十余剂寻愈。

一妇人年二十余，疫疾堕胎，时咳，服清肺解表，喘急不寐。薛谓脾土虚，不能生肺金，药损益甚。先与补中益气加茯苓、半夏、五味、炮姜，四剂渐愈。又与八珍加五味，及十全大补汤全愈。

龚子才治一妇人，每怀孕至三个月必堕，不肯服药。教以四五年老母鸡煮汤，入红壳小黄米煮粥食之，不数服而胎固，至足月生男。

方节庵之夫人朱氏，屡受产难，因就医乞堕胎方，服之无效，复求方于郑氏。郑云：堕胎不下，必贵儿也，今后宜服安胎药矣。一日，方闲步阡陌间，见一道人手携竹筐，坐于桥下，与之语，道气益然，因设斋留之。到家问筐中何物，曰：此济瘵病人丹药也。因授一方，名曰回生救产丹，并劝修合普施。朱夫人诞弥厥月，时服一丸，则果如达矣。遂连生二子，长名鹏，字矫亭；次名凤，字改亭。后一为宫詹，一为御史。《张氏卮言》。

薛立斋治一妇，苦于生育。孕及三月，以面粉烧酒调服堕胎，胎去，下血不止，呕吐，汤药不纳，六脉细小欲绝。作毒药伤胃气，胃气虚不能司纳。以人参二钱，甘草五分，水煎徐徐与服，呕止。用八珍汤调理而安。

又治一孕妇，用前药患前症，胸腹饱满，呕吐不止，用绿豆甘草汤饮之而安。

一妇怀孕三月而堕，堕后发热自汗，四肢软弱。曰：气血虚，不能荣养其胎故堕。堕后益虚，阴虚则发热，阳虚则自汗。以十全大补汤去桂，加五味子而安。

吴桥治程应兆妻，故多病，三月不月，已忽微行。诸医以为积血而力导之，恶乃大至，举身汗溢，垂绝而苏。则又为虚极，而重剂补之，上视反张，惊搐昏冒，饰巾待尽。桥诊之，脉虽离经，按之不绝，曰：此妊脉也。误谓积血，迫之大行，胎离经而欲下，则血竭而途穷，阳气无阴血可依，则浮腾而上越，胎堕阳上逆而触心，故上视反张，惊搐昏瞀，法不当死。乃予顺胎散，始进甚艰，既及半而药力行，嗒焉而寐。诸医目桥曰：死矣。桥曰：药中病乃寐，诸公待之。顷之呻吟，始云头痛。诸医以为余烬也，夜分乃终。桥曰：中夜阳生，比当来复。时至而圉圉乃少舒，诘朝爽然。俄仆卧内，诸医目慑桥曰：真死矣。桥曰：胎欲下而血垂尽，壅阏不得行。寻以顺胎散下之，则血块大如拱。诸医慑桥曰：吾侪固以为积血，果然。桥徐应曰：非积血也，胎也。立引水激而濯之，外紫而中白，具人形，病者渐安，诸医乃服。《太函集》。

徐灵胎曰：妇科之最重者二端，堕胎与难产耳。世之治堕胎者，往往纯用滋补，治难产者，往往专于攻下，二者皆非也。盖半产之故非一端，由于虚滑者，十之一二，由于内热者，十之八九。盖胎惟赖血以养，故得胎之后，经事不行者，因冲任之血，皆为胎所吸，无余血下行也。苟血或不足，则胎枯竭而下堕矣。其血所以不足之故，皆由内热火盛，阳旺而阴亏也。故古人养胎之方，专以黄芩为主。又血之生，必由于脾胃。经云荣卫之道，纳谷为宝，故又以白术佐之。乃世之人专以参、芪补气，熟地滞胃，气旺则火盛，胃湿则不运，生化之源衰而血益少矣。至于产育之事，乃天地化育之常，本无危险之理，险者千不得一，世之遭厄难者，乃人事之未工也。其法在乎产妇，不可令早用力。盖胎必转而后下，早用力则胎先下坠，断难舒转，于是横生倒产之害生。又用力则胞浆骤下，胎已枯涩，何由能产？此病不但产子之家不知，即收生稳妇，亦有不知者。至于用药之法，则交骨不开，胎元不转，种种诸症，各有专方。其外或宜润，或宜降，或宜温，或宜凉，亦当随症施治。其大端以养血为主,盖血足则诸症自退也。至于易产强健之产妇,最多卒死。盖大脱血之后,冲任空虚,经脉娇脆,健妇不以为意,轻举妄动,用力稍重,冲脉断裂,气脱血崩,死在顷刻。尤忌举手上头,如是死者,吾见极多。不知者,以为奇异,实理之常。生产之家,不可不知也。

胎　死

章虚谷治陈姓妇,年未三十,怀妊已六月,腹满及胸,饮食不进,大便艰燥,小便不利,左胯间与小腹掣痛如锥刺,日夜坐不能寐,医用五苓散方。章诊之,左脉弦强,关尤甚,右关弦滞,曰:凡温邪脉必濡细,今脉象如是,乃血少肝气犯脾胃也。彼以小便不利,故认为湿邪,不知经云肝主遗溺癃闭,此肝火郁结之癃闭也。风火煽动,故胯间刺痛。若用利水药,反伤津液,其燥愈甚,必致痉厥之变矣。乃重用大生地为君,佐以当归、白芍、黄芩、紫苏、生甘草梢,加厚朴、木香等,服两剂脉稍和,满略减。惟小便仍涩,犹有刺痛,于前方加黄檗、车前,服两剂,小便畅行,其痛若失。乃去黄檗、紫苏,又服两剂,胸宽食进,惟腹满不能全消。至第三夜,忽于睡梦中震响一声,落下死胎一个,满床皆水,始悟水在胞中,其胎早经泡死。利水之药,断不能泄胞中之水,反耗其阴,必致痉厥而死。病情变幻,有非常理所能测者。同时,章侄女亦患此症,为医用利水药而致痉厥。又妄认为中寒,用附子理中汤一剂,乃至阴阳脱离。章用大剂滋阴摄阳之药,昼夜急进,竟不能救,延三日而卒。

许裕卿治邵涵贞内子,孕十七月不产,不敢执意凭脉,问诸情况,果孕非病,但云孕五月以后不动。心窃讶之,为主丹参一味,令日服七钱,两旬余胎下已死而枯。其胎之死,料在五月不动时,经十三月在腹,不腐而枯,如果实在树,败者必腐,亦有不腐者则枯,胎之理可推也。雄按:此由结胎之后,生气不旺,未能长养,萎于胞中,又名僵胎。余治过数人矣。若胎已长成,岂能死于腹中,而不为大患哉?惜许君言之未详也,故及之。

张路玉治马云生妇,孕十三月不产,脉来微结。为处十全大补汤,服至二十余剂而下,胎枯色白。治虽异,而胎枯则一也。

喻嘉言治顾季掖乃室,仲夏时孕已五月,偶尔下血。医以病经一月,用阿胶勉固其胎,又身肿气胀,血逆上奔,结聚于会厌胸膈间,饮食才入,触之痛楚,转下甚难,稍急即呕出,全似噎症。数更医皆谓胎气上逼。延至秋,计孕已八月,病已造极中之极,呼吸将绝。诊之,不云病状,其脉尺部微涩难推,独肺部洪大无伦,其喘声如曳锯,其手臂青紫肿亮如殴伤色,乃骇曰:似此凶症,何不早商?然不必明言,以滋惊恐,姑以善药投之,通其下闭上壅可也。季掖必求病名,曰:上壅者,以肺脉之洪大,合于会厌之结塞,知其肺当生痈也;下闭者,以尺脉之微涩,合于肉色之青肿,知其胎已久坏也。善药者,泻白散加芩、桔之苦以开之,不用硝黄等厉药也。服一大剂,腹即努痛如欲产状。问欲产乎?曰:肺气开而下行,多时闭拒,恶秽得出可也,奚产之云。再进一剂,身肿稍退,上气稍平,下白污如脓者数斗,裹朽胎而出。旬余尚去白污,并无点血相间,可知胎朽腹中,已近百日,荫胎之血和胎俱化为脓也。病人当时胸膈即开,连连进粥,神思清爽。然朽胎虽去,而秽气充斥,周身为青肿者未去也;胸膈虽宽,而肺气壅遏,为寒热咳嗽者未除也。乃一以清肺为主,旬余获痊。然则肺痈未成,乃秽浊之气上攻而然耳。

立斋治一稳婆之女,勤苦负重,妊娠腹中阴气重坠,口中甚秽。意其胎必死,令视其舌果青黑。与朴硝半两许服之,随下秽水而愈。《济阴纲目》是薛案。

一妇胎死,服朴硝而下秽水,肢体倦怠,气息淹淹,用四君子为主,佐以四物、姜、桂,调补而愈。雄按:未可即投大补,恐秽浊逗遛,反生他变也。

李将军妻病甚,呼华佗视脉,曰:伤娠而胎不去。将军言:闻实伤娠,胎已去矣。佗曰:按脉胎未去也。将军以为不然。佗舍去,妇稍小瘥,百余日复动,更呼佗。佗曰:此脉故是有胎,前当生两儿,一儿先出,血出甚多,后儿不及生,母不自觉,旁人亦不寤,不复迎,遂不得生。胎死,血脉不复归,必燥著母脊,故使多脊痛。今与汤并针一处,此死胎必出。汤针既加,痛急如欲生者。佗曰:此死胎久枯,不能自出,宜使人探之。果得一死男,手足完具,黑长可尺许。佗之绝技,凡此类也。《三国志》。

陈斗岩治一妇,孕四月而堕,堕后肿胀发热,气喘,脉洪盛,面赤,口鼻舌青黑。陈曰:脉洪盛者,胎未堕也;面赤者,心火盛而且干也;口鼻舌青黑,肝气绝而胎死也。以蛇蜕煎汤调平胃散,加芒硝、归尾服之,下死胎而安。

甘陵相夫人有妊六月,腹痛不安。华佗视脉曰:胎已死矣。使下之,果下男形即愈。《三国志》。

陈良甫治僇宅厥媳孺人杜氏,生产不下,坐婆魂童救疗皆无效。召诊之,曰:产前脉不可考,但当察色而知之。遂揭帐明烛以察之,其面色赤,舌色青。如此色者,知胎已死,母却无忧矣。或问曰:何以知之?答曰:面赤舌青,子死母活明矣。躬自合至宝丹三粒服之,胎即落矣。此以见古人处方神速。《良方》。

异 胎

庄氏妇怀妊三年不产,有医者诊之曰:脉象颇异,疑必异物,当以药下之。服毕觉腹中奇痛,产一胞堕地而裂,中有小蛇蜿蜒盘屈,以次而出,急扑之。沈布衣麟亲见其事。《三冈识略》。

张路玉治一妇，怀孕六月，因丧子，悲哭动胎。医用黄芩、白术等二服不应。改用香附、紫苏、枳壳、砂仁，一服胎遂上逼，心膈下胀闷喘急，口鼻出血。第三日薄暮往诊，其脉急疾如狂风骤雨，十余至则不至，顷之复至如前，因喻之曰：此孕本非好胎，安之无益，不若去之，以存母命。因思此胎必感震气所结，震属木，惟金可制，令以铁斧烧红醋淬，乘热调芒硝一两灌之，夜半果下异胎。下后脉息微和，神思恍惚，所去恶露甚多，又与安神调血之剂，数服而安。

孙文垣治张氏妇，年二十一。诊之，左寸关短弱尺滑，右寸亦滑，关濡弱，尺沉微。诊毕，其夫问曰：脉何如？不告原病。曰：心神脾志，皆大不足，囫囵得妙。肺经有痰，孙君平生多以一痰揣病。左寸短弱如此，安得有孕？曰：已七十日矣。问曾经孕育否？曰：已二次，此其三也。问二产皆足月否？男耶女耶？曰：始产仅九月，手足面目俱全，第无啼声，抱起已身冷矣。细检之，乃知其无水火也。水火，前后阴也。次亦九月而产，亦无啼声，验之口中无舌。二胎之异如此，乃为制方，以补心脾为主，令多服以百帖为率。枣仁、茯神、远志各一钱，白术二钱，白芍、当归、枸杞各一钱五分，甘草五分，生地八分，艾絮二分，龙眼肉五个，水煎服，足月产一子。次年又有身，不以前事为意，至九月产下，形体俱备，外有脂膜一片包其面不能去，即殒。因思上年所产获全，药之力也，乃以前方粘壁间，才见有身，即照方服之，后生子女皆无恙。凡小儿有不足之症，皆缘父母有虚损处，观此当举一三反。

郭茂恂嫂金华君，产七日，不食，始言头痛，头痛已，又作心痛，既而目睛痛如割如刺，更作更止，相去无瞬息间。每头痛，欲取大石压，良久渐定。心痛作，则以十指抓壁，血流满掌。痛定，目复痛，又以两手自剜取之。如是十日不已，众医无计。进黑龙丹半粒，疾少间。中夜再服，乃瞑目寝如平时。至清晨，下一行，约三升许，如蝗虫子，三疾减半。巳刻又行如前，则顿愈矣。《济阴纲目》。

河南开封府有丹客之妇，怀妊甚巨，动跃间似双胎也。丹客语妇曰：若生二男，当名虎四儿、虎五儿。一日欲出而天若雨状，谓妻曰：晴履可耶？抑雨具去可耶？妻未答，则腹中朗应曰：无雨。丹客惊惧曰：汝何人？则曰：虎四儿也。言未竟，又闻声曰：虽不落也有几点。丹客曰：汝又何人？曰：虎五儿。一日，丹客欲炼丹，其妻腹中又曰：汝所为，竟炼不成。必须炉如何置，火如何候，药如何辨。又应曰：如何如何乃皮毛也。如何如何小点化，如何如何大点化，待吾母为之可也。丹客遂如言行之，火然硫黄。偶客至门，室既不深广，而客又不行，其妇与二儿俱曰：黄气迫人，奈何奈何？至夜熏蒸而死。琇按：后世有小点化之说，谓其传也。予则以为岂非天怒其泄，故欲灭其口乎。然亦不知何妖也。

钱国宾云：山西大同军人朱刘禄，娶妻孔氏，七年始孕，其腹极大，七月不能行，八月不能动，仰卧于床。延诊，右寸及两尺脉加别部一倍。经断，当生双女。其怀胎之状主难产，令服易产汤剂以救其母。至十月期足而产，产下一女，其腹不减。至三日，腹阵痛再产一女，其腹仍大，咸谓怪异，必伤其母矣。次日腹又阵痛，又产一女，腹始如故。初生二女存，三生之女毙。雄按：此不为异也。余里中故老张氏兄弟三人同产皆寿，而母亦无恙。又见王成衣之妻，一产三子，并育，而母产毕即晕脱。《随园诗话》载有一乳而生四子者，异事也。

鬼　胎

滑伯仁治仁孝庙庙祝杨天成一女，薄暮游庙中，见黄衣神，觉心动，是夕梦与之交，腹渐大而若孕。邀伯诊治，诊之曰：此鬼胎也。其母道其由，与破血坠胎之药，下如蝌蚪鱼目者二升许遂安。

薛立斋治一妇人，经闭八月，肚腹渐大，面色或青或黄，用胎症之药不应。诊之曰：面青脉涩，寒热往来，肝经血病也。面黄腹大，少食体倦，脾经血病也。此郁伤脾肝之症，非胎也。不信，仍用治胎散之类不验。薛用加味归脾，逍遥二药，各二十余剂，诸症稍愈。彼欲速效，别服通经丸，一服下血，昏愦自汗，恶寒，手足俱冷，呕吐不食。薛用人参、炮姜，二剂渐愈。又用十全大补汤，五十余剂而安。此案依《妇人良方·鬼胎门》选入。

东白马氏妇有妊，历十四月不产，形瘠尪且黑。松阳周汉卿脉之曰：非孕也，乃为妖之所乘耳。以药下一物如金鱼，疾旋已。

立斋治一妇人虚羸，有鬼胎癥块，经候不通。诊之曰：此病也，非胎也。令服四物汤加芫花根，而块渐消。又令用吴萸、川芎、柴胡、僵蚕、巴戟、巴豆不去油、芫花醋制，为末，炼蜜丸梧桐子大。每服七丸，蜜酒下，即出恶物而愈。后以八珍汤调理而安。

钱国宾云：余之太仓，有长年吴山，其妻怀孕，十有八月，胎形渐大。山以贫人难治，日怀生死之忧，求便道一诊。其脉浮沉长短，去来至止，上下不一，知痰非胎矣。曾见痰火喘门书中一款，凡妇人当经受惊，其痰由心包络流入血海，如怀胎状，经闭渐大，活动身安，此假胎也。以清痰活血轻剂，用芎、归、地、芍、贝母、天冬、半夏、香附、白芥子、茯苓、陈皮、枳壳各一钱煎服，数月后乃愈。

六和塔农夫朱言之妻，生平无病，为人寡言。凡有气恼，皆不肯发，肝火久郁可知矣。于天启二年，经后胎渐大，起居饮食如常，至十月不生，又十月不生。家人忧甚,医皆莫知其故。钱亦曾诊,见六部浮鼓,亦未敢断。又过五月,终日撒屁,如此两月胎消。因当经着气伤肝,久郁冲于血海,似怀胎而无形。此名气胎,表出以资多识。雄按:正胎亦有逾十月而产者。余见许培之茂才暨其一妹一弟,皆年余或二年而生。

伤　　寒

缪仲淳治于润父夫人,妊九月,患伤寒阳明症,头痛壮热,渴甚,舌上黑苔有刺,势甚危。缪投竹叶石膏汤,索白药子医马病者。不得,即以井底泥涂脐上,干则易之。一日夜尽石膏十五两五钱。病瘳产一女,母子毋恙。

治妊娠伤寒,护胎为要,否则堕胎多死。以白药子为细末,鸡子清调摊绵纸上如碗大,自脐贴至脐下胎存生处,干即以湿水润之,临产者慎勿忘此。

感　　寒

冯楚瞻治一孕妇,劳役受寒,忽四肢厥冷,喘急大作,额汗如雨,六脉沉细欲绝。令以人参五钱,桂、附共三钱煎服。病家曰:已孕三四月,服桂、附保勿堕乎?曰:此时重母不重子,未有母亡而子活者。服下少顷,即吐出清水,药入肠胃,其声汩汩直达而下,作嗳数声,喘减汗收,脉渐起。乃平和调理,以渐而安,十月足,生一子。

张路玉治一妇人,素禀气虚多痰,怀妊三月,因腊月举丧受寒,遂恶寒呕逆清血,血字疑水字之误。腹痛下坠。脉得弦细如丝,按之欲绝。与生料干姜人参半夏丸,二服不应。更与附子理中加苓、半、肉桂,调理而康。大抵怀孕母气多火,得连则安,多寒得桂、附则安,多痰得苓、半则安,务在调其偏胜,适其寒温。未有母气逆而胎得安,亦未有母气安而胎反堕者。较冯说自然。所以《金匮》有怀妊六七月,胎胀,腹痛恶寒,少腹如扇,用附子汤温其脏者。然认症不果,不得妄行是法。一有差误,祸不旋踵,非比苓、连之误,犹可引延时日也。

伤　　暑

孙文垣治竹匠妇,孕五月,患心痛。究所由,为失足堕楼也。教饮韭菜汁一盏,痛随止。又服他医药二帖,心复痛,吐鲜血盈盆,胸间冲冲上抵,痛不可言,危在顷刻。再诊,六脉皆洪大,汗出如雨,喘息不相续。亟令移居楼下,与益元散五钱,紫苏调服。戒之曰:今夜若睡,听其自醒,切勿惊动,汗止即苏也。服之果睡至晓,汗敛，胸膈不痛，喘息亦定。再与固胎饮一帖全安。先是邻医诊之，谓吐血脉宜沉细，今反洪大，又汗出，喘息不休，危在今夜。见病起来，询曰：孕妇不得汗下及利小便，谓之三禁，昨剂悉犯之，而反获效，何也？曰：医贵审症。盖妇之汗，非由病，以楼居低小，当酷暑热逼故也。汗血去而胎失养，故上抵，喘息不续。移楼下避暑气，益元散为解暑圣药，紫苏又为安胎妙品，气下则血归元，而病痊矣，法出《医垒元戎》中四血饮是也。乃唯唯而退。雄按：紫苏虽安胎，大汗如雨者，不嫌太散乎？请酌之。

喘　逆

张子和治吴产祥之妻，临月病喘，以凉膈散二两，四物汤二两，朴硝一两，作二服，煎令冷服，一服病减大半，次又服之病痊。张曰：孕妇有病，当十月九月内，朴硝无碍，八月者忌之，七月却无妨，十月者已成形矣。雄按：朴硝究宜慎用。

周仁斋治一孕妇痰喘，用生半夏一钱五分，肉桂、干姜各五分，五味子三分，麻黄二分。先以水煎，后下药，勿令太热，热服其喘即止。半夏、肉桂皆孕妇所忌，宜酌用。《证治大述》。

薛立斋治吴江庠史万湖仲子室，二十余，疫疾堕胎，时咳。服清肺解表之药，喘急不寐，此脾土虚而不能生肺金，药复损而益甚也。先与补中益气加茯苓、半夏、五味、炮姜，四剂渐愈。后往视之，用八珍汤加五味、十全大补汤而愈。

咳　嗽

薛立斋治一妊妇，嗽则小便自出。此肺气不足，肾气亏损，不能司摄。用补中益气汤以培土生金，六味丸加五味以生肾气而愈。

一妊妇咳嗽，其痰上涌，日五六碗许，诸药不应。此水泛为痰，用六味丸料及四君子汤，各一剂稍愈，数剂而安。

一妊妇因怒，咳嗽吐痰，两胁作痛，此肝火伤肺金。以小柴胡汤加山栀、枳壳、白术、茯苓治之而愈。但欲作呕，此肝侮脾也。用六君子汤加柴胡、升麻而愈。

沈尧封曰：钱彬安室人，内热，咳呛涎痰，夜不能卧，脉细且数，呼吸七至。邀余诊视，问及经事，答言向来不准，今过期不至。余因邻近，素知伊禀怯弱，不敢用药。就诊于吴门叶氏，云：此百日劳，不治。妇延本邑浦书亭疗之，投逍遥散不应，更葳蕤汤亦不应。曰：病本无药可治，但不药必骇病者，可与六味汤。因取六味丸料二十分之一煎服，一剂咳减，二剂热退，四剂霍然。惟觉腹中有块，日大一日，弥月生一女,母女俱安。越二十余年,女嫁母故。后以此法,治怀妊咳呛涎痰,或内热或不内热,或脉数或脉不数,五月以内者俱效。五月以外者,有效有不效。

沈尧封治一妇,妊七八月,痰嗽不止,有时呕厚痰数碗。投二陈、旋覆不应,用清肺滋阴愈甚。遂不服药,弥月而产,痰嗽如故,日夜不寐。三朝后,用二陈加胆星、竹茹,吐出厚痰数碗,嗽仍不止。更用二陈加旋覆、当归少减,稍可吃饭。因嗽不减,痰渐变薄,加入生地四钱。食顿减,嗽转甚,通身汗出,脉象微弦,用归身三钱,茯苓二钱,炒甘草一钱,紫石英三钱。因汗欲用黄芪,因嗽又止。推敲半晌,仍用炒黄芪三钱,一服汗止,嗽亦大减,十剂而安。

烦　热

沈尧封曰:子烦病因,曰痰、曰火、曰阴亏。因痰者,胸中必满,宜二陈加黄芩、竹茹、旋覆花。阴亏火盛,仲景地黄阿胶汤最妙。汪讱庵《医方集解》有竹叶汤一方,治妊娠心惊胆怯,终日烦闷,名子烦。因受胎四五月,相火用事,或盛夏君火大行,俱能乘肺,以致烦躁,胎动不安。亦有停痰积饮,滞于胸膈以致烦躁者。麦冬钱半,茯苓、黄芩各一钱,人参五分,淡竹叶十片。竹叶清烦,黄芩消热,麦冬凉肺,心火乘肺,故烦出于肺,茯苓安心,人参补虚,妊娠心烦,固多虚也。如相火盛者,单知母丸。君火盛者,单黄连丸。神不安者,朱砂安神丸。切不可作虚损,用栀豉等药治之。一方茯苓为主,无人参,有防风。一方有防风、知母,无人参,有痰者加竹沥。

薛立斋治一妊妇,烦热吐痰,恶热,恶心头晕。此脾虚风痰为患,用半夏白术天麻汤,以补元气、祛风邪,渐愈。惟头昏未痊,乃用补中益气汤加蔓荆子,以升补阳气而愈。

一妊妇烦热兼咽间作痛,用知母散_{知母、麦冬、黄芪、子芩、赤苓、甘草}。加山栀、竹沥,以清肺金而愈。后内热咳嗽,小便自遗,用补中益气加麦冬、山栀,以补肺气,滋肾水而痊。_{雄按:后治未妥。}

呕　吐

薛立斋治一妊妇,停食腹满,呕吐吞酸,作泻不食。以为饮食停滞,兼肝木伤脾土,用六君子汤以健脾胃,加苍术、厚朴以消饮食,吴茱萸、制黄连以清肝火,诸症悉愈。又以六君加砂仁调理,而脾土乃安。

一妊妇呕吐胁胀,或寒热往来,面色青黄,此木旺而克脾土。用六君子加柴胡、桔梗、枳壳而安。

一娠妇胸胁胀痛，吐痰不食，此脾胃虚而饮食为痰。用半夏茯苓汤渐愈，又用六君子加枳壳、苏梗、桔梗而饮食如常。后因恚怒，胁胀不食，吐痰恶心，用半夏茯苓汤加柴胡、山栀而愈。立斋治娠妇，亦时用半夏。

一妊妇因怒，寒热，胸胁胀痛，呕吐不食，症如伤寒，此怒动肝火，脾气受伤也。用六君子加柴胡、山栀、枳壳、丹皮而愈。但内热口干，用四君子加芎、归、升麻而安。雄按：丹皮忌用。

一妊妇霍乱已止，但不进饮食，口内味酸，泛行消导宽中。薛曰：此胃气伤而虚热也，当服四君子汤。彼不信，乃服人参养荣汤，呕吐酸水，其胎不安，是药复伤也。仍与四君子汤，俾煎熟，令患者嗅药气，不作呕，则呷少许。恐复呕，则胎为钓动也，如是旬余而愈。胃虚固不待言，既作酸，则犹有湿热，专用四君犹未尽合，否则人参养荣亦补剂，何以反加呕酸耶？

沈尧封曰：费姓妇怀妊三月，呕吐饮食，服橘皮、竹茹、黄芩等药不效。松郡车渭津用二陈加旋覆花、姜皮，水煎冲生地汁一杯，一剂吐止，四剂全愈。一医笑曰：古方生地、半夏同用甚少。不知此方即《千金》半夏茯苓汤，除去细辛、桔梗、川芎、白芍四味也。按呕吐不外肝、胃两经病，人身脏腑，本是接壤，怀妊则腹中增了一物，脏腑机括为之不灵，水谷之精微不能上蒸为气血，遂凝聚而为痰饮，窒塞胃口，所以食入作呕，此是胃病。又妇人既有妊，则精血养胎，无以摄纳肝阳，则肝阳易升，肝之经脉夹胃，肝阳过升，则饮食自不能下胃，此是肝病。《千金》半夏茯苓汤中，用二陈，化痰以通胃也；用旋覆，高者抑之也；用地黄，补阴以抑阳也；用人参，生津以养胃也。其法可谓详且尽矣。至若细辛亦能散痰，桔梗亦能理上焦之气，川芎亦能宣血中之滞，未免升提。白芍虽能平肝敛阴，仲景法胸满者去之，故车氏皆不用。斟酌尽善，四剂获安有以也。

又蔡姓妇恶阻，水药俱吐，松郡医用抑青丸立效。黄连一味为末，粥糊丸麻子大，每服二三十丸。按：肝阳上升，补阴吸阳，原属治本正理，至肝阳亢盛，滴水吐出，即有滋阴药亦无所用。不得不用黄连之苦寒，先折其太甚，然后以滋阴药调之，以收全效。雄按：左金丸亦妙。

沈姓妇恶阻，水浆下咽即吐，医药杂投不应。身体骨立，精神困倦，自料必死，医亦束手。一老妇云：急停药，八十日当愈。后果如其言。停药者，即《金匮》绝之之义也。至八十日当愈一语，岂《金匮》六十日当有此证之误耶？不然何其言之验耶？

沈尧封治朱承宗室，甲戌秋，体倦吐食。诊之，略见动脉，询得停经两月，恶阻症也。述前治法，有效有不效。如或不效，即当停药。录半夏茯苓汤方与之，不效，连更数医。越二旬，复邀沈诊，前之动脉不见，但觉细软，呕恶日夜不止，且吐蛔两条。沈曰：恶阻无碍，吐蛔是重候，姑安其蛔，以观动静。用乌梅丸，早晚各二十丸，四日蛔止，呕亦不作。此治恶阻之变局也，故志之。藜按：仍是治肝之法。

喻嘉言治李思萱室人有孕，冬月感寒，至春而发。因连食鸡子鸡面，遂成夹食伤寒。一月才愈，又伤食，吐泻交作，前后七十日，共反五次，遂成膈证。诊时，其脉上涌而乱，重按全无，呕哕连绵不绝，声细如虫鸣，久久方大呕一声。曰：病人胃中全无水谷，已翻空向外，此不可救之证也。无已，必多用人参。但才入胃中，即从肠出，奈何？李曰：尽十两，余尚可勉备。喻曰：足矣。乃煎人参汤，调赤石脂末，以坠安其翻出之胃，气乃少回。少顷大便，气即脱去，凡三日，服过人参五两，赤石脂末一斤，俱从大肠泻出，得食仍呕，但不呕药耳。因思必以药之渣滓，如粟粥之类与服，方可望其稍停胃中。顷之传下，又可望其少停肠中，遂以人参、陈皮二味，剪如芥子大，和粟米同煎作粥，与半盏不呕，良久又与半盏。如是三日，始得胃舍稍安。但大肠之空尚未填实，复以赤石脂为丸，每用人参汤，吞服两许。如是再三日，大便亦稀。此三日参橘粥内，已加入陈仓米，每进一盏，日十余次，人事遂大安矣。仍用四君子汤调理，共用人参九两，全愈。然此亦因其胎尚未堕，有一线生气可续。不然，用参虽多，安能回元气于无何有之乡哉？后生一子小甚，缘母病百余日，失荫故也。

黄怞旭乃室，病膈气二十余日，饮粒全不入口。诊之，尺脉已全不至矣。询其二便，自病起至今，从未一行，止是痰沫上涌，厌厌待尽。或谓其脉已离根，顷刻当坏。喻曰：不然。《脉经》上部有脉，下部无脉，其人当吐，不吐者死，是吐则未必死也。但得天气下降，则地道自通。此证以气高不返，中无开阖，因成危候，宜缓法以治其中，自然见效。遂变旋覆代赭成法，用其意，不用其方。缘尺脉全无，莫可验其孕否。若有而不求，以赭石、干姜辈伤之，呼吸立断矣。姑阙疑以赤石脂易赭石，煨姜易干姜，用六君子汤加旋覆花，煎调服下，呕即稍定。三日后渐渐不呕，又三日粥饮渐加。但不大便已月余矣，日以通利为嘱，曰：脏气久结，饮食入胃，每日止能透下一二节，积之既久，自然通透。盖以归、地润肠，恐滞膈而作呕，喻君于肝肾病治法，终身未晓。硝、黄通肠，恐伤胎而殒命。姑拂其请，坚持三五日，果气下肠通，月余腹中之孕渐著，而病全瘳矣。雄按：归、地滞膈之说，何可厚非？魏氏独擅此长，谓可概治一切，未免矫枉过正。如后列施笠泽一案，断不可投以血药者，乌得专究肝肾，而不问其他耶？

施笠泽治吴玄水妇妊病，呕吐四十日，不进糜饮，二十七日不溲溺，众以为必死矣。诊其脉俱沉滑而数，曰：此痰因火搏，凝结中脘，阴阳失次，气苞血聚，是谓关格,靡有攸处,治之则生,不治则死。吴曰:虽九仙之木精石髓,其如不内何? 曰:姑试之。乃用鸡膆胵、沉丁香、海石等,末之若尘,用甘澜水浓煎枇杷叶,取汤调服。始吐渐留,旋进香砂汤,一饮而溲通,再饮而糜进。然喉中有物,哽哽不能上下。曰:此病根也。仍用煎汤探吐,吐出结痰如麦冬、莲实者三四枚,其病遂瘳,妊亦无恙。

泄 泻

陈三农治一妇,有孕常作泻。久泻属肾,用白术四两,煮熟山药二两,炒甘草一两,炙杜仲姜汁炒、松花炒各七钱,米糊为丸,服愈。雄按:仍是治脾。

薛立斋治边太常侧室,妊娠泄泻。自用枳、术、黄连之类,腹闷吐痰,发热恶寒,饮食到口即欲作呕,强进匙许,即吞酸不快。欲用祛痰理气。此因脾胃伤而痰滞中脘,若治痰气,复伤脾胃矣。遂以参、术、炮姜为末,丸如黍米,不时含咽三五丸,渐加至三百丸,后日进六君子汤寻愈。

进士王缴徵之内,怀妊泄泻,恶食作呕,此脾气伤也。其姑忧之,强进米饮。薛曰:饮亦能伤脾胃,且不必强。别用人参养胃汤饮之,吐水酸苦,又欲投降火寒药。曰:若然,则胃气益伤也。经云:损其脾胃者,调其饮食,适其寒温。后不药果愈。

一妇人因怒,胸膈不利,饮食少思。服消导顺气之剂,脾胃愈弱,饮食少,大便不实,且无度,久而便黄水,或带白。视其面色黄中隐白,曰:黄色脾虚也,白色肺虚也。朝以补中益气汤,升补胃气,夕以六君子汤,培补脾气而愈。

易思兰治石城福王歎之妃,癸酉六月受孕,偶患泄泻,府中医用淡渗药止之,自后每月泄三五日。有作脾泄者,用参苓白术散之类,二三服亦止,然每月必泄五七次。至次年三月,生产后连泄半月,日夜八九次,诸药不效。易诊之,两寸尺俱平和,惟两关洪大有力,易曰:此暑病也。以黄连香薷饮治之,一剂减半,再剂全愈。惟肝脉未退,又用通元二八丹,调理半月后平复。王曰:妃患泄近一载,医未有言暑者,公独言暑,何见也? 易曰:见之于脉,两关浮而洪大有力,故知为暑泄也。王曰:《脉经》云,风脉浮,暑脉虚。今洪大有力,非虚也。何以断暑? 易曰:暑伤气,初感即发,其邪在肺,皮肤卫气受病,故脉虚。自去年六月至今,将十月矣,其邪自表入里,蕴蓄日久,而暑热日深,故其脉洪大而有力。王曰:暑病固矣。公断非产后之病,又何见也? 易曰:产脉见于尺寸,尺寸既平,于产何干? 况病患于未产前,非产病明矣。王曰:诸医用药,止效一时,而不能除根,何也? 易曰:诸医有分利者,有补养者,各执己见,未得其源也。其源在暑,若用暑药,岂有不除根者哉!

雄按：此症尚非全由伏暑。

薛立斋治一妊妇，遗尿内热，肝脉洪数，按之微弱，或两太阳作痛，胁肋作胀。此肝火血虚，用加味逍遥散、六味地黄丸寻愈。后又寒热，或发热，或恚怒，前证仍作，用八珍散、逍遥散兼服，以清肝火，养肝血而痊。

秘　结

张子和治一妇人，病大便燥结，小便淋涩，半生不孕。常服疏导之药，则大便通利，暂止则结滞。忽得孕，至四月间，医者禁疏导之药，大便仍难，临圊则力努为之胎堕，凡如此胎坠者三。又孕已经三四月，前后结涩，自分胎陨。张诊之，两手脉虽滑，不敢陡攻，遂以食疗之，用花减煮菠薐、葵菜，以车前苗作蔬，杂猪羊血作羹食之。半载居然生子，燥病亦愈。屡见孕妇利脓血，下迫极努损胎，但用前法治之愈者，莫知其数。减字疑误，然《儒门事亲》亦是减字，故仍之。

薛立斋治李蒲汀侧室，妊娠，大小便不利。或用降火理气之剂，元气反虚，肝脉弦急，脾脉迟滞。视其面色青黄不泽，薛曰：此郁怒所致也。用加味归脾汤为主，佐以加味逍遥散而安。

主政王天成之内，妊娠痢病，愈后二便不通。其家世医，自用清热之剂未效。诊其脉浮大而涩，此气血虚。朝用八珍汤加桃仁、杏仁，夕用加味逍遥散加车前子而瘥。

陆养愚治一妇，孕九月，大小便不通，已三日，忽胎上冲心，昏晕数次。诊之，脉洪大而实，谓当下之，与服大承气汤一剂，少加木香、豆仁。村医见用大黄两许，摇头伸舌，其良人有难色。乃谓之曰：余坐汝家，待其得生始去。始安心煎服。一二时许，二便俱行，去黑矢极多，胎亦无恙。乃留调气养荣汤二剂而不服，数日后小水不利，乃煎服之而愈，月余产一男。

陈三农治一妇，妊娠五月，大小便不通，胸腹痞满，腿足及心腹刺痛难忍，用芎、归、赤芍、枳壳、槟榔、木通、滑石、杏仁、葱白、童便、水各一钟，煎八分，入大黄末二钱，车前子末二钱，再沸入蜜四五匙，温服，大小便皆利而安。

聂久吾曰：一医来问云，我治一妇孕八九月，忽然大小便不通，腹胀甚，用承气汤下之仍不通，今危矣。此非煎药所能下，教用牵牛大黄丸下之，服至一两许而大小便俱通。次日其夫来谢，因云：诸病皆除，惟小便时，要人将手紧按小腹方可便，否则不能便。因思此是气尚闭，与青皮、香附等行气药，一剂而愈。逾月生男，母子毋恙。方见呕门。

沈尧封曰：昔丹溪治一妊妇，小便不通，令一妇以香油涂手，自产门入托起其胎，溺出如注，即用人参、黄芪、升麻，大剂煮服。又治一妇转胞，用参归煎服，探吐得愈。汪讱庵载其方名参术饮，盖当归、熟地、川芎、芍药、人参、白术、留白陈皮、半夏、炙甘草，加姜煎，空心服。丹溪论曰：窘胞之病，妇人之禀受弱者，忧闷多者，性躁急者，食味厚者多有之，古方用滑药鲜效。因思胞不自转，为胎被压，若举起胞，则水道自通矣。近吴宅宠人患此，脉似涩，重则弦。予曰：此得之忧患。涩为血少气多，弦为有饮。血少则胎弱不能举，气多有饮，中焦不固而溢，则胎避而就下。乃以上药与饮，随以指探吐，候气定，又与之而安。此恐偶中，后治数人皆效。

疟疾

薛立斋治一妊妇，疟久不已，嗳气下气，胸腹膨胀，食少欲呕，便血少寤寐，此属肝脾郁怒。用归脾汤加柴胡、山栀渐愈。又用六君子汤加柴胡、山栀、升麻而愈。

一妊妇患疟已愈，但寒热少食，头痛，晡热内热，此脾虚血弱。用补中益气汤加蔓荆子头痛顿止。又用六君子汤加芎、归，饮食顿进。再用逍遥散加白术而寒热愈。

陈良甫治一妊妇，六七个月而疟疾，先寒后热，六脉浮紧，众医用柴胡、桂枝无效。陈言此疾非常山不愈，众医不肯，因循数日，病甚无计，勉强听之，遂用七宝散一服愈。《良方》。

薛立斋治一妊妇，三月，饮食后因怒患疟，连吐三次，用藿香正气散二剂，随用安胎饮一剂而愈。后因怒痰甚，狂言发热，胸胀，手按少得，此肝脾气滞。用加味逍遥散加川芎，二剂顿退，四剂而安。

蒋仲芳治一孕妇，疟疾大作，脉得弦数，用知母四钱，柴胡三钱，陈皮二钱，甘草一钱，井、河水各一碗，煎至一碗，露一夜，明早隔汤顿服而愈。不愈，加生首乌五钱；自盗汗甚，加黑豆三钱；食多，加枳壳二钱。此方热多者宜之。

一孕妇疟疾，右脉微滑，左脉微弦，曰：脾虚生痰也。以白术五钱，生姜三钱，井、河水煎，露一夜，温服而愈。此方寒多者宜之。

下痢

薛立斋治地官胡成甫之内，妊娠久痢。自用消导理气之剂，腹内重坠，胎气不安。又用阿胶、艾叶之类不应。薛曰：腹重坠下，元气虚也；胎动不安，内热甚也。

遂用补中益气而安，又用六君子汤全愈。何以遗却内热？薛氏用药不惬人意，往往如此。

盛用敬治陈杰妻，有胎而患痢数月，昏厥六日矣，所下若室漏水，棺敛已俱。盛诊之曰：无虑。药之，痢止而胎动，越数日生一子。《吴江县志》。

孙文垣表侄女，孕巳七月，患赤痢，腹痛后重，体素弱，以白芍三钱，条芩一钱五分，白术、地榆各八分，甘草三分，二帖而愈。后因稍劳，痢复作，以当归三钱，川芎一钱五分，真阿胶二钱，艾叶三分，一帖全愈。此非积滞为痢，故治法如此。

朱丹溪治八姊将产患痢，脉细弦而稍数，后重里急。用滑石三钱，白芍二钱，枳壳炒一钱五分，木通二钱，甘草五分，白术二钱，茯苓一钱，桃仁九枚，研同煎。

马元仪治张氏妇，孕八月患痢，昼夜四五十行，腹痛，胎气攻逆，不思饮食。诊之，两关尺沉细，下半彻冷，曰：据证亦湿热成痢，但脉沉则为寒，微细则为虚，又下半彻冷，乃火衰于下，土困于中。五阳之火，敷布于上，则水谷之气，顺趋而下，津液血脉不充，胎元失养而攻逆。便脓脉沉，腹痛脉微，均属危险，当舍证从脉，可以母子保全。用人参一两，合附子理中汤二剂，脉安和。四剂减半，调理而愈。

友人虞元静房中人，方孕五月，患滞下腹痛，日不下数十次，为定此方。甫服一钟，觉行至腹，即解一次，痛亦随已，滞亦全愈。川黄连四钱，白芍、黄芩、枳壳各三钱，莲肉四十粒，橘红、干葛各一钱五分，扁豆、红曲各二钱，升麻五分，炙草一钱，乌梅肉一个。《广笔记》。

魏玉横曰：汪陛堂，邻居也，其室人病痢已久，未尝药。初下红白，后单下红，每甚于夜，腹痛后重。渠岳翁乃儒而医者，与归脾合补中益气，持方问余。余曰：此古人成法也，第虑服之转剧耳。不信，服二剂，果下益频。乃延诊，脉沉细且驶，与枣仁、山药、杞子、地黄、当归、白芍、甘草、黄芩，六剂全愈。因问曰：君向谓归脾补中，服之必增剧，已而果然，此何故也？余曰：久痢亡阴，芪、术、升、柴令阳愈升，则阴必愈降，理所必然。又问腹尚痛而后重未除，乃不用香、砂，此又何说？余曰：用香、砂亦无大害，第不能速愈耳。

唐赤城内人，年二十余，孕月喜瓜果。夏间，腹痛下痢，以为胎气。冬尽，已分娩，而痛痢不减。一老医谓产后虚寒，且久痢，与白术、炮姜、建莲、扁豆、香附、砂仁、木香、远志，诸温燥健脾，痢转甚。又加补骨脂、肉豆蔻，痢益频。每粥食才下咽，粪秽即下出不及至圊，视之乃完谷不化，金谓肠胃已直，泻若竹筒，病必不起，将治木。诊之，脉细数而涩，额颊娇红，舌苔燥黑，曰：此痢疾也。第服药二剂，必见红白。因告以向医谓为虚寒将败之证，今以为痢，再下红白，宁望生乎？曰：病缘过伤生冷，滞于回肠，久从热化。产后腹空，其积将下，乃为燥热所劫，致积反留，而真阴愈伤，内热愈炽。今之频并急速，乃协热下痢之痢，非虚寒下脱之痢也。试观其面红，阴虚可知；舌黑，内热可知。但先助其阴，则其下必缓，而积滞见矣。与熟地、杞子各一两，枣仁五钱，服下面红顿减，舌黑渐退，食入遂不下迫。再服则里急后重，红白兼行。仍与前方入芩、连、归、芍、甘草，出入加减，十余剂已愈八九矣。以岁除停药，新正邀诊，已饮食如常，起居复故。惟便后微有淡血水，此脾络受伤之余证也。前方去芩、连，加乌梅，二剂可愈。乃云：舍亲谓先生用补药太早，致成休息痢。盖前医是其至戚，特令其邀予一次以相嘲耳。予因谓曰：与其为直肠泻，毋宁为休息痢乎。一笑而别。

凌表侄妇素怯弱，孕数月，几成损证，以重剂滋养而愈。已十月，因时感发瘖，专科投荆、防、枳、桔等二剂，其师黄澹翁力止之，乃但服头煎，已而干咳咽痛，面赤口燥，夜热盗汗。因食生梨数片，遂泄泻如痢，腹痛后重，日夜十余行。或曰：立斋云，梨者利也。凡病后及孕产，皆不可食。今腹痛下痢，非伤生冷而何？诊之，脉洪数，左寸鼓指，曰：钱仲阳谓疹子无他症者，但用平药。今病人阴虚多火，滋养犹恐不及，乃用香窜以鼓之，致三阴之火，乘虚上冲，肺既热甚，势必下迫大肠而为痢，于梨何与？盖立斋之言，言其常耳。合脉与证，犹当以凉润取效也。询其小便热短而口臭，用生地、杞子、沙参、麦冬、川连、蒌仁、元参、牛蒡，二剂痢止，后重除。忽肛门肿痛，谓欲作痔。曰：非也，此肺火下传，病将愈耳。去黄连加黄芩，数剂诸证全愈。

疟痢

赵养葵治一孕妇，疟痢齐发，他医治两月余，疟止而痢愈甚，又加腹痛，饮食少进。赵诊之曰：虚寒也。以补中益气加姜、桂，一服痢止大半，再一服而反加疟疾大作。主人惊恐，赵曰：此吉兆也。向者疟之止，乃阴甚之极，阳不敢与之争。今服补阳之剂，阳气有权，敢与阴战，再能助阳之力，阴自退听。方中加附子五分，疟痢齐愈。大进补剂，越三月产一子，产后甚健。

张路玉治太学夫人，怀孕七月，先疟后痢，而多鲜血，与补中益气汤加吴茱萸、制川连而愈。每见孕妇病疟胎陨而致不救者多矣。

郝氏妇怀孕九月患疟，三四发即呕恶畏食。诊其脉，气口涩数不调，右关尺弦数微滑，此中脘有冷物阻滞之候。以小柴胡去黄芩，加炮姜、山楂，四服稍安，思食。但性不嗜粥，连食肺、鸭之类，遂疟痢兼并，胎气下坠不安，以补中益气去黄芪，加香、乌梅，五服而产，产后疟痢俱不复作矣。其仆妇产后数日，亦忽下痢脓血，至夜微发寒热，小腹胀痛，与《千金》三物胶艾汤去榴皮，加炮姜、山楂，六服而瘳。

万密斋治典史熊镜妻，有孕，先于五月病热。或治之变疟，更医加痢。至八月，疟痢并行,脉左沉实有力,右浮大而虚,此男娠内伤病也。用补中益气汤加条芩,倍白术,十余剂疟痢俱止。后以胡连丸调理而安,后生一男。

沈尧封曰:夏墓荡一妇,丰前桥章氏女也。己卯夏,章氏来请云:怀孕七月,患三疟痢疾。及诊,病者止云:小便不通,腹痛欲死,小腹时有物垄起,至若痢疾,昼夜数十起,所下无多,仍是粪水,疟亦寒热甚微。予思俱是肝病,盖肝脉环阴器,抵小腹,肝气作胀,故小腹痛,溺不利,胀甚则数欲大便。肝病似疟,故寒热。予议泄肝法,许其先止腹痛,后利小便。彼云但得如此即活,不必顾胎。用川楝子、橘核、白通草、白芍、茯苓、甘草,煎服一剂,腹痛止,小便利。四剂疟痢尽除,胎亦不坠。以后竟不服药,弥月而产。

雄按:徐悔堂云,秣陵冯学团之内,久患痞痛,每发自脐间策策动,未几遍行腹中,疼不可忍。频年医治,不一其人,而持论各异。外贴膏药,内服汤丸,攻补温凉,备尝不效,病已濒危,论绝医药。迨半月后,病势稍减,两月后饮食如常,而向之策策动者,日觉其长,驯至满腹,又疑其鼓也。复为医治,亦不能愈,如是者又三年。忽一日腹痛几死,旋产一男,母子无恙,而腹痞消。计自初病至产,盖已九年余矣。此等异证,虽不恒见,然为医考不可不知也。

内　伤

高鼓峰治吴餐霞室人妊娠,患胸腹䐜胀,不思饮食,口渴下痢。医以消导寒凉与之,病转甚,而胎不安。高曰:此得于饮食后,服凉水所致耳。脉必沉而迟濡。投以大剂理中汤,数剂乃全愈。

一妇人患内伤证,孕已八月,身体壮热口渴,舌苔焦黑,医以寒凉治之。高曰:无论内伤,即麻黄、桂枝证也,须安胎后攻邪。今两手脉数大无伦,虚热盛极,乃复用寒凉,阳受阴逼,其能久乎?投以滋肾生肝饮,一剂热退,继用补中益气汤而愈。

薛立斋治一妊妇,因停食,服枳术丸,胸腹不利,饮食益少。少服消导宽中之剂,其胎欲坠,此脾气虚而不能承载也。用补中益气及六君子汤,中气渐健,其胎渐安。又用八珍汤加柴胡、升麻调理而痊。

一妊妇饮食停滞,心腹痛胀。或用人参养荣汤加青皮、山楂、枳壳,其胀益甚,其胎上攻,恶心不食,右关脉浮大,按之则弦。此脾土不足,为肝木所侮。用六君子加柴胡、升麻而愈。后小腹痞闷,用补中益气汤升举脾气乃痊。

虚 损

魏玉横曰：姚葭田室人，年三十余，颀而肥白，前二子皆殇，后孕而胎堕，今又恶阻甚逆。脉之，虚软而大，与杞子、地黄、沙参、麦冬、川连等，渐向安。又腰腹腿足时痛，或加当归、白芍，或加山药、枣仁、熟地，用至两许。或下坠，则以补中益气一二剂，以熟地、山药代参、术。或时胸腹胀痛，稍用香、砂、橘、术，则中气便觉冲惕，良由久虚荣弱，香燥毫不相宜。彼执方治病者，可与言治法乎哉！后服药几百帖，足月生男。

胡乾若室人，年二十余，婚数年无生育，因诊翁，便求诊。曰：孕也，然三阴俱不足。曰：孕或未然，今所患夜热咳嗽，腹痛便溏，左足不良于步。询其腹痛必内外牵引，腰亦必痛，足之筋则短而不舒。又下午则肿否？曰：皆如所言。然则，三阴虚损无疑矣，与杞、地、归、芍、沙参、麦冬等，令服五十剂，临月再服二十剂，乃无后患。又服十余剂病已痊，遂不药。后临产晕厥，产后复厥，专科以其寒热往来，则投柴胡、桂枝，腹痛便溏则与炮姜、白术，致身发白疿，细者如芝麻，粗者如绿豆，腹痛甚则偃卧，以蒲团着腹，左右旋转稍可。脉之，弦急而数，舌黑而燥，此肝火乘三阴大伤为患也。令以前方加熟地、川连、白芍、甘草，数剂而愈。次年患痢，医以痢药愈之。又明年腹痛便溏，与前年初孕证同。召前医，则仍以为痢也，恪与攻伐，遂胎堕而死。又张氏姊妹三人，每胎皆腹痛泄利，产后乃止。此虽胎气，亦由肝木乘脾所致。

悲 伤

薛立斋治一孕妇，无故悲泣，用大枣汤而愈。后复患，以四君子加麦冬、山栀而愈。

陈良甫曰：乡先生郑虎卿内人黄氏，妊娠四五个月，遇昼则惨戚悲伤，泪下数次，如有所凭，医与巫者兼治皆无益。良甫时年十四，正在儒中习业，见说此证，而虎卿惶惶无计，良甫遂告之管先生伯同，说先人曾说此证，名曰脏燥悲伤，非大枣汤不愈。虎乡借方看之甚喜，对证治药，一投而愈。《良方》。

心腹痛

薛立斋治一妊妇心痛，非真心痛也。烦热作渴，用白术散即愈。后因停食，其痛仍作，胸腹膨满，按之则痛，此因饮食停滞。用人参养胃汤，按之不痛。乃脾胃受伤，以六君子汤补之而愈。

一妊妇心腹作痛，胸胁作胀，吞酸不食，此肝脾气滞。用二陈、山楂、山栀、青皮、木香而愈。又因怒仍痛，胎动不食，面色青黄，肝脉弦紧，脾脉弦长，此肝乘其土。用六君子汤加升麻、柴胡、木香而愈。

一妊妇心腹作痛，胎气上攻，吐痰恶心，饮食少进，此脾虚气滞而为痰。用六君子加柴胡、枳壳，诸证渐退，饮食渐进。又用四君子加枳壳、山栀、桔梗而安。后因怒，两胁气胀，中脘作痛，恶寒呕吐，用六君子加柴胡、升麻，一剂而愈。

朱丹溪治孙院君，因近丧，冒恶气伤胎，肚痛手不可近，发热，口中不思饮食，须安胎散滞气。青皮二钱，黄芩、白芍各二钱，归尾一钱五分，木香五分，甘草炙四分，水三盏，先煎苎根二大片，煎至二盏，去苎根，入前药同煎至一盏，热服全愈。

吴洋治汪伯玉从叔母，吴病小腹急痛，面痒恶寒。医路万先生，曰：妊娠转胞。洋曰：不然，此阴证也。叔曰：若病得之内，诚如公言。万拂衣行，厉声曰：吴生杀吾婶矣。洋即为灸气海一穴，进理中汤，顷之疾平，万语塞。《太函集》。

瘖附咽痛。

博陵医之神者曰郝翁，有妊娠瘖不能言。郝曰：儿大经壅，故不能言，儿生经通，自能言矣。《叶杏林女科》。

萧赓六曰：《内经·大奇论》以胞精不足为死，不言为生，此可验。九月而瘖，非胞精不足，故当十月而复言也。

黄锦芳治石蕙文室，素禀水衰火微，水衰则火时游于上，而见咽痛气逆，火衰则食不甚化，常与虚火内结。稍用地黄以滋之，则食益壅滞。稍用当归以补血，则火随辛性上窜而热起。稍用沙参、元参以清咽，则气觉顿下，而眼昏不见。稍用人参、白术以补气，则眼虽光明，而气又觉急迫，胸满而痛。稍用疏气抑肝之品，则腰肾重坠，腹痛欲解。至于偶感风寒，稍用表药，则热势蒸蒸，而气随火逆。时兼有孕，愈难调摄。黄诊之，六脉俱弦而兼微数，两关尤觉高突，胸满气喘，喉痛脚肿眼昏，食后胸满愈甚，孕已九月将足，乃用自制和气安胎饮，茯苓、广皮、炒白芍、丹皮、大腹毛、炒麦冬、人参、白术、苏叶，浓煎温服，随药渐愈。

乳　痛

孙文垣治程玉吾内人，妊已七月，乳忽红肿而痛，洒淅恶寒发热，将成内吹。以大栝楼四钱为君，当归尾二钱为臣，甘草节、蒲公英、贝母、连翘各一钱二分为佐，青皮、柴胡各八分，橘叶五片为使，二剂而瘳。此方治验不可胜数。妇女怒郁，肝经为多，栝楼、甘草为缓肝之剂，贝母开郁，连翘、蒲公英解毒，柴胡、青皮调气，橘叶引经，当归活血，血活气调，毒解热散，而肿痛消释也。若将成脓，可加白芷。

《医学纲目》治妇人吹乳皂角散，歌曰：妇人吹乳治如何？皂角烧灰蛤粉和，热酒一杯调一字，顷间揉散笑呵呵。

恶　阻

龚子才治刘尚书妾，有孕患恶阻，呕吐不止，饮食不下，心中烦躁，头目眩晕。咸以二陈汤、藿香正气散、保生汤之类，遍投不效。诊之，左脉微数，气口数，此血虚气盛有火也。若不养血，则火不降，火不降则呕不止。以茯苓补心汤加姜汁炒黄连、竹茹，二服全愈。

卢不远治史氏妇，呕吐之声，远闻百步。脉之，左关鼓指，不连于寸，两尺滑搏，于左独加，水饮不入唇七日矣。与透肝之剂，断其必男。药进而呕定，月足果产男。是证初寒热大作，呕吐不食，人皆以为伤寒。卢以尺中脉搏，知其为妊；其关不连寸者，盖肝郁善怒而不能发也。顺其性而伸之调之，肝舒气平，恶自无阻，而呕自定耳。

冯楚瞻治一妇，妊娠三月而大吐，两月有余，药食俱不能受，六脉沉微已极，竟依脉立方，以人参五钱，炙甘草一钱，炮姜、制附各一钱五分，数剂而愈，胎亦安然。经曰：有故无殒，亦无殒也。

柴屿青治翁氏家人沈泰女，怀娠三月，患恶阻。医以感冒治之，方中用半夏二钱，连投二剂，腹痛异常，身热盗汗，历有二旬。求诊，柴谓半夏乃孕妇所禁，如何可用二钱？无怪乎腹痛之甚也，其胎不堕幸矣。遂与养阴之剂，半月而瘥。并令其八月后服达生散十余剂，至临产生理甚顺而速，得举一子。

张路玉治钱氏妇，去秋疟久大虚，饮食大减，经水不调，季冬略行一度，今春时发寒热，腹满不食，服宽肠利水药不应，拟进破血通经之剂。张诊之，其脉左手厥厥动摇,右关与两尺虽微弦,而重按久按却滑实流利,惟右寸左关虚濡而数,寻之涩涩少力,此阴中伏阳之象,洵为胎脉无疑。良由中气虚乏,不能转运其胎,故作胀耳。前医曰:自结缡至今,距十二载,从未受孕,病后元气大虚,安有怀子之理?张曰:向之不孕,必有其故。今病后余热留于血室,因而得孕,亦恒有之理。细推病机,每粥食到口,辄欲作呕,惟向晚寒热之际,得热饮入胃,其寒热顿减,岂非胃气虚寒,水精不能四布,留为涎液,汪洋心下乎?俗名恶阻是也。其腹满便难之虚实,尤当明辨。《金匮》云:趺阳脉微弦,法当腹满,不满必便难,乃虚寒从下上也,当以温柔药服之。况大便之后,每加胀急,以里气下通,浊阴乘之上扰,与得下暂时宽快回殊。其治虽当以安胎为主,但浊阴之气,非藉辛温,不能开导其结。遂疏六君子汤,益入归、芍以收荣血之散,稍借肉桂为浊阴之向导,使母气得温中健运之力,胎息无浊阴侵犯之虞。桂不伤胎,庞安常先有明试,余尝屡验之矣。服后寒热渐止,腹胀渐宽,饮食渐进,胎息亦渐形著。至仲夏,因起居不慎,而胎漏下血,前医犹认石瘕,欲进破积。喻以左寸动滑,断属乾象,与扶脾药得安,后产一子。

陈三农治恶阻,诸药不纳,以苏梗三钱,砂仁一钱煎服。或乌药为君,沉香次之,人参、甘草又次之,为细末,以姜切片粘药末咬嚼,咽津液送至丹田,过一时,又如此嚼,即愈。

一孕妇呕吐酸水,胸满不食,此脾土虚,为肝木所侮。用六君子加白芍而愈,又用四君子加枳、桔而安。

万密斋治徽商吴俨妻,年三十余,少子二岁尚食乳,月水未行,因反目激怒,得呕逆病,食入随吐。凡所食物,鼻中即作其臭,医俱作反胃治不效。其脉左三部沉实搏手,右三部平和,曰:此有孕也,当生二男。汪曰:前生三子,皆三岁而后孕,今儿方二岁,经水未动,宜非孕也。曰:身自有孕,且不知之,况医人乎?宜其治之不效。盖怒伤肝,肝传心,诸臭皆属于心。心传脾,故随所食物,即作其气而出也。呕逆食臭,皆肝、心二脏之火炎上也。以黄芩一两,黄连、白术、陈皮、香附、茯苓各五钱,炒砂仁二钱,为末,神曲糊丸绿豆大。每服五十丸,白汤下,未五日而安,后生双男。

下 血

薛立斋治一妊娠下血,服凉血之药,下血益甚,食少体倦。此脾气虚而不能摄血,用补中益气汤而愈。后因怒而寒热,其血仍下。此肝火旺而血沸腾,用加味逍遥散血止,用补中益气汤而安。

一妊妇下血，发热作渴，食少体倦，属脾气虚而肝火所侮，用四君子加柴胡、山栀血止。因怒复作，用六君子加柴胡、山栀、升麻而安。

一妊妇六月，每怒血下，甚至寒热头痛，胁胀腹痛，作呕少食。薛谓寒热头痛，乃肝火上冲；此语无人解通。胁胀腹痛，乃肝气不行；作呕少食，乃肝火侮胃；小便下血，乃肝火血热。用小柴胡加白芍、炒山栀、茯苓、白术而愈。

一妊妇胎及六月，形体倦怠，饮食少进，劳役下血，胎动不安，用六君加当归、熟地、升麻、柴胡而愈。

张子和治一妇，娠半年，因伤损下血。张诊之，以三和汤，一名玉烛散，承气汤、四物汤对停，加朴硝煎之，下数行，痛如手拈，下血亦止。此法可与智识高明者言，膏粱之家，慎勿举似，非徒骇之，抑又谤之。呜呼！正道难行，正法难用，古今皆然。

孙文垣治侄孙妇，三孕而三小产，六脉滑数，乃气虚血热也。因血频下，甚恐怖，终日偃卧，稍起血即大下，与生地、白芍、白术、地榆、桑皮、寄生、续断、甘草、升麻、椿根白皮、黄蘗、条芩服之，血三日不来，惟白带绵绵下。因起身稍劳，血复行，谓血滑已久，若不涩，必不能止。又血海甚热，亦肝风所致，防风子芩丸，正与病对，宜制与之。又制白芍六两，侧柏叶、条芩各三两，防风、椿根白皮各二两，蜜丸服之，遂血止胎定，足月产子，此后绝无胎漏之患。后遇此证，第用此法皆验。

张路玉治郑墨林夫人，素有便红证，妊七月，正肺气养胎时，患冬温咳嗽，咽痛如刺，下血如崩，脉较平时反觉小弱而数，此热伤手太阴血分也。与黄连阿胶汤，二剂血止。后去黄连，加葳蕤、桔梗、人中黄，四剂而安。

柴屿青治其妾母，怀孕五月，与女伴争竞致伤，腹痛见红，稳婆验云：昨夜子已在产门，定死腹中。诊其六脉如常，验其舌红活，断以决无此理。用安胎养血药，二剂而起。至十月满足，产一子。

叶杏林曰：一妇人妊娠，月信不断，而胎不损。产科熊宗古曰：妇人血盛气衰，其体必肥，是以月信来而胎不损。若作漏胎，则胎必堕。若不作漏胎，则胎未必堕也。

立斋治一妊妇尿血，内热作渴，寒热往来，胸乳作胀，饮食少思，肝肺弦弱，此肝经血虚而有热也。用加味逍遥、六味兼服渐愈。又用八珍汤加柴、栀、丹皮而全愈矣。

魏玉横曰：许竹溪室人，妊娠七月，偶以举重跌磕，遂胎动下血甚多，与熟地一两，杞子五钱，白芍三钱，甘草五分，枣仁三钱，数剂全愈。

胡田室人先尝妊娠，以胎漏诸治罔效。延至二十四月而产。近有孕，仍漏血下，因胃痛，求治。脉之，两关弦数，与生地、杞子、沙参、麦冬、川楝，胃痛愈，而胎亦不漏矣。

子　痫 与痉病略同。

薛立斋治一妇人,素口苦,月经不调,或寒热。妊娠五月,两臂或拘急,或缓纵,此肝火血虚所致也。用四物加柴胡、山栀、丹皮、钩藤治之而愈。雄按：炎上作苦,口苦皆胆火上炎。

一妊妇因怒,寒热,头项动掉,四肢抽搐。此肝火血虚风热,用加味逍遥加钩藤,数剂而痊。

一妊妇颈项强直,腰背作痛,此膀胱经风邪所致。用拔萃羌活汤一剂而愈。又用独活寄生汤及八珍汤,以祛邪固本而痊。

一妊妇四肢不能伸,服祛风燥血之剂,遗尿痰甚,四肢抽搐。此肝火血燥,用八珍汤加炒黑黄芩为主,佐以钩藤汤而安。后因怒前证复作,小便下血,寒热少寐,饮食少思,用钩藤散加山栀、柴胡而血止。用加味逍遥散,寒热退而得寐。用六君子汤加白芍、钩藤,饮食进而渐安。

万密斋治一婢临月,病口眼㖞邪,腰背反张,手足挛曲,不省人事。用黄连解毒汤加朱砂,干开口灌之稍定。其夜生一男,产后犹昏迷不省,以七珍汤与之即安。据万云即子痫。

薛立斋治一妊妇,出汗口噤,腰背反张,时作时止,此怒动肝火也。用加味逍遥散渐愈,又用钩藤散而止,更以四君加钩藤、山栀、柴胡而安。

一妊妇因怒卧地,良久而苏,吐痰发搐,口噤项强。用羚羊角散渐愈,更用钩藤散始痊,又用归脾汤而安。

孙文垣治黄氏妇,青年初孕,已及弥月,忽午夜口中呦呦,因作上视,角弓反张,裸裎不知羞耻,口眼偏斜,昏愦不知人事,问之不能言。此风痰为怒所动而成子痫,当从云岐子葛根汤加大腹皮,一两剂可愈也。用葛根、贝母、丹皮、防风、川芎、当归、茯苓、桂心、泽泻、甘草各二钱,独活、人参各四钱,水煎饮之而苏。原注按：贝母令人易产,未临月者,用升麻代之。

陆肖愚治谢四府女,与夫俱在青年,妊将七月,日间因责婢大怒,又与夫反目,号哭半日,夜即不能寐,至夜半忽口中谵语不已,目上视,竟于床褥中裸形而出,其夫力抱之,遂昏愦不知人事,问之不语。医不识何病,咸以为祟,谢公夜起著红袍执剑压之,而号叫笑詈,千端万状。召诊,悉其证,乃令数妇执而脉之,六部洪数有力,曰：此子痫证,非祟也。证亦时见,但此殊甚耳。用真正霞天曲、贝母、黄连、山栀、天麻、青皮、白芍、龙胆草、青黛,加灯心、竹沥,一剂而醒,二剂减半,四剂全瘳。问其病状，毫不知也。

吴桥治程钧妻，孕且四月矣，著屐而履桥版，偶失足卧地，扶起则目上视而瞑，惰愦而为鬼言。逆桥视之，寸口脉动而微，尺脉按之不绝，右差胜，曰：非直病，易去也，胎且安，主生男。闻者愕然。乃以大剂参、芪加安神宁志药，仅服过半，舒气一声而目微开。问之，则历述所遇皆亡者，言毕复瞑。仍进前药乃苏，日渐得安，七日而痊。或问向者榆村程氏妇与此同，而彼七日死何也。桥曰：往者吾不及见，无敢以口给臆之。今病者故中气虚，妊子食母气且尽，母失所养而震惊，出其不虞，气下陷而火上炎，痰壅心络，故愦愦欲死，非真死也。又谓见鬼物者何？经曰：脱阳者见鬼，此无足怪。雄按：此必挟痰。如果脱阳，则为败证，安神宁志，岂能即愈？

沈尧封曰：妊妇病源有三大纲：一曰阴亏，人身精血有限，聚以养胎，阴分必亏；二曰气滞，腹中增一障碍，则升降之气必滞；三曰痰饮，人身脏腑接壤，腹中遂增一物，脏腑之机括，为之不灵，则津液聚为痰饮。知此三者，庶不为邪说所惑。妊妇卒倒不语，或口眼歪斜，或手足瘛疭，皆名中风。或背腰反张，时昏时醒，名为风痉，又名子痫。古来皆作风治，不知卒倒不语，病名为厥，乃阴虚于下，孤阳逆上之谓也。口眼歪斜，手足瘛疭，或因痰滞经络，或因阴亏不吸肝阳，内风暴动。至若腰背反张一证，临危必见戴眼，其故何欤？盖足膀胱经太阳之脉，起于目内眦，上额交巅，循肩膊内，夹脊，抵腰中。足太阳主津液，虚则经脉时缩，故腰背反张。经曰：瞳子高者，太阳不足，谓太阳之津液不足也。脉缩急则瞳子高，甚则戴眼。治此当用地黄、麦冬各等药，滋养津液为主。胎前病阳虚者绝少，慎勿误用小续命汤。

沈尧封治钱鹄云室，饮食起居无恙，一夜连厥数十次，发则目上窜，形如尸，次日又厥数十次，至晚一厥不醒，以火炭投醋中，近鼻熏之，不觉。切其脉，三部俱应，不数不迟，并无怪象。诊毕，其父问可治否？沈曰：可用青铅一斤，化烊，倾盆水内，捞起再烊，再倾三次，取水煎生地一两，天冬二钱，石斛三钱，甘草一钱，石菖蒲一钱服之。是晚止厥六次，亦甚轻。照方再服，厥遂不发，后生一子。计其时乃受胎初月也，移治中年，非受胎者亦甚效。

卷二十五 产后

产　难

刘复真治府判女,产死将殁,取红花浓煎,扶女于凳上,以绵帛醮汤罨之,随以浇帛上,以器盛之,又暖又淋,久而苏醒,遂产一男。盖遇严冬,血凝不行,得温便产也。

回生丹方,不知起自何人,或云长葛孙一奎始得之异人传授,乃催生之圣药也。锦纹大黄一斤为末,苏木三两打碎,用河水五碗,煎汁三碗,听用。大黑豆三升,水浸,取壳,用绢袋盛壳,同豆煮熟,去豆不用,将壳晒干,其汁留用;红花三两,炒黄色,入好酒三四碗,煎三滚,去渣,取汁听用。陈米醋九斤,将大黄末入净锅,下米醋三斤,文火熬之,以长木筋不住手搅之,成膏,再加醋三斤熬之,又加醋三斤,次第加毕,然后下黑豆汁三碗,再熬。次下苏木汁,次下红花汁,熬成大黄膏,取入瓦盆盛之,大黄锅巴亦铲下,入后药同磨。人参、当归酒洗、川芎、香附醋炒、延胡索酒炒、苍术米泔浸炒、蒲黄隔纸炒、茯苓、桃仁去皮尖各一两,牛膝酒洗五钱,炙甘草、地榆酒洗、川羌活、橘红、白芍酒炒各五钱,木瓜、青皮去穰炒各三钱,乳香、没药各二钱,益母草三两,木香四钱,白术米泔浸炒三钱,乌药二两五钱,良姜四钱,马鞭草五钱,秋葵子三钱,大熟地一两,三棱酒浸透纸裹煨五钱,五灵脂醋煮化焙干研细五钱,山萸肉酒浸蒸捣五钱。以上三十味,并煎黑豆壳,共晒为末,入石臼内,以大黄膏拌匀,再下熟蜜一斤,共捣千杵为丸,重二钱七八分,阴干,不可火烘药,蜡为壳护之,用时去蜡。方中人参,或作真潞参二两。

裴兆期治一妇,坐草已过三日,胞水尽行不得下,寝变瞑眩无知,牙关紧闭,手足无气以动。裴视之曰:此痰涎壅塞胃口也。盖胃口为真气运行之枢所,病者真气本滞,又经连日困顿,饥饱难调,谷食疏而汤饮杂,势必酿作痰涎,以闭胃口,则真气益滞而不行。观其瞑眩无知,若中风状可征也。以半夏为君,苍术、泽泻、茯苓为臣，人参、黄连、厚朴、橘红、白蔻仁、姜汁为佐使，急煎俾饮，一服而苏，再服而产。是岂苍术、黄连等药能催生哉？盖方之能对病而取验者，自有所以对病取验之理，在不可专执本草中主治，而曰某药定是治某病，某病定是用某药而已也。

薛立斋云：荆妇孟冬分娩艰难，劳伤元气，产子已死，用油纸燃烧断脐带，藉其气以暖之，俄顷忽作声，此儿后无伤食作泻之症，可见前法之功不诬。世用刀断脐带，母子致危者，竟不知其由矣。且稳婆又喜平日常施小惠，得其用心，兼以安慰母怀，故无虞耳。一稳婆云：我止有一女，正分娩时，适当巡街御史行牌，取我视其室分娩，女因惊吓，未产而死。后见御史，更以威颜分付，迨视产母，胎虽顺而头偏在一边，若以手入推正，可顺保生，因畏其威，不敢施手。但回禀云：此是天生天化，非人力所能。立俟其母子俱死。

张子和治一妇人，年二十余，临产，召稳婆三人，其二妪极拽妇之臂，其一媪头抵妇之腹，更以两手扳其腰，极力为之，胎死于腹，良久乃下，儿亦如血，乃稳媪杀之也。岂知瓜熟自落，何必如此乎？其妇因之经脉断闭，腹如刀剜，大渴不止，小便秘绝。主病者禁水不与饮，口舌枯燥，牙齿鳖黑，臭不可闻，饮食不下，昏愦欲死。张先以冰雪水，恣意饮之，约二升许，病缓渴止。近时专科及庸手，遇产后，一以燥热温补为事，杀人如麻。阅此，宜知变通矣。次以舟车丸、通经散，前后五六服，下数十行，食大通。仍以桂苓甘露饮、六一散、柴胡饮子等调之，半月获安。雄按：知变通者甚少。

一妇人临产，召村媪数人侍焉，先产一臂出，妪不测轻重，拽之，臂为之断，子死腹中，其母面青声微，汗浆浆不绝，时微喘。张曰：命在须臾，针药无及，急取秤钩，续以壮绳，以膏涂其钩，令其母分两足，向外偃坐，左右各一人，脚前立定，次以钩其死胎，命一壮力妇人，倒身拽出死胎。下败血五七升，其母昏晕不省。待少顷，以冰水灌之，渐咽。二日大醒食进，次日四物汤调理，数日方愈。张常曰：产后无他事，因侍妪非其人，转为害耳。

凌汉章治吴江妇，临产，胎不下者三日，呼号求死。凌针刺其心，针出，儿应手下。主人大喜，问故。曰：此抱心生也，针痛则舒。取儿掌视之，有针痕。《明史》。

按：此二案与《宋史》庞安时案仿佛。大抵医既有名，人益附会。如近时吴门，有享盛名者，俚人时向余道其神验，皆古人案中所载。若以蟹治漆毒，以土坑治香气，不一而足。所谓俗语不实，流为丹青者是也。

立斋治前太仆卿张君季媳，年轻体壮，孕必八个月而生，产必数日，艰苦而下，儿生必周而夭。再孕，再产，再夭皆同。乃谓后当生，宜相闻。明年，又八个月，坐草三日不下，忽忆前言，飞舆相召。中途逢驱车者云：迎其父母，作永诀计。比至，已夜分矣。诊之，脉未离经，人余残喘，稳婆在傍。问之，曰：儿头已抵产门，不得出耳。乃急令安卧,且戒勿扰,与安胎药。明晨,主人出,笑而不言。问之,曰:好矣。曰:昨言儿头已抵产门,今若何？曰:不见矣。大笑而别。后过百二十日,计十二月足,生男,今八岁矣。始知前此皆生生取出,以体壮年轻,幸保母命耳。《达生篇》。

太学戴时济弟媳,一产三男,母子俱殒,一犹在腹。今又婢孕,其腹膨亨,颇患之。比产,先令安卧,与加味川芎汤,每隔半日而产,积日半,生三子,俱无恙。同上。

陈氏妇,产九日夜不下,一息仅存。闻有兔脑丸,踵门求药。问之,亦曰:头逼产门不得出。谕令安卧,再来取药,强而后去。继与芎归汤,明日生下,母子两全。按此皆产母用力,逼令横在腹中,岂有人倒悬十日而尚得生者乎。同上。

一妇产儿,手出不得入,稳婆砺刃以须,急令安卧,与大剂芎归汤,徐徐托手入。明早生下,母子两全。右臂紫黑,数月而后消。同上。

孙文垣治侄元素内人难产,夜半叩门,起问何状。曰:产已及门,不能下,用力则胸膈间有物上冲,痛不可忍。思顷之,曰:此必双胎,胞以分为一上一下也。及户者,在下欲出,在上者,以用力而上冲,故胸膈痛也,势亦险矣。治法必安上,而下者乃可用力以产也。即取益元散一两与之,令以紫苏汤送下。药甫进、胸膈痛止,不逾时,产二女,母亦无恙。或问曰:益元散非产科急剂,何能取效如是？曰:紫苏安胎下气,滑石滑以利气,亦催生上品。盖医者意也,兹亦以意裁取之耳。此法方书无载。记之以备采用。妊娠案中治竹匠妇,尝以此方安胎。雄按:孪生之胎,其包有三种,分娩时,极意审察,庶不误事。一种分胞者,即此案所云是也。然亦有虽是分胞,而外复另有一总胞者,名曰双胎,却有三胞也。一种连胞者,产必骈肩而下,其包如钞马袋形。至此案治法,虽与竹匠妇同,而尤为中肯也。

冯楚胆之媳,向患吐血夜热之症,自受妊以来,八味丸加牛膝、五味,日服勿间。此其孙所以百日内生疳症之由也,案见小儿胎毒门。及临盆,胞水已下,而数日未产。脉之,洪数而带坚象,此阴道枯槁已极,何能流通生育乎？投以补养气血催生之药,脉候如故。知为群药功力不专,乃单以熟地三两,浓煎,日进三次,脉始洪缓而软。但坐蓐数日,子母俱困,胎气毫无运动下达之意,众疑胎死矣,再以人参五钱,煎汤一钟,细刮肉桂之最佳者钱许,调服之,连进三剂乃生。

一妇产难,五日后,精神已竭,六脉沉微,奄奄一息,腹中毫不觉动,下部肿极。知母子俱困,何能健运而出？乃与参、芪、归、芎、姜、桂、白术、牛膝,温暖调补气血之剂。下咽少顷,腹中运动,疼痛而产,母子俱活。

歙有神医,尝路遇舁榇,中有血流出。医曰:此尚活,可治也。开视,则弥月妇人,颜色未改。以针针其心,遂产一男,手有针孔,母子俱无恙,其子至今尚存。《张氏卮言》。

张所望治妇人,产一子,忽叫痛欲绝,举家惊愕莫措。所望诊之曰:腹内尚存一子未下。投一丹而子下，母遂苏。《钱塘县志》。雄按：此候极宜审慎，盖双生有骈肩而下者，有逾数日而下者，甚有过旬余而再产者。

张文仲治一妇人，横产，先出手，诸般符药不效，乃以艾灸其妇人右脚小指头三壮，炷如小麦大，下火立产。《医说》。

高道者，不知何许人也，得长桑君禁方，当明初，挟技游银阳。一日值柩于途，询之，乃孕妇丧也，道者验其遗衣血，曰：此犹未死耳。启棺视之，一针遂苏。俗惊道者能起死人，以比秦越人。《江西通志》。

陆祖愚治高济亭室，胎前恶阻，或以清凉调治，既而内伤饮食，消导太过，元气甚弱，胎动欲产，临盆三日夜，方得分娩，疲惫昏冒，不知人事。诊之，遍身冷汗，口鼻之气，有出无入，寸关无脉，两尺如丝。不及服药，令壮盛妇女，对口接其出入之气，俟其气之入而呵之。次用人参、归身、熟地各一两，熟附四钱，煎服，加童便一酒杯，徐徐灌之，四肢温和，人事清爽。连进三剂，便能饮食。此时若不先用接气之法，必俟药熟，不几气绝耶。

万密斋治朱宅一妇女李氏，常苦难产，形颇壮，性急少食，此气滞也。与一方：枳壳、甘草、香附为主，当归、川芎、白术、陈皮佐之。至八九个月内，每月服三帖，后生三子，甚快。

叶杏林治一妇，分娩甚易易。至四十外，下血去多，玉门不开，与加味川芎汤一剂，更以活水无忧散斤许，煎熟，时时饮之，以助其血而产。

产妇坐草时，取路傍旧草鞋一只，名千里马，用鼻络小耳绳，洗净烧灰，童便和，温酒调服。如得左足者男，右足者女，覆者儿死，侧者有惊，自然之理也。似非切要之药，催生极验。《得效方》。沈尧封曰：千里马得人身最下之气，佐以童便之趋下，酒性之行血，故用之良验。

王执中云：一贵人内子，产后暴卒，急呼其母为办后事。母至，为灸会阴及三阴交穴，数壮而苏。母盖名医女也。《资生经》。

魏玉横曰：余素不信阴阳家言，因召工垒屋，或谓年月不利，不听。时荆妇娠身，已九月，及产，一稳婆甚青年，见势不顺，乃托故亟归，易其姑至，视之曰：此非可望生下，欲全母命，非胬而出不可。余亟令安卧勿怖，以熟地四两，杞子二两，当归一两，煎百余沸，先饮一钟。再煎再饮，不及时许，一女已死，乃脐带绾于项间所致。幸母无恙，稳婆诧异而去。《妇人良方》云：凡有孕妇之家，不宜造作修治，良有以也。

凌表侄妇，年二十余，暑月临蓐，自旦及暮不得产，体素弱，屡发晕迷闷。时师诊之，以为挟痧，不可服参，渐危急，延余视。无他，乃肾气不能作强，肝虚不能疏泄，又血液枯涸，致胎不易下耳。与熟地二两，杞子一两，当归五钱，曰：服下即产矣。已而果然。次日觉恶露行少，饮砂糖老姜汤，血行甚涌。专科以炮姜、白术、枣仁、茯神、当归、白芍等，不效，反加自汗，口苦，小便热涩，烦躁不眠。再延诊，曰：但以余前方，加枣仁、当归愈矣。一剂而安。余此方催生则用当归，止崩则用枣仁，甚者杞、地俱倍之，凡治百余妇人，无不神验。无力之家，可代人参，亦无后患。古今诸方，无出其上者。

胞衣不下

薛立斋治一产妇，胞衣不下，胸腹胀痛，手不敢近，用滚酒下失笑散一剂，恶露胞衣并下。

一产妇胞衣不下，腹作痛，手按痛稍减，此气虚而不能送出户也，用无忧散而下。前症常询诸稳婆云：宜服益母草丸，或就以产妇头发入口作呕，胎衣自出。其胎衣不下者，必死，授与前法，甚效。

吕东庄治陈氏妇，半产，胎衣不下，连服行血催衣之药四剂，点血不行，胸痛瞀乱。吕视之曰：此脾失职也。先与黄芪一两，下咽而瞀乱顿减。时有以《准绳》女科中恶露不下及胞衣不下方书一本进者，上注某方经验，某方试效，以示曰：中有可用否？曰：一无可用。遂用大剂人参、白术、白芍、黄芪、归身、茯苓、甘草等药，一服而恶露渐至。皆惊叹曰：古方数十，无一可用，《准绳》一书，真可废也。吕曰：恶，是何言也！王损庵，医之海岱也，读书者，自不察耳。若惟以恶阻恶阻二字，岂可用耶。及胞衣不下条中，求合吾方，宜其谬也。试以血崩及下血条中求之，吾方可见矣。盖此病本气血太亏，而致半产。脾失统血之职，水湮土崩，冲决将至，故生瞀乱。不为之修筑，而反加穿凿，是愈虚也。吾正忧血之不不止，其不合又何怪焉？曰：今从子法，可得免乎。曰：不能也。穿凿过当，所决之水，已离故道，狂澜壅积，势无所归，故必崩。急服吾药，第可固其堤，使不致荡没耳。至第三日，诊尺内动甚，曰：今夜子时以前，必崩矣。因留方，戒之曰：血至即服。至黄昏果发，如言得无恙。方即补中益气加参、芪各二两也。次用调补脾肾之药而愈。胞衣二字，却不重醒。

俞东扶曰：恶露不下，用参、术、归、附等药而下者，生平经手颇多。然必脉象细软，口不燥渴，内不烦热，方为合治。此案不言脉象，但曰脾失其职，谅此妇平昔怯弱，以致胎坠。且连服行血催衣药四帖，宁不反其道以治之耶？

薛立斋治一妇人，产后面赤，五心烦热，败血入胞，胞衣不下，有冷汗。思但去其败血，其衣自下，遂用黑豆二合炒透，然后烧红铁秤锤，同豆淬酒，将豆淋酒化下益母二丸,胞衣从血而出,余症尽平。

陈良甫云:有人亲戚妇人,产后胞衣不下,血胀迷闷,不记人事。告之曰:死矣。仆曰:某收得赵大观文局中真花蕊石散,在笥中,漫以一帖赠之,以童便灌之,药下即苏,胞衣与恶物旋即随下,遂无恙。《良方》。

魏玉横曰:施介繁室人,年三十余,忽有孕,又孪生,产后颇健,能食鸡啖饭。数日来,渐发热胀满。诊之,脉浮按滑疾,沉按结涩。询至恶露已一日不行,谓为瘀也,宜通之乃可。与生地、牛膝、益母、红花、桃仁泥、当归尾、丹参、瓦楞子,畏不敢服。延专科曰:此年过壮,而初产育,气血俱伤,属虚也。与焦术、炮姜、归、芍、茯神、枣仁等一剂,热益甚,再剂,遂谵语。更一专科,其说同,其药仿,又二剂,日夜不眠,昏狂不省人事,时忽高声歌唱,与伤寒阳明失下无异。再延诊,曰:产数日,恶露即停,虽执途人而语之,亦必知为瘀滞。若欲其生,亟进前方可耳。不得已,乃服。黄昏进药,至夜分,恶露行。黎明,复下一物,已焦黑,乃胞衣也。盖产时稳婆只收其一,谓二人同胞,不知其一犹在腹也,遂贻患乃尔。胞衣去,恶血行,其病如失。然予初亦不知其为胞未下也,医诚难哉。雄按:孪生之胞,有分有合,稳婆须有识见,庶不贻误。

隐　疾

薛立斋治一产妇,阴脱,便闭下坠,形气倦甚,用十全大补汤而上。因怒仍脱,重坠,寒热,小便淋沥,用补中益气汤加山栀、龙胆草,一剂,重坠减,而小便利。仍用前汤,去二味,倍加升麻、参、芪而愈。

一产妇阴脱重痛,小便淋漓,此因元气甚虚,而肝火旺也。用补中益气汤加山栀、车前子,四剂而肝症悉退。仍用前药,去二味,加茯苓,小便利。又用十全大补汤,而肿痛坠渐消。

一产妇元气充实,初产,玉门不闭,肿焮作痛,小便不利。薛谓肝经湿热壅滞,欲以加味逍遥散加车前子、牛膝治之。不信,乃服十全大补汤,肿痛益甚。仍用前药,更加泽泻,一剂而安。

一产妇阴脱肿痛,脉又滑数,欲作脓也。薛用十全大补汤,四剂脓成,又数剂而脓溃。但小便频数,而患处重坠痛盛,此因元气虚弱而下陷也,又用补中益气汤,数剂而安。

一产妇素有肝火,患阴蚀㾦㿔内溃,痒痛如虫行状,食少热渴,小水淋沥,用加味逍遥散、加味归脾汤兼服,间以芦荟丸,外以鹤虱草煎洗而愈。

龚子材治一产妇,阴门痛极不可忍,教用桃仁去皮尖,研如泥,涂之即已。散其瘀也。一妇产后，阴户极痒，令以食盐一两涂之即瘳。去风热也。一妇产后，阴肿大，用吴茱萸煎汤洗立愈。辛以散之也。

薛立斋治一妇，胞衣不下，努力太过，致子宫脱出如猪肚状，令用温汤治之，即以手捺子宫，去其恶露，仰卧徐徐推入而安。

一妇脱肛，用补中益气加归脾各百余剂而愈。后因分娩后复脱，仍以前药各二百余剂始愈。拙哉！

李时珍治一妇，产后子肠不收，用蓖麻仁捣膏贴其丹田，一夜而上。但用此膏，病愈即宜揭去，其提拔之力最猛也。又用催生下胎，用涂脚底，亦宜即时洗去。

孙文垣治一仆妇，因产难，子宫坠出户外，半月不收，艰于坐卧。有医令服补中益气百帖，需参二斤可愈，乃听之。孙谓此必产时受寒，血凝滞不能收敛，虽名阴脱，未必尽由气虚下陷也。观其善饭、大小便如常，可知矣。授以一法，价廉功省，三五日可愈。用未经水石灰干一块，重二三斤者，又以韭菜二三斤煎汤，置盆中，将干灰投入，灰开汤沸，俟沸声尽，乃滤去灰，乘热坐盆上，先熏后洗，即以热韭于患处揉挪。盖石灰能散寒消瘀，韭菜亦行气消瘀。一日洗一次，三日果消软收入。

按：子宫、子肠有坠下损伤者，有终身不能上如带缓者，要皆初时治之不得其法耳。

瘀滞

南濠陈鳌妻，新产五六日，患腹痛，恶寒发热。医曰：此元气太虚，正合丹溪云，产后当大补气血。遂用人参大剂，入口痛剧，面黑发喘而死。殊不知丹溪以产后当以大补气血为主治，有杂症以末治之。今陈氏之妻，因瘀血未尽，而恶寒发热，不先去其瘀血，骤施大补，是失丹溪主末二字之意矣。主末者，即标本之谓也。《续医说》。丹溪之言，本有语病，不须与之回护。

吴孚先治杨氏妇，产后一月，半身以下忽肿胀脐突，小便不通。或以五皮饮加车前、牛膝治之，不效。吴曰：先经断而后肿胀，名曰血分。分去声。且按小腹有块如拳，知败血尚结于胞门，非温无以化之。以姜、桂佐行瘀之剂，下血如黑漆数升，便利肿消。

孙文垣治温氏妇，产后五十余日，右胁胀痛，手不可近，非虚痛可知。赤白带下多如脓，发热便秘。诊之曰：此恶露未尽，血化为脓，宜急治之也。常见数妇病此，治之不善，积久为毒，有成肠痈者，有内成毒从腰腧出者，皆瘀血为患也。急用泽兰叶、山楂、五灵脂，消恶露为君，川芎、当归、茯苓、白芍为臣，益母为佐，香附、青皮为

855

使。外与当归龙荟丸，润大便，使热从之去。服后，次日腹胁皆宽，痛亦止。又食荤与鸡子，复作痛，但不如前之盛，与保和丸，用山楂煎汤，送下三钱，遂愈。若用行气等药则引恶血入四肢，发为痈毒，故产后以去恶露为要着。

潘印川子室，年二十五，因难产伤力，继以生女拂意，后又女死悲戚，即时晕厥。洎醒，神思眜眜，手足瘛疭，目上视。孙至，因瘛疭，不能诊脉，细询之，自产后，恶露绝无，时有女医在傍，与人参大嚼，及独参汤，并粥杂进。盖参与粥，皆壅塞膈上，故神昏瘛疭不已也。教以手探喉中，乃随手吐出痰饮粥食盈盆，瘛疭方定。以川芎、山楂、泽兰叶、陈皮、半夏、茯苓、香附进之，稍得睡。不虞女医又私与补药，子丑时，陡然狂乱，人皆异之，目为神附，祷禳无已。曰：此恶露不尽，乃蓄血如见鬼之症，非真有神物相附也。此时何不明言女医之失？徐以正言叱之，即缄默。继以清魂散加滑石、童便与之，天明小便乃行，狂乱皆定。既而女医欲要功，又以药进，则狂乱如前，再与川芎一钱五分，当归四钱，泽兰、益母各一钱，临服，加童便，连进二帖不效。此必胸中有痰作滞，故药力不行。即用前剂，大加山楂，恶露稍行，神思即清，静睡片时，手足微动，或以掌批其面，或以手搥其胸，昏乱不息。诊其脉近虚，早间面红而光，申酉时面白，此血行火退，当补矣，与人参、川芎、泽兰各一钱，当归、山楂各二钱，茯苓、陈皮各八分，卷荷叶一片，煎熟，调琥珀末五分。服半时许，嗳气二声，此清阳升而浊阴降矣。自是恶露微行，大便亦利，饮食渐进而安。

细阅是案，其得肯綮处，全在知恶露未行，及误服人参两著。至其用药，亦只见症治症而已。雄按：此证总不宜用川芎，而方乃用之，是白璧之瑕也。至于嗳气，谓为清阳升而浊阴降则误矣。其症既因痰阻瘀滞，气室不行，故用多方通降而得愈，则是浊阴降而清阳始升也，何可颠倒其词哉。

俞东扶曰：此条前半段法治不难，盖得其参粥杂进之病情，自有消瘀及消痰食之方法，但探吐法尤捷耳。蓄血如见鬼，知者亦多。后半段恶露稍行，神思即静，略睡片时，昏乱不息，仍是蓄血形状。乃于轻剂消瘀之中，复用人参，并不以前会误用而畏蹈故辙，此为高手。其讲脉与面色极是，但产后谵语昏狂，有纯因于痰者，又不可不知。

高鼓峰治一妇人，产后恶露不尽，至六七日，鲜血奔注，发热口渴，胁痛狂叫，饮食不进。或用四物汤调理，或用山楂、青皮、延胡、黄芩等药，卒无一效。脉之，洪大而数，此恶露未尽，留泊血海，凡新化之血，皆迷失故道，不去蓄血，瘀则以妄为常，曷以御之？遂以醋制大黄一两，生地黄一两，桃仁泥五钱，干漆三钱，浓煎饮之。或曰：产后大虚，药毋过峻否？曰：生者自生，去者自去，何虚之有？第急饮之，果熟寐半夜。次早下黑血块数升，诸症如失矣，复用补中益气而安。雄按：此鼓峰杰出之案，然于漆可删，愈后亦不宜遽投补中益气汤。

薛立斋治一产妇，患恶露不下，服峻犷之剂，恶露随下，久而昏愦，以手护其腹。薛曰：此脾气复伤作痛。故用手护也。虚痛喜按。以人参理中汤加肉桂，二剂，补之而愈。

> 按：产后恶露不下有二，一则瘀滞宜行，一则血虚宜补。予常治数人，皆二三日而止。察其人果虚，一以大剂养荣而愈。

陆肖愚治谢四府如夫人，分娩旬余，忽臀下微微作痛。或谓血虚，用大料芎、归，十剂而痛不减。又谓血当补气，阳生则阴长，加参、芪，五六剂而痛益剧。脉之，六部沉弦，而左关尺更紧。询之，止左边近肛门一点痛耳。问痛处热否？曰：极热。曰：此气血不足而痛也，乃产后败血凝滞于肝经，臀乃肝经所络之地，凝而注之，不急治，久必成毒，当行血海之瘀滞，解经络之蕴结，庶可消耳。不信，更医，仍以八物汤投之。一日，痛处顿肿，又与寒凉解毒之品，致疮口不收，大便作滞，饮食不进，肌肉半削。再诊，脉微细如蛛丝，按之犹觉有神。曰：今宜大补矣。乃用四君子加芪、桂、附，数剂泻止食进。又加当归、熟地，约十剂，成痂而愈。

一产妇患恶露不行，瘀塞溺道，小便不利，遍身浮肿，喘急不得卧，用牛膝膏治之愈。丹皮、大黄、当归、桂心、桃仁、蒲黄、元胡、香附、瞿麦、川芎、麝香。先用土牛膝三两，水五碗，煎减半，入上药煎。

孙文垣治陈达庵之媳，产半月而腿疼。专科曰虚，与八珍汤，十日疼益盛，疼处益热。非虚可知。谓曰：慎勿认虚认风，此产后败血凝滞血海，流于经络，不急治，则瘀无从出，久必化脓成毒，或为肠痈。今腿疼，是其候也。不信，复延专科。曰：风也。但丹溪云，产后当大补气血，虽有它症，从末治。投十全大补，痛转剧，大发寒热，小腹近胯红肿出脓。外科又与收口太早，腰腧复发一毒，痛肿寒热如初。十日后，大溃脓而不收口，精神萎顿，肌肉陡削，饮食不进，恶心恶寒，奄奄一息。诊之，六脉濡大无力，清水无脓，曰：势亟矣，速为保脾，与人参、白术各五钱，甘草、干姜、附子各一钱，黄芪三钱，白芷、桂心各五分。外科曰：白术作脓，恐不可服。曰：脓不死人，饮食不进，则死人也。四帖神气回，饮食进，症减脓成。改用参苓白术散，调理一月而安。

朱丹溪治一妇人，年十八，难产七日，产后，大便泻，口渴气喘，面红有紫斑，小腹胀痛，小便不通，用牛膝、桃仁、当归、红花、木通、滑石、甘草、白术、陈皮、茯苓煎汤，调益母膏。不减，后以杜牛膝煎浓汁一碗饮之，至一更许，大利，下血一桶，小便通而愈。《心法》。雄按：此症余每以当归龙荟丸投之，立效。

缪仲淳治庄敛之次女，产后恶露未净，至夜发热，脾胃却弱，腰腹大痛。时师谓产后气血俱虚，投以人参、当归诸补剂转剧，咸虑其成蓐劳也。诊之，谓不数帖即痊矣。用白芍、扁豆、杜仲各三钱，红曲、苏子、车前各二钱，萸肉、麦冬、青蒿各四钱，橘红、干葛各钱半，炙草八分，牛膝五钱，黑豆八钱，泽兰一钱，十剂而恶露净，发热已，腹痛亦止。但腰痛未尽除，脾胃尚未健，改用白芍、山楂、橘红、麦芽、石斛、扁豆、沙参各三钱，砂仁、杜仲、萸肉各一钱，五味一钱，炙草五分，牛膝五钱，莲肉四十粒，十余剂，脾胃亦健而全愈。

李天培治王正权室人，产后十余日，患寒热腹痛，目赤而涩，羞明疼痛。诊之，脉沉而涩，询其恶露未尽，知停瘀为患。以当归、川芎、桃仁、红花、甘菊、生地、丹皮、银花、连翘、蝉蜕，清火行瘀驱风等剂，六帖而痊。

薛立斋治一妇，产后四肢浮肿，寒热往来。盖因败血流入经络，渗入四肢，气喘咳嗽，胸膈不利，口吐酸水，两胁疼痛，遂用旋覆花汤，微汗，渐解。频服小调经散，用泽兰根煎汤调下，肿气渐消。未选入。

一产妇腹痛，或用抵当汤，败血已下，前症益甚，小腹重坠，似欲去后，此脾气虚而下陷。用补中益气加炮姜，温补脾气，重坠如失。又用六君子汤而安，归脾汤调理而愈。同上。

癥瘕

薛立斋治一产妇，腹中似有一块，或时作痛而转动，按之不痛，便非实积。面色萎黄，痛则㿠白，脉浮而涩，此肝气虚而血弱也。不信，乃服破血行气，痛益盛，转动无常。又认为血鳖，专用破血祛逐之药，痛攻两胁，肚腹尤甚，益信为鳖，确服下虫等药，去血甚多，形气愈虚，肢节间各结小核，隐于肉里，以为鳖子畏药而走于外。薛云：肝脏血而养诸筋，此因肝血复损，筋涸而挛结耳。盖肢节胸项，皆属肝胆部分，养其脾土，补金水以滋肝血，则筋自舒。遂用八珍汤、逍遥散、归脾汤，加减调治而愈。

一产妇小腹作痛，有块，脉芤而涩，以四物加元胡索、红花、桃仁、牛膝、木香，治之而愈。

血崩

薛立斋治一产妇，血崩，小腹胀痛，用破气行血之剂，其血崩如涌，四肢不收，恶寒呕吐，大便频泻。用六君、炮姜，四剂稍愈。又十全大补，三十余剂全安。

一产妇血崩，因怒，其血如涌，仆地，口噤目斜，手足抽搐，此肝经血耗生风。用六味丸料一剂，诸症悉退。但食少晡热，佐以四君、柴胡、丹皮而愈。

孙文垣治黄氏妇，产未弥月，醉犯房事，血来如崩，发热头晕，大小便俱热，六脉洪大，以竹茹、蒲黄、白芍各一钱，香附、茯苓、侧柏叶各七分，甘草、炮姜、艾叶各三分，血止大半。腰犹胀痛，下午，胸膈饱闷，改以川芎五分，当归、茯苓、补骨脂、蒲黄、香附各八分，姜炭、甘草各一分，陈皮七分，人参一钱而愈。

吕东庄治从子在公妇半产，恶露稀少，胸腹胀甚，脉之濡数，当重用参、芪，不然必崩。因力艰未服，已而果崩溃不止，下血块如掌如碗者无数，神气昏愦，两足厥冷至小腹，两手厥冷至肩，额鼻俱如冰，头上汗如油，旋拭旋出。按其脉，至骨不得见，乃投大剂补中益气汤，加人参一两，未效。如无一两之参，单服补中益气汤则立脱矣，不可不知。急用人参一两，附子一两，炮姜二钱，浓煎灌之，至暮渐减。戒曰：俟其手足温即停药。至三鼓手足尽温，崩亦止，家人忘戒，又煎前药进之。比晓视之，脉已出而无伦，痰忽上涌，点水不能饮，入口即呕吐，并独参汤不能下。曰：过剂所致也。即投生地黄五钱，熟地黄一两，当归、白芍、枸杞各三钱，甘草一钱，浓煎与饮。病者意参饮尚吐，况药乎，不肯服，乃强之曰：试少饮，必不吐。进半瓯，殊安，遂全与之，尽药而痰无半点，神气顿清矣。午后，体发热，曰：此血虚热，恒理也。后用十全大补，调理而痊。雄按：人参虽重，幸不即脱。而治法大谬，能掉头设法，其聪明有过人处也。

张飞畴治陈子厚媳，八月间因产不顺，去血过多，产后恶露稀少，服益母汤不行，身热汗血。产科用发散行血更剧。自用蕉糖酒一碗，遂周身络脉棰楚难堪，恶露大下，面赤，戴眼，出汗如浴，但言心痛不可名状。即杀血心痛也。此去血过多，心失其养故痛；肝主筋，为藏血之地，肝失其荣，故脉络棰楚不堪。且汗为产后之大禁，非急用人参，恐难挽也。用四君合保元汤加白芍、五味，一剂汗止。因其谵语如祟，疑为瘀血未尽，更欲通利。曰：音怯无神，此属郑声，且腹不瘀痛，瘀从何有？此神气散乱不收之故，前方入枣仁、龙齿，诸症悉平。后服独参汤，至弥月而安。

薛立斋治一产妇，月经不调，内热燥渴，服寒凉之剂，其血如崩，腹肿痛，寒热，作呕少食。用六君子，二十余剂，诸症悉愈。以加味逍遥散，调理而安。

一产妇月经年余不通，内热晡热，服分气丸，经行不止，恶寒作渴，食少倦怠，胸满气塞。朝用加味逍遥散，夕用四君子汤，月许，诸症悉愈。佐以八珍汤，兼服两月而愈。

马元仪治金氏妇，产后一月，血来不已，厥逆，自汗不止，或与养血补阴不效。诊之，两尺空大无神，曰：褚氏有云，血虽阴类，运之其阳和乎？今厥逆自汗，脉大无根，为脾肾之真阳内弱，故血无所附而溢，所谓阳虚阴必走也，法当大补真阳，以摄虚阴。若养血补阴，恐血未必生，而转伤阳气，则阴血愈不守矣。以人参三两，白术一两，附子三钱，茯苓、炙甘草各一钱，一剂知，二剂已，数剂精神胜常矣。

缪仲淳治贺函伯乃正，小产后，阴血暴崩，作晕恶心，牙龈浮肿，喉咙作痛，日夜叫号不绝。曰：此因失血过多，阴气暴亏，阳无所附，火空则发，故炎上，胸中觉烦热，所谓上盛下虚之候也。法当降气，气降则火自降矣。火降则气归元，而上焦不烦热，齿龈肿消，喉咙痛止，阳交于阴，而诸病自已耳。用苏子研、青蒿子各二钱半，麦冬、白芍、鳖甲、牛膝、生地、枸杞各四钱，五味五分，枣仁五钱，续断、橘红各二钱，枇杷叶三片，河水煎，加童便一大杯，郁金汁十二匙，空心服，时进童便一杯。

魏玉横曰：竹溪夫人，年三十余，产后自巳至酉，血暴下如注，呵欠连连，遂目闭口张，面色青惨白悴，汗出不止，发根尽湿，六脉全无，势欲脱矣。其初亦以童便灌之，韭醋熏之，殊不应。乃用熟地二两，杞子、枣仁各一两，令煎汤，候药至投入，不待稠浓，即徐徐灌之，才尽一钟，汗止目开口闭，渐知人事。再与之，血止而睡，醒后进粥。次日，仍以前方，令日服一剂，四日全瘳。当其亟予诊也，时方与人会饮，掷杯而往，疏方而返。坐有业医者数人，询其症，咸曰：犹与药乎，用何方？曰：与某某。咸诧笑曰：吾真买干鱼放生也，咎将谁任，余笑而不言。

宋申甫室人，妊数月，时长夏，归宁母家，召医诊之，以为经阻也，投破瘀辛热之剂四帖，遂半产，血行如泻。亟余诊，至则大汗淋漓，脉将脱矣，伏几上，去床数步，不能就寝，以血行之猛也。时惟亲戚之朱某在，乃嘱其母，煮水待药，煎百余沸即与服，再煎再与，不及稠浓也。急偕朱，就近铺买熟地四两，杞子、枣仁各二两，如法服立瘳。

张建东室人，年三十余，妊娠五月，素有肝病，偶不快，邻医与荆、防、广、半、香、砂、郁金、元胡之类五剂，遂见红，腰腹酸坠，气促面红。诊之，脉不接续，曰：胎已难保，第与滋养三阴，以防其崩耳。其产必在子夜，若待崩而延诊服药，恐缓不及事，先疏方与之：熟地二两，杞子一两，枣仁一两。令察其面若加赤，气若加喘，血必暴下，宜急饮之。至时，一一如言，果获无事。次日就前方减半，入人参一钱，二剂而瘥。后数年，复孕，因肝虚发厥，余用生地、杞子之剂，不敢服，遂致变症百出，产后上咳下利。余与杞子、生地、沙参、麦冬，病少退。次日，仍前方，告以必用蒌仁乃可，以服参、术、姜、附既多，热郁甚，非此莫能解也，遂不复邀。后闻其日进参、芪、术、附，卒致不起，人之生死岂皆命乎。

血 迷

张子和治一妇,产后第六日,血迷,用凉膈散二两,四物汤三两,朴硝一两,都作一服,大下紫黑水,其人至今肥健。即末句推之,则其人素常肥健可知,故可用如此药。

柴屿青治侍御李符千大令媳,半产,大汗发晕,昏不知人。即血迷也。他医立方,俱不敢服,符千乃徒步邀视,先令其以韭叶斤许捣烂,用好醋炒之,乘热熏鼻。少苏,用清魂散,加童便黄酒服之,调理旬日而安。

薛立斋治一妇,因产后饮酒,恶露甚多,患血晕,口出酒气,此血得酒热而妄行,虚而作晕也。以佛手散加煨干葛二钱,二剂而痊。酒性慓悍,入月及产后不宜饮,恐致前症。产室人众,气热喧嚷,亦致此症。雄按:此证宜清血导下,芎、归宜慎,葛根虽解酒,亦嫌升散,一剂而痊,殊难尽信。

梅师治产后余血不尽,上冲,心胸闷,腹痛,以藕汁二升饮之,愈。

薛立斋治一产妇,患恶露上攻,昏愦口噤,冷汗不止,手足厥逆,用六君子加附子一钱,以回其阳,二剂顿苏。又以十全大补汤,养其气血而安。

一产妇患前症,手不敢近腹,用失笑散一服,下瘀血而愈。次日,腹痛下利,用十全大补而安。

一产妇患前症,用大黄等药,其血虽下,复患头痛,发热恶寒。次日昏愦,自以两手坚护其腹,不得诊脉。视其面色青白,此脾虚寒而痛也。用六君子加姜、桂而痛止,又用八珍加姜、桂,调理而安。

王执中曰:产后血晕,寒热往来,或血抢心,恶疾也。予阅《食物本草》,见有用鹿角烧为末,酒调服,日夜数服验者。偶家有妇人患此,令服此,神效。因教他人妇服,皆验。但以产后未可饮酒,以童子小便调服耳。忌服利药。《资生经》。

沈尧封曰:产后去血过多,眩晕昏冒者,宜重用阿胶,水化略加童便服之。血去不多者,宜夺命散,没药去油二钱,血竭一钱,共研末,分两服,糖酒调下一钱。某姓妇,产后发晕,两日不醒,产后恶露甚少,晕时恶露已断,其夫向邻家讨琥珀散一服,约重二钱许,酒调灌下即醒。其药之色与香,俱似没药,大约即是此方也。

吕姓妇分娩次日,患血晕,略醒一刻,又目闭头倾,一日数十发,其恶露产时不少,今亦不断。脉大,左关弦硬,用酒化阿胶一两,冲童便服。是夜晕少减,而头汗少出,腹痛有形,寒战如疟,战已发热更甚,投没药血竭夺命散二钱,酒调服,寒热腹痛发晕顿除。惟通身汗出,此气血已通,而现虚象也。用黄芪五钱,炒归身二钱,甘草一钱,炒枣仁三钱,炒小麦五钱,大枣三个,煎服,汗止而安。

雄按：恶露虽少，而胸腹无苦者，不可乱投破瘀之药。今秋，周鹤亭室，新产眩晕，自汗懒言，目不能开，脉虚弦浮大，询其恶露虽无，而脘腹无患，投以牡蛎、石英、鳖甲、琥珀、丹参、甘草、红枣、小麦之剂，复杯即减，数日霍然。此盖血虚有素，即娩则荣阴下夺，阳气不潜。设泥新产瘀冲之常例，而不细参脉证，则杀人之事矣。

血　虚

杨乘六治许氏妇，产后动怒，寒热往来，胁痛口苦，肝火病，其状如疟。盖胆为肝腑，肝病则胆亦病矣。渐次发热晡热。医云风证，混加表散，腹左忽增一块，匾大如掌，日夜作痛。或疑寒凝，或疑食滞，或疑瘀蓄，或疑痞积，杂治之，病益甚，食减肌瘦。脉之，右关弦洪，左关弦数，面色黑瘦，舌色淡黄而干，症乃怒气伤肝经，血少而燥痛也。盖肝居胃左，本藏血者也，血足则其叶软而下垂，血亏则其叶硬而横举，内与胃相磨，外与肌相逼，能不隐而痛乎？凡性躁多怒者，往往患此，而妇女尤多。庸妄不知，误用香燥削克之剂，枉杀者不知凡几，良可叹也！以滋水清肝饮，四剂块消痛止。继用归脾汤去木香，加白芍、丹皮、山栀，间服十余剂而痊。必用归脾收场，吾知其守而未化也。

许氏妇，产后发热，或时作寒，头痛体倦，医与疏邪降火，烦渴不食。杨诊之，其脉浮取似数，重按则芤，左手尤甚，唇舌皆白，面无血色，用十全大补汤加炮姜。或曰：如此大热而用姜、桂，何也？曰：阳在外，为阴之卫，阴在内，为阳之守，两相依附者也。今产后阴血大亏，虚阳无附，浮散于外而为热，非引浮散之阳，归于柔阴，其热不退，却不尽然。故用温补血气之剂，欲其补以收之也。又曰：姜、桂味辛而散，何云补以收之耶？曰：桂逢阳药，固能汗散，若逢血药，即为温行。姜之为用，生则开肌发汗，熟则温中散寒，至炮黑则入血，且能引气药以入血分而生新血，故以大补为主，以之为佐使，阴得阳生，则热自除耳。四剂，果热退身凉。十余剂，诸症悉愈。

凡产后症，多属阴虚血少，第以二地、二冬、杞子，一切养荣之剂，无不立愈。若气血兼补，杂以姜、附刚剂，非担延时日，即贻病者后患，临症者宜审之。雄按：魏氏独擅此长，至论产后，却是最为贴切。

柴屿青治钱屿沙官侍御时，其夫人产后三日，恶露甚少，面色唇燥，口干身热，与前案唇舌皆白，面无血色同。拟用参。屿沙以产后不宜用补为疑。柴曰：果有外感，自别有治法，今症属不足，舍此必致贻患，不可用参之说，此不知医者及女流之说也。遂投人参当归散，加好桂一钱，次日口润生津，调理半月而痊。

陆祖愚治聂巡司子妇,产未百余日,大肠燥结,虚火上冲,便血肠鸣,腹满短气,内外皆热,半月不能进饮食,或与养血清火,愈甚。诊得两脉浮洪而数,按之无神,脾肾两脉更觉空虚,乃产后元气耗散,真阴不足,而非实热也。用八味丸,清晨淡盐汤送下三钱,用四君加归、芍、麦冬、知母、莲肉,作煎剂,数服,诸症少缓。后以补中益气加白芍、麦冬,一月瘳。

马元仪治陆氏妇,产未一月,因起居微触,便血三日,遂彻夜不寐,此新产去血过多,虚而益虚也。凡有所触,必伤其肝,肝伤而血溢,则气亦不守矣。气虚血弱,心神无养,故目为之不瞑。又与归脾大剂,用参至一两,加鹿茸三钱,两月而愈。论是,而方未尽协。

魏玉横曰:许竹溪室人,产后数日,发热自汗,面赤头痛,恶食不眠,恶露虽极少而淡,腹时胀痛,脉则洪大而数。曰:此血虚也,腹胀面赤,其势欲崩,宜峻补。或问故,曰:面赤者,阳上越也;腹胀者,阴下陷也。阳上飞则阴下走,势所必然。以熟地一两,杞子、枣仁各五钱,一剂。次日,小腹之右,忽有一块,如槃且硬,按之痛甚,于是疑为瘀而误补,欲更张。幸病人素服予药,姑再延诊。曰:其块骤起,即大如槃,虽瘀滞亦无如是之甚也,此正肝脾失血,燥而怒张,得补犹然,否则厥而崩矣。今脉大渐敛,面赤渐退,非药之误,乃药之轻也。令前方加倍,再入炒白芍五钱,炙甘草一钱,一服,块渐平,再服,块如失。前方减半,数剂,诸症全安。此症若作瘀治,断无幸矣。

肉线出

一妇产后,水道中下肉线一条,长三四尺,动之则痛欲绝。先服失笑散数帖,次以带皮姜三斤研烂,入清油二斤,煎油干为度,用绢兜起肉线,屈曲于水道边,以前姜熏之,冷则熨之。六日夜,缩其大半,二六日,即尽入。再服失笑散、芎归汤调理之。如肉线断,则不可治矣。

恶露多

产后恶露过多不止,用伏龙肝二两,煎汤澄清,烊入阿胶一两服之。如不应,加人参。方出沈尧封《女科辑要》。

感 症

陆肖愚治吴敬之室，年二十余，产前已有感冒，分娩三日后，因责婢离床，时正冬月，觉身上懔栗，遂身热头痛。或用参苏饮发其汗，头痛止而身热不除。遂以产后当大补气血，数剂而烦热日甚，又拟用补中益气汤。脉之，两手虽弱，而左犹带浮，右已见数，曰：脉虚，正产后之平脉，但左手犹浮，知表邪未散，右手见数，欲传里之候也。宜急解其表，微通其里，少缓则有承气之患矣。用柴、葛、桔梗、黄芩、花粉、甘草、山楂，一剂而烦热减，二剂而身凉，以清气养荣汤调之。雄按：左手带浮，是产后血虚，右手数，是为客邪未解。

马元仪治陆氏妇，产后恶寒，虽重茵厚被不除，屡补不效，将行桂、附矣。诊之，两手脉沉伏，面赤，口燥胸满，此非产后新虚，乃胎前伏邪也。屡用参、术，则邪愈结而正愈阻。肌表恶寒者，邪热内郁，逼阴于外也；口干面赤胸满者，邪气挟火挟食，上凌清道也。仍宜一表一里治之。用葛根、防风、苏梗、枳壳、桔梗、杏仁、苏子、薄荷，一服而表证已，右关尺转见滑实。随用大黄五钱，元明粉三钱，甘草一钱，一服下积秽甚多，复发疹发颐，此表里两和，余邪毕达之征也。再与辛凉解之透之剂而安。此症邪伏于内，久而不宣，用清阳泄表，苦寒达下两泄之，犹发疹发颐，而乃妄行温补，将谓脉伏恶寒为阳虚之候耶？其亦不审病机甚矣。雄按：在产后能知伏邪，而用一表一里之治，洵是高手，更能不犯苏、防、葛、桔，可免后来发颐之患矣。

王氏妇，产后一月，神气昏倦，上气喘促，胸中满痛，咳嗽发热，百治无效。诊之，两脉沉涩兼结。此胎前已有伏邪，兼产后气血两虚，邪益内结。法宜表里两和，使邪从外达，气从内泄，病自愈矣。以桂枝、柴胡、苏梗、枳壳、半夏曲、萝卜子、杏仁、广皮，透邪达滞之剂顿安。脉已稍舒，或投参、地、归、芍、敛滞之品，遂彻夜靡宁，如丧神守。此邪结于中，补之生变也。乃用桂枝、炮姜、黄连、枳实、厚朴、广皮等，一剂而胸满中痛除。复用蒌仁、柴胡、桂枝、半夏、枳壳、杏仁、苏子、桔梗，再剂而表热喘咳平，但大便不行，此久病津液失养也。加生首乌一两，便行，余邪尽去。然正气大亏，再与滋补气血之剂而安。

李季虬治魏季尝令正，产后饮食不节，复感风寒，遂致发热谵语，喘咳气逆，恶露绝不至，势甚急迫。谓症皆系外来客邪尚属可救，设正气虚脱，现诸症者，必无幸矣。何以见之？以脉气浮大有力故也。用大剂疏风消食之剂，二剂便霍然。先是有用白术、芎、归等补药者，几为所误。《广笔记》。

张意田治一妇，产后，患病已及半载，咸作劳损治，且云阴亏已极，势难痊愈。

张连诊五次，确知此症服小柴胡汤，法必当应。奈群议纷纭，以参、柴非治阴亏之药，又言肺热咳嗽，大忌人参，因立案争之。幸病家见信，一服而寒热大作，三服之后，寒热退而咳嗽平，十服全愈。案云：诊得六脉皆数，右寸脉大而软，关尺两部沉候弦急，左寸洪数，关部三候皆虚数，尺中空大。夫右寸软大，肺气虚也。关尺沉候弦急，关主中州，尺司火位，沉里也，弦肝脉也，此因中气虚而木邪犯位，木气动而火从之也。左寸洪数，心经虚火也。关中虚数，肝无血养也。尺中空大，肾水虚也。是脉本属阴虚，而寒邪乘之，流连不已，以至于此。今所见症，五更发热者，寅卯木旺之时，肝火挟邪，随时而动也。上午寒热，得汗热减者，邪稍泄而势稍缓也。咳嗽之声，结而不畅，此久嗽伤肺，肺气虚而邪不得越也。胸腹时胀而微鸣，此肝木犯脾，肝主胀者也。合脉与症，是为虚中挟实，不得枢转外出之候也。《大全》曰：产后血气虚弱，饮食未平，不满百日，将养失所，风冷客于气血，颜容憔悴，饮食难消，感于肺，故咳嗽口干，遂觉头昏，百节疼痛。荣卫受邪，气通于肝，流注脏腑，须臾频发，咳嗽无汗，寒热如疟，蓐劳之候，往往如此。景岳云：虚弱之人，外邪初感，不为解散，而作内伤，或用清凉，或用滋补，以致寒邪郁伏，久留不解，而寒热往来，或为咳嗽，其症全似劳损。欲辨之者，察其表里病情，或身有疼痛，而微汗则热退，无汗则复热。或大声咳嗽，脉虽弦紧，而不甚数，即病至一两月，而邪犹未解，此似损非损症，毋再误也。今此症实类此，当用小柴胡汤，转动枢机，藉少阳之生气，由内而外，自下而上，则阴阳和而伏邪解散矣。去半夏加牛膝。半夏能启阴气，产后阴亏而兼口燥，故去之。胸腹时胀，脾阴多郁，宜加牛膝以导之。药病相当，自应如桴鼓也。雄按：今春余荆人，娩子颇艰，至三朝，忽浑身麻冷，俄即壮热大渴，汗出不解，耳鸣目泪，舌绛无津，胎色黄燥，腹痛拒按，脘闷不饥，恶露仍行，小溲极热，按脉弦滑，右甚，是胎前吸受温邪，而痰热素盛，气机窒滞，血去阴伤，故见证如是之剧也。予元参、丹参、白薇、知母、花粉、竹茹、豆卷、旋覆、桑叶等服之，热即退而脉不减，且不饥，仍予是药。越二日后，麻冷而复热，舌较润，胎稍薄，知治已中窾，尚嫌力薄也，前方加石菖蒲、枳实、楝实、蒌仁投之，热亦退；即退，并吐胶痰数碗，略进稀糜。间一日，又发寒热，或疑为疟，或云产时用力劳伤，或虑将成蓐损，议论纷纷。予置若罔闻，仍主前药，热果渐短，渴亦甚减。逾日，寒热犹来，确守原方，至十一朝，始解黑燥矢，而诸恙悉解，且渐进谷，计服此方已十大剂矣。继惟粥食调养，竟不与药。戚友闻之，莫不骇异。然非独断独行，断艰奏效。设泥初产而用生化行瘀，或视为疟，而以柴胡桂温散，则必骤变。即知为阴虚热感，而与四物等养血，亦必邪气纠缠，延为蓐损。季冬，孙昼三仲媳，因儿女过多，不欲产乳，胎前屡用下胎药，不应。娩后三朝，亦发寒热，兼以痛泻无溺，泻出者皆黑色，医视为瘀，予回生丹等药，已渐愈。惟寒热间作未已，至八朝，延余诊之，右寸关大而乏韵，且有静中一跃之象，及视其神气颇安，胎色薄黄，略思粥食。诊视甫毕，前医适来，余谓脉甚不佳，恐有猝变。彼诊之云：较昨已大和矣，必无害也。余唯唯而退，主人似讶余之太无能也，勉强送余出门。余复谓曰：元气太伤，不可再服峻药也。闻夜间寒热复来，腹痛又作，仍以回生丹下之，越日而殒。

　　来天培治潘氏妇，季夏，产后二十余日，患寒热便血，恶露未净。而专科与香薷饮四剂,服后反呕吐头眩,腹痛自汗,恶心发热,气促发斑,色微红,两颊淡红。诊之,左脉如丝,右脉沉细,此虚而兼感,呕吐伤胃,肝木乘相火刑金,肺气受伤,上下拒格之症也。治宜活血滋阴,行气舒脾,散气降逆,托里化斑之剂。用牛膝、茯苓、杞子、当归、红花、黄芪、川芎、木香、香附、广皮、半夏曲、生姜,一剂诸症大减,六脉和缓。但微嗽眩晕,心跳,胸膈不舒,此邪去正虚所致也。前方去川芎、木香、牛膝,加茯神、丹参、杏仁、贝母,二剂前症尽除。惟心跳头晕,改用归脾汤去人参、木香,加防党参、杞子、白芍,调理而愈。

感 暑

孙文垣治一妇人,年十六,初产女,艰苦二日,偶感暑邪,继食面饼,时师不察,竟以参、术投之,即大热谵语,口渴,汗出如洗,暑症多汗。气喘,暑伤气。泄泻,泻皆黄水、无屎,协热下利。日夜无度,小水短少,饮食不进,症甚危恶。时六月初旬,女科见热不退,乃投黄连、黄芩、白芍之剂,诸症更甚。又以参、术大剂,肉果、干姜等止泻,一日计用参二两四钱,泻益频,热益剧,喘汗转加,谵语不彻口。医各束手,谢曰:汗出如油,喘而不休,死症也。又汗出而热不退,泻而热不止,谵语神昏,产后脉洪,大法皆犯逆,无生路矣,惟附子理中汤,庶侥幸万一。孙诊之,六脉乱而无绪,七八至,独右关坚硬。食积。因思暑月汗出乃常事,但暑邪面食瘀血,皆未销熔,补剂太骤,致蓄血如见鬼,若消瘀去积解暑,犹可生也。用益元散六钱,解暑清热,止泻利水为君,糖球子即山楂。三钱为臣,红曲、泽兰各一钱五分消瘀安魂为佐,橘红、半夏曲、茯苓理脾为使,三棱五分,消前参、术,决其壅滞为先锋。饮下即略睡,谵语竟止。连进二剂,泻半减。次日仍用前方,其下渐减,大便止二次,有黄屎矣,恶露行黑血数枚。次日诊之,脉始有绪,神亦收敛,进粥一盏。前方去三棱、红曲,加扁豆,大便一次,所下皆黑屎,热尽退。改用六君子加益元散、青蒿、扁豆、香附、酒芍、炮姜,调理而安。三棱亦消瘀之品耳,略消参、术之壅滞,则山楂已足矣,非三棱事也。雄按:炮姜是蛇足矣。

易思兰治石城王福谦之妃,癸酉年六月受孕,偶患泄泻。医用淡渗之药止之,自后每月泻三五日。有作脾泻者,用参苓白术散之类,二三服亦止,然每月必泻五七次。至次年三月生产后,连泻半月,日夜八九次,诸药不效。惊惶无措,召易诊之,两寸尺俱平和,惟两关洪大有力。曰:此暑病也。以黄连香薷饮治之,一剂减半,再剂全愈。惟肝脉未退,又用通元二八丹调理,半月后平复。

陆祖愚治李丹山子室,自来元气不足,产后六七日,正当酷暑,而卧房在楼,忽头疼气喘,昏闷,体若燔炭,沉沉昏去。或以为伤寒,令门窗尽闭,帐幔重围,用二陈、羌活、防、芎、苏,一剂口干唇裂,喘急欲绝。诊之,六脉浮洪而散,乃冒暑而非感寒,宜凉解而不宜温散。令取井水洒地,铺以芦席,移病人卧其上,饮以香薷饮,遂微汗而苏。再用清暑益元汤,四剂而起。雄按:论证甚超,用药可议,何不用益元散、西瓜汁等物?

沈明生治刘舜泉孙媳,夏月产后,晕厥不知人事。或谓恶露上攻所致,投去瘀清魂等剂,瘀不行,晕厥益甚。又作痰治食治,皆不效。沈至,回翔谛审,笑曰:吾得之矣,此暑热乘虚而入,急宜清暑,非黄连不可。或谓血得冷则凝,今恶露未去,若投寒凉,是速其毙也。沈笑曰:有不讳,吾任之。药甫入口,厥苏晕止,再进而恶露行。盖产时楼小人多,炎歊之际,益助其热,乍虚之体触之,岂能不病?经云:暑伤心。又云:心主血。为热冒而晕厥,此中暑而非恶露明矣。或曰:舍症从时,理固然矣。然血热则行,冷则凝,亦古训也。今用寒凉而恶露反去何也?曰:热行冷瘀,以血喻水,道其常耳。子独不观失血者,有用温缓药而得止,则瘀血者,岂无用苦寒而得行,岂造化之微,权逆从之妙理也,安可执乎?雄按:病虽因暑,而恶露不行,必佐清痰之品,断非单以黄连治之也,诸读者须默会之。

火 热

易思兰治一妇,产后半月余,胃中有清水,作逆而吐,以为胃寒,令煮鸡,倍用椒、姜,初觉相宜。凡内热虚火之人,初服辛热之药,亦有小效。至三五日,清水愈多,以姜、椒煎汤,时时饮之。近一月,口气渐冷,四肢发厥,昼夜作逆,腹中冷气难堪,有时战栗,用四君子汤,人参一钱至二钱,初服少安,久则不应。又加炮姜,亦不效。众议用附子理中汤。庸俗必趋之道。易诊之,六脉俱无,以食指复按尺部,中指无名指之后,诊法妙。脉来实数有力,左右皆同,发言壮厉,一气可说三五句,唇焦颊赤,大便五六日一次,小便赤少,此实热证也。询之,其俗产后以食胡椒炒鸡为补,此妇日食三次,半月后,遂得此疾。乃用三黄汤治之,连进四盏,六脉俱现,姜椒汤不欲食矣。又进四盏,身不战栗,清水减半。服四日,口中热气上升,满口舌尖俱发黄小粟疮,大便八日不通,以四苓合凉膈散,空心一服。至午不动,又以甘草煎汤,调元明粉五钱热服。一时许,腹中微鸣,吐出酸水一二碗,大便连去二次。又复元明粉五钱,下燥矢十数枚。后以四苓、三黄、山栀、枳壳,调理全愈。主人曰:荆人之病,医皆以为虚,而用姜、附,先生一诊而遂用大剂三黄汤,更加元明粉寒凉之剂以通之,不以产为掣肘,公何见也?易曰:脉症明显,不详察耳。《脉法》云:极大极微,最宜斟酌。凡诊脉遇极大无力者,须防阳气浮散于外。若极微之脉,久久寻而得之,手指稍稍加力,按之至骨,愈坚牢者,不可认作虚寒。今脉左右三部,初按悉无,再以食指按其尺部,中指无名指按其尺后,脉来实数有力,所谓伏匿脉是也。此乃阳匿于下,亢之极矣。又大便秘结,小便赤少,唇焦颊赤,气壮言高,自脉与症视之,其为实热明矣。若果虚寒,脉当浮大无力,何以实数有力?症当气息微弱,何以言貌壮强?其口气冷,吐清水,四肢厥,时战栗者,正热极似水,阳遏阴浮之义也。战栗则热入血室,热极则生风矣。热在肝肾,不在心经,故言语真诚,而不妄也。其致病之由,本于食椒鸡过多,胡椒性味辛热,能散寒逐败,鸡属巽而入肝,性温能活滞血而养新血。鸡可常食,椒性大热有毒,不可过多,多则热毒积于肠胃,而诸怪症作矣。至于服姜、椒而反现寒证者,正古云:服黄连多而反热者,服姜、附多而反寒之谓也。用三黄者,黄连味苦入心,苦能下泄,如天气下降,自能引地气上升。黄芩利大肠之热毒,黄檗生肾水以制火,甘草稍解诸药之毒,元明粉软坚,四苓散合凉膈散清利大小便。此药一服,故口舌生疮,其毒自口而出,虽不补产后之虚,然内邪既去,则正气自昌,而虚弱者充实矣。是不补之中,而有大补者在也。

按:此为火极似水,乃物极必反之候。凡患此,为燥热温补所杀者多矣,哀哉!

许学士云:记一妇人产后,护密阁内,更生火,睡久及醒,则昏昏如醉,不省人事,其家惊惶。许用荆芥,佐以交解散。云:服之即睡,睡之必以左手搔头,觉必醒矣。盖为火所逼也。

魏玉横曰:沈协兰室人善病,自颇知医,最重《景岳全书》。数年来,所服多温补之剂,约桂、附几各半斤。近以产后恶露淋漓,赤白时下,咳嗽日甚,小便自遗。脉之,右手鼓指,两关弦数,右尺弱,面有红光,舌当中无胎,胸多冷气,喜热饮,稍凉则不快。所服乃寿脾煎加姜、桂等。乃列案与之,曰:病本三阴不足,久服温补,则气分偏胜,遂至绵延不已,其误在便溏气冷,又喜热饮,认为脾胃虚寒,不知火盛下迫则作泻,上冲则反冷,郁于中则得辛热而暂散,此理方书多未论及。今以产后去血,血益虚则火益盛。面有红光,火炎上也。恶露赤白,肝脾热也。咳嗽便遗,肺虚肝盛,肾不秘密也。辛温燥烈,宜急远之。方用生熟地、杞子、沙参、麦冬、钗斛。初犹畏麦冬之寒,以二钱太重,只用六分。数剂后,觉相宜,渐加至一钱五分。十余剂,便不喜热饮,症渐平,又加蒌仁。二十余剂,每日大便下青黑杂物,而辛气满房户。盖桂、姜之热,久迫回肠,因荣气渐充,乃势不能容而下出也。若再投温补,其害可胜言哉。书此以为偏服温补者戒。

杨氏二妇,妯娌也,其如新产,发热头晕,不能起坐,坐则欲仆,恶露红白,两乳壅肿,子户旁肿如鸡卵,痛甚,势将成痈。专科与炮姜、白术、荆芥、桂枝等,更呕恶不寐。脉之，弦数六至有余。乃与生地、杞子、地丁、麦冬、当归、银花、甘草、黄连、蒌仁，六剂全愈。其娣产弥月，耳聋，头及乳腹常痛，带下绵绵，每浴汤中，摇漾如线，子户亦肿痛，医与香燥转甚，亦用前方加减而愈。又朱朗斋之妹，产后赤白淋沥，口干咽痛，前方去地丁、当归，加白芍，四帖全安。其初，杨妪所生儿，食乳即吐，自母服药后，亦不呕矣。凡此，皆少厥二阴阴虚火盛之病，若谓产后而用辛温，是杀之也。

恶　寒

吴洋治汪伯玉婶杜，冬举仲子，会病痦且痿，四肢汗溢而甚恶寒，历春夏滋深，挟纩拥絮犹栗栗。曰：物极则反，吾且极之，病由递产而虚，势重不可亟反，激而后反，其易为力哉。于是，补以参、芪，敛以桂枝，固以龙骨、牡蛎，经年寒犹故也。汪以为言，洋曰：毋谓徐徐，及瓜而后可治。又明年夏，先期一月，而诊之曰：药力告盈，其可以已。则以盘水沃青巾者二，以石水浮瓜者三。谓汪曰：洋无戏言，通言语，撤衣衾，其在今日。乃命女仆奉盘水进。杜难之，手语曰：吾病产后，宜不可水。洋曰：无害。第以两手，按青巾试之。病者曰宜，然后乃沃两巾，寻漱以盂水，已复饮之，既削瓜而使啖其半，于是汗止声出，单衣如常。先是溪南吴千妇，病与杜同，洋治以向法效。《太涵集》。雄按：此先救其表，而后清其里也。然及瓜而后可治，虽医者有此眼力，恐病者无此耐性何。

喘

沈尧封曰：产后喘，有闭、脱二症。下血过多者是脱症，喉中气促，命在须臾，方书虽有参苏饮一方，恐不及待。恶露不快者，是闭症，投夺命丹可定。如不应，当作痰治。此皆急症，更有一种缓者。楼全善所云：产后喘者多死。有产二月，洗浴即气喘，坐不得卧者。五月，恶露得暖稍下，用丹皮、桃仁、桂枝、茯苓、干姜、枳实、厚朴、桑皮、紫苏、五味、栝楼，煎服即卧，其疾如失，作污血感寒治也。按此亦是痰症，所以能持久，痰滞阳经，所以恶寒。方中着力在栝楼、厚朴、枳实、桂枝、茯苓、干姜、五味数味，余皆多赘。

楼全善治一妇，产后，洗浴即气喘，但坐而不得卧，已五日，恶风，得暖稍宽，两关脉动，尺寸俱虚，百药不效。用牡丹皮、桃仁、桂枝、茯苓、干姜、枳壳、桑白皮、紫苏、五味子、蒌仁服之即宽，二三服即卧，其疾如失，盖作汗出感寒治之也。《治法汇》。

雄按：寸脉既虚，何以用枳、朴？尺脉既虚，何以用丹皮、桃仁？若谓恶露不行，案中胡不叙及？

薛立斋治一产妇，喘促自汗，手足俱冷，常以手护腹，此阳气虚脱也，用人参附子汤四剂愈。

缪仲淳曰：己丑，予妇产后五日，食冷物，怒伤脾作泻，乃微嗽。又三日，泄不止，手足冷，发喘，床亦动摇，神飞扬不守，一医投以人参五钱，附子五钱，疗之如故。渐加参至三两，附子三钱，一剂霍然起。《广笔记》。

缪仲淳治于中甫夫人，产后气喘，投以人参五钱，苏木、麦冬各三钱，一剂愈。

咳 嗽

薛立斋治一妇，咳嗽，见风则喘急，恶寒头痛，自汗口噤，痰盛，薛谓脾肺气虚，腠理不密，用补中益气加肉桂，数剂而安。

一产妇咳而腹满，不食，涕涶，面肿气逆，此病在胃而关于肺，用异功散而愈。

孙文垣治赞皇令堂，产后左胁痛盛，此胁痛缘肺实而气机不利。咳嗽，痰不易出，内热气壅，不能伏枕，与以瓜蒌仁六钱，桑白皮、苏子、杏仁、半夏、桔梗、枳壳各一钱，水煎服之，气定喘除。外与保和丸及七制化痰丸而安。

缪仲淳治施灵修乃正，产后发寒热，咳嗽不止，因本元虚弱，误用姜、桂，势甚剧。二句宜细玩之。用鳖甲、白芍、牛膝、生地各四钱，山楂、麦冬、益母草各五钱，橘红、当归各二钱，青蒿、杜仲各二钱五分，枣仁八钱，远志、五味各一钱，茯神三钱，竹叶十三片，数剂辄定。方亦太杂。

聂久吾治一妇，年四十余，因产过多，身热，日夜不止，午后益盛，肌肉瘦削，经水不行，诸医无效。与花粉、山药、百合、香附、麦冬各八钱，天冬五分，地骨皮、当归、二母各六分，生地生炒用四分，白芍生炒三分，前胡四分，茯苓七分，生甘草三分，姜一薄片，龙眼三个，服十余剂，而身热已退。又加桔梗四分，酒炒芩、连各六分，二十四剂而安。

呕 附霍乱。

陈霞山治一妇，产后伤食，致胃虚不纳谷，四十余日，闻谷气药气俱呕，以参、苓、白术、炒曲各一钱，陈皮、藿香各五分，炙甘草三分，砂仁五分，陈米一合，用沸汤二碗，泡伏龙肝末澄清汁煎药服而安。

薛立斋治一产妇，患腹胀，满闷呕吐，因败血散于脾胃，不能运化所致。或用抵当，疑是抵圣汤。败血已下，前症益甚，小腹重坠，似欲去后。薛谓脾气虚而下陷，用补中益气汤加炮姜温补脾气，重坠如失。又用六君子汤而安。

一产妇停食霍乱，用藿香正气散之类已愈。后胸腹膨胀，饮食稍过即呕吐，或作泄泻，此脾胃虚极，用六君子汤加木香治之渐愈。后因饮食失调，兼恚怒，患霍乱，胸腹大痛，手足逆冷，用附子散，又用八味丸以补土母而康。设泥痛无补法，而用辛散，或用平补之剂，必致不起。

泄 泻

陆养愚治臧舜田内人，脾胃素常不实，产后因怒，大便泄泻。或以胃苓汤加归、芍投之，势日甚，且汗出气喘，脉气散大。或谓此非产后泄泻所宜，宜勿药。陆曰：脉虽大，而按之不甚空，尚有一二分生意。用人参中汤加诃子、肉果。已煎矣，忽传人事已不省，再诊之，浮按虚数，沉按如丝，手足逆厥。或谓今夜决不能延，乃辞去。陆令前药急以加附子一钱，一剂汗止泻减，再剂病减七分。去附子加归、芍，数剂起。

王憺如治一产妇，弥月泻，年余不愈，六脉沉迟，此元气下陷，寒湿太甚症也。然汤药犹湿也，以湿治湿可乎？遂用参、芪、苓、术、肉蔻、升麻、防风、甘草，用猪肚一枚，入莲肉一斤，好酒煮烂，捣和为丸，日进而安。

陈三农治一妇，产后滑泄，勺水粒米不容，即时泻下，半月余矣，六脉濡而弱，此产时劳力伤脾也。若用汤药，恐滋胃湿，遂以参苓白术散加肉桂、生姜、枣肉为丸，服愈。雄按：今秋石北涯仲媳，胎前患泄泻，娩后泻如漏水，不分遍数，恶露不行，专科束手。余视其脉，左弦数，右大而不空，口苦不饥，小溲全无，以白头翁汤合伏龙肝丸治之，一剂而减，三啜而瘳。

薛立斋治一产妇，大便不实，饮食少思，五更或清晨遗屎，此中气虚寒，脾肾不足，用补中益气送四神丸而痊。

张子和治李德卿妻，因产后病泄年余，四肢瘦乏，皆断为死症。张曰：两手脉皆微小，乃利病之生脉，况洞泄属肝经，肝木克土而成。此病亦是肠澼，澼者，肠中有积水也。先以舟车丸四十五粒，又以无忧散三四钱，下四五行。又进导饮丸，渴则调以五苓散，再与胃风汤调之，半月而能行，一月而安健。

小便不禁

薛立斋治一产妇人，小便频数，时忽寒战，乃属脾肺虚弱，用补中益气汤加山药为主，佐以桑螵蛸散而安。

一产妇患前症，吐痰发热，日晡作渴，此膀胱阴虚，用补中益气汤，佐以六味丸而愈。又患痢后小便频数，手足俱冷，属阳气虚寒，用前汤及八味丸而瘥。

一产妇小便不禁，二年不愈，或面色青赤，或黄白，此肝脾气血虚热，用加味逍遥散为主渐愈，佐以六味丸而痊。后因怒，小便自遗，大便不实，左目顿紧，面色顿赤，仍用前散，佐六君子汤以清肝火，生肝血，培土而瘥。

一产妇小水淋沥，或时自出，用分利降火之剂，二年不愈。以为肺肾气虚，用补中益气及六味丸而痊。

大便秘结

薛立斋治一产妇，大便秘结，小腹胀痛，用大黄等药，致吐泻不食，腹痛，胸结痞。用六君子汤加木香、炮姜，治之而愈。

孙文垣治沈三石夫人，产三日，腹不畅。女科为下之，大泻五六次，遂发热恶心。又用温胆汤止吐，小柴胡退热，数剂，食吐不止，粒米不进。又用八珍汤加童便，昏愦耳聋，眼合口渴，肠鸣，发热恶心，耳聋口渴，多似感症。然此实误下虚之所致，所谓变症蜂起也。眼胞上下及手足背皆浮肿。诊之，六脉皆数，曰：脉数所主，其邪为热，其症为虚。与十全大补汤加炮姜，夜半稍清爽，进一盏，始得开目言语。次日午，以药不接，且言语过多，复昏，时不知人事。翌日，以人参、白术各三钱，炮姜、茯苓、陈皮各一钱，甘草五分，服讫，体微汗，遍身痱㾦，热退神爽。下午，药又不接，且动怒，昏如前，六脉散乱无伦，状如解索，痱㾦亦没，亟以人参、白术各五钱，炙甘草、炮姜、制附子各一钱，连进二帖，是夜熟睡，惟呼吸之气尚促。屡进皆效，后之肿毒，自非实症也。次日，脉转数，下午发热不退，环跳穴边发一毒如碗大，红肿微痛。女科复赞曰：向之发热恶心，皆此所致，姜、附温补误也，须急进寒凉解毒之剂。孙曰：此乃胃中虚火，游行无制，大虚之症，非毒也。若用寒凉，速其死耳。经云：壮者气行则愈，怯者着而或病，惟大补庶可万全。三石然之，仍与前剂，日夕二帖，参、术皆用七钱。服后，痱㾦即起，毒散无踪，热亦退。再以参苓白术散调理而安。是症皆由误下，致变幻百出，可不慎哉。

按：是症多由产后血津虚耗，及平素多火内热之人常有之。虽日数过甚，亦无所害。即欲通之，惟大剂二冬、二地、归、杞、苁蓉，不过一二服即行矣。彼桃、杏、麻、柏及胆蜜之治，犹下乘也。若硝、黄肆用，诚庸医也。

薛立斋治一妇，产后大小便不通，诸药不应，将危矣。令饮牛乳，一日稍通，三日而痊。人乳尤善。人乳腻滞，不如牛乳之无弊。

疟

陆肖愚治陈振宇女，年二十七，产后患间日疟，已月余，寒热虽不甚，而身体倦怠，饮食减少。脉之，左手平和，右手弱而无力。与补中益气汤二剂，觉胸膈饱闷，遂归咎人参。更医仍用青皮饮、二陈汤等，寒热反甚。用截药或止，数日复至。延至数月，肉削骨立，再诊之，其脉微弱已甚，曰：前日人参两许可愈，今非至斤，不能奏效矣。用十全大补汤二剂，仍觉闷，疑之。曰：直服至不胀闷愈矣。更倍参投之，遂饮食日增，服数十剂方起。

下痢

薛立斋治一产妇，食鸡子，腹中作痛，面色青黄。服平胃、二陈，更下痢腹胀。用流气饮子，又小腹一块不时上攻，饮食愈少。此脾胃虚寒，肝木克侮所致。用补中益气加木香、吴茱萸，渐愈。又用八珍汤兼服调理而安。雄按：块既上攻，无论虚实，岂可再服升、柴。

龚子材治一产妇，血痢，小便不通，脐腹疼痛，以马齿苋捣烂取汁三大合，煎沸，下蜜一合，调匀顿服即愈。

薛立斋治一产妇，屎后下血，诸药不应，饮食少思，肢体怠倦，此中气虚弱，用补中益气汤加吴茱萸，炒黄连五分，四剂顿止。但怔忡少寐，盗汗，用归脾汤治之而愈。

孙文垣治族女，小产后二十日矣，患赤痢，一日十余次，怯寒恶食，小腹胀痛。诊之，右寸滑大，知其虚中有热。盖缘恶露未尽，故小腹胀痛。专科泥丹溪产后大补气血之语，遂概施之，因而作痢。乃翁曰：病尚怯寒，何云有热？曰：恶寒非寒，反是热证，盖火极似水也，时师多昧此旨。饮药后当知之。以白芍、当归、滑石为君，桃仁、酒连、酒芩为臣，木香、桂枝、槟榔为佐，青皮为使。服下，果去黑瘀血甚多，小腹顿宽。惟口干，小水少，恶心，怕饮食，体倦，仍里急后重，人参、川芎、白芍各一钱，当归一钱五分，酒连、陈皮各六分，木香二分，外与清宁丸。服下热除，痢减十之八矣，但大便不实，恶心虚弱，以四君子汤加酒芍、陈皮、木香、肉果、酒连、当归，养之而平。

陆养愚治李尚田乃正，产后患痢，延及年余，肢肌羸瘦，面色黧黑，咸以不可为矣。脉之，两手皆微小，而右关尺之间，尚觉有力如珠，舌中常起黑苔，曰：微小乃久痢生脉，脉滑胎黑，必沉积在肠，久而未去也，若大下之，病当愈。李谓初病亦常服通利，今饮食不进者数月矣，安得所积乎？因检前方，大都纽于产后大补气血为主，即用消导，多杂参、芪、归、芍，补不成补，消不成消，致元气日衰，积滞日固，至收敛温涩，宜其剧也。乃以润字丸一两，分三服，令一日夜服尽。下紫黑如膏数缶许，口渴甚，煎生脉散作茶饮之。胃渐开，又以润字丸，日服一钱，每日下稠积缶许。十日后，方用补养，一月而痊。

张路玉诊大兵舡上一妇，胎前下痢，产后三日不止，恶露不行，发热喘胀，法在不救。服药一剂，反加呃逆。诊之，其脉三至一代，欲辞不治。因前医被留，不与排解，必致大伤体面。乃曰：此症虽危，尚有一线生机，必从长计议，庶可图治。彼闻言，始放其医而求药。遂与盏一枚，钱数文，令买砂糖熬枯，白汤调服，既可治痢，又能下瘀，且不伤元气。急与之服，彼欣然而去，医得脱而遁，至大兵去乃归。雄按：存心可敬。

薛立斋治一产妇痢，未至满月，因食冷物及酒，冷热与血攻击，滞下纯血，缠坠极痛，其脉大无力，口干，用黄芩芍药汤，三服而安。

孕产痘

徐仲光曰：一孕妇，正痘养浆时坠胎，血去多，昏愦，乃伏陷而死。

一孕妇，症同前，以黄芪二两五钱，人参、当归各一两，阿胶五钱，甘草、艾、黑姜各三钱，附子一钱，治之而愈。

一孕妇，浆期正产，痘顺，以保元汤加川芎、当归、荆芥、山楂、益母草而愈。

一孕妇，痘浆足，不易痂，面赤晡热，此脾虚血少也，以安胎饮加参而愈。

一孕妇，痘匀朗灰白，热甚坠胎，昏愦冷呕，此胃气虚寒也，以保元汤加炮姜、白术、肉桂而愈。

一产妇，痘不易透，疲倦，血去不止，此气血两亏也，治以芎、归、参、姜、益母、升麻，血止痘起。又以补中益气而愈。

一孕妇出痘，以安胎饮调理而愈。又有胎痛甚者，以砂仁炒黑，研末酒下一钱即愈。

一产妇出痘，浆不足，灰白，身热肢冷，寒战咬牙，烦躁溏泄，此脾胃虚也，以异功散治之而愈。亦有去血不止，药不效者，倒靥而死。

一妇产后，痘顺痰盛，清解之益甚，此阴虚不能制阳也，以六味地黄丸料加当归、麦冬而愈。

一妇痘甫愈,而强以房事,疤变色,成劳而死。

一产妇痘不易发,烦躁谵狂,此毒重壅遏,以芎、归、连、紫、升、蒡、甘、芍、蝉蜕,治之而愈。

万密斋治程氏女,年二十,出痘,时娠五月矣。诊其脉,男胎也,惟以清热解毒,和中安胎为主。用黄芩、白术为君,人参、生甘草、当归、生地、白芍、紫苏为佐,自初出至成浆,无他苦。乃闻家中被盗,遄归,医与药一服,胎堕,果男也。再延诊,痘变灰白平塌,成倒陷矣,乃里虚故也。询所用方,乃独圣散。曰:山甲、麝香皆堕胎药,胎虚,气血益虚,疮毒内陷,不可为矣。三日卒。

朱应我治一赵姓宦家孕妇,二十五岁,胎已五月。忽痘,朱视之,点尚未盛。至四五日,背上痘如蛇皮,略无空地,乳以下至小腹,亦如蛇皮,其翁与夫,皆决不治。朱细察之,正额面部并颈至胸堂,皆粒粒圆绽,红白分明,启手臂脚腿视之,喜其如面与身,许以可治。至七八日,忽牙忧不已,神昏不知人事,但被其羞,余皆赤露,每日任其饮水一小桶,如黄连解毒汤,浩饮亦不计其数。时届五月天气,谵妄不安,朱令以土填地板上,铺席在土上置之卧,而两边仍以桶盛水,逼之以凉气,夜则异之于床。如此调理,至十八日而愈。此症治至九日,觉浆滞不行,知用凉剂多,更以独味麻黄一两加入,其浆倏至。妙哉此法,屡用而屡奏神功者也。十八日别,嘱其夫曰:欲保胎,当服养气血药数剂。不信,后四十余日,胎堕,妇亦无恙。遇此等症,后补断不可少也。

一汪姓孕妇,方三月而痘。朱至,已四日,不知他医所用何药。主人问曰:妇人何为来桃红血水?朱以主人坚信他医,默言不对。越一日,血饼大至,主人始忙,急叩朱,朱以痘点细而朗,可以收功,与以安胎散,用阿胶珠三钱,黄芩三钱,砂仁、白术、归身、芍药等药,又因腹胀,加木香三分,以行滞气,一服而血止胎安。主人叹以为神。朱曰:必三四剂,胎始无恙。主人懈,越三日血又来,腹又胀,而胎堕矣,母痘则安全无恙。可见药力之多少,所系不小也。

一少妇孕三月而痘,医见面部稀少,而口许轻。朱视之,标虽少,而血气尚混,顶不见起水珠,视舌则又紫赤色。曰:此痘必添,难保无虞。主人与医皆不解。朱曰:舌乃心苗,胎络上系手少阴,舌紫黑,则血分有毒,安得不堕?果三四日,痘添而布满,六日血来而胎堕矣,急以黄芩、白芍、术、阿胶等药养血。痘微长,稍有浆色,毕竟血气受亏,虽服补血剂,四肢胸背尚起水泡,又急以补脾渗湿药,山药、榴皮、薏苡等进三五剂,至十四五日,方长脓水而收功。可见孕妇之痘,稍有疑难,极难保胎不堕,慎之。

类　风

薛立斋治一产妇，患虚极生风。或用诸补剂，四肢逆冷，自汗泄泻，肠鸣腹痛。薛以阳气虚寒，用六君子，姜、附各加至五钱不应，以参、附各一两始应。良久不应，仍肠鸣腹痛，后灸关元百余壮，及服十全大补汤方效。

一产妇患中风，盗汗自泄，发热晡热，面色黄白，四肢畏冷，此气血俱虚，用八珍汤不应，更用十全大补、加味归脾二汤始应。后因劳怒，发厥昏愦，左目牵紧，两唇抽动，小便自遗，薛谓肝火炽盛，用十全大补加钩藤、山栀而安。再用十全大补汤、辰砂远志丸而愈。

一妇人产后睡久，及醒则昏昏如醉，不省人事，用荆芥穗微焙为末，每服三钱，豆淋酒调服，或童便服，此华佗愈风散也，又名举卿古拜散。医用此及交解散，当归、荆芥穗等分，每服三钱，水酒煎。云服后当睡，必以左手搔头，用之果然。此病多因怒极伤肝，或怒气内郁，或坐草受风而成，急宜服此，便可立待。《本草纲目》。

王肯堂治一妇，产后七日，为将息失宜，腠理不密，偶因风寒所侵，身热头痛，两眼反视，手足瘛疭，名曰蓐风，用前方，其疾即愈。古人珍此秘方，隐括其名曰举卿古拜散。盖用韵之切语，举卿为荆，古拜为芥。《曾公谈录》谓之再生丹，亦神之也。《续医说》。

薛氏谓前症如此，用不应者，急用大补气血为主。

吴交山治一妇，产后因虚，牙关紧急，半身不遂，失音，以续命汤煮饮，数服而安。《医宗粹言》。

薛立斋治一产妇中风，不省人事，言语妄甚，恶风寒，喜热饮，形气倦怠，脉虚浮无力。薛谓气血虚寒，用十全大补汤，二十余剂不应，又二十余剂稍缓。乃渐加附子至一钱，服数剂，诸症减一二，又二十余剂，十退三四。乃去附子五分，数剂，诸症顿退而安。后又发，仍用前药，加附子三五分而愈。

一产妇不语，用七珍散而愈。后复不语，内热晡热，肢体倦怠，饮食不进，用加味归脾汤为主，佐以七珍散而愈。后因怒不语，口噤，腰背反张，手足发搐，或小便见血，面色或青或黄，或时兼赤白。面青，肝之本色也；黄者，脾气虚也；赤者，心血虚也。用八珍汤加钩藤、茯苓、远志渐愈，又用加味归脾汤而痊。

一产妇状如脚气，发热瞀闷，搐搦惊悸，或用独活寄生汤而痊。后复作，服之，其汗如水，更加口噤吐痰。乃用十全大补汤，培养血气渐愈。后饮食日少，肌体日瘦，吐痰如涌，此命门火衰，脾土虚寒，用八味丸加归脾汤，诸症渐退，肌肉渐生。

萧万如治陈昌之内，首胎恃壮，当风澡体，即病发热如燎，口眼㖞斜，喘呕有沫，面目青黄，心腹膨胀，扬手舞足，脉见弦数不鼓。曰：此肝虚自招风也，非表病也。急以姜附丸灌下，仍用当归四逆汤加入吴茱萸，两剂诸症如失。

来天培治马氏妇，二十余岁，产后九日，患腹痛，筋挛抽掣不可忍，恶露不绝，脉沉细而紧，视其面色，青黄不泽，此肝经血少而兼寒也。与归芍六君加炮姜，一剂腹痛虽未止，而筋挛稍缓。另延专科，以广、半、钩藤、木香、威灵仙等，腹痛益甚，且血崩不止，更加发热神昏。再求治，以芪、术、归、地、山药、苓、萆、艾叶、阿胶、姜、附、芪、术、地，俱至两外，一剂而腹痛抽掣止，再剂而崩亦痊，用归脾调理而愈。

痓

薛立斋治一产妇，勤于女工，忽仆地牙关紧急，痰喘气粗，四肢不遂。此气血弱虚而发痓，朝用补中益气汤加茯苓、半夏，夕用八珍汤加半夏，各二十余剂不应。此气血之未复，药之未及也，仍用前二汤，又二十五剂寻愈。雄按：药不精切，故不能收捷效。

一妇产后，恶寒发热，他医治以小柴胡，致汗出谵语，烦热作渴，四肢抽搐。用十全大补汤益甚。其脉洪大，重按则无，此药力未及也，遂加附子，服四剂愈。

一产妇筋挛臂软，肌肉瞤动，此气血俱虚而自热也，用十全大补汤而安。

一产妇因劳，两臂不能屈，服苏合香丸，肢体软痿，汗出如水。薛谓前药辛香，耗散真气，腠理虚而津液妄泄也。先用十全大补汤加五味子，补实腠理，收敛真气，汗顿止。又佐以四君子调补元气，渐愈。用逍遥散、大补汤，调理而痊。

一产妇先胸胁乳内胀痛，后因怒，口噤吐痰，臂不能伸，小便自遗，左三部脉弦，此肝经血虚，而风火所致，不能养肝。先用加味逍遥散治之，臂能屈伸。又以补肝散、六味丸，而诸症悉愈。

一产妇患儿枕腹痛，或用驱逐之剂，昏愦口噤，手足发搐，此血气虚极之变症也。用八珍汤加炮姜二钱，四剂未应。又以十全大补汤加炮姜一钱，二剂而苏。

沈尧封云：丁丑三月，练塘金虞第四媳，产后变症。先是于上年十月生产甚健，至十二月初旬，面上浮肿，驱风不应。加麻黄三帖，通身胀肿，小便不利。更用五皮杂治，反加脐凸。更用玉桂、五苓，小便略通，胀亦稍减。续用桂附八味，其肿渐消，惟右手足不减。忽一日，口眼歪斜，右手足不举，舌不能言，因作血虚治，变为俯不得仰。数日后，吐黑血盈盂，吐后俯仰自如。旬余，复不得仰，又吐黑血而定，投以消瘀，忽然口闭目开如脱状。其母一夜煎人参三钱灌之得醒，醒来索饭，吃一小碗。近日又厥，灌人参不醒，已三昼夜矣。余遂往诊，右手无脉，因肿极不以为怪，左脉浮取亦无，重按则如循刀刃。余曰：此是实症，停参可治。遂用胆星、半夏、石菖蒲、橘红、天蚕、地龙、紫草，水煎，入竹沥、姜汁，一剂知，再剂手足能举，十三剂能出外房诊脉，诸病悉退。惟舌音未清，仍用前方而愈。金问奇病之源，余曰：人身脏腑接壤，怀胎后，腹中遂增一物，脏腑之机括，为之不灵，五液聚为痰饮，故胎前病痰滞居半，《千金》半夏茯苓汤，所以神也。至产时，痰涎与恶血齐出，方得无病。若血下而痰饮不下，则诸病丛生，故产后理血不应，六神汤为要药。此证初起，不过痰饮阻滞气道作肿，血本无病，用五苓、肾气肿减者，痰滞气道，得热暂开故也。久投不已，血分过热，致吐血两次。至若半身不遂，口眼歪斜，舌络不灵，俱是痰滞经络之证，即厥亦是痰迷所致，并非虚脱，故消痰通络，病自渐愈，何奇之有？

又曰：震泽一妇，产后十余日，延我师金大文诊视，余从焉。接述新产时，症似虚脱，服温补药数剂，近日变一怪证，左边冷，右边热，一身四肢尽然，前后中分，冷则如水，热则如炭，鼻亦如之，舌色左白右黑。师问曰：此是何症？用何方治？余曰，书未曾载，不知应用何方。师曰：奇证当于无方之书求之。经云：左右者，阴阳之道路也；阴阳者，水火之征兆也。败血阻住阴阳升降道路，不能旋转，阳盛处自热，阴盛处自冷，所以偏热偏寒。用泽兰、山楂肉、刘寄奴、苏木、桃仁、琥珀等药，两剂病减半。继服不应，遂更医杂，以致不起。由今思之，此证不但血阻，必兼痰滞。我师见及阻住阴阳升降道路，已经识出病源，但跳不出消瘀圈子耳。倘通瘀不应，即兼化痰，或者如前案金妇得起，未可知也。

痛痹

张三锡治一妇，月中着恼，素体厚多痰，臂痛移走，两足且肿，以为虚治，服参、归，痛益甚，恶心迷闷。作郁痰治，二陈、越鞠加秦艽、丹皮，二服稍减。大便四五日不去矣，投搜风丸后，用化痰舒气，二陈、二术、酒芩、酒柏、木通、泽泻、香附，调理而愈。

陆养愚治凌绎泉夫人，妊将七月，忽两足软痿，不能履地，分娩后顿愈，一月后仍作，且胸胁痛，夜分发热。或以四物入牛膝、木瓜、虎骨、鹿胶，或作或止。后以脾主四肢，与参、术，胀痛闷绝。仍用养血之品，无进退，经年。诊之，询其饮食如常，肌肉如故，足胫浮肿，胸胁揉按则微痛，否则痞闷，其脉沉缓而滑，此湿痰积于胸，流于四肢，故痛而缓，宜乎滋阴不减，补气增剧也。用二陈汤加苍术、威灵仙、黄檗、白芥子，数剂痛定热除。加苡仁，十剂步履如故。

薛立斋治一产妇，身腹作痛，发热不食，烦躁不寐，盗汗胁痛。服解散祛血之药,不时昏愦,六脉洪大无力。用补中益气加炮姜、半夏,一剂顿退二三,又剂饮食甘美。但背强而痛,用八珍散、十全大补汤调理而安。

一产妇遍身头顶作痛,发热不食,脉浮紧,此风寒之症也,用五积散,一剂汗出而愈。但倦怠发热,此邪气去而真气虚也,用八珍汤调理而愈。

周慎斋治一妇,产后受湿,遍身疼痛。众以风药治之,遂致卧床不起,手足渐细,此产后气血虚,而风药愈损气血故也。治宜大补气血,用参、芪各钱半,防己五分,煎服愈。

一产妇遍身痛,坐不得卧,已经两月,痰多食减,众治不效,以参、归各一两,木香一钱为末,酒煎,分为九次服之愈。

马元仪治卜氏妾,产后胸中作痛,痛甚则迫切不能支,至欲求死,诸治不效。延至五月,病转危急。诊其脉,两手弦涩少神,不能转侧,不得言语,曰:胸中者,阳气所治之部,今为阴邪所入,阴与阳搏,所以作痛。前医破气不应,转而和血,又转而温补,又转而镇逆,不知阴阳相结,补之则无益,攻之则愈结。若镇堕之,益足以抑遏生阳,而阻滞邪气。惟交通一法,足尽开阳入阴,通上彻下之妙,使阴治于下,阳治于上,太虚之府旷然,何胸痛之有哉?用人参三钱,肉桂一钱,合仲景黄连汤,一剂痛减,二三剂顿释。次进加桂理中汤,数剂全愈。

按:是症即胸痹是也,故入痛痹门。

缪仲淳治王善长夫人,产后腿痛,不能行立,久之,饮食不进,困惫之极。诊之曰:此脾阴不足之候,脾主四肢,阴不足故病下体。向所饮药虽多,皆燥苦之剂,不能益阴。用石斛、木瓜、牛膝、白芍、枣仁为主,生地、枸杞、茯苓、黄檗为臣,甘草、车前为使,一剂辄效,四剂而起。

来天培治潘履端内,年约四旬,患头身手足麻木疼痛,产后感风,不能节劳,致风入经络,而成痛风之症也。询之,果以前岁产后而起。以归身、红花养血,钩藤、秦艽通络,黄芩、银花清火,羌活走百节,川芎理头痛,菖蒲利肠消满,甘草缓痛,姜皮达肌肤、通腠理。服二剂而头痛愈,腹胀减,惟发热身疼未除,更心神恍惚不寐,脉稍和。此表证稍退,里热未清,改用生地、归、芍、柴胡、地骨皮、续断、钩藤、半夏曲、枳壳、枣仁、建莲,二剂而诸症痊。惟两膝内肿痛,扶杖而行,此风入三阴,而将愈矣。前方减柴胡、地骨皮、半夏曲、枳壳,加丹皮、赤芍、红花、威灵仙、清风藤、防己、牛膝、五加皮、生甘草,又三四剂全愈。

薛立斋治人产妇,六月,多汗人倦,不敢袒被,故汗出被里,冷则浸渍,得风湿,身疼痛,遂以羌活续断汤,数服愈。未选入。

头痛

薛立斋治一产妇头痛，日用补中益气汤不缺，已三年矣，稍劳则恶寒发热，为阳气虚，以前汤加附子一钱，数剂遂不发。

一妇人产后，头疼面青二年矣，日服四物等药。薛谓肾水不能生肝木而血虚，用六味丸加五味子，两月而痊。

缪仲淳治黄桂峰乃正，产后头痛，大便秘，用生料五积散一剂不效。令加归身一两，一服大便通，头疼立止。

薛立斋治一膏粱之妇，产后，月经不调，唇裂内热，每欬作，服寒凉之剂，后不时出水，薛用加味清胃散而愈。后值春令，兼怒，唇口肿胀，寒热作呕，痰盛少食，用小柴胡加山栀、茯苓、桔梗，诸症顿退。但内热仍作，乃以加味逍遥散，调理而安。

瘖

沈明生治袁令默女，素禀不足，分娩后，体倦发热，医者以其弱龄瘦质，且遵丹溪产后当大补之法，遂以参、芪进之，病益甚。诊之，脉浮而涩，此不惟有瘀血，且有风寒在内。夫瘀血未尽，外邪初感，均有用参之诫，是以补之无功耳。遂用解表散瘀之剂，三四服后，热除胸爽。然倦怠如故，曰：参、芪之用，此其时矣。而袁惩噎废食，因循勿与。越至四五日，忽舌瘖不语，或用茯神、枣仁，或用南、半、姜、橘，或用芩、连，皆不效。复延治，察其神情，虽不能语，然每对食物，辄注目以视，得食则神稍旺，更衣则神即疲，且脉空而大。经云：脾之脉，连舌本，散舌下。心之别脉系舌本。今火土两虚，医药杂乱。经又云：言而微，终日乃复言者，此夺气也。况经月不语乎，不惟用参，且应用附矣。服五六日，诸症悉愈。夫病机者，间不容发，有昨宜用攻，而今宜用补，且宜用热，而夕宜用凉，惟视其机之所在，以法合病耳。故是症也，不用补之害，与骤补之害，同失其机甚矣，机之难也。

病乳

薛立斋治一妇，产后劳役，忽乳汁如涌，昏昧吐痰，此阳气虚而厥也，灌以独参汤而苏，更以十全大补汤，数剂而安。若妇人气血方盛，乳房作胀，或无儿饮，胀痛憎寒发热，用麦芽二三两，炒熟，水煎服，立消。其耗散气血如此，何脾胃虚弱，饮食不消方中，多用之邪。

张隐庵治一妇，产后乳上发痈，肿胀将半月，周身如针刺，饮食不进。诊之，六脉沉紧有力，左乳则肿连胸胁，用麻黄、葛根、荆芥、防风、杏仁、甘草、石膏，温服取汗遂愈。《金匮》云：产后妇人喜中风。经云：开阖不得，寒气从之，荣气不从，逆于肉理，乃生痈肿。此系风寒内壅，火热内闭，荣卫不调所致。众以凉药治热，不知开阖之故。今毛窍一开，气机旋转，荣卫流行，而肿痛解矣。经云：食气入胃，散精于肝。病属阳明厥阴二经，是以饮食不进。今经气疏通，自能食矣。孰谓疡医可不知经乎？

薛立斋治一妇人，产次子而无乳，服下乳药，但作胀。曰：人乳气血所化，今胀而无乳，是气血竭而津液亡也，当补其气血，自然有乳。乃与八珍汤，倍参、术，少加肉桂，二十余剂，乳遂生。后因劳役复竭，夫其初产有乳，再产而无，其气血只给一产耳，其衰可知。

王肯堂治一娠妇，患乳肿不散。八月，用火针取脓，用十全大补汤，外敷铁箍散不效，反加喘闷。九月，产一女，溃势愈大，两乳旁烂尽，延及胸腋，脓水稠粘，出脓六七升，略无敛势。十一月，乃用解毒和中平剂，外渗生肌散、龙骨、寒水石等，脓出不止，流溅所及，即肿泡溃脓，两旁紫黑，疮口十数，胸前胁下皆肿痛，不可动侧，其势可畏。此产后毒气乘虚而炽，令服黄芪解毒，归、参和血生血为臣，升麻、葛根、漏芦为足阳明本经药，连翘、防风散结疏经，蒌仁、蒡子解毒去肿，角刺引脓，白芷排脓长肌，川芎、桂、炒黄蘗为引，每剂入酒一杯，送白玉霜丸，疏脓解毒。时脓水稠粘，不可遽用收涩之剂，理宜追之，乃制青霞散外掺。明日脓水顿稀，痛定秽减，始有向安之势。至正月，皆生新肉，有紫肿处，俱用葱熨法，随手消散。但近胁足少阳分尚未敛，乃加柴胡一钱，青皮三分，及倍川芎。脓水将净，即用搜脓散掺之。元宵后，遂全安。凡治痈疽，须审经络部分，今所患正在足阳明之分，少侵足少阳经分，俗医不复省别，一概用药，药无向导，终归罔功，甚可叹也。是症得生，全在脓水稠粘，其人必能食，故可治也。

　　璚按：乳病全是肝火上逆入胃，大络不降而成，即肝木侮胃之病。近治鲍渌饮夫人，素有血虚肝病，忽一日，憎寒壮热，头痛口苦，乳肿痛不堪，熨吮俱无效，予用生地、杞子、当归各五钱，麦冬、蒌仁各二钱，丹皮、赤芍各一钱五分，地丁、银花各三钱，二剂即愈。凡用此方最效者，不可枚举矣。

朱丹溪治一妇人，产后患乳痈，用香白芷、连翘、甘草节、当归、赤芍、青皮、荆芥穗各半两，贝母、花粉、桔梗各一钱，栝楼半个，作一帖水煎，半饥半饱服，细细呷之。有热加柴胡、黄芩，忌酒肉椒料。敷药用南星、寒水石、皂角、白芷、川贝、草乌、大黄,七味为膏,醋调,鹅翎扫敷肿痛效。《治法》。

陈良甫曰:余荆布因产前食素,得痰瘦弱,产后乳脉不行,已七十日,服诸药无效,婴儿甚苦。偶有人送赤豆一斗,遂如常煮赤豆粥食之,当夜乳脉通行。因阅本草,赤小豆能通奶乳,漫载之。

王洪绪曰:产后两乳伸长,形势如鸡肠,垂过小腹,痛难刻忍,此名乳悬,急用芎、归各一斤,内取各四两,水煎时服。以所余斤半,于产妇面前放一棹,下放火炉,将芎、归入炉慢烧,令妇伏于棹上,口鼻及乳皆吸烟气,便可缩上。如未愈,取蓖麻子一粒,冰水磨涂,一缩即洗去。但用此药,恐异日再产,必复发不救。故膏药不可以蓖麻煎入,倘贴孕婢下身疮疖,即致小产,再贴即致命。巴豆、蓖麻之害如此,不可轻用也。何廉访郡伯云:此症以女人臭裹脚布扎敷即收上。曾用有效,亦古方也。

腰胁痛

薛立斋治一产妇,腰痛腹胀,善噫,诸药皆呕,薛以为脾虚弱,用白术一味炒黄,每剂一两,米泔浸,时饮匙许,四剂后渐安,服百余剂而愈。

一产妇因怒,两胁胀痛,吐血甚多,发热恶寒,胸胁胀痛。此气血俱虚,用八珍汤加柴胡、丹皮、炮姜而血顿止,又用十全大补汤而寒热退。此病非用姜辛温,助脾肺以行药势,不惟无以施其功,而反补其胀耳。雄按:亦须参之以脉,始可用也。

王时亨室,产后腰间肿痛,两胁尤甚。此由瘀血滞于经络而然也,不早治,必作骨疽,遂与桃仁汤,二剂稍愈。更用没药丸数剂而痊。亦有恶血未尽,脐腹刺痛,或流注于四肢,或注股内,疼如锥刺;或两股肿痛,此由冷热不调;或思虑动作,气所壅遏,血蓄经络而然。宜没药丸治之。亦有经血不行而肿痛者,宜当归丸治之。凡恶血停滞,为患匪轻,治之稍缓,则流注以为骨疽,多致不救。

腹 痛

衍义治一妇人,产当寒月,脐腹胀满,痛不可按,百治不效。或作瘀血,将用抵当汤。曰:非其治也,此脾虚寒,邪客于子门也。以羊肉四两,当归、川芎、陈皮各五钱,姜一两,煎服,二三次而安。

周慎斋治一产妇,腹胀痛,服败血去瘀之药,致小腹胀痛,硬入大腹,用姜、桂、吴茱萸、荜茇,数剂而愈。同上。

一产妇患小腹痛,或作呕,或昏愦,此脾气虚寒,用人参理中汤渐愈。又以补中益气汤加茯苓、半夏全愈。后复作痛而兼喘,仍用补中益气汤,培补脾肺而遂瘥。《良方》。

一产妇小腹作痛,小便不利,内热晡热,形体倦怠,用加味逍遥散以清肝火,生肝血,用补中益气汤补脾胃,升阳气而痊。同上。

朱丹溪治冯宅妇,产后发热,腹中痛,有块,自汗恶寒,曾服黑神散,用白术、白芍各三钱,滑石五钱,黄芩、丹皮各二钱五分,人参、川芎、归尾、陈皮、荆芥、干姜各一钱,甘草些须。

薛立斋治一妇,产后小腹作痛有块,脉芤而涩,以四物加元胡、红花、桃仁、牛膝、木香,治之而愈。

周于文母,产后月余,腹中作痛不已,甚至恶心不食,恶寒发热,服药不效。有人教用荔枝四两,连核壳烧灰存性,称准四两,好酒煎服。或作几次服下,亦无不可。按此系平阳事也。其地产后每食老姜汤,或服姜醋,以其山水寒冷故也。如少饮,则为患不小。雄按:此不独东瓯为然,而广东尤盛,亦习俗使然耳。贫苦之家,或无大害,席丰履厚者,多伤损而死,不悟也。

浮 肿

薛立斋治一产妇,饮食少思,服消导之剂,四肢浮肿。薛谓中气不足,朝用补中益气汤,夕用六君子汤而愈。后因怒腹胀,误服沉香化气丸,吐泻不止,饮食不进,小便不利,肚腹四肢浮肿,用《金匮》加减肾气丸而愈。

一产妇泄泻,四肢面目浮肿,喘促恶寒,此脾气虚寒,用六君子加姜而泄泻愈。又用补中益气而脾胃健。

杜壬治一妇,产后,忽患浮肿,众作水气治不效。曰:水气必咳嗽,小便不利,今便利而不作嗽,独手足寒,乃血脏虚寒,气塞不通,故生浮肿也。治宜益和血气,后服丹皮散愈。

张子和治曹典史妻,产后,忧恚抱气,浑身肿,绕阴器皆肿,肝经所络。大小便如常,其脉浮而大,此风水肿也。先以齑水潠其痰,以火助之发汗。次以舟车丸、浚川散泻数行。后四五日,方用苦剂涌讫,用舟车丸、通经散行十余行。又六日,舟车、浚川复下之。末后用水煮桃红丸四十余丸,不一月如故。前后涌者二,泻凡四,约百余行。当时议者以为倒布袋法耳,病再来则必死,不知此乃《内经》治郁之玄旨,但愈后慎房室等事。况风水不同水,无复来之理。

虚　汗

　　薛立斋治一产妇，略闻音响，其汗如水而昏愦，诸药到口即呕。薛以为脾气虚败，用参、附末为细丸，时噙三五粒，随液咽下，乃渐加至钱许，却服参附汤而安。

　　一产妇盗汗不止，遂至废寐，神思疲甚，口干引饮。薛谓血虚有热，用当归补血汤以代茶。又以当归六黄汤，内黄芩、连、柏炒黑，倍加人参、五味子，二剂而愈。

　　缪仲淳治于中甫夫人，产后气喘，投以人参、苏木、麦冬各五钱，一剂愈。五日后，忽自汗，无间昼夜，畏闻响声，饮热茶汤即汗遍体，投以人参、黄芪各五钱，加归身、生地，二剂不效，即令停药。金坛俗忌未弥月不得诊视，乃遍检方书，至《证治要诀》治汗门内，有凡服固表药不效者，法当补心。汗者，心之液也。洒然曰：是矣。病人素禀有火气，非不足也。产后阴血暴亡，故心无所养而病汗。亟以枣仁一两炒为君，生地、白芍、麦冬、五味、枸杞、牛膝、杜仲、归身、阿胶、牡蛎、龙眼肉，大剂与之。至三十二剂，罔效。于惧曰：得无不起乎？曰：非也，前投参、芪不应，而遽止之者，以参、芪为气分药，剂且大。其不应者，必与症不合也。兹得其症，复可惑乎。盖阴，血也，难成易亏者也，不可责效旦夕。乃投前剂，至四十二帖，忽得睡，汗渐收，睡愈熟。至四日夜，醒而霍然，颜色逾常，血足则色华也。

　　　　琇谓能于方中加炒焦黄连三五分，则数剂可愈。雄按：还须去归身，效始速。

　　冯楚瞻治一产妇，因头汗甚多延诊，余无他苦。诊之，虽洪而缓，曰：头汗过多，诸症谓之亡阳，然产后阴气太虚，正喜其亡阳与阴齐等，此薛氏之谓可勿药而愈也。病家疑之，别延一医，峻用参、芪温补，遂暴注下泻，完谷不化。益认阳虚，重用参、附、炮姜，其泻愈甚。不数日，其肉尽削，精神困顿。复延诊，六脉洪弦甚数，此真阴竭矣，何能挽救？盖产后头汗乃阴虚，虚火上蒸，孤阳上迫，津液不能闭藏，误作阳虚，重加温补燥热之气，暴注下趋，而为完谷不化，乃火性急速，不及变化而出也。重以温热焚灼，势必穷极，尚何药之可救哉。雄按：薛氏此言，不通已极。魏氏谓其不能养阴，余谓良由泥于产后宜温补，故不敢用壮水养阴之法也。

　　案中正喜亡阳，与阴齐等，薛氏谓可勿药而愈，此正薛氏生平不能峻用养阴之缺处也。予尝过此症，以重剂生熟地、白芍、杞子、麦冬、枣仁，察其有火则少加芩、连，不过二三剂愈矣。冯君论此症虽了了而不与药，使病家属之庸手而败，亦守而未化之过也。何尝了了，不过习于温补，遇此等症便茫然无所措手耳。

虚 损 雄按：此证最多，何以仅采温补数案？

薛立斋治大尹俞君之内，产后发热晡热，吐血便血，兼盗汗小便频，胸胁胀痛，肚腹痞闷，此诸脏虚损也，症当固本为善。自恃知医，用降火之剂，更加泻利肠鸣，呕吐不食，腹痛足冷，始信薛言。诊其脉，或浮洪，或沉细，或如无。大虚之脉类多如此。其面或青黄，或赤白，此虚寒假热之状。时虽仲夏，当舍时从症，先用六君子加炮姜、肉桂，数剂胃气渐复，诸症渐退。更佐以十全大补汤，半载全愈。

儒者杨敬之内人，患症同前，但唾痰涎，或用温补化痰之剂不应，面色黧黑，两尺浮大，按之微细。此因命门火衰，不能生脾土，脾土不能生诸脏而为患也，用八味丸补土之母而痊。

一妇人产后血竭，朝寒暮热，肚腹作胀而痛，按之不痛。以为血气俱虚，用八珍之类治，更加发热烦躁。仍用当归补血汤，热躁渐止。用八珍、麦冬、五味子，气血渐复。

一产妇朝寒多热，或不时寒热，久不愈，用六君、补中益气兼服，百余帖而安。

沈尧封治邹氏妇，产后便泄，用参附温补未效。新城吴敬一诊云：虚寒而兼下陷，用补中益气加熟地、茯苓、桂、附，应手取效。以是观之，方论内言下虚而不可升提，不尽然也。

陆氏妇产后发疹，细而成粒，不稀不密，用荆芥、蝉蜕、鼠粘等药，一剂头面俱透。越一日，渐有回意，忽大便溏泄数次，觉神气不宁。问其所苦，曰热曰渴，语言皆如抖出，脉虚细数，有七至。沈师金大文诊之曰：此阳脱症也，属少阴。用生附子三钱，水洗略浸，切片焙，水炒米色，炮干姜八分，炒甘草一钱，炒白芍一钱五分，水煎冲童便一调羹，青鱼胆汁四小茶匙，因无猪胆，故以此代之。服毕即睡，觉来热渴俱除。续用黄芪建中汤加丹参、苏木，二剂而安。

产后恶血不行，余血渗入大肠，洞泄不禁，或下青黑物，的奇散极验。荆芥大者四五穗，于盏内燃火，烧成灰，不得犯油火，入麝香少许，研匀，沸汤一两，呷调下。此药虽微，能愈大病，慎勿忽视。又《千金》胶蜡汤，治产后利，黄蜡二棋子大，阿胶二钱，当归二钱半，黄连三钱，黄檗一钱，陈米半升煎汤，煎药服。

裴兆期治一妇，产后发热不止，汗多语错，六脉洪大而虚，六昼夜不合眼，一合眼则飘飘如入云中，投以参、芪、归、术、丹皮、童便及炒黑干姜之类不验，反增头眩耳鸣，恶心嘈杂，欲呕不呕。裴翻然曰：此非气血大亏，乃痰涎壅盛也。更方用半夏三钱，天麻二钱，茯苓、橘红、白蔻仁、厚朴、黄连、枳实各一钱，竹茹三钱，铁锈水煎服，二剂气爽神清，身凉脉静。继以人参大补丸，日进二服，以培胃中元气，月余全愈。

产后虚弱，豆腐浆一碗，冲入打散鸡子一枚，再加豆腐皮一张，龙眼肉十四枚，白砂糖一两，同滚透，五更空心服。产后失调，往往延成劳损，而贫户医药无赀，富家又每为药误，此方甘平和缓，补血滋阴，贫富皆宜，允为妙剂。

惊 悸

薛立斋治一产妇，惊悸二度，服琥珀地黄丸，《局方》地香散随效。再患服之，其症益甚，而脉浮大，按之如无，发热恶寒，此血气俱虚，薛用十全大补、加味归脾二汤各百余剂而愈。后遇惊恐劳怒复作，仍用前药而安。

吴孚先治王氏妇，产数日，恶露已尽，身体虚弱，遇回禄异出，神惊散乱，身翩翩如在云端。专科用元明、红花等味，反增烦剧，汗泻交作，六脉虚弱如无。用六君子加黄芪、炮姜、制附、枣仁、钩藤、龙骨、川断、五味，始服症减，继则神清。每日参一两或二两，二十剂而安。

高鼓峰治用晦室人，患产后惊悸。初起时，见筐中棉絮，念将所生儿入棉絮中，不几闷死，遂作惊恐忧患之状。后凡有所触，意中以为不耐，即忧患不止。或一端执想，数日才已，饮食不进，面少精采，服诸补心养血药无一效。高脉之曰：孩时得毋因齿病致大惊否？用晦向室人问之。曰：十岁时，果曾病齿，治齿者用刀钳之，几受惊而死，子何能识之也？解曰：脉法当如是耳，不精于象数钤法之学者，不能也。此语不必。少时以惊受损，伤其君火，心包气散，痰得留之。今产后火虚，痰因虚动，疾端见矣。夫心为君主，主明则下安，国乃大昌。故凡七情，皆由心起。今心虚甚，痰邪侵扰，思虑亦因之多变。况喜乐气之阳也，忧患惊恐气之阴也，阳虚则阴得乘之。又儿为其所爱，气虚痰入，则爱不得正，因爱而过为防护之惟恐不至，遂因而生忧矣。今先用归脾、养荣、八味等类，五十大剂，待其气血完备，然后攻之，病可得而去，而病不再发矣。先补后攻法。如言治之果愈。

张路玉治汪督学媳，产后病虚无气，洒洒然如惊，时咳青黑结痰，欲咳则心中憺憺大动，浑身麻木，心神不知所之，偶闻声响，则头面哄热微汗，神魂如飞越状，屡用补养之药罔效，虚羸转剧。诊之，脉浮微弦而芤，独左寸厥厥动摇，此必胎前先伤风热，坐草时并力过甚，痰血随气上逆，冲过膈膈而流入心包也。朝用异功散加童便煅焠蛤粉，以清理痰气；夕用大剂独参汤，下来复丹，以搜涤痰积。盖痰在膈膜之上，非焰硝无以透之，血在膈膜之上，非五灵脂无以浚之，然非藉人参相反之性，不能激之使出也。服数日，神识渐宁，形神渐旺，改用归脾汤加龙齿、沉香，调理而安。

薛立斋治一产妇，恶露淋沥，体倦面黄，食少恶寒，朝夜不寐，惊悸汗出，此脾经虚热，用加味归脾汤而痊。后因怒，胁胀作呕，食少，用六君加柴胡，治之而痊。

缪仲淳治王六媳乃正，产后惊悸，闻声辄死，非用力抱持，则虚烦欲绝，如是累月。曰：此心脾肝三经俱虚也。用人参、枣仁、茯神、远志、白芍、石斛、甘草、麦冬、五味、丹砂为丸，以龙眼汤吞，弥月而愈。

颠 狂

薛立斋治一产妇，患颠狂，或用大泽兰汤而愈。后又怔忡妄言，其痰甚多，用茯神散，补其心虚，顿愈。又用八珍散加远志、茯神养其气，遂瘥。

一产妇亦患此，用化痰安神等药，病益甚，神思消铄。薛以为心脾气血不足，用大剂参、术、芎、归、茯神、枣仁，四斤余而安。乃以归脾汤，五十帖而愈。

一产妇形体甚倦，时发谵语，用柏子仁散稍愈，又用加味归脾汤而愈。又因怒，狂言胁痛，小便下血，用加味逍遥散以清肝火，养肝血，顿瘥，又佐以加味归脾汤而安。

魏玉横治一妇，产后数日，日晡壮热，大汗，狂言妄语，不可禁制，晨则了了。诊之，六脉弦长，不便不食，此临盆去血过多，肝失其养，燥而生火，遂入胃之大络，非如败血上冲之候也。若属败血，则昼夜热狂矣。与熟地、甘杞子各一两，麦冬五钱，一剂减，二剂瘥。

丁润兄室，素有吞酸症，孕八九月，心腹大痛，时时眩晕欲绝，与大益气汤，十余帖全愈。临盆胞水先去三日而复产，自汗谵妄，专科与炮姜、附子数帖，遂发狂耳聋。更医以茯苓、车前、半夏、浮麦等，多帖无效。诊时已弥月，脉弦急如蛇行，此精血皆夺之候，亟与地黄、杞子、麦冬、沙参，一帖脉稍和，症稍减。仍召前医，谓不必服汤剂矣，与丸子令服二三日，发厥而终。此与前症大同，一生一死，谓非误治可乎。

缪仲淳治张璇浦乃正，产六朝，发狂，持刀杀人，阴血暴崩，肝火炎故也。令先饮童便一瓯，少止。再服龙齿、泽兰、生地、归身、半夏、牛膝、茯神、远志、枣仁大剂，仍加童便，顿服而止。

施笠泽治庠友唐仲宣乃正，产后惊悸恍惚，语言错乱。此产后心虚，败血停积，上干包络，致病若此。先用佛手散加石菖蒲、五灵脂、刘寄奴、姜黄等药，以除败血，后以归脾调理而愈。至明年五月复产，复病前症，遍延诸医，施仍书前方。一医讶曰：寄奴、蒲黄等药，从何来邪？仲宣疑不复用。至是冬，施偶同李士材过大洪桥，忽遇仲宣，喜而迎曰：内人自乳子后，或歌曲嗔笑，狂妄不常，向服安神清心之剂不效，夜来几自缢矣，今偶值二子，岂天赐邪，幸为诊之。遂偕往诊之，六脉沉涩，曰：瘀血挟痰，久且益坚，非前药所能疗。用归尾、桃仁煎汤，下滚痰丸二服，每服三钱，下去恶物，复用镇惊镇肝调理而愈。

冯楚瞻治一产妇，后两月，忽患颠疾，久不愈，或连日不食，或一食倍进，或数日不寐，或间宿不寤，脉乍洪乍小，左寸两尺常弱，消痰镇心俱不效。夫诸躁狂扰，火之病也；二阴一阳，火之原也；主智闭藏，肾之用也；产后未久，少阴虚也。以八味加牛膝、五味，大剂冷服。其所食鸭肉、猪肘，入肉桂同煮，调治数日，乃一日稍轻，一日如故。此心脾亦不足，脾主信而为病也。朝服加味人参汤，夕服归脾汤去黄芪、木香，加白芍、麦冬、五味、肉桂，服后渐安，月余全愈。

见　鬼

薛立斋治一产妇，乍见鬼神。或用调经散益甚，痰涎上涌，朝寒暮热。乃朝用八珍散，夕用加味归脾汤，各五十余剂而愈。

盛用敬治金棠妻，半产，病数月，日厥者数次，见鬼自顶而出，自口而入。或曰：脉涩而弦，血少有痰，鬼自顶门出，此元神出也。出而不进者死，出而复入可活也。药之，去痰碗许，寻愈。《吴江县志》。用敬，即启东之孙。

　　琇按：半产亦多气血两亏，与正产同治。

陈良甫治五羊洪运使天锡子舍孺人，产后语言颠倒，言语不已，如有神灵，服诸药无效。召诊之，六脉和平，以夺命散两服而愈。

沈尧封曰：产后发狂谵语，恶露不来者，是血瘀，宜无极丸。恶露仍通者，是痰迷，宜六神汤：半夏曲、橘红、胆星、石菖蒲、茯神、旋覆花各一钱，水煎服。一成衣妇，产后半月余，发狂，打骂不休，其夫锁之磨上，余附无极丸六钱，分两服酒下，服毕即愈。越四五日后发，又与六服，后不复发。一丁姓妇，产后神昏，谵语如狂，恶露仍通，赤不过多，医者议攻议补不一。金尚陶前辈后至，诊毕曰：待我用一平淡药，吃下去看。遂疏六神汤方，一剂神气清，四剂霍然。甲戌春，钱香梅如君产后，微热痞闷，时时谵语，恶露不断，用理血药不应，改用六神汤四剂，病去如失。

产后喜笑不休，一老妪云：乃产后被侍者挟落腰子使然。用乌梅肉二个，煎汤服立效，嘉兴钱邻哉曾目睹之。

卷二十六 痘证

诸家痘疮方论

　　读前人之书，当知其立言之意。苟读其书，而不知其意，求通于用，不可得也。痘疮之论，钱氏为详，历举源流经络，分明表里虚实，开陈其施治之法，而又证以论辨之言，深得著书垂教之体。学者读而用之，如求方圆于规矩，较平直于准绳，引而伸之，触类而长之，可为无穷之应用也。今人不知致病之因，不求立方之意，仓猝之际，据症检方，漫尔一试，设有不应，并其书而废之，不思之甚也。近因《局方》之教久行，《素问》之学不讲，抱疾谈医者，类皆喜热恶寒，喜补而恶解利。忽得陈氏方论，皆燥热补剂，其辞确文简，欢然用之，翕然信之，遂以为钱氏不及陈氏远矣。或曰：子以为陈氏方不足欤？曰：陈氏方诚一偏之论，然亦可谓善求病情者矣。其意大率归重太阴一经。盖以手太阴属肺，主皮毛，足太阴属脾，主肌肉。肺金恶寒而易于感，脾土恶湿而无物不受。观其用丁香、官桂，所以治肺之寒也；用附、术、半夏，所以治脾之湿也。使其肺果有寒，脾果有湿而兼有虚，量而与之，中病即止，何伤之有哉？今也不然，徒见其疮之出迟者，身热者，泄泻者，惊悸者，气急者，渴而思饮者，不问寒热虚实，率投木香、异功等散，间有偶中，随手获效。设或误投，祸不旋踵。何者？古人用药制方，有向导，有监制，有辅佐，有因用。钱氏方固未尝废细辛、丁香、白术、参、芪，率有监制辅佐之药，不专务于温补也。然其用寒冷者多，而于辅助一法，略开端绪，未曾深及。痴人之前，不可说梦，钱氏之虑至矣。亦将以候达者，扩充广而用之。虽渴者用温药，痒塌者用补药，自陈氏发之，回出前辈。然其多用桂、附、丁香等燥热，恐未为适中也。何者？桂、附、丁香辈，当有寒而虚者，固是的当。虚而未必寒者，其为害当何如？陈氏立方之时，必有夹寒而痘疮者，其用燥热补之，固其宜也。今未夹寒而用一偏之方，宁不过于热乎？予尝会诸家之粹，求其意而用之，实未敢据其成方也。

王节斋曰：近时小儿痘疮，多用陈文中木香异功散，殊不知彼时立方，时为运气在寒水司天，时令又值严冬大寒，为因寒郁遏，痘疮不红绽，故用辛热之剂发之。今人不分时令寒热，一概施治，误人多矣。

又曰：丹溪痘疮治法，最为明备。近世通用陈文中异功等方，乃一偏之术。若痘疮虚怯淡白痒塌，此属虚寒，宜用陈文中方。若发热壮盛，齐涌紫色燥痒，此属热毒，宜凉血解毒。自陈文中方盛行后，属虚寒者率得生，属热毒者悉不救。痘是胎毒，古人治法，只是解毒，然气血虚则毒气不出，反不能成浆，故陈文中之法，亦千载妙诀，补前人之所未备者。但温补之法既行，而解毒之旨遂隐，故救得一边，又害一边。今必详究丹溪，二法通用，斯无弊也。

魏直曰：痘浆数日隔顶，浆滞不行，或风寒所阻者，宜用水杨叶，无叶用枝五斤，流水一大釜，煎汤温浴之，如冷添汤。良久，照见累起有晕丝者，浆行也。如不满，再浴之。力弱者，只洗头面手足。如屡浴不起者，气血败矣，不可再浴。始出及痒塌者，皆不可浴。痘不行浆，乃气涩血滞，腠理固密，或风寒外阻而然。浴令暖气透达和畅，郁蒸气血通彻，浆自贯满，功非浅也。若内服助血气药，藉此发之，其效尤速。直见一妪，用此有验，即得其方行之，百发百中，慎毋忽也。古无此法，故详注之。水杨，乃草也，非杨柳之杨。人家有小儿出痘者，宜先收取，否则一时难觅。

安庆张氏传种痘法，云已三世。其法：先收稀痘浆，贮小瓷瓶，遇欲种者，录小儿生辰，焚香致几上，随将黄豆一粒，敷以药，按方位埋土中，取所贮浆染衣衣小儿。黄豆三日萌芽，小儿头发热，五日豆长，儿痘亦发，十日而萎，儿病随愈。自言必验。

福山戍卒遇一醉虎，缚献王大将军辕门，将军剖肉分赠郡绅云：小儿食之，可以稀痘。

李捷用头生鸡子三五枚，浸厕坑内五七日取出，煮熟与食。数日再食一枚，永不出痘。徐都司得于淅人之方。

朱丹溪治一叟，发热而昏倦，其脉大而似数，与参、芪、归、术、陈皮大料，二十剂而痘出，又二十剂而脓泡成，身无完肤，又六十剂而安。

痘症有二，一曰血热毒盛，一曰气虚毒盛。气虚者，可以徐补。血热毒盛者，势必亟。一发热便口渴面赤，气喘狂躁，谵语，此其证也。一见点即宜凉血解毒，急磨犀角汁多饮之，十可疗四五，稍迟难救矣。又有血热兼气虚者，初发先服凉血解毒之剂，五六朝后，可以并力补气助浆。若初时不早凉血，则毒不解，延至六七朝，势必以参、芪助浆，浆必不来，反流毒火。又有血热毒盛似气虚者，初热放点，神思昏乱，足冷，痘色白如水寠。惟有唇肿口渴，辨其火症，医者反以气虚治之，十无一生。《广笔记》。

叶天士曰：论痘首推钱仲阳、陈文中二家。钱用寒凉，陈用温热，确乎相左。丹溪祖钱非陈，分解毒、和中、安表为要。以犀角地黄汤为主方，举世宗之，莫敢异议。后之万氏，以脾胃为主，魏氏以保元为主，皆从二家脱化。费建中救偏，悉以石膏、大黄，徐灵胎曰：最不通。胡氏辄投汗下，松江东地多宗秦镜明，京口江宁咸推管桎《保赤》，吾苏悉遵翁仲仁《金镜录》，可谓家喻户晓者。其所长在乎看，不在乎治，看法精确，有可以前知之巧妙。后之翟氏、聂氏，深以气血盈亏，解毒化毒，分晰阐扬钱、陈底蕴，超出诸家。因分别太多，读者目眩心愦，不若翁仲仁刍荛悦口也。然眼目之功，须宗翁氏，而汇治讲究，参之诸家可矣。徐灵胎曰：痘症因时而变，不但历代不同，隔数十年亦有小变。钱仲阳时，所说痘症痘形，与今大不相同，其方亦迥别。神而明之，必合历代之言而参观之也。

大凡发热三日，而后见点是其常，即以热势参详见症，定其吉凶。翁仲仁《金镜录》甚明，兹不复赘。

伤寒邪由外入，痘子热从内起。但时邪引动而出，与伤寒两途。

周岁小儿，初热即现惊搐昏迷之状最多，世俗谓惊痘最好，此言未必尽然。方书云：先惊后痘者生，先痘后惊者死。频频惊厥，最多闷痘。盖痘由肾至肝，至心脾及肺，自里至外，自深至浅。未发之前，痘热先已内动，目现水晶光芒，肾热也。水生木而入肝，木生火而入心，火生土而入脾，土生金而入肺。其先天痘毒，从至阴以达阳，全藉身中元气领载充长，以化毒为浆。徐灵胎曰：岂可先用恶药伤元？浆必脓厚，苍老而始结痂，毒已外泄，元气内返，斯无变症。周岁以内，身小元弱，常有热一日即止，亦有顺痘。但须看神气静躁，热势轻重，见点徐徐而出，既出即长，热缓安乳，便是好症。若神气虽安，热亦不盛，痘点虽不多，形呆色钝，或作头瞏足弱，脉懒不束筋骨，隐隐叹息，或短气如喘，或呕或泻，徐灵胎曰：皆由气血不足，毒气不能外发之故。最多闷症。徐灵胎曰：句句真传。若二三日间，痘苗已长，色亦颇好，竟夜终日烦躁不止，最妨隐处发疔，及发斑夹疹等症。

一发热烦躁，标点虽见，热躁愈加，细询无忽，再参兼症。为六气郁遏者，从时气治；为内伤停滞者，从里证治。亦有表里两解者，亦有下夺者。但下法寒凉之中，必须活血理气，防其凝涩冰伏。徐灵胎曰：此乃痘中兼症，非明于内外科者不能。

初起必三次而出，热止即齐，其增点亦有陆续发出者，须看颜色灵活生气，顷刻转机变化为要。察形辨症，治法用药，表药活血疏肌，次则凉血解毒。实热便闭者，微下之。虚弱气怯者，忌进疏解寒凉。间有虚寒弱稚，初发身不大热，四肢皆冷，吐乳泻乳，痘点不长，闻声悠悠欲绝，望色惨淡无形，恰在一二朝间。余见程氏女，年甫半龄，布痘极多，痘形夹，色淡白，前痘迭见。近地幼科，金用荆、防、蒡、蝉、红花、楂肉、木通、胡荽、笋尖之属。方虽写，而示以凶危，延余诊视。余曰：毒重气虚，法在不治。但身无热，见症虚寒，不因厉气表邪，焉用表药？考万氏始终以脾胃为主，以理中汤加丁、桂与服，徐灵胎曰：前症皆虚寒之体，此等药其效如神。一剂肢暖呕止。再服，利缓痘起。再用参、归、鹿茸二服，以钱氏异功散而愈。

凡看痘，先论儿体强弱，辨肌色。如色白多气虚，色苍多血热。形象尪羸有宿病，或渴乳。肌柔白嫩者，痘必鲜明；苍黑皮粗者，色必暗晦。羸瘦病质，色燥形枯，必须辨明，依期长养，内症安和。

病躯出痘，即平顺无逆，亦难调理。歌诀云：形体羸瘦骨如柴，肌肉枯焦神思衰；遍体铺排如此痘，纵能浆足亦堪嗟。

一初见腰痛足软，不能起立者死，此毒伏于肾。

一初见腰腹胀，胸高，续增喘哕者死。

一初见目睛呆瞪，或暗无光，或黑白高低，皆属紧闷症。

一初见痘，烦躁不止，即防疗斑。疗必现于隐处，多死。

一初见痘，痘不续发，斑色深紫，渐变蓝黑，亦六日内死。

一初见痘，紫斑渐起，痘反隐伏，此名紫斑白闷。

一初见痘，痘斑间杂，若似洒珠点墨，必死。

以上皆论初见看法，以定凶危。发齐热退后，皆无诸恶症。翁仲仁云：三日四日，痘出当齐，点至足心，势方安静。若论幼小之儿，气血易周，常有未及三日而发齐者。年长之体，四日以外，犹有增发者。痘子稀少，数不盈百，不必点至足心。仲仁大意谓发齐安静，无虑变症，然须辨明痘形痘色，是何等呈色。身体强壮，痘属上中，方可许其无虑。倘幼小弱质，或病后，或带别病，而后布痘，未可见痘好浪许。再以冬夏气候审详，可以百千无误。今世用方，初见宜解肌疏表通套法。荆芥、四日不用。防风、三日不用。前胡、四日不用。牛蒡子、四日不用。紫草、二三日便滑，忌。木通、红花、甘草、赤芍、天蚕、楂肉、川芎、连翘、桔梗、广皮、蝉蜕。三四日不宜用。

方书中未见点用升麻葛根汤，徐灵胎曰：此是开宗第一方。今人不用。伍氏方法，见点忌升麻。后人谓葛根表疏亦忌。此轻扬升表通套药，若里证急，须两解。

伍氏方，一二日用羌防透肌汤，今人不用，恶其辛温气雄也。一二日壮热气促，烦渴便秘，痘粒不发。仲仁云：若非风寒壅遏，定是气虚不振。愚谓近世布痘，每盛发于君相风木燥金司令，盖非火不发也。火郁发之，升阳散火是已。但前症若里热甚重，煎灼脂液，徐灵胎曰：必有此二句，后方方可用。苟非苦寒下夺，佐以升表，不能治也。费建中方，颇为中的，石膏、大黄、连翘、赤芍、青皮、腹痛用。楂肉、紫草、木通、丹皮、辛凉入血。犀角，辛凉通血。发齐后，用黄连。凡寒凉清火解毒，必佐活血疏畅，恐凝滞气血也。实热便秘，通用凉膈散、防风通圣散、前胡枳壳汤、四顺清凉饮。

痘四日发足，伍氏遵古方用牛蒡子熟末三分，用荸荠汁、酒酿，炖热调匀，临服，刺入生鸡冠血十余滴与服。毒轻者，即起光润之色。世皆宗之。

发齐已四五日，用凉血解毒汤药，伍氏名四圣饮，非扁鹊原方。徐灵胎曰：方极平稳。生地、连翘、银花、红花、甘草、天虫、桔梗、紫草，徐灵胎曰：纯是凉血之品。血热加丹皮、犀角；火盛加黄连、石膏、羚羊角；有斑加金汁、元参；头面不起加川芎、鸡冠血；咽喉痛加射干、玄参、山豆根；狂乱躁扰加地龙汁；毒重血凝加猪尾血、冰片。近世凉血解毒，多用地丁银花汤煎药。

凡看痘，初起要根盘，其痘易长绽。倘光瘦不肥，多险。成浆之后，务要根盘，即花一线圈红紧附，顶满滚圆，是为毒化。若顶陷顶皴，根盘黯僵，其毒与气血交凝。实宜攻，虚宜补，实火宜清，攻不宜早。看来火色大赤，痘形色湿润，方可攻托。否则搔擦，立至干剥，毒陷不治。

虚有气虚血虚之分，血虚为热，气虚为寒。但虚热与实热不同，虚热用滋清方药。痘顶属气，根盘属血，气领血载，毒得煅炼化浆。凡体强质实者多火，以清凉之剂，火解浆成，误补则痈。痈者，壅也。其气虚血弱，色必淡白，形不雄伟，或顶陷，或皮皴，内症则恶心少食便溏。年少未进谷食者，肠胃薄劣，最多虚症。七日以来，元气用事，不能胜毒，使之外出，多有内陷致变者。余最究心是症，调之应手取效，魏氏保元汤，聂氏参归鹿茸汤，陈氏木香异功散。肠滑不禁，用七味豆蔻丸、白术散、理中汤，多获奇效，甚者必用三服。徐灵胎曰：用补之方，尽于此矣。

大凡儿肌白嫩者，多虚症，苍黑者，多实火，虽为大概，亦属至要。白嫩发痘，色必鲜艳，勿谓便是善症；苍黑发痘，色必暗晦，勿便许为凶。总以神气安静，颜色日换，形象渐长便吉。六七日，伍氏内托散：生黄芪、甘草、陈皮、川芎、当归、防风、白糯米、天虫、角刺、银花。血热者不用芪、芎、归。表虚者，去天虫、角刺。血热仍用丹皮、地黄、紫草、连翘、羚羊、猪尾、鸡冠、鸡鸣散达表之药，猪尾膏通里之药。

保元汤：人参、黄芪、炙草。加川芎、当归，名芎归保元。虚寒加肉桂，升顶加鹿茸，气滞正气加广皮、厚朴，泻加木香、肉果，质弱加坎炁、河车，呕逆加丁香、厚朴。参归鹿茸汤：人参、当归、鹿茸、黄芪、龙眼肉、炙草。木香散：人参、木香、丁香、桂心、大腹皮、青皮、诃子、半夏、甘草、前胡、赤苓。异功散：人参、木香、官桂、广皮、当归、茯苓、丁香、附子、肉果、厚朴、半夏、白术。豆蔻丸：肉果、枯矾、诃子、龙骨、赤石脂、木香、砂仁。白术散：四君加藿香、木香。

七八九日，频用清凉，痘火色既退，浆不能透，或有半浆，顶有箬笠之形，不克充灌，今人多用桑虫浆生用，鸡冠血生用，同酒浆和服。倘攻起少顷后呆滞者，须用补托。

伍氏攻发药,用老人牙,煅研极细,加麝香少许,每服二三分,名黑灵丹。

上天虫,乃疏表风药,山甲乃攻经隧风药。一味为末,酒浆服,曰独胜散。

凡虫蚁皆攻,无血者走气,有血者走血。飞者升,地行者降。凡浆足,声音哑者不妨。骤喘痰升者,大忌。徐灵胎曰:喉中痘足,声亦哑。翁仲仁云:挫喉声哑,浆行饱满亦无妨。盖痘浆因热气以炼成,必升腾以达头面。肺位最高,热上蒸迫,肺先受损,是以声出不扬。倘喘急扶肚抬胸,乃火毒归肺,必不治矣。

火毒归肺,幼科每用珠子、牛黄膏,连三服多不效。余遵孙真人苇茎汤,或仲景葶苈大枣汤,间有效者。肺气壅遏,苦寒直下,已过病所,故无效。徐灵胎曰:真属妙谈,须参之。

方书以六七日以前寒战属气虚,六七日以前咬牙属胃热,六七日以后咬牙属血虚,亦属定论。

八九日痒塌咬牙,痘不起浆,或灰白,或涸或瘪,危险极矣。速速温补,亦可望生。翁仲仁云:塌陷咬牙,便实声清犹可治。声清,则上无热壅。痰聚便实,则腑阳未至尽泄,所以温补得效耳。木香散,异功散。

八九日顺痘,浆色苍黄,毒气悉化,亦云垂成,须谨防护持。搔损流脓裂血,倘正气大泄,毒从虚陷,常有不治之患。斯时预嘱伴母勿懈,使痂靥干结,肌肉完固,便是全功。若痘已破碎,声不哑者,毒不陷也,无妨。徐灵胎曰:秘诀。伍氏方用芍药汤:炒白芍、薏仁、茯苓、地骨皮、银花、百合、山药、建莲。

十一二日,渐次成痂之际,极好之症,必有咳嗽,或夜暮身热。世俗幼科,佥云毒气未尽,概投苦寒,多有胃减废食,酿成痘劳童怯者。吾尝论痘自肾脏骨髓之中,由肝主筋,心主血脉,脾主肌肉,肺主皮毛,从内之外,毒乃涣释。收疤之时,真气归里,肺合皮毛,是为未传。处位高,体清肃,从前灌胀成痂,蒸迫之气,受亏已极,气泄为咳矣。况投利湿下注药而结痂,其上焦已经转燥,若毒仍留伏,焉能收靥?此断断然也。再论幼稚,阳常有余,阴未充长,布痘至于结痂,一身脂液大损,其阴气告匮可知。故暮夜属阴时,为烦为热者,正《内经》云阴虚生内热也。西郊吴氏女,年甫四岁,痘系顺症,幼科调治至浆满成痂之日,忽发烦躁,夜热不寐,晨起安然。医用保元,及钱氏五味异功散加芍药与服,热躁益加。又更一医,曰:毒气未尽,乃误补之故,用桑虫浆暨凉解药,服后躁甚,而添泄泻。邀余诊视,睹浆痂形色,询平素起居,时日当午,即用六味地黄汤,徐灵胎曰:所谓养阴之法。一服而安。此二条,人多忽而不究,故辨及之。若旬朝后嗽,大法以甘寒生津胃药:蔗浆、麦冬、沙参、绿豆皮、地骨皮、甘草、玉竹、甜杏仁。

解余毒药,全以不伤胃气为主。若用芩、连,必须酒制,翟、聂二氏辨之详矣。

平和无奇,断不败事,徐灵胎曰:名言。如三豆饮之属。若金银花一味,本草称解毒不寒,余见脾胃虚弱者,多服即泻。伍氏用连翘饮子,亦取平和。

痘毒痈疡,热证十有七八,虚寒十有二三,甚至骨出腐败,亦有愈者。但外科大忌用火炼升药。其诊看之法,亦如疡毒,须分阴阳耳。

痘疮湿盛生热,强者用苦寒清降,以苦能去湿也。若阻咽废食,以及穿腮破颊者,难治。

年长出痘,男女欲已动,其初即视膝痛腰酸,咽喉窒痛欲闭,苦辛寒药,必不效验。宜甘咸寒,滋水制火,佐以解毒。六七日来,痛势日缓,聂氏有参麦清补方,余每用钱氏六味加龟胶、元参、秋石,获效者甚多。若浆不肯起,频吐黏涎者凶。

凡恶痘凶危瞬刻,如诸闷症,不过三五日。已发而缩,其危最速,总在七日内。再若蒙头、锁喉、悬镜、缠腰、蜘窠、蚕种等,为十恶症。其袁氏十八恶症,今人未尝齿及。如此等痘,治之无益,徒招怨尤。更有糖沙夹斑,十朝危期。又根枝虽好,布于岁内幼小之儿,必八九风波不治。半浆毒陷之变,必毙于十一二四之期。若能食者,十救一二。痘至八九旬日外,无浆则里毒不化,必呛哑瘙痒,痰潮不食,眼开。条款难以尽言,危期速矣。常有忽然连串片片之痘裂水,形如松脂桃胶外露,转眼堆聚,内症渐安,变凶转吉。更有旬朝内外,干板涸如焦锅巴状,毫无生气,忽从地角承浆诸处,裂缝流臭水,渐升头额,堆肿高厚若糊脸,名曰发臭。毒泄即当补托,迟则气脱。徐灵胎曰:秘诀。

小儿痘

痘之为症,婴儿之大劫也。自汉以前无有,元朔中,武帝使使至回鹘,因传染入中国。其气腥秽难近,惟大贵而贤者,则间出墨痘,此绝无而仅有者也。昆山朱恭靖公名希周,幼时出痘,颗颗皆黑,若束一带于腰间者,诸医皆谓不治。有一医能识之,谓朱翁曰:令嗣之症无妨也,然愿与公约,我有弱女,痘痊后,欲得令嗣入赘。翁许之,后遂赘焉。医固富,凡膏火之费,悉以资之。后公中弘治丙辰状元,官至礼部尚书,为礼乐名臣,卒年九十四,谥恭靖。

张达泉治颜铨部为儿时,中痘已死。达泉视之曰:未死也,急掘地作坑,置儿其中,取新水数桶,用纸蘸之,重贴其身上。少顷,有细烟起,儿手微动。达泉喜曰:生矣。复以水沃之,气蓬蓬上蒸,大啼数声,取起再进以药,不数日愈。

王敏治千户申志,年二十,忽瞑眩谵语,体热而咳,众医以伤寒治。敏曰:痘也。与升均汤而疮出。

葛茂林诊汪比部子，年二十五矣。忽患痘，汪故知医，以为无恙也，葛视怫然。迨五日而足，七日而靥，亦怫然。至十四日而痂落，汪信其无虞。葛曰：灾其在弥月乎，至期而其子晏然，汪置酒高会，若以消葛者。葛视其子之足底有泡，结瘢肤内，曰：吁！其殆哉。迨是日而暴殁。汪以为神，问其故。葛曰：夫痘构形之余秽也。苟有纤芒未尽，亦无生理。是疾初发自肾，而我知其不能畅，是以必死。既而流注于足底焉，以故发之缓，而必至是日也。汪叹服。

沈好问治沈勤云义女，年十岁。幼子痘，女抱儿出诊。沈曰：儿无伤，女即出恶痘矣。若呼头及骨痛，宜服粪清。如其言而愈。

唐守元治园花祝氏儿，患痘症，遍身血迸无罅，唐捣药涂其身，糁药茵蓐上，卷起倒竖床前，合家啼骇。唐叱曰：若辈勿惊，此名蛇壳痘，必用逆，乃得脱。已而皮肤解裂，如蛇蜕然，遂愈。

关家女阿观，年八岁，出痘甚多恶。沈曰：诸医云何？对曰：死症，不必药矣。沈曰：儿一身死痘，然有一生痘，尚可生。令取五年抱雏母鸡，用药入鸡腹，外以糯蒸鸡令食尽。视之，右手关脉痘二粒，明艳如珠，女果生。

江鲁陶子一岁，痘止三颗，见额上耳后唇旁。沈曰：儿痘部位，心肾脾三经逆传，土克水，水克火，宜攻不宜补，攻则毒散，补则脏腑相戕。治至十四日，痘明润将成矣。沈曰：以石膏治之，恐胃土伤肾水也。俗医怜儿小，谬投以参。沈见之惊曰：服参耶，不过二十一矣。儿卒死。

许季明幼子痘，沈曰：顺症也，不必补。小儿纯阳，阳盛必克阴。许不从，痘愈，讥沈为妄。沈曰：儿且死。许益不悦。至十二日，儿熟睡，视之，绝矣。

潘氏云：一女病，发热腰痛，手足厥逆，目如昏闷，形症极恶，疑是痘候。时暑月，急取屠家猪血，倍用龙脑冰片也。和服，得睡。须臾，一身疮出而安。若非此方，则横夭矣。《本草纲目》。

括苍陈坡云，分教三山日，其孙方三岁，发热七日，痘出而倒靥，色黑唇白，冰冷，一士教以用狗蝇七枚擂细，和醅酒少许调服，移时，红润如常。又其次女，痘后毒上攻，遂成内障，一医者用蛇蜕一具，洗净焙燥，天花粉等分，细末之，入羊肝内，麻皮缚定，用米泔熟煮切食之，旬日而愈。《居易录》。狗蝇夏月极多易得，冬月则藏于耳中。

扶沟赵神仙传起死回生散，治痘疮至七八日，忽然变色黑，收入腹内，遍身抓破，吭喘，死在须臾，服此从新另发出，立可回生。方用四物汤加升麻、红花。上陷加白芷，下陷加牛膝，遍身黑陷加麻黄、象粪微炒。如一岁用二钱，大则用至三五钱。右锉一剂，半水半酒煎服，从新发出。脚下有黑疔，至七八日用针挑去，以太乙膏贴之,即拔去毒,连进二三服。

朱丹溪治一子七岁,痘将出未出之际,腹泄数行,其泄色黑,不发根窠,三日后痒,抓出即黑水,口渴,其根窠如水疥状,不红泽,不起发,食少,脉浮数有力,按之虚。遂用参、芪、归、术、陈皮、肉豆蔻为君,炙甘草、诃子、桂为使,水煎熟,好酒些少,咽下痒立止,食立进,根窠红泽而起发,二服全愈。

龚子才治一女,痘出至胀满将贯脓时,忽紫黑抓破流血,此属热毒太盛,乃用皮硝,不拘多少,入花椒一撮煎水,用青布蘸搭患处,频频良久,即起胀如旧。

孙文垣治郑都谏长君,四岁患痘,稠密烦躁。医皆谓热盛不退,形枯色紫,顶有焦势,症逆不可为。孙至,细审之,见两太阳圆净,神气苍厚,可生在此。谓当急为凉血解毒。用赤芍、生地各三钱,紫草二钱,连翘、黄芩、贝母、山楂、木通各一钱,蝉蜕、甘草各五分。药成剂而众止之,曰:麻要清凉痘要温,今乃独主寒凉,保元之谓何? 孙曰:用药贵对症,保元汤温矣,必血活热清而后可用,今血热毒盛,而用温剂,是火炽添油也。众曰:若虑毒未解,吾苕酵法甚佳,用桑虫、鸡血酒调服之,痘即立起。孙曰:此法亦可用于清解后,火未退而用,是以毒攻毒,其势愈炽。郑遂命煎服,其减去山楂、贝母,从众议也。次日痘色明润,焦顶尽退,血亦渐活。惟呕哕抢喉,众谓药所致。孙曰:此火毒未尽也,宜进竹茹汤,乃大哗。郑弟检《痘疹全书》用竹茹以证,乃已。药进而哕止。至八日,泄泻发痒,乃以保元汤加白芍、术,大加首乌,一帖泻痒止。至十四日,天庭两颧皆回浆作靥,惟两颐未回,泄泻不止。逾半日,口开顶软,四肢尽瘪,腹又胀,已成内攻,举家啼泣,孙亦茫然,不遑为计,太息出门。郑弟把袂相送。揖别顷,闻衣间痘臭,语之曰:君闻臭乎? 曰:闻。孙曰:似有生意,急还起之。因思颐乃肾经部位,独不回浆者,肾元虚也,峻补乃可使活。先以紫河车一钱,用酒调服,服后即睡。继以人参一两,黄芪、菟丝各三钱,作大剂服之,一日夜,服人参一两八钱。再视之,其结靥之下,复灌一线黄浆,盖赠痘也,遂调理而愈。此症如不收功,则向之指斥寒凉及戒用竹茹者,皆可藉口矣。此气虚血热而胃气不畅也。于凉血剂中少用葛根以畅胃气,则焦顶立化,更参用参、芪以补气,则其痘立长,此予友赵功甫法也。目睹其用药,辄应手见效。孙君尚未达此旨,故不免多费周折耳。

喻嘉言诊顾谒明子,种痘即请视,其痘苗淡红磊落,中含水色,明润可爱,且颗粒稀疏。他医已先夸为状元痘,昌未知也。踌躇良久,明告曰:此痘热尚未遏,头重颈软,神躁心烦,便泄青白,全是一团时气外感,兼带内虚,若用痘门通套药,必危之道也,必得一二剂先退其外感,则痘不治自痊,若迟二三日,缓无及矣。彼不听,而以虾鱼、鸡、笋发痘之物杂投,误上加误,适所以速其亡耳。才至六日而坏,正应感症坏期。若痘既美,即有意外变症,亦在一月半月矣。越二日,次男即发热布痘,仍挟时气外感,仍用前医,仍六日而坏。

冯楚瞻治蒋总宪之孙,痘不甚密,但先天甚弱,壮热溃汗不止,四五日来,痘反退缩平陷,昏睡惊惕。冯曰:壮热者,阳在外也,溃汗者,阴外泄,阳不敛也,宜滋阴养阳补中,则痘不发而自起矣。以熟地八钱,乳炒白术三钱,牛膝八钱,麦冬二钱,五味四分,上肉桂六分煎服,不逾时,熟睡身凉汗收,神爽痘起,思食而愈。

胡氏子患痘,初起甚危,一老医断其必死,延冯同治,见其方寒凉大甚,所以伏而不出,有喘急腹胀诸症也。先以酒酿鸡冠血,调下独胜散一服,解其冰伏之势,喘热俱减,痘有出势。其医以必不救为争,冯曰:毋若是,以重主人之忧,望为同事。吉则君之功,凶则某之事,彼犹不然。其父惟日夜痛哭,勉留调治,十愈八九,主人仍不乐。盖渠每日诊视,谆谆断以不起时日,直至结痂全愈,主人乃喜迎于色,悔听蛊惑,几至败事。

冯楚瞻五儿,禀赋素弱,年四岁出痘,发热一二日便神气困倦,汗出如雨。已见痘,因汗多阳虚,一切疏解屏不用。三日外,汗出不止,清利甚频,所见之痘,反隐隐退缩,未出者则窅如也。以人参、炒白术各三钱,炙甘草八分,固中为君;天蚕三钱,角刺一钱,炒甲片六分,攻托为臣;以川芎八分,升提而兼辛发,肉桂六分,温经而兼外达为佐。四日,汗泻小减,出见少长,未出者见形,仍用前方加当归、大枣煎服。五日,起胀者,少有脓色,后出者,亦有起胀之势。但面上之痘,淡红无光彩,身背之痘,紫陷不润泽,知由气血两虚兼血滞而然,只以温补气血为主,前方加黄芪、山药、黏米、圆肉煎服。六日,痘色红活,但皮薄而亮,脓色清稀,四肢水泡,知气血弱而脾土更虚也,乃用保元汤加桂。人参五钱,滋补元气为君;生芪二钱,充补卫气为臣;炙甘草六分,缓中补土,黏米一撮,内壮胃气,外酿脓浆为佐;肉桂宣通血脉,补托为使。七日,脓色大长,以和平养长之剂而痂。

吴孚先治一儿患痘,至出齐后,忽变灰白,七八日毫无浆路,更兼便溏,不思饮食,势极危,用人参、鹿茸、制附、肉桂、木香、桑虫、人牙、穿山甲、角刺、防风、桔梗、糯米,以黄芪二两煎汤煮药,一帖有浆脚,二帖起胀,三帖浆足矣。

一儿十三岁,痘出稠密,至八九日将贯脓时,粒粒陷入成窠。或以木香异功散,陷伏愈甚。视其痘,色红紫而体气不弱,曰:此血气欲行浆,为毒气壅遏,故痘顶陷伏,宜速清毒,血气自行,缓则有变。用当归、生地、白芍、紫草、牛蒡、连翘、桔梗、甘草、山楂、黄芪,加酒炒芩、连,人参三分,一剂而陷立起,再剂而浆充满矣。

一儿年十四,痘出身热,三四日后,出才隐隐数点,忽发谵狂,或以凉药解毒。诊之,六脉缓弱,痘色淡白,曰:此至虚似实也。缘气血虚弱,送毒不出,故发谵狂,与实热发狂者迥别。投以温中补气之药,痘出遍身,谵狂顿止。

王履素曰：余孙孟溥出痘，起发贯浆俱如法，惟回浆太早，九朝左臂发一痘毒，医通用清热解毒之药，不四剂而寒战咬牙之症作矣，皆泥于痘毒不敢用参、术，止用归、芪，而兼解毒。余谓痘后气血俱虚，复以寒药败脾，故见斯症，阳气已虚甚，即有归、芪，亦何能济？况尚兼清解乎，必无幸矣。《保婴撮要》寒战咬牙门，用十全大补汤，即痘毒门初发时，只用仙方活命饮一二剂，旋用托里散助其元气，则未成可消，已成可溃。设使气血不充，则不脓不溃，难以收拾。于是断以己意，服十全汤三剂而寒战止，再数剂而咬牙定。及延疡医妙手，外治其毒，内服参、芪、归、芍不辍，凡匝月而愈。当寒战症作，臂肿方焮，用药颇多疑虑，人参且不敢多用，而况白术？至于桂，更无敢用至三分者。余叹曰：立斋断不误，遂决用大剂参、术，加桂至五六分，而诸症皆瘳矣。立斋之误亦多矣，未可以此为据也。

周怀第四儿，生四十余日即出痘。其初头上并身上，不过三四点，身不甚热，饮乳如常，医谓痘极少，当不满百粒，周未然之，即令禁风调理。再二日遂多甚，头上、胸腹、腰背、手足俱稠密，至额上面上，及阴囊俱一片纯红，不分颗粒，脐内甚多，因肿大突出，舌上亦多，形如白粟，脓浆布满。医又谓儿小痘多，且有不顺诸症，此必不可为矣。因视其痘色红活，颇能饮乳，宜可调治。第虑其气血不支，以参、芪、炙草煎浓汁，时与乳相间饮之。五六日后，头上多有脓浆，间有水泡，身上及手足则水泡大半，脓泡仅小半耳。谓其气血有限，理所宜然。所虑额上面上，一片纯红者，忽有一二次变黑，因大惊，以为逆候也。然察儿精神及饮乳，略无困惫。至三更，阴囊下亦转黑结痂，因悟其非恶候，乃儿小血气易于周浃，七日后即收靥耳。至八日寅卯时，自上至下俱结痂，至时结完。九日自上至下俱痂落，至晚落完。既而遍身发大热，此毒未尽发，是以速收速落，将发痈也。急宜解毒，以大连翘饮浓煎汁，每用半酒杯，以茶匙缓缓挑服。一日夜，服三酒杯而热退，可无痈患矣。其鼻上有痂封固，以蜜密润之，用银耳挖挑开，以出其气。纯红处脓水未干，以黄檗、黄连、甘草、地骨皮、五倍子为细末糁之。阴囊流清水，用棉茧散糁之皆愈。此气至而血不至也，欠此养血一着，故毒不尽解，留为后患。

周次女六岁出痘，发热甚缓，至二日，面与手微有痘影数点，热至第四日，其点仍旧，且带白色，困倦嗜卧，不思饮食。医视之，谓痘轻少，不满百粒。周心甚疑，谓痘既少，儿当精神清爽，饮食如常。今困倦嗜卧，不思饮食，痘影淡白，此必气血虚弱，送痘不出故也。乃以温中益气汤托之，一帖而皮下隐隐欲出者甚多，二剂而痘出大半。一日夜尽四剂，而遍身出齐，稠密特甚。缘数日前曾患发热呕吐，稍伤胃气，故必待温中托里而痘方出故也。若不察其虚，不逐毒出外，必致内攻之患矣。

周妹年二十三,妊三四月,偶受惊恐,时归宁不数日而半产,又不数日而发热,二日而痘出颇多,至四五日出齐,甚稠密,色淡白而呕吐。医见禀气怯弱,半产后痘出又多,皆不敢施治。周曰:岂有坐而待毙者乎?遂以参、术、陈皮等安和胃气,止其吐呕,而痘色亦稍红活。因喜曰:此可温补而愈也。以参、芪、归、芍、炙草、丁、桂、木香等,大剂投之,觉痘色转红活。若半日不药,则又转淡白。于是一日夜必尽两大剂,至贯脓时,恶露尚未尽。乃曰:此注漏卮也,即于前方中去官桂、木香,入炒黑干姜、蜜炒升麻、柴胡各一钱二分,阿胶、艾叶各八分,二剂而恶露止。前方除此五味频与之,脓浆充满,至二十余日乃收靥。计服药四十余帖,每剂用参、芪各三钱,丁、桂各一钱,他药称是,岂区区常格之所能尽哉。痘后又患眼肿,翳颇盛,服清毒拨翳汤,数十剂而愈。

周表侄孙十岁出痘,极稠密,颈项尤多,俗名锁颈,又有暴胀贼痘数粒在各处,其痘初出带紫黑色,医谓断不可治。周视之,已六日余矣,尚无些少脓浆。或者犹欲解毒。周曰:此但脓浆充满便可生,且至此时,尚何毒之可解也?儿素娇,不肯服药,而喜饮酒。尚能饮酒,非逆症可知。周曰:此时正宜饮酒。遂与参、归、鹿茸汤一大剂,令浓煎汁,以好酒相半,和匀频饮之。自申至辰,服完一剂,其头面各处,已脓浆大半矣。至午刻,忽溏泄二次,知其内虚脾弱也,以参术散投之,稀粥内服二三钱,泄止。再服参归鹿茸汤一帖,遂充满矣。痂后余毒颇盛,大便秘涩,用大连翘饮,加酒炒大黄一钱二分,数剂而安。

一幼儿三岁出痘,将靥时,泄不止,诸药不效,周以七味豆蔻丸数十粒与之,亦不能止。其丸从大便而出,知其虚滑甚也。仍以前方,教以米饮浸软,研如泥,和粥少许食之,泄止痘靥而安。服法精妙。

一幼女年六岁出痘,其症虚弱,先服补药已多,结痂后,忽泄不止。服异功散加诃、蔻不效,医将以七味豆蔻丸与之。周谓此女一向服补药,何一旦虚滑若是?因审其大便时多努力,且所下又少而色黄,此必毒气流注而然也。遂以加味四苓散与之,一服泄止。后因大便燥结,复入槟榔、青皮、炒枳壳等味,数剂而安。

徐灵胎曰:今天下之医法失传者,莫如痘疹。痘之源,藏于脏腑骨脉,而发于天时。所谓本于脏腑骨脉者,凡人生受生之初,阴阳二气,交感成形,其始因火而动,则必有渣滓未融之处,伏于脏腑骨脉之中,此痘之本源也。然外无感召,则伏而不出。及天地寒暑阴阳之气,渗戾日积,与人身之脏腑气血相应,则其毒随之而越,此发于天时者也。而天时有五运六气之殊,标本胜复之异,气体既禀受不同,感发又随时各别,则治法必能通乎造化之理而补救之,此至精至微之术也。奈何以寒凉发之,毒药劫之哉?夫痘之源不外乎气血也。然《内经》云:火郁则发之。其遇天时炎热，火甚易发者，清解固宜。若冬春之际，气为寒束，则不起发。发而精血不充则无浆，浆而精血不继即不靥。则温散补养之法，缺一不可，岂得概用寒凉。至其用蚯蚓、桑虫、全蝎等毒药，为祸尤烈。夫以毒攻毒者，谓毒气内陷，一时不能托出，则借其力以透发之。此皆危笃之症，千百中不得一者，乃视为常用之药，则无毒者，反益其毒矣。病家因其能知此死期，故死而不怨。孰知服彼之药，无有不死。非其识见之高，何能用药之灵也？故症之生死，全赖气血。当清火解毒者，则清火解毒。当培养气血者，则温托滋补，斯不失一矣。呜呼！谬说流传，起于明季，至今尤甚。惟以寒药数品，按日定方，不效则继以毒药，如此而已。夫以至变至微之病，而立至定至粗之法，故世俗以为痘科最易，不知杀人亦最多也。又曰：种痘之法，乃仙传也，有九善焉。凡物欲其聚，惟痘不欲其聚。痘未出而强之使出，其毒不聚，一也。凡物欲其多，痘欲其少，强之出必少，二也。凡物欲其大，痘欲其小，强之出必小，三也。不感时痘之戾气，四也。择天地温和之日，五也。择小儿无他病之时，六也。其痘苗皆取种出，无毒之善种，七也。又痘必浆成十分，而后毒不陷，种痘之浆，五分以上即无害，八也。凡痘必十二朝成靥，并有延至一月者，种痘则九朝已回，九也。其有种而死者，深用悔恨，不知种而死者，则自出断无不死之理，不必悔也。至于种出危险之痘，或生痘毒，此则医家不能用药之故。种痘之人，更能略知治痘之法，则尤为十全矣。

朱应我治一儿六岁，热二日，初报点头即倾倒。视之，点无大形影，其父母皆以为此子决不得生，朱许以七日可愈。为其面色清淡无神，的是气虚不振，故不出也。用麻黄重剂一服，随即用姜、葱、酒捣胡荽擦之。此二月天时也，被覆而坐之火上，至黄昏，即用人参补之。夜半视之，已朗朗然报出矣，更成尖圆之点，计服人参两余而愈。

小儿痘后开眼，内有星翳，用杭州胭脂泡水，复以底铺水上，用新笔在纸上蘸水，一日拂三次，三日即愈。

痘

一赵中书郎二十岁痘，朱四日内视之，面部油光，喉凹下至胸下鸠尾，如小儿涎衣状，一片红丹，润至两腋前，颈上腹上则朗绽。朱曰：油光症，元阳大泄，胸膛之丹，居华盖之地，此险中带逆症也。药之，至五日后，面部油光者，有浆势也。胸前丹俱起粟珠，带浆色，独背上紫色未退，舌有微苔，他医定大下。朱曰：此症元阳已泄于面，只可重用润药，不可用硝、黄攻之。用当归五七钱，一剂，佐以枳壳诸凉血药。于五六日小灌之期，一医用人参、黄芪、肉桂、鹿胶，下午则神昏谵妄，两齿相斗，声闻彻耳，七八日皆然。仍用大清凉四剂，九日浆似大行，而斗齿诸症亦少静，觉眼眶稍陷，神稍倦。于清凉中略用人参五分，以助元气，眼不合而有泪，鼻不封而有涕，面部渐成苍老之色，而胸前丹地，则浆水成袋，两臂两腿亦有浆袋。至十一日夜，忽大渴，连饮茶十三四碗，此引水自救之意也。微用清补，延至十二朝，症渐平。后即去参，单以养血清火药，扶至十七八朝而愈。此人新娶，元气未免削薄，故清凉中略带补耳。此症至八九日，阴囊根上忽失血杯许。朱曰：此血一出，可当发毒，后果如所言。若坏症，则此血又大泄肾元矣，何以能生？

朱应我治其堂弟，年四十岁患痘，二日，视之面浮，白点如瘖成片，遍身紫细点如麻成片。朱曰：此症死生在定标时，开则生，不开则危。急用犀角饮，并破气血药，大料饮之，每日三剂。至四日，天庭地角，忽开朗如星散，惟两颧仍不开。启身视之，亦开朗，特紫色太甚，腰下更平塌如瘢，生意虽有，尚濒死地，急以大黄下之，犀角照原料不少减。所下仅溏，尚不大通，以其原有吐红之疾，禀体虚弱，不堪大剂剥削，只得用酒熟大黄薄涤之。第五日下泄多，且如粟块。六日早视之，两颧忽星散而朗，身痘亦朗绽，面部大有放白起水之势。七日势充而浆至矣，止大黄、犀角，只用凉血清火之剂。奈胸背两臂仍枯滞紫焦而不动，又急用犀角四五钱饮之。忽胸前及两臂手腕，痘有起顶放水白之光，根脚如石榴样，红艳可爱。朱曰：届九日浆水必至矣。仍用犀角药，下午浆至，十日遍身水浆充满而来。无何，十二朝收靥，遍身无一硬壳，止见破裂浆水，不流者起泡，已破者见赤肉，病者大惧。朱曰：浆有七八分，红根尽化，此醒浆收也。延至十六七朝，头额复瘟疤而浆起，胸前亦起，原破裂者，皆有疤壳。头额所瘟于六日出蛆，并卵袋破处亦蛆，浆水臭烂，是微有生气可医。但脾胃不强，口舌生疮，此余毒尚未清也。十九朝前，全以清凉扶之而已。此症初决为血热异常，到底不可补益。病者平素虚弱，恐不其然。至后节次用清凉则安，一停犀角等药，即发大热。第三日发狂，用牛黄、琥珀等而安。六日停犀角，不安。七八日，重用犀角，又安。十七八日，少进芪、术，又不安。况腰以下自腿至胫，十七八日犹然紫黯，而灌浆皮且有皱纹摺数。此痘难治，一至于此。夫大险症，未有眼合、鼻不封，而可以灌浆者。此症九日前，眼止合一日，鼻则不封。何以能灌八分之浆，毕竟不结靥而醒浆破溃，眼复微合，鼻反大封。十八夜，因嗔怒，十九日少见鼻血，此不善调摄之过也。昼夜泄六七次，神气不爽，饮食减少，小水一夕七八次，不得已进补中益气汤，人参用至数钱，以回生意。此清后用补，乃正法也。此乃二十日期，越一日，稍思食。辰后大便仍条软，午后食略增，急去补中益气中之升、柴，配之以八物料，仍不减黄连，参止用三四分，为其养血，以令气之不发越而为火，此阴阳调燮之妙理也。又因七八日来，腰背倦卧，而不能伸，脚膝屈软而不能步，未扶之起，顿觉能坐能移，亦见引导药力之妙。又二十四日夜半，先寒战，随发热，宛如疟状，如此者四夜，或止或发，此是痘作于六月时，未免夹溽暑之寒热。至五日下午，汗流至腹，朱曰：暑气解矣，此夜必不发热。果然。其实数日内小柴胡加人参、天冬、知母、五味，间加香薷，故得愈也。

　　按：此痘六月初二日见，至七月半，予南行，嘱曰：原痘甚危，此时股肉脱，饮食少，元气未复，必保养年余，方可安枕。别去五十日，九月初至家，一见惊曰：弟何脱形至此？急离卧内，调药饵，或可延也。讵予又远行，病者家务不放闲，书史不放手，忽于夜半时竟死矣。大都痘犯大危，后来不善调摄，未有能保全者。此症瘥后，房中过百日，安得不就枕席之事，所以一百二十日之关，不能逃也。原评。

朱应我治一郑姓妇，见点面部不甚稠，止颏下有红色一小片，至四日，面部软萎，遍身夹丹，丹中微微细点。朱曰：此丹不能退，后必大灌清水，定然外剥。医虽用参、芪，面部不放白，颏下至身，通行皮卷破裂，九日而逝，此丹症之最酷者也。

一戚室庠友子，三十余岁患痘，一医视标，以为极顺，可勿药。其宗有医，以为险甚。主人信先医，不信宗医，治五日，延朱决之。至则视其面部根顶不分，痘地不分，淡白一色，且有油光，况口张不阖，唇不盖齿，此危症也。所取者，面粒疏朗可数，兼之胸前甚少，而颈亦稀耳。启四肢视之，则挨簇中夹丹，两臂阳面之丹，自曲骨上下约长三四寸，阔寸许。两股阳面之丹，自臀横纹起，直至脚肚下，约长二尺许，且背如通红之毡条。幸两臂阴面两股阴面，尚有子粒，而不甚稠。论颜色则面淡白，颈胸粒白，而根不红。丹内琐细如堆粟，丹外紫地一片，即阴面之痘，皆点粒下有紫晕一圈，细看如此形色，即欲谢归。奈主母乃朱同宗女，强留之，为其二三日前，舌有小血泡，吮之始平。询大便数日不行，遍身皆紫色，权以大黄下二三度，继以犀角地黄汤，兼芩、连投之，随手辄效。九日面部颈胸浆皆至，背及四肢亦见浆色，而丹处有似水白。主人益信为顺症。十一日，丹处浆水成袋，忽忽破流，而皮脱去矣，面部及胸结厚壳可观，是日粥入而呕痰与水，不多食，且艰阻，朱与宗医商扶脾方进之。痘者自计饮乳，雇乳母及内人，似小儿吮法，主人以为妙术。日落时忽谵语一二句，夜半更甚，小便尿血数点。十二日早视之，昏谵，尚知人事，叩之则应，但精神疲弱不支。因数日便闭，冀便通或可止谵，用蜜导法不应，于补脾药内重用当归，仅少溏泄，而大便亦有血，主人始惧。时朱有他行，然不知小便之血胡为而来。细询之，知痘者平日极好色，此时原有契友伴卧，言未吮乳先，痘者言：好却好，恐泄精。又主母来看，令婢坐榻前服事，友另坐，从壁隙窥之，见主母偶离，痘者矇眬问何人,婢者应,即推去被,而以两手搂婢。如是,则前少妇吮乳时,未必不动念,精变血而来,固如是乎。细思粥入而呕逆,食入几何,蜜导而不通,药润而无益,此痘中关格之症,气血已不流通,安望成功?夫血热故成丹,丹艳故成剥,此丹甚剥甚之不多见者也。又面肿退而眼开者,其常也。此痘洗眼以令其开,犹然上胞不支而紧合,视其黑珠,则似明似昧,此亦神将脱之症也。又痘者每日饮雨前细茶不已,禁之不听,后竟粥入而呕逆,未必非茶饮之过。别后闻舌短者已两日,危甚。后忽渐转能饮食,宗医仍调以清剂,延至十八日而食大进,可渐生矣。细思此痘,面颈胸点少可数,即臂内股内,皆有子粒,至背如红毡,臂外股外皆夹丹无缝,从未有阴阳分界有如此稀密之不同者也。内症则呕逆在上,阻滞失血在下,神昏舌短,外剥甚酷,此死多生少之症,得生可为万幸。又细思此症之生,毕竟面部稀疏有浆,即四肢及背,如此酷烈,犹有保全于濒死之时。古云痘全以正面为主,信哉。至十九日,闻其左眼流脓,珠子凸出,右眼障满则坏矣。从来外剥不至内攻,内攻者甚罕,此症得生,亦千百之一二云。

朱应我治一人,二十三岁,痘出六日,延朱视之,舌上黑色罩满,黑疔在舌尖之里,如圆眼核大,面部有子粒而朗,身亦布匀,而脚色尚不紫黯,急磨生犀角二三钱,入黄连解毒汤内,加石膏、竹叶、灯心,日大料三剂,舌黑色尽退,疔尽消平,红润如常,饮食亦进。至第八日,正面浆五六分,而胸背浆亦来,朱以戚痘促归,遂付之他医。至十二朝夜,烦躁呢喃。延至十三朝,而失尿遗屎之症顿生。十四朝,始复迎朱。至视之,则已倒靥,碎铺似炉灰色,挺卧如尸,口自言,手自撒,胸背浆水清,两手腕至臂皆软鳖无神,痘粒比前似加稠密。盖肿腿臂瘦,而痘落下,故见密也。朱辞不治,后闻他医见其遗屎,即进人参三钱,又见其谵妄,即进犀角三钱。此医者手忙脚乱,而主人不知也,延至十六朝而逝。此虽医者之无法,然实疔之痘,从来未有如此之酷烈者。故伏毒甚深,医治一错,岂不关人性命哉。

朱丹溪治一叟,发热而昏倦,其脉大而似数,与参、芪、归、术、陈皮,大料二十剂而痘出。又二十剂而脓泡成,身无完肤。又六十剂而安。

报 痘

徐仲光一儿,痘出二三点于左右目胞下。至五朝,复烦躁发热,睡卧不宁,其痘顶平阔大,根红有神,乃感受痘之疠气,先发于外也。若是正痘,既少,必尖突而无前症矣。用升麻葛根汤二帖,痘果复出,匀朗红绽,前症悉平。

一儿未热,先敷一点于唇上。又一儿未热,先敷一点于左颊,一点于右额,顶平阔大，俱五日身热而复出，痘匀朗而顺。浆足收痂，但报痘溃而不敛，延至十四日而愈。

一女先先见痘点于承浆，顶平阔大，四日发热，痘复出，稀朗红绽而顺。但报痘肿连颏下，脓成毒化而愈。

一儿先见一点于眉心，至六日，渐平塌，如围棋子大，灰白无神，痒破烦热。痘复出，匀朗红绽为顺，但眉心属命门相火，痘毒先发于此，相火受伤，诸处虽顺，恐为独阴不化也。浆倒靥，肢冷，喘胀搐搦，九日死。

一儿未熟先标点于腰间。又一儿未熟热，先见点于颈项。又有先见点于心窝，或先见点于喉中者。俱五六日而复出，痘匀朗红绽。惟母痘平塌，灰白无神，痘浆虽满，忽倒靥喘胀而卒。

一儿初标于山根，形粗肥，咸谓稀疏可必。至三朝，壮热狂乱，母痘塌陷，颐颏隐隐。徐谓山根属脾，虽粗肥，形似馒头，乃毒乘脾胃。以人牙散入羌活散郁汤治之，痘齐出稠密，陷痘复起。用补中益气汤，浆足结痂，痘色干红少润，唇口裂血，腹胀，便秘溺涩。用滋养清解之剂，便通安枕。又口龈发疳，用清胃解毒汤加连翘。

万密斋治朱大尹公子，九岁，发热呕吐。曰：痘也。谓已出过，痘迹故在。曰：此水痘瘢，非正痘瘢也。又谓为伤食。曰：痘疹发热与伤寒伤食相似。伤寒发热，则面红手足微温；伤食发热，则面黄手足壮热；痘疹发热，男则面黄体凉，女则面赤腮燥，其足俱凉。今公子身热、面黄、足凉，乃痘也。经云痘乃胎毒，五脏各具一症。发热、呵欠、惊悸，心也。项急、烦闷，肝也。咳嗽、喷嚏，肺也。吐泻、昏睡，脾也。耳凉、体凉、足凉，肾也。今脾胃素弱，毒乘虚，故发在脾。今但见呕吐一症，热才三日，姑俟明日再议。次日以灯视之，皮下隐隐红点，而唇边已报痘矣，然顺症也。问服何药？曰：痘无病，不宜服药，但适其寒温，调其饮食，期十三日安。后果然。雄按：金玉之言也。

索希文子，年十三，发热腹痛烦渴，或作伤食治转盛。曰：此痘也。腹痛者，痘气内攻。烦渴者，神不得安，津液干也。法当解毒托里，不可缓也。不信，五日后，痘齐涌出，未及起发，干枯内陷而卒。雄按：幼科每以发表为家常便饭，因而偾事者多矣。

胡元溪子，未痘问万。万曰：儿五岳端正，三关明润，骨坚肉实，神俊气清，出痘必疏。验小儿痘疹法。后发热作搐。曰：此佳兆也。以辰砂散投之，搐止痘出。曰：凡痘疮起胀，未有头面不肿者，此症颗粒紧小，必不大肿，期十二日而安。果然。

万子邦孝四岁，发热卒惊而绝，其母大哭。曰：此痘疹也。乃掐合谷得苏，与导赤散、泻青散，一服搐止，痘出甚密。幸无他病，十三日而靥，后又出疹而愈。

李氏子痘，三四粒未起发而隐，身亦无热，气色昏黯，精神倦怠，谓此症必重。曰：已出二三粒收矣。曰：不然。痘出虽有轻重，未有不成脓结痂者。前者试痘，其症为逆，身无热，伏在内也。数日作大热，痘齐涌出，身无空肤。用参、芪、芎、归、甘草节以养气血，荆、防、木通、青皮、牛蒡、连翘、银花、酒芩、山栀、桔梗以解毒，作大剂，日一服。至十三日后，遍身溃烂，不即收靥，改用十全大补，去桂加白芷、防风，外用败草散贴衬，前后十余日而安。

王氏子二岁，发热出红点一二粒，额纹青气，面上赤光，此险痘也。先出者名试痘，中气不足，毒气隐伏，故出不快。以调元汤加防风、木香服之，后其痘旋出。喜无他症，十三日而安。

陈文中云：淮东赵制干子，年十五岁，身壮热，哽气。医谓伤食，与感应丸，一服泻二行，仍壮热。又一医言伤寒，与小柴胡汤加枳壳，其身不壮热，口干足冷。予曰：始初身壮热哽气，便是痘疮之症。口干足冷者，感应丸泻致里虚也。身不热者，柴胡解得表热也。若加喘渴，则脾肺虚而不救矣。以木香散加丁香、官桂各半钱，二日进五服，第三日疮出，第四日成脓疱，口微渴，人参白术散一服，又木香散一服，十三日痂落而愈。

费建中治韩太史孙，周岁，忽身热而如烙，昏迷不醒，似惊非惊，而有痘象，却属火里苗症，非轻缓之所能治者。以大黄钱许，石膏、黄连，佐以清透达表之剂，连二服，痘见，势亦减半。至三日，颇稀朗，自起至终，无甚风波而愈。向非早为之计，有不可知之变也。

李捷，用头生鸡子三五枚，浸厕坑内五七日取出，煮熟与食，数日再食一枚，永不出痘。徐都司得于浙人之方。

顺流丹，治痘症险逆。当归、川芎、升麻、甘草各六两，锉粗末，于腊月八日，取东流清水七大碗，去渣，将药汁盛新砂锅内，再选明净辰砂四两，盛细绢袋内，以线扎口，悬系药汁中，约离锅底一指，以桑柴慢火煮至汁尽取出，研细末，瓷瓶收贮好。用糯米半斤，淘净控干水气，再以盐卤和净黄土，干湿得所，包米为团，放炭火内，煅令通红，速即取出，冷定劈开，拣米粒色黄者，研细末，别盛瓷瓶收藏。凡小儿一岁足者，用辰砂米末各一分，<small>分数依岁递加，不可舛错。</small>白蜜一茶匙，米汤半杯，醇酒三匙，共二末调匀，以茶匙徐徐喂服。未出者免出，已见点者必稀，陷下者片时即起。合药一料，可救数百人。惟合时须静室中焚香，勿令鸡犬阴宦孝服残病秽病人见，珍之慎之。

黑 痘

房玄龄,痘俱黑色,如龙眼大。一老僧见之,惊叹曰:万龙含珠,今得见矣。

邱琼山七岁,痘亦遍身俱黑,父忧哭。一渔父烛之,跃然曰:紫垣中辅弼宿,落于此田舍翁家。取笔书辅弼二字于子背上而去。

昔有一儿,痘形俱黑色,在日中视之则黑,以灯照之真红映内。偶遇一僧,不服药,以保元汤浴之,即转红活,后至台辅。

一黑痘,圆明光泽,至浆时,色如紫葡萄,根围血晕微黄色,名为紫袍金带。

万密斋治王氏子出痘,起发时渐变黑,已蔓延一身矣。或谓痘变黑,归肾不治。曰:黑痘有二症,一则干枯变黑者,此名倒陷,乃邪火大炽,真水已竭,故曰归肾不治。一则痘色变黑,不至干塌,此疫毒之气,所谓火发而熏昧者也。今此正类,乃用当归梢、生地、赤芍、红花以凉血,黄芪、人参、甘草以泻火补元气,酒炒芩、连、牛蒡、连翘、升麻以解毒,荆、防以疏表,每剂入烧人粪一钱,连进十三剂,色转红,脓成而靥。

李氏子痘起发时,变黑而干,自发热至今未大便。曰:此热甚于内,宜急解之。制一方:麻黄酒蜜拌炒黑、红花子、紫草、人中黄、连翘、酒蒸大黄、烧人粪,煎服。外用胆导法,取下燥矢,痘转红活。后以四物汤去川芎,加紫草、木通、枳壳、生甘草,调理而愈。

黑痘多由疔毒,今入此门者,恐人误认也。

徐氏子十三岁,痘成脓浆,将靥。或谓变黑归肾不可治。视其痘磊落,脓浆饱满,神识清爽,言语清亮,惟大便五日未通。此里实热蒸,故溃烂,其色苍黑,亦正色也,但解里即靥矣。与四顺清凉饮一帖,下燥矢二十余枚,随靥而安。

白 痘

徐仲光治一小儿,初标于右太阳,乍凉乍热,色白脚塌,琐碎细密,初时发表,即用桂枝、白芍以敛之。其根脚平塌不起,用震蛰丹、酒浆、桑虫以发之。五朝吐尚不止,用藿香、姜炒黄连以安之。六朝吐呕虽止,犹然干枯少润,白芷、黄芪、山甲以酵之。七朝痘浆不行,仍用前药加人参八分,别饮荸荠汁、酒浆,连用二日,痘浆始灌正面,而胸、四肢犹是生痘,咳嗽声哑。时值八朝,势急矣,幸饮食肯进,大便不泻,用人参、黄芪、麦冬、陈皮、甘草、川芎、当归、红花、白芍、前胡、桔梗,兼调烧人屎,催蛰丹三四分,颠作良久,而浆行遍身矣。彼时头面俱已平干,至此复根生红晕,旁发赠痘,塌者疏而枯者润矣。后因痰嗽特甚,声哑未开,改用山豆根、知母、贝母、麦冬、黄芪、牛蒡、连翘、陈皮、归、芍、甘草,日用柳条,缠绵搅口,去尽喉中白糁,别用烧人屎、山豆根、硼砂、牙硝、朱砂、冰片、胆星、青黛,为末与服,三四日咳止,声出而愈。

万密斋治汪氏子,痘将靥,灰白溃烂,神昏不醒。曰:无伤,但守三日收靥矣。问不药何以能痊?曰:疮白者,乃热太过而白,如果熟溃烂之状,非虚也。神昏者,乃邪尽正回,否极泰来之兆,非昏瞀也。再俟三日,则正气复而痊矣。果然。

娇红痘

徐仲光治一儿患痘,五朝,匀朗绽突,但娇红嫩艳,乃脾胃气弱也。至浆满而不苍老,犹防泄泻痒塌之患。治以黄土水煎保元汤,下参苓白术散扶脾,土固可免下陷。奈俗医因期在发浆之始,恐参苓渗湿,但以保元调理。至八朝,溏泻四五次,继而倒靥烦躁,二六而逝。常验此痘,多至十二日而卒,亦有于十四日而卒者。

一儿痘症类前,按法治之,九朝浆清而靥,结如麸。幸能食便调,发痈毒而愈。

一儿患痘五朝,娇红嫩艳。或谓晃痘,不能苍老结痂。视之,见其肌色白嫩,则皮薄娇红,可谓无虞。以保元汤加官桂、白术调理而愈。

一女周岁患痘,娇红,初时呕吐溏泻,身体诸处匀朗夭艳,惟绕口四角,稠密一片。初朝用前胡、桔梗、僵蚕、陈皮、甘草、川芎、木通、山楂、羌活。二朝,用前方去羌活、陈皮,加防风、红花、连翘、干葛。三朝,用桔梗、川芎、僵蚕、当归、陈皮、甘草、山楂、前胡、红花、丹皮、连翘、生地。四朝,用山药、茯苓、归身、川芎、甘草、白芷、蜂房、僵蚕、桔梗、陈皮、人参四分。五朝,如前方,只加参六分。六朝,黄芪、当归、茯苓、白术、白芷、川芎、蜂房、桔梗、甘草、人参六分,夜服桑虫酒浆。七朝,人参九分、黄芪、白芷、当归、川芎、甘草、山甲、官桂二分。至夜作泻,眼开呛呕,先吐白沫,喘胀交作,随用前方加人参一钱,肉果五分,砂仁三粒,附子三分,白术、黄芪各一钱,煎服。昏沉痰锯,颠作良久,约二三个时辰,大汗周身,声音始出,即与乳吃,痘转明亮,平塌顿起行浆。八朝,用参、芪、芷、术、红花、僵蚕、归、芎、陈皮、甘草、官桂、肉果二分,浆足泻止。九朝,用人参钱二分,芷、术、山药、桂、僵蚕、甘草、肉果、白附子二分,头面胸腹胀满,惟两小腿半浆血靥。十朝,参、芷、当归、白芍、陈皮、甘草、五味、薏仁、山药、茯苓,以后用平补之剂,调理而愈。

万密斋治胡氏子,未痘先两颊赤燥。曰:《伤寒论》云,面色缘缘赤者,阳明热也。若不预解,至出痘时,此处必甚稠密而赤贯串难靥。以升麻葛根汤加防风、牛蒡、连翘,三服而红色尽去,痘出亦疏。

汪氏子五岁,痘盛密,且红艳。此险症,气实血热可治也。用当归梢、赤芍、生地、荆、防、甘、桔、连翘、牛蒡、青皮、桔梗、楂肉,调理十五日而靥。

费建中治臧氏子,痘甚密而充肥,色不干滞,但红艳,身太热,以清热解毒汤二剂,五日便行一次,未思饮食,次日浆即老,红晕焮赤。又三日,便不行,虑成火褐症,急宜润之,使毒松利,前方加生地、滑石两许,更加黄芩。药未成而燥痒,急进之,去宿垢极臭硬,即清爽熟睡,红盘渐淡渐收,饮食大进。以忍冬解毒汤而愈。

卷二十七

顺　证

万密斋治罗野松，年十六出痘。或曰：凡出痘者，春夏为顺，秋冬为逆。今冬出，时逆也。痘起发，头面要肿，今被寒气遏抑，毒不得出，故头面不肿，症逆也。曰：不然，春夏为顺，秋冬为逆，非以时言，以症言也。盖春夏者，发生长养之令也；秋冬者，收敛闭藏之令也。痘本阳毒，自出现而起发，自起发而成脓，如苗而秀，秀而实，故曰春夏为顺。如应出不出，应发不发，谓之陷伏，故曰秋冬为逆。头面不肿，顺症也。头浮肿者，险症也。头面预肿者，逆痘也。今痘本磊落尖圆坚实，其毒轻微，故不肿。若顶平根阔，肌肉鲜红，此为毒盛，不待起发而头面先肿矣。或又曰：起发太迟，宜服温补。曰：痘无病，不须服药。此症红润鲜明，表气足也。大小便调，里气充也。无热无渴，无他病也。若补之，谓之实实。此症不十数日必收靥矣。果不药而安。雄按：此乃千古名言。

吴氏子五岁出痘，起发时，顶平而陷。曰：顺症也，凡出痘以气血和平为主。尖圆坚实者，气也。红活明润者，血也。红活平陷者，血至而气不足也。圆实而色白者，气至而血不足也。平塌灰白者，气血俱不足也。焮肿红绽者，气血俱有热也。今痘出即密，时日未到，气血未周，以渐起发，得其常也，故曰顺症。不须服药，已而果然。看痘之法，尽此数语。

气　虚

徐仲光治一儿痘，初标于下颊，肾部也，形平陷，气不足也，少神，血不足也。六脉沉弱，五朝尚暗，色不起，两腿作痛，便溏，有气凝血滞之象，此乃气虚脾弱之症。宜大补中气，以补中益气汤加蝉蜕、肉桂、羌活，二剂而起胀。继以保元汤加肉桂、陈皮调理。八朝溏泄不已，加木香、诃子、肉蔻治之而愈。

一儿痘起胀，顶平而色淡白，渴泻肢冷，喜热饮。经曰：阴甚者，饮沸汤不知热。又曰：大寒而盛、热之不热，是无火也。治之宜益火之源，以消阴翳，用陈皮散、异功散，又八味丸，治之而愈。

一儿痘六日，稠密，形平塌，色黑滞，有拟云掩天庭者，有拟锁项锁胸者。然形色虽逆，而四肢红活绽突，唇口红润，起止安宁，饮食如常，二便调适。虽毒盛，气血不足，幸脾胃尚强，宜补养而兼保固。以补中益气加紫草、蝉蜕、牛蒡等剂，其逆痘俱平，浆破漏结痂，发疔痈数处而愈。此亦气虚血热之证，用药甚合法。

费养恒治一儿，因内伤而吐，次日见痘甚密，一日绝无起势，松肌透表，二剂不应。次日以保元汤加姜、桂少许，二剂亦不应。三日加参、芪至三钱，四五日略起，终顶陷囊薄。七日加参芪五钱，鹿茸膏半杯，仍无沛然之势。或谓邪得补而愈盛，曰：果尔，则烦热燥渴，色苍老矾红矣。今皮薄色白，头温足冷，症可知也。乃以参、芪各一两，鹿茸膏大半盏，一剂即绽突如珠，根红顶白，不一日，浆即肥脓。其后收功不假余力，是以补为泻之一验也。今无是症矣。二句乃建中之言。

枭　毒

费建中治故友孙真老子，四岁，庚寅暮春，痘甚匀朗，稀疏而绽突。其热宜和，其神宜爽，乃躁乱干热，头汗如雨。盖枭热内扰，邪火外烁也。头为诸阳之首，先贤谓毒参阳位者死。幸初见势虽腾涌，而毒尚未有定位耳。大黄二钱，黄连六分，石膏、生地各三钱，佐以地丁、青皮、荆芥、蝉蜕、木通、山楂，三剂头汗收，热势减。减石膏、黄连，加丹皮、滑石、牛蒡，四剂。五朝仍壮热，红晕如珠，此痘起齐，毒火尽外发也。躁乱如前而更渴，大便日三四次，前方复用石膏、黄连，倍加生地。至九朝，浆甚老而乏滋润，红晕未淡，胃气不开，热亦未减，寐亦未安。再服，十二朝渐愈。《救偏琐言》。

严氏子一周，痘稀朗且红润，乃身热如烙，愁楚不堪，兼颗粒不松，此内有伏毒也。以大黄六分，石膏、生地各一钱半，荆芥、丹皮、山楂、蝉蜕、葛根、青皮，二剂，大便三四次。又二剂，热和神定，根窠亦松，宛然顺症矣。有阻之者，遂勿药。至八朝，仍热，叫哭失音，头面擦破，身上紫滞，幸未焦隐，前方倍大黄、生地、黄连，减葛根，入大桑虫，日二剂，以化毒丹调油胭脂如膏药贴之，次日痒止红活。又二剂，浆足热和。十二朝，用红花、地丁、生地、牛蒡、荆芥、木通、甘草、连翘、山楂，渐愈矣。痘初似顺，一有伏毒，便至如此，余可知矣。

臧氏子八岁，患疳，仅存皮骨。庚寅仲春见痘，羸惫如此，似宜培补矣。乃身热如烙，目红如火，燥渴不已，溺血如膏，椒红点滞，此枭毒挟烈火，发即内攻，若不通变，七日即内溃也。以大黄四钱，石膏七钱，生地两许，佐以桃仁、赤芍、荆芥、牛蒡、木通，临服，和猪尾血一盏，日二剂或三剂。六日，加黄连。自始至终，一方而已。约用大黄斤余，生地、石膏二十余两，猪尾血十余碗。良以毒火猛炽，苟不涤除净尽，功亏一篑矣。痘后精神焕发，饮食大进，肌肉生长，是以泻为补之一验也。

张仲文子癸未仲冬忽身热如火，神即昏愦，舌刺如煤，唇口焦黑，血斑无数，溺色红鲜，肉瞤筋惕，有如惊悸，宛然闷痘，断非轻剂可挽。即用石膏一两，大黄五钱，黄连三钱，生地一两，佐以青皮、荆芥、地丁、丹皮，天寒稍配蜜炒麻黄三分，姜一斤以行之。灌下即呕，费曰：毒火上冲，水火搏激，两不相下故耳。十余剂见痘，及见，则以数记，唇犹黑，溺血依然。至九日后，黑退津生，神气渐省。十二日，溺血始淡，胃气日开，十六日全愈。服过大黄十余两，石膏、生地约二斤，是早图之一验也。

毒 壅 附秽浊。

徐仲光治一儿痘，紫色而不起胀，乃毒盛壅遏也。以紫草、红花、蝉蜕，煎酒，调独圣散服之，又以犀角地黄治之，红润起胀而愈。

一儿痘，六日稠密紫滞，平陷而不起胀，烦躁闷乱，亦毒盛壅遏也，但分珠脚敛可治。以人中黄，每服三分，酒调，连二服，色渐红活。又以犀角地黄汤加牛蒡、蝉蜕，痘绽突起胀而愈。

一儿痘血热重，初时纯与凉血解毒，犀角服过二两，石膏五钱一剂者，服过五剂。至十朝，略用参三分托浆。十二朝外，浆清痂薄，用助托药加棉茧带蛾者七枚，糯米一合，渴时即以麦冬、糯米、棉茧，煎汤饮之。又发水泡数个，浆疤暗长，灌烂遍身，复用茯苓、苡仁、白芍、黄连、银花、甘草、生地、骨皮、山楂、莲肉、木通、连翘、牛蒡、荆芥而愈。清热过重，故元气不能充浆，所以善治者于清热之时，即预为异日催浆之地，庶不至打成两橛也。

万世用云：庚申春，家有顽童，仅十岁，患痘疮症，适仆寓乡之故庐，闻报急归，视其疾不为不急，且傍有煎炒油腻，欲避莫能，荷育溪曾世荣也。疗之。恰七日，疮胀而光泽，偶因舍下有动厕秽触，觉色黯而神昏，大为惊惧。育溪曰：毋虑，吾有除秽药，投之必安。不数日，果如其言，遂拜更生。用扣其所用何剂？曰：中和汤，即十奇散，如沉、檀等剂而已，余无他巧。《幼幼心书》。

血　热

　　施季泉治臧玉涵次郎，年十六，因新婚兼酒食，忽感痘，咸以为不可治。至八日，浆清寒战，咬牙谵语，神思恍惚，咸欲进保元汤大补之。施季泉以为不然，改用犀角地黄汤，得愈。脱痂后，呕吐，大便燥结，淹延一年。缪仲淳视其舌有裂纹，曰：必当时未曾解阳明之毒，故有是症。以石膏一两，人参一两，麦冬五钱，枇杷叶、橘红、竹茹、童便为佐，一剂即安。再剂，膈中如冷物隔定。只以人参投之，服两许，即索粥食，晚得大便，夙疾顿愈。《广笔记》。

　　孙生东治郑黄门子痘，血热大盛，初起即以犀角地黄汤治之，不效。至用白芍八钱，一泄毒解，徐补收功。同上。

　　家弟元著，一发热即谵语，唇肿齿黑，痘欲出不出，医者以为发斑伤寒也。延仲淳，季泉不至，予曰：事急矣。以生地八钱，白芍五钱，芩、连各二钱，稍加发药，日三剂，势稍定，痘渐次而出。又减地黄、白芍之半，复于助浆药中，兼清凉之剂。九十朝，浆始足，卒伤一目，靥后，方大便，此真血热也。若重用解毒，轻于补剂，则目亦可以不眇矣。同上。

　　黄绮云治一儿初痘，血热甚，用生地三两，煎浓汁频饮，其痘紫立转红色。同上。

　　一儿痘毒盛，又遇火令，用白花地丁汁，和淡白酒少许，服之立解。

　　一儿痘稠密绽突，但色紫暗，壮热烦渴，谵语，目赤便秘，乃毒火亢极也。以四顺清凉饮加大黄六钱，微利二度，其势稍减。再剂服之，又利二次，病去其半。再以前方加人参三钱，前症悉平，色见淡白，精神疲倦。邪虽去而正气不足，宜大补之，又以保元汤加芎、归、芍、术而愈。

　　一儿痘出夏月，起胀而干红，壮热烦渴，舌燥不眠，溺赤，此内外热极也。以黄连解毒汤合化斑汤而愈。

　　一儿痘值六月，六朝，痘痛烦渴，气急便秘，乃心肺实热也。恣与凉水梨汁饮之，前症悉平。

　　一儿痘出，匀朗绽突，但枯燥而不肥泽，皮肤皱揭，皆属于燥。经曰：燥胜则干。治以养血清金润燥之剂，又保元合四物加麦冬，治之而愈。

　　万密斋治邹氏之子，五岁出痘。或以保元汤，热益甚。或以为险。曰：此顺症也，期十八日安，不须服药。盖痘不可以日期算，出已尽，发已透，脓已满，而后收靥可期也。今痘出而热转盛者，出未尽也。由服保元汤犯实实之戒，故令出迟，靥亦迟也。夫善攻不如善守，无他症，何以药为？已而果愈。

万子妇患痘，大热大渴，眼红唇裂，自利清水，妄见妄语，循衣摸床，遍身红斑如蚊迹，皆逆症也。此毒在三焦，表里俱热，非大发大下之剂，不可救也。乃以通圣散全料，大剂与之，一服而前症悉去，痘出甚密。复用十全大补汤去桂加防风、连翘、银花、桔梗，调理而愈。其痘自下收起，亦奇事也。

一小儿痘后发热，大小便难，疮瘢带赤。或言虚，欲用保元汤。曰：不可，此实热也，因食辛热之物得之。果因食鸡而得，以三黄丸而愈。

诸 热

徐仲光治一儿痘后，午余发热，脸赤色，谵妄狂颠，乃火从虚发也，以保元汤加归、芎、川连而愈。

一儿痘后，身热减食，面黄肌瘦，右脉沉滑。虽系内伤，而脾胃则虚，宜先调而后消之，六君子加山楂、青皮而愈。

一儿痘痂后能食便秘，身热口渴，乃胃有蕴热也，迟则变生。三黄丸、清胃汤，利之而愈。

一儿痘后，夏令痞满燥热，用巴豆下之，心痞少解，燥肠腹痛，利下如烂鱼脑，强食即呕，痞噫不已，足肘痛，舌赤溺涩，此乃伤元气，热药又伤之，阴亡而阳独存也。

一痘后伤食，过用克伐，致面黄少食，午后潮热，用清热剂，更加泄泻。此中气不足，用六君、补中益气即愈。

一痘后身热烦躁，面红唇赤，惊掣，此热伤风也。由于衣被太暖，或近火，积温成热，热极生风。以犀角地黄汤合导赤散而愈。

万密斋治徐氏子，痘后发热。或用小柴胡汤、竹叶汤、黄连解毒汤，皆不效。乃与保元汤加当归、炒黑干姜，一服热去。

费建中治沈氏女，周岁，身热如焚，汗出如雨，两目彷徨，如畏刀锯，以大黄四分，黄连三分，石膏二钱，佐以青皮、木通、山楂、丹皮、蝉蜕，连二剂。次日，神色定，放标数点，磊落分明。又二剂，热和神爽，稀疏颇润。更以中和之剂，八日愈。

吴桥治汪一龙，幼而患痘，方七日，痘多而不起，四肢皆凉，痘色如浮萍，干红枯紫，渴甚，啜茶水，日数十升，水泻不禁。诸医皆以为寒也，递以木香异功散、独参汤补之，既而下结血数枚，诸医辞去。桥至，则以为火症，众皆不然。皆曰：身凉饮水多，且水泻不止，即有热，无伤也。桥曰：水泻者，挟热也；身凉者，热厥也。视其口，则舌有红斑一，黑斑三。语众曰：此非热而何？遂大寒凉之剂投之，一服得寐而渴止。诘朝四服，痘色微红有神，九日而起。《太函集》。

汗

徐仲光治一儿,痘浆足,盗汗,此阴虚也。用保元汤加浮小麦,治之而愈。

一痘后盗汗,肌瘦烦躁,此阳虚也。补中益气汤倍芪,加麦冬而愈。

中暑

曾世荣治衡阳侯自牧次子,五岁,盛夏泄泻,面垢烦渴,耳尻冷,惊悸。诊其心肝脉浮而洪大,脾肺脉虚而细数。曰:面垢渴泻,脉虚细数者,此中暑也。惊悸发热,耳尻俱冷,肝心脉洪大者,此痘疮欲出也。先服黄连香薷散,解利暑毒,续投陈氏异功散,再加附子,与之实脾。二日泻止,三日疮见,不旬余而全功,此隆暑用附子之效也。《幼幼心书》。

费建中治钟氏小女痘,值炎天受暑,烦扰非常,壮热如焚,痘色干红,累日不起,渴思井水,仅与碗许,便觉爽朗,求之不止,竟饮及二斗,通身微汗,神怡始快,痘顿起,色亦红活,终以清火解毒收功。

渴

徐仲光治一痘,浆足,渐苍老,宜静以养之。有谓脾主结痂,用异功散加山药、白芍,喘渴身热。此实症而用补剂,内外皆热也,治以宽中汤。又口龈发疳,以清火解毒汤而愈。

一痘八朝浆满,身热而渴,咳有痰涎,火盛津液涸也,用白虎汤而愈。

一痘起胀,烦渴不已,寒之不寒,是无水也。宜壮水之主,以制阳光,六味地黄丸料加麦冬、五味,多服而愈。

一人十九岁痘,六朝匀朗绽突,淡白少神,渴甚不已,此虚弱而津液竭。以人参二两,麦冬五钱,水煎渐服。又以补中益气汤加枸杞二剂,保元汤加冬、芍、归、杞。九朝,浆足渴止,用人参一斤而愈。

一痘起胀,干红焦紫,根窠坚实,便结烦渴,用黄连解毒汤而愈。

一痘六日起胀,形色顺,不食引饮,此胃弱也,调脾内托散治之即愈。亦有毒壅而不食引饮者,不可不辨。

徐仲光治一痘,八日浆半足,热甚引饮。有用保元汤,而烦渴益甚。余当倍加人参,用人参二两,麦冬两半,煎成频饮而渴止。此渴甚药轻,不能生津以自救也。

一痘九日,空壳无浆,根血干红,壮热口渴,与保元汤而渴愈甚。此肾水枯涸,不能生火。宜壮水之主,六味地黄丸料加人参、当归、知母、麦冬、枸杞子、菟丝子而愈。

一新婚后出痘,燥热而渴,与冷饮即睡,醒则复索饮不已。时大冷大寒,此亦肾水涸,不能制火,乃孤阳绝阴。后虽行浆,二三日而卒,无阴则阳无以化,正谓此也。

雄按:何以不投甘寒壮水之剂?

一新婚后出痘,燥热引饮,亦宜壮水制火,用八味地黄丸料加人参、麦冬、五味子,又用补中益气汤,而渴止热减。

一痘七朝潮热,口渴自利,下臭秽陈积,此脾胃热蒸而下也,虽虚而无寒,以保元汤固中之剂而愈。若用燥热之剂,如木香散,祸不旋踵。

一痘浆期,壮热烦渴,舌干口燥。或疑津液不足,与保元汤加麦冬而热渴愈甚,痘色焦紫。此症本热而衣被火炉过暖,用补反助其热。宜清凉,以黄连解毒汤加牛蒡而愈。

一痘后热渴能食,便秘溺赤,咽干口燥,此心胃二经受邪也,用白虎汤而愈。

一痘后口干舌燥,咽干,食少便调,此脾胃虚,津液不足也。用参苓白术散及参、冬、甘、术、升、葛、麦冬、花粉、五味、粳米而愈。

一痘后口渴食少、小便数,此食伤胃气,津液不生,故渴而溺数也。用补中益气汤加麦冬、五味而愈。

一痘黑陷黄色,不食,性好饮酒,顺其性与饮,红绽而愈。

一冬月出痘,顶陷紫黑,饮食药饵俱不用,以当归浸酒与之,而痘起胀收功。

一痘火毒闭而形若死,移弃外庭,遇暴雨而苏,此以水制其火也。

一险痘热壅,索饮不已,连与井水数升,渴止而痘起。

万密斋治邹氏子痘,养脓时,大渴不止。议用人参麦冬散,彼即依本方修合。曰:疮太甚,津液不足之症,白术燥津液,茯苓渗津液,皆所禁也。乃以本方去茯苓、白术,加升麻、生地、花粉、知母、淡竹叶,一服渴止。

万氏子痘,养脓时,大渴不止,即用前加减方,作大剂代汤饮之,一帖而止。

痛

一痘半出,遍身作痛,乃热毒壅滞,未尽外出故也。活命饮加蝉蜕而愈。

一痘浆足而痛不止,此诸痛为实也。用白芷、陈皮、甘草、牛蒡、连翘、山楂而愈。

一痘六七日痛不止，此毒未化，郁而作痛也。非虚非实，不须治之，俟毒从脓化，其痛自止。

痒

徐仲光治一痘，初起作痒，风寒外滞也。升麻葛根汤，焙荆芥穗熨而愈。

一痘起胀淡白，神少，泄泻口渴而痒，此脾胃气虚也。补中益气汤去归，加桂、附、糯米而愈。

一痘成浆痒破，是卫气暴泻，津液不荣。幸能食便润，四君子汤加芎、芍、橘，复肿灌成痂而愈。

一痘成浆，痒破溃烂，乃湿火并至也，调脾渗湿而愈。

一痘九日，浆清作痒，大补气血而愈。

一痘见七日至十三日痒塌，木香散加丁、桂，固表里而愈。

万密斋治郑氏子，痘将见形，作痒不能禁。曰：起发时作痒者，逆也；贯脓时作痒者，逆也；浆靥时作痒者，险也。险者可治，逆者不可治。才见便痒，书无此症，因思仲景《伤寒正理》论云：病身痒，此邪在表，欲出而不得出也，桂枝麻黄各半汤。阳明经病，皮中如虫行者，此肌肉虚也，建中汤。今此身痒，正是痘欲出不得出，与太阳证同，非阳明肌肉虚也。乃以各半汤去桂、杏，加升麻、葛根、牛蒡，一服痒止，痘出甚密，调治半月而安。雄按：真善读古人书者。

屠家子出痘，贯脓时请一巫诵咒噀水解厌，后忽加瘙痒，痘形平塌，其色青白而气腥臭。曰：犯房室秽气也。急令买胶枣一斤，烧烟熏之，痘转红活，而痒亦止。问其故，老巫他往，而子代之，有房事。

胡氏女七岁，痘初发热，两手如捻物状。曰：此肝病也，经云其为病也握，宜平其肝。以泻青丸去大黄，加甘草、柴胡、青皮，一帖而握止。欲再进一帖，不听。曰：凡肝病者，多水泡而作痒，宜止之未发之前。既不信，七日后再议。至六日，尽抓破矣，乃用保元汤加防风、白芷，二帖痒止，再服著痂而安。

施季泉治臧玉函幼儿，甫半周，身热一日即见痘。专门云：树少花多，顶平脚塌，根窠薄，百死一生之症也。五朝，固辞去。药以保元汤为主，拟六朝多用人参加附子。疑虑间，施至，曰：此险症。且戒云：必发痒异常，须看守严密。药用凉剂，与前治大别。七朝，大发痒作泻，一日夜二十余行，或药水，或乳，或汤饮，俱倾注不变色。或谓必无幸矣，施怡然自若，因强之用参，必不许，乃加炒黑黄连，渴止。十三朝，复发痒，口渴唇燥，舌生白苔，又加炒黄连，白苔去，到底不用参，十九朝而别。

又戒曰：慎防痘疔口疳。疔之发也，必在脑后枕骨间，当以收口膏贴之，禁用渗药，口疳惟君家人中白散为妙。不数日发疳，如其言治之辄效。《广笔记》。

疥癣

一痘感暑毒，靥后，头发珠子，因用香薷饮合犀角地黄汤加荆、防，服而愈。

一痘后遍身生疮，忽自愈，而喘胀搐搦。此同倒陷论，先用升发，使再作，后用犀角解毒汤加人参而愈。亦有用百解散，发为丹肿者。

一痘遍身脓疮，久而肌瘦潮热。此毒已外泄，宜固正气为主，补中益气汤加芪、芍、茯、防、银花、石斛，外治水银膏。

一女十七，痘后脓疥，逢时即发，苦参四两，归、芍、芎、防、荆芥、白芷、牛蒡、枸杞、连翘、蔓荆、薄、蒺、蒌、丹、胡麻、首乌各一两，黄米糊丸，尽剂而愈。

一女痘顺，十二朝成脓疥，身热烦躁，此毒壅失解也。幸正不容邪，以归、芍、翘、蒡、芷、防、芪、银花治愈。若失于解散，多有损其肢目者矣。

疔

徐仲光治一痘，清浆结疤，四肢发疔数处，能食便调，见其脾胃实强，以内托解毒散治之，溃出疔根，用生肌散敷愈。

一痘清浆结疤，便泄减食，疔发二十余处。因脾胃虚弱，正不胜邪，毒反内攻，解毒无效，十四日顶陷而死。

愚按：解毒中兼补托药，未必无效。

一痘浆足，发疔数处，壮热烦渴，便秘能食，此有余之毒未尽。以四顺清凉饮，治之而愈。

万密斋治朱大尹子痘，至起发时，项后手背，有二痘变黑者，摸之则痛，此疔也。急取胭脂数帖，水浸取汁涂之，尽汁而止，次日红润起发。

汪氏子痘起发时，有变黑者，以朱公子事语之，教取胭脂汁涂之。不听，后一身尽成黑痘而塌，复出一层又塌，如此者三而卒。

汪氏子八岁，痘起发时，有黑枯者，此痘疔也。用四圣散，胭脂汁调，银针拨开疮头涂之，即转红活，亦不蔓延。数日后，应收不收。问之，不便七日矣，知其肠内燥结，取猪肉烂煮，和汁与食，肠润便通，旋收靥。郑氏子症同，以前法治之而愈。此病皮肉不活，根脚不肿者死。若起发有水，顶平而黑，内服凉血解毒，加烧人矢，外用胭脂涂法。若便秘，得之里热，内服四物汤、三黄汤，外用胆导。若泄泻，此寒虚也，用保元汤加木香、桂。如尽干枯，烦躁闷乱者，不治。

水　泡 附脓泡。

万密斋治李氏子，一岁出痘，起发时，都似水痘。曰：痘乃胎毒，五脏各具一症，肝为水泡，肺为脓泡，心为斑，脾为疹，肾为黑陷。此乃肝脏之症，喜皮肉厚坚，而色苍蜡。若皮薄色娇，不可治也。乃以四君子汤加黄芪、防风、牛蒡，母子同服，十三日安。

梁大尹公子出痘，起发时多成脓泡。曰：此险症也，治晚矣。越二日痒作而殒。

郑氏子九岁出痘，起发时，额上两颊皆成脓泡。曰：逆痘，不可治也。痘症自有次序，初出一点，血化为水，水化为脓成而毒解矣。如苗而秀，秀而实。今方苗而秀，恐早发还先萎也。七日后更论，未及期，大痒而死。

夹　斑

一儿发斑，身热，口燥舌干，化斑汤及小柴胡汤加黄连而愈。

一儿发斑，狂烦，面赤咽痛，栀子仁汤治愈。

一痘后发斑紫色，身热便秘，过于温补也。四顺清凉饮及解毒化斑之剂而愈。

一夏月发斑咽痛，升麻、葛根、元参、甘草、桔梗、牛蒡子治愈。

一发斑，因以胎毒，治以犀角地黄汤，砭去恶血而愈。有用犀角、大青，犀角解毒汤。

一发斑紫色，烦躁，便秘溺赤，此毒盛也，用黑奴丸而愈。

一发斑赤色，腹胀便秘，此内伤也。调胃承气汤下之，反肢厥脉沉。附子理中汤、六君子汤治愈。

一夏月发斑，由于暑毒，用化斑汤合香薷饮而愈。

一夏月发斑，势盛狂烦，此瘟毒也。用五瘟丹、黄连陈皮汤，治之而愈。

一发斑身热，头疼咳嗽，由于风热，芎蓟散、葛根汤而愈。

一痘出斑如锦纹，而间有颗粒，色赤，壮热烦，燥舌苔，便秘，此斑疹并出，调胃承气汤。又用白虎汤合葛根汤而愈。

万密斋治罗氏妇，年二十七岁，出痘遍身，红斑如蚊迹，咸谓不治。视其神识精明，语言清亮，诊其六脉调匀，问其饮食如常，大小便调，不烦不渴，但遍身红斑，稠密无缝,色且艳。曰:此夹斑痘也,解去其斑,则痘自见。以荆防败毒散加元参、升麻,作大剂,一服,次早斑退痘显。再一服,痘起发,调理半月而愈。

本邑各衙出痘,先二衙一子一女,长子后发热,见红斑,疑是夹斑症。三四日后,其斑尽收,热退身凉,痘不出。又四衙众出痘,一子发热,亦出红斑,亦亡恙,乃信人言有不出痘者。或发斑,或发疹,或发水痘,皆可折过也,必在正出痘时方论。以上皆徐仲光所治而言之者。

夹 疹

一疹后报痘,不易长大,干咳,连声不续,此过于发散也。保元汤加贝、味、甘、桔、橘红而愈。

一疹后出痘,失于解散,咽喉肿痛,声哑水呛,饮食不进,倒靥而死。

一疹后,痘出三日,痰咳喘急,亦失于解散,甘、桔、蒡、膏、陈、枳壳、蝉蜕、苏子,疏邪解毒清金而愈。

一儿身热咳嗽,疹出隐隐,以药发之,而不见不没。此风寒郁而不散,此瘾疹也,非正疹论,芎苏散治愈。

一儿痘出数颗而夹疹,遍身圆朗红活,两日尽没。有识者曰:痘没者,必闷乱烦躁,此却安静,且正痘宛在,乃疹没非痘伏也。以剂调之而愈。

一痘报点粗肥,有红盘,间有细密隐隐者,此水痘夹疹也。内症安宁,但表邪宜散,葛根汤加荆、防、翘、芷,二剂而愈。

一水痘不脓而干枯,身热烦躁,此失解同于倒陷也。治以葛根汤加荆芥、防风、连翘、牛蒡子、木通、蝉蜕,遍身发红点,此余毒散也。又用荆防解毒汤而愈。

万密斋治一女,二岁出痘,遍身红点,大小相杂无空处,此夹疹夹斑痘也。以升麻葛根汤加荆、防、元参、翘、蒡、淡竹叶、木通,一服减,再服再减,三服痘显而愈。

夹 丹 附夹疮。

徐仲光治一痘,匀朗,容易肥大,淡白少神,烦躁不宁,因头上素患肥疮太甚,耗泄真气故也。先用白芨膏,纸封头疮,后用保元汤而愈。

一痘正面匀朗绽突,少神,身肢平塌,色暗,因手足脓疥踵痛,泄气故也。恐浆虽满,不能收功,用保元汤加芎、蒡、芪、芍、归、甘、陈、防、桂、术,调理而愈。此症虽补而不保脾,则必致泄泻而不能收功。

一痘靥后，平陷瘙痒，遂发血风疮。用苦参、栀、翘、防风、独活、苡仁、黄芩，蜜丸服，并灸风池、三里二穴，各五七壮愈。
　　一痘出脓疥后，见其疤痕黑，大有似痘疔，须审头面痘颗明白。初起疏散凉血，七八日后，根窠红黑不消，亦宜凉血解毒。十一二日，根窠淡红，宜生血补剂愈。
　　一儿痘三日，耳前红肿如桃，用葛根汤加荆芥、防风、桔梗、牛蒡而愈。
　　一痘匀朗红润，左腮肿块青紫，热甚烦躁。此痘先块青，名鬼捏，真恶候也，急与紫金救焚散而愈。若此症治迟，必毒攻于心，发惊窜而死。

失　　血

　　徐仲光治一痘，发热，时衄血，宜发之，用升麻葛根汤加荆、蒡而愈。
　　一痘四朝吐血，痘陷淡白，烦躁，谵语妄言，肢冷身凉。此血热毒壅未尽，即服凉药攻伐之故，今血脱毒解而虚矣。宜先益气，保元汤加姜、附、芎、归、蝉、芍、糯米而愈。
　　一痘正起发而便血，怠惰减食，作渴肢冷，此皆脾虚也，四君子汤加升、橘、炮姜而愈。
　　一痘八日，根窠赤肿胀满痛，烦渴饮冷，便下黑血，此热毒内蕴也，犀角地黄汤治愈。
　　一痘收靥身热，咳嗽血痰，声哑鼻衄，此火刑肺金，黄连解毒汤加麦冬、犀角、丹皮、知母、牛蒡而愈。
　　一痘靥后，咳嗽不已，此毒郁于肺，清金开郁解毒而愈。
　　一痘靥后，便下紫血，此毒郁滞下，郁金五钱，牛蒡一钱，每服五分，灯心汤下。
　　一痘后溏泄，粪后下血，此脾弱也，用异功散加升麻、地榆、黄连、小柴胡汤而愈。
　　一痘后血淋，乃热结下焦也，柏、知、通、地、小蓟根、藕节、归、滑、甘草梢、竹叶，服愈。
　　一女六岁，标点，吐紫黑血甚多，然而唇舌滋润，形色俱顺，神宁气旺，竟无恙。因女之父素有血症，乃遗禀，非毒也，故不解毒，不补脾而收功。症虽险，而症与神自顺也，未可以见点吐血紫黑为死也。
　　万密斋曰：里中林霄，年二十余染痘，初发热，小便下血。予闻之曰：不可为矣。或问故。曰：乙未春，祁水桃村坳徐氏，出痘死者十八人，皆小便血也。霄越三月殒。

伤　食

万密斋治李氏女痘,脓成将靥,忽腹胀且痛,气喘呻吟。曰:疮既胖壮,脓又饱满,其脉弦滑,此非痘毒,乃伤食也。询之,因食鸡肉、糯米饭。曰:宜急下之。或谓痘疮首尾不可下,恐虚其里,不靥也。曰:病不执方,药贵对症,有是病则有是药,下之无妨。遂以原物作汤,吞丁香脾积丸,得利而安。

金氏子,痘成脓时,忽腹胀作痛,气喘烦闷,其痘光壮饱满,非毒也,必曾伤食。果因面食过饱,亦用前方法,得利病稍定。再用钱氏异功散加青皮、山楂,一服愈。

费建中治严孝廉子,六岁,丙戌仲夏见痘,干红色涩,顶陷不松,身热如烙,烦躁不宁。按其腹膈愁痛,口嗳腐气。此毒火内伏,中宫停滞也。以大黄二钱,青皮钱许、蝉蜕、荆芥、赤芍、红花、地丁,用山楂一两,煎汤代水,连二剂,下宿物甚多,痘顿起,色焮赤。前方加黄连、生地,渐放白成浆。第热未和,前方服至十二朝,始收功。

费建中子二岁,孟夏见痘,壮热昏迷,干红稠密,然得分珠,亦不脚塌。至三日,绝无起势,气粗烦闷,转矢气,极臭。因痘前食一苎头圆子重,以枳实、山楂、桔梗、前胡、广皮、麦芽、赤芍、蝉蜕、牛蒡,去结屎甚多,即起发红润,后虽甚密,幸获收功。

施氏子痘,始事者,极其升发,四日不起,狂烦叫喊至哑,目时上窜。视其根窠尚在,但稠密矾红,顶陷干滞,身反凉。按其胸膈手足皆起,诊其右手寸关,洪滑而实,此内积重而闭塞也。以枳实五钱,青皮、前胡各三钱,桔梗五分,佐以荆芥、蝉蜕,用山楂二两,煎汤代水,连夜进两头汁,次午又进一剂,下午去宿垢极多,犹有鸡肉未化者。将晚,又行一次,即顿然起发,神安,身大热,色未转,以得通达,火毒发见于外也。改用凉血清解,色渐红活,浆渐肥脓而收功。

寒战咬牙 徐仲光所治痘症甚多,仁端录抄出此下皆其神效者也。载之。

一痘,六日不起胀,寒战咬牙,腹胀气急,用奇攻散、补中益气汤而愈。

一痘,初发热时,恶寒,身振动,此邪正交争,欲出不出也。用升麻葛根汤加人参、防风、桂枝、山甲,及补中益气汤,调理而愈。

一痘未出齐,而手足摇动,以异功散投之而更甚,此假寒实热,木气太过而兼火化也。宜平肝制火,升麻葛根汤加川芎、柴胡、防风而愈。

一痘发热时,咬牙兼窜视,乃心热甚也,用升麻葛根汤合导赤散,服之而愈。

一痘发热时,闷瞀咬牙,此肝热证也,羌活汤加葛、芍,服之而愈。

万密斋长孙,二岁,染痘发热,三日内,寒战似疟。其父泣曰:死矣。万笑曰:尔为医,救人病如篙工然,忽遇风浪,手足自乱,何以济人？此儿元气充盛,毒气微少,邪不胜正,作寒战而退,试观其痘必少也。果止五七粒,七日愈。

一儿初发热,便咬牙戛戛有声,精神昏愦,此逆痘也,乃肾虚症。盖肾主骨,齿者骨之余,肾水不足,则毒火无制,火气煽动,故上下相戛有声,陈氏所谓槁者是也。果卒。

一儿痘甚密。曰:此儿脾胃素弱,当用补胃之剂,使血气旺而痘易成就也。不听,至成脓后,过期不靥,遍身溃烂,寒战咬牙,失音悉具。曰:此战,乃遍身溃烂,坐卧艰难,不能自任,非鼓颔寒战也。咬牙者,龈疮痒,相戛而鸣,非神昏斗齿也。失音者,欲得肉食不与之,日夜啼哭得之,非咽喉烂疮也。用调元汤加白芷、防风,暗入熟附一片,三剂而安。

寒 折

徐仲光治一痘,五日,形色少神,腹胀喘急,肠鸣肢冷。或拟内伤者,或拟陷伏者,殊不知内伤者按必痛,陷伏者必烦闷。今便利安宁而虚鸣者,乃阴阳二气不和,伤冷之症,或服凉药也。经曰:中虚不足,则腹满肠鸣。以理中汤加木香、陈皮、官桂等,疏逐冷气,诸症悉平。又以补中益气汤,调理而愈。

一痘因春夏久雨,为寒湿之气所侵,不能起者,五苓散加苍术、防风,多服之佳,或平胃快斑汤。

松江黄绮云,疗徐氏儿痘,儿幼,遇冬月,痘不起,炽炭围炉,抱儿火边,以酒浆挹火,火气熏儿,痘立起发。《广笔记》。

费建中治朱氏子痘,稠密干红,或以色滞,便用清火兼升发,累日不起。见其鼻流清涕,身凉且静,时在春初,寒风凛凛,此热毒轻而感寒重,毒火为外邪所闭也。以温肌透毒散、陈皮、枳壳、荆芥,连二剂,身渐暖,顿起发。次日,鼻塞眼封,而痘发煌,身渐热,清解治毒,调理收功。

一儿痘稠密不松,眉愁,腹痛不寐,毒盛也。苍白干滞,涕吐稠粘,头温足冷,邪闭也。急疏风攻毒,四朝,体渐热,痘渐起,色渐红活。但筋脉时惕,以活血驱毒而愈。

一儿痘三日,目红鼻塞,喷涕甚浓,气粗热壮,痘甚稀,色滞干红,无甚内症,以荆芥穗、葛根、前胡、黄芩、牛蒡、木通、丹皮、蝉蜕、青皮、赤芍,三剂,起发沛然,六日肥绽,顺叙收功。

厥　逆

徐仲光治一儿痘，四日，溏泄无度，四肢厥冷，痘点隐隐，其泻已旬日，此脾虚也。以附子理中汤数剂，泻减肢温。又以补中益气汤加肉果、官桂，泻止后，竟用补中益气汤调理而愈。

一儿痘九日，色灰白，溏泄，厥逆气急，阴阳不相顺接，四肢为之厥冷也，用陈氏异功散而愈。

一儿痘过期不敛，便溏安静，四肢少温，但脾气不足，用参、附、芩、陈、甘、芍、山药、木香、肉果治之，破损不成痂而愈。

一儿痘七日，肢厥减食，乃血热而过服冷剂，以致冰伏也，保元汤加丁、桂、炮姜而愈。

一儿痘六朝，绽突焦紫，烦躁闷乱，喘促厥逆，乃阳毒陷伏，厥深热亦深也。以四顺饮，行二次，诸症悉平，又清解之而愈。

一儿痘四五日，毒已尽，形色无神，二便自利，四肢厥冷，腹胀发哕，里气虚弱也，稍迟则胃气脱矣。急以理中汤，连进二服，内气一暖，痘即发光红活，四肢温暖。又以补中益气汤加丁香，哕止而愈。

一儿痘靥后，自言手足冷，及按之而热，夜卧不安。经曰：外热而内冷者，脾弱也。内热而外冷者，胃弱也。夜卧不宁，脾阴不足也，用归脾汤而愈。

一儿痘后，手足厥冷，乃脾弱不能旁达四肢，用保元汤加当归、白芍、附子、炮姜而愈。

昏　冒

万密斋治汪氏子，痘靥后，忽然闷绝，目闭口合，令作调元汤加麦冬，浓煎灌之，又与粥汤遂愈。此正气素弱，邪气方盛，壮火食气，气益弱矣。今邪气既退，正气将生，乃否极泰来之兆，所以戒勿扰乱，待其自苏。人不知此，卒见闷绝，或呼唤抱持，神气一散，不救者多矣。或谓恐有余毒。曰：余毒有三，一曰疥，二曰痈，三曰目赤，未闻有昏瞀也。凡痘疮或出不尽，发不透，或空壳无水，或清水非脓，则有余毒。今起发胖壮，脓浆饱满，何余毒之有哉？

惊 搐

徐仲光治一儿卒仆惊搐，苏而复作，此风寒壅毒也，红棉散治愈。一儿惊搐，误以惊药凉其心，痘不得出而死。

一儿初发热搐，以升麻葛根汤加天麻、钩藤、木通、蝉蜕、枳壳，痘出而愈。

一儿见点发搐，此心血虚而客邪，以四物汤加茯苓、远志、石菖蒲、枣仁、蝉蜕而愈。

一痘初点，惊搐不止，此心脾虚而血少，失治，十朝而卒。

一痘出二三日，惊搐，此毒不透，心经有邪，导赤散加蝉蜕、黄连、红花、天麻、钩藤、石菖蒲而愈。

一痘出未尽，惊搐，且溏泄肢冷，异功散四剂而愈。

一痘浆期，惊搐不止，安神养血丸而愈。

一痘后，惊搐吐泻，肢厥，目直痰鸣，此中气不足，补中益气汤为主，兼醒脾散、附子理中汤，下至圣保命丹而愈。

一痘后惊搐，气促痰喘，口开目直，二便闭涩，此类急惊，乃风邪有余症，宜清凉解散泻气，以天麻抱龙泻青丸治愈。

一痘后过食白果，惊搐痰壅，目直，腹胀喘急，此气滞生痰。甘草汤、姜汤，渐与服，得吐泻而愈，不可以风治之也。

烦 躁 以下皆徐仲光所治。

一痘未出齐，色赤，壮热烦躁，清解之而益重，此反冰其毒也。宜升解之，升麻葛根汤加桂枝、牛蒡、紫草而愈。

一四朝顺痘，烦躁不食，毒未尽也。升麻葛根汤、补中益气汤而愈。

一顺痘，日夜啼哭不止，此不胜火炽刑金也，泻青散、导赤散加黄连而愈。

一痘少淡白，不易肥而烦躁，真气弱也，棉纸搓软，白芨膏封痘，服保元汤而愈。

一痘后夜卧不宁，此胃不和，而卫气不得入于阴也，四物汤加远志、枣仁、龙眼肉，及归脾汤而愈。

一痘后身热，午时烦躁，解毒清热而愈。

一痘六朝不起，干红烦躁，此毒壅也，过用保元汤，而反闷乱焦紫。乃以枳壳汤先解参、芪之滞，犀角地黄汤加蝉、蒡、紫草，清其壅滞之热。七朝，痘色正。后以保元汤调理而愈。

万密斋治邱氏子,痘正作脓,瘙痒烦哭,其面磊落红绽,脓浆未熟,两颊先红干,皮肉木硬。曰:左颊属木,肝也,肝主血,藏魂。右颊属金,肺也,肺主气,藏魄。两颊木硬,气血不荣,魂魄不靖,所以烦哭也。请药。曰:欲解其毒,则中气反伤,欲补其中,则邪火正盛,不可为也。是夕加烦而死。

谵　妄

徐仲光治一痘起胀,色焦枯,谵语,此火亢极也,以退火回生丹、无比散,治之而愈。

一痘密浆,其色白,昏睡谵语,此血虚也,保元汤加归、地、芎、冬、茯苓、枣仁。

一痘后午余发睡,面赤谵语,此火从虚发也,保元汤加归、芍、川连。

万密斋治胡三溪子痘,时常以手自掩其面,身下缩,频呼曰:我怕,若有所见者。曰:逆痘也。经曰:肾败者失志,目中见鬼,死不治。钱氏曰:肾病则下窜,此痘发于肾,不可为也。果然。

一妇年二十余,发热五日,痘不出,常起摸床壁,昏不知人,口喃喃不休。曰:死症也。果然。

周璜子年十三,染痘发热,五日痘不出,发狂谵语,已进保元汤三剂矣。曰:误矣,犯实实之戒也。凡痘发热之初,惊者平之,渴者润之,吐利者和之,便秘者利之,热盛者解之,如无他症,不须服药。今此子元气素厚,饮食夙强,乃以保元汤助火为邪,毒气郁遏,至于狂妄,热已剧矣。宜急下之,与三黄汤,得利,而狂止痘出,至十七日靥。治痘之法,尽此数语。

汪少溪婢染痘,发热颠狂。曰:热极矣,当速解之。乃作三黄汤与服,得利,热减神清,痘出而安。

徐氏子年十七出痘,至脓将靥,忽发狂,妄语起舞,或殴人骂人,皆平日仇恨者,一身之疮尽迸破,祈禳不效。乃用安神丸百粒,作二次服,良久始省。问其所为,殊梦梦也。

喘　急 下亦徐仲光所言。

一痘稀嫩少神,起胀时,泄泻而喘,此气虚也,补中益气汤加肉果而愈。

一痘浆足,痰喘便实,此肺热过于补也,枳壳汤加连翘、牛蒡、腹皮、栝楼而愈。

一痘收靥原痂,喘急腹胀,因能食,非倒靥也,保和汤愈。
一痘浆灌喘急,用荆、防、桔梗、枳、杏、冬、贝、橘红盐炒、竹叶而愈。
一痘喘急,用白花地丁,水煎服,即止如神。
一痘后齁喘,久不愈,蜜炒麻黄、半夏、桑皮、款冬花各一钱,白果肉五个,煎服数剂愈。一云有甘、杏、芩、苏子更妥。
一痘后喘呕不已,用长流水,扬百遍,煎清上之药愈。
一痘后喘急声重,客水侵肺也,蜜炒麻黄、桂枝、杏仁、车前、葶苈、甘草愈。
一痘后痰嗽喘呕,用阿胶、糯米各一两,牛蒡、兜铃各三钱,杏仁三粒,甘草五分,丸服愈。
一痘后泄泻喘急,此肺虚也,人参一钱,五味三钱,煎服而愈。
一痘后痰喘不已,火侵肺也,用芩、连、枳、杏、甘、桔、花粉、柴胡,煎服而愈。
一痘,八朝俱充灌,因暑月,汗多解衣,热为邪抑,忽咬牙喘泻,一昼夜,颊上有倒靥,先用苏、防、杏、枳、青皮、陈皮、芪、术、葶、贝、前、蚕,得微汗,喘缓。次用震蛰丹三分,随以大青丸三丸,小青丸五丸,大灵丸三丸,连进二服而愈。

万密斋治程氏子,未一岁,多笑,知其心火有余,令以川连、山栀、辰砂为丸,服之。三日后,笑渐少,随染痘,发热,忽作喘,喉中涎响,泪泪有声,此肺热证。幸不肩息作冷,乃作清金散汤,一服而减半,再剂而喘定。如不知则殆矣。

咳　嗽

一痘五朝,匀泽红润稀朗,顶平陷,痰嗽甚,此伤风失表,邪客肺经。但脓期患此,难于补托,用甘、桔、前、芩、桑、杏、橘、萎而愈。
一痘七朝,不易起胀,喘咳吐食,此毒壅也,清理解散而愈。
一痘收靥,厚而干黑,身热咳嗽,风寒客肺也,麻黄汤愈。
一痘收疤,咳嗽,咽膈不利,用甘、桔、翘、防、蒡、陈皮、射干、元参辈愈。
一痘后伤风,咳嗽发热,用解表药,反汗喘。用二陈汤加桑、杏、山栀,反加搐搦。此脾胃虚弱也,用补中益气汤加麦冬、五味、钩藤而愈。
一痘痰嗽,诸药不效,用黑散子而愈。
一痘后咳嗽连声不续,痰鸣欲绝,嗽罢吐白沫,面唇白,饮食少,不得卧,此虚而攻肺,下痰过剂也。小异功散加藿、半、萎、粉、冬,又用人参清肺饮而愈。此救子益母之法也。
一痘后咳嗽,吐脓腥臭,胸中隐隐作痛,右脉数滑,乃余毒在胸,作内痈也。用橘、贝、甘、桔、芩,合翘、蒡、知、蒌、防己,并蒸百合服愈。

一痘久嗽不已,腰背痛,此肾咳也,地黄汤加麦冬、五味子而愈。

一痘十二朝,咳嗽,旬余不止,服发表化痰药多,反吐脓血。此脾肺虚,重伤真气,成肝痈也,用桔梗汤而愈。

万密斋治陶氏子,痘将靥,咳嗽喘急,用甘桔汤加麦冬、牛蒡未效。此肺有火邪,火郁宜发之,乃去麦冬,加紫苏、地骨皮,一服而安。

呕吐哕下皆徐仲光所言。

一儿年十五,血热毒重,而无颗粒,正额略见分珠,而又稠密,唇焦口肿,舌有黑刺,大热大渴,先用羌活汤调下催蛰丹、退火丹。虽起发,呕哕特甚,用芩、连、荆、防、翘、蒡、楂、蝉、犀角、紫草、石膏、大黄,二剂。痘乃稍润,又加芎、归、冬、知、甘、桔、生地、丹皮、红花、元参,痘渐滋长,呕哕渐止。八九朝,复呕,背痘平塌,仍用芎、归、芩、连、蝉、翘、防、羌、蒡、陈、藿、石膏,黄土澄水煎服,随以桑虫浆、鸡脑各二个,入催蛰丹、震蛰丹各五分。至夜,狂躁作渴,以陈冬米、麦冬,煎汤频饮。至天明,熟睡,痘转而起灌矣。但大便溏数,加芪、术、楂、橘、炮姜、人参三四分,调理而愈。

一儿痘成浆倒陷,吐哕不止,急用攻发药,以起其痘,于安胃药中加参、芪、黑姜、陈米、白术、黄泥澄水煎治愈。

一儿痘标点,哕吐,面色枯,口唇焦,胃气已脱,毒不出,三日而死。

一痘六朝,匀朗光泽,外症顺而胃气损,闻食则哕,浆虽满不能收拾苍老,变倒靥而死。吐蛔者更重。

一痘后烦渴,乳多则吐,身热喜凉,此余毒在胃,竹叶石膏汤治之而愈。

一痘后哕腐,或有用香砂丸,克伐太过,遂变泄泻而死。

万密斋治一儿,痘本轻,因伤食腹痛而呕,用平胃散加砂仁、藿香叶、煨姜而呕止。

一小儿因食生冷,伤脾胃而呕,痘变灰白,用钱氏异功散加砂仁、丁香、桂而呕止。

一小儿痘甚密,喉舌都是,将闭时,呛水呕食,杂脓血痂皮痰涎而出,用甘桔汤加牛蒡,频呷之,调理而安。

一小儿脓成将靥,忽作干呕,虽饮食,常自呕哕,其痘不作脓,不满顶。曰:此逆痘也。乃诵木陈叶落,弦断声嘶之言以告之,后失音闷绝而死。

庠生余光庭,年十九,出痘,脓成将靥,忽作咳逆,即哕也,又名呃逆。脉促成代。或谓咳逆者，恶症也。促代者，怪脉也。痘疮顺正，饱壮明润，何以得此？曰：咳逆三症，一曰胃寒，二曰水逆，三曰胃败，皆与此不合。经曰：诸逆冲上，皆属于火。此火炎上之象，乃问其大便如何，则自出痘至今，七日未更衣。曰：此燥矢壅塞，下窍不通，火炎上窍，故咳逆也。促代之脉，得之气逆，脉亦逆矣。以猪胆导之，下燥矢，咳逆即止，而脉亦调匀而起。

吐泻及蛔

徐仲光治一痘，不见出，吐泻不已，服升发益盛。此虚症，宜温补药升发，以透肌散，六君子汤加升、蝉、姜、桂、陈米、枣而愈，以其热静痘娇也。若执痘未齐而不补真元，反致伏陷矣。

一痘后吐泻，类霍乱，此外感兼内伤也，藿香正气散、藿香五苓散。因兼暑食，加味二陈汤治愈。

一痘后吐蛔，乃气血虚，无谷气以养，蛔求食而出也，二陈汤加连翘、连、枣、姜、芍而愈。

一痘起胀吐蛔，乃胃热而久不能食，虫为热迫，但闻食气则上涌出，安蛔汤而愈。然多有不治者，虽痘匀朗，浆半足，若久不食，而服剂不止者，土虚而木乘之，必至肿消目闭，倒陷而死。

费养恒治冯宪副孙痘，两日稠密无缝，皮薄色淡，身凉而静，睡不合目而困倦，面光白，吐蛔数条，俱已死，此虚寒而邻于逆者也。以保元汤加芎、归、肉桂、山甲，数剂，绝无起势。乃加参三钱，芪五钱，熟附五分，日二剂，六日渐起，色渐红，囊渐苍老，肢体亦暖。参、芪更加重，附至七分，幸不泻。又加熟地膏半盏，鹿茸膏数匙，十日，浆肥脓成，神爽，寝食俱安，十四日收功。因痂干燥，防余毒，以参归化毒汤，重入忍冬膏，调理而安。

费建中治姚氏子，秋夜忽吐泻三十余次，口不能合，两目失神，身不热，痘齐涌出，甚细密，仅得分珠，颗粒圆满，却如水泡，有顶无盘。乃剧虚剧寒之症，形象固逆，幸气血未离，疏通之剂，断不宜用，即与保元汤加白术、木香、当归、熟地、诃子等。服至六日如常，乃倍参、芪，加鹿茸、肉桂。至八日，身得温暖，窠囊觉厚，浆水及半而不苍老，前方去鹿茸、肉桂、诃子，加白芍、茯苓、银花，神爽，进食而瘥矣。虚剧之症，补之不足，尚可散乎？但今无是症矣。

泄　泻

一儿痘泻,投以升涩药,不效。黄绮云用白芍药酒炒三两,煎服,一剂即止。此脾虚有热也。《广笔记》。

一儿虚寒,痘将行浆时作泻,用炒莲肉去心一两,真鸦片五分,共末,白汤下。儿小者三分,大者五分,泻立止。虚痒或虚烦躁不止,亦如之。若系大热泄泻者,不可用也。同上。

一血热痘兼气虚,先用解毒药,毒清矣,忽泻,日数行不止,痘渐平塌。缪仲淳以炒莲肉五分,真鸦片半分,米汤下,立止。王宇泰复用人参二两,黄芪三两,鹿茸三钱,煎服,补其元气,浆顿足而自愈。盖因其先解毒尽,故可补而无他症起也。同上。

一痘脾虚作泻,用莲肉六两,参、芪、五味、山萸、扁豆各四两,白术三两,枣肉为丸,姜汤下。此方移治老年肾虚脾泄泻更效。

一痘密毒重,起发亦透。八朝,但头面胸背脓浆,手足止有清泡。有用参、芪、米、桔、翘、连、蚕、薯,即痰喘不食,身热而呕,大便频频失屁。急加归、芍、楂、陈、砂、冬、防、术、元参、石膏、山豆根,及便制人参,兼用牛黄抱龙丸、八宝丹,连进二三剂,四肢浆足。以后去人参,只用清解药而愈。

一痘起胀时,忽泻,痘色赤而稠,根窠坚突,便秘六日矣。此血热毒壅,正宜泻去其毒,治法只宜清解。主人恐泻耗其元气,用豆蔻丸,保元汤加肉果、官桂等,痂虽收,而目肿赤,四肢发痈,始悔而用清解。病根已深,竟损一目,废一肢。此痘有同是热泻,而用犀角地黄汤加木通、桔梗、川芎,提之而顺愈。

一痘早起泄泻,饮食不化,此脾肾不足,四君子汤加补骨脂、肉果,又朝服四神丸,夜服参芪白术散而愈。

一痘隐隐不见,面白神疲,微热飧泄,此脾虚不能送毒也,异功散加木通、芎、升、归、陈米,泻止痘发。补中益气汤调理而愈。

一痘后泻,药食俱不化,此脾虚也,用参苓白术散、阿附丸而渐愈。

一痘后泄泻不已,此脾虚也,四君子汤加升、防、肉果,及肉豆丸而愈。

一痘后羸瘦枯槁,溏泄不已。或谓脾弱,理中汤、小异功散、六君子汤,皆不效。知其乳母弱,乳薄故也,令易乳而安。

一痘溺赤,溏泄如糜。肠中热则泻黄如糜,此煎熬积热也。以五苓散加车前、黄连、神曲、麦芽、山楂而愈。

一痘后伤食伤暑而泻,四苓散合香藿饮加神曲、麦芽、山楂而愈。

一痘未出尽,利下赤白,此血热痘壅,有积热也。以葛根升麻汤加芎、归、楂、麦、蝉蜕,稍减。面目赤,溺数,犀角地黄汤、补中益气汤治愈。

一痘暑月六朝而利下脓血,壮热烦渴,此毒留大肠,三黄丸兼补中益气汤而愈。

一痘同而不治,痢久,渐倒陷,二七而死。故曰:险者治之。

一痘靥期而利,水谷不分,完谷不化,参苓白术散、芍药独参汤治愈。

一痘后,利下蛔虫,此热迫之也。苓、甘、半、芍、乌梅、川椒、姜、枣,治愈。

一痘后患利,里急后重,面黄不食,闻药食则呕,此病邪虽实,而胃气受伤多矣。当先补后攻,小异功散加芍药,而哕止进食。次以木香槟榔丸,去积尽,服调中汤而安。

一痘,腊月泻数日而后标点,患痢无度,用升发药不效,痘色淡白少神,脉浮大无根,大虚症也。附子理中汤,日进二剂,积少减,痘亦红润,脉始有根。然饮食不进,用补中益气汤加桂枝、炮姜,遂能食安寝。浆虽充,而完谷不化,亦不易结痂,小异功散加芍药、木香,参苓白术散,调理而愈。

万密斋治胡氏子,染痘自利,三日不止。或欲进理中汤加诃子、肉豆蔻。曰:不可,此协热利也,宜用黄芩芍药汤。但观其形色,利当自止,不必服药。次日痘出利止。

一小儿发热,时自利,大孔如竹筒状,清水流出,逆症也。此乃火盛于内,肺金不行收令也。以黄芩芍药汤加乌梅,一服而利止。

万之子,三岁出痘,至脓成将靥时,忽泄泻,痘变灰白。先君曰:此虚寒证。命作木香散服之,未尽剂,泄止疮复红活。时邻人曾氏子,痘出密盛,将靥亦作泻,痘变灰白,且作痒,来请药,先君即以前未尽剂与之,泻止,痘红活不痒矣。

萧别驾女,七岁出痘,连服保元汤,痘甚密。曰:表里俱实,虽密,顺症也,不必药。萧江西永丰人,彼处出痘,专食鸡。戒以不可食,不听,日食鸡汁,至脓将成,忽大泻,日夜五六次,所下皆清水,欲止之。曰:里气太实,正须泻耳。次日,泻益盛,视其痘饱满红润,不与药,乃怒甚。曰:保无他。或欲进肉豆蔻丸,力止之。至第三日,大泻水一行。曰:泻止矣。问故,曰:此泻饮鸡汁大多,水留薄肠胃之间,今泻者,名蓄水泻也,水尽泻自止。与四君子汤加陈皮,调理而愈。

一痘将靥,忽作泄泻,口渴饮水,小便短少,其痘胖壮红润,此内热也。用五苓散加黄芩、白芍,煎调益元散而愈。

一痘成脓,面部将靥,困渴,饮过多,以致自利,白术散服之,渴泻俱止,愈。

一痘成脓少食,忽作泄泻不止,变灰白,用木香散、豆蔻丸,服之愈。

一滑泻不止,食少腹胀,足冷,痘灰白色,脉细无力,此犯五虚不治,必死。

陈三农治一小儿,痘后泄泻二三年,体瘦腹大,善食。此久泻伤肾,肾不纳气,肝木火起,脾无正火不杀谷,故作泻,瘦削成疳耳。用红曲丸,加草果三钱,服之愈。

李季虬曰:长儿痘,初发热即泄,日数十行,见痘,泄不止,时医以脾胃药止之,愈甚。施季泉曰:是在不治。予强之,曰:止泄不难,发药中加黄连二钱,黄芩一钱。二剂泄止,予喜甚。施曰:非也,毒火炽故泄,初泄时,即解利药乘热导之,或可望生。今迟矣,过四日,即欲解毒无及矣。坐视七日死。《广笔记》。

痢

万密斋治张氏子,痘靥时,面疮溃肿,脓水浸淫,泄下脓血,后重不食。或作噤口痢治,不效。视其症乃倒靥,非痢也。在痘科中,痢下脓血痂皮者生,水谷不化者死。在伤寒,太阴经病论则曰:热蓄于内,当便脓血,勿治,利尽脓血自愈。因思此疾不可急治,乃故制药延缓以待之。数日后,度其脓血将尽,乃用四君子汤加白芍、枳壳、黄连、木香,一服后重除,利稍止,再服能食,三四服痘靥。

一痘后,初秋利下白积,身热腹痛,呕哕不食,此湿热瘀积,兼受寒邪。理中汤加防风,一剂哕止。平胃散加香、连、青、葛、麦愈。

一痘后,利下赤白,能食而不化。此胃热而脾虚也,乃恣食而不知节慎,遂致莫救。

一痘后,噤口痢,用人参一两,陈皮、黄连、石莲肉各五钱,桔梗三钱,胃风汤调服愈。

一痘后,利久不止,积未尽而中气不足,用人参、白术、白芍、甘草、升麻、陈米,大固中气而愈。

一痘后,毒入大肠而便脓血者,牛黄散、三黄散、犀角地黄汤、黄连解毒汤而愈。

便 秘 徐仲光治。

一痘,十九岁,标点时,便秘至十二朝不行,口渴狂躁,左尺脉浮大,此阴不足而津液竭也,用参、冬、归、地、知、杞、枳壳、菟丝子而便利。

一痘后,食粽便结,痛不可按,手足搐搦,大柴胡汤加酒曲二钱而行。

一痘后,身热便秘,此余毒结大肠也,以解毒汤治之而愈。

一痘后,身热便燥,此辛热耗液,润燥汤愈。

一十五岁,血热毒重,痘十八朝,忽小便不利,欲解不能,起倒竟夕,闻其大便已阻而不行者四日矣。此有燥屎结于幽门,后窍不通,故前窍亦闭。进以汤药,则小便益急而不能出,痛苦极矣。且药力未能达于至阴之下,因用胆导法,须臾二便皆通。

一痘正出而小便秘,此气为火食也,导赤散加疏解药而愈。

一痘泄泻溺涩,此阴阳不分,五苓散加车、通而愈。

一痘,阴阳分而小便少,此脾肺虚也,补中益气汤加麦冬、五味而愈。

一痘溺涩,为阴虚火炎烁肺,六味地黄丸加冬、味而愈。

一痘后小便赤色,知热在膀胱,导赤散加栀、苓、车前、竹叶、灯心而愈。

一痘后小便不利,用五苓而愈甚,阴囊渐肿。此阴虚而渗利之,复损其阴也。六味地黄丸加肉桂、车前,又补中益气调理愈。六味丸最为此症的对之药,既系阴虚,何取乎补中益气?

一老医有孙,痘既脱痂,少腹胀,小便不通。众谓痘后余毒,用利水解毒,愈胀。老医忽悟曰:此脾虚下陷也,痘后无实症,土坚则水清。人参一两,大枣五枚,生姜五片,煎服愈。《广笔记》。

万密斋治庠生余光庭,年十九岁,染痘发热,五日不出,三日未更衣,脉细而数,虽有下症,元气怯弱,不可下也。以胆导之不得通,病者烦躁,因思发热日久,毒流其中,燥粪闭塞肛门,大肠干枯,气不得行,血不得润,胆导力小,故不能通也。自立一法,取猪尿脬一枚,以猪胆汁半杯,清油半杯,蜜半杯,三物和匀入脬中,如作胆导法,取下燥屎二十余枚,气通热解,神清痘出。此法外意也。虞天民亦有此法。

胡氏子出痘,乍热乍退,足冷,数日不大便,先出者犹是红点,亦不起发,此逆症也。或曰:热微毒亦微,热甚毒亦甚,今热不甚,顺症也。曰:不然,痘本火毒,待热而发,如发热而不烦不渴,大小便如常,精神清爽者,此热在表,无邪毒,火发越而痘易出易靥也。若烦躁不安,大小便艰,昏昏喜睡,此毒火内蕴,不得发越,表热虽微,内热则甚。今乍热乍退者,毒火来往也;大便不通者,毒火郁遏也;见红点而不起发者,毒火陷伏也;足冷者,火极兼水化,谓之逆冷也。彼不以为然,次日红点俱没,烦躁转甚,犹谓此内收也。翌日死。

疫 疠 徐仲光治。

一儿季春出痘,感疫气,亢极便秘,用十神解毒汤,次以升发药治之而愈。

一儿季春出痘,七朝顺朗,亢极便秘,狂烦,舌有黑苔刺,痘空处隐隐有黑点,此感疫失解也。先用大承气汤治之,次以理气血而愈。

万密斋云:嘉靖甲午春,痘毒流行,死者十八九,乃一厄也。时有预服三豆子汤、丝瓜辰砂散者,凡方书所载,预解痘毒之法,用之无效。予思痘疹疫疠之毒,因岁运灾眚之变,难以药解,而人事未尽,又不可委之天数也。于是检阅右方,于《韩氏医通》得五瘟丹,以五运为主。喜曰:此解毒神药也。依方修合,施售与人,但服之莫不轻疏。人皆神之,因命之曰代天宣化丸。甘草、甲己年为君,土。黄芩、乙庚年为君,金。黄檗、丙辛年为君,水。山栀、丁壬年为君,木。黄连、戊癸年为君,火。连翘、佐。山豆根、佐。牛蒡子、佐。先见其年所属者为君,次四味为臣,君药倍用,臣药减半,佐视臣又减半。共为细末,于冬至日修合,取雪水煮升麻汁,打面糊为丸,辰砂为衣,竹叶煎汤下。

万密斋曰:胡松山子出痘,在母黄氏怀,半夜后,此儿却在地下。萧楚梧子出痘,日中时,闻蒜气过。胡三溪子出痘,有鸦日日聒噪。胡淑卿子出痘,近夜时,楼上忽闻棹到声,视之无他。王东楼子出痘,有蝙蝠飞入室。后皆凶,医者病家,不可不知。

目

徐仲光治一儿痘后,目黑睛初起细白点,大便顺,而日晡潮热。有用鸡腥脏、花粉、威灵仙煮食,其瞳神即高肿突出,白睛红肿。徐用泻青丸煎服,兼用羽皇散,五六剂而愈。

一儿白睛生翳,渐掩黑睛,连用祛风去翳、凉血清热等药不效,即用泻青丸及羽皇散,间服数剂而安。鹅不食草盐酒炒干、白蒺藜各二两,谷精草、石决明各二两,旋覆花、蝉蜕、川芎、龙胆草各五分,羊胆三个,蜜丸,每服二钱,盐汤下。羽皇散。

万密斋治萧别驾女,痘后不戒厚味。其俗有病者,必服附子,食雄鸡,灸关元。戒之不听,后两目出浪若烂,此毒发于肝,肝火旺也。或曰:目上下胞属脾,脾亦热乎?曰:此因泪出不止,浸淫溃烂也。乃用泻青丸去大黄,加柴胡、黄芩、密蒙花,蜜丸,服半年而愈。雄按:萧江西人,其俗至今犹然。

雷邑巫孙痘,七日倒陷,已与发出,毒犹甚,欲解其毒,中气素虚,又恐倒陷。欲补其中,恐助毒火,又伤其目。不如节饮食,适寒温,以待自安。不听,乃服参、芪温补之剂,后两目俱盲。

王司训子,痘后两目畏明,此肝火太旺,宜服泻肝散加柴胡、蝉蜕、黄芩。初一剂用酒浸大黄,乃畏苦不肯服,果成内障目盲。

萧氏子痘后目有白翳。曰：此痘瘢也，治之无功。果盲。

徐淑道痘不靥，用陈氏木香散一服。曰：误也，必损目矣。果盲其一。

周氏女痘后目闭不开。曰：痘顺无余毒，必羞明症也。乃试之，向暗则开，向明则闭，不流泪，此肝经火邪未除耳。用羌、防、归尾、川芎、柴胡、蔓荆、密蒙花、生甘草、淡竹叶，一服目开，遍身痘瘢肿凸。再用四物汤加荆、防、人参、连翘、甘草而愈。

周氏子九岁，痘后出外，忽头肿，两目不开，此非毒，乃风热也。用羌、防、升、柴、芎、归、藁本、蔓荆、细辛、甘菊、黄芩，治之愈。

王肯堂治从子懋錎，痘后两目生翳，羞明特甚，窗牖皆以衣被覆蔽。就明展两睑视之，则白膜已遍覆黑睛，泪如泉涌。婴科、眼科，投药不效，束手告技穷矣。乃闭户而思：目者，清阳之所越也。忽焉而有翳膜，是浊阴犯之也。浊阴恶敢与阳敌，故羞明特甚。乃以黄芪助清阳之气为君，生地、当归养目真血为臣，羌、独、防、芎、芷、甘菊、薄荷升清阳，黄芩、猪胆汁、车前、茯苓降浊阴为佐，仍间服泻青丸，八剂而目开翳已去矣。凡眼科点洗药，概屏不用，惟以橄榄核磨汁，敷上皮而已。盖婴幼柔脆，点洗之药，必有所伤故也。

费建中治一女，三岁，痘稀而绽突红润，似可弗药，但烈热如炮，叫喊不绝，左目焮肿如桃，以大黄、生地、荆芥、甘菊、赤芍、黄连、木通、地丁、青皮，连进三朝，始身凉神静，目亦无恙。痘后目翳，用荔枝肉捣膏，贴囟门上即愈。但已过百日则不效。

唇　口

徐仲光治一儿痘稠密，未起发而唇先黄熟，目先虚闭，咽喉肿痛，不能食，遍身痘俱平暗，幸正额匀朗，眼眶口唇，虽肿而红活。以甘桔汤加牛蒡、连翘、山楂、荆芥、陈皮、人中黄等，清利咽膈，解其脾毒而愈。

一儿痘四朝，稠密未起胀而口唇先黄熟，乃内溃之恶候，必为唇刺。幸余痘光泽脚敛，脾虽受毒，根本犹固。以补中益气汤去白术，加牛蒡、连翘、山楂，继以补元汤、理中汤而愈。

一儿痘稠如缀粟，平塌娇红，血散不附，唇口肿硬，剥落一层又一层，皮薄空浆，破如血汁，溏泻烦渴，皆为逆候。但能食安静，知有胃气也。用参、术、连各二钱，日进三服。十四朝，肢厥，脉沉静如死状，痘皆倒靥，心胸尚温，数日渐苏而愈。

口疳

徐仲光曰：一儿患血热，痘后身发热，口臭成疳，溃脱上龈门牙、左腮盘牙，唇红干裂，左颊下亦红肿，如发毒状。湖州沈三春，外用抑阳散加葱汁，酒浆调敷肿处。若面肿而带有紫色为实热，必成走马疳，溃颊不治矣。今虽肿而红活，知为另发痈也。内服犀鱼、羚羊角、黄连、黄芩、元参、生地、牛蒡、桔梗、甘草、白芍、花粉、木通、紫花地丁，及人中黄散，一二服。或煎银花一两，入广胶一钱，间捣甘菊花根叶汁，冲入服之，面肿渐平，身热渐退。外吹牛黄一分，珍珠三分，黄檗、青黛、人中白、硼砂猪胆制各四分。不易敛，加乌梅炭三分、血竭二分、龙骨一分。因体虚，又加人参、象皮灰各三分，制炉甘石四分。又常以醋调雄黄末，软笔点入溃窍中，延至月余而愈。

咽痛

徐仲光治一儿，患血热痘，先用寒凉，芩、连、犀角，起发灌浆，头面身背俱脓，但两腿面凹陷不起。用参、芪托之，反见热渴躁烦，大便溏泄多次，咽喉肿痛。改用清咽利膈，山豆根、麦冬、川贝、桔梗、元参、防风、僵蚕、山甲、当归、白芍、红花、生地、山楂、陈皮、蚯蚓、牛蒡、川连、黄芩、甘草而愈。

一儿痘后，咽痛壅塞不通，此余毒留于心肺，邪热不泄，风痰壅盛。先以桐油探吐，服驼原散、甘桔汤、连翘、牛蒡、射干、元参而愈。

一儿痘后，真阴不足，二火上行，咽喉肿痛。有以寒凉治者，愈而复肿。原其火为寒郁，先以附子理中汤驱其寒，次宜壮水之主，六味地黄丸加知母、麦冬、元参治其本，外吹葛槿散而愈。

一儿痘后，脾胃不足，阴火上炎，咽喉肿痛，以四君子加甘、桔、知、柏、川连、牛蒡而愈。

一儿痘后，咽喉成疔，以柴、葛、地龙、蜈蚣等分煎成，加犀角磨汁和服而愈。

万密斋治马氏子，五岁，痘不起发。曰：此顺痘也。毒甚者，则头面肿，毒微者，则头面不肿，非不起发也。又呼咽痛。曰：此痘家常病，喜喉舌无疮，颈项间痘稀，不足怪也。以甘桔汤加牛蒡子煎，细细咽之，咽痛即止。

瘖

万密斋媳李氏，年十八，痘成脓时，经水忽行，下血块且多，未逾日，猝失音。问之，但摇头垂泪。凡痘带黑归肾，宜有猝失音之症。今已成脓，饱满红润，何以有此逆症？思之良久乃得之，经云：妇人重身，九月而瘖者，少阴之脉不荣于舌也。手少阴者，心也。心主血，诸疮皆属于心。疮毒之火，内起于心，迫血下行，故经血来也。舌者心之苗，血去则心虚不能上荣于舌，故舌萎缩而猝失音也。乃以生脉散去五味子，加当归、生地服之，顷之愈。后以十全大补汤调理而起。

萧氏子，三岁出痘，将靥时，忽失音，啼哭有声，但言语重浊不清亮。曰：此肺热也。以甘桔清金散服之而安。

发 核

徐仲光治一儿痘，十朝外，早上龈溃烂，外颊红肿，外治用抑阳散同葱汁、酒浆捣敷，每日一换，不用纸封，内服紫花地丁、花粉、生地、丹皮、元参、山慈姑、贝母、翘、防、蒡、芎、桔、连、芩、归、芍。先以银花一两煎汁服之，颊肿口疳渐平。月余，忽发夜热，左腮下生一核，大如李，色白，按之而疼，外治硼砂一钱五分，胆矾五分，麝香半分，烧酒薄薄调匀，新笔蘸涂，内服芩、羌、翘、蒡、甘、芍、元参、前胡、贝母、胆草、山栀，亦以夏枯草一两，煎汁服之，连进四五剂而愈。

腹 痛

徐仲光治一痘，未尽出而腹痛，嗳乳吞酸，大便酸臭，乃饮食停滞也，保和丸二服而愈。

一痘起胀时，不易行浆，肢冷腹痛，乃血热证，而过用冷剂。理中汤加肉桂、木香、炮姜，一剂而愈。

一痘后伤食腹痛，本中气不足，宜补泻兼施，香砂保脾丸，又补中益气汤，调理而愈。

一痘后能食易化，腹痛，此胃热易饥，脾弱不能消磨郁积而痛也。补中益气汤加芍药、木香、黄连，治之而愈。

一痘浆足不易靥，腹胀，发热面赤，午后益甚，按之腹不痛，乃脾虚血少也。归芍六君子汤加陈皮、枣、姜,数剂而愈。

费建中治钱铨部女,平时内热柴瘦,仲夏痘而炽热,腹痛异常,不能转侧,口极秽,紫滞稠密,但不细碎,幸初起毒虽恶,未有定位,以大黄四钱,石膏七钱,生地六钱,黄连一钱,佐以山楂、荆芥、葛根、赤芍、桃仁、地丁、红花、地龙,临服和猪尾膏盏许。服至六日,色渐肥红放白,腹痛少缓,余未减,仍前方。至九日,浆甚充而腹痛,炽热尤甚,眼封而角流血,谵语,不寐不食,前方加犀角,倍大生地、石膏,减猪尾血。临服以化毒丹调入牛黄一分,朱末二分。十二日,头面发臭,方日进粥三次,皆碗许,而腹痛与热依然。至十八日,始大转,自始至终一方收效。如此治验多矣,聊举此以概其余。

腰　痛

徐仲光治一庠友,年十八,初热腰痛,点发在额角,红绽光泽,心经顺症,非肾逆候,亦宜滋肾,六味地黄丸料加杞子、杜仲,与升发之药间服,痛止痘出。至六朝,烦渴谵妄,唇燥舌黑,睡卧不宁,此乃肾水不足以制火也,保元汤加归、芍、冬、杞、枣仁、龙眼肉,间服八味地黄丸加麦冬、枸杞渐愈。有一痘同,但补阳而不滋阴,竟枯涸疤粘不脱而死。

一儿痘初热,腰痛如折,此折腰痘也。强以荆防败毒散发出,点如蚤斑,口鼻出血而死。

一儿初热,腰痛连背脊,不能转侧,点见左耳侧,及腰左一点如筋头大,平而紫,又舌中心一点,悚而黑,此肾毒逆候也。急以四牙散,发出紫黑点,五日死。

一儿孟夏发热,腰痛甚,见点稠密紫黑,幸有神而胃气强,元气实,虽逆而尚有生理。四朝,以四牙散一服,又化毒散送下地黄丸二服,次日痘起。但色未转,以黄连解毒汤加柴、荠、归、芍、地黄而愈。

一女年十四,痘正浆足,忽腰痛不能转侧,此经血去多之故。六味地黄丸加归、芍、续断、杜仲,治之而愈。

一男子年十八,痘后四十日外,忽腰痛极,两手撒撒,目开无光,汗出遗尿,喉声如锯,六脉浮大,此恣欲房劳,而阴阳离决也。以艾灸气海六十二壮,四肢活动。又以独圣汤频服,及八味地黄丸而愈。

一男子年二十,痘后腰痛,左尺脉微弱,房劳所致也。以八味地黄丸、补中益气汤相间服而愈。

一痘不起而腰痛,缪仲淳用人参芦三两煎服,一吐而痘起痛止。毒在下,吐而升之,吐有发散之义也。《广笔记》。

一好痘,绽朗而色淡红,两腿痛甚。腿亦属肾,此阴虚而毒乘之也。活命饮二剂,痛稍止。十全大补汤、六味地黄丸,间服而愈。此症不早治,及四肢厥冷,则变黑变紫而死,与腰痛之逆相同,不可轻视之也。

一儿痘后,足胫痛甚,不红肿,气血虚不能荣养筋骨也。归芍四君子汤加牛膝、独活、苡仁、桂枝,连进数服而愈。

一儿年十四,痘后腰脊痛不能俯仰,午后潮热,此骨髓枯,少水不胜火,肾气热也。灸昆仑穴、申脉穴各三壮,又以六味地黄丸加独活,及补中益气汤间服而愈。既是肾热,何以用火攻而愈？其说可疑。

万密斋治一富家子,年十六,患痘,发热腰痛。问曾婚否？曰:未也。连进人参败毒散二剂,痛止痘出而安。若曾有房室者,不可治也。或以大剂左归与之,必有拿手。琇批。

李季虬曰:顾叔夏次郎,出痘而先腰痛。予断以不治,果殇。施季泉曰:凡成婚或破阳后,出痘而腰痛者可疗,童子而腰痛,是先天之水不足也,不治。《广笔记》。

费建中治章继美,年近三旬,季冬忽腰如杖,昏溃如迷,问之不答,身体振振,肉瞤筋惕,痘之象也。但腰如被杖,其症必逆。用大黄、山楂各六钱,青皮、羌活、桃仁各二钱,佐以荆芥、干葛、元参,乘初起预攻,庶望转机于万一。若见痘,则肾已受伤,无及矣。自申至卯,连服二头煎,次早发出如芥如砂,色焦紫,上下无容针之隙,形色既逆,神情又恶,辞勿治。因苦恳,乃用大黄八钱,石膏一两,黄连二钱,生地两半,佐以荆芥、羌活、葛根、牛蒡、红花、桃仁、蝉蜕等,加白颈地龙,每剂十条,又以猪尾膏半盏和入,连进二剂。次日如芥如砂,并焦黑色即退,颗粒分明红活,但密而神昏热炽。前方服之九朝,虽圆绽如珠,浆黄如蜡,而昏热如故,大便日六七次而不畅,水米不沾。议者谓寒凉太过。曰:如过荡涤伤胃,则气血乏本,浆何由得？至十日,正面有回意,仍不思食,乃用大黄、石膏各一两,生地两半,黄连、山楂四钱,佐以牛蒡、荆芥、甘草。十二日,胃忽开,神爽热和。十五日,诸症悉愈,痂如松皮。彼又口疳,齿牙既落,又服牛黄、朱末,并黄连解毒汤十余剂,渐愈。月外,又发血风疮,身无完肤,此肾传脾,故为轻症。将百日始霍然。是症当危疑之际,旁议纷纷,幸病家有识,故得收效云。

朱应我治一新娶男子,二十岁痘,腰痛不支。医以面部痘白色挨簇,当此新婚时,必肾虚也,急煎杜仲、锁阳等补剂。朱视之,面部虽白,而眼则红,腰间微见红斑,决不可补,以犀角、生地、丹皮,加升麻、芍药,一剂腰痛如失。此见斑则治斑,不可拘于新婚也。后亦清补间施而愈。

手　足

徐仲光治一儿，痘后溏泄，腿肿，睡卧不宁，足三阴虚也，四君子汤加陈皮、归、芍、枸杞、泽泻、石斛、川牛膝，继以八味丸而愈。

一儿痘后劳役，痂虽愈，而胫膝结核成鹤膝风，此足三阴虚而邪袭之也。驱风散间八味丸加苡仁、牛膝、菟丝、当归。

一儿痘，先从脚底出起，逆上至头面，回至心窝，内攻而死。此症早治，俟其头面出齐，重用升提，保元汤加川芎，及先护心，以黄连解毒汤一剂，使其起灌收痂，自上而下，可保无事。

脓　期

朱应我治其侄孙，七个月，见标三日，点粒甚朗，但红白不甚分明，混混暗暗，似少神采，即以带补带表药，以和其阴阳。至七日，犹不活动，速以人参黄芪保元汤带血药进之。至十一二朝，亦灌淡浆，而脸色菜黄且暗，速加参、芪。至十七八九朝，询之，日则疲睡，精神短少，略无嬉笑之容，熟察右一边疤皆白暗，右手足皆萎僵不动，至左边疤红，而手足亦动跃如常，用以揉面者，系左手也。不早治，恐成痿废。以补中益气汤二剂，柴胡多升麻一倍，又加黄檗，虽不见儿喜，而右手足之浮肿渐退。原方用升麻升清气于左旋，用柴胡升清气于右旋，故用柴胡多于升麻，所以治其右也。加黄檗，使足力涌出。用方得宜，其症渐愈。

此症右手足肿大不红，初以为湿痰流注，不成肿毒，所以用补中益气汤，可以消平。至二十三日复视之，神气犹减，右手足仍不能起动，遂加桂枝二分。越二三日犹不定耐，改方为十全大补。见其右手能握物，而右足背生疔，高穿出脓，其安停药俟消息，此亦得将息法也。听之，计服过参六七钱，幸徐徐元气少复，得以再用平补而愈。未周之儿，用药至三十余帖，亦非常法也。

徐仲光曰：一痘养浆，而内却无水，干涸空虚，此气虚伏陷也。若得人事清爽，饮食如常，痘无损处，宜补中益气汤、归茸汤主之。若喘胀呕泄，烦闷外剥者，不治。

一痘浆充满，根血淡红，痰涎壅盛，日晡潮热，皆谓气不足，以保元加芎、归、贝母、陈皮，治之不愈，不知此乃阴虚火盛生痰也。以六味地黄丸料，内加参、附、肉桂温之，而痰绝热去，又与补中益气汤而愈。

一痘浆充满痰盛，少食便溏，此乃脾胃虚弱，不能运化精微，津液凝滞所致，以六君子汤加炮姜。

一痘浆足，忽泄泻，身冷自汗，此本于脾胃气虚也，以保元合附子理中汤愈。或加肉果。

一痘浆不易充足，而色淡白，亦脾胃气虚也，以大保元汤主之，又归茸汤益之。

一痘浆足，而色不易苍腊，乃脾弱之故，脾主结痂也。用保元加白术、白芍、陈皮、官桂、莲肉，收厚靥而愈。若收如麸薄，只以参苓白术散主之。

一痘七日，无浆倒靥，独根窠敛束，以保元加山甲、官桂，又以水汤浴洗头面手足，良久复起，成脓而愈。

一痘九日，平塌无浆，自口以下俱红绽，能食便溏，乃元气不足，不能上升于面，以保元加白术、白芍、官桂、肉果、升麻，十一朝，空地满出增痘，俱行浆。又与异功散而愈。

一痘正面浆足结痂，身肢无浆，能食便溏，完谷不化，乃脾阴不足，不能以充灌，用参苓白术散加附子、菟丝、肉果，又与河车散而愈。

一痘八日，空壳无浆，因气血不足，不能振作以制其毒，用补中益气治之，发疔四五处而愈。经曰：发痈发疔者生也。

一痘八日倒靥，灰白色，泄泻烦渴，咬牙寒战，此乃气血虚寒也，以异功散治愈。若治之不止，反加昏闷者死。

一痘八朝顶陷，浆滞不行，色见焦紫，乃风寒壅腠里，气滞血凝之故。宜升提发散之剂，内服紫苏饮，外浴水杨汤，使药气藉汤气上升，毒随暖气而发。若儿弱，只浴头面手足，痘即光润，随服补中益气汤调理。凡用此汤，须量气血充足，的为风寒所闭则可浴。若浴后不起，又加闷乱者死。

一痘养浆时，昏睡不苏，便溏能食，乃脾主困，因便溏而脾虚，倦怠而昏睡也，归脾汤加白芍、山药、米仁、莲肉愈。

一痘浆充足，忽尔一齐结痂干紫，能食便调，此是火迫而收之太急，乃倒靥也。投以补益攻发之剂，十四日，四肢肿痛成靥，脓成毒化。若不食，便溏哕呛，则为内虚倒靥，毒归于内，喘胀而卒。

一痘浆不易充足，根血赤色，烦渴溺涩，舌燥便秘。皆云气虚而津液不足，以保元加麦冬治之，愈甚。浆滞不行，此乃血热未解，温补反助其邪，乃火盛水涸之义。更以犀角地黄汤，又四顺清凉饮利之，前症悉平，浆满而愈。经曰：毒未尽解而温补，则毒蕴盛而不能化浆也。

一痘九朝，死而弃之沙滩，视其手足动掣，色虽焦紫，形尚绽突，乃毒火闷瞀，一时而死，得水气而火减，故复苏也，抱回治以犀角地黄汤而愈。然亦有得土气而解者。

一痘七日，根窠赤痛，便秘溺涩，烦躁饮水，或清解之剂未应。乃热毒内郁也，以大黄、当归、赤芍、甘草之类一剂，又与犀角地黄汤而愈。

一痘养浆时，大便下血，或尿血，或神昏不醒，或多睡。盖心主血，虚邪乘而入心，神昏乱之，故宜犀角地黄汤、安神丸。若治而不已者，至二十日而卒。若毒尽外出，当以补中益气汤加麦冬、枣仁。

一痘浆足，脓俱紫黑，热甚便秘，乃血热毒壅也，以黄连解毒汤加翘、蒡愈。

一女季春患痘，妄言卓立，日夜不能眠睡，至七朝，尚未安宁。视其形色俱顺，而妄言卓立者，心胆火炽也，以犀角地黄加柴胡、龙胆治愈。

万密斋治汪氏子，痘出脓成时，头面腹背皆饱满，惟手足自肘膝至掌指，犹未起发。曰：脾主四肢，此子脾胃何甚弱也？乃由去胎失乳，故用建中汤加黄芪、防风，一服，尽起胀作脓矣。其家奉信鲁湖黑神，此子寄名于神，未出痘，神先降坛云：吾保老黑痘出必少。至是痘出甚密，乃以计逐之使去。

靥　期 附痂后。

徐仲光曰：一痘浆足，结痂忽尔紫黑，此冲冒秽气也，以十全大补加木香，治之而愈。

一痘收痂，厚而干黑，身热咳嗽，乃风寒客肺也，麻黄汤得微汗而愈。

一痘痂如麸薄，粘皮不脱，昏睡内热，乃脾虚少血之故，以调脾养荣汤治之。

一痘收靥干黑，粘皮不脱，身热烦渴，睡卧不宁，有以气血不足大补之，四七日，枯槁而卒。

一痘如前，以犀角地黄汤加翘、蒡治之，火渐减而诸痘悉平，痂疕渐脱而愈。此乃毒火弥炽之故，经曰火盛则水涸，此之谓也。

一痘痂厚而干黑，粘皮不脱，身热烦渴，谵语妄言，睡卧不宁，乃阴虚火甚也，以四物汤，合生脉散加枣仁。

一痘清浆，结疤如麸，乃正气不足，不能化毒尽解。以补中益气汤加山药治之，两曲池发痈成脓而愈。

一痘靥淡白如麸，便溏减食，乃中气不足，用参苓白术散加肉果、陈仓米愈。

一儿九岁出痘，匀朗绽突，九日浆足，能食便溏。乃恃其顺而恣与之食，以致肚腹胀痛，停浆色滞。用消化药而便行安和。痘浆不长，乃食物虽消，正气受伤，当与调脾益气，助浆收敛。竟不从治，延至十四日，渐内虚倒靥，浆复化为水，而始行补气，不效，喘胀而卒。

一痘至十日十一日，头面将结痂，脓浆尚未充足，只是气虚不能托毒于外，急以木香散加黄芪、蝉蜕而愈。

一痘十二三日，上身已结痂，下身尚灰白不充满，头温足冷，以木香散加附子、酒芪而愈。

一痘至十四五日，遍身结痂而充，但是足下未焦，寒战咬牙，以十全大补汤加附子愈。

一痘至十五六日，脓泡充足，当痂不痂，又作寒战咬牙，只是不足，治以温补。

一痘如前，顶突根绽，此是阳火有余，胃气大热也，服白虎汤一剂而愈。

一痘痂脱尽，正额一痘溃而不敛，四九日作痒，破出臭脓，声哑闷乱而死。

一痘痂尽脱，头上一痘不敛，二十八朝，作痒甚，出蛆盏许，亦声哑闷乱而死。

万密斋治胡氏长女，痘甚密，脓成过期不靥。此女平日脾虚食少，性不服汤剂，以钱氏异功散加木香、青皮，蜜丸，米饮下，调理而安。

胡氏子痘甚密，脓成不靥，渐至溃烂。自起发以来，未得大便。此毒热郁蒸，故不成痂。欲下之，彼谓此子素弱，不可下。时有术士，符水甚验，乃书一符，焚而服之，少顷，腹中鸣而利下清水，众皆称妙。因思久未更衣，岂无燥矢？至次日，痘益溃烂，乃用胆导法，下燥矢三十余枚，如弹子大。众又笑曰：此法更妙。痘即收靥，至腰又不收，盖大便下后，又未行也。再用胆导法，去燥矢十四枚，后皆溏屎，痘尽收而安。

一小儿因渴，饮水过多，湿伤脾胃，不靥，以四君子汤，人参补中，白术燥湿，茯苓渗水，甘草解毒，加防风以胜皮毛之湿，白芷以逐肌肉之水，桂以利关节而去寒水之邪，砂仁以温胃止渴，调理而安。

一小儿大便不通，热蒸于内而生湿，致淫淫不能成痂，用当归梢、生地以凉血，麻仁以润燥，酒大黄以泻热开结，生甘草以和中，得利而安。

一小儿泄泻不止，食少，此里虚不能成痂，用陈氏异功散合肉蔻丸而愈。

蔡氏子痘密脓成，过期不靥，面疮溃肿，起止呻吟，呛水吐食，语音不清。或谓不治。视其面疮肿起，正在贯脓，遍身皆然，非倒靥也。呛水呕食者，口唇肿硬，吞咽不便，非咽喉溃烂也。语音不清者，鼻中壅塞，气不得通，非失音也。疮毒尽表病，里和可治也。用苦参、酒芩、牛蒡、白蒺藜、何首乌、荆芥穗，等分为末，酒糊为丸，淡竹叶煎汤下，调理而安。时邻居一儿症同，谓不可治。或问故，曰：彼过期宜靥，此未成脓不宜靥，一也。彼肿胀，犹实脓血，此则面平目开，皮脱肉干，二也。彼喉舌无疮，此则咽舌溃烂，呛水失音，三也。彼私与蔡氏求药，服之无效，死。雄按：吞咽不便，何以用丸？

胡氏女十三岁，痘甚密，或与参、芪大补之。二十日后，过期不靥，已溃烂，幸勿倒靥。乃温补过多，里邪尽出，表毒不解，急宜解表，勿使皮肉腐烂。不信。又逾五日，不收，乃用荆、防、升麻以解表，白芷以蚀脓逐水，连翘、牛蒡、甘草解郁蒸之毒。肺主皮毛，因黄芪之补，肺热已甚，时值夏火正旺之时，用黄芩以泻肺中之火，解时令之热，调理一月而安。

卢文学妻李氏，痘甚密，未及成脓，面疮自破，皮肿脓聚，气多腥臭，过期不靥，饭食渐少，锁喉呛水。曰：形症俱恶，恐不得痊，二十余日殒。

一小儿痘后又出一层小痘，其家惊忧。曰：佳兆也。痘科云，轻者作三四次出，大小不一等，重者一齐涌出。此痘最轻，且无余毒，发已尽矣。果然。

吴氏子三岁出痘，毒气有余，谷气不足，食少，故不靥也。问服何药？曰：无药可解，能食则生，不能食则死。次日思食，所食且多。曰：死急矣。问故。曰：谓能食矣，久不食而今思食，自少加多，胃气复也。今忽多食，乃胃败火盛，邪火杀谷，名曰除中，出《伤寒论》。犹膏之将灭，必大明而后熄，死在旦夕也。果然。

一小儿靥后，痂皮不脱，曰：此脾肺二经不足也。盖肺主皮毛，脾主肌肉，其气不足，故痂难脱。用钱氏异功散加黄芪、桂而愈。

一儿痘后，一身尽靥，痂皮尽脱，惟头与足不靥，曰：此常候也，不必治。盖诸阳皆聚于头，乃阳中之阳，谓之孤阳。诸阴皆会于足，乃阴中之阴，谓之寡阴。孤阳不生，寡阴不育，所以头疮不收者，孤阳无阴也。足疮不收者，寡阴无阳也，久当自痊，但迟迟也。说欠明允。

一小儿痂落后，瘢内凸起作痒，此风热也，用人参败毒散加荆、防，一服安。后有患此者，用荆防败毒散加人参服之，外洗水杨汤，皆效。

一小儿落痂后，瘢肿复成疮，久不愈，此痘毒疮也。由犯手抓掐，不得自脱，故皮肉受伤而复作疮，以苦参丸与服效。

一小儿落痂后，瘢毒不平，曰：痘家戒食姜，恐靥不齐，瘢不平也。问之果然。

王氏女痂落，遍身尽白，色不红，日夜啼哭，遍身潮热，不思乳食，曰：此症若不急治，或一二月，或二三年，必至成疳而死。不信，后果殁。其子亦患此，令服十全大补汤数剂，又与三合汤治之，其热即退，哭亦止，痂肉色尽红，方止药。又服加减八宝汤全愈。

一小儿已脱痂，初无他苦。一医视其目睛无神带白，曰：不可为矣。逾日亡。《广笔记》。

伏　陷 附倒靥。

徐仲光治一血热痘，初失凉解，至五六日，方进芩、连、归、地、翘、红，才起胀。灌浆至半浆，又不服药，九朝，变黑归肾，面唇腰脚皮肉俱黑，仍用前药加金汁及人牙散。势少缓，又用黄连、生地、红曲各一钱，木香三分，灯心一钱。次日加犀角、连翘，黑色俱散，唇眼俱清，前方连进四剂而愈。

万密斋治吴氏子，磊落红活，顺痘也。其儿脾胃素弱，起发略迟，或谓其气虚，妄投陈氏木香散一剂，痘转平不起。又投陈氏异功散一剂，再延视，不可为矣。

李氏子四岁出痘，十日后，痘顶平陷，根窠红紫，昏睡不食，不可救也，次日死。

吴氏女痘将脓，面上有干靥者，犯倒陷逆症，乃用参、芪、甘草节、归、地、赤芍、银花、牛蒡、连翘、麻黄酒蜜拌炒黑、红花子、山甲末，水煎服。且告之曰：服后若先干者，复起作脓。未干者，壮红饱满，空处再出小痘，上也。不作脓，不补空，或痈肿，次也。否则不可为矣。连进三服，已干者不肿，未干者饱脓，空中补出不多，手足发痈。后以十全大补汤加银花、连翘，调理而安。

雷邑丞孙，五岁出痘，衣以厚锦，围以厚被，日夜向火，任其饮酒，未七日而靥，面目至腰，溃烂平塌，无作痂者。曰：此非至是倒靥也。亟用疏理解毒之药，减去衣被，勿近火饮酒，方保无事。以黄芪、白芷排脓托里，防风、蝉蜕以疏表，青皮、桔梗以疏里，牛蒡、甘草以解毒，一服溃疮复胀，大便脓涎，此毒气中外无留矣。戒勿再药，恐生他病也。

董氏女年十九，腊月半出痘，至岁中不能收靥，精神已昏，饮食俱废。视之，僵卧如死人，其脉洪实调匀。此本倒靥逆症，幸脉洪实，不疾不徐，今舍症从脉治之。若得坏疮复起，新疮复出，人事清爽，饮食如常，则无事矣。乃用升阳降火汤加黄芪、当归、木香、青皮，连进三剂。初三日，复出一层新痘，旧者尽干。初五日出尽，周匝一身，乃渐苏醒，能言，求饭食。依期起发，至十三日靥后，以十全大补汤调理。谓痘倒靥必归肾，今幸愈，尤当防目疾，宜预解之。不听，半月后，左目痛不能开，果丧明。此案不的，大抵前案中升发太多，故目受其病。余见倒靥后起者甚多，不必皆伤目也。

柴氏妇二十七岁，痘甚密，脓成时，鼻准先干。曰：此症凶也，不可治。问故，曰：起发未透，脓浆未熟，不当靥也。况收靥自有次第，形色亦殊，先自口唇两旁起，漏浆堆脓，面疮皆然，自项以下，则成疤壳。今痘未熟而靥，乃倒陷也。自鼻先收，失其序也。不漏浆者，干枯也。后竟死。

痘 毒

徐仲光治一儿,浆足,为秽气所触,倒靥焦黑,四肢肿痛。幸其能食便调,正不留邪,必发痈也,用内托解毒之剂而愈。

一儿七朝痘顺,有行浆之势,两臂膊肿大如瓜,幸能食便调。此少阳经虚,毒滞不散也,补其阳而肿自愈。用参、芪、甘、桂、归、芍、陈、芷、羌活、人中黄治之,浆足肿渐消而愈。

一儿痘症相同,不补,浆虽满,痂肿处成脓,竟损一目。

一儿五朝,两臂肿痛,用解散药而浆不充,毒不退,反寒战作痒,危甚。此急治其表,而失于补托也。保元汤加丁、桂、术、橘治之,浆足而痂。后以托解药,其毒成脓而愈。

一痘密而内强,过于补益而生痈肿,烦躁,口渴便秘,以三黄丸利之,再用清解之剂调理,肿消而愈。

一儿患痘痈于小腿,岁余,尚溃腐不能收口。此至阴之下,无阳气充拓,脓血既久,气寒虚弱,宜补助元气。《千金》内托散加牛膝、槟榔、土茯苓、首乌,溃出一嫩骨,渐收而愈。盖毒久不散,凝结似骨,与地四生金之义同。

一儿痘毒,流注四五个于肩臂,痂如麸薄,少神,粘着不脱,此气血不足也。十宣托里散,外用针刺破,又玉龙膏、铁箍散,围吸筒吸脓而愈。

一毒痘出清水,六脉微弱,元气虚寒,保元汤加桂、附、白术,调理而愈。

一痘大腿肿痛,此毒火郁于肉分,丹肿也,用归、芍、丹、地、翘、芷、木瓜、大黄。

一耳后赤肿见核,寒热,头肿体痛,此感冒不正之气所结,乃时毒也,十神解毒汤治之而愈。

一痘浆虽满,而四肢清薄如水,痂薄如麸。十二朝,两肩臂肿痛,有谓余毒,而用养血解毒,食少倦怠,毒亦不退。此阴虚而毒滞不化也,宜大补气血而兼解毒,得气血调畅,则毒归一处,成脓而化矣。四君子汤加陈、芍、归、芷、姜、翘、银花,大剂加减,调理而愈。此症若专用解毒,致伤脾胃,而泻呕厥冷,耗散真元者,附子理中汤加肉果、木香。得肢热疼肿,又四君子汤加金银花、黄芪、白芷而愈。若专解毒,而不固元气,只以围药涂敷,肿虽退而毒内蕴,非损手足,必腹胀喘急而死矣。

万密斋治周氏女,出痘发热,五日余,未见痘出,但背上发一肿毒。曰:不可治也。非痈,乃痘母也。三日后果卒。雄按:若种痘颗后肿,亦名痘母,却最吉。

张氏女痘起发,止空壳,此气有余而血不足,责在肝经。用四物汤、小柴胡汤,虽作脓亦未饱满而收。曰：凡痘疮不成脓，或脓少者，皆发痈毒，此足厥阴肝病，必发顶疽。果然。

施季泉口授一家传秘方，治痘后毒如神。人参、茯苓、银花、犀角各三钱，甘草一钱五分，羚羊角一钱，珍珠八分，蜜丸，每服一钱，日一服。《广笔记》。

万密斋治胡氏女，痘不甚密，亦不十分光壮饱满。素畏药，不肯服。收靥时，一片薄壳，逆症也。足膝发痈毒，与药一饮而尽。曰：病不可为也。问故，曰：脾主味，开窍于口。经云口利则知五味，其平素不肯服药，今日一饮而尽，是不知味而脾败矣。况腨膝乃脾所主，脾败则不能成脓。或针之，果然清水，次日死。

夏氏子痘后手足发痈，面色鼃黑，精神疲困，饮食且少。曰：儿痘未得起壮，收靥太急，今发痈毒，仍倒陷归肾也，必不能成脓而死。果然。

一小儿痘后发痈，用十全大补汤加连翘、银花，治之愈。盖其痈已溃，故用是方。凡溃痈以是治之，无不愈者。

一小儿痘后发痈，用解毒内托散，调理而安。

蔡氏子痘后卵肿，曰：此厥阴肝病。用小柴胡汤加青皮、木通、楂肉，调理而愈。

费建中曰：一儿痘止八十三粒，或以轻缓之剂，按日期规则投，至十六日，咸谓收效矣。延至二十六日邀视，则两目张皇，如临白刃，干呕不止，愁楚非常，阴囊两旁有小毒，桃核大，隐于肌肉，色且黑暗。此余毒闷焉者也，辞勿治，是晚即死。

一儿半周，痘甚稀，颇红活，惟身热如火，浆后躁乱，霎时收敛，红晕焮赤，痂甚焦燥，腰及环跳发两痈如掌大，硬如石，肿如拳，又小疔甚夥。以必胜汤，日两剂，胭脂调化毒丹贴之，疔渐退，痈亦脓溃。以忍冬解毒汤加地丁、当归收效。此俗所谓带火干收也，不发痈必死也。

肿　胀

徐仲光曰：一痘后痂未尽脱，遍身黄肿，壮热腹满溺赤者，乃脾胃素有湿热，而兼余毒不尽也。宜消积渗湿解毒，以五补散加米仁、连翘、山栀、竹叶、防风、白术、苍术、厚朴、茯苓。

一痘后浮肿，皮薄而光，手按成窟，咳渴便涩。乃痘后饮食伤脾，脾虚不能制水，水渍妄行，浸渍脾土，渗透皮肤故肿耳。其喘咳者，水妄行不能制火，火盛刑金也。又曰：水气上行侵肺，最为难治。其小便涩者，由金为火克，失其降下之令，不能输化也。治宜补中行湿，清热利便之药，以实脾饮、五脾散、石千散治之。

一痘后遍身发肿，余毒攻冲也，以满天星草同水杨根、银花、马蔺头，各捣汁，和匀服。满天星叶如荒荽,多生墙下阴湿之处。

一痘后小便不利,腰以下肿,乃脾胃气虚,不能制肾水,水溢下焦故也。当利小便,以五苓散,间服牡蛎散,又六君加泽泻。

一痘后遍身赤肿,发为赤游风者,乃余毒不尽解,而又恣食煎炒辛热之物,熏蒸肠胃,热与血搏而然,宜犀角解毒汤。

一痘后腮颊赤肿,为遁毒风者,乃客风蓄于皮肤,流注而为顽核赤色也,内服解毒汤,外敷玉龙散。

一夏月痘,浆足收靥,溺赤短涩,外肾肤囊赤肿通明,乃膀胱热甚,毒气流于小肠,以八正散及化毒汤治之。

万密斋治一男子,年二十余,痘甚密,起发时,肿异常,面如锡饼,形状可畏。喜其饮食如常,大小便调,安静而睡。或欲投木香散。曰:痘疹无疾,不须服药。色白者,痘出太多,气血不能周遍也,数日后自收靥矣。果然。

一小儿痘甚密,不甚起发,面如锡饼,食少而渴。或欲投木香散。曰:儿无吐泻里虚之症,不可用也。乃以保元汤加当归、赤芍、防风、桔梗、牛蒡,调理而安。

一妇人年二十四五,痘甚密而肿甚,身无完肤,七八日后,眉心唇上有成浆者。或谓正当作脓之时。曰:未也。面疮带赤,犹是血色未曾化水,遽尔成脓,此恶候也,后必溃烂而死。果然。

唐大尹子,年十二,痘靥后,右肩发红肿,非毒也。或以针刺之,其手遂不能举。视之,其手不痛,但软弱无力,不能自举,必用左手持之,乃能举,此血热气虚也。盖肝主筋,资血以养,寒则缩,热则胀,惟补气养血则愈。用参、芪、术、草、芎、归、川断、木香、桔梗、苡仁、防风为末,山药糊丸,服半月而愈。

一小儿痘后洗浴,面目一身俱肿,此水气也。用四君子汤以补脾去湿,加黄芪以实表,防风以胜肌表之湿,麻黄以逐脾间之水,一服肿减半。再以钱氏异功散加猪苓、泽泻而安。

倦怠欲卧

徐仲光治一痘后烦热,喘胀便溏,溺赤嗜卧,此暑伤气分,清暑益气汤而愈。

一痘便溏,食少嗜卧,亦脾胃虚也,六君子汤加木香、枣仁而愈。

徐仲光治一痘后嗜卧,烦热喘满,溺赤便溏,时值长夏,脾胃不足之故,用清暑益气汤治。凡痘后倦怠嗜卧,便溏减食,皆由胃虚不能生气,脾虚不能生血,运令不行,化工失职,宜六君子汤加枣仁、木香。

一痘后嗜卧,呼之不醒,昼夜皆然,乃气虚脾弱,清气不能上升也。以五味异功散加归、芍,又与归脾汤愈。

一痘后炎暑嗜卧,怠惰食少,口燥咽干,肌肤枯瘁,乃脾胃虚,元气弱,不能实四肢,育肌肤,而润皮毛也。况值长夏,热伤元气,以补中益气汤合生脉散治之。

万密斋治一小儿,痘后发热不止,食少喜睡,又喜黑暗,乃毒痘内陷也。因问其脓水必清,痂皮必薄。果然不成脓,不结痂,但水出,皮脱而干。曰:凡痘初出,壮热昏睡,常候也。今既收,则当邪尽正复,热退食加神爽。乃俱不然,不可治也。后忽昏冒死。

羸　瘦

徐仲光曰:一痘烦热口渴,能食易化,不作肌肉,此气血虚乏,心火充甚而乘也。经曰:火炎上则土燥,多食亦饥。治而气血兼补,单日服五味异功散加黄连、麦冬、知母,双日服四物汤。亦有治之不应,为毒火烁阴,津液枯涸而死。

一能食枯渴,肌肉不长,精神憔悴,脉来沉缓,此乃脾胃不足。东垣曰:胃伏火邪于气分,则能食,脾虚则肌肉削。又曰:脾胃虚寒,则元气不足,以补中益气汤加黄连。

一能饮食易饥,不长肌肉,此因胃阳有余,脾阴不足,故胃食善消。《内经》曰:二阳结,谓之消。二阳者,胃与大肠也。以小异功散加黄连、白芷治之,以泻二阳之热也。

一痘后面白唇赤,肌肉羸瘦,皮毛枯槁,潮热往来,虽食易化,乃疳劳之候,皆由痘后饮食不节,脾胃过伤。东垣曰:脾胃虚弱,则元气下流,阴火上乘其土位。治宜健脾为主,而兼以清热之剂,则脾土坚固,气血滋生,诸症自平。以归芍四物汤加石斛、麦冬、地骨皮、银花、柴胡等剂,又六味地黄丸加参、术、归、枸杞子、五味子,间服异功散。

一痘后面白无精光,口气冷,少食羸瘦,乃胃气虚之候,以六君子汤治之。

一痘如前,兼以便溏肠漏,即用六君加炮姜、木香。

一命门火不能生土,而成是症者,用六味地黄丸。

一痘后渐黄瘦,面肿,身热肚大,吃泥吃米,此由痘后饮食伤脾,愈而复伤,乃脾疳之候也。治宜养正,而积自除,以肥儿丸治之。此皆脾阴大伤之候,非燥补之药所能治也。

卷二十八 小儿科

痘 疹 _{雄按：麻也，痧也，疹也，瘄也，各处方言不同也，其实一也。}
何以分痘疹为两篇，殊属未当，今归并作一类。

孙文垣治仆子孙守，以麻 即瘄子。咳嗽无痰，上唇厚，体肿热，大便燥，声哑，燥火为患。以麦冬、知母、栝楼、甘草、白芍、桑皮、是症宜去白芍、桑皮，入牛蒡、桔梗。地骨皮、石斛、枳壳，服后嗽减其七，乃去栝楼、枳壳。以其大便已溏，加生地、当归、苡仁，调理而安。此症加生地，合否当酌之。

程氏子七岁中麻，西吴呼为瘄子，姑苏呼为痧子。一月余矣，发热如故，咳嗽声哑，肌削骨立，头发尽秃，众医束手。孙见之曰：若谓此儿不可治耶，此麻后虚热成疳，以大芦荟丸与之，可万全也。病家初不余问者，谓非幼科专门也，不知此特大方家余事耳。可改韩诗曰：余事作儿科。然方脉不知儿科者，必非良手。为制药与之，未尽服而瘳。

吕东庄治钱氏子，五岁，病瘄泄泻。儿医谓瘄最宜于泻，不复顾忌，以清火为急，寒凉纵进，着眼在纵字。病势殊剧。吕视之，面色两颧刺红，虚阳上浮。时咬牙喘急，上盛。口渴甚，饮水不绝，阴虚液燥。脉洪缓如平壮人。曰：脾急矣，速投人参、当归、黄芪、陈皮、甘草、茯苓、木香以救之，一剂觉安。或阻之曰：误矣，小儿有专门，岂可令腐儒治之。吾所闻瘄病，以发散清凉解毒为主，今半身瘄，潮热未退，而用温补，必不救矣。无真知而参末议，最能误人，知者慎之。其家惧，遂不敢再服。间三日，其父复来见曰：诸症复如故，如何？吕曰：岂有是理哉，君戏我耳。曰：日来实不服君药，乃述其故。吕曰：君试急归，儿天柱骨倒矣。别去，顷之驰至，曰：果如公言，奈何？急服前方何如？吕曰：前方救虚也，今加寒矣，非桂、附不能挽也。曰：颧红口渴，喘急饮水，俱是热证，而公独云虚寒何也？曰：阴竭于内，阳散于外，而寒凉复逼之也。阳无所归，内真寒而外假热，此立斋所发《内经》微旨，非深究精蕴者，不能信也。乃归而违众服之，一剂而天柱直，二剂而喘渴止，三剂起行，嬉戏户外。此由苦寒过剂，故处方如是，非一切小儿皆可桂、附也。

冯楚瞻治沈氏儿，发热数日见麻疹，才一日，面上尽没，神气困极，蛔从口出，不一而足，数日不食，下泻上喘，唇口焦裂，五心壮热，手足指尖皆冷，脉细数无伦，两尺更弱。咸谓疹毒归脏，胃热故蛔连出也。不知神气欲脱，五脏俱困，脾虚不能纳谷，虫无所食，又兼虚火熏蒸，脏腑燥热，虫不安而出耳。况诸斑疹，多由内伤失调，脾胃不足以荣，是以阳气逆行，阴覆于外。血盛气壮，则色红而焮发，血虚气弱，则色白而隐伏，有何毒之轻重乎？面上退缩者，阳虚不能升发也。喘促者，气难续也。唇焦者，脾津耗竭也。五心壮热者，阴亏火烁也。泄泻不食者，真火衰而脾不运也。寸关细数，尺弱者，气虚血虚，虚火上浮而不藏也。急则治标，缓则治本，今者之急，本气欲脱也。倘谓麻疹余毒，解利清托，恐神气先尽矣。乃以熟地六钱，丹皮一钱，麦冬三钱，牛膝二钱，制附六分，一剂假热全消，真虚毕露，神气更倦。此阴已少复，当补气以助其发生。前方另煎人参二钱冲服，神气渐复，喘促全安。饮粥微呕，乃胃气久虚之故也，再用前方，加炒黄白术二钱，去丹参，参汤冲服，四剂全愈。

愚按：此与吕症大同小异，要是百中一二，未可执为程法也。大抵麻疹之发，本诸肺胃，治之但宜松透，一切寒燥寒热之剂，不可入也。余尝遇表散过甚，绵延不已者，一以生地、杞子、地骨、麦冬、蒌仁、沙参等味三四剂，必嗽止热退而安。

高士宗长男六岁，次男三岁，于元旦次日发热见疹，即用以清解透发之剂，次日略增十数点，究不畅。心以长男七月而生，先天怯弱，问其胸腹宽否？曰：饥甚。口味何如？曰：淡甚。因知其虚，遂投芪、术、参、草、桂枝、红花一二剂。次日透发遍身，热稍退，而性情犹烦躁，夜发热，频咳嗽，至一月而安。由见点之初，过服表剂，虚其经脉故也。由此成疳痨者多矣。次男幼稚，致问不能，以上冬痰喘，服麻、杏、桂枝、石膏一剂而愈，谓其禀质略强，知其疹必不寒凝毒甚。因其苏、麻、前、杏、黄芩、石膏药，大错。红点不增，又与紫苏、葱、姜、芫荽等温之熨之，疹总不出。所谓不知经候，混攻混表是也。同道俱云：舍透法，并无别法。如此等药，岂但透发而已。至五六日，吐蛔。或曰：此热极生虫，可服牛黄散，牛黄散即大黄末也。一服而痰喘止，神气稍平，却自是不能言矣。计无所施，针百会穴开其痦门，服牛黄分许，及诸单方。观其形症，急则乱投药饵。实不能生。友人张卫生曰：此大虚大寒证也，今既无言，又不能食，恐无济矣。勉投参、附，究无挽回。经曰：一逆尚引日，再逆促命期。为医者可不鉴诸？

汪氏子出瘄已三日，服前胡、杏仁、麻黄、石膏药一二剂，疹出二十余点，不能再增，心胸烦闷，乞高诊。高曰：若再攻发则败矣。急与芎、归、芪、术、桂、苓、红花一剂，而热退身安。凡治疹，调其气血，和其经络，寒凉攻发，概致不用，则屡试屡效也。亦非定论,盖鉴前车而矫枉过正也。

　　吴题先子甫二岁,出瘄,儿医攻发不透。高视之,知其虚也。曰:若但发瘄,瘄断不出,必至不保。惟有温补之剂,益其脏腑,安其肠胃,助其气血方可。语无筋节,则胸无卷轴可知。遂与芪、术、姜、桂、归、芍、苓、银花、红花诸味,一剂而安。次日,即用原方加人参一钱,又连服独参汤而愈。

　　夏氏子出瘄,色点俱紫,神气不宁。高曰:此症大凶,治须得法。连看二次,皆用温散药。次早,其家人走告曰:口吐涎虫,另有药否?曰:昨二剂俱服否?曰:尚存一剂。因与附子八分,令加入煎服,自此遂无音耗。心窍惑之。越三载,至其家,犹怀鬼胎。见其子长大,因问昔年出瘄吐蚘,何由得愈?曰:服药后,因无力相延,仗天覆庇,得以渐愈。语亦虚活。以上皆医药真传,高案。

　　徐仲光治一儿,身热喘胀,以内伤外感治之不效。视其背,隐隐赤色,乃疹也。以疹黄汤表发,虽出而头面不足,随没而死。雄按:此证未始不由初治所误。

　　一儿疹,身热似痘候,遍身报点。沈虚明、黄锦云皆以为虚也。时黄绮芸年十二岁,未知医,往视,独以为疹。其父诘之,绮芸曰:儿闻父言,疹为肺胃风热,今两鼻流涕,已非疹乎?已而果然。后长,遂为明医,是以鼻涕作疹者,则早得其要领也。

　　一儿疹出紫色,便嗽哕泻不食,用解毒饮,挑痧法治之而后愈。雄按:识见之超,本乎天分。

　　一儿疹出紫色,便秘溺涩,烦躁闷乱,急以大柴胡汤利之而愈。

　　一儿疹不易透,知为风寒所遏,用桂枝汤加葛根、麻黄、前胡升发之,又厚用被裹之,再以大剂防风汤,熏于床下而愈。此亦可用芫荽防风汤,浴头面手足,又苎蘸芫荽酒戛之。疹证以照顾咽喉为要务,麻黄、葛根、升麻等药,最宜慎用。

　　一儿身热,头痛骨痛,咳嗽气急,呕哕不食,乃伤寒而兼出疹也。以百祥散、十神解毒汤治之愈。若此症治之少缓,疹虽透,必变紫黑闷乱喘胀而死。

　　一儿疹出,腹饱便秘,乃内伤所发也,乃承气汤下之愈。

　　一儿疹正出,而恣食停滞,腹饱便秘,壮热谵语,急以大黄、栝楼、枳实、厚朴、黄连、甘草等药利之。而尚喘嗽、脉迟肢冷,以附子理中汤,又归芍六君汤治之而愈。

　　一儿表散后疹出,隐隐肌肉间成片,又为风热所郁,浑身变青紫,烦躁闷乱,喘胀,欲出不出,急用麻黄桂枝汤加葛根以升发之,得冷汗微出而愈。

　　一儿疹半出,壮热烦躁,喘胀闷乱,乃出不透而内攻也。急以麻黄、甘草、桔梗、前胡、葛根、荆芥、牛蒡、枳壳升发之,疹出二三番,得尽透而愈。

　　一儿疹隐不振,头面不出,面色青白,喘胀闷乱,右寸脉微,此正气虚也,不能升毒。急用麻黄桂枝汤，加人参一钱，防风芫荽汤浴，治之而愈。

一儿疹尽出，壮热秘结，喘胀谵语，此毒壅犹不尽透也。急以黄连、栝楼、枳壳、石膏、桑皮、知母、人中黄等药治之愈。

一儿汗出疹透，犹喘不止，亦邪壅也。急以炒黑麻黄加石膏、杏仁、甘草治之而愈。

一儿疹时，咳嗽喘急，用大小无比散五分至一钱，即喘定而睡，醒后神安，此热从小便而解也。

一儿仲春出疹，用凉药，食生梨，寒郁而没，喘闷，面青肢冷，声哑昏晕。急以麻黄葛根汤、葛根、柴胡、甘草、桔梗、紫苏、生姜等发之，再复以被，取汗而愈。

一儿疹发不出，喘嗽，烦躁闷乱。缪仲淳治，西河柳五钱，麦冬三钱五分，牛蒡三钱五分，蝉蜕、荆芥、薄荷、知母各一钱，竹叶三十片，甚者加石膏五钱，冬米或三黄等，治之而愈。

一儿疹虽出而喘反甚，乃骤用麻黄燥烈之药，火甚而肺火热也。宜清金润肺，以甘草、桔梗、前胡、牛蒡、杏仁、元参、知母、黄芩、花粉，治之而愈。

贺知忍少子，疹不透，极重。其家不知，尚以肉饭与之。仲淳急以西河柳两许，石膏一两五钱，知母五钱，元参、贝母各三钱，竹叶七十片，作二剂服，而疹尽现，遍身皆赤。连服四服，疹尽出，而烦躁犹不止，再以石膏三两，知母、西河柳各二两，麦冬三两、黄芩、黄檗、黄连各五钱，竹叶三十片，浓煎与服，遂定而瘥。雄按：叶天士、吴鞠通皆言西河柳非痦疹所宜，而缪氏每与石膏并用，则不嫌其温升太过矣，殆即仲圣以麻黄与石膏同用之意也。

一儿寒月出疹不透，喘胀闷乱，躁烦，用去节麻黄，蜜和酒拌炒一钱，葛根、麦冬、贝母、前胡、知母、荆芥、元参、甘草、西河柳，一服而疹立透，随愈。

一新婚出疹，痰嗽不已，咸谓余毒。用清解而痰愈多，午后咳甚，此阴虚火炽而潮热也。用六味地黄丸，加知母、麦冬治之愈。

一新婚妇出疹，其症如前，用六味地黄丸料加当归，治之而愈。

一孕妇疹不出，极热，闷乱喘胀，用清热安胎药，而热愈甚，危剧，子母难全。此怀胎内热，故法当下其胎，则疹热解而母命可保矣。以表散兼堕胎药，治之而愈。此种治，实原谬妄，疹不过肺胃之热，喘胀亦肺家本症，何必下其胎而始可治乎？

一孕妇出疹，小腹痛而漏血，此热甚动胎。以升麻葛根汤加荆芥、紫苏、黄芩、当归、白术、川芎、砂仁、橘红、阿胶治之，血止而安。

一孕妇出疹，触动其胎，胎堕而去血过多，疹虽没而烦躁，闷闷昏绝，乃血脱故也。当兼益气，用理中汤而苏。又用人参一两，当归、阿胶、炮姜、荆芥、艾叶，治之而愈。既知血脱，却偏要益气，古人此种甚多，实不可解。

一孕妇出疹,热极,堕胎而难产。用鱼胶三寸烧存性,麝香一分,共酒服,立产。遇此症最为难治。更有横生者,用鱼胶一尺,如前法治,虽疹而子不活。

一产妇,疹不易出,热甚而去血不止,乃血气不足,不能逐毒出外也。用麻黄葛根汤加人参、荆芥、白芷、当归、阿胶,治之而愈。

一妇疹后轻咳,朝凉暮热,面色少神,肌瘦唇赤,咸以气血不足,用八珍汤治之。细讯其夫,知其不慎房室,用六味地黄丸合生脉散与服,又嘱绝欲百日而瘳。此亦影响揣摩之谈,大抵疹后肺阴大伤,水绝上源,故显此候。得六味滋润之力,故遂愈。以非正治肺家之药,故取效迟也。

柴屿青治候补汪某,年二十余,因感时气出疹,过服石膏等剂,身热泄泻,两耳皆聋,绝不思食。脉之,两尺微弱,舌上干燥,毫无津液。本属阴亏,况大寒之剂,不但伤阳,亦且伤阴。用麦冬五钱,滋阴以清虚热,陈皮以和胃气,加西河柳一钱,以清疹毒。次日,热微泻止,舌亦觉润。惟左寸脉微洪,加小生地二钱,木通一钱,菊叶一钱,三日,热退思食。因是月应选,身软耳聋,虑不能过堂掣签,谓已平复,十九日当投补剂,定可痊愈。后果如言,竟得赴选。此案可法,盖灼知病源,故不以八珍十全笼统塞责也。

万密斋治吴道松,四肢病疹。或治之三日,疹不出,烦躁甚,欲用荆防败毒散。曰:此皆发热之药,无解毒之用,况天大热,又无时令之药一二味在内,则阳愈胜,阴愈亏,阴阳不和,此疹之所以不出也。以东垣凉膈散,加元参、升麻,一服疹出,三日起。议论极是,但凉膈重剂,非热毒甚,亦难轻用。至用升麻于凉膈剂中,则有相济之妙,而无过升之弊矣。

甘氏子发热,疹三日不出,身凉神倦,坐卧不宁。此毒不外出,毒火内伏也,故烦而坐卧不安。用升麻葛根汤加麻黄、石膏以发之。一服,疹尽出,色白不红,此血虚也。用四物汤加防风,一服色红而愈。

杨氏子疹后痢下鲜血,用当归梢、生地、白芍、条芩炒、黄连炒、人参、甘草、枳壳、乌梅而愈。凡出疹利血者,此方皆效。

钱乙诊睦亲宫中十大王疮疹云:曰:疮疹始终出,未有他证,不可下,但当用平和药,频与乳食,不受风冷可也。如疮疹三日不出,或出不快,即微发之。鼠粘子汤之类。如疮发后,不多出即加药。如一日一帖,即加至二帖。加药不出,即大发之。升麻、葛根、羌活、防风、独活、麻黄、桂枝之类。如发后不多,及脉平无症,即疮本稀,不可更发也。有大热者,当利小便。小热者,当解毒。利小便,四圣散之类。若不快,勿攻勿下,止用抱龙丸治之。若有大热能食者,大黄下一二行即止。若黑紫干陷者,百祥丸下之,不黑慎勿下。身热烦躁,腹满而喘,大小便涩,面赤闷乱,大吐,此当利小便。不瘥者,宜宣风散下之也。若五七日痂不焦,是内热气蒸于皮中,故疮不得焦痂也,宜宣风散导之,用生犀角磨汁解之,使热不生,必着痂也。此条议论有极是者,有未尽协者,分别观之可也。

睦亲宫十太尉疮疹,众医治之。王曰:疹未出,属何脏腑? 一医言胃气热,一医言伤寒不退,一医言在母腹中有毒。属何脏也? 医曰:在脾胃。钱氏曰:何以惊悸? 皆无所对。钱氏曰:夫胎在腹,月至六七,则已成形,食母腹中秽液,入儿五脏,食至十月,即秽液满胃。至生时,儿口犹不洁,产母以手拭净,则无疾病。俗以黄连、汞粉下其邪秽之粪,此亦由不洁余气入儿脏中,本先因微寒,又遇风寒,邪气相搏,而痘疹成也。未出欲作之时,热动五脏,则五脏之证先见。初欲病时,先呵欠烦闷,惊悸,乍凉乍热,手足冷,面腮颊赤燥,咳嗽喷嚏,此五脏症俱见也。呵欠烦闷者,肝也。时发惊悸者,心也。乍凉乍热,手足冷者,脾也。面腮颊赤燥,咳嗽喷嚏者,肺也。惟肾无候。以在腑下,不能食故也。凡疮疹乃五脏毒,若出归一症,汗水泡心为斑,脾为疹。肾虽无症,其后恶者,疹变倒靥而黑陷,则归肾也。此由不慎风冷,而不能食,内虚所致也。今太尉疹子无他症,当用平和药为治,因用抱龙丸数服愈。
海藏云:本先因微寒入一句,并由不慎风冷而不能食内虚一句,勿认作寒证,用抱龙丸,即知斑疹之多热也。

吴桥治侄孙始孩,累日发热蒸蒸,惊搐愦愦,众医不知所以。桥曰:麻也,寒邪外乘,闭而不出,是呱呱耳。饮药已数,中气乃伤,药不足恃也。当置沸汤一瓶,撤其盖,令保母抱子坐汤侧,稍拥被围之,汤气自远熏蒸,少饮药内托,麻出而解。后汪氏子病如子,亦用此法并效。

薛立斋治一小儿,患疹作痛,发热烦渴,欲服清凉饮下之。诊其脉不实,举指不数,此邪在经络也,不可下,遂用解毒防风汤,二剂而愈。此症小儿多患之,须审在表在里,及邪之微甚而治之。王海藏曰:前人云,首尾俱不可下者何也? 曰:首不可下者,谓斑未见于表,下则邪气不得伸越,此脉症有表而无里,故禁首不可下也。尾不可下者,谓斑毒已显于外,内无根蒂,大便不实,无一切里证,下则斑逆陷,故禁尾不可下也。

一儿作痒发热,以消毒犀角饮,一剂作吐泻,此邪气上下俱出也,毒自解。少顷,吐泻俱止,其症果消。吐泻后,脉见七至,此小儿和平之脉也,邪已尽矣。不须治,果愈。洁古云:斑疹之病,其为症各异。发焮肿于外者,属少阳三焦相火也,谓之斑。小红行皮肤之中不出者,属少阴君火也,谓之疹。凡显斑疹,若自吐泻者,慎勿乱治而多吉,谓邪火上下皆出也。斑疹并出,小儿虽禁,是以别生他症也。首尾不可下,大抵安理之药多,发表之药少。秘则微疏之,令邪气不拥,并令其次第出,使儿易见也。身温暖者顺,身凉者逆。

沈明生治沈翰臣妇,咳嗽发热。或认为不足,遂用六味地黄汤以滋阴分,既而咳逆更剧。诊之，脉浮且数，风热干乎肺家，宜用疏表之剂。服下，遍身发出红疹。二剂咳瘥缓，而仍未透，更用辛凉等味以清表热。仍嗽，复作泻不已，咸归咎寒凉。沈笑曰：非也。肺受风邪，邪变为热。经云：邪并于阳，则阳热而阴虚。始则疹在欲出未出之际，火上炎于手太阴而作嗽，今则疹在欲收未收之时，热下移于手阳明而作泻，是属斑疹家常候，何足怪乎？行且止矣。果越两日，而嗽宁泻止，身凉疹退。按斑疹之候虽异，斑疹之治略同。是岁丁未湿土司天，而春夏之交，燥旱殊甚，盖犹袭乎昨岁燥金在泉之余气耳。是以初当凉解，而不利乎温散；次当寒润，而不利于温补。六味地黄丸之属，虽若相宜，然质浊味厚，不惟不能达表，抑且锢蔽外邪。施诸疹退而余热未清之时，稍为近理。今初热始嗽，辄为用之，是非滋阴，乃滋害也。况以丸为汤，已非古人本意，而专投泛用，尤乘病变之机。自来善用六味者，何曾善用，止可谓之滥用。无过薛立斋。假使九原可作，视近日之汤法盛行，能无掩口葫芦哉。

　　痧疹者，手太阴肺，足阳明胃，二经之火热也。小儿居多，大人亦时有之。殆时气温疫之类，其症类多咳嗽，多嚏，眼中多泪，多泄泻，多痰，多热，多渴，多烦闷，甚则躁乱咽痛，唇焦神昏，是其候也。治法当以清凉发散为主，药用辛寒、甘寒、苦寒，以升发之。惟忌酸收，最宜辛散。误施温补，祸不施踵。辛散如荆芥穗、干葛、西河柳、石膏、麻黄、鼠粘子；清凉如元参、栝楼根、薄荷、竹叶、青黛；甘寒如麦冬、生甘草、蔗浆；苦寒如黄芩、黄连、黄檗、贝母、连翘，皆应用之物也。量症轻重，制剂大小，中病即已，无太过焉。

　　痧疹乃肺胃热邪所致，初发时多咳嗽，宜清热透毒，不得止咳。疹后咳嗽，但用贝母、栝楼根、甘草、麦冬、苦梗、元参、薄荷，以清余热，消痰壅，则自愈，慎勿用五味子收敛之剂。多喘，喘者，热邪拥于肺也，慎勿用定喘药，惟应大剂竹叶、石膏，加西河柳两许，元参、薄荷各二钱。如冬天寒甚，疹毒为寒气郁于内，不得透出者，加蜜酒炒麻黄，一剂立止。凡热势甚者，即用白虎汤加西河柳，切忌过用升麻，服之必喘。多泄泻，慎勿止泻，惟用黄连、升麻、干葛、甘草，则泻自止。藜按：此却未妥，泻乃肺移热于大肠，仍以清肺为主。疹家不忌泻，泻则阳明之热邪得解，是亦表里分消之义也。疹后泄泻及便脓血，皆由热邪内陷故也，大忌止涩，仍用升麻、干葛、白芍、甘草、扁豆、黄连。便脓血则加滑石，必自愈。疹后牙疳最急，外用雄黄、牛粪，先煅存性，研极细，加真冰片一分，研匀吹之，内用连翘、荆芥穗、元参、干葛、升麻、藜按：二味宜再酌。黄连、甘草、生地，煎好，加犀角汁二三十匙调服，缓则不可救药。疹后元气不复，脾胃虚弱，宜用白芍、炙草为君，莲肉、扁豆、山药、青黛、麦冬、龙眼肉为臣，多服必渐愈，慎勿轻用参、术。疹后生疮不已，余毒未尽也，用金银花、连翘、荆芥穗、元参、甘草、生地、鳖虱、胡麻、黄连、木通，浓煎饮之良。《广笔记》。

叶天士曰：痧属阳，肺经邪初起，必从表治。症见头痛喘急，咳嗽气粗，口恶。一日二日即发者轻，三五日者重。阳病七日外，隐伏不透，邪反内攻，喘不止，必腹痛秘闷，危矣。治法宜苦辛清热，凉膈去硝、黄。

方书谓足阳明胃疹，如云布密，或大颗如痘，但无根盘。方书谓手太阴肺疹，但有点粒，无片片者，用辛散解肌。冬月无汗，壮热喘急，用麻黄、杏，如华盖散、三拗汤。夏月无汗，用辛凉解肌，葛根、前胡、薄荷、防风、香薷、牛蒡、桔梗、木通之属。

古人以表邪口渴即加葛根，以其升阳明胃津。热甚烦渴，用石膏辛寒解肌，无汗忌用。

凡疮疹辛凉为宜用，连翘辛凉，翘出众草，能升能清，最利幼科，能解小儿六经诸热。

春令发疹从风温，夏季从暑，风暑蓄湿，秋令从热烁燥气，冬月从风寒。

疹宜通，泄泻为顺。下痢五色者，亦无妨。惟二便不利者，最多凶症，治法大忌止泻。疹本六气客邪，风寒暑湿，必从火化。疹既外发，世人皆云邪透，孰谓出没之际，升必有降，胜必有复。常有疹外发，内热不除，致咽哑龈腐，喘急腹胀，下痢不食，烦躁昏沉，竟以告毙者，皆属里证不清致变。须分三焦受邪属多，或兼别病累瘁，须细体认。上焦药用清凉，中焦药用苦辛寒，下焦药用咸。徐灵胎曰：当用清涤内邪之法。

上焦药气味宜轻，以肺主气，皮毛属肺之合。外邪宜辛胜，里甚宜苦胜。若不烦渴，病日多，邪郁不清，可淡渗以泄气分。徐灵胎曰：叶氏用药，专重气味，此语本之《内经》，即《神农本草》亦首列之。但终当深知其药，专治其病，各有功能，然后再于其中，择气味之合者而用之，方得《内经》《本草》之旨。兹徒知其气味，则终无主见也。

中焦药疹火在中，为阳明燥化，多气多血。用药味苦寒为宜。若日多，胃津消铄，苦则助燥劫津，甘寒宜用。

下焦药咸苦为主，若热毒下注成痢，不必咸以软坚，但取苦味坚阴燥湿。

古人以疹为经腑之病，忌温燥涩补，所谓痘宜温暖，疹宜清凉也。然常有气弱体虚，表散寒凉非法，淹淹酿成损怯。此但阴伤为多，救阴必扶持胃汁。气衰者亦有之，当益气。稚年阳体，纯刚之药忌用。幼科方书歌括曰：赤疹遇清凉而消，白疹得温暖而解。此温字即后人酒酿，柽木粗草纸，木绵纱之属。徐灵胎曰：不是此温法。虽不可不知，然近年用者多无益。徐灵胎曰：小儿外治之法最多。

痦疹湿盛热蒸，口舌咽喉疳蚀，若不速治，有穿腮破颊，咽闭喘促告毙矣。治之宜早，外治另有专方。若汤方法，必轻淡能解上病，或清散亦可。

疹痢乃热毒内陷，与伤寒协热邪尽则痢止同清，忌升提，忌补涩。轻则分利宣通,重则苦寒解毒。

初　生

滑氏云：小儿三岁以内，看男左女右，手虎口三关。纹色紫热红伤寒，青惊风，白疳病，黄色淡红，乃平常小恙。其筋文宜藏，不宜暴露。若见黑色，则为危险。再脉纹见下截风关为轻，中截气关为重，上截命关尤重耳，直透三关为大危。

叶天士曰：婴儿肌肉柔脆，不耐风寒，六腑五脏气弱，乳汁难化，内外二因之病自多。然有非风寒，竟敢外感，不停滞，已属内伤，其故何与？尝思人在气交之中，春夏地气之升，秋冬天令之降，呼去吸入，当时消息。间有秽浊吸入，即是三焦受邪，过暮原直行中道，必发热烦躁。倘幼医但执前药，消导表散，清火通便，病轻或有幸成，病重必然颠覆。钱仲阳云：粪履不可近襁褓小儿，余言非无据矣。四十年来，治效颇多，略述其概云。

春温一症，由冬令收藏未固。昔人以冬寒内伏，藏于少阴，入春发于少阳，以春木内应肝胆也。寒邪深伏，已经化热，昔贤以黄芩汤为主方，苦寒直寝里热，热伏于阴，苦味坚阴，乃正治也。知温邪忌散，不与暴感门同法。若因外邪先受，引动在里伏热，必先辛凉以解新邪，继进苦寒以清里热。况热乃无形之气，幼医多用消滞，攻治有形，胃汁先涸，阴液劫尽者多矣。

备用方：黄芩汤、凉膈散、葱豉汤。新邪引动伏邪，清心凉膈散，服之亦愈。

风者，春月受风，其气已温。经谓春气病在头，治在上焦。肺位最高，邪必先伤，此手太阴气分先病，失治则入手厥阴心包络，血分亦伤。盖足经顺传，如太阳传阳明，人皆知之。肺病先治，逆传心包络，幼科多不知者。俗医见身热咳喘，不知肺病在上之旨矣，妄用大黄大苦沉降丸药，致脾胃阳和伤极，陡变惊痫，莫救者多矣。

风温肺病，治在上焦。夫风温春温忌汗，初病投剂，宜用辛凉。若杂入消导发散，不但与肺病无涉，劫尽胃汁，肺乏津液，上供头目，清窍徒为热气熏蒸，鼻干如煤，目瞑，或上窜无泪，或热深肢厥，或狂躁溺涩，胸高气促，皆是肺气不宣化之征。斯时若以肺药，少加一味清降，使药力不致直趋肠中，而上痹可开，诸窍自爽。无如城市庸医，佥云结胸，皆用连、蒌、柴、枳苦寒直降，致闭塞愈甚。若此症初因发热喘嗽，首用辛凉清通上焦，如薄荷、连翘、牛蒡、象贝、桑叶、沙参、栀皮、蒌皮、花粉。若色苍热胜烦渴，用石膏、竹叶，辛寒清散，疹症亦当宗此。若日数渐多，邪不得解，芩、连凉膈，亦可选用。至热邪逆入膻中，神昏目瞑，鼻窍无涕泪，诸窍欲闭，其势危急，必用至宝丹，或牛黄清心丸。病减后余热，只甘寒清养胃阴足矣。

春日暴暖急冷,先受温邪,继为冷束,咳嗽痰喘最多。辛解燥湿只用一剂,大忌绝谷。若甚者,昼夜竖抱勿倒三四日。夫轻为咳,重为喘,喘急则鼻掀胸挺。

备用方:苇茎汤、凉心凉膈散、凉膈散、泻白散、葶苈大枣汤、白虎汤、至宝丹、清心牛黄丸、竹叶石膏汤、喻氏清燥救肺汤。

夏为热病,然夏至以前,时令未为大热,故经以先夏至为病温,后夏至为病暑。二热之病,幼医易眩。夏暑发自阳明,古人以白虎汤为主方。后贤刘河间创议迥出诸家,谓温热时邪,当分三焦投药,以苦辛寒为主。长夏湿令,暑必兼湿,暑伤气分,湿亦伤气,汗则耗气伤阳,胃汁大受劫烁,变病由此甚多。发泄司令,里真甚虚,张用遂云:暑病首用辛凉,继用甘寒,再用酸泄酸敛,不必用下,可称要言不烦矣。

夏令受热,昏迷若惊,此为暑厥,即热气闭塞孔窍所致。其邪入络,与中络同法。牛黄、至宝丹,芳香利窍可效。神苏以后,用清凉血分,如连翘心、竹叶心、元参、细生地、鲜生地、二冬之属。此症初起,大忌风药。初病暑热伤气,竹叶石膏汤,或清肺轻剂。大凡热深厥深,四肢逆冷,但看面垢齿燥,二便不通,或泻不爽为是,大忌误认伤寒也。

秋深初凉,稚年发热咳嗽证,与春月风温异。但温乃渐热之称,凉即渐冷之意。春月为病,犹冬藏固闭之余,秋令感伤,恰值夏月发泄之后,徐灵胎曰:通人之言。其体质之虚实不同,但温自上受,燥自上伤,理亦相等,均是肺气受病。世人误认暴感寒,混投三阳发散津之属,仅一二剂亦可。更有粗工,亦知热病,与泻白散,加芩、连之属,不知愈苦助燥,必增他变。当以清凉甘润之方,气燥自平而愈,慎勿用苦燥劫烁胃汁。

秋燥一症,气分先受,治肺为急。若延绵数十日之久,病必入血分,又非轻浮肺药可医。须审体质症端,古谓治病当活泼泼地为盘走珠耳。

翁姓子方数月,秋燥潮热,咳嗽如疟,幼科用发散药,二日不效。忙令禁乳,徐灵胎曰:不禁可。更医用泻白散加芩、连。二日,昼夜烦热,喘而不咳,下痢粘腻,药后竟痢药水,延余诊之。余曰:稚年以乳食为命,饿则胃虚气馁,肺气更不爽矣。与玉竹、甘草、炒广皮、竹叶心,一剂热缓。继与粳米、南枣、广皮、甘草、沙参,二剂与乳少进,令夜抱勿倒,三日痊愈。

深秋入冬,暴冷折阳,外感发热,头痛身痛,呕恶,必从太阳。若渴能饮水者,里热见症,即非纯以表散。伤寒每以风伤卫,用桂枝法,寒伤荣,用麻黄法。小儿肌疏易汗,难任麻、桂辛温,表邪太阳,治用轻则紫苏、防风一二味,身痛用羌活,然不过一剂。伤风症亦肺病为多,前、杏、枳、桔之属。辛胜即是汗药,其葱豉汤,乃通用要方。若肢冷寒战,呕吐自利,或身无热,即从中寒里证,三阴须分。但小儿科太阴中寒最多，厥阴间有。若冬令应寒，气候温暖，当藏反泄，即能致病，名曰冬温。温为欲热之渐，非比寒证得汗而解。若涉表邪一二，里热必由七八。生瘾疹丹痧，非徒风寒。或外受之邪与里邪相搏，亦令入于经络，或饮醇厚味，里热炽烈，而卫气不与荣分相和，或不正直入内侵，即有腹痛下痢诸症，其治法、按症，必以里证为主。稍由清散，误用辛温，祸不旋踵矣。

钱氏《直诀》云：心主惊，实则叫哭发热，饮水而搐。虚则卧而悸动不安。又视其睡，口中气昏，或合面睡，及上窜咬牙，皆心热也。若心气实，则喜仰卧。

肝主风，实则目直，大叫呵欠，项急烦闷。虚则咬牙呵欠。肝热则手寻衣领及乱捻物，肚热，饮水喘闷，目赤发搐。肝有风则目连札，得心热则发搐，或筋脉牵系而直视。风甚则身反张强直。不搐，心不受热也，当补肾治肝。

脾主困，实则困睡，身热饮水。虚则吐泻生风，面白腹痛，口中气冷，不思饮食，或吐清水。或呵欠多睡者，脾气虚而欲发惊也。

肺主喘，实则闷乱喘促，有饮水者，有不饮水者。虚则哽气，长出气。肺热则手掐眉目鼻面。肺盛复感风寒，则胸满气急，喘嗽上气。肺脏怯，则唇白闷乱，气粗喘促。哽气者难治，肺虚甚也。

肾主虚，无实也，惟疮疹肾实则变黑陷。兹胎禀虚怯，神气不足，目无睛光，面白颅解，此皆难育不寿。或更加色欲，变症百出，愈难救疗。或目畏明下窜者，盖骨重而身缩也。咬牙者，肾水虚而不能制心火也。以上辨五脏虚实寒热。

喜汗者，厚衣卧，而额汗出也。盗汗者，肌肉虚，而睡中汗出也。胃虚汗者，上至项，下至脐也。六阳虚汗者，上至头，下至项，难治。

夜啼者，小儿筋骨血脉未成而多哭，脾脏冷而痛也。当与温中药，或花火膏主之。若虚怯为冷所乘则唇青。惊啼者，邪气乘心也，当以安神丸主之。

若浴后拭脐不干，风入作疮，令儿撮口甚者，是脾虚也。若频撮口，是气不和也。并舌热者，胃脏微热。令舌络牵紧，时时舒热，或饮水者，脾胃虚而津液少也。黄面、惯肌瘦、五心烦热者，疳积也。大便未已而弄舌者凶。

解颅者，生下囟门不合也。长必多愁少笑，目白睛多，面色㿠白，或体消瘦，皆肾虚。胎肥者，生下丰厚，目睛粉红，大便干难，时出涎水。

胎热者，生下有血色，时叫哭，身热淡黄，目睛多赤，大便色黄，急欲食乳，并用浴体法主之。

胎怯者，生下面白，肌肉瘦弱，大便白水，身无血色，哽气多哕，亦用浴体法。

急欲乳不能食者，此风邪由脐而蕴热心脾，致舌厚唇燥，不能吮乳也。

龟胸龟背者，由儿初生下，风客于脊，入于骨髓，致成龟背。若肺热胀满，攻于胸膈，即成龟胸。并用龟尿点其骨节，自愈。取尿法，用青莲叶，安龟在上，用镜照之，其尿自出。

失音吐泻，或大便后，虽有声而不能言，又能咽物者，非失音，此肾怯不能上接于阳也。凡口噤不止，则失音语迟。

长大不行，行则脚软，齿久不生，生则不固，发久不生，生则不黑，皆胎弱。以上五脏杂症主治。

徐灵胎曰：幼科古人谓之哑科，以其不能言，而不知病之所在也，此特其一端耳。幼科之病，如变蒸胎惊之类，与成人异者，不可胜举。非兹妇人之与男子异者，止经产数端也。古人所以另立专科，其说精详明备。自初生以致成童，其病名不啻以百计，其治法立方，种种各别。又妇人之与男子病相同者，治亦相同。兹小儿之与成人，即病相同者，治亦迥异。如伤食之症，反有用巴豆、硼砂者，其余诸症，皆用金石峻厉之药，特分两极少耳，此古人真传也。后世不敢用，而以草木和平之药治之，往往迁延而死，此医者失传之故。至于调摄之法，病家能知之者，千不得一。盖小儿纯阳之体，最宜清凉。今人非太暖，即太饱，而其尤害者，则在于有病之后，而数与之乳。乳之为物，得热则坚，纫为绵絮。况儿有病，则食乳甚稀，乳久不食，则愈充满，一与之吮，则迅疾踊出，较平日之下咽更多。前乳未消，新乳复充，填积胃口，化为顽痰，痰火相结，诸脉皆闭而死矣。譬如常人，平日食饭几何，当病危之时，其食与平日不减，安有不死者哉？然嘱病家云：乳不可食。则寻相诟曰：乳犹水也，食之何害？况儿虚如此，全赖乳养，兹复禁乳，则饿死矣。不但不肯信，反将医者诟骂。其余之不当食而食，与当食而反不与之食，种种失宜，不可枚举。医者岂能坐守之，使事之合节耶？况明理之医，能知调养之法者，亦百不得一，故小儿之所以难治，非尽不能言之故也。

保婴汤，治小儿诸病。陈米、清胃。黄土、养脾。嫩竹叶、清热。莱菔子、化积。薄荷叶、去风。灯心、降火。麦芽。运食。上七味，随证所主者多用，其余次之。每服不过三钱，袋盛煮汤，任意喝饮。如便燥者，调入白蜜少许。小儿之病，多起于乳食不节，此汤调养脾胃，故可随症损益，以应诸病。若夏月泄泻，尤为妙方。即痘疹后调理，亦宜准此，不可以平淡而忽之，而从事温补，致酿别症也。

雄按：小儿以脾胃为后天根本，乳食不节，脾胃渐伤，吐泻乃作。久则脾土虚弱，肝木乘之，粪色渐青，面部萎白带青，手足微搐无力，神气恹恹不振，而慢脾成矣。江笔花《医镜》云：时俗所谓慢惊风，即木侮土是也。初起宜异功散，甚者加木香、玉桂。若肢冷唇白，息微，元微欲脱也，急用附子理中汤，尚可挽回。然变之速者，用药稍缓，即不济事，未可概视为慢也。雄按：《福幼编》专论此症,若果系此证,应用此药,乃谓执一方,而可通治泄泻,其祸可胜言哉。

天一丸,治小儿百病。灯心十斤,以米粉浆染,晒干研末,入水澄之,浮者为灯心,取出晒干,入药用二两五钱,沉者为末,米粉不用。赤白茯苓去皮苗用,茯神各五两,滑石水飞五两,猪苓去皮二两,泽泻去芦三两,五味各为细末。以潞参熬膏和丸,龙眼大,辰砂为衣,金箔包裹。每服一丸,随证用引调服。韩天爵云:小儿生理向上,本天一生水之妙,故治病以小水通利为捷径也。

程世光治宪王诞长子初生胎,不吮乳。程曰:此明难产,儿伤气也。持人参煎汤灌半匙即吮。《江西通志》。

一舟工生子,脆而无皮,程令取土数升糁其体,即成肌。同上文。

太原王相公始生,冷无气,母惊,谓已死。有邻妪徐氏者,反复谛视良久,笑曰:此俗名卧胞生,吾能治之,当活,活则当贵,但不免多病,累阿母耳。趣使治之,其法用左手掬儿,右手搊其背,余时嚏下而醒。后六岁中痘,公母尝下楼谒巫,见一白衣人,长丈许,闭立凝视,若有所言,母惊仆楼下,以为不详,然竟无恙。《眉公见闻录》。

儿生堕地不啼,击水瓢迫猫令叫即啼。又俗称不啼儿为闷寂生,旁人呼其父名,父应,儿即啼。《物理小识》。

有舟人生子,身无全肤,人莫能晓。适吴门葛可久出,医众告之。可久就岸令作一坎,置儿其中,以细土隔衾覆之,且戒勿动。久之,可久回,启衾视之,已生肤矣。盖母怀娠舟中,日久不登岸,失受土气故也。

按:危《得效方》云:宜速用白早米粉干扑,候生皮方止。

小儿初生不饮乳,及不小便,用葱白一寸,四破之,以乳汁银石器煎,灌之立效。《得效方》。

小儿初生下,遍身如鱼泡,又如水晶,碎则成水流渗,用密陀僧研,绢罗内罗过,干糁,仍服苏合香丸。同上。

牙疳

万密斋孙周岁,生走马疳,用尿桶底白垩刮下,新瓦上火焙干五分,五倍子内虫灰三分,鼠妇焙干三分,枯白矾一钱,共研末,先用蜡茶叶浸米泔水洗净,以药敷之,神效。名曰十不二散。

朱丹溪治走马牙疳,蚕蜕纸烧灰存性,入麝香少许,蜜和敷患处,加白矾尤妙。此外治法。走马牙疳,最为枭毒,须用大承气加川连、胡黄连、雄黄、菩黄等大下之,全泻去黑矢,然后改用凉血解毒之剂,外用针砭烂肉与好肉交关处,全出恶血,再以搽牙药敷之,庶可望愈。若专恃外治,未有不致误事者。方书皆未言及，亦一大缺略也。

脐风

万密斋治斗门子，初生五日不乳，喷嚏昏睡。万视之曰：此脐风病也，一名马牙疳，小儿凡当一月之内尤急。乃视其口中上腭，有白胞如珠大者三四个，用银针挑去之。斗门怜惜之情见于面，去之未尽。次日犹不乳，有老妪语以脐风之害，乃速万再治，且问脐风之病云何？万曰：其病不可治者三：脐腹肿胀，大小便不通者，名曰锁肚；口紧不开，不语不啼者，时作搐者，名曰噤风；环口青色，口唇紧撮，名曰撮口。令郎初病，未至困也，复以手法去其白泡而安。又曰：当用何药？万曰：数日之儿，安能任药，虽有古方，不敢用也。曰：然则奈何？万曰：无害矣，此病盖初生时，洗浴之后，脐干未落，不谨视之，为儿尿所侵，及为风寒湿热所侵之故。宜急治之，但见喷嚏，多啼少乳，即视其口中上腭，有白泡子成聚，是其候也。随以手法刮去之，以软帛拭净其血，则脐风不发矣。若不知此，则其泡流入腹中，或为锁肚，为噤风，为撮口，虽有神丹，不能救也。郑请详记之，以为育婴之训。

赤 丹 即游风。

万密斋治一小儿，腿如霞，游走不定，先以麻油涂患处，砭出恶血，其毒即散。用九味解毒散一剂而愈。

一小儿患赤丹，外势虽轻，内苦便秘，此患在脏也。服大连翘饮，敷神功散而瘥。又大连翘饮，歌诀曰：连翘荆芥通车芍，归活风柴蝉共甘，等分栀芩还减半，煎须紫草正相堪。文田按：三方均出明代许绶《婴童百问》。

万密斋曰：一小儿丹发于脸，眼中红肿，手不可近，三日死。

立斋治一小儿，遍身皆赤，砭之，投解药即愈。一小儿遍身亦亦，不从砭治，致毒气入腹，遂不救。此症乃恶毒热血，蕴蓄于命门，遇相火而合起也。如霞片者，须砭去恶血为善。如肿起赤色，游走不定者，宜先以生麻油涂患处，砭之以泄其毒。凡从四肢起入腹者，不治。虽云丹有数种，治有数法，无如砭之为善。常见患稍重者，不用砭法俱不救。

庄敛之子未及三月，乳母不善于养，盛暑中拥衾令卧，忽患丹毒，遍游四肢，渐延背腹，仓皇求告。予曰：儿方数月，奈何苦之以药？急以犀角绞梨汁磨服。问故，曰：犀角能解心热，而梨汁更能豁痰，且味甘则儿易服。别疏方用荆芥穗、牛蒡、生地、丹皮、元参、花粉、薄荷、竹叶、麦冬、生甘草、连翘、贝母、生蒲黄,令煎与乳母服之,乳汁即汤液矣。依法治之,一日夜,赤渐淡,越日丹尽退。后卒以乳母不戒,患惊风而殇。《广笔记》载,灵心妙手,可以为师。

马铭鞠传治下部火丹,用蚕沙、山栀、黄连、黄芩、黄檗、大黄、石膏共末,水调敷上立效。切勿用芭蕉根。又方:用黄连末,蜜和鸡子清调服。马云:若遇抱头火丹,必砭去恶血方效。每用此法治人,其不肯砭者多误事。同上。

立斋治吴刑部静之子,甫周岁,患丹毒,延及遍身如血染。用瓷锋击刺遍身出黑血,以神功散涂之。查春田用大黄连翘饮而愈。又王国戚子,未弥月,阴囊患此,如前治之而愈。金氏子不欲刺,毒入腹而死。河间云:丹从四肢起入腹者,不治。予尝刺毒未入腹者,无不效。

一小儿患赤游风,先用羌活白芷散二剂,又用加味逍遥散而愈。后伤风热,起疙瘩,搔破出水,或用大麻风药,十指拳挛,脓水浸淫,先用秦艽地黄汤,手指如常。又用易老祛风丸而疮亦愈。

胎　毒

万密斋长孙生下,遍身生疮疥。因制一方,用乌梢蛇,酒浸去皮骨,取净肉焙干一钱,苦参酒浸,切片晒干,取末一钱半,白蒺藜炒去刺一钱半,三味为末,酒糊丸,如粟米大。每服十五丸,竹叶煎汤下,虫疥灭迹,不再发矣。

一小儿身生虫疥,医用药搽之,疮尽没,腹胀而喘,求药于万。曰:幸未发搐,尚可治也。乃与雄黄解毒丸,竹叶灯心煎汤下,利黄涎,疮复出而安。或问曰:虫疥不可搽乎?曰:虫疥者,胎毒也。宜用解毒之药,使毒散于外,不可妄用搽药,逼之使反于内也。搽疮之药,必用砒霜、水银以杀虫,药毒之气乘虚入里,误儿性命,宜慎之。雄按:大人疮疥亦有此证。

一弥月小儿,先于口内生疮,后延于身,年余不愈,以土茯苓为末,乳汁调服,月余而愈。

一儿生下一月后,遍身虫疥,浸淫湿烂,其皮如脱,日夜啼。忽一日,其疮尽隐,发搐而死。

冯楚瞻治其孙,因母久患阴虚夜热之症,生下百余日,遍体癞疮。未必非其母妊时,久服八味所致。案见难产门。以生地、丹皮、当归、赤芍、萆薢、首乌、银花、连翘、土贝、甘草、鳖虱、胡麻、土茯苓、木通节,大剂,乳母日夜进服数十剂,后湿热下趋,两足溃烂,清水淋漓,指甲皆脱。乳母旁人,近者无不传染。此先天热毒之气,已尽出外矣。后于耳后结一大毒,此阴虚无根之火凝聚也。以八味加牛膝、五味煎汤,数剂,高肿脓而愈。自后津液衰涸,疮靥干枯,或愈或发。防其内攻,乃以羊肉四两煎汤,入生黄芪四钱,当归二钱,银花三钱,炒升麻四分,姜三片,枣二枚煎与服。不及十剂,足疮全愈,升于头项。再服,头疮亦痊。雄按:又用八味,以致溃后津枯。

刘禹锡《传信方》云:顷在武陵生子,蓐内便有热疮,涂诸药无益,而日益剧,蔓延半身,号啼,不乳不睡。用鸡子五枚,煮熟,去白取黄,乱发煎,乃有液出,旋取置碗中,以液尽为度,取涂疮上,即以苦参末糁之,果神效。《本草纲目》。

孙文垣治一儿,耳后生一毒,肿痛,遍身生大泡疮,憎寒发热,与金银花、当归尾、甘草、赤芍、连翘、僵蚕、牛蒡、元参两剂而消。

薛立斋治一小儿,自脱胎时,两目赤肿,或作痒,或生翳,此胎内之肝火也。用芦荟、六味二丸而愈。

万密斋治一儿,五岁,每至春时,则遍身生脓泡疮,此胎毒也。戒用搽药,恐粉砒之毒乘虚入腹,以胡麻复之而愈。

万州李四守,生子五岁,遍身湿疥,一旦尽干。万曰:疮出惊止,始无忧也。连更数医,不能治。

立斋治梁阁老孙,甫周岁,项患胎毒,俟其有脓刺之,脓出碗许,乳食如常。用托里药,月余而愈。靳阁老子亦患此,待脓自出,几至不救。吾乡徐内翰子患痘毒,及时针刺,毒不内侵,数日而愈。小儿血气弱,脓成不针,鲜不毙矣。

乳　病

张子和治一小儿,寐而不寤。诸医作睡惊治之,或欲以艾火灸之,或以大惊丸及水银饼子治之。其父曰:此子平日无疾,何骤有惊乎?以问张。诊其两手脉皆平和,曰:若惊风之脉,当洪大而强。令则平和,非惊风也。乃窃讯其乳母,尔三日前曾饮醉酒否?遽然笑曰:夫人以煮酒见饷,酒味甚美,三饮一罄而睡。陈酒味甘而恋膈,酒气满乳,儿亦醉也。乃锉甘草、葛花、砂仁、贯仲,煎汁饮之,立醒。

万密斋治本县胡正衢子,二月,发热不乳。万视之,虽似变蒸,非变蒸也。时乳母皆肥健者,必因伤乳发热也。令损之,次日热退而安。

李立之治一婴儿,忽患暗求治。立之令以衿里小儿,乘高投之地,儿不觉大惊,发声能言。问之,曰:此乳搭心也,非药石所能疗,其术之高,大率类此。《杭州府志》。

一小儿吐乳便黄,身有微热。万曰:此伤热乳也,吐作腥气,今已成积。母曰:未食热物。乃密语其父曰:必伤交你得之矣。问何为交你?曰:父母交感之后,以乳哺儿，此淫火之邪，忤儿脾胃正气也。不治之，必成癖矣。盖淫火者，肝火也，病则发搐。癖者，脾病也，积不消则为癖矣。宜泻肝补脾，乃与泻火，胃苓丸服之而愈。

御史陈公忽小儿，闭目，口不出声，手足俱软，急延医治之。独孟友荆一见便云：公子无病，乃饮酒乳过多沉醉耳。浓煎六安茶，饮数匙便醒。御史抚掌大笑曰：得之矣，可谓良医。

王三峰子二岁，多病。万视之曰：此乳少病也。王曰：儿乳极多。万不应，遂行。既而其母验其乳媪，果无乳也。询之，夜则嚼饭以哺之，或啖以粑果，夜则贮水以饮之。复求治。曰：欲使即换乳母，则儿认惯不可换也。若不使有乳妇人哺之，则疾终难治也。不若仍与旧母养之，择一少壮有乳者，夜则相伴，以乳哺之，久而惯熟，自相亲矣。王曰：有乳无乳，治法异乎？曰：有乳之疳，得之伤乳，乃饱病也，宜集胜丸。无乳之疳，得之失乳，乃饥病也，宜肥儿丸。调理一月而安。

陆养愚治姚明水儿，甫一岁，其母无乳，乃以糕饼枣柿哺之，遂患疳积痢，上则口舌腐烂，下则脓血相杂。治疗半载，肉削如柴，饮食少进。医谓上疳下痢，睡不闭目，肛门如竹筒，指纹已过命关，不可为矣。诊之，形脱而神在，以一指按其脉，上浮数而微，下沉微而数。其肛似外脱，而非竹筒也。此上越者不降，下陷者不升，若升其元阳，降其邪火，犹可生也。先与补中益气汤二钱，以提其不足之阳，又浓煎生脉散，俟冷，时时以匙挑灌之，间以孩儿茶、冰片、青黛、人中白吹之，二日而安，旬日全安。

薛立斋治一小儿，目睛缓视，大便臭秽，乃乳伤脾胃所致。用四君子加木香、藿香，治之而安。

变 蒸

万密斋治楚臬之子，九月发热，恐是痘疹。召万往，视之非痘，乃变蒸也。曰：何以辨之？万曰：以日计之，当有变蒸之期，以症察之，亦无痘疹之候。曰：痘症云何？万曰：痘者，五脏之液毒也，故每脏各见一症。呵欠惊悸，心也；项急烦闷，肝也；咳嗽喷嚏，肺也；吐泻昏睡，脾也；身体皆凉，肾也。今公子无之，知非痘，乃变蒸将退也。次日果安。

喉舌滞颐

叶天士曰：夏季秋热，小儿泄泻，或初愈未愈，满口皆生疳蚀，阻塞咽喉致危者，此皆在里湿盛生热，热气蒸灼，津液不升，湿热偏伤气分，治在上焦，或佐淡渗。世俗常刮西瓜翠衣治疳，取其轻扬渗利也。

吴孚先治一小儿，咽喉忽肿胀，痛甚。米饮汤水不下，危甚。吴曰：此名锁喉风。以银针刺少商、然谷二穴出血，其喉即宽。与之茶，即下咽无苦，饮食遂进。

一小儿不时舌出，以清凉药治之不愈。吴曰：此名弄舌，与吐舌不同。薛新甫曰：吐舌者，脾经实热，而舌长出也；弄舌者，脾经虚热，时舒时敛也。照新甫成方，用异功散加钩藤而愈。<small>四君子加陈皮谓之异功。</small>

巢氏云：小儿滞颐者，涎流出而渍必于颐间也，此由脾冷涎多故也。脾之液为涎，脾胃虚冷，不能收制其津液，故出于颐也，张氏温脾丹主之。一法百药煎含咽，其涎自不出，亦截法也。黄散亦治此症，温脾散亦可。《东垣十书》。

万密斋外孙，满口生疮，咽喉唇舌皆是。为制方：用柏连一钱，朱砂、白矾五分，鼠妇焙干三分，共研细，敷之立效。乃奇方也。

一儿患口舌生疮，所搽所服，皆芩、连、知、柏之类，无效。曰：心热所致，苦入心，反助其热，宜无效。乃作洗心散与之，一服而安。大黄、麻黄、白术、当归、白芍、荆芥、薄荷、甘草等分，水煎服，更用柏连散搽之。<small>仍用苦矣。</small>

一儿舌上生疮，口唇破裂，吮乳不得，日夜啼哭，求治。用洗心散，入竹叶煎服，以解其里热，外用柏连散搽之效。

蒋仲芳治一小儿，初患舌碎，既而遍身发热。或谓伤风停食，与发散消导。曰：无益也。服后果热愈，而汤水难入。乃以黄连五钱，<small>疑是分。</small>煎汤徐徐与之，终剂而愈。问故。曰：若先身热而后舌碎，则因风食发热所致。今先舌碎，知其心火亢甚，加之身热，是内热极而火外行耳。

瘖

蒋仲芳治一小儿，二三岁，身热惊悸。易医六七，俱无寸效。一日忽作鸦声，少顷，其音已哑，鱼口开张。视之，欲哭状，惟眉头稍皱，终无音出，因以指探其口中，唇干舌燥。曰：心热欲言而不能，果有之乎？即以黄连、黄芩、石膏、麦冬、五味、山栀、元参、花粉、知母、甘草、薄荷、灯心、竹叶等，锉一大剂，煎成薄膏，频频与之。一昼夜，而鸦声复出，又一日而音始全。自后用此法，活人无数。大便三四日不行者，加元明粉二三钱，尤验。惊悸者，加金子同煎。嗟乎，世遇哑惊风，俱弃之而不治。孰知唇干舌燥，终属阳证，此法甚善，故记之。

伤　寒

喻嘉言治袁仲卿子，因捉彭蜞，仆水中，家人救出，少顷，大热呻吟。或与镇惊清热丸散，二日，遂昏迷不醒，胸高三寸，颈软头倾，气垂绝无生理矣。诊其脉，止存蛛丝，过指全无。以汤二匙入口，微有吞意。曰：外症之重不足惧，但脉已无根，不可救也。一医云：鼻如烟煤，肺气已绝，纵有神丹，亦将奈何。因思此儿受症，何至此极？请主人及客稍远，待某一人独坐静筹其故。病危之家，亲朋满座，议论纷纭，徒乱人意，不可不知。良久曰：得之矣，凡惊风一症，乃前人凿空妄谈，后之小儿受其害者，不知凡几。昔与幼科争论，殊无证据。后见方中行《伤寒条辨》后附《痉书》一册，颛言其事，始知昔贤先得我心。如此症，因惊而得，其实跌仆水中，感冷湿之气，为外感发热之病，其食物在胃中者，因而不化，当比夹食伤寒例，用五积散治之。医者不明，以金石冷药镇坠，外邪深入脏腑，神识因而不清。其食停胃中者，得寒凉而不运。所进之药，皆在胃口之上，不能透入，何以上云镇坠深入脏腑？转积转多，以致胸高而突。宜以理中汤，运转前药，倘得症减脉出，再从伤寒门用药，尚有生理。或谓鼻如烟煤，肺气已绝，而用理中，得无重其绝乎？曰：所以独坐沉思者，正为此耳。盖烟煤不过大肠燥结之征，若果肺绝，当汗出大喘，何得身热无汗？又何得胸高而气不逼，且鼻准有微润耶？此所以望其生也。遂以理中汤一盏，灌入口中，大嚗一口，前药一齐俱出，胸突顿平，颈亦稍硬。但脉仍不出，人亦不苏，此食尚未动，关窍阻塞之故。再灌前汤些少，热渐退，症渐减，乃从伤寒下例，以元明粉一味，化水连灌三次。是夜，下黑矢甚多。次早，忽然一声云：我要酒吃。此后尚不知人事，以生津药频灌，一日而苏。雄按：此用理中，必加枳实，所云镇坠之药，性皆重降，药虽停于胃口，邪则不能外解而深入矣。

龚子才治一小儿，八岁，患伤寒，头痛身疼，发热口干，面赤无汗。或以伤寒治之不效。已旬日，与龙脑安神丸，一服其汗如雨，即安。

一小儿沉默昏倦，肢冷惊悸，其纹如弓之向里，此属胃气虚而外感寒邪也。先用惺惺散以解外邪，诸症悉愈。但手足逆冷，又用六君子调补元气而安。

一小儿伤寒，呕吐发热，服消导清热之剂，饮食已消。热未退，用六君、升麻、柴胡，四剂而痊。

高鼓峰治吴维师子，甫十岁，发热口渴，胸腹闷痛。曰：少阳阳明症也，用加味小柴胡汤。是夜，发晕逾一二时，吴惊甚。曰：无伤也。但此病不传疟必传痢。逾三日热退，果少腹痛，先解黑矢无数，随后更脓血而痢矣。连用当归解毒丸五六剂而痢除。继以六君子汤调理而安。得小柴胡汤晕甚，热动发厥也。小柴胡既不足以和之，则其形气必发而后愈。发于少阳则为疟，发于阳明则为痢也。

马元仪治张伯卿子，年十二，患伤寒，谵语发热，不知人事，已五六日，幼科屡治不应，渐至目直神昏。诊之，两脉弦急拒指。因惊后，饮食与痰留结不解，壅遏为病，胃气生热，津液内亡而谵语。阳明之脉络于目，经盛则络亦盛，故目直视也。实热在胃，惟用承气调之，使壅滞之气，悉反冲和，则津液得存，而二病自去矣。加服抱龙丸以豁痰治惊。服后，便行二三次，热势大减，明日全愈。

蒋仲芳治陈寿田伯弟，年十一岁，伤寒病起，几至二百日，粒米不入，食即胀满，诸药不愈，惟日以人参三钱煎饮而已。视之，骨瘦如柴，六脉沉细，似宜参、术，然按其心胸小腹，硬块已满，着手即痛。曰：凭脉则难用下药，不下亦无生理。遂用当归、元明粉各三钱，洒蒸大黄二钱，杏仁、麻仁、苏子、桃仁，俱炒为末，各一钱，白芍、川芎、桔梗各七分，水煎服。服后即去黑块二三十，中脘硬处下有寸许。然已虚极，明日去大黄、元明粉，加人参二钱，服一剂。后日，复用首方，又去黑块一二十，两方间服，半月黑块始尽而愈。

感　症

总制石公子，年甫十龄，丁丑六月，患感冒风暑，寒热头疼，幼科已用葛根加羌、防解表矣。后复寒热不减，气喘腹胀，医者用消导加小柴胡汤不应。神昏喘急，时或泄泻，似痢腹痛，不知名为何疾也。诊之，已二十余日，脉数无力，神昏气乱，按其腹，时胀时痛，观其神，时静时躁，手足或冷或热，虚汗不已。此外邪初感者，为药而解，久积者未曾清理，加之饮食失调，元气欲脱，致外邪内陷。今以救本为急，用理中汤加桂、附，痛泻顿减，手足亦温。然热不退，小便赤涩，用金匮肾气汤。二服，小便方利，而寒热愈加，此元气渐回，症候复现。朝用六君子汤加柴、葛、神曲、干姜，夜用六味汤加参、桂。旬日后，寒冷拘挛，目上窜，咬牙呻吟，咸以为无救矣。陈曰：此名寒战，正气将回，积邪欲出，乃吉兆也。自未至酉，始大汗如雨，手足软弱，不语熟睡，天明，方能言。然虚症日出，潮热汗出，则用补中汤合建中加附子。不寐，则用归脾汤。元气弱，则用十全大补汤。腹痛滑泻，则用理中、六君汤。如是调理，三月方瘳。此条用药，俱不尽合法。玩叶天士《温热论》自知。

蒋仲芳治一小儿,在水阁,风雨卒至,又惊又寒,后四肢厥冷,渐至遍身,惟心口稍暖。此冷风入骨症,冷至心窝则死。用理中汤加附子一钱,数服而寒退。

聂久吾治司毛理之次子,年十一,夜间忽发大热,头痛,身又痛,咸以为病暑也。及问其由,细察其脉,乃感寒耳,谓必须发汗,其家以现在多汗为疑。曰:此汗不当数,必用药发汗,方可除病。遂与一大剂,令其热服出汗。至天明,诸症尽退,再与清解,数服而安。羌、防各六分,陈、草各三分,芎、芷各四分,赤芍五分,香薷、干葛各一钱二分,苍术、苏叶、香附各八分,姜三片。

伤　风

薛立斋治一小儿,伤风咳嗽,发热,服解表之剂,更加喘促出汗。以为脾肺气虚,欲用补中益气汤加五味子补之。不信,乃服二陈、桑皮、杏仁、枳、桔之剂,前症益甚,又加发搐痰壅。仍用前方,加钩藤钩而愈。

陈文中治太师贾平章子宣机,三岁,头热目赤,痰鼽不已。医言风热盛,痰涎作。陈曰:因脾肺虚,而风冷寒痰所作。又一医言热即生风,冷即生气。陈曰:不然。三冬盛寒,冷则生风;九夏炎热,热则生气。盖风者,百病之长也。若寒得之,而谓之风寒;若热得之,而谓之风热;若燥得之,而谓之风燥;若湿得之,而谓之风湿。此非独热而生风也。如暗风、破伤风、脐风、慢惊风及风痫、惊痫、食痫等症,而皆作搐,非但热而生风也。宣机病始于头热目赤,便以凉药饵之,致寒凉气客于喉厌之间,与津液相搏,又生痰鼽症。其喉厌寒痰冷气,壅塞不通,故头热目赤,无由得愈。治法当斡去喉厌间寒痰,令气得通,其病可愈。遂投芎蝎散一服,用手斡去寒痰冷涎四五口,次以油珠膏,一服而愈。

曾世荣治衡州万户张侯,寓屯田日,长子三岁,六月,得患不语,手足倦缩,已经二旬日。曾至,诸医议论不一。观外形,面垢有热,气促流涎,口眼㖞斜,不省人事。次则手足俱冷而蜷缩,身背反张。诊六脉,沉按而紧,独心肝脉虚而细数,余脉缓弱。曰:面垢色,脉细数,此因中暑感风,前贤所谓暑风者是也。手足冷缩而不伸,或服寒剂太过,寒之使然。若手足温,其效自速。乃以治暑法,分阴阳,顺中气,五苓散加宽气饮,姜汁沸汤调下。三服。其症稍慢。次疏风和荣卫,百解散加荆芥、人参、当归、水姜煎投。随以温灰汤烧洗手足,药一服,洗一次,至八九次,手足温则血活,活则筋舒,舒则手足运动如常。余热未除,消暑清心饮主之。声音不全,二圣散取效。调理惟用万安饮,恰九日,前症俱减。张侯曰:此子更生,端藉药力,不敢忘也。因笔漫记,后有是症,仿此活人,亦快心矣。

立斋治一小儿伤风,鼻塞流涕,服药过重,发搐,呵欠顿闷,汗出气喘,久不愈。其母因劳役瘀热,用补中益气汤,时以五七滴药汁与儿饮之,母子并愈。

一小儿伤风发搐,痰盛喘急,谓此脾肺气虚,腠理不密,而外邪所乘。用六君加柴胡、升麻、桑皮、杏仁,一剂,痰喘悉退。又一剂,去桑、杏,加钩藤而安。乃用异功散,数剂不复发。此证若不补脾胃,实腠理,导治痰邪,鲜有不误。

暑

缪仲淳治高存之次子,童时,夏月身热十昼夜,止饮白虎汤。诸医汗之不解,以麻仁丸下之热如故。缪诊曰:此伤暑也,白虎汤是其本方。因误汗下虚甚,加人参三钱,一剂微汗,瞑眩,少顷热解。更疏一方,防其疟痢,乃用人参二钱,兼健脾清暑导滞之剂。未几疟作,如方饮之,疟止,痢又作。存之不得已于生脉散中加益元散饮之,儿尫羸甚,痢少减。数日后,仲淳复至,语之故。曰:生脉益元散得之矣。不诊而谛视儿,问靡甘否?曰:甘。缪曰:病去矣。存之问故?曰:视儿目光炯炯,且饮食味甘,是精神已王,胃气转矣。寻果脱然起。

臧玉涵子岁半,盛夏咳嗽。七日,因浴受惊,又伤食,大热倦顿,三日不敢与药,目翳唇焦舌干。仲淳曰:此暑病也。当与白虎汤。曰:腹泻,石膏无害乎?曰:先以天水散探之。服二钱,少顷,药夹痰而吐,微汗身凉。黄昏复热,又以天水散二钱,不效。仲淳曰:其为暑症无疑,当以白虎汤加人参。因儿患肺热,且止。再诊之,曰:暑邪客于皮肤分肉,有热无寒,是为瘅疟,断当用白虎汤。连服二剂,不效,鼻露眼开,口不纳气,势甚急危。曰:此症气不足胜邪也。刺疟论云:凡疟,先时一食顷,乃可治,过时则失之也。又云:无刺熇熇之热,无刺浑浑之脉,无刺漉漉之汗。意者,服药不得时耶。将前药并剂煎,露一宿,鸡鸣温服之,病顿失。不须调补,精神渐复,以此知察病望气及服药之贵及时也。

蒋千宫第五子,一岁,伤暑发热,服此药惊风之帖。十余日,惊搐危殆。又进腊丸等,死去矣。予察其误中于药,以补脾汤加减治之,立愈。《慈幼篇》。

伤 食

陆道仙治一儿,多食果,腹胀,医罔效。先取桂、麝、瑞香三味为丸,服之立愈。《平湖县志》。

龚子才治一小儿,食粽后,咬牙欲吐,顷刻,腹胀昏愦,鼻青黄赤。此脾土伤而心肝动,食积发厥也。先令以鸡翎探吐,出酸物,顿醒。节其饮食,勿药而愈。

一小儿好吃粽,成腹胀痛,用白酒曲末,同黄连末为丸,服之而愈。

一小儿因停食胀痛,服峻利药后,患疟,日晡而作。此元气下陷,以补中益气汤治之而愈。

高鼓峰治吴章成弟,八岁,发热闷乱,大便不通。医作感冒治。高曰:此得之伤食,因发散太过,遂成虚热,兼风药燥血,故不便耳。名言当玩。先以六味饮加肉苁蓉三钱饮之,下黑矢数十枚。继以补中益气汤数剂,而诸症悉除。

薛立斋治一小儿,伤食,发热面赤。或用养胃汤加枳实、黄连、山楂治之,更加腹胀,午后发热,按其腹不痛。此饮食虽化,脾胃复伤,用六君子汤,数剂而愈。

一小儿伤食发热,呕吐面赤,服消导清热之剂,饮食已消,热赤如故。曰:此胃经虚热耳。用四君子汤加升麻、柴胡各二分,四帖而痊。

一小儿伤食,发热面赤,抽搐,呕吐,气喘吐痰,以饮食伤脾发热,肺气虚弱所致耳。用六君子汤,加炒黑黄连、山栀各二分愈。

一小儿饮食停滞,服消导之剂。曰:此脾胃气虚,不能克化也,法当调补为善,若数用克伐之剂,脾气益伤,饮食愈停矣。已而腹内又结一块,寒热潮热,食少作渴,大便不实,用四君子汤,饮食渐增。又用补中益气汤而愈。

万密斋治孙监司女,病后误食菱角伤脾,面肿而喘,用钱氏异功散,加藿香叶以去脾经之湿,紫苏叶以去肺经之风,一剂而安。

外甥女有食积脾虚病,痘后又伤食,甚瘦,腹胀不喜食,用胃苓丸方加枳实、炒神曲、麦芽、青皮,作丸服之。

一儿因伤食,腹痛胀,医下之而愈。又伤食腹胀,医再下之。曰:非其治也,误杀此儿,果半年而死。或问故。曰:凡饱食伤胃而胀,宜消导之,脾虚不能消食而胀,宜补之以助其传化。医者不察,乃一下再下,致腹大无纹,脐突背平,脾肾皆伤,不死何俟?

王闲一子周岁,因食猪肉受伤,肢体瘦削,使人求药。问其详,乃食积疳,此有余病也。与脾积丸五粒,教以猪肉汤吞下,果下一块,如小指大,涎沫裹之而出,顿安。

马铭鞠治华氏子,连食冷鸭子二枚,午间,又纵恣饮食,更余病发,上不吐,下不泻,胸腹胀满,目闭,气喘身热。按其胸腹,则双手来护。曰:食也,鸭子黄闭气,得水则化,今尚在胃口。急索大枣数枚,煎汤入砂仁钱许,以通其气。儿渴,顿饮碗许,气渐通,目开,手足亦渐流动。再煎饮之,夜半吐泻交作,次日而愈。

立斋治杨锦衣子,十岁,腹胀痛,服消导药不应。彼以为毒,请诊其脉,右关沉伏,此食积也。河间云:食入即吐,胃脘痛,更兼身体痛难移,腹胀善噫,舌本强,得后与气快然衰,皆脾病也。审之,果因食粽得此,以白酒曲,热酒服而愈。

张子和曰:舞水一富家,有二子,长者年十三,幼者年十一,好顿食紫樱一二斤,每岁须食半月。后一二年,幼者发肺痈,长者发肺痿,相继而死。张常叹曰:人之死,生命耶,天耶。古人有诗,爽口味多终作疾,真格言也。天生百果所以养人,非害人也。然而富贵之家,失教纵欲,遂至于是。

吴振公次女四岁,伤食吐泻,发热发颤。予谓此女多食瓜果,致脏气不行,酿成湿热。既经吐泻,湿去,热留脏腑之中,无阴相养,故变成风象。为定参、术、半夏、砂仁、干姜、厚朴、归、苓一方。某医谓弱龄女子,岂得服参、术?遂易他药,服至五日,人事昏沉,头偏睛露。复延治,以温中补脾救之立苏。《慈幼篇》。

卷二十九 小儿科

受　惊

窦材治一小儿，因观神戏受惊，时时悲啼，不食如醉，已九十日，危甚。令灸巨阙穴五十壮，即知人事。曰：适间心上有如火滚下即好，服镇心丸而愈。

万密斋治一小儿，年五岁，梦中惊哭，抱其母叫怕，此因被惊吓得之。为制一方，用人参、麦冬、茯神、黄连、枣仁、柏子仁、炙甘草为末，山药粉糊丸，黍米大，每服二十五丸，灯草汤下，未尽剂而安。此即叶氏所谓清火兼安神之法。

龚子才治一小儿五岁，因看会，见装鬼脸被惊吓，两眼黑睛翻向里，白睛翻向外，视物微觉一线，诸医束手。龚视之曰：此儿曾经出痘疹否？对曰：未。曰：俟出痘疹可治。逾月，痘疹盛行，其儿似有将出之机，因延治。以棉胭脂水泡出汁，慢火熬成膏，涂儿两眼泡上下，一日涂两次，直至痘疹靥后，其眼复旧。未曾发明其故。

吴孚先治一小儿，先天薄弱，胆气甚少。六岁时，在塾中见师以戒方在渠背后责同学生，惊而受病，不时惊叫，叫必左脚提起，震地一声，五六年矣，百治不效。吴曰：肝喜惊呼，肝气亏损极矣。然肾为肝母，心为肝子，用补肝肾并镇心安神之药，五十余剂，丸药三料而愈。

杨士瀛云：小儿口噤不开，猪乳饮之良。月内胎惊，同朱砂牛乳少许抹口甚妙。此法良家方书未知用，予传之东宫，吴观察子病此，用之有效。《本草纲目》。

冯楚瞻治张氏儿，周岁卧低坑，睡中坠下，毫无伤损，嘻笑如故，但自后右手足瘫软不举，手不能握，足不能立。脉则洪大，久按无力，知为先天不足，复于睡中惊触，气血不周行之故。与熟地四钱，麦冬一钱五分，炒白术二钱四分，牛膝二钱，五味子四分，制附子五分，煎小半钟，入人参汁二三分冲服，六剂手足轻强，精神更倍。

陆养愚治陈云谷子，年十四，四月终自馆中归，偶戏水旁，一人在后曰：师来也。因惊扑水，头面俱湿，回家夜间身热头痛，至晨烦躁不安，胡言乱语。及问之，欲言而不能出声。或谓六脉浮紧，此伤寒也，表气郁冒，致里气不舒，故烦乱，宜大汗之，用五积散，令密屋重覆，汗出透衾。明日手足搐搦，项背强直，气出不纳，自汗不语，又投抱龙丸、钩藤散不效。脉之，两手浮数而散，关尺沉弱而涩，此因惊恐，肝肾受伤。经曰：惊则气乱。胡言乱语，气乱故也。语不能出者，气下故也。初时以平肝镇心之中，少佐以壮气血之品，病当自愈。乃误以为伤寒，大发其汗，汗多则亡阳，变而为痉，强直搐搦，盖痉症也。经曰：阳气者，精则养神，柔则养筋。今阳气竭，血无所附以养筋，故不柔和也。阳气尽浮于外，故气不纳而自汗不语。急用大料参、芪为君，以救垂绝之阳；四物为臣，入天麻以养肝经之血；枣仁、五味为佐，以收耗散之神；甘草、麦冬为使，以彻浮游之火。二剂顿减，复以朱砂安神丸间服，旬日而安。汗即血也，汗多则伤阴，肝失所养，故变为痉。今反以为亡阳，故泥于大汗亡阳之旧说也。

万密斋治胡凤厓子，痘后伤食成疳，肌瘦发穗。一医治之已效，别生一病，似痫非痫，昼则安静，夜则梦寐，间抱其乳母叫云：我怕我怕。如人捕之之状。询其由，儿性畏药，医来灌服，必将针火恐吓之。盖恐则伤肾，又肾藏志，虚则神志不宁而心惊，寤则神栖于心，寐则神栖于肾，脾为往来出入之门户，以补脾为主，安神次之。补脾肥儿丸，安神丸，调理半月而安。此恐也，非惊也，附见于此，未尝不可。第不可误认为惊，以其法蒙混施治耳。

英山大尹吴清溪子病惊风，皆作风治之不效。曰：非风也，乃因惊得之。风从肝治，惊从心治，不识病源，如何有效？乃取至圣保命丹治之，搐止矣。惊从胆治，子和之论甚明，非从心也。

马元仪治一童子，读书见其师因恐致病。从朔日起，昏愦不知人事，七日乃苏。群作惊治，延久不瘥。曰：此恐也，非惊也。或问惊恐何以别之？曰：惊从外来，恐从内起，恐则伤肾。肾伤于恐，真水受亏，龙火泛越，扰乱神明，复遇朔日，谓之重阳，真阴更为之用，至七日而阴气来复，然后龙归窟宅，如风云散而天气清明也。治而壮水之主，以镇阳光。以六味地黄汤补其真阴，加远志以通神明，肉桂导龙火归源，服此后竟不作。

小儿急惊，因闻大声，或惊而发搐，搐止如故。此热生于心，身热面赤引饮，口中气热，二便黄赤，甚则发搐。盖热甚生风，阳盛而阴虚也。宜利惊丸除其痰热，不可用巴豆之药。

叶天士曰：惊则气乱，虽大惊，未可竟以收复神气为主，当察色审症，有痰者清痰安神，有火者清火安神，不可单用补剂，须活法处治为妙。

惊　风

万密斋治徐道淑子病惊风，先请张医治之不效。万至，病已七日，发搐无时，痰鸣气急，势甚危。按治惊之法，先降其痰，次止其搐，后补其虚，一言以蔽之，惟治其火而已。乃用河间凉膈散，改朴硝为马牙，水煎成汤，入青礞石末调服之，痰下喘止。随用泻青丸、导赤散，二方相合，作汤服之而搐止。余热未除，张主小柴胡汤、竹叶汤、凉惊丸，皆不然之。乃用四君子汤加炒黑干姜，一服身凉。徐问故，曰：大凡小儿肝常有余，脾常不足，肝主风，搐搦气逆，皆属于肝。经曰：太过则乘其所胜，而侮所不胜，故肝木旺则乘脾土，侮肺金。夫肝火名曰龙雷，水不能制，寒不能胜，故以炒干姜合参、术、甘草之甘温，以补为泻而愈也。

按：治法仍以寒凉折其标，以甘温固其本。若据后半云云，岂不打成两橛？

罗田令朱女，未周岁，病惊风，万用泻青丸，是丸治惊风之秘方也，服之而搐转甚。盖喉间有痰，药末颇粗，为顽痰裹住，黏滞不行之故，乃煎作汤，用薄棉纸滤去滓，一服而愈。泻青丸：羌活、大黄、川芎、山栀仁、龙胆草、当归、防风，蜜丸芡实大，每服半丸，竹叶汤入沙糖化下。雄按：用药之法，不可不相其机而投之也。以此推之，则熟地泥膈之说，亦为痰盛者言也，岂可概谓其非耶？

罗田曾教谕子，病惊风，先请一医，继召万同治。医主小续命汤，多辛燥之药，必反助火邪，而病益甚。不如通圣散为愈，服未尽剂而安。治风病者，宜三服此。

张世鲁子，病惊风，已十七日矣，目右视而眨，音札，目动也。口右张而动，手足向右掣引，舌上黑苔，势甚危急，令急取薄荷浓煎汤洗其舌。谓之曰：若黑苔去而舌红，则病可治，否则不可治也。洗之，黑苔尽去。以泻青汤作大剂服之，口眼俱定，手口不掣。以凉惊丸，至圣保命丹，调理十日而安。

闻氏子六岁，病惊风，延万至，则闷死，治凶具矣。视其形色未变，与神仙太乙丹半粒，挖口灌之，立苏。方见蛊门。

留都金二守女，患惊风，甚危，诸医皆勿救，自用活络丹一丸即愈。《外科芦挥》。

陈三农治一小儿，急惊双眸突出，舌吐三寸，角弓反张，儿科望而却走。曰：此风火相扇，风痰上涌而然。用稀涎散，齑汁调服，吐痰涎数口，目舌俱收。后三日，复如前症，以肠胃胶痰尚未下也，以神效丸，姜汤化下，去胶痰二三升愈。

曾世荣治总管杨侯幼子，四岁，腊月，患惊风搐掣，诸医调治，前症俱解，但神昏不食，四肢微冷，已五日矣。前医用醒脾治阳之药不一，而召曾诊，六脉独脾脉沉滑，余脉微缓。脾脉沉而滑者，此积蕴在脾，乃为脾约，当主大便不利，非阴厥也。

彼曰：然。遂用泻黄散加大黄水煎，并三服，神气清而饮食进，随获安可，此隆冬用大黄之功也。用药如用兵，当用岂容自已？如五月渡泸，雪夜平蔡，何待秋高马肥而后为之？若拘以四时取用，则兵药无成功矣。《幼幼心书》。

大德戊戌夏，曾因干出郭，至五里外，有夫妇二人，抱子而哭于道旁。问之，答曰：入城探亲，三岁孩儿忽得惊风，不省人事。观其面色青黯，目闭神昏。诊之，六脉全无，按太冲脉沉而微有。曾顾谓曰：毋虑，此子可救。但左右竟无人家，遂于路侧拾得破碗半边，有姜一小块，细嚼捻汁碗中，用五苓散、苏合香丸、宽气饮，浇水调和，灌下十数次，渐觉气回，声出目开，自此苏。同上。

衡州同知官胡省斋，因其子惊风，曾治之愈。问曰：五苓散何以愈斯疾乎？曰：此剂内用茯苓，可以安此心之神，用泽泻导小便，小肠利而心气通，木得桂而枯，是能抑肝之气，而风自止，所以多主惊风。施之他症，亦皆有说。胡深然之。此其善用五苓散者欤。同上。

汪表圣次子两岁，偶感风邪，发热身颤，角弓反张，日服此药，盖惊风金石风痰之品。及羌、防、胆星、全蝎之品，昏沉欲绝。盖不知小儿气血未旺，不耐风寒，才犯之即发痉病，但助其气血，即风除神爽。一用此等药治，则风门大开，荣卫无主，旧病未去，新病益增，安望生理？予与五味异功散加柴胡二分，桂枝一分，附子一分，连服二剂而瘥。《慈幼篇》此与喻嘉言之论同。雄按：用药分两，可谓方成知约。

陈自明治一小儿，昏愦六日不省，惊风发搐，诸药不效，手足尚温，谓其父母曰：吾能活之。与之针涌泉二穴足心，良久而苏，喜而称谢。曰：此病得之伤食，宿食成痰，痰壅作搐。今病虽愈，宿痰未去，恐他日再作，当制丸药以除其根，不然神气渐昏，必成痫也。乃谓为牟利，不信。次年八月，果成痰迷之病，二便不知，水火不避，复求治。因制一方，以黄连、山栀泻其浮越之火；胆星、白附子炮，以去其壅积之痰；茯神、远志、石菖蒲、朱砂，以安其神，麝香以利其心窍。用獖猪心中血，和神曲糊为丸如黍米大，灯心汤下，调理半年不复发矣。又与之灸风池、脑后风府两旁。曲池、两肘外曲处。三里曲池之下。六穴而安。因惊风成痫。

龚子才治一小儿，瘈疭啼叫，额间青黑，此惊风肝木乘脾，腹中作痛也。先用六君子汤，加木香、柴胡、钩藤钩，啼叫渐缓。更加当归，二剂而安。

一小儿沉困发热，惊搐不乳。视其脉纹如乱鱼骨，此风热急惊之症也，先用抱龙丸少许，却风化痰。后用六君子汤加柴胡，壮脾平肝，遂热退惊定而愈。

周必大《二老堂杂志》云：开元钱最治小儿急惊，以水磨服少许神效。余意小儿心受热而发惊，肝生风而发搐，盖木邪侮土，用金制木之义耳，似亦有理。《续医说》。

王叔权云：澧阳有士人之子，惊风后，顶肿，医以半夏、南星为细末，新水调敷而愈。若灸则宜灸前顶等穴云。《资生经》。

薛立斋治举人杜克宏子,发热抽搐,口噤痰涌,此肝胆经实火之症,即急惊风。先用泻青丸一服,又用六味丸二服,诸症顿退。乃以小柴胡汤,加芎、归、山栀、钩藤而安,却用补中益气汤而愈。

冬官朱小溪子,项间结核,面色萎黄,肌体消瘦,咬牙抽搐,头摇目札,此肝木克脾土也。用六君子汤、九味芦荟丸,治之而愈。

儒者王文远子,患瘰疬,痰盛发搐,服金石香燥之药,手足筋挛,此肝血复伤,而致急惊风也。遂用加味小柴胡加钩藤、山栀、芎、归一剂,又以六味丸料加五味、麦冬,煎服而安。

奚氏女六岁,忽然发惊,目动咬牙,或睡中惊搐,痰涎涌盛,乃肝木克制脾土,不能摄涎而上涌也。当滋肾水,生肝血,则风自除,痰自消,遂用六味丸而愈。

薛铠立斋父。治一小儿,七岁,患急风将愈,而发热惊悸。或用祛风化痰之剂,更加惊搐,吐痰喘嗽,腹膨少食恶寒。又用抱龙丸等,加大便似痢。寒热往来,殊类风症。视之,以为脾气亏损,诸经无所资养而然。用四君子汤,少用升麻、柴胡以升补阳气而愈。

万密斋曰:一小儿惊风后,右手强硬,五指拳曲,不能举物,兼口角涎流,语言謇涩,此脾有湿痰,脾不足而肝木乘之,不可治也。

高鼓峰治吕坦人子,生甫数月,忽急惊风,抽搐直视,发热不乳。医以抱龙丸及羌活、防风、薄荷、僵蚕等作煎调服。坦人商于高,高曰:误矣,此脾土虚而肝木盛也。急用五味异功散补脾。加煨姜制肝。进之,少顷熟睡,微汗热退而乳。

慢　惊

小儿慢惊,因病后,或吐泻,或药饵伤损脾胃,而肢体逆冷,口鼻气微,手足瘛疭,昏睡露睛,此脾虚生风,无阳之症也。小儿初生吐热吐呃,身体强直,手足抽掣,目反直视,是胎惊风症也。

清惊散,治小儿痉厥瘛疭。陈胆星九分,飞辰砂一分研细,以竹沥小半杯,生姜汁一小匙和匀,再用麦冬一钱,橘红八分,薄荷尖一分,煎汤调服。《医镜》云:俗云急惊风,乃痰火闭也。小儿或感风寒,或积乳食,皆能生痰,痰积则化火,或受暑热亦生火,失于清解,则火升而痰亦升,痰火上壅,闭其肺窍,则诸窍皆开。其证目直气喘,昏闷不醒,且火甚则肝燥筋急,为搐搦掣颤,反张窜视,而八候生焉。总由闭结,肝风内动而成,非惊吓也。当其拘挛弓仰之时,不可用力紧抱,但以手扶,听其自抽自止，庶不伤经络而成废人。初起宜通关散开其嚏，得嚏则醒。次以竹沥或梨汁、莱菔汁，和入石菖蒲汁灌之，火降痰平，则病自已。愈后宜清热养阴，勿投温补。

抱龙丸：琥珀五钱，辰砂三钱，雄黄七钱，麻油煎十二时，再用水萝卜汁煮胆星二两一钱，僵蚕四钱，炒去嘴足，全蝎三钱，研末，用石榴一枚，剜，共以无灰酒调末填入盖定，坐文火上，徐徐搅动成膏，取出冷定。用牛黄一钱，麝香五分，天竺黄七钱，赤茯苓一两。上各为末，蒸饼为丸，金箔为衣，灯心薄荷汤送下。王晋三曰：此方集肝经之药为复方，初无深意。一方加人参二钱，培植正气以御肝风，紫河车三钱五分，即蚤休草切片，黑稆豆制，能伏牛黄、丹朱砂之毒，并可治惊祛风。二味却有妙义，当纂入方中。

孙文垣治侄孙女，周岁发慢惊，眼开手拳，目不动移，脚趾微动，自囟门后，遍身如火，喉中痰声，口中痰沫，腹胀下气，大便亦先行，以牛黄丸、苏合丸进之不效。后与药，皆从痰沫流出。通关散吹鼻无嚏，自申至戌不醒。面色素青白，气禀甚弱，因婢女抱之失跌，受惊发热，此惊气乘虚而入，法在不治。姑以人参三钱，姜汁拌炒，煎汤频频用匙挑入口中。初三四匙皆不受，又与五六匙，得一二匙下咽，便觉痰声少缓，因频频与之。喉中气转，目能动，再以六君子汤加天麻、石菖蒲、僵蚕、泽泻、薄荷煎服，乃略啼、吮乳。次日咳嗽，语声不出，小水短少，以辰砂益元散一钱，灯心汤调下。热退声出，改以四君子汤加陈皮、五味、麦冬、桑白皮、桔梗、杏仁、薄荷，一帖全愈。

冯楚瞻治黄氏儿，甫五月，忽发抽掣窜引，角弓反张，一夜五次，发则二便并出，额汗如雨，势甚危笃。冯视之，亡阳之势俱备矣。询其由，因常生重舌，屡服五福化毒丹，服后必泻数次即愈。盖阳虚肆进苦寒，脾阳下元亏极，肝木无养，挟火上乘，脾土益伤，虚风乃发。以人参、白术各一钱，熟附四分煎服，服后安然静睡。下午复发，随服随安，数帖而愈。

吴孚先治一小儿，吐泻后失于调治，忽痰涎上涌，面色青白，似搐不搐，右手脉沉迟而弱，关纹隐隐，手足微冷。此慢惊也，不速治即成慢脾莫救。用白术、人参、甘草、黄芪、半夏、炒冬瓜仁、炮姜、制附而安。

龚子才治一小儿，目内色青发搐，目上视，叫哭不已。或用牛黄清心丸不愈，反咬牙顿闷，小便自遗，此肝经血虚甚故耳。用补中益气汤及六味丸而瘥。

一小儿潮热，手足发搐，痰涎上涌，手足指冷，左腮自申酉时青中隐白，此肝经虚弱，肺金所胜而潮搐，脾土虚弱而足冷也。用补中益气汤以补脾肺，六味丸以补肝肾而愈。盖病气有余，当认为元气不足，若用泻金伐肝，清热化痰则误矣。

一小儿呕吐不食，手足搐搦，痰涎上涌，手足指冷，额黑唇青，此肾水胜心火也。

用五味异功散加木香、炮姜顿安。乃去炮姜,再剂而愈。亦是脾虚之症。

立斋治太平王职坊子,患疟疾,恪用化痰之剂,虚症悉至,殊类惊风。曰:小便频数,肝经阴虚也;两目连札,肝经风热矣;作呕懒食,胃气虚弱也;泄泻后重,脾气虚弱也。用补中益气汤,六味地黄丸而痊。

大君刘应昌子,患瘰疬,恪服化痰之剂,又服祛风至宝丹,致与前症同,亦用二方而愈。

叶弘士之子,岁半慢惊,服金石药,乃风痰之剂,昏闷七日,指纹直抵三关,医辞不治。予投以加减补脾汤立愈。《慈幼篇》。

陈文中治尚书洪端明子,始生未及三个月,腹胀满,足肚冷,囟门高急,上气涎潮,四肢搐搦。同坐众官,皆言死症。洪公曰:我在前死了七八个儿子,皆是这般症候,此儿子足见难医,枉废生受。亦不召医视之。或告陈,因往视,而谓之曰:小官人此症候不死,尚可救活。洪公曰:此儿必死,毋劳用计。众官皆曰:陈君高明,既有救疗之心,劝洪公从说。乃用油珠膏一服,次用长生丸一服,便下黄稠黏涎约半盏,内有白奶块,如小豆大十余块,是风痰结聚乳奶,一并便下。后用前胡厚朴散,加附子两片,二服而愈。《病源方论》。

淮西戴运使小娘子,始生周岁,腹中气响,痰涎壅闭,手足抽掣。欲与芎蝎散,斡取痰涎。运使曰:儿子小,恐难依此施治。陈曰:前制参刘菊坡小儿,始生五个月,因作搐,乃服芎蝎散斡去痰涎,次服油珠膏即愈,菊坡赠一跋于卷末。今运使小娘子,因惊吓蓄冷气于喉厌间,传入肝胆,其气上不能升,下不能降,血与气俱不能流转,故致痰涎壅闭而作搐也。若不能依此施治,小娘子必将不起。遂以芎蝎散一服,更用手法斡去喉厌寒痰,约有半盏,次用油珠膏二服,后用补脾益真汤三服,再用前胡厚朴散、长生丸各二服而愈。同上。

万密斋治一小儿,二岁,发搐已死,家人痛哭,乃阻之曰:此儿面色未脱,手足未冷,乃气结痰涌而闷绝,非真死也。取艾作小炷,灸两手中冲穴,火方及肉而醒,大哭,父母皆喜。遂用家传治惊方,以雄黄解毒丸十五丸利其痰,凉惊丸二十五丸去其热,合之煎薄荷汤送下。须臾,利下痰涎而搐止矣。

一儿发搐痰涌,有医用白饼子下之不退,凡三下,病益深,合目昏睡,不哭不乳,喉中气鸣,上气喘促,大便时下。万曰:五脏气绝,不可治,转下之过也。彼医曰:白饼子,钱氏下痰神方也。万曰:尽信书不如无书,钱氏小儿,皆出于门人附会之事也。虞天民谓钱乙书出于门人阎孝忠所集,非钱氏本意。盖人之有痰,犹木之有津,时令大热,草木流津,痰自热生,此明证也。痰犹水也,附气自行,过显在山,岂水之性哉,乃搏激使之也。今痰随火上,不知降火,而反下之,损其胃气,胃气既败,五脏俱损。故目不开者，肝绝也；昏睡不语者，脾绝也；啼声不出者，心绝也；喘促痰响者，肺绝也；便尿遗失者，肾绝也。果不可治而死。雄按：论痰中肯。

巴中有儒医者，治病多奇方，惟性太执，不知变通。时有两小儿发搐，万谓急惊，当用凉血导赤散、泻青丸是也。彼谓惊风者，肝火郁遏而成也。火郁则发之，论极是。小续命汤是也。方大谬。人不能决，两从之。万所治者，一日而安。彼治者死，悔无及也。

一儿发搐，先取善推法者推之，止而后发，病益危甚。万曰：推法者，乃针灸按摩之遗意也。经曰：无刺大虚人。推搐之法，壮实者可用之。如怯弱者，其气不行，推则有汗，反伤元气也。其家不信。万曰：不死必成痫。半月后果死。

一儿发搐，因用推法。万曰：病成痫矣。推法者，乃发表之意，痰聚在心，不得出也。幸初成痫，当可治。若久则为终身痼疾，不可治也。立方用黄连五钱，朱砂二钱五分、白甘遂三分，胆星一钱，为末，米糊为丸，獖猪心血杵匀，丸芡实大。每服一丸，灯草煎汤化下，夜服三，日服一，遂安。

一儿发搐，医以二陈汤、姜汁、竹沥治之不效。万视其外候，三关青气，两颊赤色，目常直视，指如捻物。曰：此得之外感，未与发散，热入于里。钱氏曰，肝有热，则目直视，得心热，则发搐。又曰，颊赤而目直视，必作惊风。小儿肝常有余，又乘木旺之时，当与泻肝。若二陈汤，陈皮、半夏、生姜之辛，皆助肝之物，经曰以辛补之，所以无效。乃用泻青丸泻肝木之有余，导赤散以泻心经之火，一服而搐即止。因其胎禀素怯，脾胃且弱，恐后作搐，便成痫疾。又与琥珀丸，常服而安。

一小儿周岁，发热而搐，以泻青丸投之不效。乃问其发搐之状，其母曰：搐过后只好睡，以乳与之则饮，不与则不思，醒时则戏作猫儿声，见人则笑，不发搐，便是好了。万曰：医要识症，药要对症，怪底前药之不效也。以导赤散服之，一剂而安。其父问故，曰：心脏属火，其声为笑。火生于寅，属虎。猫者，虎之类也。猫声而笑，知非肝病，乃心病也，故以导赤散泻其心火而安。可称绝世聪明。

一儿发搐，五日不醒，药石难入。万针其三里、合谷、人中而醒。父母喜曰：吾儿未出痘疹，愿结拜为父，乞调养之。万曰：曩用针时，针下无气，此禀赋不足也。如调数年后出痘，可保无事，若在近年，不敢许。次年果以痘疹死。

张子和治一小儿，病手足搐搦。张曰：心火胜也，勿持其手，当听之。此由乳母保抱太急所致。乃令扫净地，以水洒之，待其干，令复洒之，令极湿，俯卧儿于地上良久，浑身转侧，泥涴皆满矣，仍以水洗之，少顷而瘥。

子和曰：小儿风热惊搐，乃常病也。当搦时，切戒抱捉手足，握持太急，必半身不遂也。气血偏胜，必痹其一臂，渐成细瘦，至老难治。当其搐时，置一竹簟，铺之凉地，使儿寝其上，待其搐，风力行遍经络，搐极自止，不至伤人。

予尝诊一儿，见其左掌拳曲，询其由，乃小时患惊搐，为母抱持太急，病愈，手遂不能伸舒。按此症，若初得以大剂肝肾阴剂与之，必能伸舒如故，惜世无知者。

葛茂林治少师杨公子，当暑而惊眩已绝，且移之木矣。葛趋而入曰：无伤也，亟出之。公曰：儿已噤矣，奈何剂也？葛曰：予无剂也，所恃者，天上云耳。云生而凄凄欲雨，阴气舒而阳郁消。吾以清利物煮水而蒸于下，其可瘳乎。果如其法而疾愈。迨暮，儿复戏于庭矣。《杭州府志》。

薛立斋治一小儿，三岁，因惊搐搦，发热痰盛，久服抱龙丸等药，反致面色或赤或青。此心肝二经血虚，风热生痰，不足之象也。用六味丸滋肾水，生肝血，用六君、柴胡、升麻调补脾胃而安。

高鼓峰治徐彦为子，甫四岁，盛夏发热，惊搐不已，腰曲目直，小便短赤，面无神色。医作伤寒不应。高视之曰：火燥生风，风淫末疾，非伤寒也。用滋水清肝饮，尽一剂而汗解，便利热退。高曰：疟至矣，立用五味异功散，补脾。加麦冬、五味，生脉清暑。十余剂而愈。

陆肖愚治鞠氏子，年十一，向因水土不便，泄泻瘦弱，四月终旬，蒸热淫雨，忽患头面大肿，手足身体亦微肿。或谓风热，与苏叶、羌、防、升麻、柴、葛等，汗大泄，既而痰涌吐逆，语言不伦，身强直，手足振掉。又谓急惊风，用抱龙、镇心等丸不效。脉之，浮缓而弱，此因脾虚土不胜水，且湿气盛行，内湿与外湿相感而作肿，治而健脾渗湿，乃反发汗，致升动其脏腑之痰涎，漏泄其经络之津液，宜其变症若此也。因用六君子汤加归、芍投之，一剂而吐止，数剂而僵直振掉除。又数剂精神复，加泽泻，倍茯苓，数十剂，下肿消，泻止。

薛立斋治宪幕顾斐斋元孙二周，项结核，两臂反张，索败毒，果系前症，遂与六味丸一服，清晨灌之，午后肢体如常。

一儿两目札动，手足发搐，数服天麻防风丸之类，以祛风化痰，前症不愈，其痰益甚，得饮食诸症稍愈。视其准头及左颊，色青黄。曰：脾主涎，此肝木制脾土，不能统摄其涎，非痰盛也。遂用六君子汤加升麻、柴胡、钩藤，二剂饮食渐进，诸症渐愈，又用补中益气而安。

万密斋治一小儿，痰壅发搐，气促而喘，而礞石滚痰丸，桑白皮煎汤，碾碎调服之，喘定痰下，搐亦止矣。

一小儿七月，发搐无时，昏睡不醒，不哭不乳，掐之扎之不痛，瓦之鼻不嚏，灌药不入。曰：此真搐也，不可治矣。

密斋父治一小儿,满月后发搐,以至圣保命丹治之而安。

喻嘉言治门人王生表兄沙无翼之子,纵啖生硬冷物,一夕吐食暴僵,不省人事。医以惊风药治之,浑身壮热,面若装朱,眼吊唇掀,下利沾污。诊毕谓曰:此慢脾风候也。脾气素伤,更以金石药重伤,今已将绝,故显若垂危症。本有法可救,但须七日方醒,恐信不笃而更医,无识反得透罪生谤。王生坚请监督其家,且以代劳,且以壮胆。于是用乌蝎四君子汤,每日灌一大剂,每剂用人参一钱。渠家虽暗慌,然见面赤退,而色转明润,便泻止而动移轻活,似有欲言不言之意,亦自隐忍。至第六晚,忽觉手足不宁,揭去衣被,始极诋人参之害。王生先自张皇,任其转请他医。才用牛黄少许,从前危症复出,面上一团死气,但大便不泻耳。重服理脾药,又五日方苏。

杨乘六治孙氏子慢脾症,痰涎涌盛,咳嗽身热,抽搐自汗,嗜卧露睛,撮空手振。屡进补脾逐风消痰之剂不应。杨曰:此症风自内出,本无可逐,痰因虚动,亦不必消,只补脾土,诸症自退。今面白睛散,舌滑白,天柱已倒,虚上加寒,非炮姜、桂、附,何以追已去之阳,而苏垂绝之气哉?乃写参附养荣方与之,且嘱之曰:如以稚幼纯阳,无补阳之法,无挽回矣。一剂症减,三剂全除。次用五味异功散,加煨姜、白芍而痊。

薛立斋云:一小儿常患停食,数服克伐消导之剂,以致脾胃虚甚,患吐泻慢脾风而卒。

万密斋治一儿,脾胃素弱,病泻,以理中丸服之,泻未止。口内生疮,或谓前药性热助火,复以冷药与之,身微热,睡则扬睛。曰:此慢脾风矣。脾胃本虚,泻利益虚,口中生疮者,脾虚热也,误服冷药,则中气益损,昏睡不乳,虚损之极也。当急作调元汤,倍加人参服之,调理半月而愈。

马铭鞠治华叔蟾乃郎,慢脾风,五六日愈。愈甫三四日,即过多饮食,连浴两宵,复痰壅沉迷,面目俱浮,胸肿满,呕吐,乳食不进,鱼弓反张,二便交秘。有欲进以牛黄丸者,马曰:下咽死矣,此病后虚症也,然参且勿用。用麦冬三钱,枇杷叶三片,贝母二钱半,桑皮钱半,杏仁一钱,藿香一钱,鲜糖球一枚,苍术人乳炒八分,橘红一钱二分,加灯心煎,临服入姜汁。服逾时,小便随利,腹即宽,诸症悉退,尽剂竟愈。

汪元津子,年五岁,伤食成疟,疟后发搐,乃脾虚病也。万曰:凡治惊风,必用泻青丸、导赤散,虽良工不能废其绳墨也。今此症不可泻,宜用调元汤,琥珀抱龙丸。如言服之而搐止,但目不能开,昏昏喜睡,盖脾虚极矣。脾主困,故喜睡。目之上下胞属脾,脾虚故不能开也。仍以调元汤补其虚,琥珀抱龙丸安其神。脾喜乐,命平日所与作伴嬉戏者，环列床前，取鼓钹诸器击之，或歌或舞以引之，设法亦善。病儿之目乍开乍闭，以渐而苏，不喜睡矣。

风　痫

万密斋治汪前川子，年四岁，七月病惊搐，医以拿法掐止之。八月连发二次，仍用掐法，九月又发。万曰：痰聚成惊，惊久成痫，幼科拿法，即古之按摩法也。病在荣卫者可用之，使荣卫之气行，亦发散之意。病在脏腑，则不能去矣。久则痰塞心窍，不亟治，必成痫疾，古所谓五痫者，自此得之。因立方以黄连泻心中之邪热为君；枳实、半夏去胸中之积痰为臣；朱砂、寒水石之坠以安其神为佐；甘遂逐上焦之痰饮，麝香以利窍为使。神曲作糊，丸如龙眼大，每服一丸，用獖猪心，铜刀批开，纳丸其中缚煮，待心熟取丸，和心服之，并饮其汤，名曰断痫丸，服猪心五个乃愈。

陈氏子二岁病惊风，失治成痫，每月一发。来求药，万用六子散末，分三色：巧于点染。一色青黛相和，名安魂散，青入肝，肝脏魂。寅卯时属木。竹叶煎汤下；一色朱砂相和，名宁神散，赤入心，心藏神。巳午时属火。灯心汤下；一色入轻粉少许，名定魄散，白入肺，肺藏魄。申酉时属金。薄荷汤下。调理半年而安。大凡痫病初得之者，十疗八九。如过二三年后者，不可治矣。时医有用吐法者，有用滚痰丸下之者，徒损胃气，百无一效。有以寿星丸治之者，一杯之水，岂能灭车薪之火哉。

万婿李中庵，九岁时得痫病，尝昏仆，口眼俱合，手足不动，喉无痰声，但僵卧如醉人，知其为心病也。乃用东垣安神丸去地黄，加茯神、远志、石菖蒲以通其心窍，南星、珍珠末、铁华粉以坠其痰。汤浸蒸饼，丸如黍米大，凡用镇坠药及治上焦病者，丸皆宜细。灯心汤下，调治一年而愈。

万之季男，七八岁时得痫病，发则面先青惨，目定，口中有痰，如嚼物状，昏仆一食顷乃苏。因教其母，但见面青目定时，即以鹅翎探吐其痰，亦是一法。如法而行，前后吐痰二升许，痫竟不发。如此调理，三年而安。大抵痫病皆痰也，虽有五兽之名，猪、羊、鸡、犬、牛是也，巢氏之说，后人多非之。各随其脏，详见钱氏方中。凡气实者控涎丹，气虚者断痫丸，愈后以琥珀抱龙丸调之，未有不安者。但年深者，不可治也。《三因方》控涎用甘遂、大戟、白芥子等分，末煮糊丸。

薛立斋治一小儿患惊痫，吐痰困倦，半响而苏，诸药不效，年至十三而频发。用肥厚紫河车，生研烂，入人参、当归末捣丸桐子大。每服三十五丸，日进三五服，乳化下，一月渐愈，又佐以八珍汤全愈。雄按：紫河车可以羊肾代之。

一儿七岁患惊痫，令其恣食人乳，后发渐疏而轻。至十四复发，用乳不效，亦用河车丸数具而愈,常用加减八味丸而安。后至二十三岁后发,而手足厥冷,仍用前法,佐以八味丸,十全大补汤而痊。又治数小儿,皆以补中益气汤,六君子汤,六味、八味等丸,相间用之,皆得全愈。

冯楚瞻治汪氏儿九岁,因惊痫,屡发抽掣,语言不清,势甚危笃。脉之坚弦,久按无力。询其由,痘疹后跣足行走,忽脚面浮肿,疑为草露之毒,服清凉解毒数剂,渐肿至腿。又服五子、五皮饮数剂,忽一日僵仆卒倒,乃成惊痫之疾。曰:此痘后气血大虚,所以脚肿。误服清凉,乃肿至腿。复加渗利削伐,至虚火上乘。无故卒倒,犹大人中风症也。惟宜峻补气血,佐以舒筋活络之药,乃用当归、白术、白芍、煨天麻、熟地、茯苓、牛膝、银花、秦艽、熟附子之类。三四帖后,其势稍缓,以前方冲人参汤,调理二月而安。

万密斋治一儿,四岁,病惊痰涌,针其涌泉穴而醒,自后不发。谓曰:未服豁痰之药,恐发痫也。不信。未半年似痰迷,饮食便溺皆不知,时复昏倒,果成痫矣。问其发时能自知乎?曰:目昏即发,乃与钱氏安神丸加胆草服之。教其父曰:病将发时,急掐两手合谷。如此调理,一月而安。

一小儿十岁,久得痫疾。诊之,两目浑白,无有睛光,语言謇涩,举动痴迷。辞不可治,另延医治之,竟无成功。

黄州守万鲁庵子病痫,见其容貌俊伟,性格聪明,谓曰:可治。乃与琥珀抱龙丸方,使自制服之。

发 热

张子和治高巡检之子,八岁病热。医者皆谓伤冷,以热药攻之,欲饮水禁而不与,内水涸竭,烦躁转生,前后皆闭,口鼻俱干,寒热往来,咳嗽时作,遍身无汗。又欲灸之。张责其母曰:重裯厚被,暖炕红炉,儿已不胜其热矣,尚可灸乎?先令服人参柴胡饮子,连进数服,下烂鱼肠之类,臭气异常,渴欲饮水,听其所欲,而冰雪凉水,连进数杯。节次又下三四十行,大热方去。又与牛黄通隔丸,复下十余行,儿方大痊。前后约五十余行,略无所困,冰雪水饮至一斛。倘灸之当何如哉?

吕东庄治吴尹明子十岁,患夜热二年余,颔下忽肿硬如石,面黄,时时鼻衄如注。脉之,沉郁之气,独见阳关,曰:病敦阜也。右关主脾胃,沉郁乃实热证,敦阜字,狡示人以不易知也。用石膏、藿香叶、栀子、防风、黄连、甘草等,颔肿渐软,面黄复正。继用茯苓、枇杷叶、元参、枳壳、山栀、茵陈、石斛、天麦门冬、生熟地黄饮,甘露饮也。重加黄连,而衄血夜热悉除。

陆养愚治李邑宰子,年十一,于六月夜间,忽发热微汗,头微痛。或谓伤暑,与香薷饮冷服,病更甚,且喘嗽痰。又谓脉气浮数,火热上炎,以芩、连、知母、花粉清之,喘咳不绝,饮食不思,睡卧不安。脉之弦紧,左倍于右,面赤戴阳。此风寒外束,宜发散之。或谓如此炎天,且身常有汗,何以宜表？曰:正因风寒伤其卫阳之气,令外之阳气,拒而不得入,故汗微微而不止,内之阳气伏而不得出,故身翕翕而壮热。若解散其邪,则外者得入,内者得出,自汗止身凉矣。用干葛为君,苏叶、防风为臣,前胡、白芷、川芎为佐,桔梗、杏仁、甘草为使。热服微覆,汗大泄。少顷,喘嗽吐热顿减,二剂全愈。

薛立斋治儒者薛衡甫子,年七岁,身弱羸,发热面黄。皆以为内伤瘀血,欲下之。谓乃脾脏受伤,投以六君子汤加煨姜,两服,饮食顿进,数服诸证全愈。

万密斋治一儿发热,日晡尤甚。或作疟作潮热治,俱不效。曰:此胃虚有宿食也。谓疟疾则寒热有发有止,谓潮热则发有时,如水之潮过即退,次日依时再发。此儿身常温,然至申酉时发,故知是宿食发热也。或曰:有所据乎？曰:出仲景《伤寒·正理论》阳明病证云,潮热者实也,宜下之。以三化丸下之而愈。

一儿惊风,时热不退。有议用小柴胡汤者,有欲用竹叶汤者,有欲用凉惊丸者。曰:大惊之后,脾胃已虚,宜温补之,三方寒凉,不可用也。乃与理中汤,用炒干姜,一剂热除。

三府张公子,初冬三日发热,又二日热益甚,目上直视,口多妄言。或作风治无效。至二十七日,诊之曰:病势将退,但肺热未除耳。问何故？曰:三关黄润,两目睛精明,此病当愈也。惟正面戴阳,喘气上息,此肺虚热耳。与小阿胶散,咸阻之。幸不听,一剂喘止热退,欲食而安。

万密斋治黄学仪子,病热不退。其父治之,已八日不效。全叩之,全,密斋名。曰:日夜发热,小便赤,大便难。再叩药,曰:先与胃苓丸,庸手。今与凉惊丸。全曰:不效宜矣。其父曰:汝能已此病乎？全对曰:此名风热,乃肝病,宜用泻青丸,热即退矣。黄氏相招,即令全往,如法治之,五日而愈。然则今之小儿宜养胃矣。羌活、大黄、芎䓖、山栀、胆草、当归、防风。

余氏子病热,诸医汗之,下之,和解之,皆不效,以虚热也。用调元汤加炒干姜,未尽剂而热除。

密斋长男,幼多病。一日,病疟后潮热,日益瘦,先父母忧之。全曰:此痁气也。用小柴胡加鳖甲、当归、川芎、陈皮、青皮为丸,服之愈。

冯楚瞻治李氏儿,八岁,病热旬余。发散和解苦寒之剂,备尝无效,势日危笃。诊之,形肉枯槁,牙齿堆垢,厚而色焦黑,唇舌燥烈,耳聋目盲,遍身疼痛,壮热无汗,谵语烦躁。脉之,沉微欲脱,阴寒之候也。此釜底无火,锅盖干躁之象。上之假热,由于下之真寒也。乃重用人参、熟地,少加附子,壮水益火。服后,夜半思食。次日其脉更虚,但神气小清爽,乃倍进前药三四剂,后渐瘳,不十剂全愈。

姜居安治一贵官,携家过沛,抵沙河,稚子病。居安告之曰:请勿惊,但得沙一斗,病即愈。官如其指,布沙舟中,令儿卧其上。久之,儿手足能动,不数时而病良已。贵官问故,曰:小儿纯阳,当春月而衣被皆湖棉,过于热,故得凉气而解。《江南通志》。

冯楚瞻治洪氏儿,未及一周,时当暑热,壮热多日,神气困倦,唇舌焦燥,饮乳作吐,五心亦热如烙,脉洪数而弦。医与发散消导数剂,复疑麻疹,更为托表。冯曰:久热伤阴,阴已竭矣,复加托表,阳外越矣。若不急为敛纳,何以续阴阳于垂绝哉?乃用熟地四钱,麦冬一钱五分,牛膝一钱二分,五味子一分,制附子四分,一剂热退。次日加炒黄白术一钱六分,另煎人参冲服愈。

张景岳仲男,生于五月,于本年初秋,忽感寒发热,脉微紧数,知其脏气属阴,不敢清解,遂与芎、苏、羌、芷、细辛、生姜之属,冀散其寒。一剂热不退,反大泻二日不止,继之以喘,愈泻则愈喘。见其表里俱剧,乃用人参二钱,生姜五片,煎汁半盏,未敢骤进,恐加喘也。与二三茶匙,呼吸仍旧。乃与三四匙,息稍舒。遂与半小钟,觉有应。遂自午及酉,完此一剂。适一医至,曰:误矣,焉有大喘可用参者?速宜抱龙丸解之。张但唯唯,仍用人参二钱五分,如前煎汤,自酉至子尽其剂,气息已平,酣睡泻止,而热亦退矣。所以知其然者,观其因泻反喘,岂非中虚。设有实邪,自当喘随泻减。向使易以清利,中气脱而死矣,必反咎用参之误也。孰是孰非,何从辨哉?此医之所以难为而易为也。因纪此,见温中散寒之功,其妙有如此者。

按:是症或是小儿变蒸之热误用峻表,伤其元气,以致喘利。幸服独参挽回,后之所云,亦过后详载耳。叶天士曰:五月至新秋,仅两月耳。婴儿不能言语,六脉难凭。初秋暑邪尚炽,感而发热,当用清暑之药。乃孟浪投以辛温发表,纯阳柔嫩之躯,当暑伤元气之时,肺气焉得不耗散乎?肺与大肠相表里,肺气虚,注其大肠而作泻,肺气耗散则喘作,此辛温发表之误也,故用参补其肺气而愈。乃不省其药误,反云治病之妙,何愦愦若此?竟云人参可以治发热,恐误后人,故不得不为之辩白。

一儿感冷,恶寒大热,用发药则汗出热退,过一二日复热,大便秘,必里未解也。服四顺清凉饮,利一行,热退,隔日又热,小便赤。服导赤饮热退,过三日又热。庸劣者几无措手矣。诊其脉,脉已和。既发汗又利小便,其气已虚,阳气无所归,皆见于表,所以热。以六神散和其胃气,加乌梅一枚,令微有酸味,收其阳气归内,服此全愈。无名氏。

又一儿有积热,表里俱热,颊赤口干,小便赤,大便焦黄。用四顺饮利动脏腑,热乃去,既而复热,里解而表未解也。发散微汗,热乃去,隔日又热。此无他,表里俱虚,气不归元,而阳浮于外,所以再热,实非热证也。只以六神散入粳米煎,和其胃气,则寒气归内,身体自凉。同上。二案表里变化。

潮热者,时间发热,过时即退,日依时而发,此欲发惊也。壮热者,常热不已,甚则发痫也。风热者,身热而口中气热,乃风邪外感也。温热者,肢体微热也。发热而不欲饮水者,胃气虚热也。发热而饮水作渴,喜冷饮食者,胃气实热也。

呕　吐

万密斋治教谕熊文村子,二岁病呕吐,更数医不效,食故入口即吐出。万视之曰:病可治也。问用何方？曰:理中汤。曰:服多剂矣,不效奈何？曰:如在《内经》乃阴盛格阳之病,寒因热用,伏其所主,先其所因则效矣。乃作一剂,取㺅猪胆汁、童便各半,和药炒干,煎而服之,即仲景白通汤入人尿、猪胆汁之法。吐立止。后称渴,以汤饮之,复作吐。万曰:凡呕家多渴者,胃脘之津液干也,当得一二时吐止,胃气回,津液生,渴自止矣。令将前药渣再煎服之,仍禁其饮食,半日而安。熊问同是理中汤,前用之不效,今用之而效,何也？曰:公子胃寒而吐,当以热药治之。乃寒盛于中,投之热剂,两情不得,故不效也。今以理中为治寒之主,用猪胆汁之苦寒,小便之咸寒为佐,以从其格拒之寒,药下于咽,而寒相得入于胃,阴体渐弱,阳性乃发。其始则同,其终则异,故曰:伏其所主,先其所因也。此轩岐之秘旨,启元子之奥义,张长沙之良法也。后王民肃子,半载呕吐不纳乳,昏睡仰卧而努其身,有作慢风之候,亦以理中末三分,用水一杯,煎至半杯,入胆汁、童便各一匙搅匀,徐徐灌之而瘥。

郑氏女患呕吐,万视其症,乃伤食吐乳也。家人云无,乃用理中汤去甘草加丁香、藿香,不效。又作胆汁童便法,亦不效。四日后,吐出饭半碗。询其家人曰:此儿数日不食,何得有此？始吾言伤食,语固云无,故治不见效。遂取脾积丸投之,取下恶粪如靛,乃五日前所食鸡子黄也。所吐之饭,即其时所食也。壅塞肠胃,格拒饮食,所以作吐,下之即愈。

一儿自满月后,常吐乳,父母忧之,诸医不能止。一日问万,万曰:呕吐者,非常有之病也。今常吐乳,非病也。然小儿赖乳以生,频吐非所宜也。其间有母气壮乳多,纵儿饱足,饱则伤胃,所食之乳涌而出,此名溢乳,如瓶之注水,满而溢也,宜损节之,更服肥儿丸。儿之初生,筋骨软弱,为乳母者,常怀抱护持可也,不然则左右倾侧，其乳流出，此名呢乳，如瓶之侧，其水流出也，能紧护持，则不吐也。有胃弱也，不能受乳以变之，吐出无时，所吐不多，此名哺露，如瓶之漏，不能容受也，当补其脾胃，助其变化可也，亦以肥儿丸主治自愈。通达之论，养子者宜知之。

龚子才治小儿伤食呕吐。服克伐之药，呕中见血。用清热凉血之药，又大便下血，唇色白而或青。问其故。龚曰：此脾土亏损，肝木所乘而然也。今空心用补中益气汤，食后用异功散，以调补中气，使涎血各归其原而愈。

薛立斋治一小儿，每饮食失节，或外经所忤，即吐泻发搐，服镇惊化痰等药而愈。后发搐益甚，饮食不进，虽参、术之剂，到口即呕，乃用白术和土炒黄，用米泔煎数沸，不时灌半匙，仍呕。次日灌之，微呕。再日灌之，欲呕。此后每服二三匙，渐加至半杯，不呕，乃浓煎服而愈。叶天士：观立斋治吐泻者，以脾胃为主，并不参入归、地，此乃认清门路之治，非张景岳所能及也。

一小儿停食，服通利之剂作呕，腹胀，此脾胃复伤也，用补中益气汤而愈。

万密斋治一儿，初生即吐。或欲用钱氏木瓜丸，曰：不可，小儿初生，胃气甚微，或有乳多过饱而吐者，当缓缓与之。或因浴时客寒犯胃而吐者，当用乳汁一杯，用姜葱同煎，少与服之。或因恶露泄水，停在腹中而吐者，宜以炙草煎汤而吐去之。奈何用木瓜丸，以铁粉、槟榔之重剂，犯其胃中初生中和之气耶？故常语人曰：钱氏小儿方，非先生亲笔，乃门人附会之说也。

《大还》治一小儿，生方九日，即呕吐腹胀。作脾气虚寒，用半夏、陈皮、姜汁、卜子、丁香、藿香、砂仁各少许，煎饮半酒盏而愈。

泄 泻

有小儿病虚滑，食略化，大便日十余次，四肢柴瘦，腹大，食讫又饥，此疾正是大肠移热于胃，善食而瘦，又谓之食㑊症。时五六月间，脉洪大，按之则绝。今六脉既单洪，则夏之气独见，按之绝，则无胃气也。经曰：夏脉洪，洪多胃气少曰病，但洪无胃气曰死。夏以胃气为本，治疗过于失时，不逾旬果卒。《衍义》。

滑伯仁治胡元望之女，生始六月，病泄泻不已，与灸百会穴愈。滁州赵使君云：其女年甫周岁，忽苦脏腑泄泻，每所下如鸡子黄者半盆许，数日之间，几至百行，渐作惊风症。有一士大夫，教以钟乳粉二钱，以枣肉和搜，令取意食之。不然，以浓煎枣汤，调钟乳服亦可，以小儿只用一钱，已平复矣。传方者云：他日或作小疮疡，不足虑。儿子清辉，年三岁，过镇江时，病久泻危甚，用此法服至半两遂安，亦不生疮。《是斋方》。

万密斋治孙监司女,五岁病泻。诸治不效,万视之曰:泻久伤阴,津液不足,故热发而渴也。渴饮汤水多,则脾受热,而泻益不止,肾益燥而渴转甚。法当专补脾胃,则泻渴止,而津液生,热自除矣。用参、术、苓、草,加木香、藿香、干葛,作大剂煎汤,戒勿饮水,以汤代之,未半日进两剂。因思肺为津液之主,肺金大燥,不能生水,故渴不止,乃加法制天花粉、葛根等分。只一服,其夜渴减,泻亦少。次日仍用前方,渴泻俱止。问何不用仍服白术散?万因以己意告之。后误啖菱,病喘而面目浮肿,以钱氏异功散加藿叶、紫苏,一服而肿去喘止。

胡三溪子多病,三岁病泻,诸治不效。万视之曰:此伤食泻也。夫泻有三症,热泻者,粪色黄而渴;冷泻者,粪色青而不渴;食积泻者,屎酸臭而腹痛,或渴或不渴。此子之疾,所下酸臭,用丁香脾积丸,一服而愈。三溪曰:巴豆下积而止渴何也?曰:本草云,巴豆,未泻者能令人泻,已泻者能令人止,积去泻止,自然之理也。

万石泉子,此人亦是儿医。病泻,自作理中、诃子、豆蔻与之,不效。延万治,渠书一牛字安凳上,盖治愈当以牛为谢也。即以其字卜之,牛下横一凳,乃生字也。曰:予到令郎之病即愈矣。与以陈氏肉豆蔻丸合胃苓丸,车前草煎汤下,一服而泻止。石泉欲再进一服。曰:肠胃娇嫩,不得已用,药中病即止,不可过也。越三日,身发红斑,状如锦文。石泉颇究心伤寒,谓泻后发斑,与阳明症下之太早,热气乘虚入胃之症同,宜服化斑汤。但石膏性寒,泻后脾虚,恐不可用。万曰:有是病则投是药,何不可者?请用之,未尽而斑退身凉。观此,则前之巴蔻丸未免有太热之弊。

胡东郊子,一岁,六月中病泻,治不效。泻下频并黄白而后重,发热而渴,时天甚暑,皮肤燥而无汗,发稀成穗。万曰:此热泻成疳矣。泻下频并后重者,里热也;粪黄者,脾热之色也;白者,乳汁不化,犹邪热不杀谷也;口渴,皮肤干燥,发成穗者,津液枯乃用四物汤合黄连香薷饮,令乳母服之以解其暑毒。初用四君子汤调六一散,与儿服之解其热;次用四君子汤合黄芩芍药汤,以止其泻;三用白术散,以止其渴;四用白术散加升麻,以举其下陷之气;五用白术散加乌梅肉,以收其滑泄之气,皆不效。其母托人相问,万曰:五法不中病,术将穷矣,只有一法,以黄连、木香、诃子、肉豆蔻、干蟾、使君子肉、砂仁等分为末,粟糊丸,陈仓米炒,熟地煎汤下。服三日,满头出热疮,乃小疖,身有微汗,渴泻俱止。五治均是良法,所以不效者,以滑泄久,汤药过而不留也,故终以丸药收功。喻氏治泻,必煮药令如糜粥,即此意也。

万之子甫周岁,六月病泻。时万出,外舅甘以药调之不效,加以大热而渴。万闻驰归,问用何药?曰:理中丸。因知其犯时禁也,用热远热。乃制玉露散,澄水调服而愈。

徐氏子岁半,六月病泻,甘治之不效,大热大渴,烦躁不安。万往视,问向服何药？甘曰：玉露散，初服泻已止，因热未除，再与之复泄矣。今五日，病益甚。教用理中汤加熟附子治之。如服下，越加烦躁，再进一剂即愈。若不烦躁，不可治也。万归半日后，甘携酒来问，前者甥病泄，用理中丸不效，师教以用玉露散果愈。今者此病，用玉露散不效，师教以理中汤加熟附止之何也？万曰：理中丸之止泻，补中气之药也。前者甥之病，汝用理中丸，与病相违，故不效。得玉露散以解暑，故遂愈。今之此病，汝用玉露散是也，中病即止，不可再服，因用之太过，犯脏禁也。脾喜温而恶寒，故以理中汤加熟附救之。甘曰：又谓理中汤后加烦躁者可治，否则不可治，何也？曰：夏至一阴生，坤乃六月之卦，《易》曰：坤为地，阴内而阳外。坤属土，喜暖而恶寒。玉露散虽治暑泻之药，其性寒，过剂则脾土反伤，阴盛于内，阳脱于外。吾见其儿面赤目张，口闭唇燥，大热大渴，此脱症也，故用理中熟附以扶阳抑阴。不加烦躁，则脾为死阴，不可救矣。若加烦躁，则胃气犹存，但药敌而然，再进一服则阳胜阴退而安矣。此段议论极精，宜识之。

胡氏子，夏月病泻，医用理中以理中气，五苓以利小便，豆蔻丸以止泻，皆不效。万视其发热昏睡，肠鸣下利，水谷不化，曰：此伤风泄泻也。经曰：春伤于风，夏生飧泄。飧泄者，谓水谷不化也。初病时宜用黄芩芍药汤加羌活、防风发散之剂。今病久中气弱矣，用建中加白术、茯苓，服三剂而愈。

薛立斋治一小儿，泻而大便热赤，小便涩少，此热蕴于内也。先以四苓散加炒黄连，一剂其热稍退。又用七味白术散，去木香，二剂热渴顿止。后以四君子、升麻，调理而痊。

一儿九岁，食炙爆之物，作泻饮冷，诸药不应，肌体消瘦，饮食少思，用黄连一两，酒炒焦为末，入人参末四两，粥丸小豆大，每服四十五丸，不拘时白汤下，服讫渐愈。又用五味异功散加升麻，服月余而痊。后不禁厚味，复作饮冷，服肥儿丸、异功散而愈。

龚子才治一儿，久泻兼脱肛，小腹重堕，四肢浮肿，面色萎黄，时或兼青，诸药入口即吐。审乳母忧郁伤脾，大便不实，先用补中益气汤、五味异功散及四神丸，调治其母，不两月子母俱痊。治儿病先察其母，极是要著。

喻嘉言治沈氏子，因痘后食物不节，病泻泄久，脾虚病疟，遂两腹痛胀大。三年来消导无算，胀泻如初。更服参苓白术稍效，旋覆如初。病本腹胀，更兼肠澼。肠澼者，大肠之气，空洞易走，胃中传下之物，总不停蓄，澼出无度，腥水不臭，十中五死五生之症也。今则病加四逆矣。暮热朝凉，一逆也。大渴引饮，二逆也。气喘不能仰睡，三逆也。多汗烦躁不宁，四逆也。盖初疟时，寒热交作，犹是阴阳互战。迨泻久亡阴，乃为夜热，至引外水以自救。医不清其源，重以香燥破气之药，助火劫阴,于是汗喘烦躁并作,治亦难矣。强求用药,乃以清燥润肺为主,阿胶、地黄、门冬等类,同蜜熬膏三斤。此儿三年为药所苦,得此甘味,称为糖也,日争十余次,服之半月,药尽遂愈。另制理脾末药善后全安。

冯楚瞻治一儿,滑泄半载,肌肉瘦削,脾胃之药备尝无效。此久利不已,脾胃之中气固虚,而肾家之元气更虚,闭藏之司失职,当不事脾而事肾可也。以八味丸,用人参炒老米同煎汤化服,不一月全愈。

张子和曰:予尝告陈敬之,若小儿病,缓急无药,不如不用庸医。宜汤浸蒸饼令软,丸作白丸,绐其妻妾,以为真药,使儿服之,以听天命,最为上药。岁在丙戌,群儿皆病泄泻,但用药者多死。盖医者不达湿热之理,以温燥行之故,惟敬之不与药,用余之言,病儿独存。雄按:句句名言。

张三锡治一稚子久泻,以参苓白术散加黄连、豆蔻少许作丸,用灯心汤化下,十数丸效。

万密斋治一儿病泻,大渴不止。医与五苓散、玉露散,皆不效,病益困,腮妍唇红。曰:不可治也。泄泻大渴者,水去谷少,津液不足故也,法当用白术散补其津液。乃服五苓、玉露渗利之剂,重亡津液,脾胃转虚。诀云:大渴不止,止而又渴者死。泄泻不止,精神不好者死。不信,二日后发搐而死。

汪城南子病泻,十余日不止。或以胃苓丸、一粒丹服之不效。乃与豆蔻丸五十,胃苓丸五十,陈仓米煎汤下,一剂而止矣。

小儿吐乳泻黄,伤热乳也;吐乳泻青,伤冷乳也,皆当下之。吐泻昏倦,睡不露睛者,胃实热也。吐痰涎及绿水者,胃虚冷也。初生下吐,因秽恶下咽故也。凡初生,急需拭净口中,否则啼声一发,秽物下,致生诸病。拭去秽物,出痘必稀。

叶天士曰:霍乱吐泻,必挟外之暑温秽恶之邪,与内伤食物而起,宜藿香正气散加减治之,不可用张景岳新方乱投。

吐　泻

万密斋治一小儿,周岁,吐泻并作。时天大寒,医用理中、胃苓丸,服之不效。万曰:此表里有寒邪,未得发散也。取益黄散与之,其夜得大汗而止。

一女岁半,亦吐泻并作,此伤食也。前有外感风邪,故用益黄散温散其表里之寒。此只伤食,用胃苓丸,一粒丹,陈壁土汤下,调其脾胃,消其食积,而吐泻俱止。

一儿暴吐泻,上下所出皆乳不化,用理中丸服之效。

一儿暴吐泻,上下所出皆黄水,中有乳片,用二陈汤加黄连姜汁炒,煎服效。或问二病同，而治之异者，何也？曰：所出之乳不化者，胃有寒也，故以理中丸急温之。所出乳片不化者，胃有邪热，邪热不杀谷，宜半夏、黄连以解之，此病同而异治法也。

张景岳季子，生于燕地，及白露时甫半周，偶感寒，吐泻大作，即用温胃和脾之药不效，随用理中等剂亦不效。三日后，加人参三钱及姜、桂、吴茱萸、肉豆蔻之类，亦不效。至四五日，则随乳随吐其半，而泻其半，腹中已无所留矣。不得已，用人参五六钱，制附、姜、桂各一二钱，下咽即吐，一滴不存，而所下之乳，洁白无气，犹是乳也。其形气之危，已万无生理。度其寒气犯胃，舍参、姜、桂、附之属，何以为治？既乃悟其胃虚已极，药之气味略有不投，则随拒而出，且附子味咸，亦能作呕，必其故也。必得甘辣可口之药，庶胃气可安，乃用胡椒三钱捣碎，煨姜一两，水二钟，煎八分，另用人参二两，水二钟，煎一钟，以茶匙挑合二汤以配其味。凡用参汤之十，加椒姜汤之一，其味甘而辣，正得可口之宜，遂温至热汤中，徐徐挑与之，经一时许，皆咽下。自后乳药皆安，但泻仍未止，计半日已尽二两之参矣。参尽后，忽躁扰呻吟，烦剧之甚，家人皆谓热药内烧所致。因思药果不对，何以初甚相安？此必数日不食，胃气新复，仓廪空虚，饥甚则然也。取粥示之，果张皇欲得，其状甚急，乃与一小盏，一呷而尽。又欲之，遂与半碗，犹不足，又与半碗，始寂然安卧。次日，复加制附，得泻止全愈。原其受病之深，用药虽当，气味不投，犹弗获效。至其因饥发躁，使非解悟，妄用清凉，一剂则全功尽弃，而仍归罪于用参、姜者矣。叶天士曰：半岁之婴儿，如此大剂姜、桂等热药，加之胡椒三钱，人参二两，虽属寒侵，不必如此大剂也。幸而得生，乃粥之功。经云：五虚者死，粥浆则生。若竟讲用热药补剂，肠胃何堪消受？景岳将自己三子，以证用热药大补之效，使后人信彼之说。立斋虽喜用温补，未有若此之甚也。业幼科者，不可执此法以误人。

薛立斋治一小儿数岁，每停食辄服峻利之剂，后患肚腹膨胀，或呕吐泄泻。先用六君子汤，诸症渐愈。又用补中益气汤，胃气渐复。

韶州医者刘从周，论小儿吐泻发搐，觉有痰者，但服五苓散入生姜、半夏煎服。吐了痰，泻亦止，惊自退。《百乙方》。

疟

叶天士曰：疟因暑发居多，方书虽有痰、食、寒、热、瘴疬之互异。幼稚之疟，都因脾胃受病，然气怯神弱，初病惊痫厥逆为多，在夏秋之时，断不可认为惊痫。大凡疟症，须分十二经，与咳症相等。若幼科庸俗，但以小柴胡去参，或香薷、葛根之属，不知柴胡动肝阴，葛根竭胃汁，致变屡矣。幼科纯阳，暑为热气，症必热多烦渴。邪自肺受者，桂枝白虎汤，二进必愈。其有冷食不运，有足太阴脾病见症，初用正气，或用辛温,如草果、生姜、半夏之属。方书谓草果治太阴独胜之寒,知母治阳明独胜之热。疟久色夺,唇白汗多馁弱,必用四兽饮,即六君加草果、姜、枣、乌梅。阴虚内热,必用鳖甲、首乌、知母,便渐溏者忌用。久疟荣伤,寒胜加桂、姜。拟初、中、末疟门用药于下:

初病暑风湿热疟药:胸膈痞闷,枳壳、桔梗、杏仁、厚朴,四味最宜。栝楼皮、山栀子、香豆豉。头痛,宜辛凉轻剂,连翘、薄荷、赤芍、羚羊角、蔓荆子、滑石,重则用石膏。口渴用花粉,烦渴用竹叶石膏汤。热甚则用黄连、黄芩、山栀。

夏季牙痛属湿,羌、防辛温宜忌,宜用木防己、蚕沙。

暑热邪伤,初在气分,日多不解,渐入血分,反渴不多饮,唇舌绛赤,芩、连、膏、知不应,必用血药,量佐清气热,一味足矣。轻则用青蒿、丹皮,汗多忌。犀角、竹叶心、元参、鲜生地、细生地、木通、淡竹叶。若热久痞结,泻心汤选用。

又夏月热久伤血,最多蓄血一证,谵语昏狂,看法以小便清长者,大便必黑为是,桃仁承气汤为要药。

幼稚疟久,面肿腹膨,泄泻不欲食,或囊肿或跗肿,必用东垣益气以升阳。倘脾消败,前方不应,用理中汤,或钱氏益黄散得效。二三日须投五苓散,一二日再与异功散,参苓白术之类必全好。徐忠可注《金匮》有云:幼儿未进谷食者,患疟久不止,用冰糖浓汤。余试果验。

疟多用乌梅,以酸泄木安土之意。用常山、草果,乃劫其太阴之寒,以常山极走,使二邪不相并之谓。用人参、生姜,曰露姜饮,一以固元,一以散邪,取通神明去秽恶之意。总之,久疟气馁,凡壮胆气,皆可止疟,未必真有疟鬼。又疟邪既久,深入血分,或结疟母,鳖甲煎丸设用煎方,活血通络可矣。

万密斋治一儿,岁半病疟,二日一发,久不愈,黄瘦,面浮肿,腹胀,用平疟养脾丸治之愈。人参、白术、茯苓、甘草、当归、川芎、陈皮、半夏、苍术、厚朴、柴胡、黄芩、猪苓、泽泻、草果、常山、青皮、辣桂、鳖甲各等分,于五日或三元八节、天月德日修合,酒煮,曲糊丸麻子大,陈皮汤下。

一儿病疟,医用截疟药,内有砒丹,三截之,遂成疳疟。其父懊恨前药之误。万用平疟养脾丸治疟,集圣丸治疳,调理一月而愈。集圣丸:芦荟、五灵脂、夜明砂、缩砂、橘皮、青皮、蓬术、木香、黄连、使君子、虾蟆、猪胆。和药入膏为末。

一儿病疟,一日一发,万用家传斩鬼丹截之,止三日后一发。再截之,值三四日又发。其父怪而问之,时六月枣熟,疑其必啖生枣,故止而复发也。问之果然,乃禁之,先用胃苓丸,调理三日,平胃苍、陈、朴、草,合以五苓茯、猪、术、泽、桂,名胃苓丸。更以斩鬼截之遂愈。五月五日午时，用黄丹研，独头大蒜，研如泥同杵，众手为丸。随人大小，发日五更，取长流水面东下。

汪氏子七岁，病疟三年，诸医不效。万视其外候，面色白，山根带青，腹大而坚。此久疟成癖，癖为潮热，当与补脾消癖，疟热自除。恨无九肋鳖甲耳，汪求得之，因立一方，用人参、白术、青皮、陈皮、三棱、莪术、木香、砂仁、当归、川芎、黄连、柴胡、鳖甲为末，神曲糊丸。炒米煎水，日三服，调理五十余日而安。

李氏七岁女，先患外感，后变疟，因用截药，变作痢。至冬，痢虽止，疟益甚。万视其外候，大骨高起，大肉陷下，发稀目陷，面黄鼻燥，不思饮食，唯啖莲肉，乃内伤脾虚疳劳症也。医皆谓不可治，万云：可治也，至春必愈。用集圣丸一料，次年二月果安。

王氏子病疟，三日一发，用胃苓丸合小柴胡汤方，作丸服之。初三日一发，又间日一发，后一日一发。初发于午后，渐移于辰刻。问曰：连日服药，疟发转频何也？曰：此疟将退之渐也。盖疟三日一发者，邪气深，难已；一日一发者，疟气浅，易愈。午后发者，邪在阴分，难已；午前发者，邪在阳分，易愈。今自三日移至一日，自阴分移至阳分，故云将退之渐也。时有丁医闻其说，笑曰：那得许多议论？吾有秘方，治疟如神。遂求治之，不知其所用何物。自此仍三日一发，发以酉时，至次日巳后始退。万仍为调理一月而愈。

孙文垣治丁氏子，才二岁，患疟母，上壅咳嗽，每午后发热，至子丑时乃退，终日啼哭不止，鹅口白屑，神气大弱。又痘后遍身疮疥未愈，诸医有灸之者，有刺之者，有以膏药贴之者，种种施之不应。孙曰：乳下婴孩，脏腑脆薄，不可乱攻乱补，参、芪足以增其咳，灸刺适以惊其神，安能取效？教以白术、鳖甲各一钱五分，青蒿、麦芽、陈皮各八分，乌梅一个，贝母、知母各六分，甘草三分，八帖全愈。

水鉴仙人治百日儿疟歌云：疟是邪风寒热攻，直须术治免成空，常山刻作形人状，钉在孩儿生气宫。如金生人，金生在巳，即钉巳上，木生人，钉亥上，火生人，钉寅上，水生人，钉申上也。常山乃截疟之药。

万密斋外孙未周岁，因伤寒，发间日疟，在子丑时，发则搐搦，咬牙呻吟，大便黄绿，努而出。以口吮母口，得乳即止。疟后汗出，心下跳，腹中鸣，顶微热，未十日成疳矣。面色㿠白，囟陷发疏，儿渐羸瘦。此先受暑湿，暑则为疟，湿则为痰。又伤饮食，脾土衰而肝木旺，疟曰食疟，疳曰食疳。用加减当归龙荟丸，加味参苓白术散。其母用四物汤，加柴胡、升麻、麦冬、木通、酒芩、桔梗各五分，薄荷七分，灯草水煎服。

一儿病疟，医以柴胡汤投之不效，乃用平疟养脾丸而愈。

一女先惊后疟，疟久成痁，用集圣丸调理一月而安。

一儿先疟后惊，用调元汤、琥珀抱龙丸而痊。

一儿久疟成癖，因癖生热，或三五日内一发，发则余日不止。常在申酉时，但不寒颤，又微恶寒，即发热，热亦不甚，发过不渴，不头痛。用消癖丸、平疟养脾丸间服，半年而愈。

马元仪治金氏子，寒热如疟，两脉弦虚无力。脉弦为风发，脉虚为气少。正虚则外风得以袭入，乃为寒热，不当与气实有余者同治。乃用补正散邪一法，用人参、桂枝、干姜、肉桂、半夏、广皮、炙草等，调理数月而安。

痢

万密斋侄七岁，久痢不已，为制丸剂治之。丸者，缓也，以治久病也。用钱氏异功散，合香连丸为主，加猪苓、泽泻、车前子以利其小便，神曲、麦芽以消其积滞，诃子、肉豆蔻、炒干姜以止痢，合之曰和中丸。约二两许，服之未尽而痢止。此为家秘，治久痢不止方也。

汪某年六十，生一子，三岁病痢，医下之太过，脾胃受伤，中气下陷。又一医以豆蔻、香、连，合粟壳等止之，痢益甚，后重而少物。万视之曰：老年之子，胎禀已弱，下之太过而下陷，法当举之，陈药未尽，劫涩之剂，亦不可用也。乃以钱氏异功散加香、连、归、芍、山药、莲肉、神曲，糊丸服之，旬日痢止。元气未复也，令以前药调之。适有人曰：吾有阿魏，治痢甚效。即以五分作丸五粒，令儿服之。人以为不可服也。汪曰：今早服一丸，饮后服一丸，服后熟睡未醒。万曰：痢止矣，何必服药？此药太峻，元气被伤，恐非正睡也。试呼之不应，推之不知，入视，白眼张露，气已绝矣。详记之，以为轻妄用药之戒。

聂久吾儿周岁余，因乳少粥饭成积，又多面食，致积痢，先水泻，后脓血。时以断乳，饮食少进，睡不闭目，肛如竹筒，指纹已过命关，症极重，乃用清热消积等药，以茶匙缓缓灌之。觉精神极困时，另以人参、麦冬煎汤，少少与之，以保元气。如是数日，痢渐止。但其肉削如柴，调养半年始复旧。

万密斋治孙抚军女，五月病痢，至七月未愈。万至，病亟矣，用人参、茯苓、甘草、当归、白芍、黄芩、车前、陈皮各等分，炒干姜少许，煎服略瘥，五日大安。孙问诸医皆用木香、黄连，今乃不用，所用皆非治痢之药，而效者何也？曰：此乃河间黄芩芍药汤方也。所谓调其气则后重除，养其血而痢止之方也。

祝道士子长七岁，病痢半年不愈，万与一方，用人参、白术、茯苓、甘草、黄芪、桔梗、木香、黄连、诃子、肉豆蔻、车前、炒干姜、泽泻、神曲、当归、麦芽、白芍，为末，水面丸，米饮下，一月而安。名和中丸。

一女十岁，患痢久不止，脉洪数。或曰：下痢脉宜小，今脉洪数，恐难治。万曰：无妨。《玉涵经》曰：欲识童男并童女，决在寸关并尺里，自然紧数甚分明，都缘未丧精华气。此童女脉如是，胃气尚强，不久自愈。果数日痢渐止。

张县尹女半岁，病赤白痢甚苦，万用黄连一钱，木香五分，石莲肉五分，陈皮七分，炒干姜二分，为末，神曲丸黍米大，陈米汤下而安。

张景岳治都阃钱旭阳长男，年及两周，季夏间以生果伤脾，先泻后痢。自善医，知其生冷所伤，乃与参、术、姜、桂温脾等药不效。渐至唇生疮，乃谋之张曰：此儿明为生冷所伤，而不利温药奈何？张曰：此因泻伤阴，兼之辛辣遽入，而虚火上炎耳。非易以附子，不能令火归元也。因用二剂，而唇口疮痛，咽肿倍甚，何不用热药冷服，及加人尿、猪胆汁等法？外见于头面之间，病更剧。复询曰：用药不投如此，岂真因湿生热耶？张诊之曰：上之脉息，下之所出，皆非真热，本属阴虚，今热之不效，虽在可疑，然究其所归，意者药犹未及乎？钱曰：尚有一证，大喜热饮，人所不能入口者，便安然吞之。虽喉中肿痛若此，弗顾也。此殆真寒之验乎？张曰：是矣是矣。遂复加附子一钱五分，及姜、桂、肉果、人参、熟地之属，其泻渐止，其喉口等症亦不日全收矣。疑似间难辨如此，治者可不慎哉。叶天士曰：大凡脾胃之症，不宜补肾，肾药味厚，凝滞不能行运，况吐泻之症，尤不宜也。景岳往往于脾胃症而用归、地，自称神妙，不可信为实然。

喻嘉言治叶氏幼男病痢，噤口发热，呕哕连声。诊其关脉，上涌而无根。再诊其足脉，亦上涌而无根。曰：此作噤口痢症，乃胃气将绝之症也。噤口痢者，虚热在胃，壅遏不宣，故不思食，治宜补虚清热两法。此因苦寒之药所伤，不能容食，惟有温补一法而已。以理中汤连进二剂，不一时，下十余行。叶恐误，求更方。喻曰：吾意在先救胃气之绝，原不治痢。即治痢，人之大小肠，盘叠腹中甚远，虽神丹不能遽变其屎，今藉药力催之速下，正为美事，焉可疑之？遂与前药连服二日，人事大转，思食不哕。四日后，只便糟粕，以补中益气调理旬日全愈。此可见小儿之痢，纵咳伤胃者多，内有积热者少，尤不宜用痢疾门中通套治法也。

陈庆长知县名祖永云：顷守官南康，其子年十岁，患噤口痢，水浆不入者数日，惟能进药。同官家有方书，载一治法，试用之，一服而痢稍疏，三服遂索粥饮，顿食半盏许，自是痢止而安。其法用干山药，一半炒黄色，一半生用，研为细末，米汤饮下。

一人有小女患痢，脱肛。叔权传得一方，用草茶叶一握，姜七片，煎令服而愈。然不知其方所自来也。后阅苏文，始知生姜㕮咀煎茶，乃东坡治文潞公痢方也。

陈良甫云：甲子夏秋间，仆处一赵经略厅，有侄孙年九岁，病痢甚重，召小方脉未至，遂令仆诊之。六脉平细，以证观之是血痢，其实非也，只是血水而已。仆云：记得调中汤治状云，夏月初秋，忽有暴寒，折于盛暑，热结于四肢，则壮热头痛。寒伤于胃，则下痢或血，或水，或赤，壮热冥闷，脉数，宜服此。遂令去大黄服之而愈。

姚公远幼小子病痢，一医误下之，遂以纯血，气喘身热，不思食。仲淳至，亟以人参四五钱，石莲子、白芍、升麻、橘红、草石蚕、扁豆、滑石、炙草，一剂喘平血止，又数剂痢止。临别，嘱公远曰：儿百日内不出痘则生，以下多元气未复故也。未几即痘，果殇。家弟稚端，幼病痢甚，日夜数十次，服数剂即愈。人参三钱，吴茱萸泡七次一钱，川黄连姜汁炒一钱，后二味饭上蒸，水煎至八分温服。如不受，以药一匙，间米汤一匙，渐渐饮之。胃气渐复。如头痛发热，加石膏六钱，干葛一钱，别调六一散四钱，冷水服。

疟痢

陆祖愚治张登之男，年十四，患疟截早，变成痢疾，痞满晡热，眼胞红肿而痛，所下红白相间，日夜三四十次。或与消积温补敛涩，俱不效，而转剧。脉之，左手弦数，右关沉实，右寸浮滑。此疟疾失表，又内伤饮食，风热泊于肠胃而为病也。先用山楂、枳实、芩、连、木通、泽泻、小柴胡、甘草，并下香连丸。服丸药两许，煎药四剂，遂积减胃开。调理旬日，但下淡白积一二次。又数日，大便实矣。忽一日，仍不思饮食，日行二三次，十余次，粒米不进，计大便数十行。盖连日粥食过多，而复伤也。今积滞已行，肠中润滑，无所虑矣。仍用小柴胡、归、芍、知、苓、楂、橘之类，宿垢尽行，胃气仍复。乃加减前方，人参、术调理而安。

万密斋治李氏女，初病疟，又病痢，发热少食，日啖莲肉五六枚，乃与集圣丸而愈。

卷三十

嗽

张子和曰：鹿子春一小儿八岁，夏月病嗽，羸甚，余欲涌之，子春以为儿幼弱，惧其不胜，少难之。一日饮酒，家人与之酒，过多大吐，吐定而嗽止。盖酒味苦，苦属通剂，乃大悟余之言也。

万密斋治胡元溪子，五岁，春病嗽。医用葶苈丸，乍止乍作，至夏转作。又一医用五物汤不效。或以葶苈，或以三拗，发表攻里，其嗽益加，至百十声不止，面青气促，口鼻出血，势急矣。曰：自春至秋，病已半年，治之不易。乃用二冬、二母、栀、芩、甘、桔、苏子、茯苓、陈皮去白，连进三剂，咳只二三十声。一医以二陈加防风、百部、杏仁、紫菀、桑皮。万曰：肝气已逆，吾方降之，其咳稍罢，防风、百部升发之品，似不可用。彼云：防风、百部，乃咳嗽圣药也。服之，气上逆而咳，百十声不止，口鼻血复来。再求治，仍用前方，取生茅根捣自然汁，和药与之，五日而血止。去茅根，或加款冬、杏仁以止其咳。或去黄芩、栀子，加人参、白术以补其脾。或加阿胶以补其肺。调理二旬而安。盖方春时，多上升之气，肺感风寒，当与发散；葶苈丸乃攻里之剂，肺金本虚，而反泻之，此一逆也。夏天火旺，肺金受克，当用清金泻火之剂；三拗汤乃发散药也，用热犯热，此二逆也。一汗一下，肺金大虚矣；方秋时，气应降而不降，反用升发之剂，此三逆也。今用收敛清降之药，以平其浮游之火，火衰于戌，时值九月，故病易已。

许氏子病嗽，痰中带血，或用茅根汤治之不效，延万治。因问先生治胡元溪子用茅根，此亦用茅根，然不愈何也？曰：彼病于秋，肺旺肝燥，此病于冬，血衰时也。且彼乃口鼻出血，属阳明胃；此是痰中有血，属太阴肺。病既不同，治亦有别，乃用阿胶为君，杏仁霜、栝楼霜、贝母为臣，苏叶、桔梗、甘草为佐，炼蜜为丸，薄荷煎汤化服而愈。

万石泉女，病久嗽不止，胸高气急，曰：此龟胸病也。胸者，肺之府也，肺胀则胸骨高起，而状如龟壳。吾闻其病，未曾治之，故无方也。或者不可治乎？石泉曰：气胀者，肺实也，当服葶苈丸。曰：病有新久，症有虚实，知为虚，何不投补？再服葶苈泻肺之剂，恐有虚脱之祸。不听，竟以是卒。

吴孚先治一小儿咳嗽，动便作痰声，喉如曳锯，脉数洪滑，纹如鱼刺，用加减二陈汤，兼服神仙玉露散而痊。

万密斋治举人蔡沙江子，病咳久不止，其咳连声不绝，咳时面青，右手常自摆动。曰：不可治也。问何故？曰：咳者，肺病也，肺属金。面青者，肝之色也，肝属木。手摆者，肝风欲发之状。木来侮金，寡乎畏也。今十月，金病木生之时，四时之序，将来者进，成功者退。木生而进，金病而退，必发搐，甲乙日剧。果乙日搐而死。此段谈理入微，然何不大用养肝清肺之剂以冀万一？设玉横遇此症，必有以处之矣。

曾芸塘子九岁，病咳，半夜甚，乃胎禀不足，肾虚嗽也。用人参固本丸加阿胶、桑皮，尽剂而安。又汪元津子，病肾虚嗽，与上症同，亦用人参固本丸加茯苓、知母、贝母、山药各等分，为丸服之而安。

蒋仲芳治盛氏女，十余岁，患内热，干咳特甚。医与清火滋阴麦冬、黄芩之品，服之不效。脉得弦数，脉症汤药甚相合也，因何不愈？沉思间，忽闻女衣有烟火气，询其曾卧火箱中乎？曰：然。即以前方与之，令其迁卧床上，遂不终剂而愈。问故，曰：咳嗽，火热烁金，以清火润肺之品治之甚当，其如外火复逼，一杯水，其能救车薪之火乎？今离却外火，其病自愈耳。可见药即对症，而饮食起居调摄失宜，亦致不效，非如此细心体察，鲜不误矣。

喘

万密斋治一儿四岁，忽作喘，气逆痰壅，鼻孔开张。万曰：此马脾风也。以鼻煽命名也。如胸高肩耸，汗出发润，皆下脱也。则不可治。须急治之，以葶苈丸去防己，加大黄，除肺之热，合小陷胸汤，除肺之痰。碾为细末，竹沥调服。作实治，服法精当。

一儿病，两腮红，上气喘急，脉浮缓而濡。此得之伤食，食伤脾，脾虚则不能养肺，母病子亦病也。两腮红者，虚热也。上气喘急者，肺虚也。脉浮缓而濡，气虚也。时医咸以惊风为治，用抱龙丸、牛黄丸、苏合丸，不效。闻其言皆匿笑，乃以阿胶炒成珠，煎苏叶乌梅汤化服，三剂而瘳。观其治法，乃肺虚之喘，以阿胶补肺阴，兼用一散一敛之法，其用意甚巧。伤食云云，乃英雄欺人语，未足为据也。

一富室小儿，先病泻，医以药服之，乃作喘，归咎于医。万曰：非医之误，乃冷伤脾作泻，脾传肺作喘。脾为母，肺为子，传其所生也。用陈氏芎葛散，一服喘止而安。后用此方，治泻后喘者良验。

一女子素有喘病，发则多痰，用补肾地黄丸。或曰：喘者，肺病也，今补肾何也？曰：肺主气，肾则纳而藏之。痰涎者，肾之津液所生也。哮喘吐痰，乃气不归元，津涎无所受也。果服此而安。

朱丹溪治一女，年十二，自小喘嗽。白术、陈皮、青皮各五钱，麻黄、茯苓、木通、片芩各三钱，苍术、桔梗各二钱，干姜一钱，甘草五分，每帖一钱半煎服。

龚子才治一小儿，外感风邪，服表散之剂，汗出作喘，此邪风去而脾虚也。用异功散而汗喘止，再剂而乳食进。

冯楚瞻治同姓子，三岁，平时面色㿠白，囟门宽大，颅骨开解。一夕，忽发微喘，不能睡倒，抱起稍可。至二三日，虽抱起而喘急不减，出多入少，两便亦急。肝肾大亏。理宜用上病疗下之法，恐不肯轻服，乃设词曰：喘已多日，肺气虚矣，当以人参钱许，配生脉饮作汤，化服启脾丸乃愈也。急归寓，以八味丸杵作大丸代之，服下喘日减。四五日后，本症悉平，精神倍长，屡索启脾丸，而囟门颅骨俱长满矣。

吴孚先治一小儿，气急而喘，喉中声如水鸡叫，用三拗汤而愈。

钱国宾治中翰六登之次子，自幼吼喘，日夜不绝，今八岁莫愈，身体无病。诊右寸浮滑，主肺窍有痰喘吼。三白丸：煅白砒、贝母、桔梗各三分，饭丸黍米大，每睡时，冷茶送下五丸。至五日，此子索物不厌，其母嗔之，猛然一呛，吐出黑痰一块，如圆眼大，其臭满室，剖开，内包大黑瓜子一枚，尖小破，从此吼喘即止，举家感激，除此子一生之患矣。及问其故，曰：肺有六叶两耳，四垂如华盖，清虚之脏，一尘不染。因乳子误吞瓜子，入于肺缝，久则痰胶，阻碍呼吸之气，作吼喘声也。今药力攻出，肺清而金不鸣则无声，痰出而呼吸利，则无吼喘症矣。

哮

万密斋治胡三溪女，素有哮症，遇天欲雨则发，发则多痰。服五虎汤，九宝汤即止，不能断根。五虎汤：麻黄、杏仁、陈茶、石膏、甘草。九宝汤：麻黄、陈皮、薄荷、玉桂、苏叶、桑白、腹皮、杏仁、甘草、姜煎。曰：是盖痰聚则作喘，痰去则止。痰者，水液之浑浊者也。《难经》云：肾主液。液者，水所化也。肾为水脏，入心为汗，入肺为涕，入脾为涎，此肾水泛为痰而喘也。乃以六味地黄丸服之，不复发矣。

陈三农治一小儿盐哮，遇阴雨即发，声如曳锯，以白砒一钱，入精猪肉四两内，以盐泥固齐，火煅出清烟，取出研细，入江西豆豉一两，捣和为丸如黍米大，白水下二三丸,忌油腻荤腥,一月而愈。

朱丹溪治一男子,年十四岁,哮十日则发一遍。此痰在上焦,不当汗泄,正当九月十月之交,宜温散,仍与小胃丹佐之。温散如麻黄、黄芩,每帖用一钱半,入姜汁研细末,以水盏半,煎去渣饮之。每夜临卧时,与小胃丹十二粒,津下之。此用麻黄,乃以开肺窍,非温散法也。

冯楚瞻治朱姓儿,三岁,哮喘大作,数日,身热汗出。或以滚痰丸利之,益甚,脉洪数,胸胁扇动,扶肚抬肩,头汗如雨,不食不眠。曰:久喘下元已伤,复以峻利伤之,故见诸恶候也。以人参、麦冬各五钱,五味三粒,肉桂二分煎服,日二三帖,喘顿减。至夜复作,盖夜属阴,而阴未有以配之也。以八味丸加牛膝、麦冬、五味,内熟地六钱,桂、附各四分,水煎冷服,午前后各一剂,睡醒食进喘止。但劳动则喘声微有,此未复元之故,以生脉饮,调理三四日全安。

虚 损

窦材治一幼女,病咳嗽,发热咯血,减食,先灸脐下百壮,服延寿丹、黄芪建中汤而愈。戒其不可出嫁,犯房事必死。过四年而适人,前病复作。窦曰:此女禀赋素弱,只宜固守终老,不信余言,破损天真,元气将脱,不可救矣。强余丹服之,竟死。

李士材治汪氏儿,年方舞象,太文。发热咳嗽,羸弱头眩,二冬、二母、知、柏、黄芩,不啻百剂,病势转增。脉之,右虚软,乃脾肺气虚,火不生土之候也。用补中益气加五味子、苡仁、姜、桂至三钱,必困苦寒过伤乃可。十剂而减,两月乃安。春初复发,令其服补中丸一钱,诸症永不作矣。

柴屿青曰:六儿身热懒食,脉细而无力,属阴虚血少。服逍遥散二剂未效,内人力请延医。及诊视云:脉弦为痹疟。余固争脉并不弦,医不服,强令服二帖,身热更甚,遂立意服壮水之剂,二十帖始愈。至乙丑,复患身热,服六味汤四十日始霍然。因叹曰:幸是自家小儿,故得自主,倘他人延治,四五帖未效,必更医矣,能保其不误事哉?

冯楚瞻治张氏子,年十三,忽患腿痈。外科云:势难消散,出脓得两月收功。视其体浮胖,色皖白,知为先天不足矣。再诊其脉,六部沉细而微,复视其肿,则右腿为甚,色白而冰冷。经曰:血气不和,留结为痈。今但使血气和而无留结,痈何由成?与八味汤加牛膝、杜仲各二钱,食前服之,一剂腿温,痛减半,三四帖全瘳。

薛立斋治一小儿,九岁,解颅,足软,两膝渐大,不能行履。此肾禀不足,用六味丸加鹿茸,三月而能步履。

一小儿，年十四，肢体倦怠，发热晡热，口干作渴，吐痰如涌，小便淋漓，或面目赤色，身不欲衣。此亦禀赋不足也，用补中益气汤及前丸而愈。

一小儿，十五岁而御女，大小便道牵痛，服五苓散之类，虚症蜂起，与死为邻。用补中益气汤、加减八味汤而愈。

一小儿十二岁，内热晡热，形体倦怠，食少作渴。或用清热等药治之，虚症悉具。以为所禀怯弱，用六味丸加鹿茸补之，不越月而痊。

万密斋治一儿，四岁出痘，时颈软头倾。曰：此儿胎禀不足，疮毒正发，壮火食气，亟补元气，使痘易发易靥，幸而保全，再补其阴，不然恐难出二八数也。乃大进调元汤，连进之获安。

江兰峰子七岁，头面汗出如流，用人参、当归二味，同獖猪心煮汤服之安。

一女嗜卧发热，项软头倾，欲作风治，持疑未决。万曰：此阳虚病也。盖头者，诸阳之首。胃者，诸阳之会。此女必乳食伤胃，胃气不足，故清阳不升，而头软不能任元阳也，可服调元汤，一剂而愈。

一小儿脱肛半载，常服升补元气之药而愈。

缪仲淳治里中一童子，年十五，患寒热咳嗽，面赤鼻塞，夜剧。家人以为伤风，缪视之曰：阴虚也。盖伤风之症，面色宜黯，今反赤而明。伤风发热，必昼夜无间。今夜剧鼻塞者，因虚则火上升壅肺，故鼻塞，以是知其阴虚也。投以麦冬、五味、桑皮、贝母、百部、生地、鳖甲、黄沙参，不四剂而瘳。

立斋曰：一小儿十四岁，解颅，自觉头大，视物皆大，畏日羞明。先兄以谓禀怯弱，用六味丸加五味、鹿茸，及补中益气加山药、山萸，半载渐愈，二载而囟合。后毕姻，觉囟门开解，足心如炙，喜其断色欲，戒厚味，日服前药二剂，三载而愈。

一小儿白睛多，黑睛少，吐泻后，喉痛口渴，大便不实，朝夕悉服地黄丸而痊。后患泻，其喉复痛，仍服前丸遂愈。

疳

万密斋治朱氏子，年七岁，脾胃虚弱，食多则伤，食少则困，形瘦面黑。医者因其伤食，则与枳术保和丸以消导之。因其困倦，则与参术茯苓丸以补之。时补时消，精神日瘁，将成疳矣。万曰：脾胃素虚，不能消谷，故食易伤也。伤食而后消导之，则脾益虚。虚而复补，脾未得实，而伤者又至矣，岂良法哉。今专以补脾为主，内兼消导，名肥儿丸。用四君子加陈皮、青皮、木香、砂仁、山药、莲肉、使君子肉、神曲、麦芽、山楂肉，共为细末，荷叶包粳米，煮烂捣为丸，米饮下。自此不复伤食，肌肉渐肥。

教谕许厚子，年十四，吐血，医作痰火治不效。脉之，两尺右关皆不足，曰：年未二八，脉当沉紧，今反不足，当作胎禀怯弱之病。然观宗师体厚，何以有此？必夫人当有虚病，或乳少得之也。父母脏腑有病，儿多禀之，临症之工，宜留心也。许曰：其母孕时果病，产后无乳。问治法，曰：十六岁后病此者曰劳，十五岁前病此者曰疳，即劳也。数语儿医不可不知。宜用六味地黄丸以补肾，参茯白术丸以补脾，病自安矣。如言服之，一月而愈。

一女五岁，因感冒不愈变为疟，疟止变为痢，痢止成疳，肌肉消瘦，饮食减少，日啖莲肉十数枚。万视之曰：疳病也。形色虽衰，幸胃气尚存，可愈也。以集圣丸，调理三月而安。

胡氏子一岁，病脑后哑门穴在风腑穴之下，天柱两穴之中。生一毒，如桃大，已溃，白脓不干。万视之曰：此无辜疳也，法不能治。或问何谓无辜疳？曰：此《全幼金鉴》所载也。有妖鸟名鸺，一名夜行游女，白昼不出，夜则出飞，此鸟无雄，飞入人家，遇襁褓衣晒晾未收者，则布毒其上，儿著此则病而死，掠取其魂，化为己子，是名无辜疳，亦传尸之类也。其病头上有核，破之内有白粉，况项下之疽，又九不治中之一症也，故云难治。五日果死。

孙文垣族孙女，年十岁，大便脱肛，鼻中时常出血，夜多咬牙，肚热面黄，将成疳症，以山楂、青蒿、枳实、升麻、酒连、滑石各一两，甘草、芦荟、干蟾各五钱为末，神曲为丸，一料全愈。

龚子才治一小儿，四肢消瘦，肚腹胀大，行步不能，颇能饮食，作渴发热，去后臭秽。此脾脏伤也，用异功服肥儿丸调理而愈。

薛立斋治一小儿，面色萎黄，眼胞微肿，作渴腹胀，饮食少思，腹中一块或移动，小便澄白，大便不实。此脾疳之患，用四君子加山栀、芜荑，兼肥儿丸而愈。

一小儿尿浊如米泔，疳之候也。以江南做酒小曲，炒为末，酒调下，三服愈。

孝伯有女曰止者，病疳，发于目，啼不可止，以视李绍伯，乃取十饼投之，未半而瘥。钱氏云：疳在肝则膜遮睛，法当补肝，地黄丸主之。

又孝若之乳母，弃其子，乳他姓子，其子骨立矣，又不任见日。肝肾枯槁。绍伯曰：渴乳伤食，亟治之，必服羊肝散一具活矣。某谓绍伯，某即不知医，是儿于望闻二法，俱无生理。绍伯曰：固也，吾药能主胸突腹凹骨开者，此症未见，何得勿活乎？《笔谈》。

万密斋治一小儿五岁，腹大善食。初见之，谓其父母曰：乳多必损胃，食壅必伤脾，腹大如是，又纵其口腹，恐肠胃乃伤，不成肠癖，必成疳也。后果成疳，肚大青筋，以集圣丸调理而安。

胡凤匡子病疳，但多食则腹痛。曰：人以食为本，谷入作痛，岂新谷为患乎？必有旧谷为积，未能消去，故新谷相持也。乃与养脾消积丸，服之而安。

一儿八岁，形气甚弱，其父责令读书。谓曰：此儿禀弱，宜怀保之，不可一于严也。留养脾丸、肥儿丸与之。后半年，病成疳矣。一医谓伤食，以一粒金丹服之，病乃剧。延治问前药，则未服也。曰：不可治矣，一粒金丹内有草乌、巴豆大毒之品，此儿素性弱，食少而瘦，故与前丸调理，乃舍此而服彼，此犯虚虚之戒也。后果殁。

朱丹溪治一富家子，年十四，面黄，善啖易饥，非肉不饱，泄泻一月。脉之，两手皆大，不甚瘦倦。以为湿热，当脾困而食少，今反形健而多食，且不渴，意其疾必虫作痢也。取大便视之，果蛔虫所为。适欲他往，令儿医用治虫药治之，禁其勿用去积药，待再诊而止痢也。后勿果，至次年春夏之交，其泻复作，腹不痛而口渴。曰：此去年治虫，而不治疳故也。遂以去疳之药，浓煎白术汤下，三日后而泻止。月后乃甚瘦，教以白术为君，白芍为臣、川芎、陈皮、黄连、胡黄连，入少芦荟为丸，白术汤服之，半月而止。禁其勿食肉与甜物，三年当自愈。

马铭鞠治张守为幼郎，患痨疳，嗜食易饥，腹如蜘蛛，过数日一泻，泻则无度，面目黧黑，指节中亦几无剩肉矣。其母亦病，诊脉紧数，骨蒸劳热，大渴引饮，淋闭，腹若蜘蛛。曰：儿病实母病也。用麦冬、枇杷叶、生地、白芍、青蒿、鳖甲之属以治母。用干蟾为君，加羚羊角、犀角、白芙蓉花、牛黄，每用分许，日入鸡肝内，饭上蒸服以治儿。再用滑石、扁豆、茯苓、车前、山楂、五谷虫等分为末，拌人乳晒干七次，略入砂仁末，陈米汤丸弹子大，日进两丸。不二十日，子母俱痊。二方绝无药气，故儿喜啖之。《广笔记》。

《说约》云：予表侄二三岁间，患疳积症，头大身瘦，发热，溺如米泔，诸治不效。后闻药气即吐，束手无策。偶遇异人传此红燕丹方，和于糖果粥饮中与之，数服全愈。后以此济人，无不效矣。

魏玉横曰：俞氏儿四岁，痘后失调，致成疳疾，猛啖而频泻，腹大皮急，夜哭咬牙。因其母病延诊，药殊无效。适见医至，见所用药皆香、砂、楂、枳、车前、扁豆、茯苓、豆蔻类，皆消积渗利之品，儿益困惫，其母哭泣，至目肿流血。乃谓曰：今以母病托予，而子病不痊，则母病亦进，必先愈子，而后母可愈也。问当奈何？曰：无已，请以母所服分饮之，则两病俱愈矣。其家非素封，既难资费，又无旁议，遂如言治之，不逾旬，母子皆安。盖其母由产后，儿缘痘后，母则寒热往来，面足俱肿，恶露逾月不止，头痛不眠，食难下咽，与儿之症同为血虚生火，木盛克土而然。彼儿医者，乌能用生熟地黄、沙参、杞子、黄连、麦冬，以愈是疾哉？

凌表侄孙四龄，予尝见之，曰：儿将病疳，不以为意也。逾半年，则疳已甚，天柱倾侧，脐突筋青，毛发脱落，股肉亦消，嗜食而泄，利亦极秽，多怒多啼，似难为矣。但其皮未急，目尚有神，乃与生地、杞子、沙参、麦冬、枣仁、米仁，病不减，心亦疑之。少加木香、砂仁，则泻益甚。西席黄澹翁，通人也，谓泄益甚，得毋香、砂为害乎？予曰：然。遂去之，益以熟地、川连，十余剂乃全愈。予女八九岁时，疳病枯瘠如柴矣，以六味加减，熟地用八钱，十剂而痊。向后，但以前方治，效者不可枚举。

小儿诸疳，使君子肉二钱，雷丸、槟榔各一钱，黑丑头末各五分，俱生晒研末，每服三分。以鸡卵一枚，打破空头，内药纸封，饭上蒸熟食之，药完即愈。

小儿积滞，海蜇、凫茈，常煮食之，兼治大人痰哮，及肝乘胃痛。浸烧酒饮之，能消大人胸中痞块。又绍兴青腐乳汁作下饭，能消疳积，治腹胀身黄。

小儿疳气攻目，鸡肝一具不落水，竹刀切片，用牡蛎粉八分，飞辰砂少许，拌匀糁入，饭锅上蒸熟食之。如此十次，翳即退净，当时忌食茶汤油腻。

治小儿疳病，用鸡肫皮二十个勿落水，瓦焙干研末，车前子四两炒研末，二物和匀，以米糖溶化，拌入与食，食完即愈。忌油腻面食煎炒。又方取田鸡白水煮熟，姜末少许亦效。

仲淳肥儿丸：人参三钱，芦荟、使君子肉、白芍、黄连、白茯苓、滑石、扁豆、青黛各一两，橘红八钱，甘草、砂仁各五钱，红曲、麦芽、山楂肉各七钱，莲肉二两，炼蜜为丸如弹子大，每服一丸，空心白汤化下。又《集验良方》肥儿丸：山药炒二两，白茯苓、白芍药、白扁豆、麦芽炒、五谷虫炒、神曲炒、山楂肉炒、当归各一两五钱，白术土炒、陈皮、使君子肉煨一两，生甘草、胡黄连姜汁炒各七钱，蜜丸绿豆大，每服一钱。《奇效》肥儿丸：陈皮一两，青皮醋炒、神曲炒、槟榔、使君子肉煨各五钱，木香、黄连姜炒各三钱，饴糖丸绿豆大，每服五六分。皆治疳病方也，汇录于此，以便选用。又《广笔记》疳积散，治小儿面黄腹大，小便浊如米泔，大便黄泄酸臭，皮毛枯索，甚至双目羞明生翳，夜热昼凉等证。用厚朴去皮切片，姜汁炒热，净末二两；广陈皮去白，净末八钱；粉甘草去皮，炙七分；真芦荟净末七钱；芦荟净末五钱；青黛取颜料铺浮碎花青，淘净末二钱；百草霜，即山庄人家锅底煤二钱五；旋覆花净末一钱五分。匀和成剂，小儿每一岁用药一分，灯心汤空心调服。服后病愈，再用肥儿丸调理。又脾气未实，用启脾丸，或大健脾丸。如疳气未尽，用陈皮一两，白木香三钱，白茯苓五钱，加平胃散三钱，为末，陈米汤调下。若疳泻痢见红白积者，用前散加黄连姜汁土炒，肉豆蔻二味，灯心汤，少入熟蜜调服。若食积重者，前散用砂仁汤调服。若疳眼，用鸡肝一具，不拘大小雌雄，一二岁儿只用半具，外去衣，内去筋膜，研极细，入前末调极匀，入前末厚薄相和，隔汤顿热空心服。或用甜酒，少加熟白汤调服。

凡小儿疳在内，目肿腹胀，泻痢青白，体瘦羸弱。疳在外，鼻下赤烂，频揉鼻耳，或肢体生疮。鼻疮用兰香散，兰香叶烧灰二钱，铜青、轻粉各五分，为末干贴。诸疳疮，用白粉散，海螵蛸三分，白芨二分，轻粉一分。上为末，先用浆水洗拭干贴。肝疳一名筋疳，白膜遮睛，或泻血面瘦。心疳，面黄颊赤，身体壮热。脾疳一名肥疳，体黄瘦削，皮肤干涩，而有疮疥，腹大嗜土。肾疳一名骨疳，肢体瘦削，遍生疮疥，喜卧湿地。肺疳一名气疳，喘嗽气促，口鼻生疮。若患潮热，当先补肝，后泻心，勿妄以硝、黄诸药利之。若患癖，当消磨。若误以巴豆、硼砂下之，及伤寒误下，皆能成疳。其初病者为热疳，久病者为冷疳。冷热相兼者，津液短少者，皆因大病脾胃亏损，内亡津液所致，当固脾胃为主，早为施治，则不变败症也。

叶天士曰：稚年五疳，犹大方之五劳。虽方书有五脏之分，是症夏令为多，咸从脾胃。盖小儿乳食杂进，运化不及，初断乳后，果腥杂进，气伤滞聚，致热积于里，肌肉消瘦，腹大肢细，名曰丁奚。或善食，或不嗜食，或浊饮无度，或便泻白色，久延不已，多致凶危，宜忌食生冷腥肥凝滞。治法即用清热和中分利，次则疏补佐运。常有继病，治之无效，待妊妇产过自愈者。徐灵胎曰：小儿为孕妇所抱，则生继病，虽不尽然，实有此病，理不可解。

幼儿断乳纳食，值夏月脾胃主气，易于肚膨泄泻，手足心热，形体日瘦。或烦渴善食，渐成五疳积聚，当审形体之强弱，病之新久。有余者当疏胃清热。食入粪色白，或不化，当健脾，佐消导清热。若湿热内郁，虫积腹痛，徐灵胎曰：最多。导滞驱虫微下之，缓调用肥儿丸之属。

  藜按：肥儿丸方最多，《景岳全书》有四方，一，四味肥儿丸，芜荑炒、神曲炒、麦芽炒、黄连炒分为末，猪胆和丸黍米大，每服二三十丸，木通汤下。二，六味肥儿丸，黄连、陈皮、川楝子肉炒、神曲炒、麦芽炒各一两，白芜荑半两，为末，糊丸麻子大，每服一二十丸，空心米饮下。三，七味肥儿丸，黄连炒、神曲炒、广木香各一两五钱，槟榔二十个，肉豆蔻泡二两，使君子酒浸，麦芽炒，每四两，为末，面糊丸麻子大，每服三五十丸，米饮下。良久用五味异功散一服，以助胃气。四，芦荟肥儿丸，芦荟、龙胆草、木香、人参、使君子肉、蚵蚾、酥炙去头足。即土鳖虫。麦芽炒各二钱，槟榔、黄连酒炒、白芜荑各三钱，胡黄连五钱。上为细末，猪胆汁为丸黍米大，每服五六十丸，米饮下。又《医宗金鉴》肥儿丸，人参三钱半，白术五钱，茯苓三钱，黄连二钱，胡黄连五钱，使君子肉四钱，神曲炒、麦芽炒、山楂肉各三钱半，炙甘草钱半，芦荟煨二钱半。上为末，黄米糊丸黍米大，每服二三十丸，米饮下。《金鉴》芦荟肥儿丸，五谷虫炒二两，生芦荟、胡黄连炒、川黄连姜炒各一两，银柴胡炒一两二钱，扁豆炒、山药炒各二两，南山楂二两半，虾蟆煅四个，肉豆蔻煨七钱，槟榔五钱，使君子肉炒二两半，神曲炒二两，麦芽炒一两六钱，鹤虱炒八钱，芜荑炒一两，飞净朱砂二两，麝香二钱。其为末，醋糊为丸，黍米大，每服一钱，米饮下。

肿　胀

小儿腹痛体瘦，面色㿠白，目无睛光，口中气冷，不思饮食，或呕利撮口，此脾上虚而寒水所侮也。若口中气温，面色黄白，目无睛光，或多睡恶食，或大便酸臭，此积病也。若腹胀而闷乱喘满者，实也。若不闷乱者，脾虚也。误下之，以致目无精光，四肢浮肿，肚腹愈胀，因下而喘，脾气更虚也。脾虚不能胜肾水，随肺气行于四肢，如水状。若浸浮于肺，即大喘也。

若肾热传于膀胱，热甚逆于脾肺，脾胃虚而不能制肾水，流走四肢而身面皆肿。若土胜则形于肺，故令喘也。

叶天士治一徐姓小儿，单胀数月，幼科百治无功，佥用肥儿丸、万安散、磨积丹、绿矾丸、鸡肫药，俱不效。宜治血络，所谓络瘀则胀也。用归须、桃仁、延胡、山甲、蜣螂、䗪虫、灵芝、山楂之类为丸，十日全愈。

孙兆治殿中丞某郎中妹，十岁，腹痛色不变，按之而大陷，心腹痞膈，病已月余。按《甲乙经》云：三焦胀者，气满于皮肤中，肿如石坚。遂与仲景方，厚朴、生姜各二两，半夏七钱，甘草半两，人参一钱。每用药一两五钱，水煎分三服，一日服之，至二十日愈。

张子和治郾之营兵秋家小儿，病风水。医用银粉、粉霜之药，小溲反涩，饮食不进，头肿如腹，四肢皆满，状若水晶。家人以为死矣，强勉求治。张曰：此症不与壮年同，壮年病水者，或因留饮及房室。此儿方七岁，乃风水症也。宜出汗，乃置燠室，以屏障遍遮之，不令见火。若内火见外火，必昏愦也。使大服胃气汤而浴之，浴讫，以布单重覆之，凡三五重，其汗如水，肿减七分。乃二汗而全减，尚未能食，以槟榔丸调之，儿已喜笑如常日矣。

李时珍邻家一小儿，因积黄肿，腹胀如鼓，偶往羊桃树下，取食之，至归而大吐痰水，病遂愈。羊桃乃山楂同类，医家不用，而有此效，则其功应相同矣。《本草纲目》。

张景岳在京治十五岁儿。适经药铺，见有晒晾巴豆，其父误以为松仁，以一粒与食之，嚼而味辣，亟吐出，已半粒下咽矣。少顷大泻十余，次日肚腹通身即肿胀，绝口不食。或谓宜黄连、绿豆以解毒。或谓四苓、五物以利口。张曰：大攻之后，岂非大虚之症乎？能再堪苦寒以败脾否？大泻之后，又尚有何水之可利？遂单用独参汤及温胃饮,以培脾气,不数剂而复元。夫既已大泻,而何以反胀若是,是可知大虚致成肿胀者,类多如此。雄按:巴豆性热,泻后心虚,缪氏治庄敛之一案可证,未必可投温药。

冯楚瞻治何氏子,九岁,肚腹胀极,痞块有形,肌削神困,耳中脓溃,目红肿,牙龈出血,或时腐烂,咳嗽气短,膝酸疼,夜不能寐,日不能食,已成坏症。询其病由,乃起于腿,半周之内,肚稍肿硬。初时消导,后用补脾兼消及清热化滞。六七年来,腹胀更加,痞硬更大,牙痛,耳目肿烂益甚,仅存皮骨。脉之,或时弦洪有力,或时弦而无力,知为久服克伐,真气内乱,转护邪气为害,先天之真阴真阳已竭,乃中空外浮之象也。先以《金匮》肾气丸料加麦冬、五味作汤,大剂空心温服。数剂热减,腹稍软,随以前剂冲入人参汤三钱,食前日二剂。十余日后,精神稍长,诸症渐退。后早晨以生脉饮送下,加五味牛膝之八味丸三钱,申酉仍以前方服之,两日诸症悉平,向之痞胀如失。张氏子亦患腹肿,消导几死,亦以八味去附子倍熟地,加麦冬、五味、牛膝而愈。第不能久服丸药,次年夏,忽两胁肿硬,如妇人之乳垂下,外科与解毒不效,加两颐之下,肿亦如之,百治不减。或议开刀,冯曰:此肝肾之火上炎耳,何毒之有?仍以前方加青皮四分,土贝二钱,食前服之,不十剂全愈。

一儿病肿,有庸医假专门之名,不守家传之法,常称得异人之术,用牵牛、葶苈为治肿方之神药,作散服之,元气下陷,肚大,坐不得卧,阴囊肿大,茎长而卷。万见之,叹曰:脾土已败,肝木独旺,乃贼邪也,不可治矣。果死。

一儿病肿腹大,彼信庸医妄谈,五日消一分,乃取绳子围其腹量之,投以牵牛、葶苈服之,利下数行,肿减十分之二,父母甚喜。约至五日,再消三分。未三日,又大肿,较大于前。庸医闻之走去,病势日甚而死。

张氏子疟后病肿求治。曰:此脾虚肿也。与胃苓丸,用长流水煎灯心汤送下,教以每日午时前后,天气和暖,于避风处汤洗之,洗毕覆被睡一时,令有微汗为度。此水渍法也,经曰:渍形以为汗。调理半月,平复如常。

高鼓峰治沈启廷孙,三岁,脾虚发肿,两足更甚,乳食不思,午后发热,头面羸瘦。俗医云:此病如用官料药,须发黄鼓胀而死,但当服草头药,并以针挑其指,出黄水自愈。浙西人言,出自医家药笼中者,谓之官料药,俗传单方一二味,谓之草头药。病家信之,服其药,日益剧。高视之曰:凡药皆草根树皮也,何以出自医家便为官料?此无稽之谈也。投以温补之剂,服之渐有起色。未几又发泻,又头上生毒,烂至见骨,又出痦,皆极重病,缠绵不休,乃一味补正,他病见则随症稍加减之,如是者,自夏迄冬,用参几斤余,才得脱体,次年长肌肉。设惑众说,宁有救否?

按:肿症多湿热为患,虽云脾虚,必审其小便长短清浊,及大便溏燥浓淡以施治。若一概云脾虚,参、术蛮补,必致绵延不已。今自夏迄冬,诚何故哉?至用参斤余，即今时富家，亦委命而已。

孙文垣治张后溪之孙，遍身疮疥浮肿，肿自足背起，渐上大腿，今且至腹，大便泄泻，发热少眠。此风湿症，当令与时违之候，治从开鬼门洁净府二法，使清阳升则泻可止，小水利则肿可消，上下分去其湿之意也。苍术一钱，苡仁、桑皮各三钱，青蒿、防风、升麻、柴胡各五钱，钱当是分。大腹皮、五加皮各六分，八帖全安。

薛立斋治一小儿，肚腹膨胀，饮食即泻，手足逆冷，以为脾气虚寒，先用人参理中丸，后用六君子汤而愈。

万密斋治孙，先病疟，伤食成疳，又伤食，甚瘦，腹胀大而坚，见人则哭，用参、苓、术、草、半夏曲、枳实炒、厚朴、黄连、木香、莪术、砂仁、使君子、神曲、麦芽、鳖甲、夜明、芎、归等药。

一小儿泻后腹胀，用加味正气丸服之愈。一儿疟久不退，腹大而坚，用化癖丸服之愈。一儿善食腹大，用保和丸、胃苓二方服之，调理而安。

蒋仲芳曰：山中君仲子，年十岁，患水肿月余，候予不至，遇一方士，与之草汁，大便遂行数次，腹宽肿退。予适到，喜曰：儿病久候不至，今服草药，幸已愈矣，然须服调理之剂。即唤出诊之，脉来沉细，尚微喘，按心下则痛甚。予曰：此非予之所能疗矣。草汁性烈，已下数次，痛宜愈，喘宜定，今若此，病虽去，而脏腑真气受伤，必不久也。犹未信，至明日腹大痛而死。

癖　积

龚子才治小儿患痞癖，服槟榔、蓬术、枳实、黄连之类，痞益甚。曰：此脾经血虚痞也，不可克伐，遂用六君子加当归，数剂。胃气耗愈，脾胃损伤，气血干涸，肢体羸瘦，面色瘦黄，肚大青筋，身热自汗，喘急气促，泄泻腹胀，浮肿，不思饮食，与补中益气汤，久服而愈。

万密斋治一小儿周岁，因食鸡肉太早，自此成积，日渐羸瘦，不思乳食。其父详告，取药治之，与养脾去积丸：白术、陈皮、苍术、厚朴、枳壳、半夏、青皮、神曲、麦芽、山楂、甘草。先服三日，后服丁香脾积丸，鸡肉汤下，取下鸡肉一片，犹未化也。再进养脾丸而愈。

王氏子，一日胃脘当心而痛，万治之，七日不止。以手按其胸腹，惟心下手不可近，曰：误矣，无怪其不效也。凡手可按者，虚痛也，手不可按者，实痛也，实痛非食即痰。另立方，以枳实导饮丸、控涎丹二方内，摘取枳实、黄连、半夏各二钱，木香、黑牵牛头末、白芥子炒、甘草等分，捣罗为末，用生姜自然汁，和神曲作丸麻子大，以沉香、木香、槟榔磨水下，或姜汤亦可。初服二十一丸，少顷痛移下中脘，又服七丸，至脐下，又服五丸，利下清水而止，乃知是脾痛也。复作青皮丸，加青皮、陈皮、木香、砂仁、神曲、麦冬、山楂，调理而安。

李时珍治宗室富顺王孙，嗜灯花，但闻其气，即哭索不已。诊之曰：此癖也。以杀虫治癖之药丸，服一料而愈。《本草纲目》。

陆养愚治潘司寇子，年十四，初因感冒，服药已愈。后复夜热便黄，日中亦微热。或谓表散之后，血气不足，与补养气血，热益甚，遂以为童子劳，阴虚夜热也。滋阴降火，肚腹渐胀，肌肉渐瘦，饮食渐减，其热日夜不止矣。脉之，人迎颇和，气口紧盛，两尺洪滑，此食积也。宜消导之，与枳实、黄连、槟榔、神曲、麦芽、山楂、茯苓、泽泻、甘草，数剂胀减热除，精神渐复。去槟榔、泽泻、麦芽，加人参、白术、干姜，数剂全愈。

陆祖愚治费表侄，垂髫患疟后痢，初愈复伤食，蒸蒸内热，大便欲行不行，数至圊而未尝便。医不细审，以久病初愈，复日数行，其为脾虚滑泄无疑，投以参、术补剂，经所谓益其胜而赞其复，病宁不剧乎？服后，身热益甚，烦躁咽干。又以六脉浮洪，久痢身热脉大，均非吉候。诊之，果六脉洪盛有力，而胸腹手不可按，曰：脉症俱实，又且相应，无张皇也。但久痢之后，津液枯槁耳。用生地、当归、白芍、黄连、倍枳实、山楂，一剂觉腹中运动，二剂即转矢气。少顷，去燥矢十余枚，遂连去三四次，脉静身凉，神清气爽。再用生津补脾，调理半月而愈。

薛立斋治一小儿，腹内结块，或作痛上攻，小便不调，用龙胆泻肝汤、芦荟丸而愈。后形气消铄，发热作渴，此肝木克制脾土，用补中益气汤及芦荟丸而愈。

汤某治户部侍郎小娘子患痞，蕴积结聚，已经年矣。其候腹满壮热，大小便闭，不食。诸医皆作虚热潮湿，或作胃寒不食治。然既不食，大小便自然少，又欲作疳热治。百药俱试，而无一中，势已窘迫，招汤视之。问曰：合服何药？答曰：当服甘遂、大黄。张惊曰：前诸医者，皆用补剂，此女不进食久矣，不宜利动肠胃。答曰：信我者生，逆我者死。张曰：更有无甘遂而次于此药方者可否？乃令即服大承气汤，二服而愈。次日诊之，尚有余滞积实，其症必过数日而复闭，须服前药，始可除根。数日后，果再闭，腹满痞结，再服此药，一服而痊。

朱丹溪治贾福六舅子，十六岁，左胁有块，能饮食。青皮醋炒、三棱、柴胡三分，桂枝、川芎、防风各二钱，白术二钱半，木通一钱半，海藻一钱，甘草五分，分七帖，煎取半盏，下保和丸十五丸，忌一切发物。

蒋仲芳治一儿，七岁，食后受惊，遂发寒热，右胁有块，重则胀痛，轻则硬满，已三年。忽患三阴疟，又年余，以丸药截之。疟虽愈，而朝凉暮热，咳嗽骨立，痞块痛甚，用芪、术、鳖甲、当归各四两，参、芍、知母、丹皮、麦芽、神曲、山楂各二两，青皮、陈皮、槟榔、木香、官桂各一两，棱、莪、柴胡、桃仁各七钱，煎成膏，入饴糖四两和匀，不俱时服，未终剂而愈。

虫

万密斋治王氏子，善食，尝病腹痛，乃虫痛也，用安虫丸服之。三日后，取下一虫甚异，约长一尺，身赤色，大如蟮。令持两头牵之，长可丈余，其形如线，放下依旧短缩，此虫母也，以火焚之而愈。

胡氏子尝腹痛，万诊之曰：虫病也。问何以辨之？曰：腹痛，凡一向不止，乃积痛也。腹中成聚，口吐涎水者，虫痛也。用安虫丸与解毒丸，屡进不效，因思此虫有灵，当设法取之。择定除破日，在月初旬取之，勿令儿知也。隔夜煎苦楝根汤，次日五更，用清油煎鸡子饼一个，令儿闻其香味，遂急欲食，故迟不与。而以少许啖之，觉腹中有如物涌上心口，乃取药与服之。少顷心口之物堕下，以蛋食之，不食矣。巳时腹中大鸣，而泻下一虫甚异，如指长，有头手足，状如婴儿。万曰：此三传劳虫也。初起于父，再传其母，三传其子，幸去之矣。令一婢用铁钳夹送河中焚之，其婢受烟气一口，亦劳病死，此儿至今无恙。雄按：紫庭方云，第一代初，劳虫如婴儿。万氏此说，不知何本。

阎姓子有虫病，黄瘦，腹中时痛，口馋，如有肉食则痛不发，一日无肉，则痛甚。万视其体甚弱，不敢下，只用苦楝根皮，放肉汁中煮食之，单服三日，下虫如蝌蚪者一盆，色黄黑。后以养脾丸调理而安。

一儿七岁，善食肉，常病腹痛。其父问积痛虫痛何如？万曰：积痛发有常处，手不可按，恶食而口干；虫痛无常处，喜人按摩，口馋而吐清水。此儿乃虫痛也，以药取之，下虫大者十余条而痛止。未一月又痛，万曰：不事再取矣，恐伤胃气。乃立一方，用黄连、木香、槟榔，去积为主，陈皮、青皮、三棱、莪术、枳实、山楂，专去其虫。等分为末，神曲为丸麻子大，米饮下。常服之，时下小虫，及下大虫如指大，约长一尺，乃虫母也。自后痛渐减。

吴孚先治一婢，面黄身瘦，嗜油，甚至灯盏垢腻都尽。与医，下虫如虾者数枚，遂而不嗜矣，寻肥健。《本草纲目》载患发瘕者，能食油至五斤。

一小儿将自身布衣，浑身遍吃，两袖吃至肩上，吴用煎虫丸，下虫如蚕者数枚而愈。

钱仲阳治辛氏女，五岁，病虫痛。医以巴豆、干漆、硇砂之属治之不效。至五日外，多哭而俯仰，睡卧不安，自按其心腹，时大叫，面无正色，或青或黄，或白或黑，目无光而慢，唇白吐沫。至六日，胸高而卧转不安。钱视之，用芜荑散三服。见目不除青色，大惊曰：此病大困，若更加泻，则为逆矣。至三更果泻，如药汁，以杖搅之，见有丸药。钱曰：此儿肌厚，当气实，今症反虚，不可治矣。辛曰：何以然？钱曰：脾虚胃冷则虫动，今反目青，此肝乘脾。又更加泻，知其气极虚也。而丸药随粪下，脾胃已脱，兼形病不相应，故知死病。五日昏笃，七日而死。此医用干漆、巴豆之过也。

龚子才治一儿，腹中作痛，看看至死，腹中揣摩，似有大小块。诸医不效，乃令人慢慢以手搓揉痛处，半日，其虫自大便出而愈。

四明顾氏女十余岁，尪羸骨立，百治不瘥，奄奄待毙。偶端午，家人调雄黄酒，女窃饮之，不觉大醉，呕秽狼藉。视之，中有物如鳖，蠕蠕动，色纯红，两眼正碧。家人惊怪，以足踩之，颈伸甚长。以钳夹之，掉头啮之，格格有声，棰之不死。亟捣捶至烂，埋之土中，明日发视，仅血块耳。自后女益长成无恙。新安方懋记。

朱肇能著围棋，生一女腹多虫，偶在何矩所在谈及，一医云：食榧子当愈。果食榧子，下虫曝干，尚有八尺长。《续金陵琐事》。

乡间一大姓，有子方周岁，值热天，遍身疼痛，啼哭不休。延请诸医，束手无策。王起云后至云：能以十金酬我，一刻即愈。主人唯唯，乃浓煎甘草汤浴儿，未几儿即睡去，半日方醒，已不作痛矣。主人大喜，出银酬之。特问小儿何病？王云：此乳母抱之纳凉，为刺毛所著耳，疑即毛虫，俗呼为羊辣子。故以甘草汤浴之。若预说明，岂肯以十金酬我哉？众大笑而别。《云间杂记》。

张子和治一儿悲哭，亦以浴愈，谓心火乘肺，浴之汗出，则肺热散也。雄按：毛虫刺者，皮肤即时赤肿，最忌洗浴，宜以菜油涂之。

小儿口吐涎沫，或吐清水，面㿠白，心腹痛有时者，虫痛也，与痫相似，但目不斜，手不搐也，安虫散主之。胡粉炒黄、槟榔、川楝子、鹤虱各三钱，枯白矾二钱五分。上为末，每服五六分，痛时米饮调下。

吐蛔

张景岳治胡氏子，三岁，因饮食不调，幼科以清火化痰等剂，损其胃气，反致呕吐溏泄，复与清利，遂致吐蛔。初止数条，渐至数十条，细如灯草，甚至成团搅结而出，早晚不绝，所下者亦如之，羸困已极。因与温胃饮二三剂，其虫如故，不知其从何来，而生化之速，一至于此。其家谓先逐虫，盖虫吐尽，则病日甚，其能生乎？弗听，但以前药倍人参加附子，二三剂而呕吐渐稀，泻亦随止。乃以理阴煎、温胃饮，出入间用，十余日虫渐少，月余而饮食进，肌肉生，复元如故。大凡逐虫之药，多伤胃气，向使胃气再伤，非惟虫不能逐，病必不起。今使胃气日强，则拔去化虫之源而愈矣。

世俗以甘蔗宜小儿，虽痘食之无禁，群医相争。一曰性热，所以发疹。一曰性寒，所以解毒。一曰性温平，所以无害。及退，余捡方书则曰：蔗能节蛔虫，多者减之，少者益之，蛔适其中，则儿无病，所以儿宜也。岂在寒热温平间哉？群医不可漫猜，殊可哂也。李日华《紫桃轩又缀》。雄按：此说未可信也。余四妹幼时，曾以多啖至疾。

心腹痛

月埠张氏儿十岁，自幼心痛，得于母气，不时发。发时饮食不进，呻吟，反复三四日。仲淳疏方，药入口即止。槟榔、黑丑各一钱，木香五分，使君子、橘红、白芍、旋覆花各二钱，茯苓三钱，猪苓钱半。《广笔记》。

蒋仲芳治魏交让子，年十岁，患小腹痛三四年矣，诸医不效。诊之，脉来沉迟，二便如常，按之无块，此必肾家虚寒也。六味地黄丸加炮姜、肉桂、青皮、香附、车前、牛膝而愈。雄按：炮姜不若用橘核或茴香，否则易以当归。

黄疸

万密斋治一义子，年十五，病疸，面目俱黄。问之，对曰：伤食起，腹中大热又痛。乃立一方，用黄檗、栀子等分，大黄减半，以退其热；猪苓、泽泻、茯苓、苍术等分，以去其湿；枳实、厚朴、神曲，以去其食积；茵陈蒿倍用，以去其黄。共为细末，酒糊丸，车前子煎汤下。三日后，吐出黄水二碗许，胃中不热。又二日，泄三行，腹中不痛。十日以后，小便渐清，黄亦减矣。

孙文垣治王文川子，原伤饮食，又伤冷菱等物，遍身发黄，眼如金色，夜发热，天明则退，腹痛手不可近，号叫通宵。市医因其黄而曰：胡苴真矣。三字未详，恐系土语。众议草头药进，王至急止之曰：向以草药，几误其母，复欲误其子？夫脾胃喜温恶寒，此症乃食积酿成，黄为湿热所致，法当健脾，用温暖之剂下之，湿热去而黄自退。草头药性多寒，用之是损脾土，而益其疾也。即以保和丸一钱，入备急丸五分，作一次服之。少顷，泻一次。又少顷，连下三次，去积甚多，腹痛尽止。再与调中丸，一月黄尽退。

张子和治一童子，年十五，患疸一年，面黄如金，遍身浮肿乏力，惟食盐与焦物。

张以茶调散与之，涌涎一盂。临晚，又以舟车丸七八十粒，通经散三钱，下四五行。待六七日，又以舟车丸、浚川散，下四五行盐与焦物，见而恶之，面色变红。再以茶调散涌之，出痰二升，方能愈矣。

陆养愚治孙奎者，其妇患面黄腹胀，人多以为胡苴，用草头药疗之，不半月而殂。或咎之，彼谓草头药服迟故也。后其子偶伤冷食，腹胀痛，手不可近，发热，眼胞又有黄气，乃曰：又是胡苴矣。急寻草泽医，其主人大叱之乃止。延诊曰：不必按脉，当温行之。脾胃喜温而恶冷，既伤冷食，而服草头寒药，乌得不败？因以炮姜、附子、草果、陈皮、木香为煎剂，送润字丸二钱，下数行而痛胀俱减。又以前剂送大安丸，数服而愈。湖郡，黄疸称为胡苴。此与前孙按略同。

薛立斋治一小儿，旬日内先两目发黄，渐及遍身，用泻黄散服之愈。钱氏泻黄散：藿香叶、甘草、石膏、山栀、防风，姜酒微炒为末。每服一二钱，水煎。

一小儿因母食郁，饱胀咽酸而患遍身皆黄，以越鞠丸治其母，以泻黄散治其子，并愈。

钱仲阳治曹宣德子三岁，面黄，时发热，不食饮水。或用牛黄、麝香二丸不愈，用止渴干葛散反吐。钱谓伏于胃脘，先以白饼子下之，又以消积丸磨之而愈。丁香、缩砂、巴豆、乌梅肉，面糊丸，每服五七丸。

啼　哭

张子和治一小儿，悲哭弥日不休，两手脉弦而紧。此心火甚而乘肺，肺不受则哭，故肺主哭。王太仆云：心烁则痛甚，痛甚则悲益甚。令浴以温汤，渍形以为汗。肺主皮毛，汗出则肺热散矣。浴止而啼亦止，仍命服凉膈散加当归、桔梗、连翘、大黄、芒硝、甘草、黄芩、薄荷、栀子，以竹叶、生姜、朴硝同煎，泻胸中之邪热。

万密斋治县尹张之子，未周岁，啼哭昼夜不止。医谓腹痛，用理中丸不效。又谓伤食，用泻黄散不止。万视之曰：公子腮颊面赤，乃心烦而哭也。若肠痛当见面青，伤食当见面黄也。乃用导赤散，木通、竹叶、生地、灯心、黄芩、甘草，加黄连、麦冬煎服之。次日早即入告曰：昨夜哭多何也？万曰：病即安矣。曰：病安何以哭不止？曰：公子啼哭，三日夜不吃乳，昨夜热退心凉欲得乳，而乳母在外。盖往夜之哭，病哭也，昨夜之哭，饥哭也。乃笑曰：果然。乳母五更到，即止矣。

江某生子，三日啼不住。万视之曰：此必断脐失谨，风冷之气入脐，腹痛而哭也。乃用蕲艾捣如绵，再烘令热，以封其脐，冷则易之，三易而哭止。

一儿生二月，啼不止。万曰：此肝热也。以泻青丸、竹叶汤，入砂糖少许，调服而安。羌活、大黄、山栀仁、当归、芎䓖、胆草、防风,蜜丸芡实大,竹叶汤入砂糖化下。

一小儿夜啼不止,状若鬼祟,用蝉蜕下半截为末,薄荷汤入酒少许调下。或者不信,将上半截为末,煎汤调下,即复啼也。古人立方,莫知其妙。《本草纲目》出《普济方》。雄按:余儿生逾两月,患风热音嘶,易惊多哭,余以蚱蝉汤饮之而愈。

徐仲光治一儿,触忤夜啼,用本家灶下火柴头一段,以朱书云:我是上天五雷公,将你作神将,能擒夜啼鬼,一缚永不放,急急如律令。柴头以火烧焦为主,书不使人知,立在床下,倚床前脚里面,男左女右。

孝廉杨回山止一子,方岁周,暑月,旦暮啼不乳,亟召王起云视之。王曰:从我则生,否则不可救也。然须以百金酬我。杨谨奉教,王乃于堂中画石灰一圈,置儿其中,屏去乳母,儿啼甚,移时睡去。王索香薷饮俟其觉,以药一丸投之,随瘥。蔡宁认问曰:子何术而神若是?王曰:乳母甚肥,天又暑,儿愈哭,则乳母愈搂抱不忍释,中热太甚,所以啼不乳,我俾以哭散热气即愈矣。石灰画圈,醒后投剂,不过假以索谢耳,此所谓术也。蔡为之鼓掌。《云间杂记》。

马铭鞠治华虚舟五郎,尪甚善哭,周岁中,每哭即气绝,绝而苏,一饭时许矣。至三岁,其病日深,哭而绝,绝而苏,甚至经时。初或一月或半月一发,后即频发,有日再发者。投以琥珀丸,人参圆眼汤下数丸遂瘥。琥珀、人参、甘草、莲肉各三钱,山药一两,天竺黄、茯神、胆星各二钱,蜜丸,朱砂钱半为衣,每服一钱。

小儿夜啼,因包裹太暖,热极所致。取鸡屎涂儿脐中,男用雄,女用雌。牛黄、朱砂各五厘,研极细,以少许涂儿舌上立止。

语迟行迟

龚子才治一小儿,五岁不能言,咸以为废人矣。视其形瘦瘵,乃肺肾不足。遂以六味丸加五味、鹿茸,及补中益气加五味,两月余,形气渐健。将半载,始能言一二言,至年许,始声音明亮。

一富翁子,年八岁不能步履,缘过惜不能得土气,致肌肉软脆,筋骨柔弱。用黄土入于夹袄内与穿,同服地黄丸加人参、鹿茸、牛膝、虎胫骨,未半料已能行矣。

薛立斋治一小儿患泄泻,声音不亮。杂用清热等剂,声音如哑,饮食少思,去后多在清晨。朝用地黄丸加五味,夕用补中益气汤,其泄顿止。却专服前丸,不两月,其言渐亮,遂全愈矣。

一小儿三岁,言步未能,牙发稀少,体瘦骨立,发热作渴,目睛黑少,服肥儿丸不应,此肾虚疳症也。前丸乃脾胃经之药,久服则肾益虚,而疳益甚。不信,果牙发渐落。用六味丸加鹿茸、五味子,半载而痊。

一小儿体瘦,腿不能行步,齿不坚固,发稀短少,属足三阴虚,用六味丸、补中益气汤,半年悉愈,形体充实。

一小儿七岁,体细短寸许,不良于行,目睛白多,或有盗汗,发黄成穗,用地黄丸加鹿茸、五味为主,佐以补中益气散,半载行履如故。

胎 疾

万密斋曰:一儿颈细,其父尝问于予,可养何如?予曰:颈者,头之茎,细则不能任元。在父母调养之,八岁后再议。至五岁死。

一儿解颅,未一岁,认字念书,父母甚爱之。予曰:此儿胎禀不足,肾虚颅解,真阳弱矣,聪慧早发,真阳泄矣,恐遗父母忧。未一岁而发搐死。雄按:余儿寿源,生而壮伟,无一夭相。惟善解人意,未半岁即能认字,见者无不叹赏,余忧其发泄太早,果不满八月而殇,可悼已。

一儿周岁后多笑,予曰:此儿难养。父问故,曰:肾为水,心为火,水阴火阳,阴常不足,阳常有余。笑者,火之声也,水不胜火,故得难养。曰:诸儿笑者皆不可养乎?曰:待人引之而笑者,此有情也;见人自笑者,此无情也。后以疮痘死。

一儿头缝四破,皮光而急,两眼甚小。万曰:脑者,髓之海也。肾主骨,髓中有伏火,故髓热而头破,额颅大而眼楞小也,宜服地黄丸。不信,至十四岁而死。

一儿,生下便有目赤口疮之症,自是头常热,山根青筋横截,痰甚多。曰:此胎热,其治在肝。小儿者,纯阳之体,头者,诸阳之会。肝为乙木,旺于春,乃少阳发生之气也。经云:春气者病在头,故头常热也。肝之色青,故青筋浮露也。肝常有余,不治恐发惊风。乃用泻青丸,去大黄加黄芩为末,蜜丸服之,遂头凉筋隐,病亦少矣。

魃 病

万密斋治一小儿,二岁,常利下绿水,形瘦如鬼。医作病疳治之不效。万曰:此非疳也,乃胎气所害,名曰魃病者是也。凡人家小儿,勿与怀孕妇人抱之,如胎禀强者则无碍,怯弱者犯之即成魃病,如客忤之类。治之,但补其脾胃,待彼儿生,自然安矣。肥儿丸主之。钱氏肥儿丸:黄连、神曲、木香、槟榔、肉蔻、使君子、麦芽,面糊丸,如麻子大,每服三五十丸。

巢氏云:小儿被魃病者,妇人怀胎孕,有魃神导其腹中,胎嫉妒小儿,致令此病。

其状微微下利,寒热往来,毛发鬖鬖,情思不悦也。《千金》论魃者,小儿鬼也。凡妇人先有小儿,未能行而母继有胎妊,令儿渐渐羸瘦骨立,毛发稀黄不长,时作壮热,大便不匀,乃魃病也,又曰继病,法当用紫霜丸下魃,以乳益散补之,紫霜丸:代赭煅醋焠七次、赤石脂各一两,杏仁五十枚,巴豆去皮油三十枚,蒸饼为丸,如粟米大。一岁五丸,百日内三丸,乳汁调下。令小儿断乳即安。消乳丸、异功散亦妙剂也。其或他妇人有妊,而抱他人婴孩者,亦有此症,同此治法。有热者,龙胆汤。

相　思

薛东明治王生子,周岁,忽不乳食,肌肉消尽,医疑为疳。薛曰:此相思症也。众皆嗤笑之。薛命取平时玩弄之物,悉陈于前,有小木鱼儿,一见遂笑,疾遂已。《江南通志》。

万密斋治胡三溪子,岁半,日入后,忽啼不止,时七夕也。三溪招万饮,已而报啼甚,请入视之,无病也。饮未竟,儿啼甚,人以儿故,意不乐。三溪强再视,细察之,实无病。无病而哭,必心有所欲,不能言也。乃问曰:儿今日所喜弄者何物?乳母曰:马鞭子。即令取至,乃笑而持之,击其乳母,不复哭矣,于是畅饮而罢。明日有问者,曰:此小儿害相思病也,可以为案。

一儿半岁,忽日惨然不乐,昏睡不乳。万曰:形色无病,将谓外感,则无风寒之症,将谓内伤,则无乳食之症。此儿莫有所思,思则伤脾,乃昏睡不乳也。其父母悟云:有一小厮相伴者,吾使他往,今三日矣。乳母亦云:自小厮去后,便不欣喜,不吃乳。父急命呼之归,儿见其童嬉笑。父曰:非翁妙术,不能知也。

跌扑损伤

薛立斋治少参王阳湖孙,八岁伤股,骨正体斜。视其面,青而兼黄,口角微动,此肝木侮脾土故也。且气血筋骨,皆资脾土而生,但壮脾气,则所伤自愈。遂用六君子汤加钩藤、当归,三十余剂,诸症悉愈。

义兴杨纯父幼儿,病寒热,势甚危,诸医以为伤寒也,药之不效。仲淳曰:此必内伤。纯父不信,遍询乳媪及左右,并不知所以伤故。仲淳固问不已,偶一负薪者自外至,闻而讶曰:曩见郎君攀竹稍为戏,稍折坠地,伤或在此乎?仲淳曰:信矣。投以活血导滞之剂,数服而起。仲淳尝言,古先望闻问而后切,良有深意,人以多问嘲医,医者含糊诊之,以致两误,悲矣。《广笔记》。

一小儿五岁，因自戏剧，以茎入捣药臼中，不复出，举家惊呼无计。或教之使执儿两足，以新汲水急浇之，惊啼体缩，遂得出。

发　背

张景岳长男，甫二周而患背疽。初起时，背中忽见微肿，数日后，按之则根深渐阔，其大如杯，皮色不变，亦不甚痛。至十余日，身有微热，其势滋甚，乃谋之疡医。或云背疽，或云痰气，或曰荤腥，温补毫不可入口，乃以解毒之药投之，而身反大热，神气愈困，饮食不进。因思丹溪有云：痈疽因积毒在脏腑，当先助胃气为主，使根本坚固，而以行经活血佐之。又曰：但见肿痛，参之脉症，虚弱便与滋补，气血无亏，可保终身，是诚确论也。全书中何以大非薄之？因却前医，而专固元气，以内托其毒，遂用人参三钱，制附子一钱，佐以当归、熟地、炙草、肉桂之属，一剂而饮食顿进，再剂而神采如旧，抑何神也。由是弛其口腹，药食并进，十剂而脓成。以其根深皮厚，复用针出脓甚多，调理月余而愈。大凡肿疡溃疡，虚症未见，但无实热壅滞可据者，便宜托补如此。

张子和治一富家女子，十余岁，好食紫樱，每食即二三斤，岁岁如此，至十余年。一日，潮热如劳，诊其两手尺脉，皆洪大而有力，谓之曰：他日必作恶疮肿毒，热气上攻，乃阳盛阴脱之症。其家大怒，不肯服解毒之药。不二三年，患一背疽如盘，痛不可忍。其女忽思张曾有是言，再三悔过请张。张以排针绕疽晕，刺数百针，去血一斗，如此三次，渐渐痛减肿消，微出脓而敛。将作痂时，使服十剂内托散乃痊。痊后终身忌口，然目亦昏，终身无子。

结　核

万密斋治朱震三之子，结喉上生一核如李。《原病式》云：结核者，热也。又考本草消结核之药，立一方：芩、连、栀、贝、昆布、海藻、桔梗、麦芽、薄荷各一钱五分，紫背天葵、元参、连翘、瞿麦各二钱，为末，温汤调服即效。后病者服之，无不应验，名之曰神应丹。

帅碧泉公子，项下生一结核。或作疬治，用药破烂，转加肿大。此任脉所过之路，元气受伤，致成疳症，遂不救。

王思泉女四岁，耳后侧有结核。曰：非疬疮，乃痰核也，不必治，亦不为害。他医作疬治之，用斑蝥内消之药过多，脾胃受伤，致成疳劳而死。

朱氏子五岁，病结喉下起一核大如李，两旁有小核相连者二三，方用东垣凉膈散去甘草，加龙胆草、元参、贝母、海藻、麦芽为丸，弹子大，每服一丸，研细温酒调服，七日而安。后用此方，全活小儿甚众。

薛立斋治一小儿，七岁，颈结二核，时发寒热，日久不愈，以连翘丸治之而消。若患在两臂等处，尤当用此药。若溃而不敛，宜服托里之剂。

下疳附钱缚阳。

薛立斋治一小儿，二岁，茎痿湿痒，不时搔捻，茎中作痛，时出白津，以为肝火，用龙胆泻肝汤、六味地黄丸而愈。

一小儿下疳溃烂，发热作痛。一小儿茎中作痛，不时搔捻。一小儿茎中溃痛，小便秘涩，日晡尤甚。一小儿目痒出水，或项间结核，或两眼连札，或阴囊瘙痒。俱属肝火，皆用九味芦荟丸并愈。

万密斋治三府小女，溺出如清水，著肉处溃烂成疮。问曰：岂女之脏腑坏耶？答曰：膀胱受五脏之液以藏之，化为溺也。各随本脏之色，青者肝之色也。著处成疮，肝火盛也。火之所灼，则溃烂矣。以导赤散加山栀、条芩、胆草、甘草梢、黄檗为丸，调理五日而安。

立斋治魏户部邦宁子，年十六，鼻眼蚀烂，肝脉弦长，忿怒不息，三年不愈，诸药不应，服芦荟丸半剂顿退，一剂而痊。

一小儿下疳溃烂，爪黑面黧，遍身生疥，此肾经内外疳症，用地黄丸为主，佐以四味肥儿丸而瘥。

邱汝诚治一婴孩，以扇缚其阳茎，肿胀不得脱，号呼欲绝，令汲水掷之于器，惊啼后复故。

疝

薛立斋治一小儿，睾丸作痛，小便赤涩，寒热作呕，乃肝脾之症，用小柴胡汤加山栀、车前、茯苓而愈。

一小儿睾丸肿硬，小便黄涩，用小柴胡汤加山栀、车前，并芦荟丸而消。

万密斋治梁大尹子病疝，右睾丸肿大如鸡卵，长约五寸，络脉旁下抵阴囊硬痛，大小便不通，用当归、川芎、木香、青皮、山栀仁、山楂子、小茴香、川楝子、泽泻，二剂而安。

一小儿肠痛，即小肠疝也。用《诸症辩疑》内一方，五苓散加川楝子、小茴香，入盐一捻神效。

张子和治霍秀才之子，年十二岁，睾丸一旁肿胀。张见之曰：此因惊恐得之。惊之为病，上行则为呕血，下则肾伤而为水肿。以琥珀丸、通经散，一泻而消散。

便　血

高存之幼郎，病内伤，大小便俱红。诸医竟用红花、桃仁，病愈甚。仲淳曰：桃仁之类，疏其瘀也。血且行，奈何又重伤之？伤则补之而已，以生地四钱，续断及杜仲、牛膝等饮之稍平，而腹痛不已。仲淳曰：是在《内经》强者气行则愈，弱者著而成病。加人参二钱，一剂而愈。《广笔记》。

汤某治郑都丞子，患七年摇头，三年下血，已服百余方，前后所服，治摇头者，无非风药，止血者，或在肠风，俱不效。视之，亦不明其标本。退而思之，乃肝血盛，外有风热乘之。谓肝病则得之矣，谓血病盛而风热外乘，则未必然耳。肝属木，盛而脾土为木所克，脾与肺是子母，俱为肝所胜，而血遂溃于大便，故便血不止，遂处一方，但损肝祛风而益脾。初亦一时之见，只数服而愈。十余日后，血止而下白脓，遂安。用犀角屑、甘草各一钱，栝楼半两，蛇蜕炙一钱，防风五钱，钩藤一钱，麻黄去节一钱，炙芪半两，羌活、白芍各半两，为末，枣肉丸，食后薄荷汤下。只二服已效，头摇即止，便血随愈。次开服胃风汤，数日顿除。沈舍人子服之亦效。

蒋仲芳治周忠介公孙女，年七八岁，大便下血不止。有用黄连、犀角者，有用人参、阿胶者，俱不效。诊得气口沉紧，服末子三进而血止。问故，曰：人但知脾虚不能摄血，不知饮食伤脾，亦不摄血。今用消导之剂，食去则脾气复，而血自摄，焉得不愈？其末子，即沉香末也。

痔　疮

薛立斋治一小儿，头患白疮，皮光且急，诸药不应，名曰脑疳疮，乃胎毒挟风热而成也。服以龙胆丸，及吹芦荟末于鼻内，兼搽解毒散而愈。若重者，发结如穗，脑热如火，遍身出汗，腮肿胸高，尤当服此药。

一小儿咳嗽喘逆，壮热恶寒，皮肤如粟，鼻痒流涕，咽喉不利，颐烂吐红，气胀毛焦，是名曰肺疳，以地黄清肺饮，及化虫丸治之而愈。

一小儿眉皱多啼，呕吐清沫，腹中作痛，肚胀筋青，唇口紫黑，肛门作痒，名曰蛔疳，以大芦荟丸治之而愈。有虫食脊膂，身热黄瘦，烦温小利，拍背如鸣鼓，脊骨如锯齿，十指生疮，常啮，此脊疳也，当以前丸治之。

一小儿鼻外生疮，不时揉擦，延及两耳，诸药不效，以芦荟丸，及搽松香绿豆末而愈。

一小儿十岁，患疮疥，久不愈，肌体羸瘦，寒热时作，脑热足冷，滑泻肚痛，龈烂口臭，干渴，爪黑面黧，此肾疳也。服六味地黄丸，更搽解毒散而愈。

一小儿十五岁，遍身似疥，脓水淋漓，身热口热，口干，形体骨立，四年矣。此肾疳之症，用六味丸而愈。后阴茎作痒，小便澄白，疥疮如大风，用芦荟四味肥儿丸，诸症渐愈，又用大芜荑汤而全安。

一小儿项结一核，坚硬如栗，面色萎黄，饮食不甘，服托里药不应，此无辜疳毒也，以蟾蜍丸治之而愈。若数服不消，按之转动，软而不痛者，内有虫如粉，宜急针去之。若不速去，则虫随气走，内蚀脏腑不治。丸用蟾蜍一枚，夏月沟渠中，取腹大不跳不鸣者。先取粪蛆，蟾蜍扑死，投在蛆中，任与蛆食。次以新布袋系之，置丸如麻子大。每服二三十丸，空心米饮下。

一小儿遍身生疮，头发成穗，眉毛脱落，肌肉消瘦，大便酸臭，小便不调，颈间结核，肚大青筋，先用五味异功散。月余后，用四味肥儿丸，又用大芜荑汤、异功散而痊。

一小儿面黄颊赤，作渴惊悸，兼手心发热，遍身如疥，此心惊内外疳症，用肥儿丸为主，佐以《秘旨》安神丸而愈。

史少参幼子二岁，项后结核，不时仰首。或以为热疮内溃，用针决之，服消毒之药，后曲腰啼哭。谓此无辜疳，外吊症也；曲腰而哭，内吊症也。果殁。

一小儿数岁，脑后并结二核，肉色如故而不焮肿，正属膀胱经。观其形状，审其粪色，兼属肝脾肾三经。用九味芦荟丸以清肝脾，地黄丸以补肾水，形体渐健，不两月而消。

一小儿遍身如疮，或痒或痛，肌体消瘦，日夜发热，口干作渴，大便不调，年余不愈，用芦荟丸以治肝，兼五味异功散以补脾而愈。

疡　症

薛立斋治一三岁小儿，臂患毒焮痛，服解毒丸，及搽神功散而消。常治便秘，或烦躁，服五福化毒丹亦效。若脓成者，急刺去，用纸捻蘸麻油纴疮内，以膏药贴之。若儿安静，不必服药。候有脓取去，仍用纴贴。有小儿疮毒不愈，或愈而后发，皆因其母食炙爆辛辣,或有热证,宜先治母热,就于母药中加漏芦,令母服之,其疮亦愈。

一周岁小儿,先于头患疮疥,渐至遍身,久而不愈,饮四物汤加防风、黄芩、升麻,外搽消毒散,月余而愈。

一小儿头面患疮数枚,作痒出水,水到处皆溃成疮,名曰黄水疮也,用绿豆粉、松香为末,香油调敷,饮以荆防败毒散而愈。

一小儿头面生疮数枚,作痒,疮痂积累,名曰粘疮也,以枯白矾、黄丹末等分,麻油调搽,更饮败毒散而愈。

一小儿瘾疹瘙痒,发热不安,以消风散治之。又一小儿亦患此,咳嗽时呕,以葛根橘皮汤并愈。

一小儿颈面胸腹,患水泡数枚,溃而成疮,此风邪乘于皮肤而然也,名曰瘭疮。饮荆防败毒散,更以牛粪烧存性为末,敷之而愈。又瘭疮一症,为患最毒,形如粟许,大者如栗,患无常处,多在手指,溃而出血。用南星、半夏、白芷末敷之,重见骨,或狂言烦闷。

一小儿遍身患疥,或痒或痛,肢体消瘦发热,口干作渴,大便不实,年余矣。此肝脾食积郁热,服芦荟丸,不月而愈。

一小儿因有食积,服克滞之剂,肢体生疮似疥,服消毒之药,发疙瘩赤色作痒,脓水浸淫。先用五味异功散加柴胡、山栀以补脾胃,平肝木,赤痒渐消。又用四味肥儿丸、五味异功散治之而食积愈。

一女子赤晕作痒,寒热发搐,服风药身发疙瘩,搔破出水,此肝血风热证。先用加味小柴胡汤,后用四味肥儿丸而愈。

一小儿伤食咳嗽,头面瘙痒微肿,先用消风散一剂,又用栀子清肝散而痊。

一小儿遍身生疮,小便不调,颈间结核,两目连札,服祛风之剂,眉毛脱落。谓肝经风热之症,先用大芦荟丸,后用四味肥儿丸渐愈。后因饮食停滞发热,其疮复起,用大芜荑汤,四味肥儿丸而痊。后每停食,遍身发赤作痒,服四味肥儿丸即愈。

一小儿面部浮肿,遍身如癣,半年后变疙瘩,色紫作痒,敷巴豆等药,皮破出水,痛痒寒热,大便坚硬,脾肺脉洪数而实,先用防风诸经散。便利调和,又用四物汤加荆、防、黄芩、柴胡、角刺、甘草节诸药,渐愈。更以八珍汤加白术、荆、防、角刺、五加皮而愈。后但劳则上体发赤晕,日晡益甚,此气血虚而有火也,先用四物汤加丹皮、参、术、柴胡,治之稍愈。又用补中益气,加酒炒黑知、柏,月余全愈。

一小儿遍身生疮,大便下血,发热作渴,腹大青筋,眉毛渐落,用大芦荟丸、五味异功丸,其疮渐愈。佐以补中益气汤,加吴茱萸、制黄连治之,血止疮愈。

一女子素有肝火,因怒,颈项结核,寒热晡热,遍身起赤晕作痒,服祛风之药,搔痒出水，唇口搐动。以为脾经血虚，内热生风，用栀子清肝散加钩藤，而寒热顿减。又用当归川芎散而渐愈。乃用加味逍遥散而痊。

一小儿遍身瘙痒，或如虫行，内服胡麻散，外敷解毒药，患处皆溃，诚如麻风。视其唇或掣动，或两目连札，此肝木乘脾土，用升麻汤煎服泻青丸而渐愈，又用桦皮散而痊。

一小儿身瘙痒起赤晕，后脓水不止，先用归脾饮二剂，又用胡麻散而愈。后因惊，挟食发热起赤晕，用越鞠丸一钱，枳、术、蓬术末各五分，葱汤调服二次。又用消风散一服，赤晕顿消，又用越鞠丸而痊。

卷三十一 外科

痈疽

李东垣治通父家翟梗,于尻臀上足太阳经生痈,坚硬肿痛大作,左右尺脉俱紧,按之无力。羌活、黄檗各二钱,防风、藁本、连翘各一钱,肉桂七分,甘草、苍术、陈皮各五分,当归一钱,黄芪一钱五分,酒二大盏,水一大盏,煎至一盏,去渣空心热服。以夹被盖覆其痈,使药行罢去之,一服愈。

予族叔父平生多虑,质弱神劳,年近五十,忽右膊外侧廉上生结核,身微寒热而易怒,食味颇厚。脉之,俱弦大浮数,而重按似涩。曰:此多虑而忧伤血,时在初秋,勿轻视之,宜急补以防变症。以人参一斤作膏,下以竹沥。病者吝费,招一外科,以十宣、五香散间与服。旬日后,一日大风拔木,病者发热,神思不佳。急召视之,核稍高大,似有脓于中,起一红线,延过肩后,斜走绕背脊过,入右胁下,不痛,觉肩背重而急迫,食有呕意,脉同前,但弦多耳。作人参膏合芎、术、生姜汁饮之。用人参三斤,疮溃脓干。又与四物汤加参、术、陈皮、甘草、半夏、生姜,百余帖而安。此等若在春令,虽神仙不治也。幸而在秋金之令,不幸因时下暴风,激起木中相火而致此,自非参膏骤补,何由得免。

朱朗年四十余,恶寒发热,右腿内廉厥阴分生一肿毒,此是冷折热在肝经血分。与此方:蒌仁、黄药子、赤芍、归头、条芩各三钱,青皮、角刺、桂枝各二钱,甘草节一钱,分四帖,煎服一盏,入忍冬藤汁二蛤壳,食前饮,以忍冬藤渣敷肿上。

吕孺人恶寒发热,腹上有小疽,此血少有热。与此方:白术、川芎各三钱,赤芍、连翘各二钱半,防风、陈皮、黄芩各二钱,木通钱半,甘草五分,分五帖煎服。

郑经历性嗜酒与煎爆,年五十余,忽春末夏初,患额丝竹空涌出一角,长短大小如鸡距,稍坚,求治。曰:此非膏粱所致而何?宜断厚味,先解食毒,针灸以开泄壅滞,未易治也。此少阳经所过,气多血少者。郑以惮烦召他医,以大黄、朴硝、脑子等凉药罨之，一夕豁开如酱缸，径三寸。一二日后，血自缸中溅出，高数尺而死。此凉药外逼，热郁不得发，宜其发之，暴如此也。

陈自明《外科精要》云：神仙截法，治痈疽发背，一切恶症，预服则毒气不入内。真麻油一斤，银石器内熬十数沸，候冷，用酒两碗，入油五盏，通口热服，一日用尽，缓则数日服之。吴安世云：吾家三世用之，无有不验。又云：猎者云，丸中药箭，急饮麻油，药毒即消。郑学谕德甫屡用之，甚验。

薛立斋治一男子，患痈肿硬疼痛，发热烦躁，饮冷，脉沉实，大便秘，乃邪在脏也。用内疏黄连汤疏通之，以绝其源。先投一剂，候行一次，势退一二，再进一剂，诸症悉退，乃用黄连消毒散四剂而消。

一男子患痈，脓熟不溃，欲针之，补以托里。不信，乃服攻毒药，及致恶心少食，始悟而用针。更以六君子汤加藿香、当归，四剂少可。再以加味十全大补汤，数剂而敛。凡疮脓熟，不行针刺，脓毒侵蚀，轻者难疗，重者不治。老弱之人，或偏僻之处，及紧要之所，若一有脓，宜急针之，更以托里，庶几无变。

一男子患痈作痛，服寒凉药，痛虽止，而食愈少，疮亦不溃。以六君子汤而食进，再以托里药溃之而愈。大抵疮疽之症，寒热虚实，皆能作痛。热毒之痛者，以寒凉之剂折之；寒邪之痛者，以温热之剂散之；因风而痛者，除其风；因湿而痛者，导其湿；燥而痛者，润之；塞而痛者，通之；虚而痛者，补之；实而痛者，泻之；脓郁而闭者，开之；恶肉侵蚀者，去之；阴阳不和者，调之；经络闭涩者，利之。慎勿概用寒凉之药，况血脉喜温而恶寒，若冷气入里，血即凝滞，反为难瘥矣。

冯楚瞻治赵翁，年七十二，右颊肿硬，连及颐项，耳后一片坚实，不热不痛，已两月余，诸治不效，渐至口内出脓，牙噤不开，饮食少进，精神日衰。脉则洪大而空，知为元气大亏，阴寒所聚，所谓石疽是也。不得阳和，何以外解？若内溃日久，穿喉破颊，不可疗矣。乃用猪脂捣烂，入肉桂细末、葱头、食盐杵匀，厚敷患处。敷药。以脂膏治血肉，同气相应也。葱能透窍，盐能软坚，桂能行血，油能浸润皮肤。内则空心生脉饮送八味丸，食远志、参、芪、归、芍、苓、术、薄、桂、银花、角刺之类，使阳回则阴寒自解，血气冲和，自能逐毒。三五日后，冰硬者热软，漫肿者高耸，木者疼痛，紫者红活，饮食日进，血气渐长。毒既外出，久凝久瘀之血肉，消者消，脓者脓，不再旬而愈。

张景岳治一儒者，年近三旬，素病聤耳，发必溃脓，至是益甚，自耳根下连颈项，上连头角，耳前后莫不肿痛。或与散风降火，一月后稠脓鲜血，自耳迭出。每二三日必出钟许，而肿痛全不消，枕不可近。察其形色，已大不足，而肿痛则若有余。脉之，或急或缓弱，此非实热可知。遂先与六味汤二三剂，元气稍振。继与一阴煎加牛蒡、茯苓、泽泻，倍加白蒺藜为君，服五十余剂。外用降痈散，昼夜敷治，两月而后愈。盖此症虽似溃疡有余，而实以肝肾不足，上实下虚，一奇症也。何奇之有？

张通府耳后发际患肿一块，无头，肉色不变，按之微痛，彼以为痰结核，其脉软而时见数。经云：脉数不时见，则生疮也，非痰结。仲景云：微弱之脉，主血气俱虚，形精不足。又云：沉迟软弱，皆宜托里。遂以人参、白术、黄芪、当归、川芎、炙草以托里，少加金银花、白芷、桔梗以消毒。彼谓不然，内饮降火化痰，外贴凉药，觉寒彻脑，患处大热，头愈重，饮食愈少。复请治，以四君子汤加藿香、炮干姜，数剂饮食渐进，脓成刺之。更以十全大补汤去桂及炙草，贴以豆豉饼，又月余而愈。

胡生耳后寸余发一毒，名曰锐疽，焮痛发热，烦躁喜冷，此胆经蕴热而发。先用神仙活命饮，一剂势减二三。时值仲冬，彼惑于药有用寒远寒之禁，故不再服，自用十宣散、托里之药，势渐炽，耳内脓溃。复请治，视其喉肿闭，药不能下而殁。

一妇人年逾四十，近环跳穴生一毒，尺脉沉紧，腿不能伸。经曰：脾寒移于肝，痈肿筋挛。夫脾主肉，肝主筋，肉温则筋舒，肉冷则筋急，遂与乳香定痛丸治之，少愈。更以助胃壮气血药，二十余剂而消。

一妇人僵伤次指，成脓不溃，焮痛至手，误敷凉药，以致通焮，微呕少食，彼以为毒气内攻。诊其脉沉细，此痛伤胃气而然也。遂刺之，服六君子汤加藿香、当归，食进。更服八珍汤加黄芪、白芷、桔梗，月余而愈。又一后生亦患此，色黑不痛，其指已死。欲令斩去，速服补剂，恐黑上臂不治。彼不信，另服败毒药，手竟黑，遂不可救。又一男子亦伤拇指，色紫不痛，服托里药，及灸五十余壮，作痛溃脓而愈。又吴举人幼女因冻伤两足，至春发溃，指俱坏，遂去之，服以大补药而愈。又蓝上舍女患嵌甲伤指，年余不愈，日出脓数滴。谓足大趾乃肝脾二经发源之所，宜灸患处，使瘀血去，阳气至，疮口自合，否则不治。彼忽之，不早治，后变劳症而殁。盖至阴之下，血气难到。若女人患此，又多因扎缚，致血脉不通。或被风邪所袭，则无气血荣养，遂成死肉。惟当壮其脾胃，行其经络，生其血气则愈。其有成破伤风，以致牙关紧急，口眼㖞斜者，先以玉真散一二服，然后投以通经生血之剂。

于御郎骸胻患毒痛甚，服消毒药，其势未减，即以槐花酒一服，势随大退，再以托里消毒之药而愈。

立斋曰：予丙子年，忽恶心，大椎骨甚痒，须臾臂不能举，神思甚倦，此天疽危病也。急隔蒜灸之，痒甚愈。又明灸五十余壮，痒遂止，旬日而愈。《精要》云：灸法有回生之功，信矣。大凡蒸灸，若未溃，则拔引郁毒，已溃则接补阳气，祛散寒邪，疮口自合，其功甚大。其法用大独蒜，切片如三钱厚，贴疽顶上，以艾炷安蒜片上灸之，每三壮一易蒜。若灸时作痛，要灸至不痛，不痛要灸至痛方止，大概以百壮为度。

1029

脓溃则以神异膏贴之，不日而安。一能使疮不开大，二内肉不坏，三疮口易合，见效甚神。丹溪云：惟头为诸阳所聚，艾壮宜小而宜少。

王大广年逾六十，素厚味，颊腮患毒，未溃而肉先死，脉数无力，胃经积毒所致。腮颊正属胃经，未溃肉死，则胃气虚极，老人岂宜患此？辞不治，果殁。《内经》云：膏粱之变，足生大疔，受如持虚。

黄履素曰：予座师茅五芝先生长公子子京，偶于肾间患一毒，地非要害，直易视之。子京素知医，恐痛伤元气，辄服人参，其毒愈甚，发寒热，乃始延医。又遇粗工，溃后胸满，应服参、芪，又不能多服，竟致不能收口而殁。盖痈疽初起，先宜泻毒，而后议补。若补之太早，遂有此祸可鉴也。

邱汝诚面生疮，即买药铺四所合神芎散丸予之，曰：以此疗之。其人怒，不肯服，归而告人。人曰：未必非良法也，服之即瘥。盖其人嗜酒，此丸实去酒病云。《挥尘新谈》

彭羡门少宰，传治肿毒初起方，用：鸡子用银簪插一孔，用明透雄黄三钱，研极细末入之，仍以簪搅极匀，封孔入饭内，蒸熟食之，日三枚，神效。《居易录》

前宁都令李聘说：麦粉不拘多少，用陈醋熬膏，贴无名肿毒，神效。雄按：此名乌龙膏，麦粉乃洗麸造面筋澄下之粉也。

徐灵胎曰：疡科之法，全在外治，其手法必有传授。凡辨形察色，以知吉凶，及先后施治，皆有成法。必读书临症，二者皆到，然后无误。其升降围点，去腐生肌，呼脓止血，膏涂洗熨等方，皆必纯正和平。屡试屡验者，乃能应手而愈。至于内服之方，护心托毒，化脓长肉，亦有真传，非寻常经方所能奏效也。惟煎方则必视其人之强弱阴阳，而为加减，此则必通于内科之理，全在学问根柢。然又与内科不同，盖煎方之道相同，而其药则有某毒主某药，某症主某方，非此不效，亦另有传授焉。故外科总以传授为主，徒恃学问之宏博无益也。有传授则较之内科为尤易，惟外科而兼内科之症，或其人本有宿疾，或患外证之时，复感他气。或因外症重极，内伤脏腑，则不得不兼内科之法治之。此必平日讲于内科之道，而通其理，然后能两全而无失。若不能治其内症，则并外症亦不可救，此则全在学问深博矣。若为外科者，不能兼，则另请明理内科，为之定方。而为外科者，参议于其间，使其药与外证无害，而后斟酌施治，则庶几两有所益。若其所现内症，本因外证而生，如痛极而昏晕，脓欲成而生寒热，毒内陷而胀满，此则内症皆由外症而生，只治其外症。而内症已愈，此又不必商之内科也。但其道甚微，其方甚众，亦非浅学者所能知也。故外科之道，浅言之，则惟记煎方数首，合膏围药几料，已可以自名一家。若深言之，则经络脏腑，气血骨脉之理，乃奇病怪疾，千态万状，无不尽识，其方亦无病不全，其珍奇贵重难得之药，亦无所不备，虽遇极奇极险之症，亦了然无疑。此则较之内科为更难，故外科之等级高下悬殊，而人之能识其高下者，亦不易也。

曰外科之法，最重外治，而外治之中，尤重围药。凡毒之所最忌者，散大而顶不高。盖人之一身，岂能无七情六欲之伏火，风寒暑湿之留邪，饮食痰涎之积毒？身无所病，皆散处退藏。气血一聚而成痈肿，则诸邪四面皆会，惟围药能截之，使之并合，则周身之火毒不至矣。其已聚之毒，不能透出皮肤，势必四布为害，惟围药能束之，使不散漫，则气聚而外泄矣。如此则形小顶高，易脓易溃矣。故外治中之围药，较之他药为特重，不但初起为然，即成脓收口，始终赖之，一日不可缺。若世医之围药，不过三黄散之类，每试不效，所以皆云围药无用。如有既破之后，而仍用围药者，则群然笑之。故极轻之毒，往往至于散越而不可收拾者，皆不用围药之故。至于围药之方，亦甚广博，大假以消痰拔毒束肌收火为主，而寒热攻提和平猛属，则当随症去取。世人不深求至理，而反轻议围药之非，安望其术之能工也。

神授卫生汤，治一切疮症，能宣热散风，行瘀活血，解毒消肿，疏通脏腑，徐灵胎曰：其法不外此四句。药性和平，功效甚速，诚外科首用方也。羌活八分，搜风发表胜湿；防风胜湿，解表去风；白芷发表散风热，活血排脓；穿山甲土炒研，沉香、红花散结消肿排脓，疮家圣药；连翘、石决明煅各六分，金银花、皂鱼刺、归尾、甘草节，生肌止痛。花粉太寒，不可用，破后口渴者可用。以上各一钱，乳香五分，大黄酒浸炒一钱，脉虚便利者勿用。水二碗，煎八分。病在上部，先服药，随饮酒一杯。病在下部，先饮酒一杯，随后服药，以行药势。徐灵胎曰：其方之分量，亦最宜斟酌得中，除大黄共一两零五分，此外科之主方，加减不外乎此。又曰：外科与内科大不相同，内科之病，千头万绪，一病必有一病之主方。外科不过托毒清火，及生肌长肉等数法耳。即有加减，亦惟随症选择几味，无多法也。学者果能将药性细细参考，自能随症施治，投无不利。

缪仲淳治疗疽及一切肿毒方：生甘菊连根打碎，一两五钱；紫花地丁五钱；甘草用水炙，三钱；鼠粘子炒研，一钱五分；栝楼根二钱；贝母三钱；金银花五钱；白芷一钱五分；生地三钱；白芨三钱；连翘二钱五分；五爪龙即茜根五钱。先用夏枯草六两，河水六碗，煎三大碗，去渣，入煎药一碗，不拘时服。溃后，加盐水炒黄芪五钱，麦冬五钱。

又围阴证疮疡方：红药子四两，白芨一两五钱，白蔹一两五钱，乳香六钱，没药六钱，朱砂三钱，雄黄三钱，麝香一钱，冰片一钱，黑狗下颏一个，煅存性，豌豆粉一两。各另研极细末和匀，以醋蜜调敷四围，以极滚热醋蘸润。亦可服。

脑疽

薛立斋治一男子，患脑疽，其头数多，痛不可忍，先服黄连消毒散不应。更以忍冬酒服之即酣睡，觉而势去六七，再四剂而消。又一男子所患尤甚，亦令服之，肿痛顿退。但不能平，加以黄芪、当归、栝楼、白芷、甘草节、桔梗，数剂而愈。

举人潘光甫，年四十，患脑疽焮肿。诊其脉沉静，谓阳证阴脉，断不起，已而果然。盖疮疡之症，虽属心火，尤当分表里虚实。果元气充实，内有实火者，寒剂或可责效。若寒凉过度，使胃寒脾弱，阳变阴，或结而不溃，溃而不敛，阴阳乖戾，水火交争，死无日矣。

一老妇患脑疽，禀壮实，溃而痛不止，脉实便秘，与清凉饮二剂而痛止，更以消毒托里药而愈。

一老人患此症，色赤肿痛，脉数而有力，与黄连消毒散，二剂少愈。更以清心莲子饮，四剂而愈。

一男子患此症，肿痛脉数，以黄连消毒散，二剂少退。以仙方活命饮，二剂而止。更以芎、归、白芍、银花、知、柏而溃。又以托里药而愈。

一男子头项俱肿，虽大溃，肿痛益甚，兼作泻，烦躁不睡，饮食少思，其势可畏。诊其脉，毒尚在。与仙方活命饮二剂，肿痛退半。与二神丸及六君子汤加五味、麦冬、枣仁，四剂诸症少退，饮食少进，睡亦少得。又与芪芩白术散，数服饮食少进。又与十全大补汤加银花、白芷、桔梗，月余而瘥。

一老人面赤肿痛，脉数而有力，与黄连消毒散，二剂少退。更与清心莲子饮，四剂而消。

一妇人患此症，脓熟不溃，胀痛欲呕，饮食少思，急针之，与托里药而愈。又一妇人患之，不甚痛，不作脓，以托里消毒散，脓成针之，补以托里药而愈。

一老人患此症，脓清兼作渴，脉软而涩，以为气血俱虚，用八珍汤加黄芪、五味子。彼不信，及服降火之剂，果反作呕，少食。始信，服香砂六君子汤四剂，呕止食进，仍投前汤四剂而愈。

一男子患此症，脓成未溃，兼作渴，尺脉大而无力，以四物汤加知、柏、麦冬、黄芪，四剂而渴减。又与加味八味丸，渴止疮溃。更用托里药兼前丸而愈。

一男子患此症，肿痛脉数，以荆防败毒散，二剂而痛止。更以托里消毒药而消。

一男子患此症，焮肿疼痛，发热饮冷，脉洪数，与凉膈散二剂而止。以金银花四剂，散而溃，更以托里药而愈。

一老妇患此症,禀实,溃而痛不止,脉实便秘,服清凉饮二剂而止,更以托里消毒药而愈。

一男子患此症,肿硬不作脓,惟疮口出水,痛甚,以仙方活命饮,二剂痛止。而脓成针之,更以托里药而愈。常见脓清而补不应,及不痛或木闷坚硬者,俱不治。

一男子患此症,脓将成,微痛兼渴,尺脉大而无力。此阴虚火动之症。彼谓心经热毒,自服清凉降火药愈炽。复求治,乃以四物汤加知、柏、五味、麦冬、黄芪,及加减八味丸,渴止疮溃,更以托里药兼前丸而愈。《中藏经》云:痈疽疮肿之作,皆五脏六腑蓄毒不流,非独荣卫壅塞而发。其行也有处,其主也有归。假令发于喉舌者,心之毒;皮毛者,肺之毒;肌肉者,脾之毒;骨髓者,肾之毒;发于下者,阴中之毒;发于上者,阳中之毒;外者,六腑之毒;内者,五脏之毒。故内曰坏,外曰溃,上曰从,下曰逆。发于上者得之速,发于下者得之缓。感于六腑者易治,感于五脏者则难治也。观此则疽发于脑者,乃膀胱肾脉阴气不足,阳火炽盛而出也。岂可专泥于火,而不滋益阴气耶?

一男子耳后漫肿作痛,肉色不变,脉微数,以小柴胡汤加芎、归、桔梗,四剂肿少起。更以托里消毒散数剂,脉滑数,此脓已成矣,宜针之。彼畏而不肯用,因痛极始针之,出脓碗许。以托里药,两月余始愈。凡疮不起者,托而起之,不成脓者,补而成之,使不内攻。脓成而及时针之,不数日即愈矣。常见患者皆畏针痛而不肯用,又有恐伤良肉而不肯用。殊不知疮虽发于肉薄之所,若脓成,其肿亦高寸余,疮皮又厚分许,用针深不过二分。若发于背肿,高必有三四寸,入针止寸许,况患处肉已坏矣,何痛之有?何伤之虑?怯弱之人,又患附骨疽,待脓自通,以致大溃,不能收敛,气血沥尽而亡者多矣。用针之法。

一男子素不慎起居饮食,脑忽焮赤肿痛,尺脉洪数,以黄连消毒散二帖,湿热顿退。惟肿硬作痛,以仙方活命饮二帖,肿痛悉退。但疮头不消,投十宣去桂,加银花、藁本、白术、茯苓、陈皮,以托里排脓。彼欲全消,自制黄连消毒散二帖,反肿硬不作脓,始悟。仍用十宣加白术、茯苓、半夏,肿少退,乃去桂,又四剂而脓成,脓势亦退。继以八珍散加黄芪、五味、麦冬,月余脓溃而愈。夫苦寒之药,虽治阳证,尤当分表里虚实,次第时宜,岂可始末悉用之?然焮肿赤痛,尺脉数,按之则濡,乃膀胱湿热壅盛也,故用黄连消毒散,以解毒除湿。肿硬作痛,乃气血凝滞不行而作也,遂用仙方活命饮,以散结消毒破血。其疮头不消,盖因热毒熏蒸,气血凝滞而然也,宜用甘温之剂,补益阳气,托里以腐之。况此症原属督脉经阴虚火盛而出,若不审其因,专用苦寒之剂,使胃气弱,何以腐化收敛,何不致于败耶?凡疮之易消散,易腐溃,易收敛,皆气血壮盛故也。

汪太常太夫人，年逾八十，脑疽已溃，发背继生，头如粟许，脉大无力，此膀胱经湿热所致。夫脉无力，乃血气衰也，遂以托里消毒药数服，稍可。更加参、芪之剂，虽起而作渴。此气血虚甚，以人参、黄芪各一两，当归、熟地各五钱，麦冬、五味各一钱，数服渴止而不溃。以前药加肉桂，十余剂，脓成针之，瘀肉渐腐，徐徐取去。而脓犹清不敛，投以大剂十全大补汤加白蔹、贝母、远志，三十余剂，脓稠而愈。凡患者气质素实，或有痰，不服补剂，不知脓血出多，气血并虚，岂不宜补？尝治疮，阴用参、芪大补之剂，阳用败毒之方与服之，服不中满，疮亦有效。虚甚者，尚加姜、桂、附子也。

一男子患脑疽，肿高作痛，肿处敷药，痛虽止，而色变黯。肿外作痛，仍敷之，肉色亦黯，喉肉不痛不肿。此为凉药所误，及尽颈敷之，其颈皆溃而死。

朱丹溪治元杜清碧，学道武夷，至婺源病脑疽，自治不愈。朱往视之，曰：何不服防风通圣散？清碧曰：服数次矣。朱曰：盍以酒制之？清碧乃悟，服不尽剂而愈。自此心服丹溪。《续医说》。

窦材治一人，病脑疽，六日危笃，不进饮食。窦曰：年高肾虚，邪气滞经也。令服救生汤，即刻减半，夜间再进一服全安。

一老妇脑后作痛，筋拘急。窦曰：此欲发脑疽也。急服救生汤，三服全愈。

鬓疽

薛立斋治一男子，患鬓疽，焮肿作痛，发热，以小柴胡汤加连翘、金银花、桔梗，四剂而消。

一男子因怒后鬓际肿痛发热，以小柴胡汤加连翘、银花、花粉、桔梗，四剂根畔俱消。惟疮头作痛，以仙方活命饮二剂，痛止。脓成针之，更以托里消毒药而愈。

一男子头面焮肿作痛，时仲冬，脉弦紧，以托里温经汤汗之而愈。

一男子患此症，肿痛，寒热拘急，脉浮数，以荆防败毒散二剂，表证悉退。更以托里消毒散溃之而安。

一男子患此症，脓熟不溃，胀痛，针之而止。更以托里消毒散而愈。凡疮脓熟不溃，属气血虚也。若不托里，必致难瘥。

一男子患此症，作脓焮痛，发呕少食，以仙方活命饮，一剂而止。以六君子汤加当归、桔梗、角刺，溃而愈。

一男子患此症，脓清不敛，以托里散加乳香、麦冬而敛。

一老人患此症，肿痛发热，脓清作渴，脉软而涩，此血气俱虚也。欲补之，彼见作渴发热，乃服降火之剂，果作呕少食。复求治，投六君子汤四剂，呕止食进。仍用补药，月余而愈。夫患者脏腑血气上下，各有虚实，况阴证似阳，阳证似阴，岂可以发热作渴而概用寒凉之剂？常治患者，正气虚，邪气实，以托里为主，消毒佐之。正气实，邪气虚，以攻毒为主，托里佐之。正气虚，邪气实，而专用攻毒，则先损胃气。宜先用仙方活命饮，托里消毒散，或用灸法，俟邪气退，正气复，再酌量治之。大抵正气夺则虚，邪气胜则实。盖邪正不并立，一胜则一负，其虚不待损而自虚矣。若发背脑疽疔毒及患在四肢，必用灸法，拔引郁毒，以行瘀滞，尤不可专于攻毒。诊其脉而辨之，庶不自误。

一男子患此症，肿焮痛甚，发寒热，服十宣散愈炽。诊之，脉数而实，此表里俱有邪也。以荆防败毒散加芩、连、大黄，二剂少愈。更以荆防败毒散，四剂而消。大抵疮疡之症，肿焮痛甚，寒热往来，或大便秘结，小便淋漓，心神溃闷，恍惚不宁，皆邪热之实也，岂可补哉？东垣云：疮疽之法，其受之有内外之别，治之有寒温之异。受之外者，法当托里以温剂，反用寒剂，则是皮毛始受邪，引入骨髓。受之内者，法当疏利以寒剂，反用温剂托里，则是骨髓之病，上彻皮毛，表里通溃，共为一疮，助邪为毒，苦楚百倍，轻则危殆，重则死矣。

赵宜人年逾七十，患鬓疽已溃，焮肿痛甚，喜冷脉实，大便秘涩。东垣云：烦躁饮冷，身热脉大，精神昏闷者，皆脏腑之实也。遂以清凉饮一剂，肿痛悉退。更以托里消毒药，三十余剂而平。若谓年高溃后，投以补剂，实实之祸不免矣。

维阳俞黄门，年逾三十，冬月鬓患毒肿，焮烦躁，便秘脉实，此胆经风热壅上而然也。马氏云：疮疡之症，热壅而不利者，大黄汤下之。遂以一剂，便通疮退。更以荆防散败毒散二剂，再以十宣散去桂，加花粉、银花，数剂而愈。大宗伯罗公耳后发际患此焮痛，脉紧数，以小柴胡汤加桔梗、牛蒡、银花，四剂而愈。

颐疽

薛立斋治高举人，年逾三十，夏月热病后患颐毒，积日不消，气息奄奄，脉诊如无，饮食少思，大便不禁。《脉经》云：脉息如无似有，细而微者，阳气衰也。齐氏云：饮食不入，大便滑利，肠胃虚也。遂以六君子汤加炮姜、肉豆蔻、破故纸，数剂泻止，食稍进。更加以黄芪、当归、肉桂，溃而脓水清稀。就于前药，每服加熟附子一钱，数剂食进，脓亦渐稠。再以十全大补汤，用酒芍，加白蔹，月余而痊。

项 痛

薛立斋治二守施希禄,患项毒,脓已成,因畏针,㶸延至胸,色赤如霞。其脉滑数,饮食不进,月余不寐,肢体甚倦,此气血虚而不能溃也。乃针之,脓出即睡,觉而思食。用托里药,两月而愈。刘玺素虚,患此不针,溃透额颊,气血愈虚,竟不救。

一妇人项患痈,㶸痛,发寒热,以荆防败毒散,二剂少愈。以小柴胡汤加连翘、牛蒡、桔梗,四剂而消。

一男子项患毒,溃而作痛,以参、芪、地黄、芎、归补之而止。更以八珍汤加黄芪、桔梗,三十余剂而愈。

马元仪治沈氏妇,颈项间患疡,痛甚,躁烦发热,昼夜不眠,多方不愈。诊之,两脉浮大沉小,此阳明气血交亏之候也。阳明之气,一日一夜五十周于身,而血随之。气虚血涩,则病生焉。况所现皆血虚气衰之症,较之热毒有余者殊矣。用黄芪一两,当归五钱,人参三钱,炙草七分,红花五分,调补气血,四剂而安。

张子和在西华,寄食于夏官人宅,忽项上病,一病状如白疮,疮肿根红硬,以其微小不虑也。忽故人见邀,以羊羔酒饮,鸡、鱼、醯、蒜皆在焉。张以故人不能辞,又忘禁忌,是夜疮大痛不可忍,项肿及头,开口发狂言,目见鬼神。夏君甚惧,欲报其家。张笑曰:请无虑,来日当平。乃以酒调通经散六七钱,下舟车丸百余粒,次以热面羹投之。上涌下泄,一时齐作,各去半盏。明日日中,疮肿已平,一二日脓出而愈。

朱丹溪治王姑丈,七十余患项疽,脉实而稍大。此因忧闷而生,太阳经治之。归头二钱,黄檗一钱五分,黄芪、羌活、地黄、酒芩、桔梗各一钱,酒连、连翘、防风、生甘草、人参、陈皮、防己、泽泻各五分,白水煎服。

柴屿青治夏同司镶黄旗觉罗讳玛德,患对口。人皆谓之落头疽,难治。柴以为无害,服药五十日而愈。后某公亦患前症,亦服药五十日而安。

姚应凤诊一人,项生疮,求治,应凤曰:是天蛇头疮,宿因也,三年头当自落而毙。竟如其言。《仁和县志》

肩 痛

薛立斋治一男子,肩患毒,㶸痛饮冷,烦躁便秘,脉数而实。以清凉饮两剂,少愈。以金银花散四帖,悉退。又以十宣散去桂,加天花粉、银花,数帖疮溃而痊。此脉与症皆有余也。

一妇人癸卯冬，失物发怒，缺盆内微肿。甲辰春，大如覆碗，左肩胛亦肿，肉色如故。或针出鲜血三碗许，腹痛如锥，泄泻不止，四肢逆冷，呕吐恶寒，或时发热，绝食已七日矣。其脉洪大，时或微细，此阳气脱陷也。用六君加炮姜三钱，附子二钱，早服，至午不应。再剂加附子五钱，熟睡觉来，诸症顿退六七，少进稀粥。再四剂诸症悉退，饮食如故，缺盆始痛。针出清脓二碗许，诸症复至，此虚极也。以十全大补加姜、桂、附各一钱，三剂而安。后减姜、桂、附各五分，与归脾汤兼服，五十余剂而愈。

上舍陈履学之内，先从左肩下一点寒，三日后右肩下发一白疮，肿如瓯盅，红如酒盏，自用消解凉药一剂，不散。次投十宣散四剂，加痛略红。次连投参、芪、丁、桂、防、芷之剂，脓溃后，恶心呕吐，头晕不止，厥逆寒战，鼓牙虚汗，顶平脓清。此投解散凉剂之误。急洗去围药，投以参、芪、归、术、地黄、姜、附，大剂一服，原从左肩下旧寒一点先热起。又进一服，遍肿浮热，肿高脓稠。兼纴乌金膏，数日出腐筋如脂膜大小数片，日进前药二服，参、芪投至八钱，逾两月始安。愈后时以劳厥，即投参、芪、归、术、姜、附，大剂乃苏。

一男子肩患毒，焮痛饮冷，烦躁便秘，脉数而实，以清凉饮二剂少愈。以金银花散四剂悉退。又以十宣去桂，加天花粉、金银花，数剂疮头溃而痊。

一妇人肩下患毒，脉弦紧，以白芷升麻汤二剂，表证已退，更以托里药溃之而愈。

一男子素弱，肩患肿。欲内消，服凉药，反致作泻，少食。以二神丸及香砂六君子汤加肉豆蔻，而泻止食进。又以托里药而肿亦消。

一男子肩下患疽已数日，漫肿微痛，头甚多，皆如粟许，色不变，不起发，此气血虚也。诊其脉果然。先以仙方活命饮二剂，杀其大势。更以托里药而起发，疮头虽溃，但流血水，气血尚虚，不能为脓也。彼欲服太乙锭，予谓此药止能攻毒，不能托里。不信，仍服之至四次，饮食不进，疮色黑陷，呃逆不绝，胃气虚极也，不治。强投温中健脾之剂，不应而死。

一男子肩患毒，肿硬作痛，恶症迭见，用白矾末三钱糊丸，以葱头七茎，煎汤调下，肿痛悉退，再服诸症亦退。更以仙方活命饮二剂，出水而消。此秘方名《千金》化毒汤，白矾末，葱汤调服。因末难服，故易为丸。一方士治疮疽，不问肿溃，先用此药三二服，后用消毒药甚效。常治皂荛之人，用此即退，不用托里药亦愈。盖此热毒为患，血气不亏故也。若因金石毒药发疽者，尤效。盖矾又能解金石之毒也。一方用矾末五钱，朱砂五分，热酒下亦效。此药托里固内，止泻解毒排脓，不动脏腑,不伤气血,有益无损,其药易得,其功甚大,偏僻之处,不可不知。此方或虫犬所伤,溶化热涂患处,更以热酒调末服皆效。

福泉黄吏部肩患毒,发热恶寒,大渴烦躁,似有余之症,其脉虽大而无力,却属不足,用当归补血汤治之愈。

王乔年逾三十,肩患毒,以人参败毒散一剂,更以十宣散去参、桂,加银花、花粉,四剂而溃。因怒动肝火,风热上壅,头面赤肿,焮痛饮冷,以荆防败毒散加芩、连、薄荷,二剂不应。急砭患处,出黑血盏许,仍以一剂,势退大半。再进人参败毒散,四剂而愈。夫病有表里上下之殊,治有缓急攻补之异,若不砭刺,毒气结于内里,药不能及,焮肿日甚,使投峻利之药,则上热未除,中寒已作,必伤命矣。

一上舍肩患疽,脉数,以槐花酒一服,势顿退。再与金银花、黄芪、甘草,十余剂而平。槐花治湿热之功最为神速,若虚寒之人,不可过剂。

王洪绪治姚氏女,年二十九,小产月余,左肩手搭处,先发一毒,周尺有五。半月,背添一毒,上下长三寸,上阔下尖,皆白陷。十日后始延治,势甚笃,连服阳和汤三剂,能起坐,五剂自能便溺,十二剂其续发者全消,先发之搭手亦消。剩疮顶如棋子大,不痛而溃,四日收功。后云背上如负一版,转舒不快,以小金丹十丸,每日三进全愈。

臂　痛

薛立斋治进士申天益,臂患痛,寒热头痛,形气虚弱,此手足阳明经风热邪之症,用桔梗升麻汤二剂,外邪顿散。用托里消毒散二剂,肿痛顿退。乃用补中益气散汤调理,形气渐复而愈。

一妇人臂患肿,恶寒,不作脓,以十宣散六剂而溃,以托里散数剂而瘥。

一妇人臂肿未成脓,饮食少思,遇劳作痛,发热,以补中益气汤二剂,痛少止。补气血,健脾胃药而消。

一妇人臂患毒,肿硬,咽喉壅塞,四肢逆冷,发寒热,以五香连翘汤二剂顿愈,以疮科流气散四剂而消。

一男子臂患痛,脉弦紧有力,以白芷升麻汤二剂顿退,又二剂而消。

一男子臂患痛,不作脓,灸以豆豉饼及饮托里药,三十余剂而溃,又月余而瘥。

一妇人患臂痛,疮口紫陷,脓清不敛。彼以为毒未尽,欲服攻毒之剂。谓疮疡之症,肿起坚硬脓稠者,实也;肿下软慢脓稀者,虚也。遂以附子饼灸之,及饮十全大补汤,百剂始愈。

西蜀彭黄门太安人，臂痛数年，服活络丹二十丸而瘥。

朱丹溪治从叔，平生多虑，质弱神劳，年近五十，忽左膊外侧廉上，起一小红肿，大约如栗。曰：慎勿轻视，且先与人参大料作汤，二三斤为好。彼未之信，慢进小帖，数服未解而止。旬余值大风拔木，疮上起一道红线，绕至背胛，直抵右胁肋。曰：必大料人参，少加川芎、陈皮、白术等补剂与之。后与此方，两阅月而安。

东垣曰：尹老家素贫，己酉岁，十月初寒，形志皆苦，于手阳明大肠经分出痈，初有癥疬，其臂外皆肿痛，先肿在阳明，左右寸脉皆短，中得之俱弦，按之洪缓有力，此痛得自八风之变。以脉断之，邪气在经脉之表。其症大小便如故，饮食如常，腹中和，口知味，知不在里也。不恶风寒，止热躁，脉不浮，知不在表也。表里既和，邪气止在经脉之中。《内经》曰：凝于经络为疮痈。其痛出身半以上，风从上受之，故知是八风之变为疮者也。宜治其寒邪，调其经络中血气，使无凝而已。以白芷升麻汤疗之，一服而愈。炙甘草、升麻、桔梗、白芷、当归梢、生地黄、生黄芩、酒黄芩、连翘、黄芪、肉桂、红花。上㕮咀，水酒各大盏半，同煎服愈。

薛治王挥使，臂肿一块，不痛不赤，惟脉软，懒食时呕，以六君子加藿香、酒芍，呕止食进。再以八珍汤二十余剂，成脓刺之。又以十全大补而愈。次年伤寒后，此臂仍肿微痛，乃伤寒余毒也。无表证，但虚弱，先用十宣散四剂，取参、芪、芎、归扶助元气，防风、桔梗、白芷、厚朴行散肿结，肉桂引经破血，肿退三四。再以八珍汤，脓溃而愈。至冬，臂复作痛，因复祛风药，反筋挛痛甚，此血虚不能养筋，筋虚不能束骨，遂以加味十全大补而愈。

一室女臂患肿，溃久不敛，寒热交作，五心烦热，饮食少思，月水不通，与逍遥散、八珍汤，经行疮愈。一妇人月水不行，潮热咳嗽，肌体日瘦，胸膈不利，颈肿一块，日久不消，亦服前药，热退肿消，经行而愈。

宋琰年逾三十，臂患痈，溃而不痛，脓稀，脉弱。丹溪云：疽溃深而不痛者，胃气大虚，而不知痛也。东垣云：脓水清稀，疮口不合，气血俱虚也，当以大补药治。彼不听，服消毒药，气血虚甚，遂不救。丹溪云：才见肿痛，参之脉症虚弱，便与滋补，气血无亏，可保终吉。又云：溃疡内外皆虚，宜接补为主。

王时亨年逾四十，臂患毒，焮痛作呕，服托里消毒药愈甚。以凉膈散二剂顿退，更以四物汤加芩、连，四剂而消。

王文远臂患毒，作痛，服寒凉药，遂致食少，大便不实。以理中丸二服，更以六君子汤加砂仁、藿香治之，再以托里药，脓溃而愈。大凡疮痛甚者，如禀厚有火，则宜苦寒之剂。若禀薄者，则宜补中益气汤加芩、连之类，在下加黄檗。人肥而疮作痛者，用荆、防、羌、独之类，盖取其风能胜湿也。

方云起臂生一疽,脓溃百日方愈,中有恶肉突起,如蚕豆大,月余不消,医治不效。因阅本草,得刘涓子鬼遗方,用乌梅肉烧存性,研敷。试之,一日夜去其大半,再上,一日而平。乃知世有奇方如此,遂留心搜刻诸方,始基于此方也。《本草纲目》

乳痈乳岩

薛立斋治一妇人,因怒两乳肿,兼头痛寒热,此肝经气郁症也。用人参败毒散二剂,表证已退。用小柴胡加芎、归、枳壳、桔梗,四剂而愈。

一妇人因怒,左乳作痛,胸膈不利,此属肝脾气滞。以方脉流气饮加木香、青皮,四剂而安。

一妇人久郁,左乳内结核如杏,三月不消,心脉涩,脾脉大,按之无力,此肝脾气血亏损。以八珍加贝母、远志、香附、柴胡、青皮、桔梗,五十余剂而消。

一妇人乳内结核年余,晡热少食,此血气不足,欲用益气养荣汤,彼反服行气之剂,溃出清脓而殁。又一妇乳内结核如栗,亦服前药,大如覆碗,坚硬如石,出血水而殁。又郭氏妾,乃放出宫人,乳内结一核如栗,亦以前汤,彼不信,乃服疮科流气饮及败毒散,三年后大如覆碗,坚硬如石,出水不溃,亦殁。大抵郁闷则脾气阻,肝气逆,则成隐核,不痛不痒,人多忽之,最难治疗。若一有此,宜戒七情,远厚味,解郁结,更以养气血之药治之,庶可保全,否则不救。亦有一二载,或五六载方溃下陷者,皆曰乳岩,以其形岩凸似岩穴也,最毒,慎之,可保十中一二也。

一妇人乳肿而不作脓,以益气养荣汤加香附、青皮,数剂而脓成。针之,旬日而愈。

一妇人右乳肿,发热,怠惰嗜卧,无气以动,至夜热亦甚,以补中益气汤兼逍遥,治之而痊。

一男子左乳肿硬,痛甚,以仙方活命饮,二剂而止。更以十宣散加青皮,四剂脓成,针之而愈。若脓成未破,疮头有薄皮剥起者,用代针之剂,点起皮处,以膏药覆之,脓亦自出,不若及时针之,不致大溃。如出不利,更纴搜脓化毒之药。若脓血未尽,辄用生肌之剂,反助邪气,纵早合,必再发,不可不慎也。

一男子年逾五十,忧子不成立,左乳肿痛,左胁胀肿,肝脉弦数而涩。先以龙荟丸二服,诸症皆退。又以小柴胡对四物,加青皮、贝母、远志,数剂而脓成。欲针之,仍以养气血解郁结。彼不从,乃杂用流气败毒之剂,致便秘,发热作渴。复请治,谓脓成不溃,阳气虚不能鼓舞也;便秘发热,阴血竭不能濡润也。辞不治,果死。

一男子因怒,左乳肿痛,肝脉弦数,以复元通气散,二服少愈。以小柴胡汤加青皮、芎、归,数剂而消。复元通气散:木香、茴香、青皮、甲片、陈皮、白芷、甘草、漏芦、贝母,各等分。每服三钱,温酒调下。

孙文垣侄妇,素有痰涎,胸膈痞胀,近因乳肿大,发寒热,欲成痈,以加味神效栝楼散,二帖寒热退而肿不消。用贝母、白芷为臣,栝楼为君,赤芍、当归、连翘为佐,青皮、甘草、柴胡为使,痛稍减,肿仍不消。脉之近数,知已成脓,与内托十宣散加银花、地丁,二帖而脓溃。因脚上生疮,且有浮气,前方去地丁、银花,加苡仁、苍耳子,调理全安。

薛立斋治王汝道室,年逾三十,每怒后乳内作痛,或肿,此肝火所致。用小柴胡合四物,加青皮、桔梗、香附、枳壳而愈。彼欲绝去病根,自服流气饮,遂致朝寒暮热,益加肿毒,此气血被损而然。与八珍三十余剂,喜其年壮,元气易复,愈。

一妇人乳内肿一块,如鸡子大,劳则作痛,久而不消,服托里药不应,此乳劳症也,属肝经血少所致。先与神效栝楼散四剂,更隔蒜灸之,肿稍退。再与八珍汤,倍加香附、夏枯草、地丁,仍间服前散,月余而消。亦有乳疽一症,其状肿硬木闷,虽破而不溃,肿亦不消,尤当急服此散,及隔蒜灸之。此症气血为七情所伤,亦劳症也,宜戒恼怒,节饮食,慎起居,否则不治。

一妇人患乳痈,气血颇实,但疮口不合,百治不应。与神效栝楼散,四剂少可。更与数剂,及豆豉饼灸之而愈。一妇人患此未溃,亦与前药,三剂而消。陈良甫曰:妇人乳劳,便服此药,可杜绝病根。毒已成,能化脓为水;未成者,则从大小便散之。

一人抱病小愈,左乳复生痈,继又胸膈间结核,其坚如石,荏苒半载,百药不能施。已而牵掣于肩,痛特甚。祷于张王祠,梦神语曰:但用生姜自然汁制香附服之可也。比觉,简本草视之,二物治症相符。访医者张禄,亦云有理。香附去毛,姜汁浸一宿,为末,二钱,米饮调。才数服,疮脓流出,肿硬渐消而愈。《槎庵小乘》

朱丹溪治一妇人,年六十,厚味郁气,而形实多妒,夏无汗而性急,忽左乳结一小核,大如棋子,不痛,自觉神思不佳,不知食味。经半月,以人参汤调青皮、甘草末,入生姜汁,细细呷,一日夜五六次,至五七日消矣。此及乳岩之始,不早治,隐至五年十年已后发,不痛不痒,必于乳下溃一窍,如岩穴出脓。又或五七年十年,虽饮如故,食如故,洞见五内,乃死。惟不得于夫者有之,妇人以夫为天,失于所天,乃能生此。谓之岩者,以其如穴之嵌岈空洞,而外无所见,故名曰岩。患此者,必经久淹延。惟此妇治之早,消患于未形,余者皆死,凡十余人。又治一初嫁之妇,只以青皮、甘草与之,安。

一孺人但经将行而乳肿,先两日,发口干而不渴,食少减,脉左弦带数,右却平。治用四物汤加陈皮、白术、茯苓,带热下与点丸三十粒。

又二孺人，平时乳内有结核，不痛，忽乳边又有一肿核，颇觉有些痛。黄芩、川芎、木通、陈皮各四钱，人参二钱，白芍一钱，大腹皮三钱，炙甘草、生甘草各一钱，当归头一钱，分二帖煎服。

黄孺人乳肿痛，青皮、石膏、连翘、角刺、黄药子、当归头、木通各一钱，生甘草三分，入好酒些少，同煎饮，又别药洗肿处。

李东垣治一妇人，乳间出黑头疮，疮顶陷下，作黑眼子。其脉弦洪，按之细小。升麻、连翘、葛根各一钱半，肉桂三分，黄芩、归身、甘草炙各一钱，牛蒡五分，黄檗二钱，水煎至一盏，二服愈。

立斋治一妇人，患乳痈，寒热头痛，与荆防败毒散一剂，更与蒲公英一握，捣烂，入酒二三盏，再捣取汁热服，渣热涂患处而消。丹溪云：此草散热毒，消肿核，又散滞气，解金石毒之圣药。

陈良甫云：开庆间淦川嘉林曾都运恭人，年已五十，而病奶痈，后果不起。又癸亥年，仆处五羊赵经略夫人，年七十一岁，隔一二年，前左乳房上有一块，如鹅卵大，今忽然作楚，召予议药。仆云：据孙真人云，妇人年五十以上，乳房不宜见痈，见则不可以治矣，幸而未破，恐是气瘤。漫以五香连翘汤去大黄煎服，服后稍减则已。过六七年后，每遇再肿胀时，再合服，必消减矣。

立斋曰：一妇人乳内结核，年余不消，口干倦怠，脉涩少食，此肝脾二经血气亏损之症，宜培养为主。乃用草药数帖，遂不救。

缪仲淳治顾文学又善内人，患左乳岩，用夏枯草、蒲公英为君，银花、漏芦为臣，贝母、桑叶、甘菊、雄鼠粪、连翘、白芷、紫花地丁、山茨菰、炙草、栝楼、茜根、陈皮、乳香、没药为佐使，另用夏枯草煎浓汁丸之，服斤许而消。三年后，右乳复患，用旧存余药服之亦消。后以方治数人俱效。《广笔记》。

马铭鞠治沈氏妇，患乳疬，溃烂经年，不见脏腑者一膜耳。用鼠粪土、楝树子、经霜者佳，川楝不用。露蜂房各三钱，俱煅存性，各取净末和匀。每服三钱，酒下，间两日一服，痛即止，不数日脓尽收敛。此方传自江西贩糖客，因治祝氏喉症得之。《广笔记》。

张王屋录后江孟修兄验过乳癖方：白芷一钱，雄鼠粪一钱，二种晒干为末，用好酒调服，饮取一醺睡而愈。雄鼠粪尖者是。又一神验方：用活鲫鱼一个，山药一段如鱼长，同捣汁，敷乳上，以纸盖之立愈。《广笔记》。

薛治一妇人，乳痈愈后发热，服养气血药不应，与八珍汤加炮姜，四剂而止。仍以前汤加黄芪、香附，三十余剂，血气平复。

薛立斋治一妇，年逾二十，禀弱，乳内作痛，头疼脉浮，与人参败毒散倍加人参，一剂表证悉退。但饮食少思，日晡微热，更以小柴胡汤合六君子汤二剂，热退食进。方以托里药加柴胡，十余剂，针出脓而愈。又一妇患此症，脓成畏针，病势渐盛，乃强针之，脓出三碗许，脉数发渴，以大补药三十余帖而愈。丹溪云：乳房为阳明所经，乳头为厥阴所属。厥阴者肝也，乃女子致命之地，宗筋之所，且各有囊橐。其始㶸肿虽盛，患止于一二囊，若脓成不针，攻溃诸囊矣。壮者犹可，弱者多致不救，所以必针而后愈也。

钱国宾治一妇人，年五十六岁，左乳患痛已七年，烂过半矣，中间一孔如桃，时流血水。凡贴膏药，痛反增剧，以布圈系护，防其摩擦。夫乳头属足厥阴肝，乳房属足阳明胃，乃肝胃二经之症，非单方不足以治其外，非峻补不足以养其内。以形色气味治之，用陈香橼一个，其穰之瓣，如乳内之房，其色先青而后黄，青属肝，黄属胃，其味先酸而后甘，酸属肝，甘属胃，其气香，能通肝胃之气，煅黑止血，酒服和经，此治其乳也。制一枚为末，作二次服。又用酒炒黄芪二两，益气实表；土炒白术二两，山药五两，健脾收湿；芎、归、地、芍各一钱，养血。水六碗，煎三碗，作四次服，调至一月痊。论药入微，可为格物之法。

王洪绪曰：凡乳岩初起，或乳中，或乳旁，生一小块，不痛不痒，皮色不变，与瘰疬恶核相似，是乃阴寒结痰，总因悲哀忧愁患难惊恐所致。初起以犀黄丸，每服三钱，酒送下，十服即愈。或以阳和汤加土贝母五钱煎服，数日可消。倘以膏药敷贴，必致日渐肿大，内作一抽之痛，便觉难治。若迟至皮色变异，尤难挽回。勉以阳和汤与犀黄丸，早晚轮服。服至自溃而痛者，用大蟾多只，每日早晚取蟾破腹连杂，以蟾身刺孔，贴患处，内服《千金》托里散，人参、防风、黄芪、官桂、白芷、厚朴、川芎、桔梗、甘草。三五日后，接服犀黄丸，可救十中三四。溃后不痛而痒极者，无一挽回。大忌开刀，开则翻花，最惨，万无一生。男女皆有此症。

王洪绪治一妇，乳患白疽，寒热痛甚，与以阳和丸同二陈汤煎服，得睡痛息，三服全愈。又一妇患相同，服夏枯草、花粉、连翘、苏叶等药五剂，号痛不绝。王曰：向患白色，今变红色，难以全消矣。投以前药，痛止能睡，根盘收小。连进数剂，不痛而溃，贴阳和膏收功。阳和丸方：肉桂一两，麻黄五钱，炮姜炭五钱，水泛为丸。

一妇两乳皆患乳岩，两载如桂圆大。因子死悲哀，忽发如杯，以五通丸、犀黄丸，早晚轮服，九日全消。五通丸方：广木香、麻黄、没药去油、乳香去油、五灵脂等分，研末，饭捣为丸，梧子大。每服五钱，用川芎、当归、赤芍、连翘、甘草，煎汤送下。凡大痛生要紧穴道，将发大时，服此丸甚效。与三黄丸间服尤妙。三黄丸：熟大黄二两，乳香、没药各一两，麝香一钱五分，西牛黄三分，雄黄五钱。以熟大黄酒浸，捣烂，将各末和入，捣丸如梧子大，每服五钱。

一男子患乳岩，贴鲫鱼膏两日，发大如拳，色红。王令揭去膏药，与阳和汤四剂，色仍红。以阳和汤、犀黄丸轮服，至十六日，四围皆消。独患顶溃，用蟾拔毒三日，半月收功。

胸　痛

薛立斋治一男子，胸患痈，肿高焮痛，脉浮而紧，以内托散煎服二剂，表证悉减。以托里消毒散，四剂而消。

一男子素弱，胸患痈，饮食少而倦，以六君子汤加芎、归、黄芪。脓成针之，更以托里药而愈。

薛立斋治一男子，胸患痈，焮痛烦躁，发热作渴，脉数而实，时季冬，此热毒内蓄也。须舍时从症，欲治以内疏黄连汤。彼以时当隆寒，乃杂用败毒药，愈炽。仍求治，投前药二剂，后去二次，诸症悉退。以金银花散加连翘、山栀，四剂出水而消。大抵症有主末，治有权宜，治其主，则末自退，用其权，则不拘于时，泥于守常，必致病势危甚。况惯用攻剂，动损各经。故丹溪云：凡疮发于一经，只当求责本经，不可干扰余经。罗谦甫曰：守常者，众人之见；知变者，智者之事。知常而不知变，细事因而取败者多矣。

一男子胸患毒，焮痛怕冷，脉洪数，以黄连解毒汤，二剂顿退。更以金银花散，六剂而消。

一少妇胸膺间溃一窍，脓血与口中所咳相应而出，以参、芪、当归，加退热排脓等药而愈。余按：此因肺痿所致。原注。

张都宪夫人，性刚多怒，胸前作痛，肉色不变，脉数恶寒。经云：洪数之脉，应发热而反恶寒，疮疽之谓也。今脉洪数，则脓已成。但体丰厚，故色不变，似乎无脓。以痛极始肯用针，入数寸，脓出数碗，遂以清热消毒药治之而愈。设泥其色而不用针，无可救之理矣。

　琇按：肝脉挟胃贯膈，又曰：是所生病者为胸满，故胸之痈疽，本由于肝也。

杨百户胸患毒，肿高焮赤，发热，脉数，大小便涩，饮食如常。齐氏曰：肿起色赤，寒热疼痛，皮肤壮热，头目昏重，气血之实也。又云：大便硬，小便涩，饮食如故，肠满膨胀，胸膈痞闷，肢节疼痛，身热脉大，精神昏塞，脏腑之实也。遂以黄连内疏汤二剂，诸症渐退。更以荆防败毒散加芩、连、山栀，四剂少愈。再以四物加芩、连、白芷、桔梗、甘草、银花，数剂而愈。

一男子胸肿一块，半载不消，令明灸百壮方溃。与大补药不敛，复灸以附子饼而愈。

张路玉治谈仲安,体肥善饮,夏患壮热呕逆,胸膈左畔隐痛,手不可拊,便溺涩数,舌上滑胎,食后痛呕稠痰,渐见血水,脉来涩涩不调,与凉膈散加石斛、连翘,下稠腻极多。先是医作肺痈治,不效。张曰:肺痈必咳嗽,吐腥秽痰,此但呕不嗽,洵为胃病无疑。下后四五日,复呕如前。再以小剂投之,三十而势甫平。后以保元、苓、橘,平调二十日而痊。先时有李姓者患此,专以清热豁痰解毒为务,直至膈畔溃腐,脓水淋漓,缠绵匝月而毙。良因见机不早,悔无及矣。

琇按:此症最难别白,即《内经》所谓内有裹大脓血之症也。吾乡一名医自患此,同道诊之,不知为痈也。杂进参、附、丁、桂之剂,久之吐出臭脓乃省,已无及矣。

胁　痛

薛立斋治一妇人,胁患痈,未成脓,恶寒脉紧,以十宣散加柴胡,二剂表证悉退。更以托里散数剂,脓清而愈。

一男子近胁患疽,肿而不溃,投大补之剂,溃而已愈。后患弱症而殁。

薛立斋治一上舍,年逾四十,因怒,胁内作痛不止,数日后外结一块,三寸许,漫肿,色不赤,按之微痛此怒气伤肝,致血伤气郁为患。以小柴胡汤对四物,倍用芎、归、黄芩、贝母、肉桂治之。彼谓丹溪云:肿疡内外皆痛,宜托里表散为主。又云:凡疮未破,毒攻脏腑,一毫热药,断不可用。况此症为气血凝滞,乃服流气饮愈虚,始信而复求治。视之虚症并臻,诊之胃气更虚。彼欲服薛前药。曰:急者先治。遂以四君子汤加酒芍、炮姜,四剂少得。更加当归,又四剂,胃气渐醒。乃去姜,又加黄芪、芎、归、肉桂,数剂疮色少赤,并微作痛。又二十余剂,脓成针之。却与十全大补汤,喜其谨疾,又两月余而瘳。夫气血凝滞,多因荣卫之气弱,不能运散,岂可复用流气饮,以益其虚。况各经气血多寡不同,心包络、膀胱、小肠、肝经,多血少气,三焦、胆、肾、心、脾、肺,少血多气。前症正属胆经少血之脏,人年四十以上,阴血日衰,且肝症俱属不足,肿疡内外皆壅,宜托里表散为主。乃补气血药而加以行散之剂,非专攻之谓也。若肿焮痛甚,烦躁脉大,辛热之剂,不但肿疡不可用,虽溃疡亦不可用也。凡患者须分经络气血,地步远近,年岁老幼,禀气虚实及七情所感,时令所宜而治之。常见以流气、十宣二散概治结肿之症,以致取败者多矣。此案与旧案东侍御一则正同,而此之发明,最为紧要,而旧案节之,故重录于此。

马元仪治沈氏妇,左胁患肿疡,长五寸许。治已两月,发表托里,剂多功少。诊其两脉弦数兼涩,肿处低陷作痛,寒热,经行不止,口燥艰食。此症颇危,必得之劳

1045

郁且怒,邪热结聚厥阴之位,荣卫不行,周身火邪,独彻上下,表敛俱所不宜。用生首乌一两,滋其内燥;柴胡一钱,疏其气血;枳壳、桔梗各一钱,舒通肺气,以制肝木;杏仁、苏子各二钱,调气化痰,以清上焦;丹皮一钱,清其血;半夏曲一钱,和其中。两剂寒热减而经止,患处焮肿,溃稠脓,饮食少进。疡医以溃后当行大补,投芪、术之属,后致疮口内陷,食少。曰:痈疽已溃,当补,此其常耳。今两脉迟涩,迟则气滞,涩则血滞,郁而得补,其郁弥甚。始犹肝木自伤,既乃转戕脾胃,以不循常度,分肉不温,经隧不行,而欲疮之敛也,其可得乎? 夫荣不通,须以血药和之,当归、桃仁、红花、延胡索是也。白术、枳壳,一补一泻,所以推陈气以致新气,干姜暖胃而和血,楂肉消滞而和中。服二剂,复大溃出稠脓碗许,食进神旺而安。名言至理,须细参之。

朱丹溪诊李兄,年四十余,而面稍白,神气劳甚,忽胁下生一痈,肿如桃。一人教用补剂,众笑阻之,于是流气饮、十宣散杂而进之。旬余召视之,曰:非惟不与补药,抑且多得解利,血气俱惫,不可为矣。已而果然。

立斋曰:一男子因怒,左胁肿一块,不作痛,脉涩而浮,此肝经邪火炽甚,而真气不足为患,宜培养气血为主。乃用草药数帖,遂致不救。

一男子因劳发热,胁下肿痛,脉虽大而按之无力,此气血虚,腠理不密,邪气袭于肉里而然也。河间云:若人饮食疏,精神衰,气血弱,肌肉消导,荣卫之气短促而涩滞,故寒搏腠理而痛肿也,当补之以接虚怯之气。遂以补中益气汤加羌活,四剂少可。去羌活,又十余剂而愈。又一男子,年二十,遍身微痛,腰间作肿痛甚,以前药加茯苓、半夏并愈。

一朝士腹胁间病疽经岁,或以地骨皮煎汤淋洗,出血一二升,家人惧,欲止之。病者曰:疽似快。更淋之,有五升许,血渐淡乃止,以细穰贴之,次日结痂而愈。同上。

张子和治襄陵马国卿,左乳二肋间期门穴中,发痛硬而不溃,痛不可忍。疡医皆曰乳痈,或曰红丝漏,或曰觑心疮,使服内托数百日,又服五香连翘汤数月,皆无验。张曰:此马刀也,足少阳胆经之病。出《灵枢》十二经以示之,其状如马刀,故曰马刀,坚而不溃。乃邀之于食肆中,使食浸汤饼,稍觉缓。次日先以沧盐上涌,又以凉剂涤去热势,约十数行,肿已散矣。

朱葛黄家妾,左胁病马刀,憎寒发痛,已四五日矣。张曰:此足少阳胆经病也,少血多气,坚而不溃,不可急攻,当以苦剂涌之。以五香连翘汤托之,既而痛止,然疮根未散。有一道人过见之,曰:我有妙药,可溃而为脓,不如此,何时而愈? 既纴毒药,痛不可忍,外寒,内呕血不止,大便黑色,饮食不下,号呼闷乱,几于死。再求治,张曰:胁间皮薄肉浅,岂可轻用毒药?复令洗去,以凉剂下之,痛立止,肿亦消。

腋　痛

薛立斋治一童子,腋下患痈,久不敛,脓清,脉大,倦怠懒食,少寐自汗,口干,以内补黄芪汤及豆豉饼灸之,两月而愈。凡疮脓溃而清,或疮口不合,或聚肿不赤,肌肉寒冷,自汗色脱者,皆气血俱虚也,非补不可。

一男子腋下患毒,咳逆不食,肠鸣切痛,四肢厥冷,脉细,以托里温中汤,二剂顿愈。更以香砂六君子汤、三神丸,而饮食顿进。以十全大补汤,二十剂而敛。

里中有周七者,少年,曾患毒左腋下,得一异方,用糯米焖饭,乘热入盐块,夹葱管少许,捣极烂如膏,贴患处辄消。至中年,腰间忽生一毒,热如火,板硬痛不可忍,伛偻局蹐,自分必死,屡药不效。急思前方,如法贴之。未几,大便去粪如宿垢,甚多,硬者渐软,数日而起。

薛立斋心法,治河南张承祖,年逾二十,腋下患毒,十余日肿硬不溃,脉弱时呕。谓肿硬不溃,脉弱,乃阳气虚;呕吐少食,乃胃气弱。先以六君子汤加藿香、砂仁治之。彼谓肿疡时呕,当作毒气攻心治之;溃疡时呕,当作阴虚补之。曰:此丹溪大概之言也,即诸痛痒疮,皆属心火之意。假如赤肿痛甚,烦躁脉实而呕,为有余,法当下;不肿硬,不痛不溃,脉弱而呕,为不足,法当补之。亦有痛伤胃气,或感寒邪秽气而作呕者,虽肿疡,尤当助胃壮气。彼执不用,信用攻伐之药,病愈甚。复请诊,其脉微细,而发热。谓热而脉静,脱血脉实,汗后烦躁者,皆难治。后果然。夫肿疡毒气内侵作呕,十有一二,溃疡湿气内侵作呕,十有八九,岂可混为一途?

朱文鼎母,因忿郁,腋下结一核,二十余年。因怒,加肿痛,完谷不化,饮食少思。东垣云:泻利不止,饮食不入,此肠胃虚也。遂以六君子汤加砂仁、肉桂、干姜、肉豆蔻,泻虽止而脓清,疮口不合,气血虚也。以十全大补汤,月余而愈。

一男子年逾五十,腋下患毒,疮口不合,右关脉数而渴,此胃火所致,用竹叶黄芪汤遂止。再用补气药而愈。尝治午后发渴,或发热,用地骨皮散亦效。

胃脘痛

张隐庵曰:顺治辛卯岁,予年四十有二,八月中生一胃脘痈,在鸠尾斜下右寸许,微肿不红,按之不痛,隐隐然如一鸡卵在内。姚继元视之曰:此胃脘痈也,一名捧心痈。速宜解散,否则有性命之忧。与一大膏药,上加末药二三钱,中间烘贴,至暮手足苏软,渐至身不能转侧,仰卧于书斋,心烦意乱,屏去家人。至初更时,痛上起一毒气,从左乳下至肋,下胁入于左肾。入时如烧锥刺入眼中,一阵火光,大如车轮,神气昏晕,痛楚难言,火光渐摇漾而散,神昏始苏。过半时许,其气复起,其行如旧,痛楚如前,如此者三四次。予思此戊与癸合也,腑邪入脏,自分必死。妄想此毒气不从胁下入肾,得从中而入于肠胃则生矣。如此静而行之,初次不从,二次即随想而仍从左乳下,入于肠中,腹中大鸣,无复前痛楚矣。随起随想,因悟修养之道,气随想而运用者也。至天明大泄数次,胸膈宽舒。继元先生视之曰:毒已散解,无妨事矣。予问曰:膏药乃毒药耶？曰:上撒之末药,名端午药,纯用砒霜、巴豆,于端午日配制。无此毒药,焉能透入皮肉之内？予曰:何不早言？昨晚以为必死于毒。今早始悟膏药中必有毒药,而得生于毒矣。毒药攻疾,有如此之妙也。至次年中秋复发,仍用膏药末药,毫无前番之状,肿亦不消。予因想运气之妙,经行坐卧,以手按摩,意想此毒仍归肠胃而出,如此十余日而散。至次年中秋又发,予谓继元先生曰:去岁膏药不应,今须另法治之。姚曰:部院刘公之夫人生此疾,曾另置末药,比前更毒,贴之要起大泡,此药用之,无有不验。贴之数日,并不起泡,肿亦不消。予想此症已顽,不受毒药之制,即揭去膏药,用大艾圆迎头灸九壮,其毒随火四散,嗣后永不发矣。予想阳明之毒,准在中秋金旺之时而发,初从毒攻而解,次随气运而散,后因胜制而消。因悟气运制化之道,有如此之妙用,五行合化之理,人与天地相参,即以此理推治百病,奇妙异常。王绍隆先生曰:业医人须病病经过,始得之矣。

王洪绪曰:井泉疽生于心口,又名幔心锐毒。初起若心口内有块,渐大,心口发高,毒陷即死。此医家缩手之症,诸书亦无治法。惟余家秘集,载以本人两手十指,以线量以长短,共积其线,在喉管正中处,双环至背脊之中,看两线头尽处为中穴。又以本人之中指中一节,用柴心量准,作一寸,中穴之左右各远一寸,各以墨记,分立三穴如品字状。每穴用艾灸三大壮,一齐火灸,灸则全愈。

卷三十二 外科

发　背 精要论背疽,其源有五:一天行,二瘦弱,三怒气,四肾气虚,五饮冷酒、食炙爆、服丹药。

元末,嘉兴桐乡县后朱村徐通判,素慕洞宾,朝夕供礼。一日疽发于背,势垂危,犹扶起礼之如昔。偶见净水盂下白纸,视之有诗云:纷纷墓土黄金盾,片片花飞白玉芝,君主一斤臣四两,调和服下即平夷。意其仙方,然不知何物为黄金白玉,乃召仙以大黄白芷为问。仙曰:然。服之果验。后以之医人,无不效。徐无子,方竟传婿沈氏,至今沈以此治生,数百里来货药者无虚日。族大而分数十家,惟嫡枝居大椿树下者药乃验。沈子尝从吾友俞院判学,尝闻其药,今加穿山甲、当归须、金银花矣。然大黄既多,以下为主,不问阴阳之毒而投之,恐亦有害者。然源源往医,又独于椿树下者验,岂非天固与之乎。《七修类编》。

京师万胜门生员王超,忽觉背上如有疮隐,倩人看之,已如盏大,其头无数。或教往梁门里外科金龟儿张家买药。张视颦眉曰:此疮甚恶,非药所能治,只有灼艾一法,庶可冀望万分,然恐费力。乃撮艾与之曰:且归试灸疮上,只怕不疼,直待灸疼方可疗耳。灼火十余,殊不知痛,妻守之而哭。至第十三壮始大痛,四旁恶肉卷烂,随手堕地,即以稍愈。再诣张谢,张付药数帖日安。则知痛疽发于背胁,其捷法莫如灸也。《类编》。

王敏诊一人,发背不起。医言起则治矣。敏曰:是击指脉,即起亦不治。众劫以艾,疽起如粟。众曰:无伤矣。竟三日死。《姑苏志》。

治发背脑疽,一切恶疮初觉时,采独科苍耳一根,连叶带子,细锉不犯铁器,用砂锅熬水二大碗,熬及一半,疮在上,徐徐饭后服之。吐出,候吐定再服,以尽为度。疮在下,空心服,疮自破出脓,更不溃烂,疮上别以膏药敷之。此方京兆张伯玉家榜不传人,后昆仲皆登第,人谓善报。元遗山《续夷坚志》。

大凡石类,多主痈疽,世传麦饭石膏,治发背疮甚效,乃中岳山人吕子华秘方。

裴员外啖之以名第,河南尹胁之以重刑,吕宁绝荣望,守死不传。其方取此石碎如棋子,炭火烧赤,投米醋中浸之,如此十次,研末筛细入乳钵内,用数人更碾五七日,要细腻如面四两;鹿角一具,要生取连脑骨者,其自脱者不堪用,每二三寸截之,炭火烧令烟尽即止,为末研细二两;白蔹生研末二两。用三年米醋入银石器内,煎令鱼目沸旋,旋入药在内,竹杖子不住搅,熬一二时久,稀稠得所,倾在盆内待冷,以纸盖收,勿令尘入。用时以鹅翎拂膏于肿上,四围赤处尽涂之,中留钱大泄气。如未有脓即内消,已作头即撮小,已溃即排脓如湍水。如病久肌肉烂落,见出筋骨者,即涂细布上贴之,干即易,逐日疮口收敛。但中膈不穴者,即无不瘥。已溃者用药时,先以猪蹄汤洗去脓血,用帛挹干乃用药。其疮切忌手触动嫩肉,仍不可以口气吹风及腋气月经有孕人见之,合药亦忌此等。初时一日一洗一换,十日后二日一换。此药拯细方有效,若不细涂之,即极痛也。此方《千金》月令已有之,但不及此详细耳。《本草纲目》。

冯楚瞻治蒋司农,向来脉气寸强尺弱,故服八味丸已有年矣。此等脉多阴虚火上炎之候,服八味丸者,多贻后患。然过劳,药力不能胜其妄动之火,鼻衄大作,调理虽愈,而口渴殊甚,饮汤水如甘露然,即数十杯不足满其欲也。此即消渴久成痈疽。劝服大剂壮水,佐以引火归原之饵,则水升火降,消渴自除,变症可弭。乃忽之,虽服数剂,渴略减,药即停。至初夏,背上忽隐隐痛痒,渐甚而肉硬,半月余痛极重。及诊之,当脊少偏半寸外不肿,肉分坚实如碗大矣。曰:久渴不治,阴水日亏,阴火日炽,书所以有脑疽背疽之兆也。亟为托出阳分,使毒气勿致逗留内陷为要。乃外用大黄二两,芙蓉叶、赤芍各一两,白蔹、白芨各五钱,为末,鸡子清调敷毒四围。内则重滋阴水,加熟地、山药、土贝、角刺、天虫、甲片、生甘草、连翘、金银花之类。及肿既成,乃早吞八味丸五六钱,以培先天之水火;食远服参、芪、归、芍、术、草、银花、甲片、天虫、角刺、白芷之类,以助后天之气血;外以太乙膏加男发、蓖麻子、乳香、没药,煎膏贴之,以呼毒气外出。不旬日红肿消,痛重减,疮已焮高,已有脓势。乃一外科改弦易辙,几至内溃。再亟治,仍用前法煎药,加肉桂钱许,仍高肿红活,竟如些小之毒,溃脓而愈。

高鼓峰治一乡人,患发背,上距风府,下连肾腧,通块肿起,肌肉青冷,坚硬如铁,饮食俱废,不省人事,医犹用解毒药。脉之,六部细数,气血大亏,毒将内陷矣。急用养荣汤加附子、炮姜,三大帖而胃气开,十剂而坚硬者散去十之八九,只左边如茶盅大,焮红作肿。戒之曰:切莫箍药及刀针,气血温和,毒当自出,箍则反迟,非时而刺,收口难矣。彼以不任痛,竟受刺出血。曰:当倍前药急服,以收口为度。仍戒以节嗜欲,慎饮食,兼服还少丹、八味丸而愈。

朱丹溪曰：予见吴兄厚味气郁，而形实性重，年近六十，患背疽，医与他药皆不行，惟香附末饮之甚快，始终只此一味，肿溃恃此以安。此等体实千百而一见者也。名独胜散，惟气滞血凝实症宜之。

楼氏妇早寡，善饮啖，形肥伟，性沉毒，年六十六，七月间生背疽近正脊，医遂横直裂开取血，杂以五香、十宣散，与酒饮之。月余未尝议其寡居之郁，酒肉之毒，执著之滞，时令之热，迨至于平陷，淹延两三月而不救。

江陵府紫极观，掘得石碑载此：凡人发背，欲结未结，赤红肿痛，先以湿纸覆其上，立视候其纸先干处，则是结痈头也。取大蒜切成片，如当三钱厚，安头上，用大艾炷灸之，三壮即换一蒜片，痛者灸至不痛时住，不痛者灸至痛时方住，早觉早灸为上。如有头似麻豆大者，不须用湿纸覆法。若有十数头，聚而在一处生者，即用大蒜头捣膏作薄饼，铺头上，聚艾于饼上烧之。一二日十灸十活，三四日六七活，五六日三四活。

王蘧《发背方》序云：元祐三年夏四月，官京师，疽发于背，召国医治之，逾日势益甚。得徐州萧县人张生，以艾火加疮上，自旦及暮，凡一百五十壮，知痛方已。明日镊去黑痂，脓尽溃，肉里皆红，亦不复痛，始别以膏药贴之，日一易焉。易时旋剪去黑烂肉许，疮乃平。是岁秋夏间，京师士大夫病疽者七人，余独生。此虽司命自然固有定数，不知其方，遂至不幸者，以人意论之，可为慨然。于是撰次前后所得方，模板以施，庶几古人济众之意。此即当头灸法，但不用蒜耳。

史源母氏，背胛间微痒，视之有赤半寸许，方有白粒如粟黍，乃急着艾灸，其赤随消，二七壮而止。信宿，复觉微痛。视之有赤下流长二寸，阔如韭叶，举家皆以前灸为悔。或云等慈寺尼智全者，前病疮甚大，得灸而愈。奔问之，全曰：剧时昏不知，但小师辈言，范八奉议守定，灸八百余壮方苏，约艾一筛耳。亟归白之，见从，始以艾作炷如银杏大，灸其上十数，殊不知痛。乃截四旁赤引，其炷减四之三，皆觉痛，七壮后觉痒。每一壮烬，则赤随缩入，灸至二十余壮，赤晕收退。病者不惮，遂以艾作团大灸其上，渐加至鸡黄大，约四十团方觉痛，视火焦处已寸余。盖灸之迟，而初发处肉已坏，坏肉成隔，直至好肉方痛。四旁知痛，肉未坏也。病者六夜不寐，至是食粥安寐。至晚视之，疮如覆一瓶，突高三西寸，上有百数小窍，色正黑。突然高者，毒气出外而聚也。百数小窍，毒未聚而浮攻肌肤也。色正黑者，皮与肉俱坏也。非灸火出其毒于坏肉之里，则五脏逼矣。

薛立斋治王通府，患背发十余日，势危脉大，先与槐花酒二服，杀退其势。更以败毒散二剂，再以托里药数剂渐溃。又用桑柴燃灸患处，每日灸良久，仍以膏药贴之。灸至数次，脓溃腐脱，以托里药加白术、陈皮，月余而愈。

刘大尹发背六七日，满背肿痛，势甚危，与隔蒜灸百壮，饮槐花酒二碗即睡。觉与托里消毒药,十去五六。令以桑枝灸患处而溃,数日愈。凡灸及饮槐花酒,则托里之效甚速。

一园丁患发背甚危,令取金银藤五六两捣烂,入热酒一钟,绞取酒汁温服,渣罨患处,四五服而平。彼用此药治疮,足以养家,弃园业。诸书云:金银花治疮疡,未成者即散,已成者即溃,有回生之功。

太监刘关患发背,肿痛色紫。诊其脉息沉数。陈良甫云:脉数发热而痛者,发于阳也。且疮疡赤甚则紫,即火极似水也。询之尝服丹药半载,乃积温成热所致耳。遂以内疏黄连汤,再服消平。更用排脓消毒药及猪蹄汤、太乙膏而愈。经曰:色与脉当相参应,治之者在明亢害承制之理,阴阳变化之机焉耳。

一男子年逾五十,患发背,色紫肿痛,外皮将溃,寐食不安,神思甚疲,用桑柴灸患处,出黑血即鼾睡,觉而诸症如失。服仙方活命饮二帖,又灸一次,脓血皆出。更进二剂,肿痛大退。又服托里消毒散,数帖而敛。夫疮毒炽甚,未宜峻剂攻之,但年老血气衰弱,况又发在肌表。若专于攻毒,则胃先损,必反误事。

吴江申金宪患背疽,坚硬,脉沉实,乃毒在内,用宣毒散:大黄五钱,煨,白芷五钱,水煎,食前服。一剂大小便下污物,再服而消。此方乃宣通攻毒之剂,脉沉实便秘者,其功甚大。

琇按:即首条黄金白玉方,薛用之而不详其出处。

大尹陈国信素阴虚,患背疽,用参、芪大补而不敛,内热发热,舌燥唇裂,小便少,频数,口干饮汤,呕吐泻利,耳闭目盲,仰首眩晕,脉浮大而数。薛曰:疮口不敛,脾土败也;舌燥唇裂,肾水枯也;小便频数,肺气衰也;内热发热,虚火上炎也;口干饮汤,真寒之象也;呕吐泻利,真火衰败也;耳闭目盲,肝木枯散也;仰首眩晕,肾气绝也。辞不治,后果殁。

琇按:不拘内外病,凡阴虚者,服参、芪诸气分药,非惟无益,而反害之。据此症,纯属三阴亏竭,若初时解用二地、二冬、杞子、归、芍之辈,犹可挽也。

吴庠史邦直之内,仲夏患背疽,死肉不溃,发热痛甚,作呕少食,口干饮汤,脉洪大,按之如无,此内真寒而外假热,当舍时从症。先用六君加炮姜、肉桂,四剂饮食顿进。复用十全大补汤,仍加姜、桂之类,五十余帖而死肉溃,又五十余剂而新肉生。斯人血气充盛,而疮易起易敛。使医者逆知,预为托里,必无此患。雄按:十全大补,必毒火尽除而后可用。

南仪部贺朝卿,升山西少参,别时见其唇鼻青黑,且时搔背。问其故,曰:有小疮耳。与视之,果疽也。此脾胃败坏,为不治之症。薛素与善,悲其途次不便殡殓,遂托其僚友张东沙辈强留之,勉与大补,但出紫血,虚极也。或谓毒炽不能为脓,乃服攻毒药一钟,以致呕逆脉脱,果卒于南都。

京兆柴黼庵,仲夏背发,色黯微肿,发热烦躁,痰涎自出,小腹阴实,手足逆冷,右关浮涩,两尺微细,曰:此虚寒之症也。王太仆云,大热而不热,是无火也。决不能起。恳求治之,用大温补药一帖,流涎虽止,患处不起,终不能效。

宪副屠九峰,孟春患此,色黯漫肿,作渴便数,尺脉洪数。此肾水干涸,当殁于火旺之际。不信,更用苦寒之药,复伤元气,以促其殁。

一男子不慎房劳,背胛肿高三寸许,阔经尺余,自汗盗汗,内热发热,口干饮汤,脉浮大,按之弱涩,此阴虚气节为患。用十全大补加五味、麦冬、山萸、山药,四剂诸症悉退。后乃别用流气饮一帖,虚症悉具,肿硬如石,仍以前药六剂,始得愈。

一儒者背肿一块,按之则软,肉色如故,饮食如常,劳则吐痰体倦,此脾气虚而痰滞。用补中益气加茯苓、半夏,少加羌活,外用阴阳散,以姜汁调搽而消。后因劳,头晕作呕,仍以前药去羌活,加生姜、蔓荆子而愈。

节推王器之,背患疽,疮头如黍,焮痛背重,脉沉而实,此毒在内。服黄连内疏汤,二剂少退。更与仙方活命饮而愈。

举人刘华甫,焮肿作痛,脉浮而数,此毒蓄于经络。用内托复煎散二剂,而焮肿作痛。用仙方活命饮四剂,而肿痛止。更用托里药而愈。

一儒者患背疽,肿焮痛甚,此热毒蕴结而炽盛。用隔蒜灸而痛止。服仙方活命饮而肿消。更与托里药而溃愈。

一男子患背疽,腐肉虽溃而新肉不生,此毒气解而脾胃之气虚也。用六君子加芎、归、五味、黄芪渐愈。用十全大补汤全愈。

一男子背患疽,肿痛,赤晕尺余,背如负石。其势当峻攻,其脉又不宜,遂用针砭赤处,出紫血碗许,肿痛顿退。更用神功散及仙方活命饮二剂,疮口及砭处出血水而消。

一男子背患疽,肉腐脓清,肌肉不生,此邪去而气血俱虚也。用十全大补汤,月余而敛。

通府张廷仪背患疽,作呕焮痛,大便秘结,口干作渴,此内蕴热毒。用竹叶石膏汤二剂,诸症顿退。用托里消毒散,四畔肿消。用仙方活命饮,疮亦寻愈。

一男子背疮,溃而瘀血不散,此阳气虚弱也。用参、芪、归、术峻补,更以桑枝灸,又用托里散加肉桂,疮口自敛,补接阳气之法也。

一男子背疮,漫肿微痛,食少体倦,此症属形病俱虚,法当补元气为主。彼不信,乃用攻毒之剂,中央肉黯五寸许,恶症悉具,复求治。曰:此胃气虚寒而变症作矣,当急温补脾胃,则恶症自退,黯肉自生。仍不信,乃割死肉祛恶症,遂至不起。

水部曹文兆背胛患之,半月余,疮头如粟,且多内痛如刺,其脉歇止。此元气虚而疽蓄于内,非灸不可,遂灼二三十壮,饮以六君加藿香。服数剂,疮势渐退,内痛顿去,胃脉渐至。但疮色紫,瘀肉不溃,此阳气虚也,燃桑枝灸患处,以解散其毒,补接阳气。仍以前药加参、芪、归、桂,色赤脓稠,瘀肉渐腐,两月而愈。夫邪气沉伏,真气怯弱,不能起发,须灸而兼大补。若投以常药,待其自溃,鲜有不误者。

黄汝耘患发背,用生肌散太早,益溃,大便泄泻,其脉微缓,此脾胃虚也。用二神丸以止其泻,次用大补药以固其本,更用猪蹄汤洗患处,用黄芪末以涂其外。喜其初起曾用艾灸,毒不内攻,两月而愈。

许鸿胪发背十余日,肿硬木闷。肉色不变,脉沉而实。此毒在内,先以黄连内疏汤,更以消毒托里药,其毒始发。奈欲速愈,急用生肌药,患处如负石,身如火焮,遂致不起。

李氏云:龙游有患背疽者大溃,五脏仅隔膜耳,自谓必死。用鲫鱼去肠实,以羖羊粪烘焦为末,干糁之,疮口自收。此出洪氏方,屡用有效,故附于此。复候脓少,欲生肌肉时用之耳。陈自明《外科精要》。

江阴举人陈鸣岐,寓京患背疽,用大补之剂而愈。翌日欲回,先期设席作谢,对谈如常。是晚得家信,大拂其意,恼怒、发热、作渴,食梨子少许,至夜半连泻数次。早促薛视脉,已脱矣,竟至不起。夫梨者,利也。疏利下行之物,凡脾胃虚寒,产妇金疮者,皆当忌之。所云大补之剂,必参、芪也。大疮之后,阴气大伤,不闻有善后之图,以致卒然致变,乃归咎于食梨,何其善于诿罪耶?

　　琇按:其人疡初愈,元气未复,困怒而动厥阳之火,致发热作渴,其肝木之蹶张,不待言矣。木盛克土,非呕即泻,少许梨子,何遽云尔?

陈自明治一男子患发背,疮头如粟,重如负石,以神仙太乙丹内服外涂,后去三四次,每去肛门如炙,不日而瘳。

一妇人患此症,肿痛发热,睡语,脉大,用清心汤一剂而安。以金银花、甘草、天花粉、当归、栝楼、黄芪,数剂渐溃。更以托里药而愈。方最平稳。

一男子患此症已愈,惟一眼翻出胬肉如血,即名翻花疮。三月不愈,乃伤风寒也。以生猪脂调藜芦末涂之即愈。亦有胬出五寸许者,尤宜用此药也。乌梅涂之亦效,但缓。硫黄亦可。

一男子背患毒,焮痛,饮冷发热,多汗便秘,谵语,以破棺丹二丸而宁。以金银花散四剂,脓成开之,更用托里药而愈。

一妇人患此症,脓成胀痛不安,针之,投托里消毒药即愈。大抵发背之症,虽发热瘀痛,形势高大,烦渴不宁,脉若有力,饮食颇进,可保无虞。其脓一溃,诸症悉退。多有因脓不得外泄,以致疼痛。若用败毒寒凉攻之,反致误事。若有脓即针之,脓一出,苦楚即止。脓未成而热毒作痛者,用解毒之药。亦有腐溃尺余者,若无恶症,投以大补之剂,肉最易生,亦无所妨。惟忌肿不高,色不赤,不焮痛,脉无力,不饮食,肿不溃,腐不烂,脓水清,或多而不止,肌肉不生,属元气虚也,皆难治,宜峻补之。其或脓血既泄,肿痛尤甚,脓水腥臭,烦躁时嗽,腹痛渴甚,泻利无度,小便如淋,乃恶症也,皆不治。徐灵胎曰:峻补必兼托毒,亦不全在参、附。

一弱妇患此症,外皮虽腐,内脓不溃,胀痛烦热不安。谓宜急开之,脓一出毒即解,痛即止,诸症自退。待其自溃,不惟疼痛,溃烂愈深。彼不从,待将旬日,脓尚未出,人已痛疲矣。虽针之,终不能收敛,竟至不起。

一男子患此症,溃而瘀肉不腐,欲取之,更以峻补。一妇素弱,未成脓,大痛发热,谓须隔蒜灸,以拔其毒,令自消。皆不从,俱致不救。常治不问日期阴阳肿痛,或不痛,或痛甚,但不溃者,即与灸之,随手取消。势未定者,先用箍药围之。若用乌金膏,或援生膏贴患处数点尤好。若头痛拘急,乃表证,先服人参败毒散一二帖。如焮痛发热,脉数者,用金银花散,或槐花酒、神效托里散。如疼痛肿硬,脉实者,以清凉饮、仙方活命饮、苦参丸。肿硬木闷,疼痛发热,烦躁饮冷,便秘,脉沉实者,内疏黄连汤,或清凉饮。大便已利,欲其作脓,用仙方活命饮、托里散、蜡矾丸,外用神异膏。如饮食少思,或不甘美,用六君子汤加藿香,连进三五剂。更用雄黄解毒散洗患处,每日用乌金膏涂疮口处,俟有疮口,即用纸作燃,蘸乌金膏纤入疮内。若有脓为脂膜间隔不出,或作胀痛者,宜用针引之,腐肉堵塞者去之。若瘀肉腐动,用猪蹄汤洗。如脓稠或痛,饮食如常,瘀肉自腐,用消毒与托里药相兼服之,仍用前二膏涂贴。若腐肉已离好肉,宜速去之。如脓不稠不稀,微有疼痛,饮食不甘,瘀肉腐迟,更用桑柴灸之,亦用托里药。若瘀肉不腐,或脓清稀,不焮痛者,即服大补之剂,亦用桑木灸之,以补接阳气,解散郁毒。常观患疽稍重,未成脓者,不用蒜灸之法。及毒熟不开,或待腐肉自去,多致不救。大抵气血壮实,或毒少轻者,可假药力,或自腐溃。怯弱之人,热毒中隔,内外不通,不行针灸,药无全功矣。然此症若脓已成,宜急开之,否则重者溃通脏腑,腐烂筋骨,轻者延溃良肉,难于收功,因而不敛者多矣。

一男子年逾五十,患此症已五日,焮肿大痛,赤晕尺余,重如负石。势炽甚,当峻攻,察其脉又不宜,遂先砭赤处,出黑血碗许,肿痛顿退,背重顿去。更敷神功散,及服仙方活命饮二剂,疮口及砭处出血水而消。大抵疮毒势甚,若用攻剂,怯弱之人,必损元气,因而变症者众矣。

一妇人患此症,半月余尚不起发,不作脓,痛甚,脉弱,隔蒜灸二十余壮而止。

更服托里药,渐溃脓清,而瘀肉不腐。以大补药及桑柴灸之渐腐,取之寻愈。常治一日至四五日未成脓而痛者,灸之不痛,不痛者灸之至痛。若灸而不痛,或麻木者,明灸之毒气自然随火而散。肿硬不作脓,焮痛或不痛,或微痛,疮头如黍者,灸之尤效。亦有数日色尚未赤,肿尚不起,痛不甚,脓不作者,尤宜多灸,勿拘日期,更服甘温托里药,切忌寒凉之剂。或瘀内不腐,亦用桑木灸之。若脉数发热而痛者,发于阳也,可治。脉不数,不发痛者,发于阴也,难治。不痛最恶,不可视为常疾。此症不可不痛,不可大痛,烦闷者不治。大抵发背、脑疽、大疔、悬痈、脱疽、脚发之类,皆由膏粱厚味,尽力房劳,七情六欲,或丹石补药,精虚气郁所致,非独因荣卫凝滞而生也。必灸之以拔其毒,更辨其因,及察邪在脏腑之异,虚实之殊而治,庶无误也。

一男子患此症,初生如粟,闷痛烦渴,便秘脉数实,此毒在脏也。谓宜急疏去之,以绝其源,使毒不致外侵。彼以为小恙,乃服寻常之药,后大溃而殁。

一老妇患此症,初生三日,头皆如粟,肿硬木闷,烦躁,至六日,其头甚多,脉大,按之沉细。为隔蒜灸,及托里,渐起发。尚不溃,又数剂,内外虽腐,惟筋所隔,脓不得出,致胀痛不安。谓须开之,彼不从。后虽自穿,毒已攻深矣,亦殁。大抵发背之患,其名虽多,惟阴阳二症为要。若发一头或二头,焮赤肿高头起,疼痛发热为痛,属阳易治。若初起一头如黍,不肿不赤,闷痛烦躁,大渴便秘,睡语咬牙,四五日间,其头不计数,其疮口各含一粟,形似莲蓬,故命莲蓬发。积日不溃,按之流血,至八九日或数日,其头成片,所含之物俱出,通结一衣,揭去又结,其口共烂为一疮,其脓内攻,色紫黯为疽,属阴难治。脉洪滑者尚可,沉细尤难。如此恶症,惟隔蒜灸及涂乌金膏有效。凡人背近脊并脾,皮里有筋一层,患此处者,外皮虽破,其筋难溃,以致内脓不出,令人胀痛苦楚,气血转虚,变症百出。若待自溃,多致不救,必须开之,兼以托里。常治此症,以利刀剪之,尚不能去,似此坚物,待其自溃,不亦反伤?非血气壮实者,未见其能自溃也。

一男子年逾五十患此,色紫肿痛,外皮将溃,寐食不安,神思甚疲,用桑柴灸患处,出黑血即鼾睡,觉而诸症如失。服仙方活命饮二剂,又灸一次,脓血皆出,更二剂肿痛大退。又服托里消毒散,数剂而敛。夫疮势炽甚,宜用峻剂攻之。但年老血气衰弱,况又发在肌表,若专于攻毒,则胃气先损,反致误事。

一妇人患此症,发热作痛,专服降火败毒药,溃后尤甚,烦躁时嗽,小便如淋。皆恶症,辞不治,果死。大抵疮疡之症,五善之中,见一二善症可治;七恶之内,见一二恶症者难治。若虚中见恶症者,不救;实中无恶症者,自愈。此症虽云属火,未有不由阴虚而致者,故经云:督脉经虚,从脑而出,膀胱经虚,从背而出。岂可专泥于火?

赵太守患此，肿坚不泽，疮头如粟，脉洪大，按之则涩。经云：骨髓不枯，脏腑不败者，可治。然肿硬色夭，坚如牛领之皮，脉更涩，此精气已绝矣，不治亦死。

《图经》云：薜荔治背痈。顷年寓宜兴悬张镇，有一老举人教村学，年七十余，忽一日患发背，村中无医药，急取薜荔研烂绞汁，和蜜饮数升，以其渣敷疮上，后以他药敷贴遂愈。医者云，其本盖得薜荔之力，乃知《图经》所载不妄。本草。

郭户为予言：乡里有善治发背痈疽者，于疮上灸之，多至二三百壮，无有不愈。但作艾炷小，则人人不畏灸，灸多则效矣，盖得此法也。然亦不必泥此。近有一医，以治外科得名，有人发背，疮大如碗，有数孔，医亦无药可治，只此艾遍敷在疮上灸之，久而方痛，以疮上皆死肉，故不觉疼也。旋以药调治之愈，盖出于意表也。《百乙方》。

治发背初作，取水蛭置肿上饮血，腹胀自落，别换新者。胀蛭以新水养之即活矣。吴内翰《备急方》云：其侄祖仁，一日忽觉背疮赤肿如碗大，急用此治之，至晚遂安。《百乙方》。

昔严州一通判，忘其名，母病发背，祈祷备至。夜梦吕真人服青衣告之曰：公极孝，故来相告以方，更迟一日，不可疗矣。通判公急市药，治之即愈。用栝楼五个，取子细研，乳香五块，如枣子大，亦细研，加白沙蜜一斤，同煎成膏。每服二三钱，温酒化下。大治发背诸恶疮，日进二服，无不立效。杨王得此方，家人凡百疮毒，依此治之立效，遂合以施人，无不验者。漏疮恶核，并皆治之。此即郑府朱保义所说神妙方是也。《医说续编》。

立斋治张锦衣，年逾四十，患发背，心脉洪数，势危剧。经云：心脉洪数，乃心火炽甚，诸症痒疮疡，皆属心火。心主血，心气滞则血不行，故生痈也。骑竹马灸穴，是心脉所由之地，急灸之以泻心火，隔蒜灸以拔其毒，再以托里消毒果愈。

郑大理伯兴，髀骨患疽，背左右各一，竟背重如负石，两臂如坠，疮头皆大如豆许，其隐于皮肤如粟者，不计其数，疮色黯而不起，已七十，口干作渴。诊之，脾胃脉甚虚。彼云：昨日所进粥食，今尚不消作酸，意此难治之症。因与素善者筹其治法，以隔蒜灸二十余壮，其背与臂动觉少便。随用六君子汤加姜汁炒山栀及吴茱萸，连服数剂，吞酸遂止，饮食少进。但口干，疮仍不起，色亦不赤，亦无脓，复如法灸二十余壮，背臂顿便，疮遂发。其时适秋，又投大补之剂及生脉散，以代茶饮。

留都郑中翰，仲夏患发背，已半月，疮头十余枚，皆如粟许，漫肿坚硬，根如大盘，背重如负石，即隔蒜灸五十余壮，其背顿轻。彼因轻愈，不守禁忌，三日后大作，疮不起发，喜得痛，用活命散四剂，势少退。用香砂六君子汤四剂，饮食少进。彼恃知医，自用败毒药数剂，饮食益少，口流涎沫若不自知，此脾虚之甚也。每用托里药,内参、芪各三钱,彼密自拣去大半,后虽用大补药加姜、桂,亦不应。遂令其子以参、芪各一斤,归、术各半斤,干姜、桂、附各一两,煎膏一罐,三日饮尽,涎顿止,腐顿溃,食顿进。再用托里健脾药,腐肉自脱而愈。徐灵胎曰:大症溃后,精血大亏,自宜温补,但疮口未全愈,必有兼外科之症。或脓清不厚,或寒热未止,或火毒未清,或胃口未和,或新肉未生,或毒痰内积,种种病症。若一味峻补,与外症不相照顾,则余毒未清,反能增病。必须审度其虚实,或全属虚寒,然后择取对症之药几味成方。如不问外症之有无,而一概以内科温补之全方治之,则其中必有不对症之药,反能有害。不但不知内科,并外科之理亦不知也。薛立斋之用内科方尽如此,不值一笑也。

张侍御背患疮三枚,皆如粟。彼以为小毒,服清热化痰之药,外用凉药敷贴,数日尚不起,色黯不焮,腹中气不得出入,其势甚可畏。连用活命饮二剂,气虽利,脓清稀,疮不起。欲用补剂,彼泥于素有痰火,不受参、术之补。因其固执,阳以败毒之剂与视之,而阴以参、芪、归、术各五钱,姜、桂各二钱,服二剂,背觉热,肿起,腐肉得溃,方信余言,始明用大补药乃愈。

南都聘士叶公玉表兄聂姓者,患发背,时六月,腐肉已去,疮口尺余,色赤而焮,发热不食,欲呕不呕,服十宣散等药,自谓不起,请决之。其脉轻诊则浮而数,重诊则弱而涩,此溃后之正脉。然疮口开张,血气虚也;欲呕而不呕,脾胃虚也;色赤焮肿,虚火之象也。尚可治,遂与十全大补汤加酒炒知、柏、五味、麦冬,及饮童便,饮食顿进,肌肉顿生。服至八剂,疮口收如粟许。又惑于人言,又服消毒药二剂,以为消余毒,反发热昏愦,急进前药,又二十余剂乃愈。后两月,因作善事,一昼夜不睡,至劳发热,似睡不睡。与前药二剂,愈加发热,饮食不进,惟饮热汤。后以前药加附子一钱,二剂愈。五味能收敛毒气,不可轻用。

石武选廉伯患发背,内服防风通圣散,外敷凉药,汗出不止,饮食不进,且不寐,疮盈尺,色黯而坚硬,按之不痛,气息奄奄,此阳气已脱,脉息如无。急隔蒜灸时许,背顿轻,四围高,不知痛,中央肉六寸许一块已死。服香砂六君子汤一剂,翌日复灸一次,痛处死肉得解,令砭去。薛归后,又为他医所惑,未砭其血,复凝。又敷辛温活血药,翌日依言砭之,出黑血二盏许,背强顿去。以前药加姜、桂,服一钟即鼾睡,觉来肢体少健,但饮食仍不思,吞酸,仍有疮,仍不痛。彼以为阴毒,乃如此赤。曰:此血气虚极,寒邪淫于内,无阳营于患处,故肌肉死也,非阴毒。若阳气一回,胃气即省,死肉即溃,可保无虞矣。以前药二剂,各加姜、桂、附子二钱服之,略进米饮,精神复旧,患处觉热,脉略有力,此阳气略回矣。是日他医谓疮疡属火症,况今暑令,乃敷芙蓉根等凉药,即进粥二碗,服消毒药,死肉即溃。意芙蓉乃寒凉之药,与脾胃何益?饮食即时而进,消毒乃辛散之剂,与阳气何补?死肉即时而溃,此盖前桂、附之功至,而脾胃之气省,故饮食阳气旺,死肉腐也。苟虚寒之人,若内无辛热回阳之药,辄用寒凉攻毒之剂,岂可得而生耶?若以为火令属阳之症,内有热而用辛温大补之剂,岂不致死,而反生耶。殊不知此乃舍时从症之治法也。吞酸,乃伏邪未出之故。

一男子患发背,脓始溃,肿未消,已十七日,脉微而静。曰:脓毒未尽脉先弱,此元气虚,宜补之,否则后必生变。彼惑于人言,乃服败毒药,腐肉虽溃,疮口不完,忽腹中似痛,后去白垢,肛门里急,复求治。曰:此里虚,然非痢非毒,当温补脾胃为善。因诸疡医皆以为毒未尽,仍服败毒药而死。

贺少参朝仪背胛患疽,大如豆粒,根畔木闷不肿,肉色如常。曰:气虚毒甚之症,虽用大补剂,亦不能收敛。先用活命饮二剂,背强少和。又二剂,疽少赤。用大补剂,疮出黑血杯许,继有鲜血,微有清脓。曰:可见气血虚极矣。他医以为属气血有余之症,密用攻毒一钟即呕逆,腹内阴冷而死。

少司寇周玉岩背患疽在胛,已四日,疮头如粟,重如负石,坚硬不起。自以为小恙,外敷凉药,内服连翘消毒散,去后四次,形体倦怠,自汗盗汗,口干无寐。曰:疮不宜硬,色不宜黯。周曰:初起时赤而软,自煎二药,以致如此。曰:凡疮外如麻,内如瓜,毒结于内,非小患也。脉轻诊如数,按之则微,未溃脉先弱,主后难敛。因与卿雅,不能辞,遂隔蒜灸,二十余壮乃知痛,又十余壮背觉少和,服六君子汤加黄芪、藿香、当归、麻黄根、浮麦,二剂渴止,汗少敛。疮色仍黯坚硬,又服辛温活血之药,疮起至渴止汗敛,所结死血得散。良久汗复出,口复干,又复数剂,外皮虽溃,清脓尚未溃通于内,脓欲走别处,彼用药围之。曰:里虚而脓不能溃于外,围药逼毒入内。至十二日,脉浮,按之如无,再用前药一剂,加姜、桂服之即安寐。又二日,脉忽脱,再于前药加附子七分,服二剂乃曰:背今日始属吾也。形体亦健,颇有生意。因先日有言,难以收敛,屡更医,杂用清热解毒及敷凉药,遂至里虚元气下陷,去后如痢,用治痢消毒药而死。初起不宜凉药以遏抑邪气,令不得出,今犯此禁,故其病益加。明是阴血大亏,津液耗竭,乃不救其阴,专补其阳,以致生变不悟,而巧为卸过,如此为医,安有长进之日?雄按:凡遇重证,医者不知竭力图维,辄出危言,以致病家张皇,屡屡更医,而竟无成功者多矣。此症隔蒜艾灸,用六君子汤以救外敷内服苦寒之失,至过热之品,围药之法,均宜详参。

姜举人患发背十日,正腐溃作渴,喜热汤饮,此中气虚,不能充津液而口干,宜预补之,否则不能收敛。后疮口故不收,犹以毒为未尽,用败毒药,两月疮口不完,清利腹痛,又服清凉之药而死。

王序班患发背,元气虚弱,用托里药而始起,用大补药而始溃。彼惑他议,敷凉药,致腹内不和,里急后重,去后如痢,大孔作痛。曰:此里虚非痢,仍用败毒治痢药而死。

一男子四十余岁患发背,未溃即作渴,脉数肿高,色紫面赤,小便如膏。以加减八味丸料,加酒炒知、柏为丸,每日空心并食前,以童便送下百丸。用八珍汤加五味、麦冬、黄芪、酒炒知母、赤小豆，食远煎服。逐日又以童便代茶饮之，渴止疮溃而愈。吾治得生者，此人耳。五味不可妄用。

汪夫人患发背，用敷药冷眉，胸内欲呕，急令洗去，用托里药寻愈。又刘太宰紫岩太夫人，患发背，元气不足，用托里药而起。王安人发背，正溃时欲速效，俱敷草药，即日而死。

刘大尹年将五十，陆路赴京，兼丧其妻，发背盈尺，中六寸许，不痛，发热口干，恶寒自汗，少食，大便不禁且气促，脉浮大，按之空虚。用补中益气汤加半夏、茯苓四剂，又隔蒜灸之，彼云背重已去，形气少健，但吞酸，前日所进饮食，觉仍在腹。又以前药加姜、桂服二帖，饮食少进，吞酸已止，始得睡。疮且不痛不溃，疑为阴证。曰：此阳气虚不能荣于患处，故所患肉死而不痛不溃也。若胃气回，饮食进，死肉即溃矣。仍服前药六剂，饮食渐进，患处渐溃，脉有力。曰：此阳气回矣。后惑于他医云，必服飞龙夺命丹，出汗为善。遂进一服，汗大出，三日不止，复请治。曰：汗多亡阳，无能为也。强曰：诸书云，汗之则疮已，岂遂为患？后果死。东垣曰：疮疡因风热郁于下，其人多怒，其疮色赤，肿高结硬而痛，左关脉洪缓而强，是邪客于血脉之上，皮肤之间。故发其汗，而通其荣卫，则邪气去矣。谦甫治疮疡，冬月脉浮紧，按之洪缓，乃寒覆皮毛，郁遏经络，热不得升，聚而赤肿。盖冬月乃因寒气收敛，皮肤致密，腠理汗不得出而设也。况发汗乃阴盛阳虚，邪不能自出，必得阳气泄，汗乃出，是助阳退阴之意也。且前症未溃，其气血既虚，溃后气血愈虚。凡疮虽宜汗，然元气虚者不宜。况所见之症，俱属不足，岂可汗耶？口干者，渴之渐也，何以用半夏、茯苓？

晋都机房纪姓者，背疮，胃气虚，用温补药而饮食进，大补药而疮腐愈。后患腿痛，用养血化痰之剂少止。彼嫌功缓，他医以为湿热，服麻黄左经汤一剂，汗出不止。曰：必发痉而死。已而果然。

王德之患发背，脉浮数，按之则涩，大便五六日不行，腹不加胀。曰：邪在表不在里，但因气血虚，饮食少，故大便不行，非热结也，宜生气血为主。彼泥积毒在内，用大黄之药下之，遂连泻三四次，更加发热，来日又服一剂，泻遂不止，饮食不化，呃逆不绝，手足皆冷。诊之，脉已脱，辞不治。其子曰：泻之能为害乎？曰：服利药而利不止者死；不当泻而泻，令人开肠，洞泄不禁者死；下多亡阴者死。曰：疮疡乃积毒在脏，若不驱逐其毒，何以得解？曰：疮疡虽积毒在脏腑，治法当先助胃气，使根本坚固，参以行经活血时宜之药，非专用大黄也。今病在表，而反以峻利之剂重夺其阴可乎哉？故曰表病里和而反下之，则中气虚，表邪乘虚而入，由是变症百出。虽云脉浮数，邪在表，属外因，当用内托复煎散，其中黄芩、苍术亦不敢用。脉沉实，邪在内，属内因，当用内疏黄连汤，其中大黄、槟榔亦不敢用。况浮数涩三脉，皆主气血俱虚。邪既在表，而反用峻利之剂，重泻其里，诛伐无故，不死何俟？

一县尹背疮，竟背腐溃，色黯，重若负石，危甚，饮食颇进，用红桃散，色渐赤，负渐轻，再用而肌生，更用托里药而愈。盖此大毒症，非峻药莫能治。内用砒，故用攻毒有效。

平氏室患发背，以托里消毒药二十余剂而溃。因怒顿吐血五六碗许，气弱脉细，此气血虚极也。遂令服独参膏斤许稍缓。更以参、芪、归、术、陈皮、炙草三十余剂，疮口渐合。设投以犀角地黄汤沉寒之药，鲜有不误。

徐符卿年逾四十，患发背，五日不起，肉色不变，脉弱少食，大便不实。但以疽未溃，脉先弱，难于收敛，用托里消毒二剂，方起发。彼惑一妪言贴膏药，服攻毒剂，反甚，背如负石。复请治，遂以隔蒜灸三十余壮，云背不觉重，但痒痛未知。更以托里药，知痒痛，脓清。仍以前药倍加参、芪，佐以姜、桂，脓稍稠。又为人惑，外用猪腰子贴抽脓血，内服硝黄剂，遂流血五六碗许，连泻十行，腹内如冰，饮食不进。不得已连诊之，脉遽脱，已不可为矣。盖其症属大虚不足之甚，虽一于温补，犹恐不救，况用攻伐之剂，不死何俟？

顾浩室年逾四十，患发背，治以托里药而溃。忽呕而疮痛，胃脉弦紧，彼以为余毒内攻。东垣云：呕吐无时，手足厥冷，脏腑之虚也。丹溪云：溃后发呕不食者，湿气侵于内也。又云：脓出而反痛者，虚也。今胃脉弦紧，木乘土位，是虚明矣。欲以六君子汤加酒芍、砂仁、藿香治之。彼自服护心散，呕愈甚。仍用前药，更以补气血药，两月而愈。大抵湿气内侵，或感秽气而作呕，必喜温而脉弱，热毒内攻而作呕者，必喜凉而脉数，必须辨认明白。

郑挥使年逾五十，患发背，形症俱虚，用托里药而溃。但有腐肉当去，彼惧不肯。延至旬日，则好肉皆败矣。虽投大剂，毒甚竟不救。古人谓坏肉恶于狼虎，毒于蜂虿，缓去之则戕贼性命。信哉。

张宜人年逾六十，患发背，三日肉色不变，头如粟许，肩背加重，寒热饮冷，脉洪数。陈良甫云：外如麻，里如瓜。齐氏云：憎寒壮热，所患必深。又曰：肉色不变，发于内也。以人参败毒散二剂，乃隔蒜灸五十余壮，毒始发，背始轻，再用托里药渐溃。气血虚甚而作渴，参、芪、归、地等药，渴亦止。彼欲速，自用草药罨患处，毒气复入，遂不救。尝见老弱者患此，疮头不起，或坚如牛领之皮，多不待溃而死。有溃后气血不能培养者亦死。凡疮初溃，毒正发越，宜用膏药吸之，参、芪等药托之。若反以药遏之，使毒气内攻者，必不救。

王太守宜人患发背，脓熟不开，昏闷不食。此毒入内也，断不治。强之针脓碗许稍苏,须臾竟亡。大抵血气壮实,脓自涌出。老弱之人,血气枯槁,必须迎而夺之,顺而取之。若毒结四肢,砭刺少缓。腐溃深大,亦难收敛。痛结于颊项胸腹紧要之地,不问壮弱,急宜针刺,否则难治。

郭职方名琎,患背疽,溃陷色紫,舌卷。谓下陷色紫,主阳气脱,舌卷囊缩,肝气绝,遂辞之。经曰:舌卷囊缩,此筋先死,庚日笃,辛日死。果至立秋日而殁。

姚应凤治抚军喻思恂,驻师温州,拒海贼刘香,受降有日,毒发背间剧甚。应凤至,刲腐肉二大器,洞见五脏,随敷以丹药,越二日痏平,开辕门坐受降抚。喻喜深德之。《仁和县志》。

王洪绪治木渎谭姓妇,患背疽如碗,初起色白,近已转红,痛甚,时值三伏,与阳和汤。或曰:暑天何用麻、桂热剂?曰:此阴证也。又云:患色转红,阴已回阳。乃立令煎服,不一时痛止。连进四服,症减其七,余三分有脓不痛而溃,五日收功。

钱国宾治湖州三官庙僧大乘,发背,长二尺,阔八寸,深寸许,中间如蜂窝,二百余头,流脓,痛极欲死,乃半身发也。此僧素喜爆炙,多动肝气,其脉浮洪,可救。以新槐子一合,生白矾一钱,盛锡壶内,冲滚水二三碗,再以壶炖水内,煮十数滚,令味尽出,陆续饮之,至五七壶痛止。外用绿膏药,取松香一斤五两,烧酒五斤,微火煮干为度,倾冷水内,以手捻成松子百次,去水酒湿气。用全蝎二十一个,蜈蚣二十条,真蟾酥五钱,乳香、没药各三钱,铜绿八钱,各另研。方以松香化开,入香油少许,试老嫩成膏,待松香冷定,方入细药搅匀,盛瓷罐内,隔水炖摊。一日一换,每次下腐肉一层,生肌如石榴子,二十日收口。此膏妙在一长齐平,不比别膏自周围长至豆大,难收口也。凡冤业大毒,一切通治。内外治法,俱有巧思。

治发背膏药方:滴乳香,箬包烧红,砖压去油,四两;净没药四两,制同上;白色儿茶、上好银朱、鲜红血竭、杭州定粉、上好黄丹,各四两;上好铜绿三钱。以上俱各碾至无渣为度,筛极细末和匀,瓷瓶密贮。临用照患之大小,用夹连四油纸一块,以针多刺小孔,每张以药末五钱,麻油调摊纸上,再用油纸一块盖上,周围用线将二纸合缝一处,贴患上,即止痛化腐生新。过三日,将膏揭开,煎葱汤将患洗净,软绢拭干,将膏药翻过,用针照前刺小孔贴之。无火之人,内服十全大补汤。有火者,减去肉桂、姜、枣,兼以饮食滋补,无不取效。

治发背初起方:远志肉甘草汁煮,去骨。五钱,甘草一钱五分,鲜甘菊花叶一两,贝母三钱,鲜忍冬藤五钱,紫花地丁五钱,连翘一钱,白芨三钱。

又托里败毒散:绵黄芪盐水炒,三钱或五钱,或八钱、一两;水炙甘草节二钱,可加至四五钱;赤芍二钱;金银花三钱;茜草江西出、细如灯心者,三钱;何首乌五钱;白僵蚕炙研,六分;白芨二钱五分;皂角刺一钱;贝母二钱;天花粉三钱;穿山甲土炒、研，一钱；鼠粘子炒研，一钱；蝉蜕去翼足，一钱。先用夏枯草五两，河水五大碗，煎三碗，入前药同煎至一碗，不拘时服。阴证去后五味，加人参三钱，麦冬五钱。

又溃后服方：人参三钱；麦冬五钱；绵黄芪蜜炒，五钱或一两；炙甘草二钱；五味子蜜拌蒸，一钱；白芍酒炒，三钱；金银花三钱；山药炒，三钱。水煎服。溃疡忌术，肿疡忌当归。《广笔记》。

肺痈肺痿

薛立斋治一妇人，素血虚，发热咳嗽，服痰火之剂后，吐脓血，面赤脉数，其热甚危，此脓成而气血虚也。用八珍汤补元气，桔梗汤治之而愈。

一妇人感冒风寒，或用发表之剂，反咳嗽喘急，饮食少思，胸膈不利，大便不通，右寸关浮数，欲用疏通之剂。薛曰：此因脾土亏损，不能生肺金，若更利之，复耗津液，必患肺痈矣。不信，仍利之，虚症悉至，后果吐脓。乃朝用补中益气汤，夕用桔梗汤，各数剂，吐脓渐止。又朝仍用前汤，夕用十全大补汤，各五十剂，喜其善调理获愈。

一妇人咳嗽吐痰，胸膈作痛，右寸关浮滑，项下牵强，此脾胃积热之痰，非痈患也。以二陈、山栀、白术、桔梗治之而安。

一妇人素血虚内热，时咳。甲辰孟冬，两尺浮洪，以脾不健请治。曰：防患肺症。丙午孟春果咳嗽，左右寸脉洪数，肺痈也。脓已成，右寸脉仍洪数，乃心火克肺金，夏令可忧。用壮水健脾之剂稍愈。彼遽自忽，不自调摄，果殁于夏令。

喻嘉言治施眉苍肺痿，喘嗽吐清痰，肢体软痿，不能举动，脉来虚数，以蛤蚧二十枚，酒浸酥炙，人参、黑参各十两，蜜丸，时时噙化，不终剂而痊。出《张氏医通》。

张路玉治陆去非肺痿，声飒吐痰，午后发热，自汗，左脉弦细，右脉虚濡，平昔劳心耽色所致。先与生脉散合保元汤，次与异功散加黄芪并姜、枣，与都气丸，晨夕间进，调补半月，热除痰止，月余方得声清。

孙起伯肺胀，服耗气药过多，脉浮大，而重按豁然，饮食不入。幸得溺清便坚，金土未愈。与《局方》七气丸，每剂用人参三钱，肉桂、半夏曲、炙甘草各一钱，生姜四片，四剂霍然。盖肺胀实症居多，此脉虚大，当不以寻常论也。

一尼患肺胀，喘鸣肩息，服下气止嗽药不应，渐至胸腹胀满。脉得气口弦细而涩。此必劳力气上，误饮冷水伤肺，肺气不能收敛所致也。遂与越婢汤减麻黄，加细辛、葶苈，大泻肺气而安。

一酒客严冬醉卧，渴饮冷茶，肺胀喘咳，脉得气口沉紧搏指。与小青龙去白芍，加葶苈、半夏，一剂而痊，则知肺胀喘满，当以葶苈为向导也，非实症未可轻投。

孙文垣治初阳侄妇，先时咳嗽，诸治无功，嗽急则吐，用碧玉散二钱，白汤调下立止。半年后咳嗽，胸背隐隐疼痛，常内热，吐出桃红脓甚多且腥秽，右胁并乳胀痛。诊之，脉洪数，大便燥，肌骨瘦立，此肺痈症也。用贝母、茜根、白芍各一钱，知母、麦冬、山栀、紫菀各八分，桑皮、当归、丹皮、杏仁各七分，苡仁一钱五分，甘草、葶苈各五分，服之甚安，但稍停即发。或云：肺窍中痰积瘀血尚多，未能即去，宜缓图之，候脓尽当愈。孙谓：丹溪虽有此言，亦不可执。设不以药消化之，必俟其自已，恐岁月深而有他变，且中年之人，何能当此？莫若清热润肺，消痰化瘀，久服或早愈也。或又谓：久嗽伤肺宜补，每补必增热加痛加咳而脓转多。仍依法治之，二年良愈。

喻嘉言治陆令仪母，平日持斋，肠胃素槁，天癸已绝，复淋沥不止，治之久痊。值秋月燥金太过，湿虫不生，人多病咳。而血虚津槁之躯，受伤独猛，胸胁紧张，上气喘急，卧寐不宁，咳动则大痛，痰中带血而腥，食不易入，声不易出，寒热交作。申酉二时，燥金用事，诸苦倍增，脉时大时小，时牢伏时弦紧，服清肺药无进退。告以肺痈将成，高年难任，以葶苈大枣泻肺汤，先通肺气之壅。即觉气稍平，食少入，痰稍易出，身稍可侧，大有生机。喻曰：未也。因见来势太急，不得已取快一时，暂开者易至复闭，迨复闭则前法不可再用矣。今乘其暂开，多方以图，必在六十日后，交立冬节，方是愈期。盖身中之燥，与时令之燥，胶结不解，必俟燥金退气，肺金乃宁。后六十日间，屡危屡安。大率皆用活法斡旋，缘病不可补，而脾虚又不能生肺，肺燥喜润，而脾滞又难于运食。今日脾虚，不思饮食，则于清肺中少加参、术以补脾；明日肺燥，热盛咳嗽，则于清肺中少加阿胶以润燥。日复一日，扶至立冬之午刻，病者忽自云：内中光景，大觉清爽，可得生矣。奇哉，天时之燥去，而肺金之燥遂下传大肠，五六日不一大便，略一润肠，旋即解散，正以客邪易去耳。至小雪节，康健加餐，倍于曩昔。盖胃中空虚已久，势必复其容受之常，方为全愈也。

薛立斋治一男子神劳，冬月患咳嗽，服解毒之药，自以为便。曰：此因肺气虚弱，腠理不密，而外邪所感也。当急补其母，是治本也。始服六君子汤，内去参、术，反加紫苏、枳壳之类，以致元气亦虚，生肺痈而殁。

一武职，因饮食起居失宜，咳嗽吐痰，用化痰止嗽之药。时仲夏，左尺洪数而无力，胸满面赤，吐痰腥臭，自汗。曰：肾虚水泛为痰，而反重亡津液，得非肺痈乎？不信，仍服前药。翌日吐脓，脉数，右寸为甚，用桔梗汤一剂，脉数与脓顿减。又二剂将愈，佐以六味而痊。

一男子咳嗽喘急，发热烦躁，面赤咽痛，脉洪大，用黄连解毒汤，二剂少退。更以栀子汤，四剂而安。此肺痈将成未成之候。

薛立斋治一男子患肺痿，咳嗽喘急，吐痰腥臭，胸满咽干，脉洪数，用人参平肺散六剂，及饮童便，诸症悉退。更以紫菀茸汤而愈。童便虽云治虚火，常治疮疡焮肿，疼痛发热作渴，及肺痿肺痈发热口渴者尤效。

一仆年逾三十，嗽久不愈，病久故可用涩。气壅不利，睡卧不安，咯吐脓血，甚觉可畏，其主已弃之矣。与宁肺散一服少愈，又服而止大半，乃以宁肺散汤数剂而痊。所以有是病必用是药，若以前散性涩而不用，何以得愈？

上舍毛体仁素阴虚，春初咳嗽，胸中隐痛，肾脉洪数，肺脉数而时不见。曰：内当结痈，先用六味地黄丸料一剂服之。翌日来谓曰：昨得良剂，嗽愈六七，务求一方，到监调理。曰：阴虚火炎，患痈之症，第因元气虚弱，未能发出，因其易忽，薛不能治。乃别用降火化痰等剂，愈甚。月余复请诊之，脉洪滑而数。曰：脓已成矣，当请常治者同论针之，且免内溃之患。仍不决。又月余请视，他医已先开疮孔偏上，兜脓不出，仍内溃，脉愈洪大。曰：脉洪滑而数，其舌青黯，内脏已坏，无能为也。后果然。

一男子咳嗽，两胁胀满，咽干口燥，咳唾腥臭。以桔梗汤四剂而唾脓，以排脓散数服而止，乃以补阴排脓之剂而瘳。

一男子咳而脓不止，脉不退，诸药不应，甚危。用柘黄丸一服少愈，再服即退，数服而痊。柘黄一两为末，百齿霜即梳垢。二钱，用糊为丸如梧桐子大，每服三五丸，米饮下。柘黄乃柘树所生者，其色黄，状似灵芝，江南最多，北方鲜有。

一妇人吐脓，五心烦热，口渴胸闷。以四顺散三剂少止，以排脓散数服而安。排脓散：黄芪、白芷、五味、人参。四顺散：贝母、紫菀、桔梗各一钱，半夏、甘草各七分。作一剂，水煎食远服。

一男子因劳咳嗽不止，项强而痛，脉微紧而数，此肺痈也。尚未成脓，欲用托里益气药。彼不信，仍服发散药，致血气愈虚，吐脓不止，竟不救。经曰：肺内主气，外司皮毛。若肺气虚，则腠理不密，皮毛不泽。肺受伤，则皮毛错纵。故患痈痿肠痈者，必致皮毛如此，以其气不荣养而然也。亦有服表药，见邪不解而仍用发表，殊不知邪不解者，非邪不能解，多因腠理不密，而邪复入也。专用发表，则腠理愈虚，邪愈易入，反为败症矣。宜诊其脉，邪在表者，止当和解而实腠理，乘虚复入者，亦当和解兼实腠理，故用托里益气之药。若小便赤色，为肺热所传，短少为肺气虚。盖肺为母，肾为子，母虚不能生子故也。亦有小便频者，亦为肺虚，不能约制耳。

一男子面白神劳咳嗽，胸臆隐痛，其脉滑数。以为肺痈，欲用桔梗汤。不信，服败毒散，致咳嗽愈甚，吐痰腥臭始悟。仍服前汤四剂，咳嗽少定。又以四顺散四剂而脉静，更以托里药数剂而愈。大抵劳伤血气则腠理不密，风邪乘肺，风热相搏，蕴结不散,必致喘咳。又因汗下过度,则津液重亡,遂成斯症。若寸脉数而虚者为肺痿,数而实者为肺痈。脉微紧而数者,未有脓也;紧甚而数者,已有脓也。唾脓而止,脉短而面白者,易治;脓不止,脉洪大而面赤色者,不治。使其治早可救,脓成则无及矣。《金匮方论》热在上焦者,因咳为肺痿。得之或从汗出,或从呕吐,或从消渴,小便利数,或从便难。人被下药快利,重亡津液,故寸口脉数。其人燥咳,胸中隐隐时痛,脉反滑数,此为肺痈。咳吐脓血,脉数虚者为肺痿,数实者为肺痈。

一童子气禀不足,患肺痈,吐脓腥臭,皮毛枯槁,脉浮,按之涩,更无力,用钟乳粉汤治之。

一男子患之,形症皆同,惟咽喉时或作痒,痰多,胁痛,难于睡卧,用紫菀茸汤治之而病愈。

一弱人咳脓,日晡发热,夜间盗汗,脉浮数而紧。用人参五味子汤,数剂而愈,以菀茸汤月余而痊。

一男子患肺痿,咳嗽喘急,吐痰腥臭,胸满咽干,脉洪数。用人参平肺散六剂及饮童便,诸症悉退,更以紫菀茸汤而愈。童便虽云专治虚火,常治疮疡肿焮疼痛,发热作渴及肺痿肺痈,发热口渴者尤效。

一妇人患肺痿咳嗽,吐痰腥臭,日晡发热,脉数无力。用地骨皮治之热止,更用人参养肺汤,月余而安。

一男子前病肺痈,后又患咳嗽,头眩吐沫,饮食少思,小便频数,服解毒散、化痰药不应。诊之,脾肺二脉虚甚,谓晕眩唾涎,属脾气不能上升;小便无度,乃肺气不得下降,尚未成脓耳。投以加味理中汤四剂,诸症已退大半,更用钟乳粉汤而安。河间曰:《金匮》云,肺痿属热,如咳嗽肺瘪,声哑声嘶,咯血,此属阴虚热甚然也。本论治肺痿吐涎沫而不咳者,其人不渴,必遗尿,小便数,以上虚不能制下故也。此为肺中冷,必眩,多涎唾,用甘草、干姜,此属寒也。脉痿,涎唾多,心中温温液液者,用炙甘草汤,此补虚劳也。亦与补阴虚火热不同,是皆宜分治,故肺痿又有寒热之异也。

赵以德治一妇人,年二十余患肺痈,胸膺间患一窍,口中所咳脓血,与窍相应而出。以人参、黄芪、当归补气血剂,加退热排脓等药,服之,不一月而安。《药要或问》。

治肺痈,目击神效,其法用百年芥菜卤久窨地中者,数匙立起。此卤嘉兴府城中大家多藏之。

《广笔记》:鱼腥草不住口食之,治肺痈吐脓血,神方也。正名蕺草,兼治鱼口。

雄按:此方可治鸦片烟瘾。

薛立斋治陆司厅子仁,春间咳嗽,吐痰腥秽,胸满气促,皮肤纵,项强脉数,此肺疽也。盖肺系在项,肺伤则系伤,故牵引不能转侧。肺者气之本,其华在毛,其充在皮,肺伤不能摄气,故胁胀气促而皮肤纵。东垣云:肺疽之脉微紧而数者,未有脓也;紧甚而数者,已有脓也。其脉来紧数,则脓已成,遂以人参、黄芪、当归、川芎、白芷、贝母、麦冬、蒌仁、桔梗、防风、甘草,兼以蜡矾丸及太乙膏治之,脓尽脉涩而愈。至冬,脉复数。经云,饮食劳倦则伤脾,脾伤不能生肺金。形寒饮冷则伤肺,肺伤不能生肾水,肾水不足则心火炽盛,故脉来洪数。经云,冬见心脉而不治。后果殁于火旺之月。凡肺疽愈而复作,多不治。余常治三人,一间三年,两间一年,皆复作而殁。

周国用年逾三十,患咳嗽,项强气促,右寸脉数,此肺疽也。东垣云:风中于胃,呼气不入,热攻于荣,吸气不出。风伤皮毛,热伤血脉,风热相搏,血气稽留于肺,变成疮疽。诊其脉数而虚者,肺痿也,数而实者,肺疽也。今诊脉滑,此疽脓已成。以排脓托里之药,及蜡矾丸治之,脉渐涩而愈。锦衣李大器亦患此,吐脓,面赤脉大。谓肺病脉宜涩,面宜白,今脉大面赤,火克金也,不可治。果殁。

一男子年逾四十,喘咳胁痛,胸满气促,右寸脉大,此风热蕴于肺也。尚未成疮,属有余之症,意欲以泻白散治之。彼谓肺气素怯,不然之,乃服补药,喘咳愈甚。两月后复请视之,汗出如油,喘而不休,此肺气已绝,不治。果殁。夫肺气充实二语赘,邪何从袭?邪气既入,则宜去之,故用泻白散,所以泻肺气之邪也。邪气既去,则真自实矣。

姚应凤治某叟,患胀满,诸医多云隔症。应凤曰:此肺痈耳。令病者闭目,取一大盘水,向病者项上倾之,病者陡大惊,亟举刀直刺心坎,泻脓血数碗而愈。人问之,应凤曰:心尖下垂,水泼而惊,惊则心系提,吾刀可入也。《仁和县志》。

沈夫人患嗽血,昼夜不休。应凤曰:肺虑痿,不虑溃,今溃至第三叶,尚可生也。先投洗肺汤已,令食猪肺数十斤遂愈。

王洪绪曰:诸患易识,独肺中患毒难觉。凡两脚骨疼痛者,或脚骨不痛而舌下生如细豆一粒者,再心口直上,内作微疼及咳嗽口干咽燥,皆肺中生毒之候也。即用甘草、桔梗各三钱煎服,服后如觉少安,肺之患毒无疑矣。以犀黄丸十服,服完全愈。此是预识先治,百无一死者。余每见此症吐脓,脓色皆白,故称肺疽,用犀黄丸治无不效。或用陈年盐菜卤,每早取半杯滚豆浆冲服,服后胸中一块塞上塞下,数次方能吐出,连吐恶脓,日服至愈。患此症者,终身戒食鸭蛋、白鲞、红萝卜、著甲鱼、石首鱼,食则复发不救。

《千金》苇茎汤:苇茎二斤,薏苡仁半斤,桃仁五十枚,瓜瓣半斤。以水五斗,先煮苇茎得五升,去渣,内诸药,煮取二升,服一升,再服当吐如脓。王晋三曰:是方也,推作者之意,病在膈上,越之使吐也。盖肺痈由于气血混一,荣卫不分,以二味凉其气,二味行其血,分清荣卫之气,因势涌越,诚为先著。其瓜瓣当用丝瓜者良。

时珍曰：丝瓜经络贯串，房隔联属，能通人脉络脏腑，消肿化痰，治诸血病，与桃仁有相须之理。苡仁下气，苇茎上升，一升一降，激而行其气血，则肉之未败者，不致成脓，痈之已溃者，能令吐出矣。今时用嫩苇根，性寒涤热，冬瓜瓣性急趋下，合之二仁，变成润下之方，借以治肺痈，其义颇善。徐灵胎曰：此治肺痈之主方也。

徐灵胎曰：古之医者，无分内外，又学有根柢，故能无病不识。后世内外科既分，则显然为内症者，内科治之，显然为外症者，外科治之。其有病在腹中，内外未显然者，则各执一说，各拟一方，历试诸药，皆无效验，轻者变重，重者即殒矣。此等症不特外科当知之，即内科亦不可不辨分真确，知非己责，即勿施治，毋致临危束手而后委他人也。腹内之痈有数症，有肺痈，有肝痈，有胃脘痈，有小肠痈，有大肠痈，有膀胱痈。惟肺痈咳吐腥痰，人犹易辨，余者或以为痞结，或以为瘀血，或以为寒痰，或以为食积。医药杂投，及至成脓，治已无及，并有不及成脓而死者。病者医者，始终不知何以致死，比比然也。今先辨明痞结、瘀血、寒痰、食积之状。凡痞结、瘀血，必有所因，且由渐而成。寒痰则痛止无定，又必另现痰症；食积则必有受伤之日，且三五日后，大便通即散。惟外症则痛有常所，而迁延益甚。《金匮》云：诸脉浮数，应当发热，而反洒渐恶寒，若有痛处，当发其痈。以手按肿上，热者有脓，不热者无脓。此数句乃内痈真谛也。又云：肠痈之为病，身甲错，腹皮急，按之濡如肿状，腹无积聚，身无热是也。若肝痈则胁内隐隐痛，日久亦吐脓血。小肠痈与大肠痈相似而位略高。膀胱痈则痛在少腹之下，近毛际，著皮即痛，小便亦艰而痛。胃脘痈则有虚实二种，其实者易消，若成脓，必大吐脓血而愈。惟虚症则多不治。先胃中痛胀，久而心下渐高，其坚如石，或有寒热，饮食不进，按之尤痛，形体枯瘦，此乃思虑伤脾之症，不待痈成即死。故凡腹中有一定痛处，恶寒倦卧不能食者，皆当审察，防成内痈。慎毋因循求治于不明之人，以致久而脓溃，自伤其生也。

腹　痛

薛立斋治上舍周一元，腹患痛，三月不愈，脓水清稀，朝寒暮热。服四物、知、柏之类，食少作泻，痰涎上涌。服二陈、枳实之类，痰涎愈甚，胸膈痞闷。问故，曰：朝寒暮热，血气虚也，食少作泻，脾肾虚也，悉因真气虚而邪气实也。当先壮其胃气，使诸脏有所禀而邪自退矣。乃遂用六君子、黄芪、当归，数剂诸症渐退。又用十全大补汤，肌肉渐敛，更用补中益气调理而愈。

从侄孙年十四而毕姻。乙巳春，年二十四，腹中作痛。用大黄等药二剂，下血甚多，胸腹胀满，痰喘发热。又服破气降火药，一剂汗出如水，手足如冰。薛归诊之，左关洪数，右关尤甚，乃腹痛也。虽能收敛，至夏必变而成瘵症。用参、芪各一两，归、术各五钱，陈皮、茯苓各三钱，炙草、炮姜各一钱，二剂诸症稍退，腹始微赤，按之觉痛。又二剂作痛，又二剂肿痛，脉滑数。针出脓瘀，更用大补汤，精神饮食如故。因遗精，患处色黯，用前药加五味、山萸、山药、骨脂、吴萸等剂，疮口渐敛，瘵症悉具。其脉非洪大而数，即微细如无，惟专服独参汤、人乳汁少复，良久仍脱。曰：当备后事，以俟火旺，乃祷鬼神。巫者历言往事如见，更示以方药，皆峻利之剂，且言保其必生。敬信服之，后果殁。经曰：拘于鬼神者，不可与言至德。而况又轻信方药于邪妄之人耶，书此以警后患。

薛立斋治一男子，腹患痈，肿硬不溃，乃阳气虚弱，呕吐少食，乃胃气虚寒，法当温补脾胃。假如肿赤痛甚，烦躁脉实而呕，为有余，当下之；肿硬不溃，脉弱而呕，为不足，当补之。若痛伤胃气，或感寒邪秽气而呕者，虽肿疡，犹当助胃壮气。彼信不真，仍服攻伐药而呕甚。复请治，脉微弱而发热。曰：热而脉反静，脱血脉反实，汗后脉反躁者，皆为逆也。辞不治，果殁。

秋官钱可容腹患痈，焮肿烦渴作痛，饮冷，大便不通，脉沉数实，此热毒蕴于内。清热用消毒散加大黄二钱，一剂诸症悉退。但形气顿虚，用托里消毒散去银花、白芷，倍加参、芪、归、术而安。

毛砺安侧室，肚患痈月余矣，色黯不肿，内痛作呕，饮食不入，四肢逆冷，其脉或脱绝或浮大，杂用定痛败毒之药。曰：此气血俱虚而作痛，内决无脓，不治之症也。强用大温补之药，二剂痛止色赤，饮食少进。谓但可延日而已。人皆以为有脓，复强针之，又用大补之剂，始生清脓少许。众仍以为毒结于内，用攻脓保其必生，殊不知乃速其死耳。惜哉。

一男子腹患痈，肿硬木闷，烦热便秘，脉数而实，以黄连内疏汤，一剂少愈。以黄连解毒散，二剂顿退。更以金银花散四剂，疮头出水而消。

一男年逾三十，患腹痛肿，脉数喜冷。齐氏云：疮疡肿起坚硬，疮疽之实也。河间云：肿硬木闷，喜饮冷，邪气在内也。遂用清凉饮，倍用大黄，三剂稍缓。次以四物汤加芩、连、山栀、木通，四剂而遂溃。更以十宣散去参、芪、肉桂，加金银花、天花粉渐愈。彼欲速效，自服温补之剂，致腹俱肿，小便不利。仍以清凉饮治之，脓溃数碗，再以托里药治之愈。东垣云：疮疽之发，其受有内外之别，治之有寒温之异。受之外者，法当托里以温剂，反用寒药，则是皮毛始受之邪，引入骨髓。受之内者，法当疏利以寒剂，反用温补托里，则是骨髓之病，上彻毛皮，表里通溃，共为一疮，助邪为毒，苦楚百倍，轻则几殆，重则死矣。

一男子素好酒色，小腹患毒，脉弱微痛，欲求内消。谓当助胃壮气，兼行经活血药佐之可消，不宜用败毒等药。彼欲速效，乃自用之，病热果盛，疮亦不溃，饮食少思。迨两月余复请治，诊其脉愈弱，盗汗不止，聚肿不溃，肌寒肉冷，自汗色脱。此气血俱虚也，故不能发肿成脓。以十全大补汤三十余服，遂成脓。刺之反加烦躁脉，此亡阳也。以圣愈汤服二剂，仍用前药百帖愈。

刘贵患腹痛，焮痛，烦躁作呕，脉实。河间云：疮疡者，火之属，须分内外，以治其本。若脉沉实者，先当疏其内，以绝其源。又曰：呕哕以烦，脉沉而实，肿硬木闷，或皮肉不变，邪气在内，宜内疏黄连汤治之。今作呕脉实，毒在内也，遂用前汤通利二三行，诸症悉退。更以连翘消毒散而愈。

一人患腹痛，脓熟开迟，脉微细。脓出后，疮口微脓如蟹吐沫，此内溃透膜也。凡疮疡透膜，十无一生，虽以大补药治之，亦不能救。此可为待脓自出之戒也。

黄师文云：男子服建中汤，妇人服四物汤，往往十七八得，但时为之损益耳。有男病小腹一大痈，其诸弟侮之曰：今日用建中汤否？师文曰：服建中汤。俄而痈溃。盖小腹痈本虚，其热毒乘虚而入，建中汤既补虚，而黄芪且溃脓也。《北窗炙輠》。

腰 疽

薛立斋治府庠彭碧溪，患腰疽，服寒凉败毒之药，色黯不痛，疮头如铺黍，背重不能安寝，耳聩目白，面赤无神，小便频涩，作渴迷闷，气粗短促，脉浮数，重按如无。先用滋水之药一剂，少顷，便利渴止，背即轻爽。乃砭出瘀血，以艾半斤许，明灸患处，外敷乌金膏，内服参、芪、归、术、肉桂等药至数剂，元气稍复。自疑肉桂辛热，一日不用，手足并冷，大便不禁。仍用肉桂及补骨脂二钱，肉豆蔻一钱，大便复常，其肉渐溃。更用当归膏以生肌肉，八珍汤以补气血而愈。

锦衣傅允承母，年逾七十，腰生一瘤，作痒异常，脉浮数，反恶寒，曰：此疮疡症也。未溃而先弱，何以收敛？况大便不通，则真气已竭，治之无功。因恳请不得已，用六君加藿香、神曲。数剂饮食渐进，大便始通，更用峻补之剂，溃而脓清作渴。再用参、芪、归、地、麦冬、五味，渴止。彼喜曰：可无虞矣。曰：尚难收敛，先日之言也。彼疑，遂速他医，卒致不起。

举人顾东溪，久作渴。六月初，腰患疽，不慎起居，疮溃尺许，色黯败臭，小便如淋，唇裂口刺。七月终请治，左尺洪数，左关浮涩，谓先渴而患疽者，乃肾水干涸，虚火上炎，多致不起。今脓水败臭，色黯不痛，疮口张大，乃脾气败而肌肉死也；小便如淋，痰壅喘促，口干舌裂，乃脾肺败而肾水绝也。左尺洪数，肾无所生也；左关浮涩，肺克肝也。况当金旺之际，危殆速矣。二日后果殁。盖此症发于两月方殁者，乃元气虚不能收敛也。若预为调补，使气血无亏，亦有得生者。

一男子腰患毒，脓熟不溃。针之，脓大泄，反加烦躁，以圣愈散汤四剂而宁。更以人参养荣汤加麦冬、五味，两月而愈。此人后患湿气，遂为痼疾。凡疮脓血去多，疮口难合，尤当补益，务使气血平复，否则更患他症，必难治疗。慎之。

一男子腰中患疽，发而不溃，其气血止能发起，不能培养为脓也。投大补药数剂而溃，又数剂脓出尚清。乃服参芪归术膏斤余，脓少稠。数斤，脓渐稠，肌肉顿生。大凡痈疽藉血气为主，若患而不起，或溃而不腐，或不收敛，及脓少或清，皆气血之虚也。宜大补之，最忌攻伐之剂。亦有脓反多者，乃气血不能禁止故也。若溃后发热作渴，脉大而脓愈多，属真气虚而邪气实也，俱不治。常见血气充实之人，患疮皆肿高色赤，易腐溃而脓且稠，又易于收敛。怯弱之人多不起发，不腐溃，又难于收敛。若不审察而妄投攻剂，虚虚之祸不免矣。若患后当调养，若瘰疬流注之症，尤当补益也。否则更患他症，必难于措治。慎之。

有人腰间生一毒痈，红肿未破皮，痛不可忍，俯躬而行。一人取新杀牡猪肝，切片如疮贴上，外以布缠定。一对昼，其病良已。肝色变黑，臭不可近，弃之地，犬不食。下有小指大一点尚硬，乃肝少未贴满所致，竟亦无他。

薛立斋治昆山张举人元忠，孟秋患腰疽，疮头如大豆粒，根大三寸许，微肿略赤，虚症悉具。用桑枝灸患处，服活命饮一剂，肿起色赤，饮食仍少。用香砂六君子汤四剂，食渐进。后用大补药，脓虽成而不溃。乃每剂加附子一片，二剂后，脓自涌出，旬日而愈。

陆氏女初嫁患腰痈，不肿，脉沉滑，神思倦怠，此为内发七情之火，饮食之毒所致。以托里药一剂，下瘀脓升许。陈良甫曰：疮未溃内陷，面青唇黑者不治。果殁。

王洪绪治一人患腰疽，根盘围阔二尺余，前连腹，后接背，不红不肿，不痛不软，按之如木。王举方用炮姜、肉桂。他医以为暑月，安可用此热剂？改服攻托清凉。阅五日，病者神昏无主。复延诊，患仍不痛，色如隔宿猪肝，言语不清，饮食不进。王曰：过今晚商治，是夜即毙。

又一人患此，服以阳和汤，次日觉松。又一帖，疽消小半。赶合犀黄丸与阳和汤轮转间服，五日而愈。阳和汤方：熟地一两，麻黄五分，鹿角胶三钱，白芥子二钱，肉桂一钱，甘草一钱，炮姜炭五分。此方麻黄得熟地不发表，熟地有麻黄不凝膈，神用在斯。主治骨槽风、流注、阴疽、脱骨疽、鹤膝风、乳岩、结核、石疽、附骨疽及漫肿无头、平塌白陷，一切阴凝等证。犀黄丸方：乳香一两，没药一两，麝香一钱五分，牛黄三分。共为末，用饭捣丸，每服三钱，陈酒送。上部临卧服，下部空心服。主治一切阴疽大毒。

卷三十三 外科

肠 痈

《华佗传》军吏李成苦咳嗽,昼夜不寐,时吐脓血。以问佗,佗言君病肠痈,咳之所吐,非从肺来也。与君散两钱,当吐二升余脓血,吐讫自养一月,可小起,好自将爱,一年便健。十八岁当一小发,服此散亦行复瘥。若不得此药,故当死。复与两钱散,成得药去。五六岁,亲中人有疾如成者,谓成曰:卿今强健我欲死,何忍无急弄药,松之按:古语以藏为弄。以待不祥?先持贷我,我瘥,为卿从华佗更索。成与之。已故致谯,适佗见收,匆匆不忍从求。后阅十八年成病,竟发无药可服,以至于死。《三国志》。

薛立斋治金台院金宪,年逾五十,腹内隐痛,小便如淋,皮肤错纵,而脉滑数,此肠痈也。脉滑数则脓已成,遂以广东牛皮胶溶化,送太乙膏,下脓升许。更以排脓托里药及蜡矾丸而愈。

孙文垣治染匠妇,腹痛两年。或以为寒为热,为气为血,为虫为积,治不效。或与膏药大如斗,贴之,痛益剧,欲去揭之,牢粘不可揭。卧舟中,数人扶之不起。往诊,见其面色苍黑,两手枯燥如柴,六脉皆洪数。腹痛脉洪数,内痈可知。其得生亦赖此。问其痛之所在,解衣指示,痛有定处。始知膏药牢粘。叩其不能起步之由,乃左脚不可动,动则痛应于心。察其色脉,皆非死候,此必肠痈。左脚不能举动,是其征也。俗名缩脚肠痈。与荣卫反魂汤加金银花为君,四帖,酒水各半煎服。一帖痛稍减,二帖下臭脓半桶,病全减,膏药亦不揭自落。四帖完,其妇与匠来谢,并求善后之方。

龚子才治一妇人,腹痛如锥,每痛欲死,不可着手,六脉洪数,此肠痈也。用穿山甲炒、白芷、贝母、僵蚕、大黄,合一大剂,水煎服,脓血从小便处出而愈。

李士材治吴光禄夫人,患腹满而痛,喘急异常,饮食不进。或用理气利水之剂,二十日不效。诊之,脉大而数,右尺为甚。令人按腹,手不可近。曰:此大肠痈也,脉数为脓已成。用黄芪、角刺、白芷之类,加葵根一两,煎一碗顿服之。未申痛甚,至夜半脓血大下,昏晕不支,即与独参汤稍安。更与十全大补,两月而愈。

周汉卿治义乌陈氏子,腹有块,扪之如罂。汉卿曰:此肠痈也。用大针灼而刺之,入三寸许,脓随针进出有声愈。《明史》。

薛立斋诊秀水卜封君,善饮,腹痛便泻,服分利化痰等剂不应。其脉滑数,肤皮甲错,谓此酒毒,致肠痈而溃败也,辞不治。仍服煎剂,果便脓而殁。

孙某治一女子腹痛,百方不效,脉滑数,时作热,腹微急。孙曰:痛病脉当沉细,今滑数,肠痈也。以云母膏一两,为丸如梧子大,以牛皮胶溶入酒中,并水吞之,饷时服尽,下脓血愈。《外科心法》。

薛立斋治通府张廷用患肠痈,两月余矣,时出白脓,体倦恶寒,此邪气去而中气虚也。用托里散兼益气汤,徐徐呷之。又令以猪肚肺煮烂,取其汤调米粉煮,时呷半盏,后渐调理而痊。

一男子小腹痛而坚硬,小便数,汗时出,脉迟紧。以大黄汤一剂,下瘀合许,以薏苡仁汤四剂而安。苡仁、栝楼各三钱,丹皮、桃仁各二钱。

一男子患肠痈,脓已成。用云母膏一服,下脓升许,更以排脓托里药而愈。后因不守禁忌,以致不救。

一人患肠痈,伛偻痛不能伸。有道人教以饮纯黄犬血二碗,和白酒服。其人遂饮至四碗,次日下脓血尽而瘳。《广笔记》。

肠风脏毒

孙文垣治潘大司马,常有肠风之症,八月丁祭学博馈鹿血,食之血暴下,用槐角子五钱,黄连、枳壳、地榆、贯众各三钱,一服而止。潘善其方,书之粘壁间,遇有便血者,依方服之,无不立效。

陈鹿塘原有肠风脏毒之症,大便燥结,数日不能一行,痛苦殊甚,此胃寒肠热也。其脉两寸皆数,两关弦而无力,两尺洪滑,而左尤甚。久治不效,因忆东垣有云:大肠喜清而恶热,脾胃喜温而恶寒,以胃属土,肠属金也。乃制一方,专以肠风脏毒药为主,外以养血之药裹之,使不伤胃气。盖药先入胃,后入大肠,入胃时裹药未化,及入大肠,则裹药化而君药始见,庶几两不相妨。因以九制大黄二两,槐花三两,木耳二两,郁李仁、皂角子、象牙屑、条芩各一两,血余、升麻、荆芥穗各五钱,共为末,炼蜜为丸,赤豆大,外以四物加蒲黄各一两为衣。米饮送下,空心及下午各二钱,血果止,大便不燥,饮食日加而愈。

王祖泉大便里急后重，腹痛，日夜下紫稠粘三四十度，作痢治，三月不效。肌瘦懒食，眼合懒开，悉以为不治。脉之，六部濡弱，所下之色甚晦，状如芋苗汁，曰：此非痢，乃脏毒下血也。《医说》中人参樗皮散，正与此对。即制与之，其夜果减半，终剂全愈。方以人参、樗根白皮各二两，为末，空心米饮调二钱。忌肉汁、生菜、鱼腥。

汤封君简庵，血分热甚，以善饮致肠风，且心肾不交，以四物汤加枣仁、侧柏叶、槐花、连翘，蜜为丸，服之即愈。

吴孚先治张东铭，素患痔疾，兼后重之症，似痢非痢，登圊窘迫，行步如跨马状，坐亦作楚，六脉偏盛，稍觉无神，知为气血虚而挟湿热。用芎、归、芩、连、生地、槐角、楂肉、升麻，加人参二两，为丸。彼去参服之，不效，复入参，服半料已全愈。

张子和曰：一男子脏毒下血，当六月热不可堪，自分必死，忽思蜜水，猛舍性命饮一大盏，痛止血住。

汝南节度副使完颜君宝病脏毒，下瓪血发渴，寒热往来，延及六载，日渐瘦弱无力，面黄如染。张诊其两手脉沉而身凉。《内经》寒以为荣气在故生，可治。先以七宣丸下五七行，次以黄连解毒汤加当归、赤芍、地榆散，同煎服之，一月而愈。

方勺《泊宅编》云：外兄刘掾病脏毒下血，凡半月，自分必死。得一方，只以干柿烧灰，饭服二钱，遂愈。又王璆《百一方》云：曾通判子病下血十年，亦用此方，一服而愈。为丸为散皆可。《本草纲目》。

薛立斋治一男子脏毒下血，服凉血败毒药，不惟血不能止，且饮食少思，肢体愈倦，脉数，按之则涩，先以补中益气汤，数剂少止。更以六君子汤加升麻、炮姜，四剂而止。乃去炮姜，加芎、归，月余脾胃亦愈。常治积热，或风热下血者，先以败毒散散之；胃寒气弱者，用四君子汤，或参苓白术散补之，并效。

一男子脏毒下血，脾气素弱，用六君子汤加芎、归、枳壳、地榆、槐花，治之而愈。后因谋事，血复下，诸药不应。意思虑伤脾所致，投归脾汤四剂而痊。大抵此症，所致之由不一，当究其因而治之。丹溪云：芎归汤一剂，又调血之上品，热加茯苓、槐花，冷加茯苓、木香，此则自根自本之论也。虽然精气血出于谷气，惟大肠下血，以胃药收功。以四君子汤、参芪白术散，以枳壳散，小乌沉汤和之，胃气一回，血自循经络矣。肠风者，邪气外入，随感随见；脏毒者，蕴积毒久而始见。又云：人惟坐卧风湿，醉饱房劳，生冷停寒，酒面积热，以致荣血失道，渗入大肠，此肠风脏毒之所作也。挟热下血，清而色鲜，腹中有痛。挟冷下血，浊而色黯，腹内略痛。清则为肠风，浊则为脏毒。有先便而后血者，其来也远；有先血而后便者，其来也近。世俗屎前屎后之说，非也。治法大要，先当解散肠胃风邪，热则败毒散，冷则换金正气散加芎、归，后随其冷热治之。刘河间云：起居不节，用力过度，则络脉伤。阳络伤则血外溢,血外溢则衄血;阴络伤则血内溢,血内溢则便血。肠胃之络伤则溢血,肠外有寒汁沫,与血相搏,则并合凝聚不得散而成积矣。又《内经》云:肠澼下脓血,脉弦绝者死,滑大者生,血溢身热者死,身凉者生。诸方皆谓风热侵于大肠而然。若饮食有节,起居有时,肠胃不虚,邪气从何而入?

王执中云:何教授汤簿有肠风疾,积年不愈,取脊端穷骨,名龟尾,当中一灸除根,汤簿因传此方。后观《灸经》,此穴疗小儿脱肛泻血,盖岐伯灸小儿法也,后人因之以灸大人肠风泻血耳。盖大人、小儿之病,初不异故也。五痔便血失屎廻气,灸百壮,在脊穷骨上赤下白处。

痔 附脱肛。

孙文垣治周文川,肛上生一肿毒,月余脓溃矣,但少动则出鲜血不止,大便结燥,胸膈饱闷,饮食不思。脉之,两寸短弱,关弦尺洪滑,此气虚血热,陷于下部。宜补而升提,不然痔漏将作,可虑也。黄芪二钱,归身、地榆、槐花、枳壳各一钱,升麻、秦艽各七分,荆芥穗五分,甘草三分,服后胸膈宽。惟口苦甚,前方加酒连、连翘各五分而愈。

高仰山内人痔血,里急后重,饮食入腹,大便即行,昼夜五六度,五更咳嗽痰齁,肌肉脱,口作渴,由服凉血之剂过多,致脾气虚不能统血也。脉之,六部皆软弱无力。以六君子汤加荆芥穗、秦艽、陈皮、炮姜,四帖而饮食进,血全止,嗽亦定。减炮姜,倍加何首乌,又四帖,遂数年不发。

徐检老发寒热,臀近肛硬处生一毒,红肿而痛,坐卧为难。外科以镶针点开,插药线于内,涂以烂药,使脓血急溃。又与敷生肌药,使易收口。受谢而去,未半月,硬处之旁,又红肿痛,寒热交作。召前医,治法如前,受谢以去,递医递患,几半年矣。诊之,面色青惨,脉皆濡弱,手足如冰,饮食减半。究所服,则槐角、生地、黄檗之属。曰:此痔痈,非痔漏也。痔漏当用挂线,以五灰膏点之可愈。今肿硬无定处,离肛门且远,其初只可大补气血,即有毒亦宜托出,一脓而愈。此王道之治,不胜于针刀万万哉?乃内用寒凉,外用收口,动辄挂线,致凝滞流注,愈而屡发,非禀厚气强,六旬余人安能当此?与十全大补四帖,饮食加,手足暖。大便艰涩,向润之而不行者,今亦通利。再以首乌四两,人参、枸杞、当归、黄芪、熟地各二两,槐角、秦艽各一两,蜜丸服之,肿处出少脓全瘳。徐喜而谑曰:予非孙君,诸外科视此臀为金穴矣。呵呵。

医学博士齐德之云:予读《养生必效方》,见干义传僧觉海,少年患痔疾,其行业比冰霜，此缘饱食久坐。知痔疾者，不必酒色过度矣。故《素问》云：因而饱食，筋脉横解，肠澼为痔，治之故不同也。三神丸：枳壳、皂角、五倍，蜜丸，每服二三十丸。《精义》。

黄履素曰：予中年患痔，点洗都不效，惟白萝卜煎汤频洗差佳。近读《环中集》，载冬瓜皮同朴硝煎洗翻花痔立愈。又曰：以萝卜代冬瓜亦效。冬瓜未之试，萝卜已验矣。

薛立斋治儒者杨举元，素阴虚，劳则体肢倦怠，两足发热。服清热等药，热至腰膝，大便涩滞。饮食过多，则泻至年余，作渴吐痰，患痔出脓。仍不节劳，则忽恶寒发热。后患痛，脓水不止，气血虚甚，乃用六味丸、补中益气汤，滋养化源。喜其慎疾，年余而痊。

陈自明治一男子患痔，未成脓，苦痛，大便难，与神仙太乙丹一锭，去后二次，痛即止，不日而消。见蛊门。

薛立斋治一男子患痔，大便燥结，焮痛作渴，脉数，按之则热，以秦艽苍术汤，二帖少愈。更以四物汤加芩、连、槐花、枳壳，四剂而愈。

一男子素不慎酒色，患痔焮肿，肛门坠痛，兼下血，大便干燥，脉洪大，按之则涩，以当归郁李仁汤加桃仁，四剂少愈。更以四物汤加红花、桃仁、条芩、槐花，数帖而愈。大抵醉饱入房，则筋脉横解，或精气脱滞。脉络一虚，酒食之毒，乘虚流注，或淫极强固，精气遂传大肠，以致木乘火热而毁金。或食厚味过多，必成斯疾。夫受病者，燥气也；为病者，湿热也。宜以泻火和血润燥疏风之剂治之。若破而不愈，即成漏矣。有串臀者，有串阴者，有穿肠者，有秽从疮口而出者，形虽不同，治法颇似。其肠头肿成块者，湿热也；作痛者，风也；大便燥结者，火也；溃而为脓者，热胜血也。当各推其所因而治之。

一男子患痔成漏，每登厕则痛，以秦艽防风汤加条芩、芎、归，一帖即痊。如肛门下脱，作痛良久，加以大黄汁、枳壳，四剂而愈。以四物加升麻、芩、连、荆、防，不复作。

一男子患痔漏，每登厕则肛门下脱作痛，良久方止。以秦艽防风汤，数剂少愈。乃去大黄，加黄芪、川芎、白芍而痛止。更以补中益气汤，二十余帖，再不脱。

一妇人患痔，肿焮痛甚，以四物汤加芩、连、桃仁、红花、丹皮，四帖少止，又数帖而愈。

一妇人素患痔漏，每因热则下血数滴，以四物汤加黄连，治之即愈。后为大劳，疮肿痛，经水不止，脉洪大，按之无力，此劳伤血气，血动而然也。用八珍汤加芩、连、蒲黄，二剂而止。后去蒲黄、芩、连，加地骨皮，数剂而安。丹溪云：妇人崩中者，由脏腑伤损冲任二脉，血气俱虚故也。二脉为脉经之海，血气之行，外循经络，内经脏腑。若血气调适，经下依时。若劳动过极，脏腑俱伤，冲任之气虚，不能约制其经血，故忽然而下，谓之崩中暴下。治宜大补气血之药，举养脾胃，微加镇坠心火之药，治其心，补阴泻阳，经自正矣。

一男子有痔漏，每发如厕肛脱，良久方上。诊其脉细而微，用补中益气汤三十余剂，遂不再作。丹溪曰：脱肛属气热气虚，血虚血热。气虚者补气，参、芪、芎、归、升麻；血虚者四物汤；血热者凉血，四物汤加黄檗。肺与大肠为表里，故肺脏蕴热，则肛门闭结，肺脏虚寒，则肛门脱出。故妇人产育用力，小儿久痢，均致此病。治之必须温补肺脏肠胃，久则自然收矣。雄按：此症必见此脉，始可用此药。

临安曹五方，黄院荐引为高宗取痔得效，后封曹，官至察使。用好信石色黄明者三钱，打如豆大，明矾一两为末，好黄丹水飞炒紫色五钱，蝎梢七个，净水瓦上焙干研末，草乌紧实光滑者，去皮，生研末一钱。右用紫泥罐，先将炭火煅，放冷拭净，先下明矾烧令沸，次下信，入矾内拌匀，文武火煅，候沸再搅匀，看罐通红，烟起为度。将罐掇下待冷，取研末，方入草乌、黄丹、蝎梢三味，再同研极细末，瓷罐内收贮。如欲敷药，先以甘草煎汤，或葱椒煎汤，洗净患处，然后用生麻油调前药，以鹅毛扫药痔上，每日敷药三次，必去黄水如胶汁然，痔头渐消。看痔病年深浅，年远者，不出十日可取尽。日近者，俱化黄水，连根去尽，更搽生好肉药。名如神千金方。

李防御方，五痔者，贫富男女皆有之，富者酒色财气，贫者担轻负重，饥露早行，皆在心肝二经。喜则伤心，怒则伤肝，喜怒无常，风血浸于大肠，到谷道，无出路，结积成块。出血生乳，各有形相。妇人因经后伤冷，月事伤风，余血在心经，血流于大肠。小儿因利后，或母腹中受热也。先用水澄膏护其内，郁金、白芨各一两，或加黄连，上二味为末。如内痔，候登厕翻出在外，用温汤洗净，不须坐，侧卧于床即出，用蜜水调令得中，篦挑涂谷道四边好肉上，留痔在外，以纸盖药上。良久方用枯药搽痔上，用笔蘸温水于纸上不令药干及四散。枯药用好白矾四两，生信石二钱半，朱砂一钱，生研极细。右各研为细末，先用砒入紫泥罐，次用白矾末盖之，用火煅令烟断，其砒尽随烟去，止借砒气于矾中耳。用矾为细末，看痔头大小，取矾末在掌中，更入朱砂少许，以唾调稀，用篦头涂痔上周遍，一日三上，候看痔头颜色焦黑为度。至夜有黄水出，切勿他疑，水尽为妙。至中夜，上药一遍，来日依然药三次，有小痛，不妨换药。时以碗盛新水或温汤，在边用笔轻洗痔上旧药，更上新药，仍用护肉药，次用荆芥汤洗之。三两日后黄水出将尽，却于药中增朱砂，减白矾，则药力即缓。三两日方可增减，渐渐取之，庶不惊人。全在用药人看痔头转色，增减厚薄敷药，方是活法。此药只是借砒信耳，又有朱砂解之。一方士将此二方，在京治人多效，致富。一富商因验，以百金求得之，录于予。予虽未用，传人无不言效，但枯药赵宜真炼师以刊于《青囊杂纂》，如神。《千金方》未见刊传。大抵今人言能取痔者，皆此方也。恐气血虚，或内邪者，还当兼治其内，庶不有失。二条皆《外科发挥》。

薛立斋治一男子，痔疮肿痛，便血尤甚，脉洪且涩。经云：因而饱食，筋脉横解，肠澼为痔。盖风气通于肝，肝生风，风生热，风客则淫气伤精，而成斯疾。遂与黄连、当归、黄芪、生地、防风、枳壳、白芷、柴胡、槐花、地榆、甘草，治之渐愈，次以黄连丸而瘥。

一男子患痔，脉浮鼓，午后发热作痛。以八珍汤加黄芪、柴胡、地骨皮，治之稍可。彼欲速效，用劫药蚀之，痛甚绝食而殁。凡用枯药者，宜先治其内，内愈而后可治其外也。夫疮之溃敛，气血使然也。脉浮鼓，日晡痛，此气血虚也。丹溪云：疮口不合，大剂参、芪、术、归、芎补之，外以附子饼灸之，更以补药作膏贴之。

一男子年逾四十，有痔漏，大便不实，服五苓散，愈加泄泻，饮食少思。此非湿毒，乃肠脾胃虚也，当以理中汤治之。不信，乃服五苓散愈甚，乃以理中汤及二神丸，月余而平。

李逵因痔疮怯弱，以补中益气汤，少加芩、连、枳壳治之，稍愈。后因怒加甚，时仲冬，脉得洪大，谓脉不应病，此乃肾水不足，火来乘之，药不能治。果殁于火旺之月。常见患痔者，肾脉不足，俱难治。

刘商有痔，肛门脱出，此湿热下注，真气不能升举。诊其脉果虚，遂以四君子汤加黄芩、芎、归、苍术、黄檗、升麻、柴胡服之，更以五倍子煎汤熏洗。彼以为缓，乃用砒霜等毒药蚀之而殁。劫药特治其末，且能伐真元，鲜不害人。慎之。

徐生因痔，气血愈虚，饮食不甘，小便不禁，夜或遗精，此气虚兼湿热而然，非疮故也。以补中益气汤加茱萸、山药、五味，兼还少丹治之而愈。

一男子患痔漏，脓出大便，诸药不应。诊其脉颇实，令用猪腰一个切开，入黑牵牛末五分，线扎，以荷叶包煨熟，空心细嚼，温盐酒送下，数服顿退。更以托里药而愈。即煨肾散。

朱丹溪治一人，肛门生疖，后不收口，针穷三孔穴边血脓，用黄芪、条芩、连翘、秦艽。右末之，神曲丸服。治法。

予庚子除夕痔作，时官舍合肥，难得医者，取官局钓肠丸一百二十粒，分为二服，热酒并服之。中夜腹间微痛，下少结屎，旦起已安。治证具载本方，所以作效速者，以服多故耳。《百乙方》。

葱青内刮取涎，对停入蜜调匀，先以木鳖子煎汤熏洗，然后敷药，其冷如冰。唐仲举云：常有一吏人苦此，渠族弟亲合与之，早饭前敷，午后以榜纸来谢，拜于庭下,疾已安矣。

郑器先用之,亲曾得效。其法鸠尾骨尖少偃处即是穴,麦粒大艾炷灸七壮,或十四壮,甚者二十一壮,上疮发即安,可除根本。并《百乙方》。

薛立斋治一人,痔漏口干,胃脉弱,此中气不足,津液短少,不能上润而然。以黄芪六一汤,七味白术散治之。或曰:诸痛痒疮,皆属心火。遂服苦寒之药,大便不禁而殁。夫诸痛痒皆属心火,言其常也,始热终寒则反常也,可泥此而不察乎?

许叔微治一人肠风,脱肛不收,有血下,用皂角三茎,槌碎,水一碗,揉令皂角消尽,用绢二重,滤去清汁数分,将脱肛肠浸在药中,其肠自收,不用手托。如大肠收了,更用汤荡其脱肛上,令皂角气行,则不再作,三次荡愈。

龚子才治小儿脱肛,因久患泻利所致,宜用葱汤熏洗令软送上。或以五倍子末敷而托入,又以五倍子煎汤洗亦可。又以鳖头烧存性,香油调敷。一云:此物烟熏之久自收,又以东壁土泡汤,先熏后洗亦效。

苏东坡与程正甫书云:凡痔疾,宜断酒肉与盐酪酱菜厚味,及粳米饭,惟宜食淡面一味,及以九蒸胡麻,即黑芝麻,同煎去皮茯苓,少入白蜜,为面食之。日久气力不衰,百病自去,而痔渐退。此乃长生要诀,但易知而难行耳。

江夏铁佛寺蔡和尚,病肛门痔痛不可忍,有人教用木鳖仁带润者,雌雄各五个,乳细作七丸,碗覆温处,勿令干,每以一丸唾化开,贴痔上,其痛即止,一夜一丸自消也。后用治数人皆效。《濒湖集》酒方。

张子和治赵君玉常,病痔。凤眼草、刺猬皮、槐根、狸首之类,皆用之。或以干姜作末,涂猪肉炙食之,大便燥结不利,且瘤疑痿。后数日因病黄,大涌泻数次,不言痔作矣。

徐灵胎曰:脱肛多由浊气下降,湿痰毒火合并为害,故肿痛异常,此实症也,必清其大肠之火,而用外治之药以收之,无不立愈。其有虚人病后,清气下陷,则用补中益气以提之,乃十不得一者也。若不论何因,俱用升提收敛之法,肛门之痰火浊气,将升提而置之何地耶?且脱肛之疾,属实者多,又用温燥更非所宜。

漏　疮

薛立斋治一男子,臂患漏,口干发热,喜脓不清稀,脉来迟缓,以豆豉饼灸,及服八珍汤加麦冬、五味子、软柴胡、地骨皮,三月余而愈。后因不慎房劳复溃,脓清脉大,辞不治,果殁。河间云:因病致虚则为轻,盖病势尚浅,元气未虚也。至病初愈,而劳复饮食劳倦,或房劳,七情六欲,阳痿阴弱,加致羸损,此因虚致损则为重,病势已过,元气已索之故也。

一男子年逾二十,禀弱,左腿外侧患毒,三月方溃,脓水清稀,肌肉不生,以十全大补汤加牛膝,二十余帖渐已。更以豆豉饼灸之,月余而痊。又一媪左臂结核,年余方溃,脓清不敛。一男子患贴骨痈,腿细短软,疮口不合。俱饮十全大补汤,外用附子饼及贴补药膏,调护得宜,百帖而愈。大凡不足之症,宜大补之,兼灸以接补阳气,祛散寒邪为上。

京师董赐年逾四十,胸患疮成漏,日出脓碗许,喜饮食如常。以十全大补汤加贝母、远志、白蔹、续断,灸以附子饼,脓渐少,谨调护,岁余而愈。

一男子患漏,时值阴寒,忽恶寒,右手脉有而似无,此胃气虚而不任风寒也。以四君子汤加炮姜、肉桂,二剂少止,又四剂而安。

姚应凤治郑孝廉,患流注,穿漏垂死。应凤曰:气从下泄,难以奏功。乃取药作糜,周身封以败楮,隙肩井穴吸之而愈。

褪管方:人手指甲炙黄,象牙屑、穿山甲炙黄各研细,乳香、没药俱炙,朱砂水飞,旧羊角灯底须十年外者。打碎麸炒,为极细末。各三钱,合匀再研,以黄蜡化和丸,如椒大,初服五丸,逐日加一丸。服至十日外,又每日减一丸,退至五丸。再逐日加一丸,如此周而复始。每日空心陈酒下,管渐褪出,褪尽为度。

臀　痛

薛立斋治一弱人臀痛,脓成不溃,以十全大补汤,数剂始托起。乃针之,又二十余剂而愈。此症弱人宜补气血为要。

一人臀痛,焮肿痛甚,此邪毒壅滞,用活命饮隔蒜灸而消。后因饮食劳倦,肿痛复作,寒热头痛,此元气虚而未能复也。与补中益气汤,频用葱熨法,两月而愈。

昆庠吴转之父患此,内溃又胀,发热口干,饮食少思,此脾虚弱也。先用六君子加芎、归、芪,数帖而溃。又用十全大补汤,倍加参、芪,五十余剂而愈。

一男子臀痛,硬痛发热,此膀胱气虚,而湿热壅滞。用内托羌活汤二剂,热痛悉退。后用托里消毒散而溃,又用托里散四十余剂而敛。

一男子臀痛,肿硬作痛,尺脉浮紧,按之无力,以内托羌活汤,一剂痛止。以金银花散,四剂脓溃而愈。

一男子臀痛,肿硬痛甚,隔蒜灸之,更服仙方活命饮,二剂痛止肿消。以托里消毒散加黄檗、苍术、羌活,疮头溃而愈。

一男子臀痛,作脓而痛,以仙方活命饮,二剂痛止。更以托里消毒散,脓溃而瘥。

一男子臀痈,不作脓,饮食少思,先用六君子汤加芎、归、黄芪,饮食渐进。更以托里消毒散,脓溃而愈。

一男子臀痈溃,而脓清不敛,以豆豉饼灸之,更饮十全大补汤,两月余而痊。凡疮不作脓,或不溃,或溃而不敛,皆气血之虚也。若脓清稀,尤其虚甚也。

一男子臀痈,脓水不止,肌肉渐瘦,饮食少思,胃脉见弦,以六君子汤加藿香、当归,数剂饮食渐进。以十全大补汤及豆豉饼灸之,两月余而敛。

薛立斋治一弱人,臀漫肿,色不变,脉滑数而无力,此臀痈也。脓将成尚在内,欲治以托里药,待发出而用针。彼欲内消,服攻伐药愈虚。复求治,仍投前药,托出针之,以大补药而愈。凡疮毒气已结不起者,但可补其血气,使脓速成而针去,不可论内消之法。脓成又当辨其生熟浅深而针之。若大按之乃痛者,脓深也;小按之便痛者,脓浅也;按之不甚痛者,未成脓也;按之即复起者,有脓也;按之不复起者,无脓也。若肿高而软者,发于血脉;肿下而坚者,发于筋骨;色相不变,发于骨髓也。此条旧案已收,因无后段发明,故录之。

一男子臀痈腐溃,肌肉不生,用药敷之,四沿反硬。诊之,脉涩而弱,此气血不能荣于患处,故敷凉药反硬,乃气血受寒凝结而非毒也。用大补药愈矣。

一人患臀痈,用五爪龙,连枝捣汁,酒漉服,日进四五次,脓从大便出,未成脓者内消。如有头,以渣敷上立散。治鱼口极效。《广笔记》。

曹文部文兆,年逾四十,髀胛患毒,已半月余,头甚多,状如粟许,内痛如癫,饮食不思,怯甚,脉歇止。此元气虚,疽蓄于内也。非灸不可,遂灸二十五壮。以六君子汤加藿香、当归,数剂疮势渐起,内痛顿去,胃脉渐至。但色尚紫,瘀肉不溃,此阳气尚虚也。燃桑柴灸之,以补接阳气,解散其毒。仍以前药加参、芪、归、桂,色赤脓稠,瘀肉渐腐取去,两月余而愈。夫邪气沉伏,真气怯弱,不能起发,须火灸而兼大补。投以常药,待其自溃,鲜有不误者。

沈侍御患臀肿痛,小便不利。彼谓关格症,以艾蒸脐,大便赤不利。以降火分利之药,治之不应。诊其脉数脓成,此痈患也,遂针之,出脓数碗许,大便即利。五日阴囊肿胀,小便不行,仍针之,参、连、归、术之药犹缓,俾服独参汤至二斤,气稍复。又服独参汤,兼以托里药,两月余而平。大抵疮疡脓血之泄,先补气血为主,虽他病,当从末治。

滕千兵年逾五十,臀患痈,脓熟不开,攻通大肛,脓从大便而出。辞不能治,果毙。丹溪云:臀居小腹之后,阴中之阴也。道远位僻,血亦罕周。中年后尤虑患此,况脓成不刺,欲不亡得乎?

囊痛

薛立斋治一男子囊痛，未作脓而肿痛，以加味龙胆泻肝汤，二剂少愈。更以四物汤加木通、知母、黄檗而愈。

一男子囊痛，焮肿痛甚，小便涩，发热，脉数，以龙胆泻肝汤，倍用车前子、木通、茯苓，四剂势去其半。仍以前汤，止加黄檗、金银花，四剂又减二三，便利如常。惟一处不消，此欲成脓也，再用前汤加金银花、白芷、角刺，六帖微肿痛，脉滑数。乃脓已成，令针之，肿痛悉退。投滋阴托里药，及紫苏末敷之愈。

一膏粱之客，阴囊肿胀，小便不利，此中焦积热，乘虚下注。先用龙胆泻肝汤加黄檗、牛膝，四剂渐愈。后用补阴八珍汤加柴胡、山栀而愈。后不守禁忌，前症复作，仍用补阴八珍汤、补中益气汤、六味丸而痊。又因劳倦发热，自用四物汤、知、柏之类，虚症悉具，疮口大开，五脏气血俱虚也。朝用补中益气，夕用六君加当归，各五十余帖，疮口始敛。又用六味丸，调理而愈。

知州黄汝道先晡热发热，肢体倦怠，入房则腿足酸软，足心热至腿膝，六脉洪数，两尺为甚。此足三阴虚，欲滋补化源，彼反服苦寒降火之剂。后阴囊肿胀，以疝治之，肿胀益甚，形气愈虚。服温补之剂，肿痛上攻，小便不利，两尺脉洪，按之虚甚。曰：此囊痛也。因气血虚而不能溃，先用补中益气汤加山药、山萸、车前、柴胡、山栀，一剂，肿胀顿消。随用六味丸料加车前、牛膝、柴胡、山栀，一帖，小便渐通。乃用活命饮与前二药消息间用，至二十余剂，囊裂出秽脓甚多。乃用托里消毒散六剂，脓秽清。又用托里散数剂，脓水渐少。更用补阴托里散及十全大补，五十余剂而痊。

府庠李达卿，素肾虚发热，久服知、柏之类，形体渐瘦，遗精白浊，晡热吐痰。此肾水亏损，虚火内炽，用补中益气之类，加五味、麦冬。前症将愈，又别用清热凉血之剂，饮食少思，唾痰不止。此脾虚复损，不能摄涎归源，仍用前汤加茯苓、半夏而愈。后入房，头晕吐痰，腰骨作痛，大小便牵痛，此精已耗而复竭所致，危殆之症也。遂朝用前汤加麦冬、五味，夕用六味丸料加五味、萆薢，五十余帖，诸症顿退。后又入房，阴囊阴茎作痛，别用淡渗之剂，阴囊内溃。乃用补阴托里之剂，出脓甚多。喜肿消痛止，竟不善调养，致大便不通，小便如淋，痰涎上涌。此肾虚之症复作矣，诚为可虑。有保其可生者，用礞石滚痰丸、牛黄清心丸之类，吐痰愈加。曰：非惟无益，保其生而反促其危矣。辞不治，果殁。

一男子患囊痈，肿痛发热，以小柴胡汤加黄连、青皮，四剂少愈，更以加减龙胆泻肝汤而愈。

一男子囊痈,脓热作胀,致小便不利。令急针之,以小柴胡汤加黄檗、白芷、银花,四剂少愈,更以托里消毒散,数剂而痊。

一男子囊肿,状如水晶,时痛时痒,出水,小腹按之作水声,小便频数,脉迟缓,此醉后饮水入房,汗出遇风,寒湿毒气聚于囊为患,名水疝也。先以导水丸二服,腹水已去,小便如常。再饮胃苓散,倍苓、术,更用针引,去聚水而痊。

一男子患囊痈,久而不敛,以十全大补汤加五味子、麦冬,灸以豆豉饼,月余而平。

一弱人囊痈肿痛,未成脓,小便赤涩,以炙甘草、青皮、木通、黄檗、当归、麦冬,四剂少愈,以清心莲子饮而消。

一男子患囊痈,病势已甚,脉洪大可畏,用前汤二剂,肿少退,以仙方活命饮二剂,痛少止。脉之滑数,乃脓已成,须针之,否则囊皆溃。不信,遂更他医,果大溃,睾丸悬挂。复求治,诊之,脉将静,以八珍汤加黄芪、知、柏、山栀,更敷紫苏末,数日而痊。此症势虽可畏,多得保全,患者勿惧。

一弱人患囊痈,脓熟胀痛,大小便秘结。针之脓出三碗许,即鼾睡,觉而神思少健。但针后虽敷解毒药,亦溃尽矣,故用托里药,三十余剂始痊。大抵此症属阴道亏,湿热不利所致,故滋阴除湿为要。常治肿痛,小便秘涩者,用除湿为主,滋阴佐之;肿痛退,便利和者,除湿滋阴相兼治之;欲其成脓,用托里为主,滋阴佐之;脓成即针之,仍用托里滋阴;湿毒已尽,专用托里;如脓清,或多或敛迟者,用大补之剂,及豆豉饼或附子饼灸之。如卢武选封君,年逾五十患此,疮口年余不敛。诊之,微有湿热,以龙胆泻肝汤治之,湿热悉退,乃以托里药及豆豉饼灸之而愈。次年复患,湿热颇盛,仍用前汤四剂而退,又以滋阴药而消。若溃后虚而不补,少壮者成漏,老弱者不治。脓清作渴,脉大者,亦不治。

朱丹溪曰:痛疽入囊者,予尝治数人,悉以湿热入肝经施治,而用补阴佐之。虽脓溃皮脱,睾丸悬挂,皆不死。《外科心法》。

薛立斋治胡同知,年逾五十,阴囊肿痛,得热愈甚,服蟠葱散等药不应。肝脉数,此囊痈也,乃肝经湿热所致。脓已成,急针之。以龙胆泻肝汤,脉症悉退。更以托里滋阴药,外搽杉木灰、紫苏末,月余而愈。此症虽溃尽无害,患者审之。

柏道官六十余,阴囊已溃,痛不可忍,肾丸露出,与以龙胆泻肝汤服之,及敷前末不应。竟此湿气炽甚,先以槐花酒一碗,仍投前药,少愈。更以托里加滋阴药,月余而乎。设以前药不应,加之峻利,未有不损中气,以致败者也。聘士陈时用、沈汝和患此,悉用前药而愈。

窦材治一人，忽遍身拘急，来日阴囊连茎大肿如斗，六脉沉紧，此阴疽也。幸未服解毒凉药，若服之，则茎与睾丸必皆烂去而死。急令服救生汤五钱，又一服全安。

悬痈

薛立斋治一弱人，谷道前结核，如大豆许，劳则肿痛。先以十全大补汤去桂枝，加车前、麦冬、酒炒黄檗、知母少愈，更服制甘草渐愈，即国老膏。仍以四物、车前之类而消。

一男子患悬痈，焮肿发热，以龙胆泻肝汤二剂，及制甘草四剂而溃，再用滋阴之剂而愈。若脓未成，以葱炒熟敷上，冷则易之。隔蒜灸之亦可。数日不消，或不溃，或溃而不敛，以十全大补汤加柴胡为主，间服制甘草并效。若不保守，必成漏矣。

一男子患悬痈，服坎离丸及四物、知、柏之类，不应。脉浮洪，按之微细，以为足三阴之虚，用托里散及补阴八珍汤愈。又用六味丸、补中益气汤，调补化源，半年而痊。大凡疮疡等症，若肾经火气亢盛，致阴水不能生化，而患阴虚发热者，宜用坎离丸，取其苦寒，能化水中之火，令火气衰而水自生；若阳气衰弱，致阴水不能生化，而患阴虚发热者，宜用六味丸，取其酸温，能生火中之水，使阳气旺而阴自生。况此症属肾经精气亏损者，十有八九；属肾经阳气亢盛者，十无一二。然江南之人，患此者多属脾经阴血亏损，元气下陷，须用补中益气汤，升补阳气，使阳生而阴长。若嗜欲过多，亏损真阴者，宜六味丸，补肾经元气，以生精血。仍用补中益气汤，以培脾肺之生气，而滋肾水。经云：阴虚者，脾虚也。但多认为肾经火症，用黄檗、知母之类，复伤脾肺，绝其化源，反致不起。惜哉。

通府张敬之患悬痈，久不愈，日晡热甚，作烦渴而喘。或用四物汤、知、柏之类，病益甚，肢体倦，少食，大便不实，小便频数。问何故？曰：此肺虚之症，前药复伤而然。遂用补中益气加茯苓、半夏，数剂饮食渐进，症渐减。更加麦冬、五味，调理乃痊。经曰：脾属太阴，为阴土而主生血。故东垣云：脾虚元气下陷，发热烦渴，肢体倦怠等症，用补中益气汤，以升补气而生阴血。若误认为肾虚火盛，而用四物、知、柏之类，反伤脾胃生气，是虚其虚矣。况知、柏乃泻阳损阴之剂，若非膀胱阳火盛而不能生阴水，以致发热者，不可用也。

魏玉横治江云溪兄，初春患痔，即令服一气汤加减。不信，致卧月余，后遂成管。冬月复患悬痈，初时如大豆，半月来大如鸡卵，按之甚痛，行动有妨，幸未服药。脉之，惟左关尺略大而微，此脓尚未成也。仍与一气汤加减，大生地、麦冬、北沙参、甘杞子、生米仁、蒌仁、丹皮、地丁等，令服八剂。二剂知，四剂消其半，八剂完而全愈。

薛立斋治尚宝鲍希,传足发热,服四物、知母、黄檗之类年余。患悬痈,唾痰,作渴饮汤,其热至膝,更加芩、连、二陈,热痰益甚。问故,曰:此足三阴亏损,水泛为痰,寒凉之剂伤胃而甚耳。遂朝用补中益气,夕用六味丸,间佐以当归补血汤,半载乃愈。

上舍刘克新,悬痈溃后作痛,发热口干,小便赤色,自用清热消毒之药不应。左尺洪数,此阳气盛而阴气虚也。先用四物汤加知母等诸剂,泻其阳气,使阴自生,数剂诸症渐愈。后用益气汤、地黄丸,补脾肺,滋肾水而愈。

一儒者患悬痈,小便赤涩,劳则足软肿痛,发热,口干舌燥,体倦,日晡益盛,此气血虚而未能溃也。遂用八珍加麦冬、山药,倍用制甘草,数剂诸症悉退。但患处肿痛,此脓内燃也。又五剂脓自涌出,又五十余剂而疮口将完。又因劳役且停药,寒热作渴,脓多肿痛,用补中益气汤加炒栀,二剂少愈。又以八珍汤加麦冬、五味,百余剂肿痛悉去。喜其慎起居,节饮食,常服补剂而安。但劳则脓出一二滴,后惑于他言,内用降火,外用追蚀,必其收敛,致患处大溃,几至不起,仍补而愈。

一男子悬痈肿痛,小便赤涩,以加减龙胆泻肝汤加制甘草,二剂少愈。以参、芪、归、术、知、柏、制甘草,四剂而溃。更以四物汤加知、柏、参、芪、制甘草而愈。

一男子患悬痈,脓清不敛,内有一核,以十全大补汤加青皮、柴胡、制甘草,更以豆豉饼灸之,核消而敛。

一男子患悬痈,久而不敛,脉大而无力。以十全大补汤加五味、麦冬,灸以豆豉饼,月余而愈。

一老人患悬痈,年余不敛。诊其脉,尚有湿热,以龙胆泻肝汤二剂,湿退。乃以托里药及豆豉饼灸之而愈。

一男子患此症,肿痛发热,以小柴胡汤加黄连、青皮,四剂少愈,更以加减龙胆泻肝汤而消。

一男子患悬痈,脓不溃,胀痛,小便不利,急针之,尿脓皆利。更以小柴胡汤加黄檗、白芷、金银花,四剂痛止,以托里消毒四剂而愈。常见患者多不肯用针,待其自破。殊不知紧要之地,若一有脓,宜灸针之,使毒外发,不致内溃。故前人云:凡疮,若不针烙,毒结无从而解,脓瘀无从而泄。又云:宜开户以逐之。今之患者,反谓地部紧要,而不用针,何其悖哉。

一男子悬痈,脓熟不溃,脉数无力,此气血俱虚也。欲治以滋阴益血之剂,更针之使脓外泄。彼不从,仍用降火散毒药,致元气愈虚,疮势益甚,后溃不敛,竟致不救。夫悬痈之症,原系肝肾二经阴虚,虽一于补,尤多不治,况脓成而又克伐,不死何俟?常治初起肿痛,或小便赤涩,先以制甘草一二剂,及隔蒜灸,更饮龙胆泻肝汤。若发热肿痛者,以小柴胡汤加车前、黄檗、芎、归;脓已成即针之;已溃者,用八珍汤加制甘草、柴胡梢、酒炒知、柏;小便涩,而脉有力者,仍用龙胆泻肝汤加制甘草;小便涩,而无力者,用清心莲子饮加制甘草;脓清不敛者,用大补之剂,间以豆豉饼灸之;久而不敛者,用附子饼灸之并效。

薛立斋治一男子,患悬痈焮痛,发寒热,以小柴胡汤加制甘草,二剂少退。又用制甘草四剂而消。大抵此症属阴虚,故不足之人多患之。寒凉之药,不可过用,恐伤胃气。惟制甘草一药,不损气血,不动脏腑,其功甚捷,最宜用之,不可忽也。

马铭鞠治谈公武,患跨马痈,外势不肿,毒内攻,脓多,疮口甚小,突出如指大一块,触之痛不可忍,多饮寒剂,敷凉药,毒内攻,胃气俱损。令尽去围药,洗净疮口,但用一膏药以护其风,用大剂黄芪、山药、生地、白芷、牛膝、米仁、银花,杂以健脾药。十余剂脓尽,再数剂肉长,突出者平矣。后服六味丸斤许,精神始复。《广笔记》。

薛立斋治黄吏部,谷道前患毒,焮痛寒热。此肝经血虚湿热所致,名曰悬痈,属阴虚症。先以制甘草,二服顿退。用以四物加车前子、青皮、甘草节、酒制知、柏,数服而消。

一男子岁逾五十,患悬痈,脓清,肝肾脉弱,此不慎酒色,湿热壅滞也。然脓清脉弱,老年值此,甚难收敛。况谷道前任脉发源之地,肝经宗筋之所。辞不治,后果死。尝治此痈,惟洞水制甘草有效。已破者,兼十全大补汤为要法。

柴屿青以省觐舟行,舟人患骑马痈,哀号痛楚,怜而治之,先用大归汤十余剂,外贴回生膏,日令其以药水勤洗,继惟十全大补汤。因贫人,若无力购参,携有扁党参,给以半斤,始备药。又用玉蟾生肌散,人参末敷患处,调理月余而愈。

痃 癖—名便痈,一名便毒,一名瘩子,一名血疝,又俗名石米疮。
左为鱼口,右为便毒,生于两胯合缝之间。结肿名曰横痃,又名外疝。

薛立斋治一妇人,拗中赤肿胀痛。此脓内作,用托里消毒散加柴胡,数剂溃而脓清。寒热,乃气血复虚,用托里散而寒热止。用十全大补,百余剂而痊。

一妇人腹拗肿痛,小水不利,或时胸乳作痛,胁腹作胀。此肝火气滞,四物加柴胡、青皮、元胡索、木香而愈。

一妇人拗中作痛,小腹痞闷,小便不利,内热体倦,饮食少思,此肝火内动,脾胃受伤也。用加味归脾汤、柴胡清肝散而安。

一妇人拗中肿胀,小腹作痛,服下血之剂,其痛益甚,更吐泻少食。此肝脾复伤,用六君子汤加升麻、柴胡而愈。

薛立斋治一妇人，两拗肿痛，腹内一块，不时上攻，月经不调，大便不利，此肝脾气滞而血伤。以四君加芎、归、柴胡、山栀而愈。后因郁怒，前症复作，兼胸满腹胀盗汗，此肝木甚而伤脾土也。用加味归脾汤，下芦荟丸而瘥。

一妇人小腹内作痛，或痞闷，两拗肿痛，内热寒热，胸膈不利，饮食不甘，形体日瘦，此肝气滞而气伤也。朝用补中益气汤，夕用芦荟丸渐愈，更用六味丸全愈。

一妇人两拗肿痛，小腹痞胀，白带时下，寒热往来，小水淋沥，此肝气滞而血病。用龙胆泻肝汤渐愈，又用加味逍遥散、六味地黄丸全愈。

一妇人患前症，胸胁胀闷，或小水不利，或时腹痛，此肝火气病。先用龙胆泻肝汤，以清肝热，又用加味逍遥散，以生肝血，六味地黄丸，以滋肾水而愈。

一妇人患前症，内热作渴，饮食不甘，肢体倦怠，阴中作梗，小便赤涩，此脾经郁结，肝经湿热。用加味归脾汤而愈。后因怒气复作，小腹胀痛，用小柴胡加山栀、芎、归痛止，又用加味逍遥散而愈。

一妇人小腹痞闷，溺涩，内热，体倦懒食，此肝火动而脾血伤也。用八珍加柴胡、山栀、胆草而安。

一妇人阴中如梗，两拗肿痛，寒热不食，小便频数，小腹重坠，此肝脾郁怒所致。先以补中益气加茯苓、山栀、车前子、青皮以清肝火，升脾气，更以加味归脾汤，调理脾郁而愈。

一妇人小腹内如有所结，两拗并玉门俱肿，小便淋漓，经候不调，内热作渴，饮食少思，腹内如鸡卵而渐大，脉洪数而虚，左关尤甚，属肝胆郁结之症也。用加味归脾汤，肝火退而脾土健。间以逍遥散，下芦荟丸而愈。

一男子患便毒，焮肿作痛，大小便秘，脉有力，以玉烛散二剂，顿退。更以龙胆泻肝汤，四剂而愈。

一男子便毒已溃，而痛不止，小便秘涩，此肝火未解也。以小柴胡加黄檗、知母、芎、归，痛止便利。更以托里当归汤而疮敛。若毒未解而痛不止者，须用活命饮。

春元凌待之，虚而服克伐药，几致危殆，用托里健脾药而愈。秀才王文远，因劳苦之后患此，服小柴胡汤及表证散后，用托里药，脓成针之，而旬日愈。又胡判官脓清脉弱，以大补药已愈，因新婚而复发，自用连翘清毒散，致泻利不止，竟至不救。可见此症属不足者多矣，非补不可。大凡便毒属肝经，初起坚硬，肝主筋故也。五七日后赤软，脓成故也。若尚坚硬，乃元气不能腐化。往往人见坚硬，只欲内消，反服攻散药，多致虚虚之祸。前此治者，即其验也。

魏玉横治宋复华兄，因劳顿患左拗肿硬，渐如鹅卵。或与发散，转甚。已半月，足冷过膝,面赤手亦冷,恶寒夜热,口苦食懈,脉之弦数,曰:此肝虚火甚也。与生地、杞子、沙参、麦冬、丹皮、蒌仁、归身、红花,间入川楝、川连、羚羊、牛蒡,数剂寒热退。又十剂,其肿硬及诸症渐愈。惟余小块如豆大未消,彼以要务奔走劳碌,复肿,数日大如李,其色赤而软,已成脓。再与前药,即自溃而愈。此症俗名一石米疮,言百日后可愈也。即遇先辈如立斋,其治法或未能如是。余非能有过古人,第知为肝肾病,则不杂入他药耳。

薛立斋治一妇人,素清苦,因郁怒患前症。或用散毒寒凉之药,反哺热内热,自汗盗汗,月经不行,口干咽燥。此郁气伤脾,因药复损。先以当归汤数剂,后兼逍遥散五十余剂而愈。

陈自明治一男子,患便毒,坚硬,与神仙太乙丹一粒,即服之,去后二次,痛止,不日而消。方见虫门。

薛立斋治一男子患此,未作脓,小便秘涩,以八珍三剂少愈。以小柴胡汤加泽泻、山栀、木通,二剂而消。

一男子患此症,肿痛发寒热,以荆防败毒散二剂而止。以双解散二剂而愈。

一男子患此症,脓未成,觉大痛,服消毒托里内疏药不应。诊之脉洪大,毒尚在,以仙方活命饮,一剂痛止,又一剂而消。

一男子患此症,肿痛,日晡发热,以小柴胡汤加青皮、花粉,四剂痛止热退。以神效栝楼散,四剂而消。

一男子患此症,肿而不溃,以参、芪、归、术、白芷、皂角刺、柴胡、甘草节,数服而溃。以八珍汤加柴胡,数剂而愈。

一男子患此症,溃而肿不消,且不敛。诊之脉浮而涩,以豆豉饼灸之,更以十全大补汤,月余而愈。

一男子患此症,溃而痛不止,诸药不应。诊之脉大,按之则数,乃毒未解也。以仙方活命饮而止,又二剂而敛。

一男子患此症,服克伐之药,以求内消,致泻利不食。以二神丸先止其泻,以十全大补,倍加白术、茯苓,数剂而消。大抵此症多患于劳役之人,亦有内蕴热毒而生者,须辨虚实及成脓否,不可妄投药饵。常见治此症者,概用大黄之类,下之以求内消,或脓成令脓从大便出,鲜有见其痊也。人多欲内消者,盖恐收口之难也。若补养血气,不旬日而收矣,何难之有?若脓既成,岂有可消之理?如再用克伐之剂,反为难治。

一男子不慎房劳,患此肿痛。以双解散,一服通之,其痛即止。更以补中益气汤数剂而脓,针之。以八珍汤加五味子、麦冬、柴胡,三十余剂而愈。大抵便痈者,血疝也，俗呼为便毒，言于不便处肿毒，故为便痈也。乃足厥阴肝之经络，及冲任督脉，亦属肝之旁络，且气血流通之道。今壅而肿痛，此则热毒所致，宜先疏导其滞，更以托里之剂。此临症制宜之法也。

一老妇患此症，肿痛，脓尚未成，小便涩，肝脉数，以加减龙胆泻肝汤加山栀、黄檗，四剂而消。

张德俊灸便毒，亲曾取效。云：屡以灸他人皆验。以细草或软篾一茎，随所患左右手量中指，自手掌尽处横纹量起，通三节，至指尽处为则，不量指甲集断。却将此草于手腕横纹量起，引草向臂，当中草尽处即是穴。麦粒大灸三壮，肿散痛止，即时安。《百乙方》。

缪仲淳亲试治便毒甚验。棉地榆四两，白酒三碗，煎一碗，空心服，虽肿者亦愈。加穿山甲同患处者三片，土炒引经更妙。《广笔记》。

又方：棉地榆四两，粉甘草一两，金银花一两，白芷三钱，皂角刺二钱五分，水煎服。

黄履素曰：余家有女流患便痈，两拗肿痛，不能起，疡医用败毒药十余帖，以围药逼之出脓，肿痛愈甚。予查薛氏《外科枢要》，此症皆因郁怒伤肝得之，治用加味归脾汤、加味逍遥散间服。遂依用之，不三剂肿痛减半，六剂而起。

孙文垣治吴翁，年七十有三，偶坠马，左胁作痛，随治而愈。后半年，忽左胯肿痛，憎寒作热，诸治罔效。或作疝气，投荔核、大小茴香、川楝、橘核之类，痛不可忍，至欲引绳自绝。诊之，六脉浮而洪数，左尺尤甚。验痛处红肿如匏，按之烙手。此便毒也，非因近色而得。盖胯属厥阴肝经，肝为血海，乃昔时坠马，恶血消之未尽，蓄于经络，化而为脓。年高气虚，又为香燥克伐，故痛且剧。今其色青中隐黑，脓成久矣。乃令外科针之，出青黑脓五六碗。此俗名一石米疮也。乃用托里十宣散，又加参、芪每帖三钱，后加至五钱，一日两进，两月而愈。

腿　痛

薛立斋治一男子，年逾二十，禀弱，左腿外侧患毒，三月方溃，脓水清稀，肌肉不生，以十全大补汤加牛膝，二十余剂渐愈。更以豆豉饼灸之，月余而痊。

滁州于侍御髀胛患毒，痛甚，服消毒药，其势未减。即以槐花酒一服，其症大去。再以托里消毒而愈。

丁兰年二十余，股内患毒，日久欲求内消。诊其脉滑数，知脓已成，且气血虚，不溃，遂刺之，脓出作痛，以八珍汤治之少可。但脓水清稀，更以十全大补汤加炮姜、附子五分，数剂渐愈。仍服十全大补汤，三十余剂而痊。

一僧患股内肿一块，不痛不溃，治以托药二十余剂，脓成，刺之作痛。谓肿而不溃，溃而反痛，此气血虚甚也，宜峻补之。彼云：痛无补法。曰：正气不足，不可不补，补之则气化而痛邪自除。遂以参、芪、归、地、白术治之，两月而平。

一男子腿内患痛，漫肿作痛，四肢厥逆，咽喉闭塞，发寒热，诸治不效，乃邪郁筋络而然也。用五香连翘汤一剂，诸症少退。又服之，大便行二次，诸症悉退而愈。

薛立斋治一男子，先腿痛，后四肢皆痛，游走不定，至夜益甚，服除败毒之剂，不应。其脉滑甚，兼湿痰浊血为患。以二陈汤加苍术、羌活、桃仁、红花、牛膝、草乌，治之而愈。凡湿痰湿热，及死血流注关节，非辛温之剂，开发腠理，流通隧道，使气行血和，焉能得愈？

上舍李通甫腿患疮作痛，少食作呕，恶寒。此痛伤胃气，用六君子汤加当归，四剂疼痛少止，饮食加进。又以十宣散加白术、茯苓、陈皮，数剂脓成，针而出之。又以前散去防风、白芷，数剂而痊。

一老人腿患痛自溃，忽发昏瞀，脉细而微，此气血虚极也，以大补之剂而苏。

一男子患腿痛而不焮肿，大小便利调和，用托里荣卫汤，数剂而消。

一男子内股患毒，肿硬痛甚，不作脓，隔蒜灸五十余壮，势退七八。以仙方活命饮，四剂而脓成。用十宣散六剂，脓溃而愈。凡疮或大痛，或不痛，麻木，灸最良。

一男子腿内侧患痛，未作脓而肿痛，以内托黄芪、柴胡，二剂少愈，又二剂而消。

一男子腿外侧患痛，漫肿大痛，以托里黄芪酒煎汤，二剂少可。更以托里散数剂，溃之而愈。

一妇人腿痛，久而不愈，疮口紫陷，脓水清稀。以为虚，彼不信，乃服攻毒之剂，虚症蜂起。复求治，令灸以附子饼，服十全大补汤百余剂而愈。凡疮肿脓清不敛者，再或陷下，皆气血虚极也，最宜大补，否则成败症。若更患他症，尤难治疗。

一男子腿痛内溃，针之脓出四五碗，恶寒畏食，诊脉如丝，此阳气微也。以四君子汤加炮附子一钱，服之寒少止，又四剂而止。以六君子汤加桂，数剂饮食顿进。乃以十全大补汤及附子饼，两月而愈。

一男子患腿痈，兼筋挛痛，脉弦紧，用五积散加黄檗、柴胡、苍术，治之而痊。

一男子腿痛，兼筋挛骨痛，脉弦紧，以大防风汤二剂，挛少愈，又二剂而肿消。但内一处尚作痛，脉不紧，此寒邪已去，乃所滞瘀浊之物欲作脓，故痛不止。用托里药数剂，肿发起，脉滑数，乃脓已成矣。针之，用十全大补汤，月余而安。

一男子右腿赤肿焮痛，脉沉数，用当归拈痛汤，四肢反痛。乃湿毒壅遏，又况下部，药难达，非药不对症也。遂砭患处去毒血，仍用前药，一剂顿减，又四剂而消。

丹溪诊东阳李兄子，年逾三十，形瘦肤厚，连得忧患，又因作劳过于色，忽足腿外侧臁上红肿，其大如栗。一医问其大府坚实，与承气汤，两帖不效。又一医教以大黄、朱砂、生粉草、麒麟竭，又二三帖。半月后召视之，曰：脉实大，事去矣。后果殁。

马铭鞠治江都尹子，九岁，患腿痛。治弥月，势渐盛。按之坚如石，幸儿气厚，可内消，用牛膝、米仁、地榆、生地、牛蒡、银花、连翘、甘草。初剂加利药微利之，即稍宽。后两剂加汗药微汗之，势益宽。至数剂，取穿山甲末五钱，半人煎，半调药送下。儿善饮，令一醉，自此顿消，半月地下行矣。初一医欲开刀，遇马中止。凡外科宜以开刀为戒。《广笔记》。

薛立斋治一男子，患腿痛，脓已成，针之出二碗许，饮以托里药一剂，大发热。更以圣愈汤，二剂而止。翌日恶寒不食，脉细如丝，以人参一两，熟附子三片，姜、枣煎，再服而愈。但少食不寐，更与大补黄芪汤而平。

一男子腿肿发热畏寒，以补中益气汤治之。彼以为缓，乃服芩、连等药，热愈甚。复请治，与人参养荣汤，二十余剂而溃。更以参、芪、归、术、炙草、肉桂，又月余而敛。夫火之为病，当分虚实。芩、连苦寒，能泻心肺有余之火。若老弱或饮食劳倦而发者，此为不足，当以甘温之剂治之。未尝有实热而畏寒，虚热而喜寒者，璜按：二语却未然。此其验也。

陆封公养质患腿痛，医用忍冬花、角刺、连翘、白芷、贝母、花粉、陈皮、乳香、没药，治之不效。仲淳即前方加棉地榆、炙甘草、紫花地丁，服三四剂愈。

臁　疮 附烂腿。

薛立斋治一妇人，患臁疮，因步履劳动，复恶寒发热，倦怠懒食，而疮出血。此元气虚，而不能摄血归经也，用补中益气汤而愈。

陶九成曰：辛酉夏，余足疡发于外臁，初甚微，其后浸淫涉秋徂冬，不良于行。凡敷膏漯之剂，尝试略尽，痛痒杂作，大妨应酬。一日，友人俞和父过见，怪其蹒跚，举以告之。和父笑曰：吾能三日已此疾，法当先以淡醯水涤疮口，浥干，次用《局方》驻车丸研极细，加乳香少许，干糁之，无不立效。如其说用之，数日良愈。盖驻车丸本治血痢滞下，而此疮亦由气血凝滞所成也。《齐东野语》。

张子和治小渠袁三，因被盗受惊仆，伤其两胻外臁，作疮，数年不已，脓水常涓涓然，但饮冷则疮间冷水浸淫而出，延为湿疮。张曰：尔中焦当有绿水二三升，涎数掬。袁曰：何也？曰：当被盗时感惊气入腹，惊则胆伤，足少阳经也，兼两外臁皆少阳之部。此胆之甲木受邪，甲木色青，当有绿水。少阳在中焦如沤，既伏惊，涎在中焦，饮冷水，咽为惊涎所阻，水随经而旁入疮中，故饮水则疮中水出。乃上涌寒痰，汗如流水，次下绿水，果二三升，一夕而痂干矣。

薛立斋治一室女，年十七，腿外臁忽肿起一红点，作痒，搔破，日日鲜血如注，及飞出小虫甚多。审其由，每先寒热，两耳下或结核，盖外臁耳下，俱属胆经。胆为肝之腑，肝主风热生虫，血得风而妄行，肝火旺而血出，其肝胆阴阳俱虚矣。凡病虚则补其母，用六味丸，滋肾水以生肝木，四物加柴胡、山栀、钩藤，生肝血以抑风热而痊。

陈湖陆懋诚，素因阴虚，过饮入房，发热腿痛似臁疮。用发表之剂，两腿肿黯，热气如雾，欲发痓，脉皆洪数，两尺尤大。此属足三阴虚，酒湿所乘，元气损而邪益甚耳。用十全大补加山药、山萸、附子，一剂脉症顿退。去附子，又二剂全愈。

李绛记武元衡相国在西川，且苦胫疮，焮痛不可堪，百医无效。及到京城，呼供奉石礌等数人疗治，无益。有厅吏上此方，用之便瘥。其方云：疗多年恶疮，百方不瘥，或痛焮走注不已者，并烂捣马齿苋敷上，不过三两度愈。李绛兵部手集。

章宇泰传治臁疮方，六郎乳母试之神效。松香一两，轻粉三钱，乳香五钱，细茶五钱，四味共打成膏。先将葱头、花椒煎汤，熏洗净，用布摊膏，厚贴患处，以绢缚定，黄水流尽，烂肉生肌。《广笔记》。

陈仪部年逾五十，两臁生疮，日久不愈，饮食失节，或劳苦，或服渗利消毒之剂，愈甚。脾脉大而无力，此脾虚而无湿热也。以补中益气汤，数剂少愈。更以六君子汤加苍术、升麻、神曲，治之而愈。尝治下部生疮焮痛，或发寒热，或脚气肿痛，以人参败毒散加槟榔、苏木、苍术、黄檗并效。久不愈者，以四生散治之。愈后，以补肾丸补之，庶不再发矣。

王洪绪治马悠也，右足背连小腿转弯处，初因汤毒而成烂腿，三十余年，其肿如斗，孔可容拳，有时出血，以布团填塞，否则空痛。时年七十有四，令以老蟾破腹，身刺数孔，以肚杂填患孔，蟾身覆之。早晚煎葱椒汤，温洗一次，以蟾易贴。用醒消丸，早晚二服。三日后取地丁、大力鲜草，捣烂填孔，外贴乌金膏，日服醒消丸。其四围硬块出水处，以嫩膏加五味散敷。其发痒者，以白花膏贴。内有硬块如石者，以生商陆捣烂涂孔内。出血时，先以参三七末糁之，然后填药。如此二十余日，肿退痒止，块平，黑肉渐红活，孔亦收浅，止以草填，日以五宝散糁，仍贴乌金膏。因老人精神不衰，饮食不减，始终不用补而收功。

蒋仲芳治胡明甫，年五十余，患臁疮三载，沿皮瘙痒，微肿，色紫黑，用膏药盖之，则流水，鞋袜尽湿，去膏药即又燥烈，痒痛难忍。此湿热下流也，人但知燥湿清热解毒,而不知湿热之原,从脾家下陷耳。遂用补中益气汤升举其气,更加黄檗清热,苍术燥湿,茯苓、泽泻利水。盖治湿不利小便,非其治也。外用陈石灰调侧柏汁,以燥湿散瘀清热,稍加火酒为从治。敷之,明日疮干,数日而愈。外治法妙。

脱　疽 谓疔生于足趾,或足消而自脱,故名。亦有发于手指者,名牲节疔,重者腐指节,轻者筋弯。

一男子足趾患脱疽,焮痛色赤,发热,隔蒜灸之,更以人参败毒散去桔梗,加金银花、白芷、大黄,痛止。又十宣散去桔梗、官桂,加花粉,数剂而痊。

一男子足趾患脱疽,色紫不痛,隔蒜灸五十余壮,尚不知痛,又明灸百壮始痛。更投仙方活命饮四剂,乃以托里药溃而愈。《心法》中韩判官症同,灸同,乃以败毒散加银花、白芷而愈矣。

一男子足趾不大痛,色赤而肿,令隔蒜灸至痛止。以人参败毒散去桔梗,加金银花、白芷、大黄而溃。更加以仙方活命饮而痊。此症形势虽小,其恶甚大,须隔蒜灸之,不痛者宜用灸之,庶得少杀其毒。盖因膏粱厚味,酒面炙爆,积毒所致。或不慎房劳,肾水枯竭,或服丹石补药,致有先渴而后患者,有先患而后渴者,皆肾水涸不能制火故也。初发而色黑者不治,赤者水未涸尚可。若失解其毒,以致肉死色黑者,急斩去之,缓则黑延上足必死。此患不同肿溃,惟隔蒜灸有效。亦有色作痛而自溃者,元气未脱易治。夫至阴之下,血气难到,毒不易腐,药力又不易达,况所用皆攻痛之药,未免先于肠胃,又不能攻敌其毒,故隔蒜灸,并割去,最为良法。故孙真人云:在指则截,在肉则割,即此意也。

一男子脚背患此症,赤肿作痛,令隔蒜灸三十余壮,痛止。以仙方活命饮,四剂而溃。以托里消毒药而愈。

一男子足趾患此症,色赤焮痛,作渴,隔蒜灸数壮,服仙方活命饮,三剂而溃。更服托里药,及加减八味丸,溃脱而愈。

一男子足趾患此症,色黑不痛,令明灸三十余壮而痛。喜饮食如常,谓急割去,速服补剂。彼不信,延上遂致不救。

一男子脚背患此症,色黯而不肿痛,烦躁大渴,尺脉大而涩。此精气已绝,不治。后果然。

杨太仆年逾四十,左足大趾赤肿焮痛,此脾经积毒下注而然,乃脱疽也。喜色赤而痛,以人参败毒散去人参、桔梗,加银花、白芷、大黄,二剂。更以栝楼、银花、甘草节,四剂顿退。再以十宣散去桔梗,加银花、防己,数剂而愈。

一膏粱人年逾五十,患此症,色紫黑,脚焮痛。孙真人云:脱疽之症,急斩去之。

毒延心腹必不治，色黑不痛者亦不治。喜其饮食如故，动息自宁，为疮疡善症也，尚可治。遂以连翘消毒散六剂，更以银花、甘草节、栝楼，二十余剂，患趾溃脱。再以芎、归、地、连翘、银花、白芷，二十余剂而愈。

一刍荛左足趾患一泡，麻木色赤，次日趾黑，五日足黑冷，不知疼痛，脉沉细，此脾胃受毒所致。以飞龙夺命丹一服，翌日令割去足上死黑肉。割后骨始痛，可救，遂以十全大补汤治之而愈。盖黑肉乃毒气之盛，而拒截荣气所致。况至阴之下，气血难达，经云风淫末疾，即此是也。向若攻伐之，则邪气愈盛，乘虚上侵必不救。

海山骄淫益无度，强并民居田宅妇女，竟占山东之半。陆宣子者，山东名医也。有富室妾，足小趾生疮，状类细米，疮头呈白，根如熟枣，脏腑挈挈欲坠。闻平湖名，延之视曰：此粟米疮也，与人面疮等，七日毒上升，遍体腐烂成黑水死矣。君欲生之，当急断其趾，断之愈。海山亦生是疮，嘱宣子视。宣子仍前言，海山大怒，欲杀之。楚人丁维章，以外科有名，出入禁内，海山邀之至，告以宣子语。且曰：公视我疮无恙，吾必杀之。维章熟视曰：杀我可也，何尤宣子？今已过三日，毒上升矣。公欲活耶？断膝尚可。海山瞋目曰：其然，三问应声如响。海山喟然曰：我命在公矣。顾左右取截刀，伸足曰：斩。左右战栗，海怒骂使斩，遂断一腿。维章手提海山发，倚柱坐，海山面黄气绝。维章曰：可速召前医者。宣子至，视其地一腿尚自起跳跃，黑血淋漓，命取人参一斤，浓煎灌其口，少顷海山苏。顾其足曰：嗟乎，刖足刑已重矣，何幸而刖膝，幸公治我，我自今后庶几可以无后患。阅四十九日，而右膝毒发，复生人面疮。医曰：不可再活矣。海山不数日死。凡所夺民家产，皆散去，其兄乃乞食如初。

多骨疽

薛立斋治举人于廷器，腿患流注，年余出腐骨少许，午前畏寒，午后发热，口干唾痰，小便频数，以为足三阴亏损，朝用补中益气汤，夕用六味地黄丸料加归、芪、五味，各三十余剂，外灸豆豉饼，诸症渐愈。又以十全大补之类，喜其慎疾而愈。

薛立斋治一儒者，患附骨疽，失于调补，疮口不敛，日出清脓少许，已而常出三腐骨。其脉但数而无邪，此气血虚，疮结脓管而不能愈。纴以乌金膏，日服十全大补汤而愈。

上舍王廷璋患前症，三年未愈，肢体消瘦，饮食难化，手足并冷，大便不通，手足阴冷，此阳气虚寒。用补中益气汤、八味丸，及灸其患处而愈。

一男子臂患流注，出腐骨三块尚不敛，发热作渴，脉浮大而涩，乃气血俱损，须多服生气血之剂，庶可保全。彼惑于火尚未尽，仍用凉药，内服外敷，几危，始求治。其形甚瘁，其脉愈虚，先以六君子汤加芎、归，月余饮食渐进。以八珍汤加肉桂，三十余剂疮色乃赤。更以十全大补汤，外以附子饼灸之，仅年而痊。《医林集要》云：骨疽乃流注之败症也，如用凉药，则内伤其脾，外冰其血。脾主肌肉，脾气受伤，饮食必减，肌肉不生。血为脉络，血受冰，则气血不旺而愈滞。宜用理脾健脾，则肉自生，而气自运行矣。又有白虎飞流连周期，或展转数岁，冷毒朽骨出尽自愈。若附骨腐者可痊，正骨腐则为终身废疾矣。有毒自手足或头面肿起，或兼疼痛，上至颈项骨节去处，如瘰疬贯珠，此风湿流注之症也，宜以加减小续命汤及独活寄生汤治之。有两膝肿痛起，或至遍身骨节疼痛者，此风湿痹，又名历节风，宜用附子八物汤治之。又有结核在项腋，或两乳旁，或两胯软肉处，名曰㾓疬痈，属冷症也。又有小儿宿痰失道，致结核于颈项臂膊胸背之处，亦冷症也，俱用热药敷贴。以上诸症，皆缘于肾，肾主骨，肾虚则骨冷而为患也。所谓骨疽，皆起于肾，亦以其根于此也。故用大附子以补肾气，肾热则骨有生气，而疽不附骨矣。圣书云：患肿溃久，不时出细骨，用桐油调密陀僧如膏，绢摊贴妙。

附骨疽

王肯堂治一人，患附骨疽，脓熟不能泄，溃而入腹，精神昏愦，粥药不入，医无所措。诊之，脉细如蛛丝，气息奄奄，曰：无伤也。用针刺其腹，脓大泄，然皆清稀若蟹吐沫。在法为透膜不治，用参、芪、附子，加厥阴行经之药，大剂饮之，又服八味丸，食大进，米升余，肉数脔，旬日而平。所可治者，溃疡之脉，决实者死，细微者生，病脉相合，故可治也。刺腹者，脓不泄，必内攻，按之知其疮深，即刺无害，所以不透膜。八味补肾，肾气旺而上升，胃口开而纳食。凡泄脓既多，刀圭之药，其何能济？迁延迟久，且有他患，故进开胃之药，多食肉以补之，肌乃速生，此治溃疡之大法。

一男子腿根环跳穴患痛彻骨，外皮如故，脉数而滞滑，此附骨疽，脓将成也。用托里药六剂，肿起作痛，脉滑数，其脓已成，针之出碗许，更加补剂，月余而瘳。

一男子患附骨疽，肿硬发热，骨痛筋挛，脉数而沉，用当归拈痛汤而愈。

张景岳治一人，年三十余，素多劳，忽患环跳酸痛，数月后大股渐肿。曰：此附骨也，当速治。与活命饮二帖，未效，而肿益甚。因混投清火解毒，遂致呕恶发热，饮食不进，势甚危。复求治，与参芪内托散，大加炮姜，数剂而呕止食进，其肿软熟。知其脓成，针之脓不多，复与九味异功煎，遂大溃，且瓣瓣出脓，溃者五六处，腿肉尽去，止存皮骨矣。溃后复呕，发热不食，以十全大补汤、九味异功散，相间与之，热渐退，食渐进。然足筋短缩，但可竖膝仰卧，左右挨紧，毫不能动，动则痛极，自分已成废人。凡用十全大补三十余剂，人参三斤，乃肉生筋舒如故。

一人年近三旬，素不节欲，忽环跳穴酸痛月余。张曰：此最可畏，恐生痈毒。不信，或谓筋骨痛常事耳，不过风热使然，与散风清火药。至半年后，果微肿，复求治。曰：速用托补，以救根本，尚不迟也。又不信，谋之疡医曰：岂有肿疡未溃，遽可温补耶？复用清火消毒之剂，及大溃而危。再延视，则脉症俱败，悔无及矣。

一膏粱子年三旬，素耽酒色，亦患前症，令早服药，执拗不从。及肿而脓成，令速针之。不肯，偏信庸流，敷以苦寒解毒之药，不知脓已成，犹何毒之可解？但有愈久愈深，直待自溃，元气尽去，不可收拾耳。

立斋治地官孟乡环跳穴患疽，内服外敷，皆败毒寒剂。因痛极刺之，脓瘀大泻，疮口开张，其色紫黯，右关脉浮大，此胃气复伤，不能荣于患处也。以豆豉饼，六君子加藿香、砂仁、炮姜，数剂，由是胃气醒，而饮食进，患处暖而肌肉渐生。再以十全大补汤而愈。

大君都承庆患附骨疽，内痛如锥，外色不变，势不可消。喜其未用寒削，止因痛伤胃气，而不思饮食，用六君子汤治之，饮食少进。更以十全大补，二十余剂而脓成。针去，仍以大补汤，倍用参、芪、归、术，加麦冬、五味、远志、贝母，数服脓渐止，而疮亦愈。

一儒者左腿微肿，肉色如故，饮食少思，此真气虚而温邪内袭也。盖诸气皆秉于胃，法当助胃壮气，遂用六君子加藿香、木香、当归，数剂饮食渐进。更以十全大补，元气复而愈。

一儒者两腿肿痛，肉色不变，恶寒发热，饮食少思，肢体倦怠，脾气不足，湿痰下注也。以补中益气加半夏、茯苓、白芍，二剂寒热退而肿痛消。又十余剂，脾胃壮而形体健。

一男子因负重，饮食失节，胸间作痛，误认为疮毒，服大黄等药，右腿股肿，肉色如故，头痛恶寒，喘渴发热，脉洪大而无力。此劳伤元气，药损胃气而然耳。用补中益气汤四剂，又用十全大补汤数剂，喜其年少而愈。

薛立斋治一妇人，患附骨疽，久而不敛，致腿细软，脉来迟缓，即以十全大补汤加牛膝、杜仲，及附子饼灸之，两月余而愈。凡脓溃之后，脉滞迟缓者，易愈，以其有胃气故也。脉来细而沉，时直者，里虚欲变症也，若烦痛尚未瘥也。洪实粗散者，难疗，以其正气虚而邪气实也。

一妇人环跳穴作痛，肉色不变，脉紧数，此附骨疽也。脓未成，用内托黄芪酒煎汤，加青皮、龙胆草、山栀，数剂而消。

一妇人患附骨疽,久不愈,脓水不绝,皮肤瘙痒,四肢痿软。以为虚,欲补之。彼惑为风疾,遂服祛风药,竟致不起。陈无择云:人身有皮毛、血脉、筋膜、肌肉、骨髓,以成其形,内则有心、肝、脾、肺、肾以主之。若随情妄用,喜怒劳逸,致内脏精血虚耗,使皮血筋骨肉痿弱,无力以运动,故致痿躄,状与柔风脚气相类。柔风脚气,皆外所因,痿则内脏不足所致也。

山西曹主簿,年逾四十,夏间患附骨疽,服托里药而愈。至秋饮食少思,痰气壅盛,口舌生疮,用八味丸治之而愈。

一老人腿患附骨疽,肿硬,大按方痛,口干脉弱,肿聚不溃,饮食少思。谓肿下而坚者,发于筋骨;皮色不变者,发于骨髓。遂以参、芪等药托之,三十余剂,脓虽熟不穿。谓药力虽达,必须针刺。不听,至旬日方刺之,涌出清脓五六碗许。然衰老之人,气血不足,养毒又久,竟不治。大抵疮疽日不退,宜托之,有脓刺之,有腐肉取之,虚则补之,此十全之功也。

王上舍患附骨疽,畏针不开,臂膝通溃,脉数发渴,烦躁时嗽,饮食少思。齐氏曰:疮疡烦躁,时嗽,腹痛渴甚,或泻利无度,此恶症也。脓出之后,若脉洪数难治,微涩迟缓易治。遂刺之,脓出四五碗许,即服大剂参、芪、归、术。翌日脉稍敛,更以八珍汤加五味、麦冬、肉桂、白蔹,三十余剂,脉缓脓稠,三月而愈。

王洪绪治附骨疽方:用白芥子捣粉,酒酿调涂。或以大戟、甘遂二末,白蜜调敷,内服阳和汤,每日一剂,四五日可消。消后或服子龙丸,或服小金丹,以杜后患。大忌开刀,开则成缩脚损疾。

卷三十四 外科

时　毒 此症感四时邪毒之气,其后发于鼻面耳项咽喉,赤肿无头,或结核有根,寒热头痛,状如伤寒。此乃时行湿毒之气,发于头面,所谓大头瘟也。以其能作脓出毒,故入外科。

少宰李蒲汀患时毒,用发散之药,耗损元气,患处不消,体倦恶寒,食少口干。用益气汤加桔梗,及托里消毒散而愈。

秋官陈同野患时毒,元气素弱,脉微细而伏,此形病俱虚也。用参、术、芎、归、陈皮、柴胡、升麻、炙草以升举阳气,用牛蒡、元参、连翘、桔梗以解热毒,二剂肿顿消,而脉亦复矣。苟以脉微细为属阴,以肿赤为属阳而药之,鲜有不误者。

一妇人时毒溃后,肿赤不消,食少体倦,脓清色白,乃脾肺气虚也。先用六君加桔梗、芎、归,后用益气汤加桔梗而敛。

春官袁谷虚之妹,患时毒,表散过度,肿硬不痛,脉浮大,按之而短,此真气绝也。辞不治,后果殁。

一男子患此症,肿痛发热作渴,脉实便秘,以五利大黄汤下之,诸症悉退。以葛根牛蒡子汤,四剂而痊。

一男子患此症,表里俱解,肿痛尚不退。以葛根升麻汤,二剂而肿消。

一男子患此症,肿痛发寒热,脉浮数,以荆防败毒散,二剂少愈。以人参败毒散,二剂势减半,又二剂而痊。

一男子患此症,耳面赤肿作痛,咽干发热,脉浮数,先以荆防败毒散二剂,势退大半。以葛根牛蒡子汤,四剂而痊。

一妇人患此症,表邪已解,肿尚不消。诊之,数脉滑而数,乃瘀血欲作脓也,以托里消毒散溃之而愈。

一男子患此症,焮肿胀痛作渴,烦热便秘,脉数按之尤实,用防风通圣散一剂,诸症顿退。以荆防败毒散加元参、牛蒡、黄芩,二剂而瘥。

一老人冬月头、面、耳、项俱肿痛甚,便秘,脉实,此表里俱实病也。饮防风通圣散不应,遂砭患处出黑血,仍投前药即应,又以荆防败毒散而瘳。盖前药不应者,毒血凝聚上部经络,药力难达故也。恶血既去,其药自效。或拘用寒远寒,及年高畏用硝、黄,而用托里,与夫寻常之剂,或不砭泄其毒,专假药力,鲜不危矣。徐灵胎曰:通圣散乃治表里俱热之方,所谓两解法也。须审定内外俱热之症,乃可消息施用。又曰:荆防败毒散为时毒主方,惟人参不宜轻用。

一男子患此症,表里俱解,惟肿不消。以托里消毒散四剂,脓成,针之而愈。

一妇人患此症,肿痛,用硝黄之剂,攻之稍缓,翼日复痛。诊之,外邪已退,此瘀血复作脓也,用托里消毒散溃之而愈。

一男子头面肿痛,服硝黄败毒之剂愈甚。诊之,脉浮数,邪在表尚未解,用荆防败毒散二剂,势退大半。更以葛根牛蒡子汤,四剂而痊。《内经》曰:身半以上肿,天之气也;身半以下肿,地之气也。乃邪客心肺之间,上攻头目而为肿。此感四时不正之气为患,与夫膏粱积热之症不同。硝黄之剂,非大便秘实不可用。若不审其因,不辨其虚实表里,概用攻之,必致有误。常见饥馑之际,乌荛之人,多患之,乃是胃气有损,邪气从之为患,不可不察。常治邪在表者,用葛根牛蒡子汤、人参败毒散,或普济消毒饮子。邪在里者,五利大黄汤、栀子仁汤。表里俱不解者,防风通圣散。表里俱解而肿不退者,犀角升麻汤。如肿甚者,砭患处出恶血以泄其毒,或用通气散取嚏以泄其毒,十日外自愈,若嚏出脓血即愈。欲其作脓者,用托里消毒散;欲其收敛者,用托里散,此法最为稳当。五七日咽喉肿闭,言语不出,头面不肿,食不知味者,不治。此乃时行湿毒之气,发于头面,所谓大头瘟也。以其能作脓出毒,故入外科。

一男子患此症,服表散药愈炽,发热便秘。诊其脉沉实,此邪在里也。以大黄汤下之,里证悉退。以葛根牛蒡子汤,浮肿亦消。惟赤肿尚存,更以托里药溃之而愈。齐氏云:时毒者,为四时邪毒之气而感之于人也。其后发于鼻、面、耳、项、咽喉,赤肿无头,或结核有根,令人憎寒发热,头痛。或肢体痛甚者,恍恍不宁,咽喉闭塞,昧者将谓伤寒,便服解药,一二日肿气增益方悟,始求疡医。原夫此症,古无方论,世俗通为丹瘤,病家恶言时毒,切恐传染。考之于经曰:人身忽经变赤,状如涂丹,谓之丹毒。此风热恶毒所为,与时毒特不同耳。盖时毒初起,状如伤寒,五七日间,乃能杀人,治者宜精辨之。先诊其脉滑、数、浮、洪、沉、紧、弦、涩,皆其候。盖浮数者,邪气在表也,沉涩者,邪气深也。气实之人,急服化毒丹以攻之;热实不利,大黄汤下之;其有表证者,解毒升麻汤以发之;或年高气软者,五香连翘汤主之。又于鼻内嗜通气散,取十余嚏。左右看病之人,每日用嗜药嚏之,则不传染。其病人每日亦用嚏药三五次,以泄热毒。此治时毒之良法也。经三四日不解者,不可大下,犹宜和解之，服犀角连翘散之类。至七八日，大小便不通利，头面肿起高赤者，可服托里散、黄芪散，宜镰砭割出血，泄其毒气。十日外，不治自愈。此病若五日以前，精神昏乱，咽喉闭塞，语声不出，头不肿，食不知味者，必死，治之无功矣。然而此疾有阴有阳，有可汗有可下。常见粗工但云热毒，就用寒凉，殊不知病有微甚，治有逆从，不可不审也。

徐考功年逾三十，耳面焮肿，寒热拘急，脉浮洪，此时毒症也。邪在表，以荆防败毒散加牛蒡、元参治之，渐愈。更以升麻、葛根、连翘、桔梗、川芎、银花、牛蒡而平复。

疔

罗谦甫云：丙午岁予居藁城，人多患疔疮。县尹董公谓予曰，今岁患疔疮者极多，贫民无力医治，近于史侯处得数方，用之者无不效，官给药钱，君当舍手治之。遂诺其语，董公榜示通衢，命予施药，如此一年，全活甚众。其用保生锭子、《千金》托里散、神圣膏药、破棺丹，凡四方。保生锭：金脚信二钱，雄黄三钱，轻粉二钱，硇砂三钱，麝香一钱半，巴豆四十九粒，蟾酥一钱。为细末，用黄蜡五钱溶开，将药和成锭子，冷水浸少时，取出捏作饼子如钱眼大。将疮头拨开，每用一饼，次用神圣膏，后用托里散。若疮气入腹危者，服破棺丹。世传疔疮必有一条红线，可针红线所至之处出毒血，乃敷药。神圣膏药：当归、藁本各半两、乳香、没药各二钱、白芷、琥珀各二钱半、黄丹二两、白胶香三两、黄蜡二两、粉霜一钱、木鳖子五十个，去皮、巴豆十五粒，去油、清油槐、柳枝各百二十枝、胆矾一钱。先将槐、柳枝下在油内熬焦取出，复下余药，熬勿至焦滤出。待油澄清，下黄丹再熬成膏，用绯帛摊之。立有神效。托里散：芪一两五钱、朴、芎、防各二两、桔、芷、翘各二两二钱、芍、桂、草、参各一两、归、木香、乳香、没药各半两。细末，每服三钱，酒一大盏，煎二三沸，和渣温服。破棺丹：大黄二两，半生半熟、甘草、芒硝各一两。细末，蜜丸弹子大。每服半丸，食后温酒化下，或童便半盏研化之，忌冷水。

薛立斋治上林陈静涵，面患疔，脉洪数有力，属邪气蕴结，用清热消毒散二剂未应。或用黄芪、玉桂等药二剂，反益其势，致耳、目、唇、口俱肿闭，头面如斗，由邪气外实也。前脉按之无力，由元气内虚也。连进托里消毒之药，及数砭患处，出黑血碗许，已而脓与腐肉并溃而出。复用托里之药，疮势渐愈。七日后，复因调护失宜，以致烦渴不食，两尺脉如丝欲绝，急用八味丸料煎服，其脉顿复，手足自温。使非砭以泄其外，托里散以补其内，八味丸以回其阳，则治之失宜，必至不救。慎之，慎之。

长洲庠苏子忠，鼻梁患疔，症属表邪，但气血俱虚，不胜发散，遂以补中益气为主,佐以防风、白芷而愈。

张所望治理安寺一僧,患水疗走黄,绝水谷者已三日,众莫能治。延所望,入视曰:毒已入内奈何,须下一针方可。因向疮顶刺入寸余,始闻痛声,曰:生矣。随以膏涂之,复投丹药数粒,拔其疗根寸许,坚黑如铁,遂愈。《钱塘县志》。

立斋治一男子,足患疗,作痒,恶心呕吐,时发昏乱,脉浮数,明灸二十余壮,始痛。以夺命丹一服,肿起,更以荆防败毒散而愈。

一男子患疗,发热烦躁,脉实。以清凉饮下之而愈。

一男子胸患疗,遍身麻木,脉数而实。急针出恶血,更明灸数壮始痛。服防风通圣散,得利而愈。

一男子左手背患疗,是日一臂麻木,次日半体皆然,神思昏溃,遂明灸至二十余壮,尚不知痛,又三十余壮始不麻,至百壮始痛。以夺命丹一服,肿始起,更用神异膏及荆防败毒散而愈。

一老妇足大趾患疗,甚痛,令灸之,彼不从,专服败毒药,致真气虚而邪气愈实,竟至不救。盖败毒散虽能表散疮毒,然而感有表里,所发有轻重,体段有上下,所禀有虚实,岂可一概而用之耶?且至阴之下,药力之所难到,专假药力,则缓不及事,不若灸之为良,故下部患疮,皆宜隔蒜灸之,痛则灸至不痛,不痛则灸至痛。若灸之而不痛者,宜明灸之,及针疗四畔去恶血,以夺命丹一粒入疮头孔内,仍以膏药贴之。若针之不痛,或无血者,以针烧赤,频烙患处,以痛为度。或不痛,眼黑如见火光者,此毒气入脏腑也,不治。若患在手足,红丝攻心腹者,就于丝尽处刺去恶血,宜服荆防败毒散。若丝近心腹者,宜挑破疮头去恶水,亦以膏药贴之。如麻木者,服夺命丹。如牙关紧急,或喉内患者,并宜噙一二丸。凡人暴死,多是疗毒,用灯照看遍身,若有小疮即是,宜急灸之。俟醒,更服败毒药,或夺命丹。人汗入肉食之,则生疗疮,不可不慎。

刘禹锡纂柳州救三死方云:元和十一年得疗疮,凡十四日益笃,善药敷之皆莫知。长乐贾方伯教用蜣螂肉,一夕而百苦皆已。明年正月,食羊肉,又大作,再用亦如神效。其法一味贴疮,半日许,可再易,血尽根出遂愈。蜣螂心腹下度取之,其肉稍白是也。所以云,食羊肉又大作者,盖蜣螂食羊肉故耳。用时便禁食羊肉,其法盖出葛洪《肘后方》也。本草。

韩光治疗肿人也。贞观初,卫州徐使君访得此方,用艾蒿一担烧作灰,入竹筒中,淋取汁一二合,和石灰如面浆,以针刺疮中至痛即点之,点三遍其根自拔,亦大神验。贞观中用治三十余人得瘥,故录之。《千金方》:绣坡公曰:疗疮全看部位,如部位不佳者,甚为难治。观其毒将走之症,用针破其四围,插入拔疗之药,其浮肿处用针刺之,出其恶血,此法甚妙。

缪仲淳治顾博士伯钦内人,左耳患疗,时方孕,令先以白药子末,鸡子清调涂腹上,护胎,次以夏枯草、甘菊、贝母、忍冬、地丁之属,大剂饮之,一服痛止,疗立拔,胎亦无恙。白药子疗马病者。《广笔记》。

马铭鞠治顾圣符幼弟,患髭疗。医者先用火针围肿,肿胀至目与鼻俱隐入肉,牙关紧急。用患者耳垢、齿垢,刮手指甲屑和匀如豆大,于茶匙内,灯火上灸少许。取作丸,令洗净围药,将银簪挑开疗头抹入,外用棉纸一层,津湿覆之,痛立止。半日,肿半消,目可开。次日服仙方活命饮,二剂愈。此法兼可治红丝疗。长洲华承溪指节间患之,得此而痊。又云可治面白疗,未试也。此方传自道人。《广笔记》。

《广笔记》云:用陈年露天铁锈,碾如飞面,将金簪脚挑破毒处一孔,纳铁锈末于内,仍将皮盖好。少顷黑水流尽,中有白丝如细线,慢慢抽尽,此疗根也,尽即立愈。又方用甘菊花并根叶捣汁,以酒下之立消。二方俱神效,屡试屡验。

立斋治刘贯卿,脚面生疗,形虽如粟,其毒甚大,宜峻利之药攻之。因其怯弱,以隔蒜灸五十余壮,痒遂止。再灸片时,乃知痛。更用膏药封贴,再以人参败毒散,一服渐愈。夫至阴之下,道远位僻。且怯弱之人,用峻利之药,则药力未到,胃气先伤,虚脱之祸,有所不免,不如灸之为宜。

松江诸大尹唇生一疗,已五日,肿硬,脉数,烦躁喜冷,此胃经积热所致。先以凉膈散一服,热去五六。更与夺命丹二粒,肿退二三。再与荆防败毒散,四剂而愈。

杨锦衣唇下生疗,脉症俱实而不下,反用托里,致口鼻流脓而死,是谓实实之祸。

马氏室忽恶寒作呕,肩臂麻木,手心瘙痒,遂昏闷,不自知其故,与卒然暴厥者不同。但手有一泡,此乃患疗毒也。令急灸患处,至五十余壮知痛,投以荆防败毒散而愈。古人谓暴死多是疗毒,急用灯照遍身,若有小疮,即是此毒,宜急灸其疮。但是胸腹温者,可灸。先君云:有人因剥死牛瞀闷,令看遍身,俱有紫泡,便急灸泡处,良久遂苏,更以败毒药而愈。

张都宪夫人面生疗,肿焮痛甚,数日不溃,脉症俱实,以荆防败毒散加芩、连治之,稍愈。彼以为缓,乃服托里一剂,其势愈甚,痛极始悟。再用凉膈散二剂,痛减肿溃。又与连翘消毒散,十余剂而愈。

郑氏举家生疗在四肢,皆由食死牛肉所致。刺去黑血,更以紫金丹服之,悉愈。

王捡讨汝和感痘毒,面生疗十余枚,肿痛脉数,以荆防败毒散治之,虽小愈,尚可畏。更以夺命丹,一服而痊。

陆宣子,山东名医也,言京师李公子某,指甲中生肉管,赤色,倾刻长三尺余,垂至地能动,动则血眯欲死,诸医束手。公子乃取酒痛饮,引刀自断之,出血数斗,良久复生如初，自分死矣。有乞儿自言能治，召之，肩大蛇至，顾骂诸医者曰：公子蛇头疔也，其管通四肢百骸，绝则又出，若辈何能为？盖乞儿初饶于财，尝患此，破家求医不可得。遇一丐，命其妻纳大蛇裤中，穴裤出蛇首握之，与肉管相向，蛇以气吸之，不移时而消，蛇则红丝百道，僵死矣。及如其法治之，公子亦愈。竟分其产之半与乞儿云。蒋湘帆。

治疔疮方：松香二十两、白蜡二两、乳香三两，去油研细、黄蜡十两、铜绿五两，研细、麻油六两、没药三两，去油研细、百草霜五两，须山庄人家净烧草者佳。先将麻油煎滚，次下松香，三下白蜡，四下黄蜡，五下乳香，六下没药，七下铜绿，八下百草霜。滚过数次，或倾砖地，或即在锅内冷透，搓成条子。用时以圆眼核大丸，呵软捏扁贴患处，是疔即粘，否则不粘。如粘片时，即可止痛，次日消肿，少出黄水即愈。忌荤腥生冷辛辣，每丸约重四分。

又方：白菊花四两，甘草四钱，水煎服，不过二剂即消。一切消疔之药，皆不及此。盖菊花全身皆治，疔之圣药也。

疣附瘿。

周汉卿治山阴杨翁，项有疣如瓜，大醉仆阶下，溃血不能止。疣溃者必死。汉卿以药糁其穴，血即止。《明史》。

薛立斋治长洲庠王天爵，辛丑春，左腿近环跳穴患瘤，状如大桃，按之濡软。恪服除湿流气化痰之剂，恶寒发热，食少体倦，形气俱虚。脉洪大而虚，气瘤也，肺主之。盖肝属木，肺属金，然发于胆经部分，乃肺金侮肝木，元气亏损，而其脓已内溃矣。遂用十全大补汤，数剂出清白稀脓甚多，顿加寒热，烦渴头痛，殊类伤寒状，此因脓泄而血气益虚，仍用前药。其势益甚，脉洪数大，按之如无，乃加附子一钱。其势愈甚，而脉复如前，此虚甚而药不能及也，更加附子二钱，三剂诸症顿退。乃朝用补中益气汤，夕用十全大补汤，各三十余剂，出腐骨五块，疮口将完。后因不慎起居，患处复溃，诸症更发，咽间如焚，口舌无皮，用十全大补加附子一钱服之，诸症即愈。二日不服，内病悉至，患处复溃。二年后又患，服前药不应。诊其尺脉，微细如丝，此属命门火衰，用八味丸为主，佐以十全大补汤稍愈。至乙巳，仍患虚寒之症而殁。

一男子左腿外侧近臀肿一块，上有赤缕，三年矣，饮食起居如常。触破涌出血脓，发热恶寒。此胆经受症，故发于腿外侧。诊其脉，左尺洪数，左关弦洪，此肾水不能生肝木，用补中益气汤、六味地黄丸而痊。

一老妪右腋下生一瘤，渐长至尺许，其状如长瓠子，久而溃烂。一方士以长柄鲜葫芦烧存性，研末搽之，水出消尽而愈。

系瘤法：芫花净洗带湿，不得犯铁器，于木石器中捣取汁，用线一条浸半日，或一宿，以线系瘤，经宿即落。如未落再换线，不过两次自落。后以龙骨并诃子末，敷疮口即合。依上法系奶痔，累用得效。系瘤法，《苏沈良方》有用蜘蛛丝者，然费力，不如此径捷。如无根，只用花泡浓水浸线亦得。赵氏家姊尝用系腰间一瘤，不半日即落，亦不痛。《百乙方》。

琇按：芫花用之系瘤即落，雄猛可知。虫门中，孙文坦尝用三分，以治某氏妇，立下其症。苟非实积，未可轻试。

孙真人治瘿一二年者，以万州黄药子半斤，须紧实者。若虚而轻，即他处产者，用一斤。取无灰酒一斗浸，固脐器口，以糠火烧一伏时，停待酒冷却开，令患者日饮之，不令酒气绝。经三五日后，以线围颈觉消，即停饮，否则令项细也。用火时不可多，惟烧酒气出瓶头，有津即止火，不待经宿也。已验如神，忌毒食。

黄履素曰：予年三十时，臀生一小瘤，根细如线，而头如豆大。越十年，渐大如荔，有妨跨马。予有鉴于决瘤之说，不敢医。常叹曰：吾年若六七十，此瘤当如碗大，必妨行坐矣，奈何？既而叹曰：七十即碍行坐，亦何妨？遂安意养之。及四十七岁时，偶擦伤瘤皮，水渗出不止。惧其成漏，乃延潘惠峰问之。云：欲去此瘤甚易，欲塞此漏甚难，瘤去则漏自塞矣。不得已，听其治。潘以药涂瘤，甚痛，其肉尽黑，少顷血出津津。予甚惧且悔，不复求治，但求止血之药。越宿，则黑肉已坚如石片，数日脱去，其根尚存如豆，水出仍不止，复商之潘。潘曰：不去其根，漏仍不可塞也。又以前药点之，痛甚，肉黑如初。次日复点，凡三次。内服托里散，每剂用黄芪五钱。凡旬日，坚肉脱去，则根已平，仍服托里散，外用长肌收口药，绝欲色劳，以渐收满，肌肉完好。予之服药，勤守戒慎者，而潘君亦可谓妙手矣。

张子和在西华，众人皆讪以为吐泻。一日，魏寿之与张入食肆中，见一夫病一瘤，正当目之上纲，肉眦色如灰李，下垂覆目之睛，不能视物。乃谓寿之曰：吾不待食熟，立取此瘤。魏未之信也。语其人，其人曰：人皆不敢割。曰：吾非用刀割，别有一术焉。其人从之，乃引入一小室中，令俯卧一床，以绳束其胫，刺乳中大出血，先令以手揉其目，瘤上亦刺，出雀粪立平。寿之大惊。张曰：人之有技，可尽窥乎？

一女子未嫁，年十八，两手背皆有瘤，一类鸡距，一类角丸，腕不能驯。向明望之，如桃胶然。夫家欲弃之。张见之曰：在手背为胶瘤，在面者为粉瘤，此胶瘤也。以钅非针十字刺破，按出黄胶三两匙，立平，更不再作。非素明者，不敢用此法。

一妇人年四十余，有瘿三瓣。张令以咸吐之，三涌、三汗、三下，瘿已半消。次服化瘿之药，遂大消去。夫病在上皆宜吐，亦自有消息之法耳。

张景岳三旬外，忽臀下肛门前骨际皮里生一小粒，初如绿豆许，不以为意，及半年大如黄豆，又一年如枣核，复如栗矣，乘马坐榻，皆有所碍，且渐痛。料此作敷药可散，又非煎药可及。若渐长大如升如斗，悬挂腰股间，行动不便，将奈何？谋之识者，皆云不可割刺。恐为害，初亦不敢。然熟思此时乘小不取，则日久愈大愈难矣。遂决意去之，乃饮酒乘醉，以柳叶针刺之，所出如豆腐白皮之类。盖粉瘤也，刺后顿消。两日后则肿如热痛，以会通膏贴三日，脓溃而愈。不两日又肿起，更热更大，始悔其刺之误，再以会通膏贴之。又三日而大溃，溃出一囊如鱼脬者，然后收口全愈。使治之再迟，则难瘳矣。藜按：徐灵胎云：凡形体有形之症，最宜外治。此语极为有见。余乡一人项生瘤大如拳，已十余年，一日忽消去。问之，则曰近得一膏药贴之，故遂愈。急索其方，视之不过半夏、贝母、花粉、陈皮、芥子、当归、川芎、红花、降香、桂枝、山甲、羌活、防风、麻黄、大黄等药，大意消痰活血，通经络，并无奇特。然用之辄应手取效，后用之以贴流注，亦即消散。可见，药不在奇，对症即能取效。景岳以瘤为非敷药可散，亦未明此理耳。

一人眼皮下弦生一小瘤，初如米粒，渐大如豆，外科用攒针三四枚，翻转眼皮，刺其内膜，少少出血。如此二三次，其瘤日缩，竟得尽消。

一人臂上生一瘤，渐大如龙眼，其人用小艾于瘤上灸七壮，竟尔渐消，亦善法也。或用隔蒜灸之，亦无不可。

一人腹上生一瘤，大如胡桃，治者以蛛丝捻成粗线，扎其根。数日其丝渐紧，瘤根渐细，屡易屡细，不十日竟脱落，诚奇法也。可见他线日松，惟蛛丝日紧，物理之妙，有当知者如此。然缠之亦宜早，若形势既大，恐不宜也。方出焦氏《笔乘》，旧案已载其略。

沈抠文幼啮指甲，及长不能自禁，此肝火血燥也。又颈侧常生小疣子，屡散屡发。又臂生一块如绿豆大，若触碎则如断束缕，扯之则长，纵之则缩。后两鬓发白点，求治。曰：子素肝病，此部亦属肝胆经也。夫爪为筋之余，但行人身之侧，正与啮爪生疣等症相应，须滋补肾水，以生肝胆，则诸症自愈。与六味地黄丸服之，一年白点自退，瘤亦不生。

一男子小腹中一块，不时攻痛，或用行气化痰等药不应。犹以为血鳖，服行气逐血之剂，后手背结一疣子，渐长寸许，形如鳖状，肢体间如豆大者甚多。彼疑鳖生子，今发于外，亦用行血，虚症悉至，左尺洪数，关脉洪数而弦。谓肾水不能生肝木，以致肝火血燥而筋挛，用六味丸滋水生肝，三月而愈。

陶氏佃民有病瘿者，尝与陶仆输谷如市，道远劳极，瘿撄其颈，气几不接。陶仆素愚，匆遽间削竹为锐，铦刺之，瘿穿气溢，颈复完，复荷担而起，一无所苦。《说颐》。雄按：可谓其愚不可及也。

予兄奇峰生两瘤，大如拳，僧传一方，用竹刺将瘤顶上，稍稍拨开油皮，勿令见血，细研铜绿少许，放于拨开处，以膏药贴之，数日即溃出粉而愈。《续金陵琐事》。

钱国宾治山西神池百长张侄女，年十七，自八岁左手背生瘤，日大，已如钟许，看系粉瘤可治。与一方，用巴豆、蓖麻子肉各四两，大杏仁一两，香油一斤二两，血丹八两，熬膏药贴之，一日一换。其皮渐厚，旬日皮红，半月皮破，出脓碗许，瘤消口平。

辛酉夏，广陵各盐场大行时疫，人多湿热病。若伤寒，头疼发热不恶寒，身体痛，舌红，昏睡不食，思凉饮，肌黄，大便结，小便红，医用发散清凉剂，罔效。钱亦临症，治复不投病势，数日如故。前后胸背渐长数十瘤，如核桃大，其皮甚薄，以针挑破，每瘤出虮数千，遍抓四处，人人寒禁，莫敢近视。瘤破虮出调服，后人仿此俱愈。

气颈之症，乃人项下坠如长瘤也。山东多有此症，虽风水所致，亦卧热炕，过食辛辣而然。他方间有此。根由足厥阴肝经之脉，循喉咙之后，上入颃颡属肝，统于足阳明胃经。此盖起于肝胃二经，瘤长挂下，虽非致命，大不美观。古今并无治法。钱访海上仙方，遇异人传授：用青皮六钱疏肝；桔梗六钱引导；木馒头，一名鬼馒头，煅存性一两，消瘿散肝胃二经结气。共末，酒下一钱。凡气颈小者，三四月消。大者七八月，或一年消。其功虽缓，其方百发百中。即钱已治兰溪王元直，兖州赵瑚琏二人矣。不惜良方，普利后世。

会溪黄元亮，文士也，年五旬颈生气瘤。候其六脉冲旺，荣卫俱足，精神元气亦厚，止肝部沉滞，气结成瘤。钱告之曰：公无病人也，气瘤结于颈下，不过不美观耳，然无大害。书云：凡粉瘤、痰瘤、蛊瘤、石瘤、腿瘤、虮瘤、发疽瘤可治，凡气瘤、筋瘤、肉瘤、肩瘤、瘿瘤、血瘤、肋瘤、乳瘤、肘臂瘤不可治，治之破膜泄气不救，宜绝此念，勿信庸愚，以轻性命也。黄拜谢而去。

结　核

王洪绪治一妇，项上痰核三处，年久生管，以拔管药插入，日易，半月愈其二，惟一管渐浅。不意其夫远归，两日管深如前。后其母接女归，治之即愈。

一壮年臂上有二管，王问其有暗疾否？曰：素患梦遗。乃以六味去泽泻，增龟胶、龙骨、芡实、莲须为丸，鹿含草煎汤，早晚送下三钱，服半料愈。愈后即用拔管药，仍服前丸，二管皆愈。

一人耳下患恶核，被医穿生管，以阳和汤、小金丹轮服，未溃者全消，复求消管。王曰：消管甚易，管消即敛。倘将敛时，一经走泄，管即复生矣。喜其谨疾遂愈。消管方:皂角刺尖五钱,柘树膜五钱,红腹金钱鳖三钱,榆树皮一钱,真蟾酥一钱,研极细。每遇漏管,先以猪鬃探通,料其浅深,然后以绵纸卷药为条塞入,日易日塞,至愈乃止。

薛立斋治一妇人,经事不调,肢体结核,如榛如豆,不计其数,隐于肉里,其色不变,三年余矣,大按则痛。或投以降火消毒,乃不按自痛,发热作渴,日晡益甚,经水过期,左关脉数,此肝火血燥也。用清肝益荣汤,六十余剂,诸症已愈。惟项核未消,又以当归龙荟丸散服,及八珍汤加柴胡、山栀,三十余剂而痊。

一妇人久郁怒,胸胁内股外臁各结核,寒热往来,经候不调,胸膈不利,饮食少思,大便不调,左关弦洪,右寸弦数,右关弦紧。曰:左关弦洪,肝经热也;左寸弦数,木生火也;右关弦紧,肝克脾也;右寸弦浮,木侮金也。法当生肝血,遂用加味四物汤而诸症退。用加味逍遥散而经候调,用加味归脾而全愈。

一妇人因怒,肢体结核,睡中发搐,左关弦洪,此肝火血燥筋挛。当清肝火养元气,遂用加味小柴胡汤、加味逍遥散,渐愈。又用八珍汤加丹皮、柴胡、山栀、钩藤而愈。

一妇人肢体结核,胸腹痞闷,气泄稍宽,此肝脾郁滞。不信,服降火行气化痰,病愈甚,而气愈虚。用加味逍遥、加味归脾,二药间服,半载而痊。

一妇人项间结核,不时寒热,左目紧小,头项振掉,四肢抽搐,此肝火血虚风热也。用加味逍遥加钩藤,数剂,诸症渐愈。又用八珍汤,调理而痊。

一妇人耳内、耳后、项侧结核作痛,寒热口苦,月经不调,此肝胆经火而伤脾胃也。用四君、柴胡、丹皮及六味丸而愈。

一妇人因怒结核,经行不止,发热,昼安静而夜谵语。此血分有热,用小柴胡加生地顿安。其核尚在,经来先期,肝脉弦数,此肝火血涸而筋挛也。用加味逍遥加生地,月经如期而核消。

一妇人项臂结核,头疼寒热,乳内时疼,两胁焮痛,此肝脾郁火而血燥。先以加味逍遥散,再用加味归脾汤而愈。

一妇人素郁怒,患结核,内热晡热,久而不愈。若面色萎黄,则月经过期而少;若面色赤,则月经先期而多。曰:面黄过期,脾经虚弱也;面赤先期,脾虚火动也。朝用补中益气,升举脾土以益气血,夕用加味逍遥,滋养肝血以息阴火,复以归脾汤解郁结,半载元气复而痊。又有患前症,因脾虚下陷而发热,乃专治其疮,变瘵而殁。

一女子耳下结核,焮痛寒热。此属肝经风热,用栀子清肝饮一剂,诸症悉愈。后因怒,耳后并额两角作痛,寒热。此兼少阳经症,仍以前药加羌活,二剂而瘥。

一妇人项患五核,时常寒热,肝肺弦长,而出寸口,此血盛无耦之症也。用小柴胡汤加生地、乌梅,治之而愈。雄按:阴虚者,每见此脉,治宜壮水,小柴加梅、地,不过用法之一格耳。

施二守项右患一核,用凉药贴颈皆肿。又敷之,肿连胸胁,冷应腹内。不悟凉药所致,尚以为毒盛,形体困惫,自分不起。见其敷药处热气如雾,急令去药,良久疮色变赤,刺出脓血,用托里药而愈。

举人江节夫两耳下,两臂,两肋结核,恪服祛痰降火软坚之剂,益甚。薛曰:此胆经血虚火燥也。盖胆经行人身之侧,前药必致亏损。至明年七月,复请视,各核皆溃,脉浮大而涩,时金旺于秋,木受金克,必不治。果卒。

周上舍两耳下项间筋牵,臃肿坚硬,咳嗽气喘,内热盗汗,所服皆化痰散坚行气之剂,势益甚。诊之,左关弦涩,左尺洪数,此怒气伤肝,房劳损肾。须滋肾水,生肝血,慎调摄,至水旺之际,庶可愈矣。彼欲速效,乃外敷商陆、石灰等药,内服海藻、蓬术之类。至秋金旺之际,元气愈虚,肿甚而殁。

一上舍素豪善怒,耳下结一核,后溃而疮口翻张如菌,焮连头痛,或胸胁作胀,或内作寒热。或用清热消毒之药,年余未瘥。用补中益气汤、六味地黄丸而寻愈。疮口翻出,亦名翻花疮。

邵黄门子手合骨处患一核,半年后溃一小孔如粟,又年余不合,日出清脓数滴,或止三四滴,面上赤,脉数口干,夜则发热,昼则恶寒,行履如故,此气血俱虚也。辞不治。月余后,他处相会,彼云小儿有不药之功矣。薛曰:过火令,方为善也。已而果毙。

缪仲淳治一女子,颏下发一硬块而不痛,有似石瘿。用贝母、首乌各三钱,连翘、白芷、花粉各二钱,牛蒡、苍耳、青木香各一钱半,银花、鲜菊、地丁各五钱。先用夏枯草五两,河水五碗,煎三碗去渣,纳前药煎至一碗,服十剂全消。外敷方:南星三两,海藻、昆布、槟榔、姜黄、白蔹、牙皂各一两,末,醋调。

薛立斋治一男子,神劳多怒,颈肿一块,久而不消,诸药不应。以八珍汤加柴胡、香附,每日更隔蒜灸数壮,及日饮远志酒二三盏而渐消。

瘰疬

薛立斋治一男子,患瘰疬肿痛,发热,大便秘结。以射干连翘散,服六帖,热退大半。以仙方活命饮四帖而消。

一男子患此症,肿硬不作脓,脉弦而数,以小柴胡汤兼神效栝楼散,各数剂,及隔蒜灸数次,月余而消。

一妇人颈肿不消,与神效栝楼散,六剂少退。更以小柴胡汤加青皮、枳壳、贝母,数剂消大半。再以四物对小柴胡,数剂而平。

一男子因怒,项下结核,肿痛痞闷,兼发热。用方脉流气二帖,胸膈利。以荆防败毒散,二帖而热退。肝脉尚弦涩,以小柴胡加芎、归、白芍,四剂,脉症顿退。以散肿溃坚丸,一料将平。惟一核不消,乃服遇仙无比丸,二两而痊。

薛立斋治一妇人,久郁,患瘰疬不溃,既溃不敛,发热口干,月水短少,饮食无味,日晡尤倦。以益气养荣汤,二十余帖少健。谓须服百帖,庶保无虞。彼欲求速效,反服斑猫之剂,及数用追蚀毒药,去而复结,致不能收敛,出水不止,遂不救。此症属虚劳气郁所致,宜补形气,调经脉。未成者自消,已成自溃。若投慓悍之剂,则气血愈虚,多变为瘵症。然坚而不溃,溃而不合,气血不足明矣。况二经之血,原自不足,不可不察。

一男子瘰疬溃久不敛,神思困倦,脉虚。欲投以托里,彼以为迂,乃服散肿溃坚汤。半月余,果发热,饮食愈少。复求治,投益气养荣汤三月,喜其谨守,得以收效。齐氏云:结核无脓,外症不明者,并宜托里;脓未成者,使脓早成;已溃者,使新肉早生;血气虚者,托里补之;阴阳不和,托里调之。大抵托里之法,使疮无变坏之症。所以宜用也。

一男子瘰疬久不敛,脓出更清,面黄羸瘦,每清晨作利泻,与二神丸,数服泻止。更以六君子汤加芎、归,月余肌体渐复。灸以豆豉饼,及用补剂作膏药贴之,三月余而愈。

一妇人患此症,溃后核不腐,以益气养荣汤三十余剂,更敷针头散腐之,再与前汤三十余剂而敛。

一男子瘰疬未溃,倦怠发热,以补中益气汤治之少愈。以益气养荣汤,月余而溃,又一月而痊。

一妇人肝经积热,患瘰疬作痛,脉沉数。以射干连翘汤,四帖少愈。更用散肿溃坚丸,月余而消。丹溪云:瘰疬必起于足少阳一经,不守禁忌,延及足阳明经,食味之厚,郁气之久,曰毒、曰风、曰热,皆此二端。拓引变换,头分虚实,虚者可虑。此经主决断,有相火,且气多血少。妇人见此,若月水不调,寒热变生,稍久转为潮热,自非断欲食淡,神医不能疗也。

一室女年十七,项下时或作痛,乍寒乍热如疟状,肝脉弦长,此血盛之症也。先以小柴胡汤二剂,少愈。更以地黄丸治之而痊。《妇人良方》云:寡妇之病,自古未有言也,惟《仓公传》与褚澄略为论及。言寡者,孟子所谓无夫曰寡是也。如师尼丧夫之妇，独阴无阳，欲男子而不可得，是以郁悒而成病也。《易》曰：天地絪缊，万物化醇，男女媾精，万物化生。孤阳独阴可乎？夫处闺门，欲已萌而不遂，致阴阳交争，乍寒乍热，有类疟疾，久而为痨。又有经闭、白淫、痰逆、头风、膈气、痞闷、面黧、瘦瘠等症，皆寡妇之病。诊其脉，独肝脉弦出寸口，而上鱼际。究其病源，其疾皆血盛而得。经云：男子精盛则思室，女人血盛则怀胎。观其精血，思过半矣。雄按：此脉有由阴虚火动所致，未可均指为血盛。

一男子耳下患五枚如贯珠，年许尚硬，面色萎黄，饮食不甘，劳而发热，脉数软而涩。以益气养荣汤六十余剂，元气已复，患处已消。一核尚存，以必效散二服而平。

一男子因劳而患怠惰发热，脉洪大，按之无力，谓须服补中益气汤。彼不信，乃服攻伐之剂，吐泻不食而死。大抵此症，原属虚损。若不审虚实，而犯病禁经禁，鲜有不误。常治先以调经解郁，更以隔蒜灸之，多自消。如不消，即以琥珀膏贴之，自有脓，即针之，否则变生他处。设若兼痰兼阴虚等症，只宜兼症之剂，不可干扰余经。若气血已复，而核不消，却服坚散之剂，至月许不应，气血亦不觉损，方进必效散，或遇仙无比丸。其毒一下，即止二药，更服益气养荣汤数剂以调理。若疮口不敛，宜用豆豉饼灸之，用琥珀膏贴之。气血俱虚，或不慎饮食起居七情者，俱不治。此症以气血为主，气血壮实，不用追蚀之剂亦自腐，但取去使易收敛。若气血虚，不先用补药剂，而数用追蚀之药，适足取败耳。雄按：洪大无力之脉，显属阴亏。攻伐固谬，补中益气亦岂可投？其余议论，皆是见到之言。

一男子体素弱，瘰疬溃后肉不腐，此气血皆虚，用托里养荣汤，气血将复。核尚在，以簪挺拨去。又服前药，月余而愈。

一男子患此症，气血已复，核尚不腐。用针头散及必效散各三次，不旬日而愈。

一男子患瘰疬，痰盛，胸膈痞闷，脾胃脉弦，此脾土虚，肝木乘之也。当以实脾土伐肝木为主。彼以治痰为先，乃服苦寒化痰药不应。又加以破气药，病愈甚。始用六君子加芎、归，数剂，饮食少思。以补中益气汤倍加白术，月余中气少旺健。又以益气养荣汤，两月肿消而血气亦复矣。夫左关脉弦，弦属木，乃木盛而克脾土，为贼邪也。虚而用苦寒之剂，是虚虚也。况痰之为病，其因不一，主治之法不同。凡治痰，利药过多，则脾气愈虚，则痰愈易生。如中气不足，必用参、术之类为主，佐以痰药。

一妇人因怒项肿，月经不通，四肢浮肿，小便如淋，此血分症也。先以椒仁丸数服，经行肿消。更以六君子汤加柴胡、枳壳，数剂，项肿亦消矣。亦有先因小便不利，后身发微肿，致经水不通，名曰水分，宜葶苈丸治之。《妇人良方》云：妇人肿满，若先因经水断绝,后致四肢浮肿,小便不通,名曰血分。水化为血,血不通则复化为水矣,宜服椒仁丸。若先因小便不利,后身浮肿致经水不通,名曰水分,宜服葶苈丸。

一室女年十九,颈肿一块,硬而色不变,肌肉日削,筋挛急痛,此七情所伤,气血所损之症也。当先滋养血气。不信,乃服风药,后果不起。卢砥镜曰:经云,神伤于思虑则肉脱,意伤于忧愁则肢废,魂伤于悲哀则筋挛,魄伤于喜乐则皮槁,志伤于盛怒则腰脊难以俯仰。何侍郎有女适人,夫早逝,患十指挛拳,垂莫能举,肤体疮疡如栗粟果然,又汤剂杂进,饮食顿减,几于半载。适与诊之,则非风也,正乃忧愁悲哀所致耳。病属内因,药仍以鹿角胶辈,多用麝香熬膏贴痿处,挛能举,指能伸,病渐安。

一痨妇四肢倦怠,类痿症,以养气血健脾胃药而愈。

一室女性急好怒,耳下常肿,痛发寒热,肝脉弦急。投以小柴胡汤加青皮、牛蒡、荆、防而寒热退。更以小柴胡对四物,数剂而肿消。其父欲除病根,勿令再发。谓肝内主藏血,外主荣筋。若恚怒气逆则伤肝,肝主筋,故筋蓄结而肿。须病者自能调摄,庶可免患,否则肝迭受伤,则不能藏血,血虚则为难瘥之症矣。后不戒,果结三核,屡用追蚀药而殁。

一少妇耳患肿毒,勤苦,发热口干,月水每过期而至且少。一老媪以为经闭,用水蛭之类通之,以致愈虚而殁。夫月水之为物,乃手太阳手少阴二经主之。此二经相为表里,主上为乳汁,下为月水,为经络之余气。苟外无六淫所侵,内无七情所伤,脾胃之气壮,则冲任之气盛,故为月水,适时而至。若面色萎黄,四肢消瘦,发热口干,月水过期且少,乃阴血不足也,非有余热之症。宜以滋养血气之剂,徐而培之,则经气盛而经水自依时而下。

一放出宫女,年逾三十,两胯作痛,肉不肿,色不变,大小便作痛如淋,登厕尤痛。此瘀血溃入隧道为患,乃男女失合之症也,难治。后溃不敛,又患瘰疬而殁。此妇为汤氏妾,汤为商常在外,可见此妇在内,久怀忧郁,及在外,又不能如愿,是以致生此疾。愈见流注瘰疬,乃七情气血皆已损伤,不可用攻伐之剂皎然矣。故精血篇云:精未通而御女以通其精,则五体有不满之处,异日有难状之疾。阴已痿而思色,已降其精,则精不出而内败,小便道塞而为淋。精已耗而复竭之,则大小便道挛疼,愈疼则愈欲便,愈便则愈疼。女人天癸既至,逾十年无男子合,则经不调。未逾十年思男子合,亦不调。不调则旧血不出,新血误行,或溃而入骨,或变而为肿,或虽合而难子。合男子多则沥枯虚人,产乳众则血枯杀人。观其精血,思过半矣。

一室女年十七,患瘰疬久不愈,月水尚未通,发热咳嗽,饮食少思。有老妪欲用巴豆、肉桂之类，先通其经。谓此症潮热，经候不调者，不治。但喜脉不涩，且不潮热，尚可治，须养气血，益津液，其经自行。彼惑于速效之说，仍用之。薛曰：非其治也。此类乃慓悍之剂，大助阳火，阴血得之则妄行，脾胃得之则愈虚。经果通而不止，饮食愈少，更加潮热，遂致不救。经云：女子七岁肾气盛，齿更发长。二七天癸至，任脉通，太冲脉盛，月事以时下。然过期而不至，是为失常，必有所因。夫人之生，以血气为本，人之病，未有不先伤阴血者。妇女得之，多患于七情。寇宗奭曰：世有室女童男，积想在心，思虑过多，当多致劳损。男子则神色先丧，女子则月水先闭。何以致然？盖忧愁思虑则伤心，心伤则血逆竭，血逆竭则神色先散，而月水先闭也。火既受病，不能荣养其子，故不嗜食。脾既虚，则金气亏，故致咳嗽既作。水气绝，故四肢干。木气不充，故多怒，鬓发焦，筋骨痿。俟五脏传遍，故卒不能死者，然终死矣。此一种于劳中最难治。盖病起于五脏之中，无有已期，药力不可及也。若或自能改易心志，用药扶接，如此则可得九死一生。举此为例，其余诸方可按脉与症而治之。

一男子先于耳前下患瘰疬将愈，次年延及项侧、缺盆，三年遂延胸及腋，不愈。诊之肝脉弦数，以龙荟、散坚二丸治之，将愈，肝脉尚数。四年后，小腹阴囊内股皆患毒，年余不敛，脉诊如前，以清肝养血及前丸而愈。

薛立斋云：一富商项有瘰痕一片，颇大，云因怒而致，困苦二年，百法不应。忽方士与药一服，即退二三，再服顿退，四服而平。以重礼求之，乃必效散。又一媪治此，乃用中品锭纴疮内，以膏药贴之，其根自腐。未尽再用，更搽生肌散药，数日即愈。又一道人治此，用鸡子七个，每个入斑猫一枚，饭上蒸熟，每日空心食一枚。求者甚多。各书瘰疬门及本草云：合前二法观之，惟气血不虚者有验，虚者恐不能治也。

薛立斋治一瘰妇，面黄体倦，咽酸嗳气。此中气虚弱，欲用补中益气汤加茯苓、半夏。不信，反降火利气，胸膈痞满，疬疮肿痛。又散坚利气，嗳气不绝，大便不实，四肢时冷。曰：今变中气虚寒矣。用六君子汤加姜、桂，少用升麻、柴胡，渐愈，更佐以补中汤全愈。

一妇人患瘰疬，嗳气，用降火清胃，食少吞酸，胸膈痞闷。用利气消导，吐痰气促，饮食日少。用清热化痰，大便坚涩，内热身瘦。曰：吞酸嗳气，脾胃气虚也；胸痞痰喘，脾肺气虚也；大便坚涩，内热日瘦，脾肺血虚也。遂以补中益气汤加炒黑吴茱萸三分，数剂，佐以六味丸，诸症顿退。乃用归脾汤、逍遥散，间服而愈。

一男子患瘰疬肿硬，久不消，亦不作脓，服散坚败毒药不应。令灸肩尖、肘尖二穴，更服益气养荣汤，月余而愈。

一妇人瘰疬久溃发热，月经每过期且少。用逍遥兼前汤，两月余气血复而疮亦愈。但一口不收，敷针头散，灸前穴而痊。常治二三年不愈者，连灸三次，兼用托里药必愈。

田氏妇年逾三十，瘰疬已溃不愈。与八珍汤加柴胡、地骨皮、夏枯草、香附、贝母，五十余剂，形气渐转。更与必效散二服，疮口遂合。惟气血未平，再与前药三十余剂而愈。后田生执此方，不问虚实，概以治人，殊不知散中斑猫性毒，虽瘰疬多服则损元气。若气血实者，以此下之，而投补剂，或可愈。或虚而用下药，或用追蚀药，瘀肉虽去，而疮口不合，反致难治。

一儒者疬愈后，体瘦发热，昼夜无定，此足三阴气血俱虚。用八珍汤加麦冬、五味，二十余剂，又用补中益气加麦冬、五味及六味而愈。

儒者张子容素善怒，患瘰疬久而不愈，疮出鲜血，左关弦洪，重按如无，此肝火动而血妄行，症属气血俱虚。用补中益气汤以补脾肺，六味丸以滋肾而愈。

陆子温病两耳下肿硬，用伐肝软坚之剂益甚，其脉左关弦紧，左尺洪数，此肾水亏损而筋挛也。当生肺金滋肾水，则肝得血而筋自舒矣。彼不悟，仍服前药，竟至不起。

杨乘六治俞某患瘰疬，左右大小十余枚，俱坚硬如石，头项肿大，不能转侧，吐血咳嗽，梦遗半年，皆服滋阴降火，固精伐肝之剂。脉之，弦劲中兼见躁动，左关尺独紧，细如刃，口舌青嫩而胖滑，知其肝胆用事，肝胆先病，延及心脾。其痰嗽不绝者，肝气虚逆，痰随气上也；其梦泄不止者，肝血亏损，疏泄失职也；其瘰疬肿大，肝火郁结不舒也。乃以养荣汤，内加肉桂，月余已有痊意。更以前方佐归脾养心，二方消息守服，三月而愈。

周汉卿治钱塘王氏女，生瘰疬，环头及腋凡十九窍，窍破白渖出，将死矣。汉卿为剔窍贯深二寸，其余烙以火，灸之也。数日结痂愈。《明史》。

张子和治一妇人，病瘰疬，延及胸臆，皆成大疮相连，无好皮肉。张曰：火淫所胜，治以咸寒。命以沧盐吐之，一吐而著痂。再用凉膈散、解毒汤等剂，皮肉乃复如初。

灸瘰疬，以手仰置肩上，微举肘，取肘骨尖上是穴，随所患处，左即灸左，右即灸右，艾炷如小筋头许，三壮即愈。复作即再灸如前，不过三次，永绝根本。先倅汤寿资宰钟离，有一小鬟，病疮已破，传此法于本州一漕官，早灸，晚间脓水已干，凡两灸遂无恙。后屡以治人皆验。骆安之妻患四五年，疮瘢如田螺，靥不破退，辰时著艾，申后即落。所感颇深，凡三作三灸，遂除安矣。

薛立斋治一男子，素嗜欲且劳神，恶热喜冷，仲冬始衣绵，乃患瘰疬，脉洪大无力,曰:此阴气耗散,阳无所附,阳气浮散于外而恶热也。败毒散加芩、连、山栀,服四剂少愈。再以四物汤加芩、连、白芷、桔梗根、甘草、金银花,数剂而消。雄按:既云此脉为阴耗阳浮,何以第十三条主以补中益气耶?此用败毒,亦系发表太过也。

缪仲淳治朱文学鏸患疬,为灸肩井、肘尖两穴,各数壮而愈。《广笔记》。

薛立斋治一妇人,患瘰疬,延至胸腋,脓水淋漓,日久五心烦热,肢体疼痛,头目昏重,心忪颊赤,口干咽燥,发热盗汗,食少嗜卧,月水不调,脐腹作疼。谓非疮故,乃血虚而然也。服逍遥散,月余少可。更服八珍汤加丹皮、香附,又月余而经通。再加黄芪、白术,两月余而愈。

沈氏室患瘰疬,久而不消,自汗恶寒,此气血俱虚也。遂以十全大补汤,月余而溃。然坚核虽取,而疮口不敛,更灸以豆豉饼,仍与前药加乌药、香附,两月而愈。大抵坚而不溃,溃而不合,皆由气不足也。尝见患此者,疮口虽合而不加补,往往变为瘵症。

薛立斋治一妇人,因怒耳下肿痛,以荆防败毒散加连翘、黄芩,四剂而愈。尝治此旬日不消者,以益气血药,及饮远志酒,远志一味,末之,酒一盏调,澄清饮之。以渣敷,先宜沮浸患处。治女人乳疽尤效。其肿自消。若无脓者亦自溃。不戒忿怒者难治。

一妇人发怒,耳下㷅肿,头痛寒热,与荆防败毒散加黄芩,表证悉退,但饮食少思,日晡发热。东垣云:虽有虚热,不可太攻,热去则寒生也。遂以小柴胡汤加地骨皮、川芎、当归、茯苓、白术、陈皮,十余剂而愈。次年春,复肿坚不溃,来索方,与八珍汤加香附、柴胡、地骨皮、桔梗,自制服之。至六七剂,以为延缓,仍服人参败毒散,势愈甚。又服流气饮,则盗汗发热,口干少食。至秋复求治,诊视气血虚极,辞不治,果殁。今人有疮疡,不审元气虚实,病在表里,便服败毒、流气药,殊不知败毒散乃发表之剂,果有表证,亦只宜一二服,多则元气反损,其毒愈甚,虽有人参莫补。流气饮乃耗血之剂,果气结膈满,亦只宜一二服,多则血气愈伤,反为败症,虽有芎、归莫救。丹溪云:此不因膏粱丹毒之变,因虚劳气郁所致也。

一妇人患瘰疬不消,脓清不敛,以八珍汤治之,少愈。忽肩背痛不能回顾,此膀胱经气郁所致,当以防风通气汤治之。盖膀胱之脉,始于目内眦,上顶巅,至脑后,过风府,下项走肩膊,一支下腰膂。是经气动,则脊痛项强,腰似折。按此非膀胱经症而何?彼乃云:瘰疬,胆经病也。其脉主行项侧,即是经火动而然。遂自服清肝降火之药,反致不食,痛盛。复求治,诊其脉,胃气愈弱,先以四君子汤加陈皮、炒芍、半夏、羌活、蔓荆子,四剂,食进痛止。继以防风通气汤,二剂而愈。又一妇流注溃久,忽发热,乃虚也,与补药二剂。不用,另用人参败毒散,大热而毙。夫老弱之人,虽有风邪,亦宜以补中益气汤治之,况又非表证而峻表,不死何俟?瘰疬乃虚损之症,最为难治。古人虽有成法,而用之多不验。余得一膏药方,用红毛雄鸡一只,取全骨一具,先用麻油煎枯,去渣,入降香五两,千里奔即骠马修下蹄甲五钱,当归、甘草各一钱,槐枝三十寸。煎枯去渣,黄丹收膏,红绢摊贴。未成者即消,已溃者即变出稠脓,屡试屡验。并治一切肿毒未成者,贴之即行消散,神效无比。

一男子因怒,耳下及缺盆患疬,溃延腋下,形气颇实,疮口不合,以散肿溃坚丸治之而愈。一妇患此,气血不弱,亦服此丸,其核并消。而疮口不敛,更以十全大补汤及灸以豆豉饼始痊。

江中翰侄,年及二十,耳下患疬,焮痛,左关脉数,此肝经风热所致。以荆防败毒散三帖,表证悉退。再与散肿溃坚丸,月余而复。

一妇年二十,耳下结核,经水每过期,午后头痛,服头风药愈甚。以八珍汤加柴胡、地骨皮,二十余剂而愈。

治瘰疬丸方:元参蒸、牡蛎煅、醋炒川贝母去心,各四两,炼蜜为丸。每服三钱,开水下,日二服。此方神效,治愈不计其数。

王洪绪治一人,年十七,颈患瘰疬,成片延烂,耳腋及腰如手掌大数块,瘦弱成怯。初以洞天救苦丹与服,毒水大流。十日后,以阳和汤、醒消丸,每日早晚各一服。十日项能舒转,饮食日增。外贴阳和膏,内服大枣丸,始终用荆芥汤洗,以山莲散敷,九十日收功。因未服子龙丸、小金丹,其毒根未除,后腋生恶核,仍以子龙丸消之。洞天救苦丹方:露蜂窠要内有子者、两头尖、青皮、苦楝子,立冬后者佳。各用瓦上炙,存性,为末,等分研和。每服三钱,陈酒送服,务要隔两日再服。醒消丸方:乳香、没药各一两,麝香一钱五分,明雄黄五钱,用饭一两捣为丸如莱菔子大,日干忌烘。每服三钱,陈酒送服,醉盖取汗。阳和解凝膏方:新鲜大力子根、梗、叶三斤,活白凤仙花梗四两。用麻油十斤,煎枯去渣,次日入生附子、桂枝、大黄、当归、五灵脂、肉桂、川草乌、地龙、赤芍、僵蚕、白芷、白蔹各二两,广木香一两,白芨二两,川芎四两,续断、防风、荆芥、香圆、陈皮各一两,再煎枯去渣。隔宿油冷,每油一斤加炒透黄丹七两,搅和,文火慢熬至滴水成珠为度。移锅冷处,加入乳香末一两,麝香研细一两,苏合油四两,入膏和匀,半月后摊贴。专治一切烂溃、阴疽、冻疮,疟疾贴背心。大枣丸方:山羊屎晒干,入锅炒如炭,存性为末,用大枣去皮核,先捣烂,然后入前粉捶成丸。遇毒烂不堪,将见内腐者,黑枣汤送服四钱。山莲散方:大活鲫鱼一尾,破腹去杂,以山羊屎塞实鱼腹,瓦上慢火炙干,研末,加麝香一钱,瓷瓶密收。如遇烂溃不堪,与内脏腑止隔一膜者,用此敷,立见奇功。子龙丸方:法制甘遂、每一斤用甘草四两,煎汤浸三日,汤黑去汤,河水洗淘取清水,日淘日洗日浸,每日换水数次。三日后去心,再淘浸四五日,取一撮入白瓷盆内。隔一宿,水无异色,乃捞起沥干,以面裹如团,入糠火内煨黄透。取出入锅炒,磨粉听用。法制大戟,去旁枝,用水煮透,去骨切片,晒干听用,白芥子炒。以上三物,各等分为末,炼蜜为丸。日服三次,每服三分,淡姜汤送下。此治瘰疬恶核流注之专药也。

一王姓媳,颈内瘰疬数个,两腋恶核三个,又大腿患一毒,不作痛痒,百余日后,日渐发大,形大如斗,按之如石,皮现青筋,常作抽痛。王视之曰:此石疽也。初起时可消,今日久发大,上现筋纹,虽按之如石,然其根下已成脓矣。如偶作一抽之痛,乃是有脓之症也。上现青筋者,其内已作黄浆,可治。如上现小块,高底如石岩者,不治;三日后,主发大痛不溃而死。如现红筋者,其内已通血海,不治。倘生斑点,即自溃之症,溃即放血,三日内毙。今患现青,若医至软,为半功。溃后脓变稠后,可冀收功也。外以活商陆根捣涂,内服阳和汤,十日则止一抽之痛,十三剂内外作痒,十六剂顶软,十八剂通患软,颈项之疬,两腋之核,尽行消散。止剩石疽高起,内脓袋下,令服参一钱,于筋络处先以银针穿之,后以刀阔其口,以纸针塞入口内,次日两次流水斗余。大剂滋补托里,删去人参,倍用生芪,服十剂甚相安。一医令将芪、草俱炙用,三日,四围发肿,内作疼痛。复延王治,王照前方,服二十余剂,外以阳和膏满贴患此,独留患孔,加以布捆绑。王曰:凡经溃阴疽将愈,则外皮渐活而内膜生,斯为佳兆。所出之脓,在皮里膜外,仅以空弄,又不能以生肌散药放入。内服温补滋阴养血,温暖膏药之用捆,使其皮膜相连,易于脓尽,且又易于连接生肌。果绑后数日,内脓浓厚,加参服两月收功。

化核膏,专治瘰疬,贴即暗消。内服子龙丸方,可除根,并杜后发。壁虎十四个,蜘蛛二十八个,蜗牛三十六个,用菜油四斤,熬枯去渣。再入鲜首乌藤叶、甘菊根、薄荷、牛蒡草、苍耳草各半斤,用武火熬枯去渣。俟油冷,再入连翘、元参、苦参、白蔹、白芥子、僵蚕、水红子、大黄、荆芥、防风各四两,浸一宿,熬枯去渣,再熬至滴水成珠。每油一斤加黄丹七两,熬黑,加入丁香油二钱,麝香二钱,苏合油一两,搅匀,退火,摊贴。凡治瘰疬,忌用海藻、夏枯草,久服则成疬劳。后数年内,忌食香橙,食则复发。

流 注

徐灵胎曰:流注者,缠绵不已,或五或七或九,愈者愈,发者发,变化万端。若新生一两个,旋即消溃,非真流注也。

薛立斋治一妇人,因暴怒而腰肿一块,或胸膈不利,或走气作痛。此荣气郁滞,与方脉流气饮,数剂而止。更以小柴胡汤对四物加香附、贝母,月余而愈。

一妇人患流注,遇劳必痛,众手按之,痛乃止。属气血俱虚,用十全大补汤、六味丸、逍遥散而愈。

一妇人先肢体作痛，后患流注，发热恶寒，食少胁胀，月经不调，痰盛喘嗽，五心烦热，健忘惊悸，盗汗无寐。悉属肝脾亏损，气血不足，用十全大补、加味归脾兼服，诸症悉痊。

一妇人素头晕，患流注，月经迟少。此属中气虚弱，用补中益气汤而愈。后因劳仆地，月经如涌，此劳伤火动，用前汤加五味子，一剂而愈。

一妇人患前症，用行气化痰等，胸膈不利，饮食少思。用疏利之药，大便作泄，中满不食。此脾胃复伤，用补中益气汤加炮姜，脾胃健，饮食进。又用六君子加芎、归，百余剂始全愈。

一妇人素郁结，肩臂各肿如覆杯，此肝脾亏损。用加味逍遥散，多用补气药。右手脉不足，补气药当多于补血药，切不可发表。

薛立斋治一男子，腿患肿，肉色不变，不痛，脉浮而滑。以补中益气汤加半夏、茯苓、枳壳、木香饮之，以香附饼熨之。彼谓气无补法，乃服方脉流气饮，愈虚。复求治，以六君子汤加芎、归，数剂，饮食稍进。再用补剂，月余而消。夫气无补法，俗论也。以其为病痞闷壅塞，似难于补。殊不知正气虚而不能运行，则邪气滞而为病。经云：壮者气行则愈，弱者则著而为病。苟不用补法，气何由而行乎？经语，在流注门尤为吃紧。

一妇人溃后发热，以为虚。彼不信，仍服败毒药，果发大热，竟至不救。夫溃疡虽有表证发热，宜以托里药为主，佐以表散之剂，何况瘰疬流注乎？若气血充实，经络通畅，决无患者。此症之因，皆由气血素亏，或七情所伤，经络郁结，或腠理不密，六淫外侵，坠道壅塞。若不审其所因，辨其虚实，鲜不误人。

一男子腿患流注，久而不敛，饮大补药及附子饼，更用针头散纴之而愈。

一男子患臂年余尚硬，饮食少思，朝寒暮热。以八珍汤加柴胡、地骨皮、丹皮，月余而寒热少止。继以益气养荣汤，及附子饼灸之，两月余脓成，针之，更服人参养荣汤，半载而痊。

一妇人患此症，脓溃清稀，脉弱恶寒，久而不愈。服内塞散，灸以附子饼而痊。

一妇人腰间患一小块，肉色如常，不溃发热。谓当以益气养荣汤，解郁之药治之。不信，别服流气饮，后针破出水，年余而殁。

一妇人流注久不敛，忽发寒热。决其气血俱虚，彼反服表散之剂，果大热亦死。大抵流注之症，多因郁结，或暴怒，或脾气虚，湿气逆于肉理；或腠理不密，寒邪客于经络；或闪扑，或产后，瘀血流注关节；或伤寒，余邪未尽为患。皆因真气不足，邪得以乘之。常治郁者开之，怒者平之，闪扑及产后瘀血者散之，脾虚及腠理不密者徐而补之，伤寒余邪者调而解之。大要以固元气为主，佐以见症之药。如久而疮寒者，更用豆豉饼或附子饼灸之。有脓管或瘀肉者，用针头散腐之自愈，锭子尤效。若不补气血，及不慎饮食起居七情，俱不治。雄按：因于痰饮者，亦甚多也。

一男子元气素弱，时患流注，胸膈不利，饮食少思。欲治健脾胃，解郁结，养气血。彼不从，乃服辛香流气之剂，致腹胀。又服三棱、蓬术、厚朴之类，饮食愈少，四肢微肿，兼腰肿一块，不溃而殁。盖此症本虚痞，今用克伐之剂，何以不死？况辛香燥热之剂，但能劫滞气，取快于一时。若不佐制，过服益增郁火，煎熬气液为痰，日久不散，愈成流注之症。

一聘士流注久溃，肌肉消瘦，发热作渴，恶寒饮食。以六君子加归、芪、附子，服数剂，患处遂红活。又服十全大补汤三十余剂，脓渐稠而愈。后惑于人言，谓盛暑不宜用附子，彼又因场屋不遂意，复患前症，专服败毒流气之剂，元气消铄，肌肉日瘦。医以为不治，自分不起。其师滕洗马云：向者病危，得附子药而起。今药不应，以致危笃，何不仍服附子药？遂复求治，其脉微细，症属虚寒，并无邪毒，仍用附子药乃得愈。

贾阁老子患流注，脉数作渴，不喜饮冷，脓水清稀，面带赤色。曰：此气血虚而兼火也，治难奏功。彼以为迂，别服燥湿分利之剂，两月余反加烦渴，寒热往来。复邀治，形体已脱。曰：虽治亦无功矣。后果不起。

陈进士遂初，年逾三十，患腹肿硬，逾年而疮头破，时出血水。此七情所伤，荣气绝于肉理而然，名曰流注。诊之，肝脉涩。盖肝病脉不宜涩，小腹正属肝经，须涩脉退，乃可愈。欲以甘温之剂，补其气血，令自消溃。不信，仍服攻伐之药，致气血愈虚，果殁于金旺之月。丹溪云：诸经惟少阳厥阴之生痈疽，宜预防之，以其多气少血也。少血而肌肉难长，疮久不合，必成败症。苟不知此，辄欲用峻利毒药，以伐其阴分之血，则其祸不旋踵矣。

一室女背肿，结一块如钞大而不焮，但倦怠少食，日晡发热，脉软而涩，此虚劳气郁所致也。用益气养血开郁之药，又令饮人乳，精神稍健。彼不深信，又复流气饮，饮食遂少，四肢痿软，乃悔之，复求治。以为决不可起矣，后果毙。

一男子年三十余，素饥寒，患右肋肿如覆瓢，转作水声，脉数。经曰：阴虚阳气凑袭，寒化为热，热甚则肉腐为脓，即此症也。及按其肿处即起，是脓已成矣。遂以浓煎黄芪六一汤，芪六草一。令先饮二钟，然后针之，脓出数碗，而虚症并至。遂以大补药治之，三月余而愈。大抵脓血大泄，气血必虚，当峻补之。虽有他病，皆宜缓治。盖元气一复，诸症自退。若老弱之人，不问肿溃，尤当补也。

一妇人十九，腰间肿一块，无头，色不变，三月不溃，饮食少思，肌肉日瘦。此寒搏腠理，荣气不行，郁而为肿也，名曰湿毒流注。百余剂，元气复而肿消。后因劳役怒气，经行不止，服凉血之剂，其血如崩。此因脾气复伤下陷，而血从之。朝用补中益气汤，夕用归脾汤而愈。

一妇人禀弱性躁，胁臂肿痛，胸膈痞闷，服流气败毒药反发热。以四七汤数剂，胸宽气利。以小柴胡对四物加陈皮、香附，肿痛亦退。大抵妇人性执着，不能宽解，多被七情所伤，遂致遍身作痛，或肢节肿痛，或气填胸满，或如梅核塞喉，咽吐不出，或痰涎涌盛，上气喘急，或呕逆恶心，甚者渴闷欲绝，产妇多有此症。宜服四七汤，先调滞气，更以养血之药。若因忧思，致小便白浊者，用此汤吞青州白丸子，屡效。

一妇人腿患筋挛骨痛，诸药不应，脉迟紧，用大防风汤二剂顿退，又二剂而安。又一妇人亦然，先用前汤二剂，更服黑丸子而痊。此二患失治，必溃成败症。

一老人伤寒，表邪未尽，股内患肿发热。以人参败毒散二剂，热止。灸以香附饼，又小柴胡加二陈、羌活、川芎、归身、白术、枳壳，数剂而散。

一男子肩胛患之，微肿，形劳气弱。以益气养荣汤，服黑丸子及木香、生地作饼覆患处，熨之。月余脓成针之，仍服前药而愈。

一男子臂肿筋挛骨痛，年余方溃，不敛。诊其脉更虚，以内塞散一料，少愈。以十全大补汤，及附子饼灸之而痊。《精要》云：留积经久，极阴生阳，寒化为热，以此溃多成瘘，宜早服内塞散排之。

一男子腿患流注，溃而不敛。用人参养荣汤及附子饼，更以补剂煎膏贴之，两月而愈。

通府李廷仪患流注，唾痰气促，自恃知医，用化痰理气等剂，半载而溃。用托里等剂，脓水淋漓，肿硬不消，寒热往来，饮食少思，肌肉消瘦，大便不实，手足时冷，两尺脉浮大，按之微细。曰：此属命门火衰，当用八味丸。不信，乃服参、芪、归、术之类，更加痰喘，泄泻。服八味丸、益气汤，年余而痊。

一妇人背患流注，内溃胀满，服流气化痰之剂，自汗盗汗，脉大而弱，此元气亏损之症也。与参、芪各一两，归、术各五钱，肉桂二钱，服而针之。至夜半，始出稀脓二碗许。翼日，大汗倦甚，烦热作渴，扬手气促，脉洪大而数，仍用前药加附子一钱，炙草二钱，二剂脉症悉退。又以六君子加姜、桂，二十余剂，始离床褥。后因劳复寒热，作渴汗出，时仲冬，寝帏气出如雾，用十全大补汤加桂、附，二剂而痊。

一学士年十六，患此症二载矣，脉洪大而数，脓清热渴，食少体倦，夜间盗汗，午前畏寒。曰：真气不足，邪气有余，治之无功矣。午前以四君子汤加芎、归、炙草，午后以四君子加五味、麦冬、参、芪，两月诸症遂可一二。又有用渗利之剂，保其必生者，三月后，形体骨立，后竟不救。

一弱人患流注内溃，出败脓五六碗，是时口眼歪斜，以独参汤加附子二钱，二剂少愈。更以十全大补之剂，月余而痊。大抵疮疡脓血既泄，当大补气血为先，虽有他症，当以末治之。凡痈溃发热恶寒，皆属气血虚甚。若左手脉不足者，用补血药。元戎云：若人饮食疏，精神气血弱，肌肉消薄，荣卫之气短促而涩滞，故寒搏腠理，闭郁而为痈肿。当补之，以接虚怯之气。遂以十全大补加香附、陈皮，三十余剂始针之，出白脓二碗。仍用前药倍参，及以豆豉饼灸之，渐愈。彼欲速效，内服败毒，外贴寒凉，反致食少，脓稀色紫。喜得精气未丧，仍以前药加远志、贝母、白蔹，百剂而愈。

刘文通室，年逾二十，腰间突肿寸许，肉色不变，微痛不溃，发热脉大。此七情所伤，气血凝涩于隧道而然也。当益气血，开郁结，更以香附饼熨之，使气血充畅，内自消散，虽溃亦无虞。不听，乃服十宣流气药，气血愈虚，破出清脓，不敛而毙。

王洪绪治陈姓妇，年七十余，膝下患阴疽流注，溃经数月，患下及旁又起硬肿二块，与前患相连。一医误以为前患旁肿，与托毒药二剂，致新发者被托发疽，始延王治。王令服阳和丸汤三剂，新发之二毒皆消。接服小金丹十丸，后服滋阴剂，以杏仁散敷，半月脓厚。令再服保元汤加肉桂，十余剂愈。流注之症，毒发阴分，盖因痰塞清道，气血虚寒凝结，一曰寒痰，一曰气毒。初起皮色不变，惟肿惟痛，虽身体发热，内未作脓，二陈汤加阳和丸同煎，数服即消。消后接服小金丹七丸，杜其复发。如皮色稍变，极痛难忍，须服阳和汤以止其痛，消其未成脓之毒气。使已成脓者，至不痛而溃，如患顶软，即为穿之，脓多白，以阳和膏贴之。但此症溃后定增毒痰流走，患生不一。故即溃之后，五日内宜服小金丹十丸，以杜后患。接用犀黄丸、阳和汤，早晚轮服，使毒消尽，方可收功。

王洪绪治一儿，甫岁半，太阳一毒，背上心脐对处二毒，颈口对此一毒，腰腹二毒，二腿五毒，共十一毒，皆皮色无异，其大腿二毒已经医开刀。王以小金丹，令日每服二次。至五日，九毒俱消。又以小金丹日服一次，十日后二孔皆红活。以保元汤，芪、草皆用生者，加肉桂三分，煎服，另以参六分，水煎和入。半月后，芪、草皆易炙者，一月收功。小金丹方：白胶香一两五钱，草乌一两五钱，地龙一两五钱，木鳖一两五钱，五灵脂一两五钱，没药七钱五分，乳香七钱五分，炮姜一钱二分，当归身七钱五分，麝香三钱。共研末，以糯米粉一两二钱为糊，捣千锤，为丸如芡实大。此一料约为丸二百五十丸，晒干忌烘。临用，取一丸布包，于石上敲碎，入杯内，以好酒浸之约一二时，以银物加研，陈热酒送下，醉盖取汗。如流注初起，及一切痰核、瘰疬、乳岩、横痃，服至消乃止。如流注等症，成功将溃，及溃久者，当以十丸，作五日早晚服之，以杜流走后患。但方内有五灵脂，不可与人参同服。又方中乳香、没药，每一斤用灯心四两同炒，至圆脆可粉为度，扇去灯心磨粉。草乌去皮，取白肉，每斤用绿豆半斤同煮,俟豆开花,去豆取草乌切片晒干。木鳖子用水浸半月,入锅煮数滚,再浸热汤中数日,刮去皮心。入香油锅中,煮至油沫尽,再煮百滚,透心黑脆,以铁丝筛捞出,即用土末拌,拌至土末有油气,入粗筛筛去油土,另换土末拌至三次。净以木鳖同土炒,入盆中拌罨一夜,取鳖磨粉听用。以上各药,须如法泡制,方可用。

卷三十五 外科

脓疥

苏颂曰：黔人治疥癣遍体诸药不效者，生取白花蛇切断，以砖烧红，沃醋，令气蒸，置蛇于上，以盆覆一夜，如此三次，去骨取肉，芼以五味令烂，顿食之。瞑睡一昼夜乃醒，疮疥随皮便退，其疾便愈。《本草纲目》。

张子和曰：货生药焦百善云，有荛夫来买苦参，欲治疥，不识药性缓急，但闻人言可治，浓煎一碗服之。须臾，大吐痰涎一盆，二三日，疥作痂矣。

潘埙曰：予蔓孙患脓疥三年，身无完肤，下体尤甚，内治外治，百无一效。乃治制一方，名和中固气汤，以苍术一钱燥湿，白术一钱固脾，黄芪一钱实腠理，升麻八分、柴胡一钱引清气，元参八分散上焦火，芩、连各七分清中焦火，黄檗七分伏下焦火，归身一钱养心血，甘草、陈皮、人参各五分调中气。煎服存渣，加白蒺藜、金银花煎洗，十数剂而全愈。楮记室。

姚应凤诊一人，遍体发小疥如粟。应凤曰：是名净海疮，不治生，治死。其人不信，治之死。《钱塘县志》。

元希声侍郎治卒发疥秘验方：石灰随多少，和醋浆水调涂，随手即减。一法用石灰炒红，出火气，香油调敷。

薛立斋治稽勋李龙冈，患疥，腿足为甚，日晡益燉，口干作渴，小便频赤。此肾经虚热，用补中益气汤、五味丸而痊。

一儒者善嚏，患疥，以为内有湿热，腠理不密，外邪所搏也，与补中益气汤加白芷、川芎治之。不从，自服荆防败毒散，痛处发肿，小便赤涩。此肺肾阴虚，用补中益气汤加五味、麦冬而愈。

一儒者患疥，误用攻伐之剂，元气虚而不能愈。用补中益气汤加茯苓，其疮顿愈。又因调养失宜，日晡益甚，其腿日肿夜消，以为气血虚而有热，朝用补中益气，夕用加味逍遥而愈。

一男子时疫愈后,所患如前,用前药补养而愈。有同患,用砭法出血而死。此因阴虚血热,色黑作痒也,何乃反伤阴血哉?

一妇人疥久不愈,食少体倦。此肝脾亏损而虚热,先用补中益气汤加川芎、炒栀,元气渐复,更以逍遥散而愈。若复闻谵语,此热入血分,用小柴胡汤加生地治之。血虚者,四物合小柴胡汤。热退却,用逍遥散,以补胃生阴血。或有寒热如疟,亦治以前药。

一妇人患疥作痒,脓水不止,脉浮无力,以消风散四剂少愈。更以四生丸,月余而平。

一男子痒少痛多,无脓水,以芩、连、荆、防、山栀、薄荷、白芍、归梢,治之而愈。

一男子患疥焮痛,发热,脉浮数,以人参败毒散,四剂少愈。更以当归饮子,数剂而愈。

一男子患疥焮痛,寒热便秘,脉数有力,以防风通圣散,二剂少愈。更以荆防败毒散加黄芩、山栀,四剂而愈。

一妇人患疥作痒,午后尤甚,以当归饮子,数剂少愈。更以人参、荆芥,数剂而安。

薛立斋治一男子,患疥久不愈,搔起白屑,耳作蝉声。以四生散,白附子、黄芪、独活、蒺藜,数服痒止。更以当归饮子,数剂而痊。

一男子患疥,下体居多,焮痛,日晡尤甚,腿腕筋紫而胀,脉洪大,此血热而然也。就于紫处刺去瘀血,以四物汤加芩、连、地骨皮、柴胡,四剂而安。患在上体,若臂腕筋紫胀,亦宜刺去其血,以前汤加柴胡、黄芩即愈。

一男子搔痒成疮,日晡痛甚,以四物加芩、连、荆、防,数剂而止。更以四物加蒺藜、首乌、黄芪,二十剂而愈。

智化寺一僧,病疮疥,自用雄黄、艾叶等药,燃于被中熏之。翌日遍身焮肿,皮破出水,饮食不入,投以解药不应而死。盖药熏入腹内而散真气,其祸如此。

丁丑,予举家生疮,家人亦用此方熏之,疮不愈。未几,鋆儿出痘,症极凶,药不能下咽而殁,殆亦受其毒耳。

一男子患疮疥,搔破出脓水,面赤作渴,大便坚实,脉洪数,左关寸为甚,此木火相搏也。先用泻青丸料煎服,热势顿减。又用栀子柴胡散、加味逍遥散而疮愈。

一儒者遍身生疮,搔痒,脓水淋漓。自知医,服八珍、荆防之类,益甚。脉洪大,按之无力,谓此气血虚热也,用八珍汤加丹皮治之而愈。继娶后,两足生疮,久不愈,尺脉数而无力,用地黄丸、八珍汤而痊。

一男子患疥，干痒作痛，以芩、连、荆、防、山栀、薄荷、白芍、归梢，治之而愈。

蒋仲芳治一僧，初患疥，自以水银、蕲艾熏之，遂喘息胸满，遍身浮肿。或投五皮饮，不效。投椒目、大黄等，喘肿愈甚。曰：气道皮肤，肺气热也。复以火熏，火毒伤肺，遂失降下之令，气道塞，水道闭，喘息溺涩，浮肿之所由来也。今复推荡，阴血又伤，若非童真，难免于死矣。以麦冬、黄芩、山栀、桑皮、花粉、滑石、木通、灯草与之，四剂而愈。薛案：有一僧，亦用熏法致死。

胡氏子年二十余，生脓窠已一年，服药无算，长卧床席，二三日间，昏晕数次。入其室，秽气盈溢，脓血痛苦，仰卧不能转侧，两手背皆疮，不能诊候。问其饮食恶心否？云：尚可饮食。曰：胃气在，可生也。即以黄芪、白术、当归、甘草、广胶为主，佐以银花、浮萍，煎之以酒，六剂疮愈大半，二十剂而全愈。

姚氏妇有子，而胸乳肥疮如桃，背及下半身俱满，异痛异痒，脓血淋漓，已经三月，不时寒热，渐作恶心。蒋曰：病急矣，但喜其日未久，因乳子气血骤虚，因多卧而饮食不运也。亦以前方加黄檗、连翘、陈皮、香附，外以大黄、朴硝、松香、东丹为末，少加飞盐，麻油调敷，亦不久而愈。此二人者，胡予清热消运之品，俱为日久虚弱者设也。若初起壮实者，粒如小粟而多痒，曰疥疮，风热为胜，理以苦参、黄檗、荆芥、防风为君；脓泡如痘而多痛，曰脓窠，湿热居多，理宜苍术、秦艽、银花、连翘为主。俱加天麦门冬、酒炒黄芩以清肺。盖肺主皮毛，肺热则皮毛有是疾也。若日久则肺虚，又宜补肺，而不宜清肺矣。此意先哲未及，故附之。

癣

张子和治一女子，年十五，两股间湿癣，长三四寸，下至膝。发痒时，爬搔、汤火俱不解；痒定，黄赤水出，又痛不可耐。灸焫、熏渫、硫黄、茼茹、僵蚕、羊蹄根之药，皆不效。其父母来求疗，张曰：能从予言则瘥。父母诺之。以排针磨尖快，当其痒处，于癣上各刺百余针，其血出尽，煎盐汤洗之。如此四次，大病方除。此方不尽以告后人，恐为癣药所误。湿淫于血，不可不砭者矣。

薛立斋治一人，生风癜似癣，三年不愈，五心烦热，脉洪，按之则涩。此血虚之症，当以生血为主，风药佐之。若专攻风毒，则血愈虚而热愈炽。血被煎熬，则发瘰疬，或为怯症。遂以逍遥散数剂，及人参荆芥散，二十余剂而愈。

刘禹锡《传信方》云：予少年曾患癣，初在颈项间，后延上左耳，遂成湿疮浸淫。用斑蝥、狗胆、桃根诸药，徒令蚩蠢，其疮转盛。偶于是州卖药人教用芦荟一两，研，甘草炙半两，相和令匀，先以温浆水洗癣，乃用旧干帛子拭干，便以二味合和敷，立

干癣，神效。本草

立斋治一男子，面青，腿内廉患癣，色赤作痒。或为砭刺出血，发热焮痛；服消风散而益甚；服遇仙丹，愈加发热作渴。仍服之，脓水淋漓，其脉洪数，左关为甚。此肝经血虚，火内动，复伤其血而疮甚。先用柴胡清肝散数剂，又用四物、山栀治之，诸症渐退。用八珍汤、地黄丸，两月余而瘥。

张子和治一童子病，满胸腹湿癣，每爬搔则黄水出，已年余。先以末作丸上涌，次以舟车丸、浚川散，下三五行。次服凉膈加朴硝，药成，时时呷之，不数日而愈。

疙瘩

翟立之素善饮，遍身疙瘩，搔起白屑，上体为甚，面目焮肿成疮，结痂承浆，眼赤出泪，左关脉洪数有力。或作疠风治之，脓溃淋漓。此肝火湿毒，以四物汤加干姜、连翘、山栀、柴胡，一剂诸症悉退，四剂全退。两睛各显青白翳一片，亦属肝火，再剂翳去，乃用六味丸而愈。

一儒者身发疙瘩，时起赤晕，憎寒发热。服疠风之药，眉落筋挛，后疙瘩渐溃，日晡热甚，肝脉弦洪，余脉数而无力，此肝经血虚风热也。先以小柴胡合四物汤加丹皮、酒炒黑栀，再与加味逍遥散加参、术、钩藤，服两月，疮悉愈而眉渐生。后因怒复作，用小柴胡汤加芎、归、钩藤、木贼而愈。后劳役发热，误用寒剂，不时身痒，日晡赤晕，早与补中益气汤加五味、麦冬、山药，午后与加减八味丸，寻愈。后食炙爆等物，仍发疙瘩，小便白浊，关脉滑大有力，用补中益气汤加山栀，诸症悉退。

一男子秋间发疙瘩，两月余渐高，有赤晕，月余出黑血，此风热血虚所致。先用九味羌活汤，风热将愈，再用补中益气汤而愈。后不慎房欲，复作盗汗，晡热，口干，唾痰，体倦懒言，用补中益气汤、加减八味丸顿愈。

一妇人遍身疙瘩，瘙痒，敷追毒之药，成疮出水，寒热胁痛，小便不利，月经不调。服祛风之药剂，形体消瘦，饮食少思，此肝火血燥生风也。前药益伤肝血，先用归脾汤二十余剂，又用加味逍遥散二十余剂，诸症渐愈。乃用六味地黄丸调理而瘥。此等症候，服风药而死者多矣。

一男子不时患疙瘩，搔痒成疮，脓水淋漓，恶寒发热，先用羌活当归散而痒止，又用易老祛风丸而不发。后饮烧酒，起赤晕，二便不通，口舌生疮，热渴不安，用防风通圣散，二便遍利。但口干体倦，饮食不入，用七味白术散去木香，四剂而愈。

一男子遍身患疙瘩作痒，劳而益甚，用参、芪、归、术为君，佐以柴胡、炒芩、桔梗、川芎、炙草而痊。更用补中益气汤之剂，后不再发。

一男子患疙瘩，痒，发热，形气虚弱，口鼻气热，且喜饮冷，属外邪也。以消风散二剂，外邪悉解。但倦怠少食，更以参、芪、陈皮、炙草、五味而健。又以补中益气汤去柴胡、升麻，加茯苓、白芍乃痊。

一男子患疙瘩，多在臀脚，劳役则痒甚，小便色黄，服败毒散、芩、连之剂，患处痒痛，夜不能寐。此脾气下陷，用补中益气汤加五味、麦冬、炒黑黄檗，治之而痊。凡病日间如故，日晡倦怠，遇劳愈加，晨起如故，皆元气虚也，宜用前药补而治之。

一男子患疙瘩，色黯作痒，出黑血，日晡至夜益甚，其腿日肿夜消。以为气血虚而有热，朝用补中益气汤，夕用加味逍遥散而愈。

一儒者应试后，遍身瘙痒，后成疙瘩。此劳伤元气，阴火内炽，秋寒收敛腠理，郁热内作，补中益气汤加茯苓、川芎、白芷而愈。后复劳，仍作，惑于人言，服祛风败毒药，如大风之状。又发热作渴，倦怠懒食，用补中益气汤倍参、芪、归、术、半夏、茯苓、五味、麦冬而愈。

一妇人遍身患疙瘩，发热作痒，内服败毒祛风，外搽攻毒追蚀，各溃成疮，脓水津淫，形气消瘦，饮食日减，恶寒发热，作渴饮冷，脉浮数，按之则涩，此元气复伤也。先用七味白术散数剂，其渴渐止，饮食稍加。乃用八珍汤加柴胡、丹皮，脓水渐干。又用六君、芎、归、丹皮、山栀，疮渐收敛。仍用八珍、山栀、丹皮而愈。

一妇人因怒，寒热，发赤晕。服祛风之剂，发疙瘩。或砭出血，患处焮肿，发热头痛。内服外敷，俱系风药，脓水淋漓。服花蛇酒之类，前症益甚，更加晡热，烦渴不寐，脉洪大，按之如无。此血脱烦躁，先用补血当归汤，稍缓。用四君、当归数剂，得睡。但倦怠，头晕，少食，用补中益气汤加蔓荆子稍可。又用八珍汤加用芎、芍，倍用参、术，三十余剂而能步履，又复月余而痊。

一妇人性急善怒，月经不调，内热口苦，患疙瘩作痒。服败毒之药，脓水淋漓，热渴头眩，日晡益甚。用加味逍遥散渐愈。后因大怒，月经如涌，眼出泪，用四物汤加山栀、柴胡、连、芩，数剂而愈。年余，左足、臂、腕起白点渐大，搔起白屑，内热盗汗，月经两月余一至。每怒，或恶寒头痛，或不食作呕，或胸乳作胀，或腹内作痛，或小便见血，或小水不利，或白带注下，此皆肝木制伏脾土，元气虚而变症也。用补中益气汤加炒黑山栀，及加味归脾汤，服半年而愈。后每怒恼，患赤晕，或以风疾治之。发疙瘩，又服遇仙丹。赤肿作痒，出脓水，外敷追蚀之药。寒热作渴，又服胡麻、草乌之药。遍身瘙痒，眉毛脱落，脓水淋漓，咳嗽发热，月经两月一行，用四君、当归、丹皮月余。热渴稍止，饮食少进，又服月余，咳嗽少可。却用八珍汤加丹皮，二十余剂，患处渐干，经水如期。复因伤食，作泻不食，用六君子汤，饮食渐进。又因怒，发热作渴，患处作痛，经行不止，用加味逍遥散渐可。仍用四君子汤而全愈。

一女子二十岁，月经先期或过期。或怒，则身发赤晕，或患疙瘩，六七日方退。服祛风药，瘙痒作渴，搔破成疮，脓水浸淫。曰：此肝火生风，再服是药，必致筋挛。不悟，后两手拘挛，始信。先用地黄丸，四物汤月余，热渴顿减。乃佐以加味逍遥散，又月余，患处脓少。又用四君子、山栀、丹皮，二十余剂，指能伸屈。因怒，发热，经水不止，睡中筋脉抽动不安，以加味逍遥散加钩藤治之而痊。仍用四物、山栀、钩藤、丹皮而疮结靥。乃去钩藤调理，元气复而疮靥干。

一女子常患瘾疹作痒，因怒发热，变为疙瘩，肿甚，用栀子清肝散治之而愈。后又怒，患痕起赤晕，游走不定，自砭出紫血。甚痒彻骨，其热如炙，如大麻风，欲用风药，治之不效。乃以当归补血汤四剂，其热悉止。又用圣愈汤，加味逍遥散而痊。

一妇人身发疙瘩，或如丹毒，痒痛不常，搔碎成疮，脓水淋漓，发热渴烦，头目眩甚，日晡益甚。此血虚内热之症，以当归饮加柴胡、山栀，治之而愈。

一妇人患前症，肢体疼痛，头目不清，自汗盗汗，月水不调，肚腹作痛，食少倦怠。先用人参荆芥散，后用逍遥散，治之而痊。

一妇人因忿怒，身发疙瘩，憎寒发热。此肝火，用小柴胡汤加山栀、黄连，治之而愈。后口苦胁痛，小便淋漓，复用前药，遂全愈。

一妇人患前症，发热，夜间谵语。此血分有热，以小柴胡汤加生地，治之而安。后用四物汤加柴胡、山栀、丹皮而热退，又用逍遥散全愈。

一女子常患疙瘩，时或作痒，服消风之类，搔破成疮，其痒不止，延及头面。先用羌活当归散，其痒顿止。用加味逍遥散，其热顿痊。又用当归饮，而疮亦愈。用八珍、柴胡、山栀，而不再作。

血风隐疹

薛立斋治一男子，面赤作渴，面常患小疮作痒。服祛风药，遍身发赤瘤。服白花蛇酒，更发赤晕。遍行砭刺，又服消风散，发热口渴，饮水不止。谓肝经血虚而风热也，用栀子清肝散及地黄丸料煎服，热渴渐止，疮渐结靥。用八珍汤、地黄丸，疮靥渐脱，又复月余，疮渐愈。

一男子面生粉刺，或生小瘤，服消风散，疮益甚。服遇仙丹，加遍身赤痒。仍服前药，发热焮肿。又服旬余，溃而出水，形体骨立。先用四君子、当归、桔梗，四剂饮食稍进。又用八珍汤，数剂而痊。

一男子嗜膏粱炙爆、醇酒辛辣之物，遍身生痦瘟，甚痒。服消风散之类，更起赤晕。又砭出血，其痒益甚。敷败毒之剂，遂各成疮，脓水津淫，眉毛渐脱，赤痒益甚。

此脾经积热伤血所致，先用犀角地黄汤加黄连治之。脓水渐止，乃以八珍汤加山栀、丹皮，眉毛渐生。因饮食失宜，胸腹作胀，饮食少思，或大便下血，用五味异功散加升麻，饮食渐进，又用补中益气汤而血止。仍用异功散加当归、丹皮而痊。

一女子性急多怒，月经先期，患痞瘰，色赤作痒，搔破脓水不止。服祛风药，其疮益甚。服花蛇酒，四肢瘾疹，眉毛脱落。先用柴胡清肝散加钩藤，数剂，又用加味逍遥散加钩藤，诸症渐愈。又用易老祛风丸而安。

一女子年十四，腕软处生物如黄豆大，半在肉中，红紫色，痛甚，诸药不效。一方士以水银四两，白纸一张，揉熟，蘸水银擦之，三日自落而愈。李楼怪症。

朱丹溪治朱院君，三十余，久患瘾疹，身痒而紫色，与防风通圣散加牛蒡，为极细末，每一钱，水盏半，入姜汁，令辣，煎食热饮之。

汪石山治一人，年逾六十，形瘦苍紫，夜常身痒，搔之热蒸，皮肉磊如豆粒，痒止热散，肉磊亦消。医用乌药顺气、升麻和气等，不效。诊之，脉皆细濡近驶，曰：此血虚血热也。而为顺气和血，所谓诛罚无辜，治非所宜。遂以生地、元参、白蒺藜、归、芎、芪、芍、黄芩、甘草、陈皮煎服，月余而愈。

一老人患疹，色微赤，作痒，发热，以人参败毒散，二剂少愈。以补中益气汤加黄芩、山栀而愈。

一妇人遍身瘙痒，秋冬则剧，脉浮数，此风邪客于皮肤而然也，名曰血风。饮以消风散，及搽蛇床子散少可。更以四物汤加荆、防，数剂而愈。一妇患此，夏月尤甚，脉洪大，以何首乌散；一妇患赤斑瘙痒，搔破成疮，出水久而不愈，内服当归饮，外搽蛇床子散。并愈。又一妇患此，诸药不应，以四生散，数服而愈。大抵妇人体虚，风邪客于皮肤，则成白疹。寒湿客于肌肉，郁热而为赤疹。色虽有异，治法颇同。凡人汗出，不可露卧及浴。经云：汗出见湿，乃生痤痱。雷公云：遍身风疹，酒调生侧柏。用之屡验。

瘙　痒

薛立斋治一男子，遍身瘙痒，后成疮出水，洒淅恶寒，皮肤皱起，眉毛渐落，大便秘结，小便赤少。此属肺火为患，用补气泻荣汤四剂，诸症渐退。但倦怠恶寒，小便清少，此邪气去而真气虚也，用补中益气汤兼换肌散，半载，元气复而诸症退。时中秋，忽大便不实，小便频数，体倦食少，洒淅体重，此湿邪乘虚而作，用东垣益胃汤，二剂顿安。仍用前药，调理三月余全愈。

一男子两目俱赤，遍身痒痛，搔起白皮。此肝肺阴虚，误服驱风燥剂，鼻赤面紫，身发疙瘩，搔出血水。用升麻汤下泻青丸数服，又用加味逍遥散数剂，身鼻渐白，疙瘩渐消。又用四物汤加参、芪、柴胡、山栀，并换肌散，各百余服，喜其年少谨疾，全愈。

一妇人日晡身痒，外内用追毒祛风之剂，脓水淋漓，午前畏寒，午后发热，殊类疠风。用补中益气汤加山栀、钩藤，又以加味逍遥散加川芎而愈。

一妇人手心赤，瘙痒发热，头晕作渴，晡甚。服祛风清热之药，肤见赤痕，月经过期。用加味逍遥散倍熟地，热止痒退。更以四物汤加柴胡、参、芪、炙草、茯苓，头清渴止。再用四物汤加参、术、茯苓、山栀，赤晕亦消。

一男子患瘙痒，破而成疮，如大麻风。服遇仙丹，发热作渴，大便秘结，脉沉实，右关为甚，此热蓄于内也。先用黄连内疏汤，而大便通利。又用防风通圣散去硝、黄而热渴止。却用八珍汤而疮愈。

一男子脾肾气虚血热，遍身瘙痒，时喜热水浴之，后患疮癞，破而出水，用风药益甚，或赤或白，眼作花痒。先用胡麻散、六味丸而痊。次年两股、小腹、颈、项复作痒，用四生散、六味丸而愈。

一妇人经水先期，劳役或气恼，则寒热瘙痒。服祛风降火等药，不劳怒而自痒发热，更加痰喘气促。服化痰清气之药，形气倦怠，食少胸痞，身发疮疹。服消毒之类，脓水淋漓。服大麻风药，口干作渴，欲水而不敢饮，经水又过期，眉间若动。又复月余，眉毛脱落，经水淋漓。此心肝二经风热相搏，制金不能平木，木克脾土而不能统血，肝火旺而不能藏血也。经云水生木，遂朝用地黄丸以滋肾水，生肝血，夕用加味逍遥散以清肝火，生肝血，月余诸症渐愈。又佐以四君、芎、归、丹皮，月余而经水旬日而止。又两月余，经水五十余日而至。乃夕用五味异功散加当归，服两月，经水四十余日而至。因怒寒热，经水如崩，眉棱角动，脉洪数弦，肝脾二脉为甚，用柴胡栀子散二剂以平肝火，用五味异功散二剂以补脾气，发热顿退，经水顿止。更以八珍汤倍加参、术及地黄丸，两月余，经水如期，眉毛渐生。因食停滞，腹胀作痛，另服祛逐剂，泄泻不止，小腹重坠，饮食甚少。先用六君子汤送四神丸，数剂泻渐止，饮食少进。又用补中益气汤倍用升麻，数剂重坠渐愈。后因劳心发热，饮食难化，呕吐涎水，其热自脐上起，觉饥热频作，乃用六君子汤加炮姜治之，热时饮稠米汤，稍安。两月余，又常服加味归脾、补中益气二汤而痊。

一妇人秋间肢体作痒，时发寒热，日晡热甚，口苦喜酸，月水先期，面色常青，热甚则赤。恪服清热凉血，后发疙瘩，赤痒益甚，乃清热败毒，破而脓水淋漓，谓此肝脾血虚燥。不信，仍治疮毒，其疮益甚，形气倦怠，饮食减少。先用补中益气汤，间佐以六君、当归，元气稍复。乃以八珍汤，倍用参、术，少用川芎、白芍，间佐以补中益气汤,诸症渐愈。又以四君子汤,佐以加味逍遥散,两月余,脓水渐少。又复月余,疮渐结靥。因怒寒热腹胀,饮食少思,患处复甚,用六君子汤加山栀、柴胡,乃用四君子汤为主,而疮渐愈。又因怒,月经甚多,发热作渴,疮痛出血,用柴胡清肝散,热退止痛。仍用四君子汤而结靥。又用八珍汤、山栀、丹皮而愈。

一妇人遍身瘙痒,脓水淋漓,发热,身如虫行,月经不调。先用升麻汤送泻一丸,热痒顿退。又用加味逍遥散,经行如期。用换肌丸而疮愈。后因怒,经行不止,筋骨作痛,用秦艽地黄汤、易老祛风丸而愈。

一妇人性沉静,怀抱不乐,月经过期,遍身作痒。服祛风清火之剂,搔破成疮,出水不止,其痒益甚。或用消风散之类,眉棱跳动,眉毛折落。又服遇仙散,患处俱溃,咳嗽发热,饮食日少,月经先期。作肝脾郁怒而血燥,前药复伤而益甚。先用四君子、芎、归、山栀、丹皮,饮食渐进,服月余而嗽止。又以加味逍遥散加钩藤,二十余剂而眉不动。乃去钩藤,倍加参、术、当归,月余疮结靥。又以八珍汤加山栀、丹皮而痊。

一妇人患前症,脓水淋沥,发热作渴,体倦恶寒,经水不利,久而不愈,此肝脾亏损而虚热也。先用补中益气汤加山栀、川芎,而元气渐复。又用逍遥散而疮渐愈。又虚后患疥,遍身作痒,搔起疙瘩,破而出脓,或出血水,误服醉仙散。殊类风症,用八珍汤数剂而安。又用十全大补汤,患处渐干矣。

一妇人日晡身痒,素清苦,因肝郁怒,遍身晡热内热,自汗盗汗,月经不行,口干咽燥。用归脾汤数剂,诸症稍退。后兼加味逍遥,五十余剂而痊。

一妇人瘙痒发热,日晡益甚,皮肤赤晕,月经过期,此血虚而有热也。以逍遥散,倍加熟地,热止痒退。更以四物加柴胡、参、芪、炙草、茯苓,调理而愈。

一妇人怀抱久郁,患前症,脓水淋漓。服连翘消毒散,食少胸痞。服清气化痰丸,作呕吐痰。服清热化痰丸,烦热畏寒,四肢焮热,面目赤色,脉大而无力。此脾胃亏损,而虚寒隔阳气于外。遂用六君子汤加炮姜治之,诸症少愈,饮食顿进。又佐以四物汤,诸症渐愈。又以四君子,每味各一钱,四物汤每味各五分,诸症全愈。

一妇人每秋间,两手心作痒,搔起白屑。因劳役恼怒,则发寒热,遍身作痒,起疙瘩。或以为风症,内服花蛇等药,外敷硫黄之类,又服遇仙丹,诸热渴益甚,月水不通。谓脾肝二经血燥生风,先用加味逍遥散,热渴渐减。又用八珍、柴胡、山栀,患处少可。后因怒气,发热胁痛,患处焮肿,用加味逍遥散,四剂而安。又用四君、芎、归、山栀、丹皮,至半载而痊。

一男子遍身瘙痒,诸药不效,脉浮,按之而涩。以生血药为主,间以益气,百帖而愈。

宋生遍身作痒，搔破成疮出水，脉浮数，此手足阳明经风热所致。以人参败毒散对四物汤加芩、连服之，外以松香一两，枯矾五钱，轻粉三钱，为末，麻油调敷，月余而愈。又一人患此，但脉沉，以前药加大黄，治之渐愈。再服人参败毒散而平。

黄锦芳治一僧，身痒异常，服驱风败毒药不愈。诊其脉，左手俱平静，惟脾脉涌突异常。询得饮食无味，饱胀时嗳。此内气不清，而浊邪外溢于经络也。用茯苓三钱，半夏二钱，木香八分，广皮五分，川厚朴一钱，日服二剂，遂愈。

疮疖

陆肖愚治徐邑宰，秋末冬初遍身生疖，大小不一，红痛焮痒，黄水淋漓。或谓风热，用防风通圣，数剂不减。或谓诸痛疮疡，皆属心火，用芩、连、山栀、生地等，十剂益甚，且饮食渐减。脉之，浮按微数，沉按中按皆缓而弱。曰：凡风热，大都为癮疹，未必为疮疖，至疮疡之为心火，经固言之，第脉微弱为多，此元气不足也。缓者，湿也。数虽为热，而微数不可纯责之火。据今日之症，火为标，湿为本。原得病之由，又湿为标，元气不足为本。此必乘虚汗出澡浴，湿渍肉腠，久而热蚀为脓水，发为痛痒也。用苍术、薏仁、茯苓燥湿为君，人参、白术、黄芪、甘草补气为臣，连翘、蝉蜕清热为佐，葛根、白芷入阳明肌肉为使。二剂，痛痒顿减，胃少开，十剂全愈。

张子和治颖皋韩吉卿，自髀至足，生湿蠶，大者如钱，小者如豆，痒则搔破，水到则浸淫，类虫行袴袜，愈而复生，瘢痕成凹，十余年不瘥。张哂之曰：此湿余疮也，由水湿而得，故多在足下。以舟车、济川，大下十余行，一去如扫。

一省掾背项常有痤疖，愈而复生。张曰：太阳血有余也。先令涌泄之，次于委中铓针出紫血，病更不复作也。张君衮常，喜热火烘灼其背及两足，又食自死肉，久而两足常生疖毒，愈而复生半月余。以清凉饮子下之，得紫黑血积于便中，去者月余，其积毒顿除，是知积热毒致痛肿者如此。

薛立斋治春元沈霓川之内，暑月面生痤疖，乘凉入风，面目浮肿。越二日，左臂肿痛，瘾疹如丹，背胁髀股等处，发肿块三四，肉色不红，痛甚，昼夜号呼，寒热往来，饮食不思。服活命饮及行气败毒之剂，其势愈炽。肝脉浮涩，脾脉弦弱，此属二经荣气不从，风邪乘虚流注经络为患。先以八珍加黄芪、柴胡、青皮，数处渐渐红焮。又以十全大补加银花、白芷、龙胆草、贝母，十余剂，胁腿二处溃脓碗许，余块渐平。仍服十全大补汤，调理月余而安。向使专于祛风攻毒，鲜不败事矣。

张仲安治冻疮，用黄檗烧存性，研细，以鸡子清调敷。破者，干掺上，神妙。

治暑月肌肤疮烂，或因搔成疮，多是大暑汗出，坐卧湿地，致肌肤多疮烂汁出。

有一乳母曰：此易瘥也。取干壁细土末敷之，随手即瘥。

治一切恶疮，遍用药不效者，陈米饭紧作团，火煅存性，麻油、腻粉调敷。苏滔光丁亥年，耳上病碎疮，或痛或痒两月余，百药不效。季倅子长传此方，初不之信，试用之，果日即愈。辛丑年再作，吕仲发显谟云：此症夏以痰饮法治之。故只用肥皂烧存性，生油、腻粉调敷尤佳。

薛立斋治一男子，年四十三岁。自四十以来，每至夏，发热而倦，日午益甚，晚凉少可，面生疮癗，耳下筋微肿，更结小核三四枚，附筋上。曰：此火令不慎房劳，亏损肾水，不能制火然也，名曰注夏。彼不信，服降火败毒药，加口干倦怠，夜间热甚，午后腿软，足心热，筋牵痛，复来问治。曰：口干倦怠，此中气陷下也；夜间发热，阳气陷于阴分也；午后腿软足热，阴虚火甚也；耳下筋牵痛，血虚不能润筋也。先以补中益气汤，少用柴胡、升麻，加五味、麦冬、熟地治之，诸症顿退。更服滋肾丸而痊。若以每至火令而然，用败毒凉药，鲜不危矣。凡春末夏初，患头痛脚软，食少体热，此仲景云春夏剧，秋冬瘥，而脉弦大者，正世俗所谓注夏病也。

赵州守北方人，年逾四十，头面生疮疡数枚，焮痛饮冷，积日不溃，服清热消毒药不应。诊其脉数，按之则实，以防风通圣散，二剂顿退，又以荆防败毒散而愈。又一男子，患在四肢，审其脉症，亦属有余，以黄连解毒汤治之亦愈。

缪仲淳治一妇人，生疖臂上，用连翘、白芷、白芨、花粉各二钱，甘菊一两，紫花地丁、金银花各五钱，甘草、生地、茜草各三钱，地榆四钱，角刺、牛蒡各一钱，服之半日，立出脓血而愈。又治一男子，生疖膝下，加牛膝三钱，立破出鲜血愈。《广笔记》。

丁右武亲验坐板疮方，松香五钱，雄黄一钱，均研细。如湿痒，加苍术三钱。各末和匀，以绵纸包里，捻成纸燃二条，腊月猪油浸透，点火烧著，取滴下油，搽上立效。同上。

立斋治一男子，年逾四十，胃气素弱，面常生疮，盗汗发热，用黄芪建中汤，少愈。更以补中益气汤而平。东垣云：气虚则腠理不密，邪气从之，逆于肉里，故多生疮。若以甘温之剂，实其根本，则腠理自固，即无他疾。

张生患漆疮作呕，由中气弱，漆毒侵之。以六君子汤加砂仁、藿香、酒芍治之。彼不信，另服连翘消毒散，呕果盛。复求治，仍以前药，外以麻油调铁锈末涂之而愈。

赵千兵患两腿生疮，每服败毒药，则饮食无味，反增肿胀，此脾虚湿热下注也。以六君子汤加苍术、升麻、酒芍服之，以黄蜡、麻油各一两，轻粉三钱，为膏贴之而愈。大凡下部生疮，虽属湿热，未有不因脾肾虚而得者。

一男子湿热下注，两腿生疮，以人参败毒散，加苍术、黄檗服之，以金黄散敷贴。

又一人患此,久而不愈,以船板灰存性一两,轻粉三钱,为散,麻油调敷。更以黄檗、知母、防己、龙胆草、茯苓、当归、川芎、黄芪、白术,服之亦愈。若人两腿作痛,或遍身作痛,以当归拈痛汤治之。

一妇人两腿腕紫黯寸许,搔破出水。或用祛风砭血之剂,年余渐平如掌。乃服草乌等剂,遍身搔痒,有时出血水,内热体倦,饮食无味,月经三月一至,脉洪而数,按之则涩,此燥剂愈伤脾血也。先以补中益气汤加白芍、川芎、五味,十余剂,乃与加味逍遥散加熟地、钩藤,二十余剂,再用归脾汤加川芎、熟地,治之而不发。

一妇人素清苦,四肢似癣疥,作痒出水,怒则起赤晕。服祛风败毒等剂,赤晕成疮,脓水淋漓,晡热内热,自汗盗汗,月经不行,口干,咽喉肿痛,此郁伤脾血也。用归脾汤、逍遥散,两月而痊。

一儒者素食膏粱,发热,作渴饮冷,患疮如大麻风,大便出黑血,服清热祛风等寒药益甚。谓血分有热火也,故寒之不寒。用四物二连汤以清热凉血,用六味丸以补肾生水而热退。又用柴胡栀子散,调理而痊。

一妇人性急善怒,月经不调,内热口苦,患时疮,服败毒药,脓水淋漓,热渴头痛,日晡益甚。用加味逍遥散,服之渐愈。因大怒,月经如涌,眼赤出泪,用四物汤加山栀、柴胡、芩、连,数剂而愈。年余,手足臂腕起白点,渐大,搔起白屑,内热盗汗,月经两月余一至。忽怒,或恶寒头痛,或胸乳作胀,或腹内作痛,或小便见血,或小水不利,或白带下注。此皆肝木制伏脾土,元气虚而变症也。用补中益气汤加黑山栀,及加味归脾汤间服,半年而愈。

一妇人久郁,患在四肢,腿腕尤甚。误用败毒寒凉之剂,晡热内热,自汗盗汗,月经不行,口干咽燥,此郁火伤脾也。用归脾汤数剂,后兼服逍遥散,五十余剂而痊。

刘松篁经验方云:会水湾陈玉田妻,患天蛇毒疮。一老翁用水蛇一条,去头尾,取中截,如手足指长,刮去骨肉,勿令病者见,以蛇皮包手指,自然束紧,以纸外裹之,顿觉遍身皆凉,其病即愈。数日后解视,手指有一沟如小蝇,蛇皮内宛然有一小蛇,头目俱全也。《本草纲目》。

孙思邈以贞观五年七月十五日夜,以左手中指触著庭木,至晓,遂患痛不可忍。经十日,痛日深,疮日高大,色如熟小豆色。尝闻长者论有此方,遂用治之,手下即愈,痛亦除,疮亦即瘥,未十日而复如故。方用蒲公英捣烂取汁,涂之愈。同上。

张子和曰:麻先生妻,病足趾痛不可忍,酒调通经散一钱半,夜先吐,吐毕而痛减。余因叹曰:向见陈五曾病此,医以为小虫伤,或以草上有毒物触之,迁延数月,脓尽方已。今日观方,可发大笑。

王思中治一人，患疮疹，阴囊肿胀如斗升，不能跬步。王曰：此疮蛊也。就外科剂中加麦秆四十九茎遂消。《吴江县志》。

戊申之水，乃二百余年创见之变，人足浸水中，数日即皮破生疮，痛不可忍。一法取水荆条煎水浴之立愈。《续金陵琐事》。

梁溪一男子，生疖膝下，楚甚。仲淳适至，即于席间作剂服之，饮酒数杯，疖立破，出鲜血愈。连翘三钱，白芷二钱，粉甘草水炙三钱，金银花五钱，牛膝三钱，生地三钱，地榆四钱，皂刺一钱，鼠粘子酒炒研一钱。

疠 症

魏玉横治吴性全，忽患症如疠风，眉毛脱落，面额褪皮，皮去，肉色又如白癜风，耳前后，目上下，多生小疖，乳旁及腿上亦有，颇多脓血。往时久病喘，予以养肝之剂愈之。自是，足趾缝及两旁常作痒，出稠水。及面疮既发，足疾顿愈。有指为风者，有指为湿者，指为牛皮癣、大麻风者。幸渠素不轻药，守至数月，不愈，乃就诊。余曰：前所指皆非也，此即往时喘之变症耳。良由肝火炽甚，火极似风，上淫于肺，盖火就燥也。前在经络则为喘，今在皮毛则为疮。薛立斋谓之疠，疠疮类症，治之必五十剂乃瘳。与生地、杞子、蒌仁、赤芍、甘草、麦冬、净银花、首乌之属，出入加减，果五十剂而愈。夫肝木为龙，龙之变化莫测，其于病也亦然。明者遇内伤症，但求得其本，则其标可按藉而稽矣。此天地古今未泄之秘，《内经》微露一言曰：肝为万病之贼。六字而止，似圣人亦不欲竟其端矣。殆以生杀之柄，不可操之人耳。余临症数十年，乃始获之，实千虑之一得也。世之君子，其毋忽诸。雄按：此玉横案，余谓外感由肺而入，内伤从肝而起。魏氏长于内伤，此言先得我心。惟各门附案，悉用此法，岂生平得意在此而欲独竖一帜耶。

疡症便秘

薛立斋治一男子患痈，未作脓，焮痛烦躁，便闭脉实。用内疏黄连汤二剂，诸症悉退。以四物汤加芩、连，四剂而消。

一男子疡症溃后，便涩脉浮，按之则涩。以八珍汤加红花、桃仁、陈皮、杏仁，治之而愈。

一弱人患疡，溃后便秘而脉涩，以四物汤加红花、桃仁、黄芪，治之而愈。

薛立斋治一男子，患疡，溃后便秘而脉浮，以四君子汤加陈皮、杏仁、当归，治之而愈。雄按：此症宜养血。

一老人患疡，溃后大便秘，小便赤涩。诊之，脉浮数而涩，以八珍汤加知、柏，治之而愈。后小便复数而赤，大便秘，口干目花，以加减八味丸、滋肾丸治之而愈。此症乃阴血虚，阳火盛，故用前药有效。若投苦寒之剂，必致有误矣。

一男子患疡，溃后便涩，肌肤作痒。谓气血虚不能荣于腠理，用补剂治之。不信，乃服风药，致不救。大抵疮疡始作，便秘脉数而涩者，宜降火凉血为主；溃后便秘脉涩者，宜补血气为主。若投风药，祸在反掌。

邝进士患痈将痊，大便秘结，服大黄等药，反废饮食。乃用补气血之剂，加桃仁、麻仁，未效。更以猪胆汁，深纳谷道，续以养气血而愈。《原病式》云：诸涩枯涸，皆属于燥。燥者，火之病气，病后血衰，故大便秘涩，宜以辛甘润之。如用苦寒，则胃气乏矣。凡老弱产后便难者，皆气血虚也，胆汁最效。

肾脏风

薛立斋治一男子，患肾脏风，饮烧酒，发青晕，砭出血，敷追毒之药，成疮出水，日晡益甚，类大麻风。服遇仙丹，眉毛折落，大便下血，虚羸内热，饮食甚少，势诚可畏。先用圣济犀角地黄汤，其血渐止。又用五味异功散加当归、升麻，饮食渐进。用四物加参、术、丹皮，内热渐减。用易老祛风丸，脓水渐少。又以八珍、丹皮之类，渐结靥。因思虑，发热盗汗，作痒赤晕，用加味归脾汤，数剂热渐止。用加味逍遥散、六味丸而痊。

一男子遍身生疮，脓水淋漓，晡热口干，两足发热，形体消瘦，杂服风药，六年未愈。尺脉洪数，而肾经疮也，如小儿肾疳之疹。用加减八味丸，不半载而痊。

一男子遍身生疮，似疥非疥，脓水淋漓，两腿尤甚，作痒烦热，肢体倦怠，年余不愈。以为肾经虚火，用加减八味丸而即痊。

一男子素膏粱醇酒，患肾脏风，延及遍身，服疠药益甚。又用捻药于被中熏之，呕吐腹胀，遍身浮肿溃烂，脓水淋漓，如无皮而死。

一男子患足三阴虚，患血风疮症，误服祛风败毒之药，外敷斑猫、巴豆等药，肌肉溃烂，呕吐腹膨，或泄泻虚冷，或烦热作渴，此症系脾胃虚败也，辞不治。不越月殁。

一男子患遍身小疮，或时作痒，口干作渴，服消风散，起赤痒益甚。服遇仙丹，脓水淋漓，饮食无度，肌肉消瘦，尺脉洪数，左尺尤甚。谓肾水不足，虚火上炎为患。先用加减八味丸，其渴渐止。用补中益气汤加五味，肌肉渐生。佐以八珍汤加丹皮、麦冬，百余帖而痊。二年后，不节房劳，其疮复作。惑于人言，又服消风散之类，其疮复患。仍用前药，不一月而痊。

一男子内廉作痒，色黯，搔起白皮。各砭刺出血，其痒益甚，更起赤晕，延及外廉，浸淫不已。服祛风之药，肢体亦然，作渴引饮，左尺脉洪大而数无力。谓此肾经虚火，复伤其血，火益甚而患耳。先以八珍汤加五味子、丹皮，三十余剂，诸症渐退。乃佐以加减八味丸料，又百余剂而痊。

刘鸿腿生湿疮，数年不愈，尺脉轻诊似大，重按无力。此肾气虚，风邪袭之而然，名曰肾脏风疮，以四生汤治之。不信，自服芩、连等药，遂致气血日弱，脓水愈多，形症愈惫。迨二年，复求治，仍以前药治之而愈。夫肢体有上下，脏腑有虚实。世之患者，但知苦寒之药，能消疮毒，殊不知肾脏风，因肾气不足所致。当以蒺藜为君，黄芪为臣，白附子、独活为佐使。若再服败毒等药，则愈耗元气，速其死矣。

疠　风

窦材治一人，病疠症，须眉尽落，面目赤肿，手足悉成疮痍。令灸肺俞、心俞二穴各十壮，服换骨散一料，二月全愈，须眉更生。

雄按：窦氏治中风用换骨丹，治疠风用换骨散，此与第三条所用皆是换骨散。

一人遍身赤肿如锥刺，窦曰：汝病易治。命灸心俞、肺俞二穴各一百壮，服胡麻散，二服而愈。手足微不随，复灸前穴五十壮，又服胡麻散二料全愈。雄按：胡麻散用黑芝麻、紫浮萍、薄荷、牛蒡子、甘草。窦氏方用最平稳。

一人面上黑肿，左耳下起云，紫如盘蛇，肌肉中如刀刺，手足不知痛。询其所以，因同僚邀游，醉卧三日，觉左臂黑肿如蛇形，服风药渐减，今又发。窦曰：非风也，乃湿气客五脏之俞穴，前服风药，乃风胜湿，故当暂好，然毒根未去。令灸肾俞二穴各百壮，服换骨丹一料痊愈，面色光润如故。

张子和治桑惠民病面风，黑色，畏风不敢出，爬搔不已，眉毛脱落，作癞治三年。张曰：非癞也。乃出《素问·风论》曰：肾风之状，多汗恶风，脊痛不能正立，其色炲，面庞浮肿。今公之病，肾风也，宜先刺其面大出血，其血当如墨色，三刺，血变色矣。于是下针，自额上下，鋾针直至头顶，皆出血，果如墨色。遍肿处皆针之，惟不针目锐眦外两旁，盖少阳经，此少血多气也。隔日又针之，血色乃紫。二日外，又刺其血，色变赤。初针时痒，再刺则额觉痛，三刺，其痛不可任，盖邪退而然也。待二十余日，又轻刺一遍方已。每刺必以水洗其面，十日黑色退，一月面稍赤，三月乃红白。但不服除根下热之药，病再作。张在东方，无能治者。雄按：今更无能治之人矣。然不可不知有此证。

吴恕字如心，钱塘人，博极群书，少贫，货乌蛇丸，治疯疾。时乘采风使适有患此疾者，召恕与谈，惊服其议论，遂委托治之，疾果愈。《杭州府志》。

秘韫治大风，用大乌蛇一条，打死盛之待烂，以水二碗，浸七日去皮骨，入糙米一升，浸一日，晒干。用白鸡一只，饿一日，以米饲之，待毛羽脱去，杀鸡煮熟食，以酒吃尽，以热汤一盆，洗大半日，其疯自愈。《本草纲目》。

王海藏云：王氏患大疯病，眉须堕落，掌内生疮，服紫菀丸半月，泻出癞虫二升，如马尾，长寸许。紫菀丸：吴茱萸、菖蒲、柴胡、厚朴各一两，桔梗、茯苓、皂荚、桂枝、干姜、黄连、蜀椒、巴豆去皮膜肉油炒、人参各五钱，川乌三钱，加羌活、独活、防风各一钱，蜜丸，桐子大。每服三丸，渐加至五丸、七丸，生姜汤送下，食后临卧服。孕妇忌服之。此方治病甚多，不能悉录。

周子固治王君海子病疠，众医莫能疗。周授已七药漱之，牙龈出秽血数升。既而形尽瘦骨立，后第以美味补之，数月瘥。《九灵山房集》。

薛立斋治一男子，冬间口苦耳鸣，阴囊湿痒，来春面发紫块，微肿麻木，至冬遍身色紫，不知痛痒，至春紫处俱大，至夏渐溃，又至春，眉落指溃。此患在肝胆二经，令刺手指缝并臂腿腕出黑血，先与再造散二服，下毒秽。更以小柴胡合四物汤加白芷、防风、天麻、角刺渐愈，又与换肌散。但遍体微赤，此血虚有火，因家贫，未得调理。秋间发热，至春面仍发块，用前散并养血药，喜年少谨疾，得愈。

一膏粱之人，鼻坏眉落，指脱体溃，热渴晡甚。四物汤加炒黑知、柏、五味、麦冬、白芷、天麻、角刺，三十余剂，热渴少止。时仲夏，精神倦怠，气喘身热，小便黄涩，大便稀溏，此元气虚而时热胜也。用补中益气汤顿安，乃与换肌散及益气汤兼服两月，更以生肌散代茶饮，疮少退。至仲秋，眩晕少食，自汗体重，大便溏稀，此亦时湿之症，用清燥汤调理而愈。又用补中益气汤，少加酒炒黑知、柏、角刺、天麻，两月余而痊。又因劳伤倦，聋瞆热渴，误服祛风药，病气益剧，身发赤疹，与益气聪明汤，月许而愈。大麻风症，先麻木不仁，次发红斑，久则破烂，浮肿无脓。盖皮死麻木不仁，肉死刀割不痛，血死破烂流水，筋死指节脱落，骨死鼻梁崩塌也。又癞风症，初起水泡作痒成疮，破流脂水，痒至彻骨，久则成片，传及遍身，好浴热汤。徐灵胎曰：大麻风症，总属不治，迁延岁月则有之，然患此者绝少。若稍似风症，并非真风，医者竟以治风之恶药治之，反伤败气血，变成风症。此等最多，不可不知。又曰：癞风之症，有似大麻风，而毒气不深，全在肌肉，故尚可治。喻嘉言曰：治疠风以清荣卫为主。汗宜频发，血宜频刺，皆清荣卫之捷法也。生虫由于肺热，宜兼清肺，然清肺亦必先清荣卫。盖荣卫之气，腐而不清，传入于肺，先害其清肃之令故也。治宜生血清热为主，驱风杀虫为辅。易老祛风丸，东坡四神丹，最为平善。可以久服取效，奉以为法焉。祛风丸：黄芪、枳壳、防风、枸杞子、白芍、甘草、地骨皮、生地、熟地等分，蜜丸。四神丹：羌活、元参、当归、生地等分，或煎或丸服。

一男子赤痛热渴,脓水淋漓,心烦掌热,目昧语涩,怔忡不宁,此心经受症也。用安神丸,兼八珍汤,少加木通、炒黑黄连、远志,元气渐复。却行砭刺,外邪渐退。但便燥作渴,用柴胡饮并八珍汤而愈。再用换肌散剂而瘥。

一男子肚见赤筋,面起紫泡,发热作渴,寅卯时甚,脉弦数,腿转筋,小便涩,此肝经火症。先用柴胡饮,热退便利。却用小柴胡合四物汤加龙胆草、炒山栀,三十余剂,及八珍汤加柴胡、山栀,调其血气,乃用换肌散,去其内毒而安。年余,因劳役饮食失宜,寒热头痛,遍身亦疹,自用醉仙散而殁。

一男子面发紫疙瘩,脓水淋漓,睡中搐搦,遍身麻木,渐发赤块。劳则麻,怒则痒,肝脉洪大。砭刺臂腿腕各出血,用清胃汤加大黄、角刺,四剂,煎下泻青丸,肝脉少退。以升麻汤数剂下前丸,诸症少愈。却用《宝鉴》换骨散斤许,又用小柴胡合四物汤加苍术、天麻、角刺,百余剂,及六味地黄丸,半载而愈。后因劳,遍身麻痒,脉微而迟。此气血俱虚,不能荣于腠理。用十全大补汤加五味、麦冬,调理年余而安。

一男子面赤发紫泡,下体痒痛,午后发热,大便燥黑,此火盛而血虚也。用再造散及四物汤加防己、胆草,及刺腿趾缝出毒血而便利。仍以前药加白术、白芷、茯苓、羌独活而便黄。仍以四物去胆草、防己,少用独活,加元参、萆薢,五十余剂而疮退。却用补中益气汤加天麻、麦冬,而气血渐充。时仲秋霖雨,遍身酸痛,用清燥汤而安。随用换肌散、胡麻散、八珍汤,兼服而愈。

一上舍面发肿,肌如癣,后变疙瘩,色紫,搔之出水,此脾肺之症也。先用清胃汤,以清胃热而解表毒;又用四物汤加山栀、黄芩、柴胡、角刺、甘草节,以痒阴血,祛风热;又砭臂腿腕手足指缝并患处以出毒血,疏通隧道。乃与八珍汤加白芷、角刺、五加皮、全蝎,及二圣散,兼服月余,以养阴血,治疮毒;又与补气泻荣汤,少愈,再与换肌散而全愈。后因劳倦,遂发赤晕,日晡尤甚,以四物汤加丹皮、柴胡、山栀,并用补中益气汤年余,虽劳而不发。

一男子遍身如癣,搔痒成疮,色紫麻木,掐之则痛,小便数而少,此脾胃受症,邪多在表。用清胃散,更砭刺患处,并臂腿腕出黑血,神思渐爽。但恶寒体倦口干,此邪气去而真气虚也。以大剂参、芪、芎、归、蒺藜、桔梗,数剂元气顿复。却用八珍汤加黄芪、白芷、蒺藜、天麻、软柴胡,及二圣散治之,其疮渐愈。后用换肌散、八珍汤等药,调理半载而痊。后症仍发,误用克伐攻毒,患两感伤寒而死。

一男子遍身疙瘩,搔则痒,掐则痛,便闭作渴,此邪在内也。治以再造散,二服,微下三次。用桃仁承气汤加当归,四剂,及砭出黑血,渐加痛痒。但形体倦怠,用培养之剂,复其元气。又用二圣散,其疮顿愈。更用大补,年余而康。后患痰涎壅盛,舌强语塞,用二陈汤、苍术、知、柏、泽泻,数剂而愈。再用补中益气汤,调理而安。

一男子素清苦,眉尽落,病在肝胆二经也。乃刺臂腿腕及患处出黑血,空心服八珍汤,加五味、胡麻、首乌、威灵,食后服换肌散。喜其无兼变之症,又能笃守禁忌,不半年而愈。

一儒者脚心或痒痛,或麻痒肿胀。二年后,身体作痒,渐变疙瘩,发热耳鸣,日晡益甚,此属肾虚也。乃砭刺臂腿腕,及手足指缝,去其瘀血。用六味地黄丸料加五味、柴胡,五十余剂以补肾,又用换肌散、祛风丸各斤许以治疮,渐愈。得滋补守禁而痊。

一上舍遍身患之,形病俱虚。谓须调补元气完复,方治其疮。不信,恃服蛇酒以攻内毒,更敷砒霜等药以蚀外毒,顿加呕吐清水,体痛如锥。或以为毒气外发,不知脾主肌肉,此因毒药伤脾而然也。反服祛毒之剂,吐泻不止而殁。

一男子患疠风,用药汤熏洗,汗出不止,喘嗽不食,腹鸣足冷,肢体抽搐。谓此因热伤元气,腠理不密,汗出亡阳耳。是日果卒。

下疳_{此症与梅疮无甚差别。}

丹溪治一邻人,年三十余,性狡而躁,素患下疳疮,或作或止。夏初,患白痢,膈上微闷。医与理中汤四帖,昏闷若死,片时而苏。脉之,两手皆涩,重取略弦似数,曰:此下疳疮之深重者。与当归龙荟丸去麝,四帖而利减。与小柴胡去半夏,加黄连、白芍、川芎、生姜,煎服五六帖而安。

薛立斋治一男子下疳,肿痛不消;一男子溃而肿痛,发热,小便秘涩,日晡或热;一小儿肿痛,诸药不应。俱以小柴胡汤吞龙荟丸,数服而愈。

一小儿十五岁,患前症,杂用消毒之药,虚冷悉具,三年余矣。询之,乃禀受所致。用萆薢汤月余,诸症渐愈。又用补阴八珍汤、补中益气汤而瘥。

一男子阳事肿痛,小便如淋,自汗甚苦,或尿血少许,尺脉洪数,按之则涩。先用清心莲子饮加牛膝、山栀、黄檗、知母、柴胡,数剂,更以滋肾丸一剂而痊。《玉机微义》曰:如自汗,小便自少。若再利之,则荣卫枯竭,无以制火,而烦热愈甚。当俟热退汗止,小便自行也。兼此症,乃阳明经病,大忌利小便。

张景岳治一少年,因偶触秽毒,遽患下疳。始溃龟茎,敷治不效,旋从马口延入尿管,以渐而深,直至肛门,逐节肿痛,形如鱼骨。每过夜则脓结马口,胀不得出,润而通之,则先脓后尿,敷洗皆不能及。张尝遇一山叟,传得槐花蕊方,因以治之,不十日茎根渐愈。半月后,自内达外,退至马口而痊。后现些微广疮,复与五加皮饮,十余剂而愈。向传方者曰:此方善治淫疮,热毒从小便泄去,且服此者,可免终身疮毒后患。然犹有解毒奇验,则在发疮之时,但见通身忽有云片红斑,数日而没者,即皆疮毒应发之处。疮毒已解,疮形犹见,是其验也。张初未之信,及此人应发疮之时,固不多,而通身红斑果见,凡两日而消。方在新因阵四十。

立斋治州守姜节甫,患下疳,脓水淋漓,作渴吐痰,午前恶寒,午后发热。曰:午前恶寒,属阳气虚弱;午后发热,属阴血不足。不信,反服二陈、知、柏之类,饮食益少,大便不实。又日晡热渴,小腹重坠,患处㶸肿,服四物、知、柏之类,饮食不思,此脾气虚而下陷。先用补中益气汤,调养脾胃,以升阳气,诸症渐愈。又用六味丸滋补肾水,以生肝血而痊。

一男子患下疳,肿硬㶸痛,寒热。先以人参败毒散,二剂而止。更以小柴胡汤加黄连、青皮,治之而愈。

一男子患下疳,溃而肿痛,小便赤涩。以加减龙胆泻肝汤加青皮、黄连,二剂少愈。又以小柴胡汤加知、柏、当归、茯苓,数剂而愈。

一男子因劳,茎窍作痒,时出白物,发热口干。以清心莲子饮,治之而安。

一男子患下疳,溃而肿痛,发热,日晡尤甚。以小柴胡汤加黄连、知母、当归而愈。

一男子患下疳已愈,惟茎中一块不散。以小柴胡汤加青皮、荆、防服之,更以荆、防、牛膝、首乌、滑石、甘草各五钱,煎汤熏洗,各数剂而消。

一男子茎中作痛,或筋急缩,或作痒,白物如精,随溺而下,此筋疝也。并用龙胆泻肝汤治之皆愈。张子和曰:遗溺闭癃,阴痿脬痹,精滑白淫,皆男子之疝也,不可妄归之肾冷。若血涸不月,月罢腰膝上热,足躄嗌干,癃闭,小腹有块,或定或移,前阴突出,后阴痔核,皆女子之疝也。但女子不谓之疝,而谓之瘕。

一男子下部生疳,诸药不应。延及遍身突肿,状似翻花,筋牵骨痛,至夜尤甚,此肝肾二经湿热所致。先以导水丸五服,次以龙胆泻肝汤数剂,再与除湿健脾之药,外贴神异膏,吸其脓血,蒜灸拔其毒而愈。若表实者,以荆防败毒散。里实者,以内疏黄连汤。表里俱实者,防风通圣散。表里俱虚者,八珍汤。气虚者,四君子汤。血虚者,四物汤。俱加兼症之药治之,并愈。疡科大法,略具于此。若服轻粉等药,反收毒于内,以致迭发。概服防风通圣散,气血愈虚,因而不治者多矣。

缪仲淳治数友下疳,用黄檗、宫粉、腻粉、杏仁、珠末、冰片敷之,无不愈者。后去腻粉、杏仁,加黄芩,更以大小蓟、地骨皮汤,洗净敷之,效更良。《广笔记》。

又下疳掺方,橄榄烧灰,研细末掺之。

仲淳治下疳极秘神方,用鲜小蓟、鲜地骨皮各三两,煎浓汁浸之,不三四日即愈。一切极痛者,屡用神效。同上。

立斋治一老人，患下疳，小便淋漓，脉细体倦，此气虚兼湿热也。用清心莲子饮及补中益气汤，治之而愈。又一弱人拗中作痛，小便淋沥，此因火燥，下焦无血，气不能降，而渗泄之令不行。用四物汤加黄檗、知母、茯苓、牛膝、木通，十余帖，痛止便利。先君气短，拗中若疮，小便不通，用四物汤加参、芪，煎吞滋肾丸而愈。盖前症以虚为本，以病为末，益其本，则末自去。设若不固元气，专攻其病，害滋深矣。

王锦衣年逾四十，素有疳疮，焮痛倦怠。用小柴胡汤加黄连、黄檗、青皮、当归而愈。

缪仲淳治下疳方：蝉蜕七分，白僵蚕用紫苏叶包、蜜炙七个，杏仁去皮尖七粒，芭蕉根捣烂五钱，独核肥皂仁七粒，雪里红一把打烂，土茯苓去皮二两，白藓皮一钱，牛膝二钱，黄檗一钱，木通七分，皂荚核七粒，薏苡仁二钱，连翘一钱，汉防己酒浸六分，甘草节一钱，石斛三钱，柴胡六分，萆薢二钱，地骨皮二钱。水煎，不拘时，饥则服。气虚脾弱者，加蜜炙黄芪三钱，血虚加生地三钱。

梅　疮

李时珍曰：今医家有搜风解毒汤，治杨梅疮，不犯轻粉，病深者月余，浅者半月即愈。服轻粉药，筋骨挛痛瘫痪，不能动履者，服之亦效。其方用土茯苓一两，薏仁、金银花、防风、木瓜、木通、白藓皮各五分，皂荚子四分。气虚加人参七分，血虚加当归七分。水二大碗，煎饮，一日三服。忌饮茶及牛、羊、鸡、鹅、鱼肉、烧酒，发面，房劳。盖秘方也。《本草纲目》。雄按：史搢臣方，当归五钱，净银花、防风、荆芥、何首乌，勿犯铁器，木棒打碎，各三钱；肥皂子九个打碎；土茯苓瓷锋刮去皮，木棒打碎，四两，猪胰一具。河水六碗，瓦器煎浓，每早、中、晚空心温服一碗，恪守禁忌。虽年久毒重者，二十剂即收功，且无后患。此方平淡而有神效也。

县中陈某家有使女，生广疮，求治于方上道人。其方只用干荷叶一味，煎浓汤当茶，日逐饮之，尽量而止，不过六七日即愈。亲试甚验。又一当县甲首者生广疮，传方上道人方，用麦冬、母子草根捣汁，和好酒同服即愈。其草取竹中无露水者为上。李翊《戒庵漫笔》。

冯楚瞻治张姓人，曾患梅疮，清凉解毒而愈。未几，忽头颅、面颊、牙床、鼻柱、疼痛不堪，饮食难进。谓余毒为害，复用清凉解毒，渐致饮食俱废，坐卧不宁，精神疲困，六脉微弱。冯曰：果属阳毒，脉宜洪大，此为寒凉久服，致阴阳失职耳。即恶疮初发，亦由精血元阳亏损，斯阴寒凝沍之气得以乘之。乃与大剂熟地、麦冬、白术、牛膝、五味、附子，兼八味丸，并服半月而愈。雄按：如果凉药过投，阴寒凝沍为病，而六脉微弱，则当温煦以培阳气，何必再用大剂熟地，以滋窒腻哉？

孙文垣治吴东星，疟止腰疼，白浊咳嗽，肌肉大消，百治不应，痛剧欲死。脉之，左弦细，右滑大，俱六至，口渴眼赤，知其昔患梅疮，余毒尚伏经络，因疟后气血不足，旧毒感动，故痛而暴也。以当归、白芍、甘草、牛膝、钩藤、薏仁、木通、白藓皮，用土茯苓四两，煎汤煎药，服下痛止，嗽、脉缓其半。数帖大效，精神渐复。冬至日乘酒纵欲，次日腰如束缚，足面疼，左眼赤，小水短，足底有火，从两胯冲上，痛不可言，再以归、芍、钩藤、甘草、牛膝、薏仁、石斛、红花、生地、黄檗，调理三日，症略减。适大雪寒甚，有女医因其大便燥结，一日夜进玄明粉一两五钱，大便且不行，而腰痛愈猛，两足挛缩，气息奄奄，面青惨，六脉俱伏，痛使然也。知服玄明粉所致，曰：症虽热，但病在经络筋骨间，徒泻肠胃无益也。足挛腰痛也者，由天气寒极，经络凝涩，法当温散寒邪之标，使痛定，然后治本。乃用桂心、杜仲、炙草、苍术、破故纸、五加皮，二剂痛定，四肢柔和，饮食始进。嘱曰：病在经络，俟春和始可除之，勿亟也。不信，更服滋阴降火之剂，两月无功。再求治，乃以煨肾散进，大泻五六度，仍是泻其肠胃矣。四肢皆冷，咸以为泻之非也。曰：病从此减矣，夫何忧？再进理脾药数帖，神气遂转，腰胯柔和，渐能步履。乃以威灵仙末二钱，入猪腰内煨食之，又泻一二度。审其梅毒湿热已清，改用薏仁、当归、生熟地、白芍、牛膝、黄檗、丹参、龟板，调理全安。

雄按：煨肾用甘遂或用牵牛，皆通行经络，不比玄明粉之直走阳明也。继煨以灵仙，用意尤妙。

俞东扶曰：此条病情反覆，孙公能随其病机曲折以赴之。就所录者，已有七次，治法惟始终汇载，方知其中间有效有不效，乃可垂为模范。苟逸其半，而存其半，则不知来路之渊源，未明结局之成败，何以评骘其是非乎？因不禁慨然于《临证指南》。

朱怀竹壮年客外不谨，患杨梅疮。恐人知之，欲归，乃求速愈，用药熏洗，不瘥。又用药末点之，日服煎药三帖，治两月，毒且入内，下则肛脱，疮满如蕈，上则肺壅喘甚，胸胀不能仰卧，内热恶寒，谵语，阴囊疙瘩肿痛，两足疮延肿大。脉之，俱洪大而数，曰：病重甚，壮年犹可治。第胸中有瘀血毒物，俟出后，乃可与药，否则反用致疑。另延医，果大发喘嗽，吐紫黑血块如脓者碗许，腥秽不可近。此熏药迫毒入肺，瘀壅肺窍，喘嗽，必俟吐尽，从而消之，斯易为力也。乃用丹皮、桑白皮、白藓皮、木通、前胡、枳壳、桔梗、甘草、薏仁、杏仁、葶苈，服后大便急重，二十余次，所下黑紫脓血甚多，喘咳稍定，红痰稍淡。二三剂，能卧。改用白芍、当归、白藓皮、贝母、黄连、银花、皂角、薏仁、麦冬、木通，二帖，足疮肿渐消，阴囊出脓血二碗，两尺已不洪大。前方加丹参，又二帖，囊结疤，三日后落下，厚可半寸，洞见两丸，系一光薄白胞。用红粉霜加生肌药敷之，日三次，脓水干。再以人参、归、芍、白芷、甘草、白藓皮、皂角、薏仁、首乌，调理一月悉愈。令日用土茯苓、猪肉各半斤，同煎烂，入酱盐如常食之，汤当茶饮，遂瘳。次年生女。

谭公亮患结毒，医用五宝丹，饵之三年不效。仲淳云：五宝丹非完方也，无红铅灵药不能奏功。时无红铅，姑以松脂、铅粉、麻油调敷，应手而减。公亮先用乔伯珪所赠乳香膏，止痛生肌甚捷。及用此二味，功效弥良，乃知方药中，不在珍贵之剂也。《广笔记》。

陆养愚治朱少川，因感冒，寒热咳嗽，筋骨疼痛。服发散之药，寒热已除，而疼痛咳嗽不止。或以羌活治痛，前、杏治嗽，不效。又以其渔色，必阴虚，投六味月余，反口渴异常，身热，疼痛益甚。脉之，沉细弦数而有力，因问其曾患梅疮否？答曰：已过矣。曰：此症正其遗毒也。疼痛者，毒在经络骨髓也；咳嗽口渴者，毒火上炎也。用养血解毒之剂，倍土茯苓，数剂而减，十剂全愈。

薛立斋治一男子，遍身皆患梅疮，左手脉浮而数。以荆防败毒散治之，表证乃退。以仙方活命饮，六剂渐愈。兼饮萆薢汤，月余而愈。

一童子外肾患此症，延及小腹数枚，作痛发热，以小柴胡汤吞芦荟丸，更贴神异膏，月余而安。

一儒者患前症，先外肾作痒出水，后阴囊、股内、小腹、胁臂发小瘰，或干或脓窠。误服祛风等药，肢体倦怠，恶寒发热，饮食渐减，大便不实，脉见浮弦，两尺浮数，此肾水虚热，肝木乘脾土也。用六味地黄丸、补中益气汤为主，佐以换肌消毒散而愈。

一人患此症，服攻毒等药，患处凸而色赤作痛，肢体倦怠，恶寒发热，脉浮而虚，此元气复伤而邪气实也。用补中益气汤二剂而愈。

进士刘华甫，患此症数月，用轻粉、朱砂等药，头、面、背、臀各结一块二寸许，溃而形气消弱，寒热口干，舌燥唇裂，小便淋沥，痰涎上涌，饮食少思，此脾胃伤，诸脏弱而虚火动也。先用六君子汤二十余剂，又用补中益气汤加山药、山萸、麦冬、五味，服之，胃气复而诸症愈。惟小便未清，痰涎未止，用加减八味丸而痊。

一男子患杨梅疮后，两腿一臂各溃二寸许一穴，脓水淋漓，少食不睡，久而不愈。以八珍汤加枣仁、茯神服之，每日以蒜捣涂患处，灸良久，遂贴膏药，数日稍可。却用豆豉饼灸之，更服十全大补汤而愈。

一妇人患此症，皆愈。惟两腿两臁各烂一块如掌，兼筋挛骨痛，三年不愈，诸药无效，日晡热甚，饮食少思。以萆薢汤兼逍遥散，倍用茯苓、白术，数剂热止食进。贴神异膏，更服八珍汤加牛膝、杜仲、木瓜，三十余剂而愈。

薛立斋治一妇人患此症，燃轻粉药于被中熏之，致遍身皮塌，脓水淋漓，不能起居。以滑石、黄檗、绿豆粉末等药，铺席上，令可卧，更服神功托里散，月余痊。

青浦四十二堡一大家，聚妾，生杨梅疮，遍身溃烂。临终，弃之于野。一乞丐收养之，数日不死，女忽思食肉。适有数盗在盂婆墩祭赛，丐者乞肉，即与一肩，怀归食妇。食未尽者，悬之树枝，为蜈蚣所食，毒侵肉中。妇食之，疮为毒发，旬日全愈，其色更丽于前。丐欲送归，妇不许，曰：我当终身从君矣。遂为伉俪，生一子。丐者日操舟，乞食龙潭。其妇言笑不苟，亦云贤矣。《云间杂志》。

立斋治一男子，咽间先患及于身。服轻粉之剂，稍愈。已而复发，仍服之，亦稍愈。后大发，上腭溃蚀与鼻相通，臂腿数枚，其状如桃，大溃，年余不敛，神思倦怠，饮食少思，虚症悉具，投以萆薢汤为主，以健脾胃之剂兼服之，月余而安。

一妇人患此症，脸鼻俱蚀，筋骨作痛，脚面与跟各肿一块，三月而溃，脓水淋漓，半载不敛，治以前药亦愈。

一男子阴茎患此症，肿痛。先以导水丸、龙胆泻肝汤各四服，少愈。再以小柴胡汤加黄檗、知母、苍术，五十余剂而平。

一男子患此症，阴茎肿溃，小便赤涩，肝脉弦数。以小柴胡汤加木通、青皮、龙胆草，四帖，又服龙胆泻肝汤，数帖而全愈。

一妇人患此症，焮肿便秘作渴，脉沉实。以内疏黄连汤二剂，里证已退。以龙胆泻肝汤数剂，顿退。间服萆薢汤，月余而愈。

一男子患此症，发寒热，便秘作渴，两手脉实。以防风通圣散治之而退。以荆防败毒散兼龙胆泻肝汤愈。

一男子患此症，愈后腿肿一块，久而溃烂不敛。以蒜捣烂敷患处，用艾隔蒜灸之。更贴神异膏，及服黑丸子并托里药，两月而愈。

一男子患此症，皆愈。但背肿一块甚硬，肉色不变，年余方溃，出水，三载不愈，气血俱虚，饮食少思。以六君子汤加当归、藿香，三十余剂少愈。更饮萆薢汤，两月余而愈。

一男子患此症，势炽，兼脾胃气血皆虚。亦服前药而痊，后不复发。

马铭鞠治李行甫患霉疮。俗名广疮。误用水银、番硇等药搓五心，三日间，舌烂、齿脱、喉溃，秽气满室，吐出腐肉如猪肝色，汤水不入，腹胀，二便不通，医皆谢去。独用治喉药吹喉，痰壅愈甚，痛难忍，几死。马按其腹不痛，虽胀满未坚，犹未及心，知水银毒入腹未深，法宜以铅收之。急用黑铅斤余，分作百余块，加大剂甘桔汤料，银花、甘草各用四五两，水二三十碗，锅内浓煎。先取三四碗入汤注中，徐灌之，任其自流。逾时，舌渐转动，口亦漱净，即令恣饮数盏，另取渣再煎，连前浓汁，频濯手足。次日二便去黑水无算，始安。方用吹口药及败毒托里药，数剂而愈。后贾仆有颜孝者，亦患霉疮，误用水银熏，其症如一，行甫即以前法治之，次日立起。《广笔记》。

《广笔记》治霉疮方：猪胰脂二两，金银花二钱，皂角刺一钱，芭蕉根一两，雪里红五钱，五加皮二钱，土茯苓白色者二两，皂荚子七粒，打碎，独核肥皂仁七粒，切片，白僵蚕炙七分，木瓜一钱，白藓皮一钱，蝉蜕一钱。年久力衰者，加薏苡仁五钱，甘草节二钱，绵黄芪三钱，生地二钱，人参二钱；久不愈，加胡黄连三钱，胡麻仁二钱，全蝎七枚。水三大碗，煎至一碗，不拘时，饿则服。

《广笔记》治结毒方：独核肥皂仁七粒，雪里红一名千年矮。一两，皂荚子七粒，甘草节一钱半，木瓜钱半，蝉蜕一钱，青木香一钱，土茯苓白色者二两，绵黄芪盐水炒三钱，连翘一钱，白僵蚕蜜炙炒研七分，鳖虱胡麻仁炒研三钱，白芷一钱，何首乌三钱，金银花三钱，水煎服。

又方：极木，一名十大功劳，一名猫儿残，即本草拘骨。黑子者是，红子者名枢木，亦可用。取其叶，或泡汤，或为末，不住服。此方兼治积年虚劳痰火，健脾进食。

《广笔记》云：凡父母正患霉疮时，生儿鲜有完者。其证浑身破烂，自顶至踵，两目外几无完肤，日夜号泣，或吐或泻，似疟似惊，变态百出。若别作治疗，十无一全。治法以牛黄为君，量加犀角、羚羊角、朱砂、冰片，和入茯苓粉，生蜜调服，使儿日日利出恶毒。见有他证，随宜治之。母亦随宜用药。其外用大粉草、金银花，为极细末二三升，破烂处洗净，大握敷之。半月后再易，神效。敷药，再敷数日愈。愈后一两月，当复发。再后两三月，当再复发，发渐轻，仍如法治之，自愈。愈后，或口角眉角，或肛门，存二三余毒，不必治矣。其浑身或癣或疮，忽聚忽散，敷之便愈。大抵年余，始得除根。若母不禁口，或儿渐大，不能禁口，有延至二三年者，然不毙足矣。胎中之毒，彻骨入髓，焉能旦夕除哉？

升药五灵散方，胆矾治筋而滋肝，辰砂养血而益心，雄黄长肉而补脾，明矾理脂膏而入肺，磁石荣骨而壮肾。此方见焦氏。外加水银一两，与前五味，等分和匀，入阳城罐内，打火三炷香，取出加入敷药中，用之效。又神效敷药方，合花白者良，阴干；象皮同黄砂炒，候软切片，再炒，候冷方研；降香炒研；乳香、没药各去汗；血竭、儿茶，湿纸包煨；花蕊石、五倍子色带红者良，半生半煅，各一两；白蜡八钱，珍珠五钱，冰片一钱。各研极细末，方入白蜡研匀，最后入冰片。如欲去腐，每两加五灵散二钱；欲生肌，每两加前散三分或五分；如治痘后脓水淋漓、下疳等疮，只加一二分；治汤火伤，每两加丝绵灰二钱，剔牙松皮煅存性五六钱，铅粉煅黄五六钱，或干糁，或香油调。一切外症俱效。

卷三十六

白癜风 附紫癜风。

薛立斋治一男子,常咳嗽,腿患白癜风,皮肤搔起白屑,服消风散一类,痒益甚,起赤晕。各砭出血,赤晕开消,而痒愈甚。服遇仙丹之类,成疮出水,殊类大麻风,咳嗽吐痰,面色皎白,时或萎黄,此脾肺二经虚热之症。先用五味异功散治之,虚热稍退。又用地黄清肺饮,肺气渐清。又用八珍汤、六味丸而寻愈。后又咳嗽痰喘,患处作痒,用参苏饮二剂,散其风邪。又用五味异功散加桔梗,补其肺气而痊。二年后,咳嗽作渴饮水,脉洪大,左尺为甚,用加减八味丸补肾水而痊。

一男子素不慎房劳,常患足三阴亏损。治愈后,两腿腕患紫癜风,延于两腿作痒。各砭出血,痒处日甚。服消风等药,患处微肿,延及上体,两眼昏涩,谓肾脏风。先用四生散,四服后,用易老祛风丸月余,再用地黄丸,两月余而痊。后饮食起居失宜,肢体色赤,服二丸随愈。

一男子患白癜风,过饮或劳役,患处色赤作痒。服消风散之类,顿起赤晕,遍身皆痒。砭出血,服祛风药,患处出血。恪服遇仙丹,患处愈焮,元气日虚。先用九味芦荟丸、九味羌活汤,诸症顿愈。用加味逍遥散、加味四物汤乃痊。

一妇人患白癜风,误以为大麻风,服蛇酒等药,患处焮肿,经水两三月一行。曰:此肝血伤而内风也。误服风药,必筋脉拘急。不信,仍作风治。果身起白屑,四肢拳挛,始信。先用八珍汤四剂,又用四君子汤二剂。月余,乃用四君子汤,又用八珍汤二剂。又月余,诸症渐退,元气渐复,又以四君子汤为主,以逍遥散为佐。将两月,疮靥脱落,又月余而愈。

斑疮

唐·王焘云：比岁有病天行发斑疮，头面及身须臾周匝，状如火烧，疮皆带白浆水，随破随生，不治，数日必死。治后，疮瘢黯，一岁方灭。此恶毒之气所为，以水煮升麻，绵沾洗之。若酒煮弥佳，但躁痛不可忍也。又云：建武中，南阳击虏，初呼为虏疮，诸医参详疗之方，取好蜜摩疮上，以蜜煎升麻数拭之。《外台秘要》

缪仲淳治顾奉常女，臂患紫云风，用稀莶、苍耳、雄黄末之，醇漆为丸。或疑漆有毒，竞沮之。然竟以此药收功。制漆，用生蟹黄搅和，可化作水入药。《广笔记》。

一妇人患斑症作痒，脉浮数，以人参败毒散二剂，少愈。更以消风散，四剂而安。又用柴胡清肝散而愈。

一妇人患斑症痒痛，大便秘结，脉沉实，以四物汤加芩、连、大黄、槐花治之而便利。用四物二连汤而疮愈矣。

一妇人患斑作痒，脉浮，以消风散，四剂而愈。

一妇人患斑作痒，脉浮数，以人参败毒散，二剂少愈。更以消风散，四剂而安。

一男子患斑，色赤紫焮痛，发热喜冷，脉沉实，以防风通圣散，一剂顿退。又以荆防败毒散加芩、连，四剂而愈。

举人陆世明，会试途中劳役，胸患斑，焮赤作痛，头痛发热，形倦少食，大便或溏或结，小便赤涩，此劳伤元气，而虚火内动。投补中益气汤，一剂顿退，再剂而痊，又数剂而平复。

一室女年十四，天癸未至，身发赤斑痒痛，左关脉弦数，此因肝火血热。以小柴胡汤加山栀、生地、丹皮，治之而愈。若因怒而致者，亦宜治以前药。

一男子面起赤晕，时或发肿，臂手亦然，搔起白屑。服疠风药，内热体倦，脉大而虚，此因元气虚而阴血复伤。用六味丸、补中益气汤而愈。

一妇人身如丹毒，搔破如疠，热渴头晕，日晡益重。此属肝经风热血燥，用加味逍遥散而愈。

一妇人身如丹毒，搔破淋漓，热渴头晕，日晡益甚，用逍遥散加炒山栀、陈皮而愈。又用八珍、柴胡、山栀、丹皮而痊。

一妇人患前症，误服大麻风药，破而出水，烦渴头晕，诚类风症，六脉洪数，心肝脾为甚。曰：风自火出，此因怒动肝火，血燥而生风耳，非真风症也。与逍遥散、六味丸以清肝火，滋脾血，生肾水而痊。

一妇人患前症，搔破久不愈，食少体倦，此肝脾亏损，阴虚发热也。先用补中益气汤加川芎、炒栀,元气渐复。更以逍遥而疮愈。

一妇人患赤游风,晡热痒甚,用清肝养血之剂。不信,乃服大麻风药,臂痛筋挛。又服化痰顺气之剂,四肢痿弱。又一妇患前症,数服风药,煎汤泡洗,以致腹胀并殁。

一女子月经先期,先发赤晕,微肿作痒。若遇气恼,赤痒益甚,服祛风之药,患处更肿。砭出紫血甚多,其痒愈作。谓肝火血燥,风药复伤血而为患也。先用加味逍遥散清肝火,益肝血,赤肿少止。用地黄丸滋肾水,生肝木,各五十余帖而痊。后因恼怒,经水不止,发热作渴,患处赤痒,先用加味小柴胡汤二剂,诸症顿止。又用加味逍遥散而安。

天泡疮 其症属元气不足,邪气所乘,亦有传染而患,主在肝肾二经,故多在下体发起。杨梅、下疳略同。

薛立斋治一儒者,患天泡,色焮赤作痛,大便秘而不实,服祛风散毒等药,舌痛口干,脉浮而数,此邪气去而阴虚所致。用六味丸料加山栀、当归,四剂脉症顿退。又用八珍汤加山栀、丹皮,疮色渐白。后用四君加归、芪而愈。

一儒者患天泡,误服祛风消毒之药,复伤元气。因劳役过度,内热口干,齿龈作痛,右关脉洪数而虚。此脾胃受伤而火动,用清胃散之类而愈。

一儒者患天泡,或成粒,或成片,或出水,脾肺脉俱洪数,此风邪所伤。先用荆防败毒散加萆薢、钩藤,数剂渐愈。但口内干热,用四物加山栀、钩藤、银花、甘草节而愈。后遍身瘙痒,内热口干,佐以六味丸而瘥。

一商人每劳役饮酒后,则遍身生疮,服祛风败毒之剂,面目、胸、背、臂、胁结一块如桃栗,凹凸痒痛,脓水淋漓,气血虚甚,寒热往来,作渴痰涌,此湿热壅盛,元气虚而不能愈也。外敷当归膏,内服补阴八珍加萆薢五钱,并换肌消毒散加干葛、钩藤各一钱。二十余剂,诸症渐退,仍以前药为主,佐以调理之剂,两月余,气血复而疮愈。

一男子焮肿痛,发热,服祛风清热药愈炽。诊其脉沉实,乃邪在内也。用防风通圣散,一剂顿愈。又防风败毒散,二剂而安。夫此症虽属风热,当审在表里无误矣。

一小儿患此症,焮痛发热,脉浮数,挑去毒水,以黄檗、滑石末敷之,更饮荆防败毒散,二剂而愈。

一小儿患此症,焮赤发热,以黄檗、滑石末敷之,饮大连翘汤,二剂少愈,更以金银花散而痊。

毛阁老孙,年十余岁,背侧患水泡疮数颗,发热脉数,此肺胃经风热所致,名曰天泡疮。遂以荆防败毒散加芩、连服之,外去毒水,以金黄散敷之,又四剂而愈。

杨文魁腹患此症及腰背焮痛,饮冷,脉数,按之愈大,乃表里俱热也。以防风通圣散一剂,更敷金黄散,势减大半。再以荆防败毒散二剂而痊。

瘀血腹痛

立斋曰:予于壬申年,被重车碾伤,闷瞀良久复苏,胸满如筑,气息不通,随饮热童便一碗,胸宽气利,惟小腹作痛。吾乡徐银台东濠先生,与复元活血汤一剂,便血数升许,痛肿悉退,更服养气血药而痊。大凡损伤,不问壮弱及有无瘀血停积,俱宜服热童便,以酒佐之,推陈致新,其功甚大。若胁胀或作痛,或发热烦躁,口干喜冷,惟饮热童便一瓯,胜服他药,不动脏腑,不伤气血,万无一失。尝询诸营操军,常有堕马伤者,何以愈之?俱曰:惟服热童便即愈,此其屡试之验亦明矣。戊辰年,公事居庸关,见覆车被伤者七人,仆地呻吟,一人未苏,俱令以热童便灌之,皆得无事。又凡肿或伤损者,以葱捣烂热罨之尤妙。

治一人仲秋夜归坠马,腹内作痛,饮酒数杯。翌早,大便自下瘀血即安,此元气充实,挟酒势而行散也。

一男子跌伤,腹痛作渴,食梨子二枚益甚,大便不通,血欲逆上,用当归承气汤加桃仁,瘀血下而瘥,此因元气不足,瘀血得寒而凝聚也。故产妇金疮不宜食此。

一男子孟冬坠梯,腹停瘀血,用大黄等药,而其血不下,更加胸膈胀肿,喘促短气。用肉桂、木香末各三钱,温酒调服,即下黑血,及前所服之药而苏。此因寒凝滞而不行,故用辛温之剂散之。

一老人坠马,腹作痛,以复元通气散,用童便调进二服,少愈。更以四物汤加柴胡、桃仁、红花,四剂而安。

一男子坠马伤作痛,以桃仁承气汤加苏木、红花下之顿愈。更以四物汤加花粉、柴胡,二剂而愈。

脾伤腹痛 附血虚胁胀,血瘀胁胀。

陈侍御坠马,腿痛作呕,服下药一剂,胸腹胀痛,按之即止,惟倦怠少气。诊其脉,细而涩,曰:非瘀血也,乃痛伤气血,复因药损脾气而然耳。投养脾胃生气血之药而愈。

李进士季夏伤手，出血不止，发热作渴，两胁作胀，按之即止，此血虚也。用八珍加软柴胡、花粉治之而愈。更用养气血之药调理而痊。

孙文垣治桂亭兄，壮年原有湿热痰积。年逾艾，偶坠轿，跌伤背胁，外敷内攻而愈。越十五年，左胁痛，手不可近，左脉弦数，坚劲搏指，小腹亦痛。知为旧瘀及痰积作祟，以青皮、赤芍、黄连、当归尾各一钱，桃仁钱半，大黄二钱，滑石三钱，临服调元明粉一钱。服下吐痰碗余，大便仅行一次，左胯及腿膝皆痛，卧不安，小腹痛甚，此瘀血欲行未能也。再与前方加减，便三次，皆沉香色稠粘瘀物，腹痛除，胯痛仍在。再与加减，便行四次，所下紫黑如筋膜者甚夥，诸症悉减。因食鸡汤、牛肉，腹痛复重，此余积未尽，欲再下之，恐年高不任。曰：药力已到，积已动，行而后补，庶无反顾之忧。仍以前药去大黄，调元明粉，下二次，瘀物如前之半，诸痛俱平。用人参、白芍、甘草、陈皮、山楂、桂心、当归、半夏，调理半月而愈。

一男子跌仆，皮肤不破，两胁作胀，发热口干，自汗，类风症，令先饮童便一瓯，烦渴顿止。随进复元活血汤，倍用柴胡、青皮，一剂胀痛悉愈，再剂而安。发明经云：夫从高坠下，恶血流于内，不分十二经络，圣人俱作风中肝经，留于胁下，以中风疗之。血者，皆肝之所主，恶血必归于肝，不问何经之伤，必留于胁下，盖肝主血故也。甚痛则必有自汗，但人汗出，皆为风症。诸痛皆属于肝木，况败血凝滞，从其所属入于肝也。从高坠下，逆其所行之血气，非肝而何？以破血行经药治之。

一男子坠马，两胁作痛，以复元活血汤，二剂顿止。更以小柴胡加当归、桃仁，二剂而安。

血虚烦躁 附亡血出汗，亡血昏愦。

吴给事坠马伤首，出血过多，发热烦躁，肉瞤筋惕，或欲投破伤风药。曰：此血虚火动所致，当峻补其血为善。遂用圣愈汤，二剂即安，又养气血而瘥。

一男子损臂，出血过多又下之，致烦热不止，瘀肉不腐，以圣愈汤，四剂少安。以八珍汤加五味子、麦冬而安。更以六君子汤加芎、归、黄芪，四剂而溃，又二十余剂而敛。大抵此症，须分所患轻重，有无瘀血，及元气虚实，不可概下。盖恐有伤气血，难以溃敛，常治先以童便和酒饮之，或加红花、苏木，其功甚捷。若概用攻利之剂，鲜有不误。凡疮愈之迟速，在血气之虚实故也。

张进士季秋坠马，亡血过多，出汗烦躁。翌日，其汗自止，热躁益甚，口噤手颤，此阴血虚，阳火乘之而汗出，为寒气收敛腠理，故汗不得出，火不得泄，怫郁内甚，而益增他症也。凡一切病，火盛而汗出者，若骤敛之，反增他症。乃用四物加柴胡、黄芩、山栀，四剂少止。又用四物、参、芪、软柴胡、五味、麦冬，治之而痊。

一妇人孟冬伤足，亡血，头汗，内热作渴，短气烦躁，不时昏愦，其脉洪大，按之微弱，此阴血虚于下，孤阳炎于上，故发厥而头出汗也。以四物合小柴胡汤，一剂汗即止。以四物去川芎，加参、芪、麦冬、五味、炙草，少用肉桂，四剂诸症悉去，又三十余剂，血气复而愈。

一男子孟夏折腿，出血过多，其初眩晕眼花，后则昏愦，此阴血伤损，阳火炽甚，制金不能平木，木旺生风所致。急灌童便，更用人参、当归各五钱，荆芥、川芎、柴胡、白芍、白术各二钱，山栀、黄芩、桔梗各一钱，甘草五分，服之随爽。又用四物，参、芪各三钱，生地、柴胡各一钱，四剂烦躁悉去。

湿痰作痛附肝火作痛，血虚作痛。

大宗伯沈立斋，孟冬闪腰作痛，胸间痰气不利，以枳壳、青皮、柴胡、升麻、木香、茴香、当归、川芎、赤芍、神曲、红花，四剂而瘥。但饮食不甘，微有潮热，以参、芪、白术、陈皮、白芍各一钱，归身二钱，川芎八钱，软柴胡、地骨皮、炙草各五分，十余剂而康。

刘尚宝体臂闪作痛，服透骨丹，反致肢节俱痛，下体益甚。以二陈、南星、羌活、防风、牛膝、木瓜、苍术、黄芩、黄檗治之，身痛遂安。以前药再加归尾、赤芍、桔梗，治之而痊。

郑吏部素有湿痰，孟冬坠马，服辛热破血之药，遍身作痛，发热口干，脉大而滑，此热剂激动痰火为患耳。治以清燥汤去人参、当归、黄芪，加黄芩、山栀、半夏、黄檗，热痛顿去，患处少愈。更用二陈、羌活、桔梗、苍术、黄檗、姜制生地、当归遂痊。

杨司天骨已入胎，患处仍痛，服药不应，肝脉洪大而急，此肝火盛而作痛也。用小柴胡汤加山栀、黄连，二剂痛止。用四物、山栀、知、柏调理而康。

一妇人磕臂出血，骨痛热渴，烦闷头晕，日晡益甚，此阴虚内热之症。用八珍汤加丹皮、麦冬、五味、骨碎补、肉桂及地黄丸，治之悉愈。去桂加牛膝、续断，二十余剂而疮愈。

骨伤作痛附气虚血滞，气虚不溃。

一小儿足伤作痛，肉色不变，伤在骨也。频用炒葱熨之，五更用和血定痛丸，间用健胃生气血之剂，数日后服地黄丸，三月余而瘥。

一小儿臂骨出䯒接入，肿痛发热，服流气等药益甚，饮食少思。以葱熨之，其痛即止。以六君、黄芪、柴胡、桔梗、续断、骨碎补治之，饮食进而痛肿消。又用补中益气加麦冬、五味治之，气血和而热退愈矣。

戴给事坠马，腿肿痛而色黯，食少倦怠，此元气虚弱，不能运散瘀血而然耳。遂用补中益气，去升麻、柴胡，加木瓜、茯苓、白芍、白术，治之而愈。

少宗伯刘五清，臁伤一块，微痛少食，用六君子汤，倍加当归、黄芪，其痛渐止。月余，瘀血内瘤而不溃，彼以为痊，此阳气虚极，须用调补。不从，至来春，头晕，痰涎壅塞。服清气化痰，病势愈盛，脉洪大而微细。此或轻取重取之分。欲以参、芪、归、术、附子之类补之。不信，至秋初旬，因怒昏愦而厥。雄按：瘀之内瘤，未始非初治失佐流通之品所致也。

气虚壅肿 附瘀血肿痛，筋伤壅肿。

一妇人患臂腕肿大，已三月，手臂日细，肌瘦恶寒，食少短气，脉息细微，属形病俱虚也。遂投补中益气加肉桂，引诸药以行至臂，再加贝母、香附以解久病之郁，间服和血定痛丸，以葱熨之，肿消二三。因怒，患处仍胀，胸膈两胁微痛，以前汤更加木香、山栀、半夏、桔梗，服之少可。复因惊不寐，少食盗汗，以归脾汤加五味、麦冬，二十余剂而安。肿消三四，手臂渐肥，但经水过期而少，此心脾之血，尚未充足而然也，乃用八珍加五味、麦冬、丹皮、远志、香附、贝母、桔梗，四十余剂，诸症悉愈。后因怒，发热谵语，经水如涌，此怒动肝火，以小柴胡汤加生地二钱，一剂遂止。以四物加柴胡，调理而康。

州守陈克明子，闪右臂，腕肿痛，肉色不变，久服流气等药，加寒热少食，舌干作渴。曰：伤损等症，肿不消，色不变，此气虚而不能愈，当助脾胃，壮气血为主。如法治之，不二月，形气渐充，肿渐消。半载，诸症悉退，体臂如常。

一小儿闪腿，腕壅肿，形气怯弱，欲治以补气血为主，佐以行散之剂。不信，乃内服流气饮，外敷寒凉药，加寒热体倦。曰：发寒热，脉息洪大，气血虚极也，治之无功。后肉溃，沥尽气血而亡。

一男子闪伤右腿，壅肿作痛，谓急砭去滞血，以补元气，庶无后患。不信，乃外敷大黄等药，内服流气饮，后涌出秽脓碗许，其脓不止，乃复请治。视其腿细而脉大，作渴发热，辞不治，后果殁。

窗友王汝道，环跳穴处闪伤，瘀血肿痛，发热作渴，遂砭去瘀血。知其下焦素有虚火，用八珍加知、柏、牛膝、骨碎补，四剂顿止。用十全大补，少加知、柏、麦冬、五味,三十余剂而愈。

李考功子十四岁,脚碗闪伤,肿而色夭,日出青脓少许,肝脉微涩,此肝经受伤,气血虚而不能溃,难消之症,急止克伐之剂。不信,乃杂用流气等药,后果筋烂而死。雄按:此名蹬筋毒,溃后最难收功。初起宜以烧酒于患处蘸拍数百下,后以韭菜杵烂罨之,日日如此,以散为度,甚效,且简易也。若经外科,每致不救。

肺火衄血附肝火出血,胃火作呕。

张地官坠马伤腿,服草乌药,致衄血咳嗽,臂痛目黄,口渴齿痛,小便短少,此因燥剂伤肺与大肠而致。用生地黄、黄芩、连、知、柏、山栀、山药、甘草,以润肺燥而生肾水,小便顿长,诸症并止。以山药、五味、麦冬、参、芪、芎、归、知、柏、黄芩、炙草,以滋阴血,养元气,而疮敛。

俞进士折腿,骨已接,三月尚发热,出血不止,正体医治不应,左关脉洪数,此肝火炽甚,血得热而妄行也。遂投小柴胡汤加山栀、白芍、生地、防风,血止热退。又用八珍、五味、麦冬治之,疮口即愈。

田宗伯侄,仲秋,因怒跌仆,遍身作痛,发热衄血,肝脉弦洪。曰:久衄脉弦洪,乃肝火盛而制金也。至春,则肝木茂盛而自焚,或戕贼脾土,非易治之症,当滋肾水以生肝木,益脾土以生肺金。乃杂用泻肝火等剂,殁于仲春之月。

一妇人因怒仆地,伤面出血,痰盛昏愦,牙关紧急。曰:此怒动肝火,气逆拂郁,神明昏冒而卒倒也。两手脉洪而无伦次,以小柴胡汤加黄连、山栀、芎、归、桂、橘红、茯苓、姜汁而苏。

一膏粱之人,跌腿青肿作痛,服辛热之剂,反发热作喘,患处益痛,口干唇揭。此膏粱之人,内多积热,更服辛热之剂,益其胃火而使然也。频饮童便,以清胃散加山栀、黄芩、甘草,治之顿止。患处以葱熨之,肿即消散。

阴虚作喘附阴虚发热,气血虚热。

举人杜克宏坠马,服下血药,反作喘,日益甚,此血虚所致而然,非瘀血为患。遂以四物加参、芪、五味、麦冬治之,其喘顿止。又用补中益气加五味、麦冬而愈。此症果系瘀血蒸熏于肺而喘,宜活血行血,不可下。若面黑胸胀,或膈痛作喘,当用人参一两,苏木二两,作一剂,水煎急服,缓则不治。产妇多有此疾。

杨进士伤手指,焮痛发热,服寒凉之药,致饮食顿减,患处不溃。用托里养血之药,食进而溃。后因劳,每日晡发热,此阴虚而内热也。以四物、软柴胡、地骨皮乃退。更用养血气之药而疮敛。

一男子坠马,腹有瘀血,服药下之,致发热、盗汗、自汗,脉浮涩。以为重剂过伤气血所致,投以十全大补汤益甚。时或谵语,此药力未及而然也。以前药加炮附子五分,服之即睡,觉来顿安,再剂而痊。

阳气脱陷附胆经血少,肾经虚怯。

梁阁老侄,跌伤腿,外敷大黄等药,内服破血之剂,遂致内溃,为针出秽脓三碗许。虚症悉具,用大补之剂两月余,稍能步履。因劳心,手撒眼闪,汗出如水,或欲用祛风之剂。曰:此气血尚未充足而然也。急以艾炒热频熨肚脐,此法罗谦父尝用之。并气海穴处。又以人参四两,炮附子五钱,煎灌。良久,臂少动,又灌一剂,眼开能言。但气不能接续,乃以参、芪、归、术四味共一斤,附子五钱,水煎成,徐徐服之。元气渐复,饮食已进,乃去附子,服之而疮愈。

一女子年十七,闪右臂,微肿作痛,寅申时发热,决其胆经血虚火盛,经水果先期而至。先以四物合小柴胡汤,四剂热退。更加以四物汤加香附、地骨皮、山栀各五分,芩、连、炙草各二分,二十余剂,其肿亦消。乃去黄连、山栀,又五十余剂,经水调而元气充矣。

儒者王清之,跌腰作痛,用定痛等药不愈。气血日衰,面耳黧色,曰:腰为肾之府,虽曰闪伤,实肾经虚弱所致。遂用杜仲、补骨脂、五味、山萸、苁蓉、山药,空心服,又以六君、当归、白术、神曲各二钱,食远服,不月而瘳。

一三岁儿,闪腰作痛,服流气等药,半载不愈,此禀肾气不足,不治之症也。后果殁。

痛伤胃呕附气遏肉死。

一妇人指伤,背俱肿,微呕少食,彼以为毒气内攻。诊视其脉沉细,此痛伤胃气所致也。遂刺出脓碗许,先以六君子、藿香、当归而食进,继以八珍、黄芪、白芷、桔梗,月余而愈。

一男子修伤足趾,色黑不痛而欲脱,此因阳气虚,不能运达于患处也。急去之,速服补剂,以壮元气。否则死肉延足,必不救矣。不信,果烂上胫而死。

一女子数岁,严寒上京,两足受冻不仁,用汤泡溃。至春,十趾俱烂,牵连未落,先用托里之剂助其阳气，自溃脱，得保其生。此因寒邪遏绝，运气不至，又加热汤泡溃，故死而不痛也。常见人严寒而出，冻伤其耳，不知痒。若以手触之，其耳即落。当以暖处良久，或热手慰之，无恙。若以火烘汤泡其耳，即死，至春必溃落矣。北方寒气损人若此，可不察之？

凉药遏经

云间曹子容，为室人中风灌药，误咬去指半节，焮痛寒热。外敷大黄等，内服清热败毒，患处不痛不溃，脓清，寒热愈甚，此因凉药遏绝隧道而然也。遂敷玉龙膏以散寒气，更服六君子汤以壮脾胃。数日后，患处微痛，肿处渐消，此阳气运达患处也。果出稠脓，不数日，半指溃脱，更服托里药而敛。

上舍王天爵伤足焮肿，内热作渴，外敷内服，皆寒凉败毒，患处益肿而不溃，且恶寒少食，欲作呕吐。此气血俱虚，又因寒药凝结隧道，伤损胃气，以致前症耳。遂用香砂六君子、归、芎、炮姜，外症悉退。惟体倦晡热，饮食不甘，以补中益气汤加地骨皮、五味、麦冬，治之而愈。

州守王廷用伤指，即用帛裹之，瘀血内溃，焮痛至手。谓宜解患处，以出瘀血，更用推陈致新之剂。不信，而敷凉药，虽少止，次日复作。又敷之，数日后，手心背俱溃，出瘀秽脓水。尚服败毒之剂，气血益虚，色黯脓清，饮食少思。仍请治，投以壮脾胃气血之剂，由是脓水渐稠而愈。

钱国宾曰：甲子春，余舟泊清江浦时，征辽官兵沙船，两岸打闸，水急索断，头目王元跌倒，头向地，脚朝天，正对石椿，脑盖骨圆圆如钟大，竟离头坠地，去人丈许。众兵围看，余见而呼曰：某知接骨，今病者破脑，魂魄惊散，怕人，不敢归窍，汝等在此，此人立死矣。且暂散，诊其脉洪浮，脑骨虽坠，脑膜未破，可救。先安脑骨，急取舟中接骨药，散于周围，内用四物汤加桃仁、大黄各一钱，红花五分。恐血攻心，移病者于无风之室，令倚勿睡，睡则血上。至半日，始苏醒，次日能饮食。日日与接骨药一剂，十日而痊。接骨神方：土鳖虫四十九个，酒炙黄；暴死人骨一两；螃蟹煅黄，五钱；象虱十个；半两钱十个，煅红醋淬取末；自然铜三钱，煅红醋淬；乳香、没药各三钱；木香二钱；麝香五分。为末，每服七分，热酒调下。照量加酒，以行药力。服后，骨中自响。轻者数服，重者十余服，接骨如故。

杖　伤 分症三十条。

张子和治一男子被杖，疮痛焮发，毒气入里，惊涎堵塞，牙噤不开，粥药不下，前后月余，百治无功，甘分于死。先以三圣散，吐青痰惊涎，约半大缶。次以利膈丸百余粒，下臭恶燥粪又一大缶。复煎通圣散数钱，热服之，更以酸辣葱醋汤发其汗。斯须，汗吐交出，其人活矣。此法可以救冤人。

郑金曜有杖丹一方，用水蛭为末，和朴硝少许，以水调敷疮上，屡施于人，良验。《志雅堂杂抄》。

崇祯庚辰，黄公石斋，解公石帆，叶公润山被杖，士夫皆谋蚺蛇胆。愚谓此大寒，令人绝嗣，不如三七、无名异、地龙蜡丸，酒服，则杖不知痛。如不即得，则白蜡一两，䗪虫一枚，酒服亦妙。壬午，则熊公鱼山，姜公卿墅，复以直言受杖，遣人急白，如须用之。《中州集》曰：贞祐中，高琪柄国，士夫被棰辱，医家以酒下地龙散，投以蜡丸，则受杖失痛。范中歌曰：嚼蜡谁知味最长，一杯卯酒地龙香，年来纸价长安贵，不重新诗重药方。偶书及此，为之一叹。痕痛青肿，用莱菔捣烂敷之即消，或用绿豆粉调敷。《客中间集》。

薛立斋治文刑部用晦，伏阙谏南巡，受杖，瘀血已散，坏肉不溃，用托里之药，稍溃而脓清，此血气虚也，非大剂参、芪不能补。文君亦善医，以为恐腹满，强之饮食稍思，遂加大补剂，饮食日进，肉溃脓稠而愈。尝治江翰林姚、王、郑三吏部，李、姜、陈三礼部，南、吴二刑部，皆与文同事者，先散其瘀血，渐用排脓托里之药俱愈。夫叫号则伤气，忍痛则伤血，此气血之虚明矣。况脾主肌肉，脾气受伤，饮食必减，血一冰，则肌肉不旺，故必理脾，脾健肉自生。若非参、术、归、芪之类，培养脾土，则肌肉何由而生？然又须分病人虚实，及有无瘀血停积。盖打扑坠堕，皮肉不破，肚腹作痛者，必有瘀血在内，宜以复元活血汤攻之。老弱者，四物汤加红花、桃仁、穿山甲补而行之。若血去多而烦躁，此血虚也，名曰亡血，以独参汤补之。有损伤稍轻，别无瘀血等症，但瘀痛不止者，惟和血气，调经脉，其痛自止。更以养血气，健脾胃，无有不效。亦有伤痛胃气作呕，或不饮食者，以四君子汤加藿香、砂仁、当归治之。若有瘀血，不先消散，而加补剂，则成实实之祸。设无瘀血，而妄行攻利，则致虚虚之祸。

夏凤北京人，因杖疮，臀膝通溃，脓瘀未出，时发昏愦，此脓毒内作而然也。急与开之，昏愦愈盛，此虚也。以八珍汤，一服少可。数服，死肉自腐，顿取之。令用猪蹄汤洗净，以神效当归膏涂贴，再以十全大补汤，两月而愈。若更投破血之帖则危矣。大抵杖疮一症，皆瘀血为患，治疗浅者砭之，深者针之，更以活血流气药和之，内溃者开之，有腐肉取之，以壮胃生血药托之，可保无虞。有伤筋骨而作痛者，以没药降圣丹治之。若牙关紧急，或腰背反张者，以玉真散治之，并效。

薛立斋治一人，杖后，两胁胀闷，欲咳不欬，口觉血腥，遍身臀腿胀痛，倦怠不食，烦躁脉大，此血脱烦躁也。与童便酒，及砭患处，出死血糜肉甚多。忽发热，烦躁汗出，投以独参汤三剂少止，又用补气血、清肝火之药，数剂饮食少进。后用独参汤间服，诸症悉退，饮食顿加。但不能多寐，以归脾汤加山栀、竹茹，四剂而熟睡。因劳心，遂烦渴自汗，脉大无力，以当归补血汤，二剂而安。又以十全大补去川芎，加麦冬、五味、牡丹、地骨、麻黄根、炒浮麦，数剂而汗止，死肉且溃。又二十余剂而新肉生。

一人烦躁面赤，口干作渴，脉洪大，按之如无，此血虚发躁也。以当归补血汤，二剂即止。后日晡发热，更以四物加柴胡、牡丹、地骨、知、柏治之，热退而疮敛。东垣云：发热恶寒，大渴不止，其脉大无力者，非白虎汤症。此血虚发躁，宜用当归补血汤治之。斐先生云：肌热躁热，目赤面红，其脉洪大而虚，此血虚也。若误服白虎汤，轻则危，重则毙。

一人杖后，头额出汗，热渴气短，烦躁骨痛，瘀血不溃，此气虚血热也。遂割去之，出血，服芩、连之药益甚，其脉洪大而微，此气血俱虚，邪火炽甚所致。以四物加参、芪、术、草，少用柴胡、炒芩，二剂头汗顿止。又加麦冬、五味、肉桂，二剂诸症悉退。后用参、芪、归、术、炒芍、熟地、麦冬、五味，十余剂，瘀血溃而脓水稠矣。但新肉不生，以前药倍用白术而敛。

一人杖后，瘀血流注，腰胁两足俱黑，此瘀泛注也。随饮童便酒，砭出瘀血糜肉，投以小柴胡汤去半夏，加山栀、芩、连、骨碎补，以清肝火，用八珍、茯苓，以壮脾胃，死肉溃而新肉生。后疮复溃，得静调治，年余而痊。

一人瘀血攻注阴囊，溃而成漏，脓水清稀，所服皆寒凉之剂。诊其肝脉短涩，余脉浮而无力，此肝木受肺金克制，又元气虚，不能收敛。遂用壮脾胃生气血之方，元气少复，后终殁于金旺之日。

一人伤处肿痛发热，作渴汗出，此瘀血作痛也。先砭去恶秽以通壅塞，后用四物、柴、芩、山栀、丹皮、骨碎补以清肝火而愈。

一人伤处揉散，惟肿不消，此瘀血在内，宜急砭之。不从，乃以萝卜自然汁调山栀末敷之，破处则以膏贴之，更服活血之剂而瘥。数年后，但遇天阴，仍作痒痛，始知不砭之失。

一人杖后，臀腿黑肿，而皮不破，但胀痛重坠。皆以为内无瘀血，惟敷凉药，可以止痛。诊其尺脉涩而结,此因体肥肉厚,瘀血蓄深,刺去即愈。否则肉溃,有烂筋伤骨之患。乃入针四寸,漂黑血数升,肿痛遂止。是日,发热恶寒,烦渴头痛,此气血俱虚而然也。以十全大补之剂遂愈。

一人杖后,瘀血内胀,焮痛发热,口干作渴,饮食不甘,四肢倦怠,此肝火作痛也。脾土受制,故患此症。喜其禀实年壮,第用降火清肝活血之剂而愈。

一人杖后,患处胀痛,悲哀忿怒,此肝火忿怒也。厥阳之火,为七情激之而然耳。遂砭去瘀血,以小柴胡汤加山栀、黄连、桔梗而安。后用生肝血、养脾气之药,疮溃而敛。

一人杖后,患处肿,胀痛发热,欲吐呕,两胁热胀,肝脉洪大,此肝火胁胀也。但令饮童便,并小柴胡汤加黄连、山栀、归尾、红花,诸症果退。此症若左关脉浮而无力,以手按其腹反不胀者,此血虚而肝胀也,当以四物、参、苓、青皮、甘草之类治之。若左关脉洪而有力,胸胁胀痛,按之亦痛者,此怒气伤肝之症也,以小柴胡、芎、归、青皮、白芍、桔梗、枳壳主之。盖此症不必论其受责之轻重,问其患处去血之曾否,但被人扭按甚重,努力恚怒,以伤其气,瘀血归肝,多致前症。甚则胸胁胀满,气隧不通,或血溢口鼻,多致不救。

一人受杖愈后,口苦,腰胁胀痛,服补肾行气等药不效。按其肝脉,浮而无力,此肝胆虚症也。用参、芪、芎、归、地黄、白术、麦冬、五味,治之而愈。

一人杖后,服四物、桃仁、红花、大黄等剂,以逐瘀血,腹反痛,更服一剂,痛益甚,此血虚腹痛也。宜温补之剂,遂以归身、白术、参、芪、炙草,二剂痛即止。

一人杖后,瘀血已去,饮食少思,死肉未溃,又用托里之药,脓稍溃而清,此血虚不溃也,非大补不可。彼不从,乃强与大补之剂,饮食进而死肉溃。但少寐,以归脾汤加山栀,二剂而愈。因劳心,烦躁作渴,脉浮洪大,以当归补血汤,二剂而安。

一人受刑太重,外皮伤破,瘀血如注,内肉糜烂,黯肿,上引胸背,下至足趾,昏愦不食,此寒凝不溃也。随以黑羊皮热贴患处,灌以童便酒,薄粥,更以清肝活血、调血健脾之剂,神思稍苏,始言遍身强痛。又用大剂养血补气之药,肿消食进。时仲冬,瘀血凝结,不能溃脓,又用大补之剂,壮其阳气,其脓方熟。遂砭去,洞见其骨,涂当归膏,及服前药百余剂,肌肉渐生。

一人杖后而伤虚溃甚,以内有热毒,欲用凉药。此脾虚不敛也,非归、术、参、芪之类,培养脾土,则肌肉何由而生?岂可复用寒凉克伐之药,重损气血耶?遂用前药而愈。

一人杖后,腹胀,呕吐眩晕,筋骨痛,此血虚筋挛也。用柴胡、黄芩、山栀、紫苏、杏仁、枳壳、桔梗、川芎、当归、赤芍、红花、桃仁,四剂而定。后又出血过多,昏愦目黑,用十全大补等药而苏。时肌肉溃烂,脓水淋漓,筋挛骨痛,切其脉,浮而涩,沉而弱,皆因气血耗损,不能养筋,筋虚不能束骨,遂用养气血之药,治之而愈。

一人杖疮愈后,失于调理,头目不清,此肾虚气逆也。服祛风化痰药,反眩晕。服牛黄清心丸,又肚腹瘀痛,杖痕肿痒,发热作渴,饮食不思,痰气上升,以为杖疮余毒复作。诊之,左尺脉洪大,按之如无,此肾经不足,不能归源,遂用人参、黄芪、茯苓、陈皮、当归、川芎、熟地、山药、山萸、五味、麦冬、炙草,服之寻愈。后因劳,热渴头痛,倦怠少食,用补中益气加麦冬、五味而痊。

一人受杖愈后,腿作痛,意脓血过多,疮虽愈,肝经血尚未充,而湿热乘肝也。遂以八珍加牛膝、木瓜、苍术、黄檗、防己、炙草,以祛湿热、养阴血。痛渐止,乃去防己、黄檗,服之遂瘥。

一人杖后,瘀血失砭,胀痛烦渴,纵饮凉童便,胀顿止。以萝卜细捣涂之,血渐散。已而患处作痒,仍涂之,痒止后口干作渴,小腹引阴茎作痛,小便如淋,时出白津,此肝经郁火也。遂以小柴胡汤加大黄、黄连、山栀饮之,诸症悉退,再用养血药而安。夫小腹引阴茎作痛等症,往往误认为寒证,投以热药,则诸窍出血,或二便不通,以及危殆。轻亦损其目矣。凡肝郁病,误用热药皆贻大患。

一人杖后痛甚,发热,呕吐少食,胸膈痞满,用行气破血之剂益甚,口干作渴,大便不调,患处色黯,此痛伤胃呕也。遂以四君、当归、炒芩、软柴胡、藿香,二剂诸症渐愈。又用大补之剂,溃之而瘥。

一人杖后,发热焮痛,服寒凉药,更加口干作渴,肚腹亦痛。自以为瘀血,欲下之。按其肚腹不痛,脉微细而迟,饮食恶寒而呕,此凉药伤胃也。急用六君加白芍、当归、炮附子各一钱,服之,前症益甚,反加谵语面赤。意其药力未至耳,前药再加附子五分,非明眼不能。服之即睡,觉来,诸病顿退而安。

一人杖后,瘀血虽去,饮食形气如故,但热渴焮痛,膈间有痰,以小柴胡汤加花粉、贝母、桔梗、山栀,二剂少愈。又加生地、归尾、黄芩、柴胡、山栀、花粉而愈。凡治百余人,其受杖血气不损者,惟此一人耳,治者审之。

一人杖后,误服行气之剂,胸痞气促,食少体倦,色黯脓清,此形气俱虚之症也。先用六君、桔梗,二剂胸膈气和。后用补中益气去升麻,加茯苓、半夏、五味、麦冬治之,元气渐复而愈。若用前剂,戕伐元气,多致不救。

一人去其患处瘀血,用四物、柴胡、红花治之,焮痛顿止。但寒热口干,饮食少思,用四物、白术、茯苓、柴胡、黄芩、花粉,四剂寒热即退。用六君、芎、归、藿香,而饮食进。腐肉虽溃,脓水渐稠,误服下药一钟,连泻四次,患处色黯。喜其脉不洪数,乃以十全大补,倍加肉桂、麦冬、五味,数剂肉色红活,新肉渐生。喜在壮年,易于调理，又月余而愈，否则不救。凡杖疮跌扑之症，患处如有瘀血，止宜砭去，服壮元气之药。盖其气血已损，切不可再用行气下血之药，复损脾胃，则运气愈难荣达于下，而反为败症。怯弱者，多致夭枉。

一人受杖，肿痛，敷寒凉之药，欲内消瘀血，反致臀腿俱冷，瘀血并胸腹痞闷。急去所敷之药，以热的童便酒洗患处，服六君、木香、肉桂，四剂瘀血解，乃刺之。更以壮脾胃、养气血得痊愈。盖气血得温则行，得寒则凝，寒极生热，变化为脓，腐溃深大，血气既败，肌肉无由而生，欲望其生难矣。

一人杖后，发热烦躁，宜用四物、黄芩、红花、软柴胡、山栀子、花粉，烦热已清，瘀血深蓄，欲针出之。不从，忽牙关紧急，患处作痛，始针去脓血，即安也。用托里养血，新肉渐长。忽患处瘙痒，此风热也，用祛风消毒之剂而痊。

有一人杖后，臀腿胀痛，发热烦躁，刺去死血，胀痛少宽，热躁愈甚，此血脱邪火旺而然也。急宜用独参汤以补之，少愈。又以健脾养气血药以治之，而腐渐溃遂愈。大抵有此症，则宜预为调补，以顾收敛，切勿使伐其气与血，不行补益遂致不能收敛也。

一人仲夏受杖伤手，腰背发胀，牙关紧急，脉浮而散，此表证也。遂用羌活防风汤，一剂即解。此症若在秋冬，腠理致密之时，须用麻黄之类以发汗，此乃暴伤，气血不损治法也。

一人杖处略破而患痛，脉洪大而实，此里证也。用大芎黄汤一剂，大便微行一次，悉退。若投表药必死，宜急分表里虚实而治之，庶无误也。

一人杖后，寒热口干，用四物、参、芪、白术、软柴、炒芩、麦冬、五味，四剂少退。欲砭去瘀血，不从。后怔忡不寐，饮食少思，牙关牵紧，头目瘀痛，恶寒发热，此脓内焮，类破伤风也。遂砭去之，即安。以八珍、枣仁、麦冬、五味，五十剂，前症渐愈。又用前药及独参汤，瘀血溃。后因劳，又寐盗汗，以归脾汤加麦冬、五味、远志而痊。后牙关胀闷，面目焮赤，又似破伤风。仍以为虚，用八珍等药亦安。

一人杖后，腹胀，喘促作渴，寒热，臀腿糜烂，与死肉相加和，如皮囊盛糊，用童便煎四物、桃仁、红花、柴胡、黄芩、麦冬、花粉之类，顿退。彼用黑羊皮贴之，益甚。后砭去脓血甚多，气息奄奄，唇口微动，牙关急紧，患处色黯。或欲用破伤风药。曰：此气血虚而变症也。用参、芪、芎、归、白术，并独参汤、人乳，元气复而诸症愈。乃用十全大补调理而安。此症若脓瘀内焮者，宜针之。若溃后口噤遗尿，类破伤风等症者，乃气血虚极也，急用大补之剂。若素多痰，患风症者，宜清痰降火。若因怒而见风症者，宜清肝降火。若不慎房劳，忽患前症，此由肾水不足，心火炽甚，宜滋阴补气血为主。若误作风症治之，即死。

一人受杖内溃,针出脓三五碗,遂用大补之剂。翌日热甚,汗出足冷,口噤,腰背反张,众欲投发散之剂。曰:此气血虚极而变痉也,若作风治误矣。用十全大补等药而愈。此症,或伤寒汗下过度与产妇、溃疡、气血亏损所致,但当调补气血为善。若服克伐之剂,多致不救。

一人杖后两月余,疮口未完,因怒发痉,疮口出血,此怒动肝火而为患耳。用柴胡、芩、连、山栀、防风、桔梗、天麻、钩藤、甘草,治之顿愈。刘宗厚云:痉有属风火之热而作者,有因七情怒气而作者,亦有湿热内盛,痰涎壅遏经络而作者,惟宜补虚降火,敦土平木,清痰去湿。

一男子杖疮瘀血不腐,以大补之剂,渐腐,更以托里健脾药而敛。

一男子风入杖疮,牙关紧急,以玉真散一服少愈,再服而安。

小渠袁三,因强寇入家,伤其两胻外廉,作疮,数年不已,浓汁常涓涓然。但饮冷则疮间冷,水浸淫而出,延为湿疮,求治。张曰:尔牛焦常有绿水二三升,涎数掬。袁曰:何也?张曰:当被盗时,惊气入腹,惊则伤胆,病在少阳经也。兼两外廉皆少阳之部,此胆之甲木受邪。甲木色青,当有绿水,少阳在中焦如沤,既伏惊涎在中焦。饮冷水,咽为惊涎所阻,水随经而旁入疮,故饮水则疮中水出。乃上涌寒痰,汗如流水,次下绿水,果二三升,一夕而痂干,真可怪也。

王泾以高宗疾,奉御无状,鞭背都市,流远方。后归,自言不曾受杖,尝袒而示某,以背完莹无症,初不解其如何也。后见他医言,杖皆有瘢,惟噬肤之初,敷以金箔,则瘢立消,意金木之性相制耳。《程史》载岳珂。

金　疮

《蜀志》:关云长,常为流矢所中,贯其左臂,疮虽愈,每至阴雨,骨常疼痛。医曰:矢镞有毒入骨,当破臂刮骨去毒乃除。云长便伸臂令劈,时方请诸将饮食相对,臂血流离,盈于盘器,而割炙饮酒,言笑自若。隋末,高开道被箭镞入骨,命一工拔之不得。开道问之,云畏王痛,开道斩之。更命一医,云:我能拔之。以一小斧当刺下疮际,用小棒打入骨一寸,以钳拔之,开道饮啖自若,赐医工绢三百匹。《槎庵小乘》。

七厘散,专治金疮跌打损伤,骨断筋折,血流不止。先以药七厘,烧酒冲服,复用药以烧酒调敷伤处,疮口大则干糁之,定痛止血,立时见效。上朱砂一钱二分水飞净,麝香一分二厘,冰片一分二厘,乳香一钱五分,红花一钱五分,明没药一钱五分,血竭一两,儿茶二钱四分,于五月五日午时,为极细末,密贮。每服七厘,不可多服。

刘涓子于丹阳郊外较射，忽有一物，高二丈许，因射而中之，走如电激，声若风雨，夜不敢进。明日，率数十人寻其踪迹。至山下，见一小儿，问曰：何往？答曰：主人昨夜为刘涓子所射，取水以洗疮。因问主人是谁，答曰：是黄父鬼。乃将小儿还。未几，闻捣声，遥见三人，一人卧，一人阅书，一人捣药，即齐声叫突而前，三人并走，遗一帙痈疽方，一臼药。时涓子得之，从宋武帝北征，有被疮者，以药涂之，随手而愈。涓子用方为治，千无一失，演为十卷，号《鬼遗方》。龚庆先《鬼遗方》叙。

宋元泰中，青州刘忷，射一鹿，剖五脏，拾青草塞之，蹶然而起，忷怪而拔草，复倒，如此三度。忷录此草种之，多主伤折，俗呼刘忷草，亦曰天名精，此草亦寄奴之类。《槎庵小乘》。

　　琇按，前刘涓子及此则，皆脱胎宋祖荻洲事，要其药皆寄奴也。

斐昊旻山行，有山蜘蛛，垂丝如疋布，将及旻，旻引弓射杀之，大如车轮，因断其丝数尺收之，部下有金疮者，剪方寸贴之，血立止。《南部新书》。

夏侯郓为阆州，有人额上有箭痕，问之。云：从马侍中征田悦中箭，侍中与一药，乃用巴豆微炒，同蜣螂捣涂，斯须，痛定微痒，待极痒不可忍，乃撼动拔之，拔之立出。后以生肌药敷之乃愈。因以方付郓云：凡诸疮皆可疗。后郓至洪州，逆旅主人妻，患疮呻吟，用此立愈。《本草纲目》。

受箭镞不出者，以蜣螂、巴豆同涂，痒不可当，以雄磁石挟之即出。象牙、牡鼠肝脑、栗屑、乌鸡尾、灰白梅仁、瓜仁、齿啮和黑虱，皆能出箭头。又针线在肉者，张子和《儒门事亲》方，端午取苋菪作丸，黄丹衣之，置脐，而箭头自出。刘荐叔曰：近日行伍，惟以干苋菜与砂糖涂之，能出箭头与铅砲子。此常验者，则古方所未载也。

昔有人肩胛中疮，血如涌出，医用原蚕沙，为细末敷之，血立止。一云用真降香，煅存性，为末贴之，尤效。《吹剑续医续录记》。

王肯堂云：余近得一金疮方，大有神效，功在三日，长肌肉。以黄牛胆煅存性，为细末敷之，此实一奇方也。《续医说》。

布智尔从太祖征回回，身中数矢，血流满体，闷仆几绝。太祖命取一牛，剖其腹，纳之牛腹中，浸热血中，移时遂苏。又李庭从巴延攻郢州，炮伤左胁，矢贯于胸，几绝。巴延命剖水牛腹，纳其中，良久而苏。何孟春云：予在职方间，各边将无知此术者，非读《元史》弗知也。故书于此，以备缓急。《本草纲目》。

孙法宗苦头疮，夜有女人至，曰：我天使也，事不关善人，使者误及耳。但取牛粪煮敷之，即验。如其言果愈。《宋书》、《本草纲目》。

张禧，身中十八矢，一矢贯腹，闷绝。世祖即取血竭，遣人往疗之。《元史》。

蒙古中有墨尔根、绰尔济者，精岐黄。有正白旗先锋鄂硕，与蒙古战，中流矢，殆甚。济为拔镞,敷以药,遂愈。又都统吴拜,交战时,身被三十余矢,已昏厥。济令剖白橐驼腹,置拜其中,遂苏。又黄冠苗君稷之徒,臂屈不伸。济先以热镤熏蒸,次用斧椎其骨,手捏有声,使骨穴对好,即愈。余文节公常抚军《宦游笔记》。

薛衣道人祝巢夫,名尧民,洛阳诸生也。少以文名,明亡,遂弃置举艺为医,自号薛衣道人,得仙传疡医,凡诸恶疮,敷其药少许即愈。人或有断胫折臂者,请治之,无不完好。若刳腹、洗肠、破脑、濯髓,则如华佗之神。里有被贼断头者,头已殊,其子知其神,谓家人曰:祝巢夫,仙人也,速为我请来。家人曰:郎君何妄也,颈不连项矣。彼即有返魂丹,乌能合既离之形骸哉?其子因强之,既至,祝抚其胸曰:头虽断,身尚有暖气。暖气者,生气也,有生气尚可以治。急以银针纫其头于项,既合,涂以末药一刀圭,熨以炭火,少顷,煎人参汤,杂以他药,启其齿灌之。须臾,则鼻微有息矣,复以热酒灌之。逾一昼夜,则出声矣,呼其子而语之矣,乃进以糜粥。又一昼夜,则可举手足矣。七日而创合,半月而如故。举家作谢,愿产之半酬之。尧民不受,后入终南山修道,不知所终。无子,其术不传。《虞初新志》陈定九。

薛立斋治大尹刘国信,金疮出血,发热烦躁,属阴虚为患。用圣愈汤治之,虚火熄而血归经矣。

梁阁老侄,金疮肿痛,出血不止,寒热口干,此气虚血无所附,而血不归经也。用补中益气、五味、麦冬主之,阳气复而愈。

举人余时正,金疮焮痛,出血不止,恶寒发热,用败毒等药,愈甚。此亡血过多,气无所附而然耳。遂以四物加知、柏、软柴胡、参、五味、麦冬治之,即愈。

淮西总管赵领卫,名寓殿,岩密之子,云取箭镞法仇防御方,张循王屡求不得,因奏之德寿宣,取以赐之,有奇效。以天水牛一个,独角者尤紧,以小瓶盛之,用硇砂一钱,细研,水少许化开,浸天水牛,自然成水。上以药水滴箭镞处,当自出也。《是斋方》。

凡刀刃伤,用石灰,不以多少,端午日午时,取百草捣汁滤过,和作饼子,入韭菜汁尤妙,阴干,遇有伤,即以末糁之。如肠胃出,桑白皮缝罨之,帛系。吴内翰父少保,守南雄州,有刀伤人肠溃者,以此药治之,全二人之命。一方只用韭汁和石灰,端午日合。又治刀刃伤,用五倍子为末干贴,神效,亦名小血竭。同上。

回回田地,有年七八十岁老人,自愿舍身济众者,绝不饮食,惟澡身啖蜜,经月便溺皆蜜。既死,国人殓以石棺,仍满用蜜浸,镌志岁月于棺盖瘗之。俟百年后启封,将蜜取下。凡人损折肢体,食少许立愈,虽彼中亦不多得,俗曰蜜人,番言木乃伊。《辍耕录》。

杭州赤山之阴,日宵箕泉。黄大痴所尝结庐处,其徒弟沈生,狎近侧一女道姑,同门有欲白之于师,沈惧,引厨刀自割势,几死。众救得活,而疮口流血,经月余不合,偶问诸阉奴,教以毁所割势,捣粉酒服。如其言,不数日而瘥。同上。

闽万夫长陈君,临阵为刀砟其面,疮已愈,而顄与鼻不能合,甚恶,时时仰泣曰:吾面无完肤,生何以见妻子,死何以见父母乎?乃拜项彦章求治,项命壮士按其面,肤肉尽热腐,施之以法,即面赤如颒盘。左右贺曰:复故也。《九灵山房集》。

汤火伤

薛立斋治一男子,孟冬,火伤臂作痛,喘咳发热,此火毒刑肺金之症。用人参平肺散治之,喘咳乃止。因劳,又恶寒发热,此气血虚也。以八珍汤加枳、梗、白芷,治之而退。再加薄桂三分,以助药势,温气血,坏肉溃之而愈。如若初起焮赤作痛,用神效当归膏敷之,轻者自愈,重者自腐生肌,神效。或用侧柏叶末,蜡油调敷亦效。若发热作渴,小便赤色,其脉洪数而实者,用四物、茯苓、木通、生甘草、炒黄连。脉虽洪数而虚者,用八珍。若患处不溃,而色黯者,四君、芎、归、黄芪之类。若死肉已溃而不生肌者,用四君、黄芪、当归、炮姜。若愈后而恶寒,阳气未复也,急用十全大补汤,切勿用寒凉,反伤脾胃。

一男子因醉被汤伤腿,溃烂发热,作渴饮水,脉洪数而有力,此火毒为患。用生地、当归、芩、连、木通、葛根、甘草,十余剂,诸症渐退。却用参、芪、术、草、芎、归、芍药、白芷、木瓜,新肉将完。因劳,忽寒热,此气血虚而然也。仍用参、芪之药,加五味、枣仁而安。又月余而疮敛。

一男子火伤,两臂焮痛,大小便不利,此火毒传于下焦。用生地、当归、白芍、黄连、木通、山栀、赤苓、甘草,一帖,二便清利,其痛亦止。乃以四物、参、芪、白芷、甘草而坏肉去,又数剂而新肉生。

一妇人汤伤胸,大溃,两月不敛,脉大而无力,口干发热,日晡益甚,此阴血虚,火毒乘之而为患耳。用四物汤加柴胡、丹皮,热退身凉。更用逍遥散加陈皮,以养阴血,壮脾胃,腐肉去而新肉生。

凡汤烫火烧,痛不可忍,或溃烂,或恶疮,用松树皮剥下,阴干,为细末,入轻粉少许,生油调稀敷。如敷不住,纱绢帛缚定,即生痂,神妙不可言。然宜预先合下,以备急。自剥落而薄者尤妙。李莫安抚方,用牛皮胶,入少汤于火上溶稠,狗毛剪碎,以胶和毛,摊软帛封之,直至痂脱不痛。吴内翰家婢,夜炊米,釜翻伤腿膝,以夜不敢曰,比晓,已溃烂,用此治之而愈。《百乙方》。

立斋治冯氏子,患火疮,骤用凉药敷贴,更加腹胀不食。以人参败毒散加木通、山栀治之,外用柏叶炒为末,麻油调搽,渐愈。尝用煮犬汁上浮脂,调银朱涂之更效。若用凉药,逼火毒入内,多致不救。

王洪绪治一妇小腿经烫,医用冰片研雪水敷之,不一刻,腿肿如斗,痛极难忍。曰:幸在小腿,若腰腹间,遏毒入内,难挽回矣。以地榆研细,调油拂上,半刻痛止,再拂数次全愈。

一使女,炭火烫足,背烂一孔,以伏龙肝散,乳调敷,不三日而愈。

一孩被滚汤浇腹,因痛,抓破皮,麻油拂上一次,痛止。以地榆末干糁破处,次日肌生,未破者全愈。

钱国宾曰:余欲之遂昌,宿旅次,闻隔房人呼痛,夜不安枕。次日问店主,对曰:小价提滚水一桶上楼与客洗面,其子拿盆后上,旧桶底脱,滚水灌子之头,今肿如斗,面目皆平,七日不食矣。余即往视,满室皆臭,用夏枯草一斤为末,以香油调肿处,厚厚敷上,即时止痛止臭,三日消肿,八日痂落,切忌食酱料。面有黑斑,店主如言药治而愈。后余回,其子叩谢。

竹木刺伤

曾氏荣曰:元贞乙未春,有王千户来自广西,安船河下,一子仅二周,患头痛,服药、针灸不效。召曾诊视,色脉俱好,惟额上微红,以手法验之,大哭泪下。其母怒而见诘,曾亦置之勿论,但究心以病为事,再问当时得病之因。千户云:初在静江时,大风吹篷扑著,便不快。曾曰:此疾若令细揣头上,便知其症。彼诺之,遂遣家人出外探亲,其父自抱,曾揣之,果有小筱签刺在囟上皮下,即篷签也。以酥油润透,用镊摘出,痛定即安。若以匹妇饶舌而退,则及幼之心不溥矣。后之医流,倘见婴儿色脉好而病者,用药不应,必有他故,宜细心推原,切勿拘泥可也。《幼幼心书》。

富次律云:治竹木刺,出《圣惠方》,曾用救一庄仆,极妙。其人有一脚心刺痛楚,濒死,黄昏敷药,痛尤甚,至四更视之,刺已出,遂安。用乌羊粪烂捣,水和罨伤处,厚敷之为佳。《百乙方》。

虫兽伤

张荐员外住剑南,张延赏判官,忽被蜘蛛咬头上。一宿,咬处有二度赤色,细如筋,绕项上,从胸前下至心经。两宿,头肿瘀大如升碗,肚渐肿,几至不救。张公出钱五百千,并荐家财又数百千,募能疗者。忽一人应召云可治,张公甚不信之,欲验其方。其人云：不谙方，但疗人性命耳。遂取大蓝汁一碗，以蜘蛛投之，至汁而死。又取蓝汁加麝香、雄黄，更以蛛投之，随化为水。张公因甚异之，遂令点于咬处，两日悉平，非小疮而愈。《本草纲目》。

《字林》云：睺听，形如蜥蜴，出魏兴，居树上，见人则跳来啮之，啮已还树，垂头听哭声乃去，即千岁蝮也。其状头尾一般，大如捣衣杵，俗名合木蛇，长一二尺，谈野翁方名斫木蛇，又名望板归。救之，用嫩黄荆叶捣烂敷之。《本草纲目》。

处士刘易，隐居王屋山。尝于斋中见一蜂，冒于蛛网，蛛搏之，为蜂所螫，坠地。俄顷，蜘蛛鼓腹欲裂，徐行入草，啮芋根微破，以疮就啮处磨之。良久，腹渐消，轻躁如故。自后人有被蜂螫者，芋根敷之则愈。《笔谈》。

蚯蚓粪能治蜂螫。余少时摘黄柑，为蜂所毒，急以井泉调蚯蚓粪涂之，立止。闻之昔人，纳凉檐际，见有蜂为蜘蛛所冒，蛛出取蜂，受螫而堕。少苏，爬沙墙角，以后足抵蚯蚓粪，掩其伤。须臾，健行，卒啖其蜂于网。信乎，物亦有知也。沈存中《笔谈》亦记一事，与此相类，但谓以芋梗耳，姑识之。《客中闲集》。

麻知几村行，为犬所啮，舁至家，颈肿如罐，坚若铁石，毒气入里，呕不下食，头痛而重。往问戴人，女僮曰：痛随利减。以槟榔丸下之，见两行，不瘥。适戴人自舞阳回，问麻曰：胫肿如此，足之二阴三阳可行乎？麻曰：俱不可行。戴人曰：当大下之。乃命临夜卧服舟车丸百五十粒，通经散三四钱。比至夜半，去十四行，肿立消，作胡桃纹，反细于不伤之胫。嘱其慎勿贴膏纸，当令毒气出，流脓血水。又一日，恐毒气未尽，又服舟车丸百余粒，浚川散三四钱，见六行。病人曰：十四行易当，六行反难，何也？曰：病盛则胜药，病衰则不胜其药也。六日，其脓水尽。又嘱其脓水行时不畏风，尽后畏风也。乃以愈风饼子，日三服之。又二日，方与生肌散，一敷之而成痂。呜呼！用药有多寡，便差别相悬，向使不见戴人，则利减之言非也。以此知医之难，用医尤难。戴人即张子和。

凡疯狗、毒蛇咬伤者，只以人粪涂伤处，新粪尤佳。诸药不及此。楮记室出《檐曝偶谈》。

江怀禅师，为驴咬下鼻，一僧用发入罐子盐泥固济，煅过为末，急以鼻蘸灰，缀定，以软绢缚定效。用此擦落耳鼻，亦效。《医学纲目》。

薛立斋治一男子，被犬伤，痛甚，恶心，令急吮去毒血，隔蒜灸患处数壮，痛即止。更贴太乙膏，服玉真散而愈。

一男子疯犬所伤，牙关紧闭，不省人事，急针患处出毒血，更隔蒜灸，良久而醒。用太乙膏封贴，用玉真散二服少愈。更以解数散二服而痊。若患重者，先须以苏合香丸灌之，后进汤药。《针灸经》云：外邱穴，治猘犬，即疯犬所伤，发寒热，速灸三壮，更灸患处，立愈。春末夏初，狂犬咬人，过百日得安。终身禁犬肉蚕蛹，食此则发不可救也。宜先去恶血，灸咬处十壮，明日以后，灸一壮，百日乃止。忌酒七日，捣韭汁，饮一二盏。又方，治狂犬伤，令人吮去恶血，灸百壮，神效。

治蛇入七窍，急以艾灸蛇尾。又法，以刀破蛇尾少许，入花椒七粒，蛇自出。即用雄黄、朱砂末，煎人参汤，调灌之，内毒即解。山居人被蛇伤，急用溺洗咬处，拭干，以艾灸之，立效。又方，用独头大蒜，切片置患处，以艾于蒜上灸之，每三壮换蒜，多灸为妙。

立斋治陈鉴，居庸关人，蝎螫手，瘀痛彻心，顷刻焮痛至腋，寒热拘急，头痛恶心，此邪正二气相搏而然。以飞龙夺命丹涂患处，及服止痛之药，俱不应。乃以隔蒜灸法灸之，遂愈。薛母及薛皆尝被螫，如前灸之，痛即止。薛母又尝为蜈蚣伤指，亦用前法而愈。凡蜈蚣毒之类所伤，依此疗之，并效。本草谓蒜疗疮毒，有回生之功。

一猎户腿被狼咬，痛甚，治以乳香定痛散，不应。思至阴之下，血气凝结，药力难达，令隔蒜灸至五十余壮，瘀痛悉去。仍以托里药及膏药贴之而愈。

王生被狂犬伤腿，顷间焮痛至股。翌日牙关紧急，以玉真散治之，不应。亦隔蒜灸三十余壮而苏。仍以玉真散及托里消毒药而愈。

立斋父尝睡间有虫入耳，痛瞀。将姜擦猫鼻，尿自出，取尿滴耳内，虫即出而愈。又百户张锦，自谓耳内生疮，不时作痛，痛而欲死，痛止如故。诊其脉皆安静，谓非疮也。话间忽痛作，度其有虫入耳，令回，急取猫尿滴耳，果出一臭虫，遂不复痛。或用麻油滴之，则虫死难出。或用炒芝麻枕之，则虫亦出，但不及猫尿之速也。此案，耳门亦收之，非重出也。恐患此者，不知是虫，便翻阅耳。

《华佗传》：彭城夫人夜之厕，蛬螫其手，呻吟无赖。佗令温汤近热，渍手其中，卒可得寐。但旁人数为易汤，汤冷令暖之，其旦即愈。《三国志》。

一僧为蛇伤，一脚溃烂，百药不愈。一游僧以新水数斗，洗净腐败，见白筋，挹干，以白芷末入胆矾、麝香少许，糁之。恶水涌出，日日如此，一月平复。《奇疾方》。

苏韬光寓婺女城外魁星馆，有人书一方于壁间，曰：此方治诸虫咬，神效。韬光屡以救人，皆验。其方用贝母为末，酒调，令病者量饮之，饮不得，即止。顷之，酒自伤处为水流出，水尽为度。却以贝母塞疮口，即愈。虽伤已死，但有微气，可以下药者，即活，神效不可言。《集成》。

崇宁末年，陇西兵士，暑月中在倅厅下跣立，足下为蚯蚓所中，遂不救。后数日，又有人被其毒。博识者教以先饮盐汤一杯，次日盐汤浸足，乃愈。

《谭氏方》治蜘蛛咬，遍身疮子，以葱一枚，去尖头，作孔，将蚯蚓入葱叶中，紧捏两头,勿泄气,摇动即化为水,水点咬处,瘥。本草。

孙真人以武德中六月,得蝼蛄尿疾,经五六日,觉心闷不住,以他法治不愈。又有人教画地作蝼蛄形,以刀仔细细尽取蝼蛄腹中土,就以唾和成泥,涂之再涂,即愈。方知天下万物相感,莫晓其由矣。《千金方》。

立斋治一男子,犬伤青肿作痛,以萝卜汁,调栀子末敷之,以四物汤加柴胡、黄芩、花粉、穿山甲,二剂少愈。更以托里散加生地、柴胡、红花,数剂而溃。再以托里健脾药而愈。

马铭鞠传治蜈蚣伤方,蜒蚰涂上,其痛立止,屡试神效。又一法,用旧竹筋,火中将头上烧黑,取下少许研细,敷患处,立愈。《广笔记》。

破伤风 雄按:史搢臣云:冒风者曰破伤风,染湿者曰破伤湿。今但列伤风,而不及伤湿,犹有缺漏也。

官使明光祖,向任统制官,被重伤,患破伤风,牙关紧急,口噤不开,口面㖞斜,肢体弛缓。用土虺蛇一条,去头、尾、肠、皮、骨,醋炙;地龙五条,去泥醋炙;天南星八钱重一枚,炮。上为末,醋炙,面糊为丸绿豆大。每服三丸、五七丸,生姜酒下,仍食稀葱白粥取汗,即瘥。《普济方》《本草纲目》。

万密斋治一妇人,年四十余,形黑而瘠,性躁急,先患左腿发内痈,溃后起坐。万曰:疮口未合当禁风。其妇自恃强健,不听。忽一日眩仆,目贬口㖞,身反张,手足挛曲,亟求治。曰:此破伤风,痉病也。用桂枝汤加熟附子、黄芪、防风,一剂而病减。再服十全大补汤,三剂而安。

胡念庵曰:一人因拔髭一茎,忽然肿起不食。有友人询余,余曰:此破伤风也,速灸为妙。医乃认作髭疔,治以寒凉,不数日发痉而死。《医林指月》。

有男子年六十一,脚肿生疮,忽食猪肉不安。医以药利之,稍愈。时出外,中风汗出,头面暴肿起紫黑色,多唾,耳轮上有浮泡小疮,黄汁出,乃与小续命汤加羌、活一倍,服之遂愈。《医说续篇》。

薛立斋云:一男子背疮未敛,以膏药剪孔贴之,患破伤风症而殁。此先失于内补,外邪集其虚耳。余见此症,贴膏药剪孔,欲其通气,而反患破伤风;搽敛药生肌,欲其收口而助其余毒,以致殁者多矣。可不慎哉?

一男子风袭疮口,牙关紧急,腰背反张,以玉真散,一服而愈。仍以托里药而敛。

薛立斋治一妇人,臀痛将愈,患破伤风,发热搐搦,脉浮数,以当归地黄汤治之。不信,乃服发散败毒药,果甚。始信,服数剂而痊。是症须分表里,别虚实,不可概治。《原病式》云：破伤风，因疮热甚，郁结荣卫，不得宣通，怫热遍身，故多白痂。是时疮口闭塞，气难通泄，热甚则生风也。不已，则表传于里，但有风热微甚兼化，故殊异矣。大法，风热躁甚，怫屈在表，而里气尚平者，善伸数欠，筋脉拘急，时或恶寒，或筋惕而搐，脉浮数而弦者，宜以辛热治风之药，开卫结滞，是与怫屈而以麻黄汤辛热发者同也。凡用辛热，宜以寒药佐之，免至药中病，而风热转甚也。如治伤寒，发热用麻黄、桂枝，加黄芩、石膏、知母之类是也。或以甘草、滑石、葱、豉寒药，发散之妙。若表不已，渐入里，里又未甚，而脉在肌肉者，宜以退风热，开结滞之寒药调之，或微加治风，辛热亦得，犹风寒半表半里，以小柴胡和解之意也。若里热已甚，舌强口噤，项背反张，惊惕搐搦，涎唾稠粘，胸腹满塞，或便溺闭结，或时汗出，脉洪数而弦，此由风热屈甚于里，而表热稍罢，则腠理疏泄，而心火热甚，故汗出也。法宜除风散结，寒药下之。后以退风热，开屈滞之寒药调之。热除结散，则风自愈矣。凡治此，宜按摩导引，及以药斡开牙关，勿令口噤，使粥药不得下也。

治破伤风及金刃伤，打扑伤损，方名玉真散，《本事》、《必用》两方皆有，但人不知。张叔潜知府云：此方极奇，居官不可阙，是斋宰清流日，以授直厅医，救欲死者数人，奇甚。用天南星、防风，二味等分为末。破伤风以药敷贴疮口，然后以温酒调下一钱。如牙关紧急，角弓反张，用药二钱，童子小便调下。或因斗殴相打，内有伤损，以药二钱，温酒下。打伤至死，但心头微温，以童小便灌下二钱，并进三服。天南星为防风所制，服下不麻。《是斋方》。

按：《卫生宝鉴》以此方兼治狂犬所伤，并诸犬咬，神效。

附《柳州遗稿》序

　　魏君柳州诗,名《岭云集》者,友人鲍君以文刻以行世。集甫出,人争传诵,遂一游岭表,越岁归,优游里中者十余年,而柳州辞世。鲍君与胡君沧来、项君金门,复刻其手所自定义后集,以弁首之语属余。读卒业,愀然叹曰:柳州生平成就,所造甚为难耳。柳州少孤,贫无遗资,乃于街市间,勤十指操作自给。既而佐生于质库中,几二十年。尽劳所职,至夜篝灯读书,为同事所憎,乃展卷默诵,复以灯光逼射为诟,于是卷局坐帐中,翳其光而阅,膏尽为度。向无师授,自以坚思力探苦索。积学既久,由渐而致,豁然贯通。家本业医,兼攻其先人所遗岐黄书,亦臻奥窔。辞归悬壶,取资以俯蓄妻子。暇则取市扇,需画者,应其请,得资以助不足。当其画时,手一扇于前,置一卷于左,劳急益甚,乃能自拔于庸杂俦偶中,成大雅材之诗人。同事笔砚吟哦辈,排突直出其上,据坛执耳,莫敢枝梧。及壮岁将过,向之积劳渐发,疾渐不可治,年逾五旬而终。呜呼!柳州学既成,人皆羡之、慕之,举为一时作手,岂知其从艰瘁中来,如此其甚哉。今其诗具在,吾不敢谓于今之负重名者。优劣若何?于古作者,诗品位置若何?然展帙案,取吾侪伦类中,推云轶伦超群,亦平心之论也。呜呼!读书不胜功名,仰屋而思猰㺄,行而觅索句于杳渺无何有之处,自矜得意,虽工亦何可藉赖。世不笑其狂,必笑其拙耳。而柳州终身抱此癖,贫困不振,终不自悔。人各有嗜,难为不相谋者道也。

乾隆丁酉仲冬临江乡人吴颖芳序

附《先友记》一则

魏柳州先生，名之琇，字玉横，钱塘人。幼孤贫力学，先府君十余岁即与定交。以齿长于府君，接之在师友之间。殁为刊其暮年诗，即世所传《柳州遗稿》也。先是鲍君渌饮，尝为刊《岭南诗钞》，才气纵横。落花诗，一时脍炙人口。晚乃悔其少作，力持风格，造诣益上矣。墓在赤山埠，青龙山。题曰：钱塘诗人魏柳州之墓。买山营葬，皆先府君任之。值春秋改序，率同人具斗酒只鸡拜奠墓下，今古欢堂。集中诗人殁后新吟少，世味尝来古道稀，宿草更弹知己泪，清尊难起故人颜句，皆展先生墓作也。先生精于医，著《续名医类案》五雄按：当作六十。卷，邀录四库馆书。吾母尝言，敬时多病，先生来，必乞为诊视。先生殁于乾隆壬辰，时敬甫离襁褓，身受其惠，而先生之音容了不复记，可慨也夫。

《续名医类案》书后

《提要》谓此书纲罗繁富,变证咸备,惜编次潦草,不免芜杂。雄按十一卷疟门陆祖愚治陈雅初案后云:己丑,长至后一日录是案。嗣考胡书农学士《先友记》言,先生殁于乾隆壬辰,然则以六十卷之书,仅三年而藏事,纵极敏捷,殆不过草创初就耳。倘天假以年,重为删定,断无以上诸病矣。雄不才,于先生无以为役。然孤贫艰瘁,少境颇同,读其书而不觉感慨流涕焉。爰忘拿陋,略附按语,圈其佳案,用质宗工鉴定,且胪目次,以便翻译。并采《柳州遗稿》序,暨胡氏《先友记》于篇末,俾读是书者,得见先生大概云。

咸丰元年冬十一月杭州王士雄

图书在版编目(CIP)数据

杭州医药文献集成. 第2册，医方. 下 / 王国平总主编；白亚辉主编. —杭州：浙江古籍出版社，2023.1
（杭州全书. 杭州文献集成）
ISBN 978-7-5540-2515-4

Ⅰ.①杭… Ⅱ.①王…②白… Ⅲ.①中国医药学－医学文献－汇编－杭州 Ⅳ.①R2-5

中国国家版本馆 CIP 数据核字（2023）第 020867 号

杭州全书

杭州医药文献集成·第2册　医方（下）

王国平　总主编　　白亚辉　主编

出版发行	浙江古籍出版社
	（杭州市体育场路 347 号　邮编：310006）
网　　址	https://zjgj.zjcbcm.com
责任编辑	郑雅来
责任校对	吴颖胤
责任印务	楼浩凯
照　　排	浙江大千时代文化传媒有限公司
印　　刷	浙江新华印刷技术有限公司
开　　本	710mm×1000mm　1/16
印　　张	37
字　　数	684 千
版　　次	2023 年 1 月第 1 版
印　　次	2023 年 1 月第 1 次印刷
书　　号	ISBN 978-7-5540-2515-4
定　　价	268.00 元

如发现印装质量问题，影响阅读，请与市场营销部联系调换。